Childhood Leukemia

儿童白血病

主　　编　顾龙君

主　　审　王振义

副 主 编　陈　静（大）　沈树红　李本尚

人民卫生出版社

图书在版编目(CIP)数据

儿童白血病/顾龙君主编. —北京:人民卫生出版社,2017

ISBN 978-7-117-24163-2

Ⅰ.①儿…　Ⅱ.①顾…　Ⅲ.①小儿疾病-白血病-研究　Ⅳ.①R733.7

中国版本图书馆 CIP 数据核字(2017)第 033252 号

| 人卫智网 | www. ipmph. com | 医学教育、学术、考试、健康,购书智慧智能综合服务平台 |
| 人卫官网 | www. pmph. com | 人卫官方资讯发布平台 |

儿童白血病

主　　编:顾龙君

出版发行:人民卫生出版社(中继线 010-59780011)

地　　址:北京市朝阳区潘家园南里 19 号

邮　　编:100021

E – mail:pmph @ pmph. com

购书热线:010-59787592　010-59787584　010-65264830

印　　刷:北京顶佳世纪印刷有限公司

经　　销:新华书店

开　　本:889×1194　1/16　印张:34

字　　数:1053 千字

版　　次:2017 年 4 月第 1 版　2017 年 4 月第 1 版第 1 次印刷

标准书号:ISBN 978-7-117-24163-2/R·24164

定　　价:238.00 元

打击盗版举报电话:010-59787491　E-mail:WQ @ pmph. com

(凡属印装质量问题请与本社市场营销中心联系退换)

编 者 （以姓氏笔画为序）：

王　翔　　上海交通大学医学院附属上海儿童医学中心
王广海　　上海交通大学医学院附属上海儿童医学中心
王坚敏　　上海交通大学医学院附属上海儿童医学中心
叶启东　　上海交通大学附属上海儿童医院
任益炯　　上海交通大学医学院附属上海儿童医学中心
江　帆　　上海交通大学医学院附属上海儿童医学中心
汤静燕　　上海交通大学医学院附属上海儿童医学中心
孙伟丽　　美国洛杉矶儿童医院
李本尚　　上海交通大学医学院附属上海儿童医学中心
李志光　　香港中文大学威尔士亲王医院
李彦欣　　上海交通大学医学院附属上海儿童医学中心
杨　俊　　美国圣述德儿童研究医院
何梦雪　　上海交通大学医学院附属上海儿童医学中心
沈树红　　上海交通大学医学院附属上海儿童医学中心
陆　红　　上海交通大学医学院附属上海儿童医学中心
陈志锋　　香港大学玛丽医院
陈静(大)　上海交通大学医学院附属上海儿童医学中心
陈静(小)　上海交通大学医学院附属上海儿童医学中心
罗长缨　　上海交通大学医学院附属上海儿童医学中心
季庆英　　上海交通大学医学院附属上海儿童医学中心
竺晓凡　　中国医学科学院血液病医院（血液学研究所）
周斌兵　　上海交通大学医学院附属上海儿童医学中心
洪　莉　　上海交通大学医学院附属上海儿童医学中心
顾龙君　　上海交通大学医学院附属上海儿童医学中心
高怡瑾　　上海交通大学医学院附属上海儿童医学中心
郭　晔　　中国医学科学院血液病医院（血液学研究所）
唐　超　　上海交通大学医学院附属上海儿童医学中心
蒋　慧　　上海交通大学附属儿童医院
缪　艳　　上海交通大学医学院附属上海儿童医学中心
薛慧良　　上海交通大学医学院附属上海儿童医学中心
Inaba Hiroto　美国圣述德儿童研究医院

学术秘书　蔡娇阳

主编简介

顾龙君:1965 年毕业于原上海第二医学院儿科系,现任上海交通大学医学院附属上海儿童医学中心终身教授,主任医师。

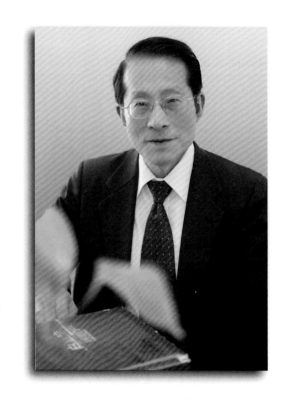

1998～2005 年任上海儿童医学中心血液/肿瘤科主任,1999 年任原上海第二医科大学儿童血液肿瘤研究中心主任,2004 年起任上海血液学研究所副所长。第 9～11 届中华医学会儿科分会血液学组副组长,第 2～3 届中国抗癌协会血液肿瘤专业委员会常委,《中华儿科杂志》、*Frontiers of Medicine in China* 等 6 家杂志编委或学术委员。国家自然科学基金项目评审专家。

1996 年任博士生导师起已培养博士、硕士共 22 名,博士后 1 名,其中 6 位已任血液科主任。研究方向是儿童白血病的临床及其相关的应用基础研究。领衔儿童白血病研究领域的国家自然科学基金项目 7 项、原卫生部和上海市科委项目 6 项。曾获原卫生部科技进步奖、上海市科技进步奖、上海市医学科技进步奖、中华医学科技奖等 10 项。1996 年起获国务院特殊津贴。并被原卫生部指定作为国家医改新农合计划儿童白血病临床路径起草者,儿童白血病专家组成员。在国内外发表论文共 300 余篇,近 10 年来第一作者或通讯作者论著达 80 余篇,其中 SCI 论著 10 篇,主编、副主编、参编专著或教材 22 部。2015 年被遴选为国家转化医学研究中心(上海)伦理委员会委员。

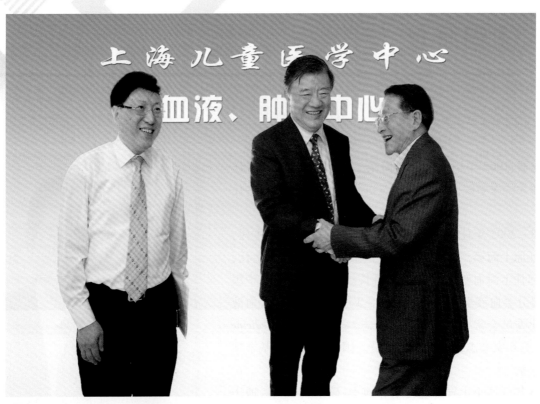

江忠仪院长与顾龙君教授接待陈竺院士来医院指导

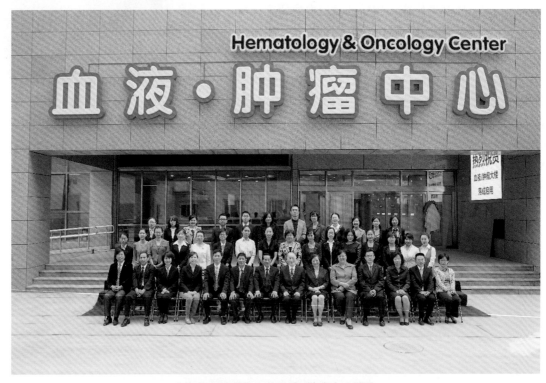

上海儿童医学中心的血液/肿瘤中心团队

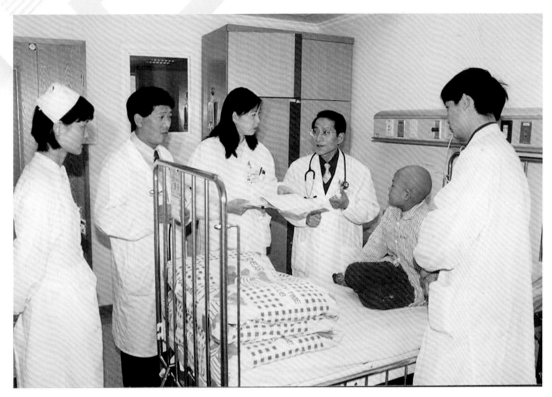

查病房

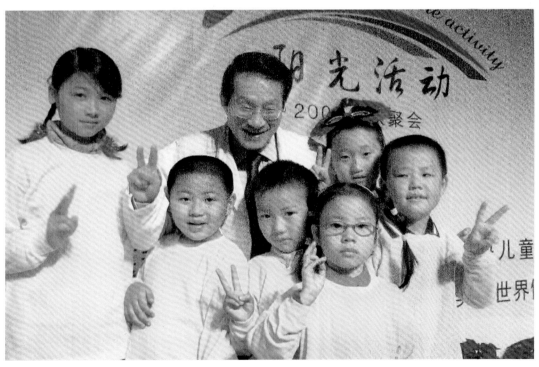

康复的孩子们簇拥着顾爷爷

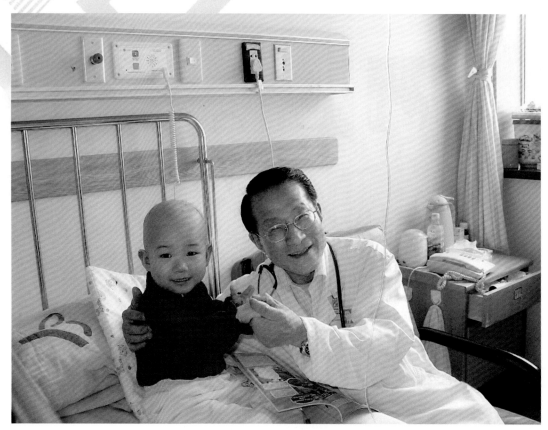

顾爷爷逗化疗中的患婴玩

序

读了上海交通大学医学院附属上海儿童医学中心血液/肿瘤科顾龙君教授主编的《儿童白血病》，受益良多，感触颇深。我与顾龙君教授相识已有二十七载，一直为他对学术的勤勉耕耘、对患者的满腔热情和对同行的精诚合作所感染。顾教授是为我国儿童白血病治疗进步作出重大贡献的专家。他于20世纪70年代师从我国儿科血液学前辈谢竞雄教授，参与了上海地区儿童急性淋巴细胞白血病（ALL）最初化疗方案的制订，为ALL-XH-88方案及中华医学会儿科分会血液学组于20世纪末至2006年有关我国儿童ALL和儿童急性髓系细胞白血病（AML）治疗方案的主要起草者。他和同事们与包括美国圣·述德（St. Jude）儿童研究医院裴正康（Ching-Hon Pui）博士在内的国际同行长期合作，立足我国国情，借鉴国际经验，将儿童ALL五年总生存率提高到80%，挽救了大量患儿的生命，促进了我国儿科肿瘤学的教学和科研工作。特别值得一提的是，20世纪90年代初，他和同事启发白血病患儿家长们向上海市领导建言献策，受到市领导高度重视，推动了包括"上海儿童住院基金"在内的上海儿童大病医保体系建立和发展。2010年，当我在原卫生部与同事们一起制订新农合儿童两病（先心病、白血病）保障试点方案时，他又专程来北京参与研讨，与全国专家们一起就儿童白血病治疗方案和控费原则达成共识。他对卫生经济学和卫生政策与儿童白血病救治有机结合的深邃见解让我和同事们深为钦佩。

《儿童白血病》是顾龙君教授集四十多年来在儿童白血病诊治方面的临床实践、学术研究、政策创新之积累，博采当代儿童血液病学、尤其是儿童白血病领域的最新知识，而撰写的一部力作。该书共80万字，分为10篇，涵盖儿童白血病研究历史、发病原理、诊断和治疗原则、常用化疗方案、支持疗法、心理关怀、相应的社会政策等各主要领域，并介绍了近年来在免疫治疗、靶向治疗、预后指标、复发机制等方面国内外研究的最新进展，是适合于血液肿瘤学工作者和儿科转化医学领域基础研究工作者的重要参考书，也可供医学院儿科系/专业师生研读。该书文风朴实、深入浅出，亦可供儿童白血病患者家长阅读以增进相关领域的知识，医患携手共同攻克白血病。

目前，我国深化医药卫生体制改革正进入攻坚阶段，国家已发出"十三五"时期推动"健康中国"建设，消除包括因病致贫在内的农村地区所有贫困现象的号召。本书所阐释的儿童白血病救治原则，对于推广前期医改经验、实现精准健康扶贫具有典型意义。近年来，我国转化医学界在儿童ALL方面的系统研究成果得到国际同行高度重视，为全球范围内该病的精准分型和靶向治疗也作出了贡献，成为推动我国医学进步、建设世界医学科技强国的重要领域。希望青年医学才俊在阅读本书后，能对儿童血液学及相关学科产生志趣，进而吸引更多人才投身到振兴我国儿科事业的潮流中去，将"补短板"的挑战转化为"强儿科"的机遇。

2017年3月

9

前　言

肿瘤是当前14岁以下儿童除了"意外伤害"以外的首位致死性疾病,而儿童白血病占儿童恶性肿瘤的1/3,近半个世纪来,特别是近30年来,随着生命科学基础和临床研究的快速进展,儿童白血病的长期(5年以上)无病生存率有了举世瞩目的提高,成为恶性肿瘤发病原理研究和疗效突破的亮点。特别是儿童急性淋巴细胞白血病(ALL)在欧美发达国家5年以上总生存率(5-yr OS)已达90%以上,我国的儿童血液/肿瘤学界瞄准国际先进水平,结合国情努力拼搏使我国儿童ALL 5-yr OS也达到70%~80%。

上海儿童医学中心血液/肿瘤科的前身是上海新华医院儿童血液科,早在20世纪70年代初,在谢竞雄教授(王振义院士的夫人)的领衔下,建制独立的专业学科,经过三代同道的努力,1973年起创建我国白血病以"化疗方案"为基础的规范化治疗,开创中国儿童白血病联合化疗的先河。20世纪70年代末率先开展免疫分型;20世纪80年代进行形态学、免疫学、细胞遗传学(MIC)分型并以此为基础的危险度分型及分层治疗,在国内起了领头羊的作用,ALL-XH-88方案在全国推广应用,受中华医学会儿科分会血液学组委托三次起草儿童ALL诊疗建议(1999;2006)和急性髓细胞白血病(AML)诊疗建议(2006)(儿童白血病诊治的指导性文件)。21世纪初又紧跟国际先进理念,以微量残留病(MRD)为客观依据以及药代动力学药效学为指导的个体化治疗,使儿童ALL的5年总生存率达到80%。2005年,根据国情再次修订SCMC-ALL-2005方案,获得高效廉价的理想效果,引起当时卫生部部长陈竺院士的高度关注,该临床路径在国家医疗改革、儿童大病保障机制的儿童白血病"新农合"制度中应用。至今全国已有30 000余例基层的儿童白血病患儿受益,颇受国际社会和学术界的关注。

40年来,作为国家重点学科培养了大批来自全国各地儿童血液/肿瘤科医师,临床医学促进基础研究的发展,基础研究的成果又推进临床医学的进展,推动教学事业和人才队伍的培养。2013年6月创建卫生部儿童血液/肿瘤重点实验室,该学科在儿童白血病领域,从基础理论到临床实践和实验研究,取得大量的成果,共承担10余项国家自然科学基金项目,积累了大量科学数据和成果。该《儿童白血病》专著,除了反映白血病的研究历史,重点介绍国内外的最新进展,其中有大量的本学科临床实践和与临床密切相关的基础研究数据和资料。本书还揭示新近发现的儿童白血病危险因素(ph like ALL、早期前T ALL、ETP等);介绍了作者所在团队新近发表在 Nature Medicine 的 PRPS1 基因突变是导致儿童ALL在用6-MP、MTX维持治疗期间因对6-MP耐药引起复发,以及白血病发病和复发机制的新进展。此外,本书还介绍了新近起步研究应用的细胞治疗、免疫治疗[诸如NK治疗以及嵌合抗原受体T细胞免疫疗法(chimeric antigen receptor-engineered T cell therapy,CAR-T)]、靶向治疗等新动向,这些新知识无疑为本书增添了光彩。此外,本书还包含外围学科的内容,其中有营养学、心理学、镇痛和临终关怀、社会关怀以及我国儿童白血病社会经济保障机制建立的全过程和现状等。

因此,该书是一部能反映"儿童白血病"知识的全方位的专著,适合医学生、研究生、专科医师、血液/肿瘤临床和基础研究工作者参阅,也会引起患者及其家属和社会广泛兴趣。

因本书内容广泛深入,编写过程中难免有少许谬误或遗漏,恳切希望广大读者在阅读过程中不吝赐教,欢迎发送邮件至邮箱 renweifuer@ pmph. com,或扫描封底二维码,关注"人卫儿科",对我们的工作予以批评指正,以期再版修订时进一步完善,更好地为大家服务。

2017 年 3 月

目　录

第四篇　儿童急性淋巴细胞白血病

第五篇　急性髓细胞白血病

第六篇　慢性髓细胞白血病

第七篇　其他类型白血病

第八篇　儿童骨髓增生异常综合征

第九篇　儿童白血病复发的防治

第十篇　儿童白血病诊治的营养护理和社会关怀

第一篇
总　论

第一章　白血病诊治历史及展望

引　言

自从180年前人们开始认识白血病,该病就成了最值得关注的研究重点并取得了令人欣慰的进展。关于疾病的临床表现,儿童白血病的发病率,动物实验研究的意义,体外和体内实验研究了解白血病细胞生物学特性,它作为人类其他癌症研究的模型,均备受关注。对目前的研究者们而言,更重要的是40多年前就发现了白血病的异质性以及约1/2的患儿可以被治愈,这是第一个可以被治愈的系统性肿瘤,也是第一个可以用化疗治愈的肿瘤。这一篇回顾了对白血病的认识过程及其研究和临床实践的历史,特别是儿童白血病,其疾病症状的描述、病因及治疗等。通过其研究的历程来深入认识白血病特别是儿童白血病研究的进展。

一、白血病的描述

在1827年临床报道第一例白血病患者起,直到1845年德国的 Virchow、苏格兰的 Bennett 和 Craigie 随后各自进行了病例报道,开始时认为这是一种特殊的疾病"白血"。2年后,Virchow 从疾病的实质解释了"白血病"这个术语,然后在1856年总结了一系列对该病的调查研究。他区分了非白血性(白细胞不增多)白血病和白细胞增多症,并将它们分为两型:脾脏相关的,如脾大;淋巴相关的,如淋巴结肿大,血细胞中也有与淋巴结中相似的表现。他同时还提出了白血病起源的细胞学说,这是目前对该病理解的概念基础。在以后的几年中,Friedreich 描述了急性白血病的表现;1878年,Neumann 确立了髓细胞白血病的定义。1903年,Turk 解释了淋巴瘤和白血病的密切关系。

1891年,Ehrlich 的化学染色法使得人们可以看到粒细胞的分化,并能鉴别白血病的细胞类型。然后就认识了脾脏白血病和髓细胞白血病作为同一种疾病,因为它们都是骨髓起源的前体。再后来,白血病的原始粒细胞、原始单核细胞和有核红细胞都能被区分开。同样明确的是某些急性白血病仅仅是血液中髓细胞的异常,而不仅是白细胞增多。到1913年,白血病才被区分为慢性淋巴细胞性、慢性髓细胞性、急性淋巴细胞性、急性髓细胞性、急性单核细胞性以及红白血病。这些研究进展不仅仅是对白血病进行形态学分型,同时也为研究自然的正常造血过程带来了契机。1917年首次报道儿童尤其是1~5岁儿童急性白血病的患病率。

对白血病认识的进步离不开新研究技术的发展,比如特殊染色、电子显微镜、染色体分型、免疫表型和基于分子水平的基因分型。随着电子显微镜、血小板过氧化物酶染色、单克隆抗体对血小板糖蛋白的反应、CD41等的出现,也能确定急性巨核细胞白血病的定义和诊断。直到1960年,一些血液病学家关注并实施用化学疗法来治疗儿童急性白血病这一独立的疾病类型,他们发现急性淋巴细胞白血病(acute lymphoblastic leukemia,ALL)和急性髓细胞白血病(acute myeloid leukemia,AML)对泼尼松(prednisone Pred)和甲氨蝶呤(methotrexate,MTX)的反应不一样,这一发现使研究者感到必须应用更新的技术来更清楚地区分并认识这两种不同类型的白血病。

1960年,在成人慢性髓细胞白血病中发现 Ph 染色体以及后来的染色体显带技术,使许多非随机的染色体畸变被发现与一些特殊类型的急性白血病相关。DNA 探针技术和扩增技术的应用导致了白血病在分子水平可以进行基因分析,同时也能诊断和检测白血病残留细胞克隆。另外,这一技术也使一些胎儿起源的儿童白血病能从新生儿血斑中获得诊断成为可能。

1973 年，Borella 和 Sen 证实了在一些急性淋巴细胞白血病的患儿中，白血病性淋巴细胞是胸腺起源的。他们更进一步的研究显示了 T 细胞白血病在临床上和生物学上都是独特的。由于单克隆抗体对白细胞表面抗原相互作用的发展，使得对白血病细胞进行免疫表型的分型成为可能。

在 19 世纪末～20 世纪，白血病被分为急性和慢性、淋巴细胞性和髓细胞性。然而，急性白血病的形态学分型又可将其细分为几个亚型：急性淋巴细胞性白血病的形态学可以分为三个亚型（L1、L2、L3），急性髓细胞白血病的形态学可以分为八个亚型（M0、M1、M2、M3、M4、M5、M6、M7）。骨髓增生异常综合征例如单体 7 综合征、粒单核细胞白血病也逐渐被认识。通过单克隆抗体进行白血病细胞免疫表型分型将淋巴细胞谱系分为早期和晚期 B-前体、B 细胞和 T 细胞。还能帮助鉴别淋巴细胞和髓细胞以及比较少见的类型。通过染色体分析进行细胞遗传学分型、荧光原位杂交、DNA 探针和聚合酶链反应（polymerase chain reaction，PCR）技术对白血病在分子水平进行基因定义。因为白血病在目前被认为是分子水平的基因紊乱，所以最有效的针对急性白血病治疗的药物是在分子水平阻断疾病的基因变化过程，这种针对细胞变异特征的方法有可能成为最终的治疗方法。随着近年来各种技术的运用，逐渐明确的是儿童急性白血病最常见的类型是 B-前体细胞性，通常有染色体的过度表达，或异常的杂合子基因表达，例如 ETV6-CBFA2（TEL-AML1）、E2A-PBX1、BCR-ABL（190kb），在小婴儿，经常表现为 MLL（HRX）基因的重排。近年来，世界卫生组织依据于多数专家的意见制定了白血病新的分型（MICM 分型）。它的临床应用使诊断更精确，更深入的认识和判断预后，确定其危险程度以采用相应的分层治疗，提高疗效。

在过去的 40 多年中，对白血病宿主的描述也逐渐清晰，这些因素不仅仅是年龄、性别和疾病的范围，还包括了种族、营养、社会经济因素和疾病的合并症，这些因素都与白血病类型和治疗的后果有关系。有 21-三体染色体（唐氏综合征）的儿童具有较高的白血病发病率，尤其是急性巨核细胞白血病。当用化疗治疗时，他们也比其他急性髓细胞白血病的患儿有更高的治愈率。增加的 21 号染色体不仅增加了白血病的易感性，也增加了治愈的可能（位于 21 号染色体上有一系列增强某些化疗药物细胞毒作用的基因）。宿主基因的多态性包括酶的多态性，如甲基转移酶会增加抗白血病药物的毒性。基因的多态性在暴露于环境有致白血病因素以及营养性叶酸缺乏的人群有更高的白血病易感性。营养不良、贫穷以及下层社会人群与较低的治愈率相关。

总的来说，过去的 160 年对白血病的理解，对新技术的进展，对疾病的临床调查都取得了巨大的成果。

二、白血病病因学

详见第一篇第二章"儿童白血病的病因学"。

三、白血病的治疗

（一）诱导缓解治疗

由于白血病自然病程预后差和严重的临床表现，医师们在认识这个疾病后不久就开始对病人进行化学治疗。1865 年，Lissauer 报道了一例白血病患者在接受亚砷酸治疗后病情缓解；亚砷酸成为标准的二线缓解方案。随着 1896 年伦琴射线发现后，伦琴射线被应用于肿瘤的治疗。1903 年，Senn 报道了白血病对辐射的反应，最多的是应用于脾脏照射，射线作为一种缓解治疗方式尤其对慢性粒细胞白血病，较多地取代了亚砷酸。1940 年，放射性核素的发现，放射性磷逐渐用于慢性髓细胞白血病和红细胞增多症。1943 年，对在第一次世界大战和第二次世纪大战巴里海港灾难事件中芥子气中毒的受害者进行的病理学研究发现有骨髓抑制。氮芥被试用于动物及白血病或淋巴瘤病人身上，可获得暂时的部分缓解，但毒性反应也是显而易见的，特别是对急性白血病患者。

1941 年叶酸被认识到是一种非常重要的维生素，1946 年能人工合成叶酸，也有越来越多的问题被提出，如叶酸是否对急性白血病的治疗有用？1947 年 Farber 和他的同事给急性白血病的患儿予以叶酸，得到的印象是叶酸可能会加速白血病的发展。后来 Seeger 等合成了 4-氨基-甲氨蝶呤，能抑制叶酸代谢，应用于白血病患者中即部分获得了临床和血液学缓解，并能持续数月，于是一种新的治疗白血病的方法开始了。

在甲氨蝶呤治疗后能获得缓解的报道一年后，1949 年一种新分离出来的 ACTH 被证实能使淋巴细胞白血病获得缓解。可的松和人工合成的类似物泼尼松，也有与 ACTH 相似的作用。与叶酸抑制物不同，20世纪40～50年代，Elion和Hitchings致力于研究嘌呤抑制物6-巯基嘌呤(6-MP)和6-硫鸟嘌呤(6-TG)的嘌呤代谢过程，嘌呤类似物的合成以及结构与活性之间的关系。1953年，Burchenal和他的助手们的一份报道研究了6-MP能使急性白血病病人缓解，特别是对儿童急性白血病有较好的缓解作用。后来的研究运用联合化疗的方案，联合应用糖皮质激素(尤其是泼尼松)4-氨基-N¹⁰-甲基-叶酸类似物甲氨蝶呤和6-MP。在这5年中三种对儿童急性白血病有效的药物的发现是令人兴奋的，然而，由于事实上许多病人最终是死于难治性白血病和疾病的并发症，所以儿科医师们得出的意见是提高生存率、延长生存期和改善生活质量，应选择最重要的一种药物为主来进行化学治疗。

1959年，一种药物环磷酰胺-氮芥类似物被发现，其对血小板有较小的细胞毒毒性，对淋巴细胞白血病的治疗很有价值。1962年，长春新碱——一种从长春花植物中提取出来的生物碱，发现其对淋巴细胞白血病的完全缓解很有价值。然而，和其他所有的药物一样，缓解只是暂时的，复发和耐药仍然是治疗白血病的一个难点。

（二）治愈治疗

1930年，Gloor报道了第一例治愈的白血病患者，这例治愈的患者用的是亚砷酸、新钍、放疗和同胞之间血细胞移植(预示着现代骨髓及外周血造血干细胞移植)。1964年，Burchenal和Murph收集了36例具有5年血液学治愈的急性白血病患儿。Zuelzer报道了儿童急性淋巴细胞白血病接受泼尼松、MTX、6-MP序贯化疗有3%的5年临床治愈率，Krivit等的报道有5%的5年治愈率。受Skipper等对鼠类白血病化疗的研究的影响，白血病研究组B使用两种药物联合治疗，国家肿瘤研究所(NIC)则使用四种药物联合运用，对ALL患者的治愈率与其相似，还都比较低。

1962年，St. Jude儿童研究医院在田纳西州-孟斐斯城建成，医院建成是为了寻求儿童白血病预防和治愈的方法。St. Jude的研究者们定义了一些影响儿童白血病治愈的因素。首先是耐药，有较大一部分病人用单药治疗后没有得到缓解，以及连续用药物治疗的儿童最后仍然会复发。其次是，随着全身化疗频率的增加，效果越来越好，血液学缓解持续的时间越来越长，相应地在缓解期白血病颅内复发的几率就越高。颅内复发是由于MTX、6-MP难以通过血脑屏障不能充分弥散，其结果导致白血病细胞

在脑膜内增殖。第三是抗白血病药物的毒性，尤其是骨髓抑制和免疫抑制，这导致了药物剂量和药物相关死亡率之间进退两难的局面。然而，影响白血病治愈的最大的障碍是患者及家人对白血病能否治愈的悲观的态度。

在1962年提出对儿童ALL的一个创造性的治疗方案，这个方案包括了四个治疗阶段：诱导缓解阶段，强化或巩固阶段，预防脑膜复发的治疗和维持治疗阶段。其中最主要的是在诱导缓解、强化化疗和维持治疗过程中化疗药物的联合应用。对诱导缓解治疗、维持治疗以及对头颅、脊柱、头颅的放疗过程中都需要对各种不同化疗药物进行联合应用，治疗2～3年后可选择性地终止化疗，而且最重要的是，治疗儿童白血病的目标更注重于治愈而不仅仅是缓解。

1962～1965年的一项研究分析了白血病治疗的相关困难，包括由于免疫抑制引起的卡氏肺囊虫肺炎以及低剂量头颅及全脊柱放疗不能充分预防脑膜复发等。尽管如此，治疗的长期完全缓解率仍然高于既往，约有7/41的患儿在终止治疗后成为长期无病生存者，这些研究不断证实了白血病不再是不能治愈的疾病。第四项研究(Total Ⅳ)比较了足量和半量维持化疗的结果，显示尽管化疗的毒性作用大，但足量的化疗能获得更长时间的缓解。与此同时，我们需要加强预防和控制感染的能力，尤其是对于卡氏肺囊虫肺炎和疱疹病毒的预防和控制能力。

1967年12月，另一项实验研究通过加强巩固化疗，增加头颅放疗的剂量，并联合鞘内注射MTX来预防白血病颅内复发。在6个月内，这种治疗方案的优越性就体现出来了。同时一项头颅放疗的随机对照实验也开始进行。无论是开始的这个试验还是后来的随机对照试验都显示了对于儿童ALL接受多重化疗和有效的预防颅内复发的治疗措施，能获得50%的治愈率。

自1970年以来，世界各地的许多机构与合作组织都运用了相似的急性白血病四阶段治疗方案，在中国，原上海第二医学院附属新华医院(上海交通大学医学院附属新华医院)儿内科血液组于1973年起也采用了类似的治疗方案，取得了较好的疗效。但对于药物的选择和剂量各不相同，都证实了儿童ALL是可以治愈的。在世界各地的众多实验研究中，有一项实验证实了单独鞘内注射MTX不能预防白血病颅内复发。Sullivan和他的同事验证了在诱导缓解及维持治疗期间重复使用三种药物

MTX、阿糖胞苷（cytosine arabinoside，Ara-C）和地塞米松（dexamethasone，Dex）进行鞘内注射，与头颅放疗能达到同样的预防白血病颅内复发的目的。在大多数病人中，头颅放疗的毒副作用都是可以避免的。

20世纪80～90年代，白血病的治愈率被提高到70%。据调查显示美国及英国儿童白血病的死亡率明显下降，中国儿童白血病的死亡率也有所下降。治疗的进步与人们对白血病更积极乐观的态度以及临床技能的提高相关，与血液/肿瘤学的进步以及护士护理水平的提高相关，与早期诊断和治疗，与预防和控制感染能力的提高以及成分输血和各种支持治疗的应用有关，此外，还与儿童营养水平等多方面的提高也相关。政府和各种健康保险机构的支持，社会慈善事业的帮助，是能完成白血病治疗研究计划的经济保障。我国上海市1991年由上海交通大学医学院附属新华医院儿童血液团队倡议的，获上海市政府支持，建立了儿童大病住院互助基金的机制，对白血病患儿治疗的社会经济保障起了重大作用，对全国各地区建立相应的机制也起了有益的引领作用。2011年，中国原卫生部在医疗改革进程中实施儿童白血病"新农合计划"，至今已有30 000余例儿童白血病患儿受益。新的抗白血病药物的发现和引进应用也相当重要，其中包括：1968年合成的Ara-C——一种嘧啶类抗代谢药；柔红霉素（daunomycin，DNR）——一种DNA-嵌入的蒽环类抗生素；左旋-门冬酰胺酶（L-Asparaginase，L-Asp）——细菌合成的酶，能水解一种重要的必需氨基酸——门冬酰胺酸，阻止蛋白质的合成；鬼臼乙叉苷、依托泊苷（etoposide，VP-16）以及替尼泊苷（teniposide，VM-26）——一种从盾叶鬼臼根茎中提取出来的拓扑异构酶抑制剂。此外，一些陈旧药物应用剂量和程序的变更，比如大剂量MTX静脉输注以及用药后用四氢叶酸进行补救等治疗方案。另外，还有一个重要因素是对儿童ALL的亚型进行了细分，分为T-细胞及B-细胞淋巴细胞白血病，这两种亚型的化疗方案不尽相同，并且T-ALL和B-前体ALL具有较高的复发率，从而采用相应方案优化。20世纪90年代，根据儿童ALL患儿的临床及其MICM特征表现进行危险度分型，并采取相应的分层治疗，从而提高了治愈率并降低了治疗相关死亡率。

上海交通大学医学院附属新华医院儿童血液/肿瘤团队在国内率先开展儿童急性淋巴细胞白血病的临床研究：

其规范方案形成阶段：

1. 1970年联合化疗（VP、COAP首用于ALL的诱导缓解治疗）。

2. 1972～1973年治疗的ALL患儿获长期生存（5例）。

3. 1973年预防性鞘注（甲氨蝶呤+地塞米松二联）防治CNSL。

4. 1976年引入中剂量甲氨蝶呤（IDMTX+CF）作为庇护所防治来治疗ALL。

5. 1978年L-Asp在中国儿童ALL应用。

6. 1979年ALL启动免疫分型。

7. 1983年首篇（101例）儿童ALL疗效总结。

8. 1983年大剂量甲氨蝶呤（HDMTX+CF）应用。

9. 1986年VDLP作为诱导治疗ALL标准方案。

10. 1987年引入VM-26治疗复发和难治的ALL。

11. 1986年提出儿童ALL长期生存与治疗积分（治疗强度）的关系。

12. 1986年开始用全反式维A酸（ATRA）诱导治疗儿童APL。

13. 1988年提出早期连续强烈化疗策略ALL-XH-88方案实施并在全国推广应用。

14. 1991年MICM诊断分型的提出和试用。

15. 1999年中国儿童ALL荣成方案（88方案改良）形成及推广。

16. 1999年提出早期适度强烈化疗策略（改良的88方案）——ALL-XH-99方案。

17. 2000年上海儿童医学中心提出"以化疗的治疗方案为基础，以生物学客观参数为依据的（儿童白血病个体化治疗）的理念"。

18. 2006年起开始应用全反式维A酸联合亚砷酸诱导治疗儿童APL。

19. 2006年全国儿童ALL诊疗建议第三次修订稿发表：

1）危险度分型新标准；

2）降低LR-ALL、MR-ALL强度；

3）缩短总治疗时间（3～4年）；

4）摒弃LR、MR用VM-26（VP-16）以防止治疗相关白血病的发生；

5）减少HDMTX+CF疗程数以防止脑白质损害。

图1-1-1是上海交通大学医学院附属新华医院儿童血液/肿瘤团队从1967年起至今的儿童ALL疗效进展历程。

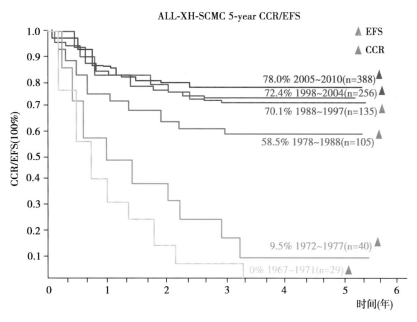

图 1-1-1　上海交通大学医学院附属新华医院 ALL 长期生存率进展

从白血病化疗开始,就认识到白血病形态学的不同,对化疗的反应也不同。尽管少数 AML 病人经过 6-MP、硫鸟嘌呤治疗后能获得缓解,但直到 1967 年硫鸟嘌呤与阿糖胞苷联合用药时,儿童 AML 的缓解率才达到 50%。疗效进一步的提高是应用了柔红霉素联合阿糖胞苷与依托泊苷。通过这些药物的联合用药和支持治疗的不断提高,到了 20 世纪 80 年代,儿童 AML 的治愈率从 25% 提高到了 30%。随着大剂量 Ara-C $3g/m^2$ q12h×6 次,协同蒽环类药物的应用,伴随有力的支持治疗的保障,AML 的远期疗效(5 年 EFS)有了可喜的进步,21 世纪的头 15 年儿童 AML 的治愈率已达到 60% 左右。

上海交通大学医学院附属新华医院儿童血液/肿瘤团队从 1972 年起至今的儿童 AML 疗效进展历程见图 1-1-2。

1957 年,Barner 和 Loutit 用了致死剂量(LD98)的全身放疗来治疗小鼠白血病,在放疗后一部分进行同源骨髓移植,一部分不进行骨髓移植,并对比了结果。接受骨髓移植的小鼠能无病存活更长时间但较多死于并发症,不接受骨髓移植的绝大多数日后复发。这个实验使得研究者们认识到造血干细胞移植对难治性白血病具有更好治疗效果。随着人类白细胞抗原(human leucocyte antigen,HLA)的发现,Thomas 和他的同事成功地进行了白血病治疗的新

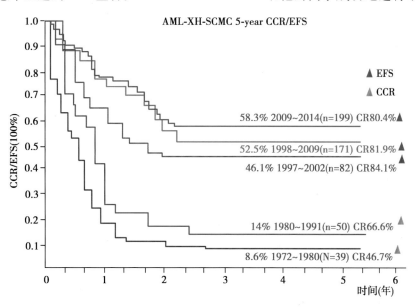

图 1-1-2　上海交通大学医学院附属新华医院历年各阶段 AML

方案,即通过大剂量全身放疗或化疗清除骨髓原始细胞后,对找到有 HLA 相合同胞供者的,进行骨髓移植。然而,对儿童白血病患者进行骨髓移植的并发症诸如慢性移植物抗宿主病、多器官功能衰竭和移植失败等经常影响真正的治愈。另一方面,经验表明有一些类型的白血病单独用化疗是不能治愈的。大剂量的化疗、放疗和组织相容性造血干细胞移植能治愈慢性髓细胞白血病,而仅仅通过白消安和羟基脲化疗只能减缓慢性髓细胞白血病而不能治愈。另外还有一些非随机对照实验报道了儿童 ALL 患者在化疗过程中血液学复发的,用造血干细胞移植治疗仍能达到较好的疗效。

然而,最近的研究又发现了对于初发 AML 的患儿,6 年的无事件生存率在移植组和化疗组并无显著差异。

近年来关于 Barnes 和 Loutit 对于骨髓移植的概念有了新的发现,造血干细胞移植被认为是一种免疫疗法,它的成功与否依赖于移植物对白血病的排斥反应(graft versus leukemia,GVL)而不是骨髓清除。化疗是经常使用的方法,而放疗却不经常使用,这样可以降低治疗相关发病率和死亡率,从而提高最终的治疗效果。

20 世纪 80 年代,一种新的细胞因子类药物出现成为可用的有效的治疗方法,其中之一即 α-干扰素,是 1986 年由 Talpaz 和他的同事发现在慢性髓细胞白血病的缓解中具有较好的作用,不仅对血液学缓解,而且对细胞遗传学的缓解,都有较好的作用。儿童慢性髓细胞白血病患者和成人一样,α-干扰素也具有较好的疗效。

20 世纪 80 年代研究的结论是白血病的发生是基因紊乱造成的,并观察到药物的有效性是通过修饰 DNA 来实现的,因此,除了化疗,更应该集中于基因靶向性治疗上。1988 年,上海血液学研究所的王振义院士和他的团队报道了全反式维 A 酸(all-trans-retinoic acid,ATRA)能诱导急性早幼粒细胞白血病细胞的分化。急性早幼粒细胞白血病的遗传缺陷是与它细胞核内维 A 酸受体异常相关的。当维 A 酸与传统的细胞毒性化疗相结合时,APL 的治愈率显著提高。这是第一个成功地用诱导分化来治疗人类肿瘤的方案,也是第一个用维生素衍化物来治疗人类肿瘤的方案,同时也是第一个针对人类肿瘤相关基因重排的靶向治疗方案。这一发现极大地刺激了白血病相关特殊基因重排靶向治疗的新研究。

1986 年,在体外试验取得成功的基础上,上海

血液学研究所王振义团队于 1985 年首次应用 ATRA 诱导分化治疗一例垂危的 APL 患儿获得成功,健康存活至今。1988 年,该研究团队报道应用 ATRA 治疗 24 例 APL(16 例为初发,另 8 例复发患者),23 例 APL 被 ATRA 诱导分化获得完全缓解,另 1 例在加用低剂量化疗药阿糖胞苷(Ara-C)后也获得完全缓解。单纯应用 ATRA 可使 APL 的早期缓解率达到 90%,但多数患者两年内复发。之后,国内外研究将 ATRA 与化疗联合应用,使 APL 五年生存率提高到约 50%。

哈尔滨医科大学第一附属医院的张亭栋教授在韩太云的配合和帮助下,根据中医辨证施治理论,探索了含砒石、氯化汞和蟾蜍等复合物的"癌灵 I 号"制剂治疗白血病的疗效。1973 年报道了 6 例 CML 患者,治疗效果为临床改善。1979 年应用临床中医辨证论治观察 55 例 AML 患者(其中 1 例根据细胞形态学描述应为 APL),五年生存率为 10%。1992 年回顾性研究了 32 例 APL 的辨证论治,五年存活率为 50%。砷剂对 APL 这一疗效引起了国内血液界的重视。

1995 年间,陈竺团队与张亭栋研究组建立了合作关系。1995 年始,上海血液学研究所陈竺、陈国强等在细胞和分子生物学方面的大量研究表明,三氧化二砷在较高剂量时诱导 APL 细胞凋亡,而在较低剂量但较长时程作用下则诱导 APL 细胞分化。在体外研究取得突破同时,联合团队开展了纯三氧化二砷(亚砷酸注射液,不含氯化汞和蟾蜍等成分)治疗复发性 APL 的临床试验,发现该药在 80% 的经过 ATRA 加化疗治疗后复发的 APL 患者仍有明确疗效,可取得再次临床完全缓解。此外,该团队还首次分析了三氧化二砷治疗 APL 中出现的副作用,进行了此药在人体的药物代谢动力学研究。1999 年,上海血液学研究所又报道了扩大临床试验结果:三氧化二砷不仅在 47 例复发 APL 患者取得 85.1% 再次缓解,而且在一组 PML-RARα 融合基因阳性的初发 APL 可获得 70% 以上完全缓解。上述研究成果为三氧化二砷作为治疗 APL 的有效药物提供了分子细胞药理学和临床药效学的充分证据。

根据上述临床试验的结果、药物作用细胞与分子机制、药代动力学与安全性等作为主要数据,哈医大伊达公司于 1999 年 8 月获得新药证书,1996 年,陈竺等协助张亭栋教授申报美国专利。2004 年 4 月 11 日,亚砷酸静脉注射液治疗 APL 在美国获得授权专利(US6720011)。

2000年始,陈竺和陈赛娟团队应用系统生物学方法对ATRA和三氧化二砷治疗APL的分子调控网络进行了全面研究,在结合动物实验及随机临床对照研究结果的基础上,又开展了较大规模应用ATRA和三氧化二砷联合治疗初发APL的单中心随机临床试验。一组85例初发APL患者,两药联合治疗方案显示出很好的协同靶向作用,患者的临床完全缓解率达到90%以上,五年无病生存率达到90%以上。之后,通过全国多中心临床研究,协同靶向治疗535例初发APL患者,5年无病生存率达92.9%。该突破性成果使APL成为目前唯一能被基本治愈的急性髓系白血病,我国学者自主设计的"上海方案"在国内每年使数以千计的APL患者得到新生,目前该方案已广泛应用于世界各国,创造了恶性肿瘤治疗的奇迹,这也是创建了多靶点靶向治疗成功的先河和范例。

20世纪90年代末随着分子诊断技术的出现,从基因层面对儿童白血病的分类成为可能。例如,由t(12;21)染色体易位引起的TEL-AML1白血病在大部分情况下只能用分子技术来确认。基因分类法的优势,在Druker和他的同事们证实了BCR-ABL白血病,无论是髓系还是淋巴系,都可通过阻断BCR-ABL融合蛋白的酪氨酸激酶的活化来得到有效的治疗之后,很快变得清晰了。目前使用的药物甲磺酸伊马替尼,已取代造血细胞移植和α-干扰素,成为了慢性粒细胞性白血病的首选疗法。它也包括在对BCR-ABL⁺急性淋巴细胞白血病的治疗之中。虽然DNA印迹法、聚合酶链反应和荧光原位杂交已成为白血病分子基因分析的主要依据,但是微阵列技术的引进成为一项重要的新进展。有了这一方法,我们可以预测化疗所可能发生的反应。

总的来说,过去50年中寻求儿童白血病治疗方法的临床研究获得了不完全的成功,治愈率的变化范围很大。这种差异性不仅是白血病细胞生物学上的不同和白血病本身异质性的反映,而且也取决于患者的经济状况、种族、区域、营养和遗传体质。白血病治疗的费用及其复杂性严重限制了它的作用,并使它超出了世界上大部分需要它的患儿的可承受范围。另一个可能正在不断增长的问题是,使用烷化剂、蒽环类药物、鬼臼乙叉苷、放疗和造血干细胞同种异体移植等治疗可引起严重的远期不良反应。

（三）姑息治疗和支持治疗

在Virchow确认了白血病这一疾病的存在,到烷基化药物问世前的这100年中,使用麻醉药品和人工催眠法减轻患者痛苦是首选的治疗方法。当1903年放疗被引用之后,它便成为了一种缓解局部骨骼疼痛、缩小局部肿块以及减少白细胞计数的姑息治疗方法。自从1940年开始运用化疗后,放疗仍然作为一种重要的姑息疗法来治疗疼痛性疾病以及对一些脑膜和睾丸的髓外复发、造血干细胞移植前的清髓治疗方法。

1828年,Blundell报道了一例产后出血的妇女成功接受了直接输血的病例。然而,严重的输血反应却阻碍了输血的进一步应用。Landsteiner在1901年对人类血型的定义使得较为安全的输血治疗成为可能。一战期间,Rous和Turner发现枸橼酸葡萄糖溶液和低温可以使红细胞保存得更为长久。当时一位名叫Robertson的美国军医与Rous一起,使用这种溶液和填塞了冰块的箱子来为那些在前线附近受伤的士兵保存血液。对于急性白血病患儿来说,1937年医院血库的出现为延长他们的生命迈出了第一步。到20世纪40年代后期,当一些患儿的家属已准备接受现实而开始悲痛的时候,输血以及新型抗生素已被广泛应用于维持患儿的生命。1954年,随着塑料血制品运送袋和冷凝离心机的面世,输注血小板控制血小板减少性出血成为了可能。这使得因出血所致的死亡明显减少了。输注血小板也为抗白血病药物缓解患者,特别是AML患者的病情提供了时间,并提高了诱导缓解的几率。最后,血小板输注的存在,使得应用更大剂量或更长疗程的骨髓抑制药物成为可能,因为这些药物会使患者产生药源性血小板减少症。

当首次应用有效的化疗来治疗急性白血病时,白血病细胞的迅速破坏经常可引起严重的,有时是致命的代谢紊乱,尤其是在一些白细胞计数很高或累及多个器官的红白血病。别嘌呤醇,一种人工合成的黄嘌呤氧化酶抑制剂,与液体电解质疗法联合应用,对解决上述问题起了很大的作用。最近,重组尿酸氧化酶(拉布立酶)已成为一种比别嘌呤醇更有效的预防高尿酸血症的药物。

随着患儿病情的缓解,生存期的延长,化疗引起的免疫抑制作用变得更为明显了。水痘成为一个主要的问题,尤其是应用泼尼松治疗的患儿。许多患儿死于严重的广发性水痘,而另一些不得不中断治疗,增加了复发的危险性。在认识到水痘和带状疱疹是由同一种病毒所引起之后,处于带状疱疹恢复期的成人的血浆就被用来治疗和预防近期感染的患儿。在发现恢复期血浆对预防和缓解症状确实有效之后,水痘-带状疱疹免疫球蛋白(VZIG)被制备出来,并被证实同样有效。VZIG 的应用以及对家长和医师关于水痘带状疱疹感染危害性的宣教,在降低感染儿童的死亡率和减少中断治疗方面是一个很大的进步。然而,Gretrude Elion 对白血病患儿的第三个贡献——1980 年阿昔洛韦的发明治疗疱疹病毒感染,则可能更为重要。

在 St. Jude 儿童研究医院应用多种药物联合加强化疗治疗急性白血病之后不久,一种特殊的肺炎开始在许多患儿中出现。起初它被称为"St. Jude 肺炎",并被认为与药物毒性、病毒感染或上述两者有关。然而,患儿肺组织的病理解剖、肺组织针管吸引以及乌洛托品硝酸银染色的结果,发现了一种被称为卡氏肺囊虫的生物。一项与联邦传染病中心(CDC)合作的公众流行病调查显示,该疾病只与免疫缺陷有关,而与接触传染无关。由于该疾病发生在疾病的缓解期,它的死亡率,以及它所导致的化疗中断的结果,特别是在最关键的治疗的头几个月里,它成了治疗急性白血病患儿的又一个主要限制因素。在欧洲,喷他脒 b-羟乙磺酸盐被用于治疗婴儿期的肺囊虫病,但在美国尚未应用。对每一种诊断,它都需要得到食品药监局的批准。然后,CDC 可以获得一项新药的试验许可,它不仅促进了治疗,而且也将验证这一获得性免疫缺陷病的机制。最后,这项由 Hughes 和他的同事所进行的从大鼠应用到患者的伟大研究,证明了甲氧苄啶和磺胺甲基异噁唑不仅可以治疗,而且更重要的是可以预防卡氏肺囊虫病。

在联合化疗治疗白血病的早期,一些严重的、有时是致命的细菌感染,特别是革兰阴性菌,其中又以铜绿假单胞菌为最,成为了一个主要的障碍。Bodey 和他的助手们发现中性粒细胞减少症是这些感染的主要原因,而黏膜炎是一个重要的促进因素。他们定义了在控制感染方面最关键的中性粒细胞的级别,并证明了对有高热和严重粒细胞缺乏症的患者使用合适的抗生素的必要性。20 世纪 60 年代随着氨基糖苷类抗生素的适当运用,革兰阴性菌感染引起的死亡率有所下降,并且同时也改善了急性白血病患儿的生活质量。耐药性革兰阳性球菌在过去的 25 年间是一个难题,它促使万古霉素的广泛使用以对抗葡萄球菌和肠球菌的感染以及粒细胞减少症。21 世纪耐药的革兰阴性菌感染(抗 β-内酰胺酶)成为致死性感染的重要因素,第 4 代头孢菌素和碳青

霉素的应用有效地控制这种严重的感染,减低了感染的死亡率。

白血病患儿化疗、放疗和营养不良导致的免疫缺陷和黏膜炎可诱发严重的、有时甚至是致命的真菌感染。1958 年两性霉素 B 和 1990 年氟康唑的问世,代表着控制该类感染方面的一大进步。然而,有些真菌感染如曲霉菌病和毛霉菌病却对治疗不敏感,并成为了患儿死亡的主要原因,特别是那些接受了强化抗生素治疗而持续粒细胞减少的患儿。新型的抗真菌药物,弗立康唑、米卡芬净、卡泊芬净等有力地控制了致死性的深部真菌感染,大大地降低了致亡率。

随着患儿生命的延长,精神心理问题显得更加重要了。Farber 和他的助手很早就提出了对白血病患儿"全面护理"的需要。1964 年,Vernick 和 Karon 提出了与患儿交流的重要性。Soni 和他的助手们在认识到生活质量的重要性之后,率先进行了一项针对急性白血病及其治疗对患儿神经心理的影响的研究。为了定义每一项白血病治疗方法的人类投入/产成比的目的,很多关于其他远期影响的研究正在广泛地开展着。上海儿童医学中心血液/肿瘤科对白血病患儿展开了心理疏导,使白血病病房及其每个患儿有效地缓解其心理障碍,明显地改善了治疗的依从性(见第十篇第二章"儿童白血病的心理学及其干预")。

四、白血病历史的意义

历史的价值不仅限于品味过去,而更在于欣赏它,阐明它,并指引将来。在对白血病历史的研究中,尤其在儿童白血病中,我们可以吸取不少教训。其中之一即是注意新事实并听取新的想法与假设。在白血病历史的时间点上,充斥着由于没有理由的对革新的抵触而导致时间与机会丧失的实例。在 Virchow 对白血病作出描述并被其他许多人证实的十年后,它的存在仍为许多人所质疑。1958 年,在他的关键性发现的 8 年之后,Gross 仍由于他对鼠白血病的病毒病原学的发表而受到批评。最前沿的血液组的建立与在一所美国医院内成立的血液组相距整整二十年。当抗叶酸与抗嘌呤药物初步介绍时,许多血液学家与儿科大夫觉得它们"太毒了"而拒绝使用此类药物。直至 1960 年仍有一些不同意见被反复提及,而医学院学生则被教导对白血病患儿放弃化学治疗:"让他们安静的离去吧。"对医师和

科学家来说,克服习惯性的惯性思维,开拓挑战性的新思维非常重要。

另一个重要的教训是病例报告以及医师可以从患者身上学到东西的重要性。1845 年 Virchow 的白血病病例报道,Lissauer 对一个白血病患者对砷剂的反应,Brewster 和 Cannon 对一例 Down 综合征白血病患儿的观察,以及 Gloor 的白血病患者在经历了砷毒、新钍、放疗和同胞血液移植后治愈的例子,引出了白血病生物学研究和治疗方式开拓的意识。

第三个教训在于与其在口头上或书面上作令人沮丧的思考不如作相应的鼓励。基于一项未受控制的研究基础上,许多白血病患儿被注射了卡介苗,其治疗作用没被广泛采用。由于在最初没有与理想的骨髓移植治疗进行合适的对照,花费了数十年才阐明对各型白血病的患儿均进行骨髓移植的价值不大。

五、展望

半个世纪以来,儿童白血病的诊治已取得可喜的进展,迄今为止化疗还是最主要和现实的治疗手段,然而,无论是理论上或临床实践都表明铲除患者体内最后几个白血病细胞的途径绝不是依赖化疗药物,也不是靶向治疗的制剂,而是绝对依赖患者自身的免疫机制。因此,造血干细胞移植治疗已逐渐成为常规治疗,生物治疗包括细胞治疗或免疫治疗即将成为极其重要的治疗手段,也是目前白血病治疗研究的热点,NK 细胞治疗对清除白血病 MRD 的治疗作用,双特异性抗体的治疗也已在临床试用,CAR-T、CAR-NK 对难治性、复发性 ALL 的治疗也已取得可喜的初步成效,有关内容将在第三篇第三、四、五章新技术、新方法章节中予以阐述。

(顾龙君)

参 考 文 献

[1] Pui CH. Acute lymphoblastic leukemia//Pui CH,ed. Child-hood Leukemia. Cambridge University Press,1999:3-13

[2] Bennett JM,Catovsky D,Daniel M-T,et al. Criteria for the diagnosis of acute leukemia of megakaryocytic lineage M (7) Areport of the French-American-British Cooperative Group. Ann Intern Med,1985,103:460-462

[3] Jurlander J,Caligueri MA,Ruutu T,et al. Persistence of AML1/ETO fusion transcript in patient treated with alloge-neic bone marrow transplantation for t(8;21) leukemia. Blood,1996,88:2183-2191

[4] Romana SP,Poirel H,Leconiat M,et al. High frequency of t (12;21) in childhood B-lineaacute lymphoblastic leukemia. Blood,1995,86:4263-4269

[5] Lennard L,Lilleyman JS,Van Loon J,et al. Genetic varia-tion in response to 6-mercaptopurine for childhood acute lymphoblastic leukemia. Lancet,1990,336:225-229

[6] McLeod HL,Relling MV,Liu Q,et al. Polymorphic thiopurine methyltransferase in erythrocytes is indicative of activi-ty in leukemic blasts from children with acute lymphoblas-tic leukemia. Blood,1995,85:1897-1902

[7] Pinkel D. Curing children of leukemia. Cancer,1987,59:1683-1691

[8] Pui CH,Crist WM. Biology and treatment of acute lympho-blastic leukemia. J Pediatr,1994,124:491-503

[9] Sullivan MP,Chen T,Dyment PG,et al. Equivalence of in-trathecal chemotherapy and radiotherapy as central nervous system prophylaxis in children with acute lymphatic leuke-mia. A Pediatric Oncology Group study. Blood,1982,60:948-958

[10] Rivera GK,Pinkel D,Simone JV,et al. Treatment of acute lymphoblastic leukemia—30 years experience at St. Jude Children's Research Hospital. N Engl J Med,1993,329:1289-1295

[11] Lauer SJ,Pinkel D,Buchanan GR,et al. Cytosine arabi-noside/cyclophosphamide pulses during continuation ther-apy for childhood acute lymphoblastic leukemia. Cancer,1987,60:2366-2371

[12] Patte C,Thierry P,Chantal R,et al. High survival rate in advanced-staged B-cell lymphomas and leukemias without CNS involvement with a short intensive polychemotherapy. J Clin Oncol,1991,9:123-132

[13] 顾龙君,顾梅榆,姚慧玉,等.小儿急性淋巴细胞性白血病 12 年治疗总结(101 例疗效分析).临床儿科杂志,1983,1:211-216

[14] 顾龙君,应大明,刘红,等.大剂量甲氨蝶呤对急性淋巴细胞白血病庇护所防治的探讨.中华血液学杂志,1986,7:277-280

[15] 顾龙君,应大明,顾梅榆,等.儿童急性淋巴细胞白血病长期无病生存与治疗积分的关系.中华儿科杂志,1989,27:281-284

[16] 顾龙君,姚慧玉,薛惠良,等.儿童急性淋巴细胞白血病早期连续强烈化疗:新华(XH)-88 方案 57 例疗效分析.中华血液学杂志,1994,15:76-79

[17] 顾龙君,孙桂香,卢新天,等.小儿急性淋巴细胞白血病诊疗建议(第二次修订草案).中华儿科杂志,1999,37(5):305-307

[18] 顾龙君,李娟,薛惠良,等.ALL-XH-99 方案治疗儿童急性淋巴细胞白血病 158 例疗效分析.中华血液学杂志,

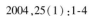
2004,25(1):1-4

[19] 顾龙君,吕善根,卢新天,等.儿童急性淋巴细胞白血病诊疗建议(第三次修订草案).中华儿科杂志,2006(5),44:392-395

[20] Dahl GV, Kalwinsky DK, Mirro J, et al. A comparison of cytokinetically based versus intensive chemotherapy for childhood acute myelogenous leukemia. Hematol Blood Transfusion,1987,30:83-87

[21] Dopfer R, Henze G, Bender-Gotze C, et al. Allogeneic bone marrow transplantation for childhood acute lymphoblastic leukemia in second remission after intensive primary and relapse therapy according to the BFM and Co-ALL protocols;results of the German cooperative study. Blood,1991,78:2780-2784

[22] Talpaz M, Kantarjian HM, Mc Credie K. Hematologic remission and cytogenetic improvement induced by human interferon alpha in chronic myelogenous leukemia. N Engl J Med,1986,314:1065-1069

[23] Dow L, Raimondi S, Culbert S, et al. Response to alpha-interferon in children with Philadelphia chromosome-positive chronic myelocytic leukemia. Cancer,1991,68:1678-1684

[24] Pinkel D. Curing Children of leukemia. Cancer,1987,59:1683-1691

[25] Huang ME, Ye YC, Chen SR, et al. Use of all-transretinoic acid in the treatment of acute promyelocytic leukemia. Blood,1988,72:567-572

[26] Chen GQ, Shi XG Tang W, et al, Use of arsenic trioxide (As_2O_3) in the treatment of acute promyelocytic leukemia (APL) I. As_2O_3 exerts dose-dependent dual effect on APL cells. Blood,1997,89:3345-3353

[27] Shen ZX, Shi ZZ, Fang J, et al. All-Trans retinoic acid/As_2O_3 combination yields a high quality remission and survival in newly diagnosed acute promyelocytic leukemia, Proc Natl Acad Sci USA,2004,101:5328-5335

[28] Chandy M. Childhood acute lymphoblastic leukemia in India:an approach to management in a three-tier society. Med Pediatr Oncol,1995,25:197-203

[29] Zaia JA, Levin MJ, Preblud SR, et al. Evaluation of varicella-zoster immune globulin: protection of immunosuppressed children after household exposure to varicella. J Infect Dis,1983,147:737-743

[30] Galgiani JN. Fluconazole, a new antifungal agent. Ann Intern Med,1990,113:177-179

[31] 2012年中国中性粒细胞缺乏伴发热患者抗菌药物临床应用指南.中华血液学杂志,2012,33(8):693-697

[32] Aguilar-Guisado M, Espigado I, Cordero E, et al. Empirical antifungal therapy in selected patients with persistent febrile neutropenia. Bone Marrow Transplant,2010,45(1):159-164

[33] Barnes RA, White PL, Bygrave C, et al. Clinical impact of enhanced diagnosis of invasive fungal disease in high-risk haematology and stem cell transplant patients. J Clin Pathol,2009,62(1):64-69

[34] 韩静,刘均娥,肖倩.学龄期白血病患儿的心理行为状况及其护理干预现状.中华护理教育 2009,05:219-221

[35] Sentman CL, Meehan KR. NKG2D CARs as cell therapy for cancer. Cancer J,2014,20(2):156

[36] Maude SL, Frey N, Shaw PA, et al. Chimeric antigen receptor T cells for sustained remissions in leukemia. N Engl J Med,2014,371(16):1507

第二章　儿童白血病的病因学

根据目前的认识,白血病的确切病因尚不明。本病尚不属于遗传性疾病,但在家族史中可有多发恶性肿瘤的情况。在大部分病例,遗传异常导致急性白血病主要是获得性的,而不是内在的。只有5%的白血病患者与内在遗传综合征有关。发病年龄以3~10岁为多见,美国儿童 ALL 发病年龄高峰为2~5岁,中国儿童 ALL 发病年龄高峰为3~9岁。

男孩略多于女孩。本病病因未明,但与地域环境因素、电离辐射、化学接触、酗酒与吸烟以及与机体对某些病毒感染所致的特殊反应有关。此外,近年来通过微卫星不稳定、基因突变频率和一些易患生物标记研究发现,它可能是遗传学和环境因素共同作用的结果。儿童白血病致病的有关危险因素见表1-2-1。

表 1-2-1　儿童白血病致病危险因素

确定程度	ALL	AML
普遍接受的危险因素	男性	种族(hispanic)
	年龄(2~5岁)	化疗药物(烷化剂、表鬼臼毒素)
	高社会地位	Down 综合征
	种族(白种人、黑种人)	范可尼贫血
	宫内接受 X 射线	神经纤维瘤 I 型
	Down 综合征	Bloom 综合征
	神经纤维瘤 I 型	Schwachman 综合征
	Bloom 综合征	家族性-7 染色体
	Schwachman 综合征	Kostmann 粒细胞缺乏
	运动失调性毛细血管扩张症	
建议	出生时高体重	怀孕吸烟史
	母亲胎儿流产史	双亲和小儿接触杀虫剂
		双亲溶剂接触
有限证据	怀孕时双亲吸烟史	怀孕时母亲使用大麻
	双亲职业接触	室内氡辐射
	出生后感染	出生后氯霉素使用
	饮食	
	怀孕母亲饮酒史	
	新生儿维生素 K 预防	
	电或磁接触	
	出生后氯霉素使用	
可能无关	超声	
	室内氡辐射	

对白血病病因的研究主要包括两个方面,与任何事物发生的缘由一样,即内因和外因,内因是发病的基础,外因是出发的条件。内因包括遗传因素、宿主内在的体质因素、免疫状态、营养状况等;外因涵盖外界环境的,如物理因素、化学因素、生物因素(感染)等。越来越明显的是上述各个方面的因素都是相互关联的,通常是各个因素互相作用,白血病是由多种因素引起的。每个病人的细胞类型各不相同。最近的研究表明,部分儿童白血病起源于胎儿时期,白血病相关基因的重排,或儿童白血病细胞免疫球蛋白重链基因存于婴儿出血斑中。然而,白血病相关基因重排,比如 TEL-AML1,对出血斑检出率要高于儿童白血病发病率。这表明了单纯的基因重排并不一定引起白血病,白血病的发生一定还有其他因素共同作用。

一、遗传因素

斯隆-凯特琳癌症中心(Memorial Sloan-Kettering Cancer Center)等处的研究者通过研究,首次揭示了和儿童白血病发病相关的一个风险基因突变。研究者 Kenneth Offit 表示,我们在未知领域中不断进行研究,如今这项研究发现给了我们一个新的窗口来理解引发儿童白血病的遗传因素,检测这种风险基因的突变就为我们在下一代中开发抑制白血病的疗法提供了很多希望和帮助。这种基因的突变最早是在凯特琳家族中发现的,该家族有很多不同代的成员都患有儿童急性淋巴细胞白血病(acute lymphoblastic leukemia,ALL),后来在不同医院就诊的易于患白血病家族的个体中都发现了与前者家族一样的基因突变,研究者进行了一系列实验证实了这种突变会失去正常基因的功能,从而增加发展为 ALL 的风险。遗传性的基因突变一般位于基因 PAX5 上,该基因在一些 B 细胞癌症包括 ALL 的发病上扮演着重要的角色;而 PAX5 是一个调节许多基因活性的转录因子,其对于维持 B 细胞的功能至关重要;在研究者所研究的所有对象中,基因 PAX5 的拷贝都发生了缺失而引发了基因突变。研究者 Offit 希望将来的研究将可以确定 ALL 儿童中发生 PAX5 突变的概率,揭示 PAX5 基因的突变或可以帮助科学家开发靶向疗法来治疗其他非遗传形式的白血病(即 PAX5 基因突变也存在)。随后他表示,随着我们对引发癌症易感性或者诱发癌症产生的遗传元件的理解,我们将可以更精确地开发出靶向疗法来在第一时间有效地抑制癌症发生。

(一)家族遗传倾向

1876 年,Hartenstein 首次提出白血病发病的遗传因素,他观察到牛和母牛的淋巴细胞白血病,并认为它们之间是有遗传关联的。1931 年,具有白血病/淋巴瘤高发病率的鼠的种族被发现,1935 年发现近亲繁殖的种族淋巴细胞白血病发病率高达 90%。外部的非遗传因素可能可以解释这种近亲繁殖有 10% 未发展成白血病。鼠类白血病的遗传基础所显示的证据可能可以推测到人类白血病家族遗传情况的研究。丹麦的 Videbaek 在 1937 年做了一项较大的研究报道了三户具有多发白血病病例的家族,并比较了白血病家族和健康家族,发现最大的不同是遗传因素。1957 年,波士顿一项机构的研究却并不支持 Videbaek 的发现,但研究者认识到具有白血病多发病例的三个家族,有两个是与亲代同血亲的,提示在这些家族中可能存在隐性基因。尽管在 1928 年曾描述白血病在同胞中发生,但直到 1964 年 MacMahon 和 Levy 才揭示了白血病在同性别和单合子的同胞中具有很高的一致性。最近 Ford 等人的研究使用遗传标记显示了同胞之间的一致性可能与子宫内胎儿和胎儿之间的转移有关。上海交通大学医学院洪登礼教授在 2008 年的 *Science* 杂志上报道了在 LSC 方面的重要研究进展,并在国际上首先提出了前白血病干细胞(pre-leukemia stem cell,Pre-LSC)的概念,通过对同卵双胞胎进行分析被认为是研究白血病发生机制的最直接途径,白血病的二次打击学说认为遗传上的缺陷是造成白血病发生的第一次打击,对于同卵双生子而言,两者均具有相同的遗传背景,如果其中一个双胞胎已经发病,则通过共用胎盘可能会将前白血病克隆传递给另一个体,因而两者均经历了第一次打击,其发病与否是与第二次打击有关,这里的第二次打击是由于生后环境因素等诱发的新的遗传学方面的异常。他们选择一对 4 岁的同卵双胞胎女孩作为研究对象,其中一个在 2 岁时被诊断为 TEL-AML1 阳性的 ALL,另一个仅携带有这种前白血病克隆而无明显的临床表现。研究发现:①双胞胎健康儿童和患儿的外周血中均存这样一群细胞 CD34$^+$/CD38$^-$/CD19$^+$;②根据 CD10 表达与否可以分为 CD10$^+$ 和 CD10$^-$ 两种,其中 CD10$^+$/CD34$^+$/CD38$^-$/CD19$^+$ 只存在于双胎中的患儿(LSC),而 CD10$^-$/CD34$^+$/CD38$^-$/CD19$^+$ 在双胞胎中均可以见到(Pre-LSC);③LSC 中 TEL 等位基因发生了缺失,而 Pre-LSC 中仍然存在野生型 TEL 等位基因。

除了家族发病率的增加和同胞之间发病的一致性，儿童白血病在染色体组成上的异常也在有家族背景的人群中增高进一步支持了遗传假说。1930 年报道了唐氏综合征和急性淋巴细胞白血病的关系，后来 1957 年 Krivit 和 Good 揭示了具有这种 21-三体染色体的儿童其白血病的发病率很高。在过去的 40 年中，发现儿童白血病和许多基因组成异常相关，包括原发性免疫缺陷病、染色体变异和遗传性肿瘤综合征。

1960 年，Nowell 和 Hungerford 观察到 pH 染色体与慢性髓细胞白血病的关系。1973 年，Rowley 发现了 9;22 号染色体易位。1982 年发现人类同系的鼠类白血病 9 号染色体长臂上 C-abl 原癌基因易位至 22 号染色体长臂的断裂点集中区 bcr 形成 BCR-ABL 融合基因。同年，人类同系的鸟类白血病致癌基因(MYC)被证实 8 号染色体的易位能导致儿童 B 细胞淋巴瘤或白血病的发生。到 20 世纪 80 年代中期，有越来越一致的观点认为白血病是造血干细胞遗传的缺陷。更重要的是这种易位成为白血病基因/染色体重排的发病机制的研究模型。BCR-ABL 融合基因编码的蛋白能增强酪氨酸激酶的活性，导致粒细胞异常转化和增殖。

尽管大部分儿童白血病的发生机制尚未完全阐明，但一些原癌基因的突变的确与很多儿童恶性肿瘤相关，具体见表 1-2-2。但遗传机制的建立，动物白血病原癌基因和致癌基因对人类白血病的作用，见表 1-2-2。

表 1-2-2　与儿童恶性肿瘤发生有关的家族性肿瘤综合征

OMIM 号码	综　合　征	遗传性	位点	基因	儿童恶性肿瘤
180200	家族性视网膜细胞瘤	AD	13q14	RB1	视网骨肉瘤膜母细胞瘤,骨肉瘤
601363	家族性肾母细胞瘤	AD	17q12-21	FWT1	肾母细胞瘤
605982	家族性肾母细胞瘤 2	AD	19q13	FWT2	肾母细胞瘤
151623	Li-Fraumeni 综合征	AD	17p13	TP53	肾上腺皮质癌
		AD	22q12	CHK2	软组织肉瘤
		AD	22q11	SNF5	骨肉瘤,CNS 肿瘤
114500	遗传性无息肉性结肠癌	AD	2p22-21	MSH2	神经胶质瘤
		AD	3p21	MLH1	
		AD	7p22	PMS2	
175100	家族性腺瘤性息肉症	AD	5q21	APC	髓母细胞瘤,肝母细胞瘤
109400	Grolin 综合征	AD	9q31	PTCH	髓母细胞瘤,基底细胞癌
162200	神经纤维瘤病 1 型	AD	17q11	NF1	星形细胞瘤,JMML,ALL,横纹肌肉瘤,MPNST
101000	神经纤维瘤病 2 型	AD	22q12	NF2	脑膜瘤
114030	多发性黄棕色皮肤斑	AD	2p22	MSH2	ALL,NHL,神经胶质瘤
			3p21	MLH1	
171400	多发性内分泌腺恶性肿瘤 2 型				
162300	多发性内分泌腺恶性肿瘤 2 型 B	AD	10q11	RET	甲状腺髓样瘤

多种体细胞染色体异常与儿童恶性肿瘤有关，如表 1-2-2 所示。其中 Down 综合征占所有相关病例的绝大多数，Down 综合征由于多出一条染色体 21，而有可能诱发白血病。2% ~3% 的白血病患者有 Down 综合征。大多数研究发现与正常人群比较，Down 综合征患者的白血病发生危险明显增加，其相对危险度约为 20，并且年龄越小，危险性越大，0 ~4 岁相对危险度为 50,5 ~29 岁相对危险度下降

至 10。另外，尽管病例数较少无法估计危险度大小，但许多证据表明 Down 综合征增加生殖细胞肿瘤发生危险。其他染色体异常如 18-三体综合征、Turner 综合征和 Klinefelter 综合征也发现增加了相关其他恶性肿瘤发生的危险，但仍需更多研究支持（表 1-2-3）。与遗传因素关系密切的儿童肿瘤见表 1-2-4,与儿童血液肿瘤发生密切相关的基因异常见表 1-2-5。

表 1-2-3 与儿童恶性肿瘤有关的多种
体细胞染色体异常

综合征	儿童恶性肿瘤
Down 综合征(21-三体综合征)	白血病,生殖细胞瘤
18-三体综合征	肾母细胞瘤
Turner 综合征(45,X;其他罕见类型)	神经母细胞瘤,肾母细胞瘤
Klinefelter 综合征(47,XXY;其他罕见类型)	生殖细胞瘤

引自:Charles A Stiller. Epidemiology and genetics of childhood cancer. Oncogene,2004,23:6429-6444

表 1-2-4 与遗传因素关系密切的儿童肿瘤

肿 瘤 种 类	有遗传因素的病例(%)
肾上腺皮质癌	50~80
视神经胶质瘤	45
视网膜母细胞瘤	40
嗜铬细胞瘤	25
肾母细胞瘤	3~5
中枢神经系统肿瘤	<1~3
白血病	2~5

表 1-2-5 与儿童血液肿瘤发生密切相关的基因异常

肿瘤类型	染色体异常	所激活的基因	激活机制	嵌合蛋白结构基序[*]	发生频率(%)[**]
淋巴性	t(8;14)(q24;q32)	Myc	重定位至 IgH 位点	bHLzip	5
B 系 ALL/	t(2;8)(p12;q24)	Myc	重定位至 IgL 位点	bHLzip	<1
伯基特淋巴瘤	t(8;22)(q24;q11)	Myc	重定位至 IgL 位点	bHLzip	<1
B 系 NHL	t(3;11)(q27;q32)	BCL6	融合基因	锌指蛋白	1
早 B 系 ALL	t(12;21)(p12;q22)	TEL-AML1	融合基因	微同源区	25
前 B-ALL	t(1;19)(q23;p13)	E2A-PBX1	融合基因	同源区	5
B 祖细胞 ALL	t(17;19)(q22;p13)	E2A-HLF	融合基因	bZIP	<1
	t(4;11)(q21;q23)	MLL-AF4	融合基因	A-T 钩	4
T 系 ALL	t(8;14)(q24;q11)	Myc	重定位至 TCRα/δ 位点	bHLHzip 或 Bhlh	<1
	t(7;19)(q35;p13)	LYL1	重定位至 TCRβ 位点	Bhlh	<1
	t(1;14)(p32;q11)	TAL1(SCL)	重定位至 TCRα/δ 位点	bHLH 或富含半胱氨酸	<1
	t(7;9)(q35;q34)	TAL2	重定位至 TCRβ 位点	富含半胱氨酸	<1
	t(11;14)(p15;q14)	LMO1(RBTN1)	重定位至 TCRα/δ 位点	富含半胱氨酸或同源区	<1
	t(11;14)(p13;q11)	LMO2(RBTN2)	重定位至 TCRα/δ 位点	同源区	<1
	t(7;11)(q35;p13)	LMO2(RBTN2)	重定位至 TCRβ 位点	—	—
	t(10;14)(q24;q11)	HOX11	重定位至 TCRα/δ 位点	同源区	<1
	t(7;10)(q35;q24)	HOX11	重定位至 TCRβ 位点	—	—
	未知	IKAPOS	显性阴性		1
髓细胞性					
AML(粒系)	t(8;21)(q22;q22)	AML1-ETO	融合基因	微同源区	12
MDS	t(3;21)(q26;q22)	AML1-EAP	融合基因	微同源区	<1
CML	t(9;22)(q34;q11)	BCR-ABL	融合基因	酪氨酸激酶	95
CML 急变	t(3;21)(q26;q22)	AML1-EVI1	融合基因	微同源区	<1
AML(未分化型)	t(3;v)(q26;v)	3V11	融合基因	锌指蛋白	3
	t(6;21)(p11;q22)	FUS-ERG	融合基因	Ets 样	<1
	t(6;21)(q21;q23)	MLL-AF6q21	融合基因	刀叉头	1

续表

肿瘤类型	染色体异常	所激活的基因	激活机制	嵌合蛋白结构基序*	发生频率（%）**
AML(M4)	ivn(16)(p13;q22)	CBFβ-MYH11	融合基因	AML1 复合物	12
AML-M4Eo	t(1;12)(q25;p13)	EV6-ARG	融合基因	ETs	1
AML(M5)	t(9;11)(p214;q23)	MLL-AF9	融合基因	A-T 钩	7
	t(8;2)(p11;q13)	P300-MOZ	融合基因	锌指蛋白	1
	t(10;11)(p12;q23)	MLL-AF10	融合基因	拉链区或 A-T 钩	1
AML(M3)	t(15;17)(q21;q21)	PML-RARα	融合基因	锌指蛋白	7
	t(11;17)(q23;q21)	PLZF-RARα	融合基因	锌指蛋白	<1
CMML	t(5;12)(q33;p13)	TEL-PDGFRβ	融合基因	Ets,酪氨酸激酶	1
AML,CMML	t(7;11)(P15;p15)	NUP98-HOXA9	融合基因	同源区	1.5
AML	t(2;11)(q31;p15)	NUP98-HOXD13	融合基因	同源区	1
	t(1;11)(q23;p15)	NUP98-PMX1	融合基因	同源区	1
	t(5;14)(q33;p15)	CEV14-PDGERβ	融合基因	酪氨酸酶	1

注:bHLHzip:碱性区/螺旋套螺旋/亮氨酸拉链结构域;bZIP:碱性区/亮氨酸拉链结构域;* 根据 DNA 与蛋白相互作用功能分析获得;** 该发生频率是根据各自分别占 ALL 或 AML 或 CML 病例的百分数

（二）免疫监管功能异常

不少先天性免疫缺陷综合征也有明显的儿童恶性肿瘤发病增高倾向,主要是淋巴瘤和白血病。但先天性免疫缺陷综合征较为罕见,只有 0.1% 的儿童恶性肿瘤与其有关。这些先天性免疫缺陷病包括 Wiskott-Aldrich 综合征、共济失调-毛细血管扩张症、重症联合免疫缺陷病、普通变异型免疫缺陷病、Duncan 病等。其中共济失调-毛细血管扩张症最为明显,约10% 患儿15 岁前发生淋巴瘤或白血病。

单核苷酸多态性（single nucleotide polymorphism,SNP）或存在较不明显的 DNA 碱基或序列缺失、重复、染色体内易位等不易被当前常规检测方法所发现,这种变化或使患者免疫系统监视突变细胞的能力丧失而导致肿瘤的发生。

（三）父母年龄

研究报道父母亲任一方生育年龄越大,所生儿女发生 ALL 的危险越大,即使将 Down 综合征儿童排除在外,也得到同样结果。而母亲生育年龄较小与儿童白血病之间的关系则存在争议。表 1-2-6 为几个西方国家母亲年龄与儿童白血病分布之间的相互关系。

表 1-2-6　儿童白血病和母亲年龄关系

国家	英国		瑞士		瑞士	丹麦	
研究设计	病例-对照		病例-对照		队列	队列	
白血病类型	ALL	AML	淋巴系	髓性	总	淋巴系	髓性
母亲年龄（岁）							
15~19	1.00	0.94	1.4	2.3	0.87	1.01	1.34
20~24	0.91	0.89	1.0	1.1		0.93	1.06
25~29(参考)	1.00	1.00	1.0	1.0	1.00	1.00	1.00
30~34	1.08	0.65	1.2	1.1	1.22	1.24	0.94
35~39	1.40	0.86	1.0	1.4	1.41	1.20	0.90
40+	1.97	3.07			0.96		

相对危险度:以 25~29 岁年龄组为基准

（引自:Charles A Stiller. Epidemiology and genetics of childhood cancer. Oncogene,2004,23:6429-6444）

二、环境因素

（一）物理因素

尽管玛丽·居里接受的离子辐射有可能是导致她患白血病的病因，但直到1944年离子辐射对白血病的影响才被定量化。1952年，日本的研究发现暴露于原子弹轰炸地区儿童的急性白血病、淋巴瘤和骨髓瘤的发病率明显升高。Simpson等人报道了接受胸腺放射的儿童胸腺淋巴瘤、急性白血病及甲状腺癌的发病率升高。之后大量的研究发现出生以前或儿童时期暴露于放射诊断或放射治疗的儿童即使接受低剂量的放射线也能成为导致白血病发生的一个因素。最近的证据显示低剂量的射线可以导致造血干细胞逆转基因的不稳定，结果可造成不同的染色体异常，最终导致细胞分化的异常。

20世纪60~70年代人们做了许多努力来减少胎儿、新生儿和儿童时期暴露于离子辐射的机会，对于新生儿胸腺、皮癣、痤疮、良性肿瘤，甚至恶性疾病都减少了用放疗进行治疗。荧光方法被去除，医用放射设备的保护性进一步升级，放射诊断方法尤其是放射性核素方法减少或被超声诊断方法所替代。然而，由于原子核武器的持续存在，放射线仍然是白血病潜在的一个发病危险因素。

1. 电离辐射和X线照射　电离辐射的致癌作用已被确定。早期应用放射治疗的儿童，也增加儿童患癌的危险。美国NCI最近有关儿童肿瘤研究也发现事故或放射治疗的高剂量电离辐射增加某些儿童恶性肿瘤的发生危险。孕期进行X线诊断性检查及父亲接受照射的儿童其肿瘤发生的危险性增加。目前孕期X线检查已绝大多数被超声检查取代，至今没有证据表明孕期超声检查与儿童恶性肿瘤有关。上海市肿瘤研究所曾进行的流行病学研究发现，孕期接受X线检查的母亲所生的子女患白血病的危险度会增高，而怀孕期超声检查与儿童恶性肿瘤发生无关，与其他人群中研究结果相一致。

环境中电离辐射也可能引起儿童恶性肿瘤，特别是白血病，但多项研究并没有发现核电站区域儿童白血病发病率升高。

2. 非电离辐射　主要包括极低频电磁场和紫外线照射。自1979年Wertheimer等首次报道居住在高压电线周围的儿童白血病的发生率明显增加以来，人们对极低频电磁场（extremely low frequency electromagnetic fields，ELF-EMF）与儿童肿瘤的关系进行了

大量的研究，但结果并不统一，甚至相反。多个病例对照研究资料综合分析结果显示频率为50~60Hz的电磁场暴露并没有增加儿童白血病的发生危险。

（二）化学因素

1928年，Delore和Borgomano报道了一例与苯中毒相关的急性白血病病例。之后大量的报道证实了苯能够导致骨髓发育不良及急性髓细胞白血病。最近我国发现了接触剂量与发生反应的量效关系。苯主要存在于吸烟的成人，而对儿童而言，电动车尾气、被动吸烟都是导致急性白血病潜在的危险。Smith发现苯的代谢产物酚能转化成醌，导致造血干细胞DNA双链的破坏，拓扑异构酶Ⅱ的抑制，有丝分裂纺锤体的破坏。

近年来，叶酸缺乏被认为与儿童急性白血病的发生有关。澳大利亚一项未经证实的病例控制研究认为保护性地对母体补充叶酸能降低儿童B-前体ALL发病的风险。无论在儿童还是成人，5,10-甲基还原酶基因多态性及酶活性的缺失可以减少一些类型ALL的发生。通过甲基转移的叶酸循环对嘌呤合成很重要，能抑制基因过早表达，并能使尿嘧啶转化成胸腺嘧啶。营养性叶酸缺乏损伤了甲基转运过程，有可能会导致急性白血病的发生。

从20世纪50年代开始对肿瘤进行化学治疗，到20世纪60~70年代广泛应用化疗进行抗肿瘤治疗，无论是对儿童还是成人，二次肿瘤如二次白血病的发生率都增高了。烷化剂药物的使用抑制拓扑异构酶Ⅱ，特别是依托泊苷和替尼泊苷被发现能通过MLL基因异常融合导致儿童急性白血病发生。这项观察与Smith对苯导致白血病发生的研究一致。最近的一项研究表明具有MLL融合基因的急性白血病患儿对抗苯醌中毒的酶功能降低。另外的研究揭示了白血病基因类型与母体暴露于烷化剂类药物的关系，数据显示无论是母体暴露于烷化剂类药物还是胎儿期基因的多态性都会导致儿童期白血病的发生。上海的研究发现服用氯霉素、合霉素会增加儿童患各种白血病的危险，发病率比对照组高2.4倍，并存在剂量-反应关系，而服用10天以上者可增加到10倍左右，鉴于明确的副作用，目前此类药物已很少应用。抗癌药物如环磷酰胺、白消安、亚硝脲等烷化剂可导致继发性白血病。

（三）环境污染

环境因素在肿瘤发病中起重要作用，包括物理因素、化学因素、生物因素等方面。但肯定的危险因素仍屈指可数，许多研究结果不一致，原因是儿童肿瘤

较为少见,所研究的病例数少,以及判定儿童暴露水平较困难,特别是怀孕期甚至怀孕前这两个重要时期。

有关环境污染与儿童白血病关系的研究结果表明,儿童出生后生活在新油漆过的居室内发生 ALL 的危险性比对照组高,且随油漆房屋数量增加而升高。父母亲职业性暴露可能与儿童肿瘤发生有关,但以往研究结果缺乏一致性。"英国儿童肿瘤研究项目"的最近几项研究没有发现父母亲职业暴露增加儿童肿瘤发生的危险。

父母吸烟对儿童肿瘤的发病率影响也已引起广泛注意。美国 NCI 几项相关研究没有发现怀孕前母亲吸烟和儿童肿瘤发生有关,但父亲吸烟能够明显增加儿童患肿瘤的危险性,尤其是急性白血病和淋巴瘤,而且随着父亲吸烟量的增加,儿童发生 ALL、淋巴瘤和所有肿瘤的危险性增加。同时,研究表明香烟中的致癌剂可以穿过胎盘屏障到达婴儿的肝脏,并可能诱导原癌基因或抑癌基因发生突变,且可以在新出生儿的尿液中检出与血红蛋白结合的香烟代谢产物。

(四) 生物(感染)因素

当"白血"被认识时,曾经有一些观察认为这是严重感染的结果,但随着细胞显微镜技术的发展,发现白血病的白细胞和感染引起的白细胞完全不同。然而当时的兴趣仍然在感染病因上继续。1908 年,Ellerman 和 Bang 通过无细胞提取液感染家禽白血病,提出了病毒的问题,这是一项里程碑式的发现,打开了白血病病因病毒学研究的大门。1915 年,Gross 通过从白血病小鼠的无细胞提取液感染新出生的小鼠第一次证实了一种哺乳动物白血病病毒。接着,又有一些致白血病的病毒如致成人 T 细胞白血病病毒被单独从猫、牛、长臂猿和人类身上分离出来。所有这些都被证实是反转录病毒。这些单股的 RNA 病毒能产生 DNA 聚合酶和整合酶,这可以反转录 RNA 病毒基因组成 DNA 并能整合成细胞基因组。通过病毒产物能使细胞转染新生物。另外,还有两组大的疱疹 DNA 病毒与白血病相关:鸟类的 Marek 病毒与 EB 病毒,导致 B 细胞淋巴瘤/白血病。尽管 EBV 阳性和 EBV 阴性的 B 细胞淋巴瘤或白血病在基因重排和白血病假设机制中具有可比性,但病毒是否一定是致病因素仍然还须作进一步研究。

尽管对儿童白血病病毒的研究尚无最终结果,但仍有一些感染因素被证实对白血病发病有影响。然而,1917 年 Ward 回顾了 1457 例急性白血病患者,得出的结论反驳了感染因素。1942 年,Cooke 从

33 个美国儿科中心收集了急性白血病患儿的信息,显示了年龄 2～5 岁是白血病的一个发病高峰,与麻疹和白喉的发病高峰相平行。他得出的结论是急性感染是导致儿童白血病的一个发病因素。1937 年,英国 Kellett 也提出了感染假说。他提出,感染,尤其是播散性感染可能是致病的一个重要因素。与此同时,其他世界各地也有一些研究支持了感染假说,并发现较低收入家庭急性白血病的发病年龄更小,发病率更高。可以推测,这种情况和感染相关疾病如小儿脊髓灰质炎(小儿麻痹症)等相符,其中,过早的暴露和母体的免疫情况导致了疾病较早发生。Kinlen 和他的同事描述了居住在农村附近的儿童急性白血病和非霍奇金淋巴瘤的发病率情况,他们发现较高的发病率与农村和郊区混合居住不适应相关,也许这可作为感染的证据。Greaves 和他的助手更进一步完善了 Kinlen 的假说,他们的认识是建立在对儿童急性白血病生物学理论和国际流行病学数据的基础上。总之,儿童白血病感染作为致病因素目前仍然还是假说阶段。

因此,感染,特别是病毒,与某些儿童肿瘤发生有关。其中最典型的是与 EB 病毒有关的伯基特淋巴瘤(Burkitt lymphoma)、霍奇金病和鼻咽癌,与 T 细胞淋巴瘤/白血病有关的人 T 细胞白血病病毒 1 型(HTLV-1),与乙肝病毒有关的肝癌,以及与 HIV 有关的卡波肉瘤,但这些肿瘤只占儿童肿瘤的一小部分。Burkitt 淋巴瘤患儿的血清中可测到 EB 病毒抗体,其肿瘤细胞中也能找到该病毒的基因片段。除上述肿瘤外,有关病毒感染在儿童白血病病原学方面可能起的作用也引起了人们的关注。西方发达国家早期儿童 ALL 较不发达国家白血病的发病率高提示其可能与公共卫生状态有关的感染性物质有关。英国最近一项有关儿童肿瘤患者的大型研究发现富裕地区和偏远山区儿童恶性肿瘤发病率较高,富裕地区儿童发病率高提示生活在很干净环境中的儿童的免疫系统较弱;而偏远山区儿童发病率高则可能与可能致癌的病毒有关。

三、主要儿童恶性肿瘤的相关危险因素

尽管至今全世界已开展许多有关儿童肿瘤的病因学研究,但已知的危险因素仍然很有限,美国 SEER 列出了主要儿童恶性肿瘤明确的相关危险因素,如表 1-2-7 所示。其他许多怀疑的增加或降低儿童肿瘤发病的因素仍需进一步证实。

表 1-2-7 主要儿童恶性肿瘤和已知危险因素列表

瘤 别	危 险 因 素	注 释
急性淋巴瘤白血病	电离辐射	产前诊断性 X 线暴露危险增加,肿瘤放射治疗也增加危险
	种族	美国白人儿童较黑人儿童发病率高 2 倍
	遗传因素	Down 综合征者估计危险增加 20 倍。其他如神经纤维瘤病 1 型、Bloom 综合征、共济失调毛细血管扩张症和朗格汉斯(Langerhans)组织细胞增生症也增加 ALL 发生危险
急性髓性白血病	出生体重	大于 4000g 危险增加
	化疗制剂	烷化剂和表鬼臼毒素(epipodophyllotoxins)增加发病危险
	遗传因素	Down 综合征和神经纤维瘤病 1 型危险度显著增加。家族性单体 7 综合征和其他多种遗传综合征也与其发病有关
脑肿瘤	头部放射治疗	除肿瘤放射治疗外,其他放射治疗也增加发病危险
	遗传因素	神经纤维瘤 1 型与视神经胶质瘤发生有关,也与其他中枢神经系统肿瘤有关。结节性硬化症和其他多种遗传综合征增加脑肿瘤发生危险
霍奇金病	家族史	患者同孪生和兄弟姐妹危险度增加
非霍奇金淋巴瘤	免疫缺陷	获得性和原发性免疫缺陷病和免疫抑制治疗危险度增加
	感染	非洲国家 EB 病毒与 Burkitt 淋巴瘤有关
骨肉瘤	治疗剂量的电离辐射	肿瘤放射治疗增加发病危险
	化疗	烷化剂增加危险
	遗传因素	与 Li-Fraumeni 综合征和遗传性视网膜母细胞瘤有关
尤因肉瘤	种族	美国白人儿童较黑人儿童发病率约高 9 倍
神经母细胞瘤		无明确已知危险因素
视网膜母细胞瘤		无明确已知非遗传性危险因素
Wilm 肿瘤(肾母细胞瘤)	先天性异常	虹膜缺如和韦-伯综合征(Beckwith-Wiedemann syndrome),以及其他先天性和遗传因素增加发病危险
	种族	亚裔儿童发病率大约是白人和黑人儿童的 1/2
横纹肌肉瘤	先天性遗传和遗传因素	Li-Fraumeni 综合征和神经纤维瘤病 1 型增加发病危险,同时主要出生缺陷存在一致性
		韦-伯综合征(Beckwith-Wiedemann syndrome)、偏侧肢肥大(hemihypertrophy)、Gardner 综合征和腺瘤性息肉病家族史者发病危险增加
恶性生殖细胞肿瘤	隐睾病	隐睾病是睾丸生殖细胞肿瘤的危险因素

引自:Ries LAG,Smith MA,Gurney JG. Cancer incidence and survival among children and adolescents:United States ,SEER program,1975-1995. National Cancer Institute,SEER Program. NIH Pub. No. 99-4649. Bethesda MD,1999.
http://www. seer. cancer. gov

（顾龙君）

参 考 文 献

[1] Tayor GM,Birch JM. The hereditary basis of human leukemia//Henderson ES,Lister TA,Greaves MF, eds. Leukemia. 6th ed. Philadelphia:WB Saunders,1996:210-245

[2] Tayor GM,Birch JM. The hereditary basis of human leukemia//Henderson ES,Lister TA,Greaves MF, eds. Leukemia.
6th ed. Philadelphia:WB Saunders,1996:210-245

[3] Greaves MF. Aetiology of acute leukemia. Lancet,1997,349:344-349

[4] Shah S,Schrader KA,Waanders E,et al. A recurrent germline PAX5 mutation confers susceptibility to pre-B cell acute lymphoblastic leukemia. Nature Genetic, 2013, 45 (10):1226-1231

［5］ Hong D,Gupta R,Ancliff P,et al. Initiating and cancer-propagating cells in TEL-AML1-associated childhood leukemia. Science,2008:319-336

［6］ Pui CH. Acute lymphoblastic leukemia//Pui CH,ed. Childhood Leukemia. 2nd ed. Cambridge University Press,2006:3-15

［7］ Charles A Stiller. Epidemiology and genetics of childhood cancer. Oncogene,2004,23:6429-6444

［8］ Greenland S,Sheppard AR,Kaune WT,et al. A Pooled Analysis of Magnetic Fields,Wire Codes,and Childhood Leukemia. Epidemiology,2000,11(6):624-634

［9］ Yamada-oka Suita. Secondary Leukemia Associated with the Anti-Cancer Agent,Etoposide,a Topoisomerase II Inhibitor. Int J Environ Res Public Health,2012,9(7):2444-2453

［10］ Greaves MF,Alexander FE. An infectious etiology for common acute lymphoblastic leukemia in childhood? Leukemia,1993,7:349-360

［11］ Greaves MF,Colman SM,Beard MEJ,et al. Geographical distribution of acute lymphoblastic leukemia subtypes:second report of the collaborative group study. Leukemia,1993,7:27-34

［12］ Piris MA,Cornejo CB. Cutaneous EBV-associated lymphoma? Blood,2013,122(18):3095

［13］ Ries LAG,Smith MA,Gurney JG. Cancer incidence and survival among children and adolescents:United States SEER program 1975-1995. National Cancer Institute,SEER Program. NIH Pub,1999:4649

第三章 白血病分子机制

恶性肿瘤是造成我国儿童因病致死和患病家庭因病致贫的首因。当前虽然还没有全国范围内的发病学统计资料,据上海市疾病控制中心报告,上海市儿童恶性肿瘤仍有高达50%的死亡率,为各系统疾病之首,对患者本身以及社会和家庭造成了极大的精神痛苦和经济负担。急性淋巴细胞白血病(acute lymphoblastic leukemia, ALL)是儿童期最常见的血液系统恶性肿瘤,是一种源于造血干细胞及其定向分化过程中受到一次或多次打击,导致癌基因激活和(或)抑癌基因失活,引发凋亡受阻、增殖加速和分化异常的造血系统恶性增殖性疾病。长期以来,世界各国的科学家在儿童白血病发病机制的研究方面做了大量的工作,截止到目前已发现 del(1)(p32)、t(12;21)(p13;q22)、t(1;19)(q23;p13)、t(9;22)(q34;q11)、t(4;11)(q21;q23)、t(11;19)(q23;p13.3)、t(11;19)(q23;p13.1)、t(15;17)(q22;q21)、t(8;21)(q22;q22)、t(6;9)(p23;q34)、inv(16)(p13q22)、t(7;11)(p15;p15)、t(8;14)(q11;q32)、t(7;9)(q11.2;p13.2)、del(1)(p32)、t(7;10)(q34;q24)等400种染色体转位(其中 *MLL* 的伙伴基因就多达160种以上),*IKZF1、NPM1、NF1、TEL* 等基因的微缺失,*ASXL1、ABL1、CREBBP、C/EBPA、c-kit、CRLF2、DNTM3A、EPOR、FBXW7、GATA1、GATA3、GCSFR、GNAS、IDH-1、IDH-2、JAK2(V617F)、KRAS、MLL-PTD、NOTCH1、NPM1、NRA*,以及低二倍体、超二倍体、复杂核型等多种遗传学异常与儿童白血病的发病相关。以融合基因为例,t(12;21)(p13;q22)造成的 *ETV6-RUNX1* 融合基因是儿童 B 系 ALL 最常见的一种分子遗传学异常,其发生率占所有 B 系 ALL 的 25%,而 t(15;17)(q21;q22)造成的 *PML-RARα* 是 APL 中特异的融合基因、t(8;21)(q22;q22)形成的 AML-ETO 是儿童髓细胞白血病 M2 中最常见的融合基因。

一、白血病常见的分子遗传学异常

和其他很多肿瘤一样,白血病中会出现很多的分子遗传学方面的变异。受限于不同的检测技术,遗传学异常的检出率不同。如在下一代测序技术之前,常规采用染色体核型分析、荧光原位杂交(FISH)、Sanger 测序、实时定量 PCR 等方法,在75%的样本中可以检测到各种类型的染色体和基因异常。随着高分辨全基因组关联分析(genome-wide association study, GWAS)和下一代测序技术(next generation sequencing, NGS)的逐步发展成熟,使得在基因组水平、外显子组水平、转录组水平以及表观遗传学水平可以发现更多的遗传学异常,上述比例达到100%,即任何一个白血病细胞中均可以检测到大量的白血病细胞特异性变异。众多遗传学异常的发现为深入理解白血病细胞如何发生、如何检测和后续治疗过程中的精确监测,以及早期判断治疗预后和开展动态治疗干预提供了坚实的基础,从而也成为白血病诊治历史上的一次巨大的变革。白血病中常见的分子遗传学异常如下:

(一) t(12;21)(p13;q22)/*ETV6-RUNX1*

染色体 12 号和 21 号分别发生断裂,位于 12 号染色体上的 ETV6 基因与位于 21 号染色体上的 *RUNX1* 基因发生转位形成的融合基因,*ETV6-RUNX1*(之前称为 *TEL-AML1*)是急性淋巴细胞白血病中最常见的一种遗传学变异类型,占儿童急性淋巴细胞白血病的 25% 左右(由于各地收治患儿并非和疾病的自然分布吻合,不同机构报道不一)。

ETV6 和 *AML1* 基因编码的蛋白都是转录因子,对于正常造血发育至关重要。上述融合蛋白通过阻断 ETV6 的正常功能和(或)通过转录抑制子 ETV6-RUNX1 蛋白抑制 *AML1* 靶基因的转录而发挥白血病

转化的作用。*ETV6-RUNX1* 融合基因具有两种常见的转录本,最常见的转录本为 ETV6 的 5 号内含子区和 RUNX1 的 1 号内含子区进行融合形成,此转录本较长。另外不太常见的转录本为 ETV6 的 5 号内含子区和 RUNX1 的 2 号内含子区进行融合形成,其编码的蛋白稍短一些,具体如图 1-3-1 所示。非常少见的类型还有 ETV6 的 4 号内含子与 RUNX1 的 2 号或者 3 号内含子融合的情况。

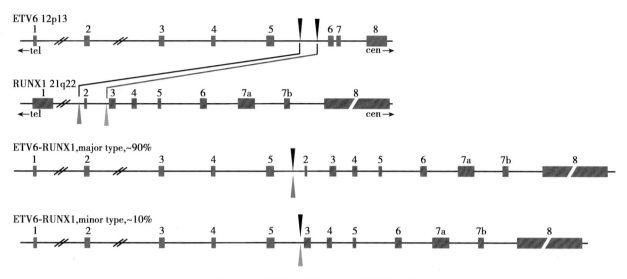

图 1-3-1 *ETV6-RUNX1* 融合基因结构图

　　ETV6-RUNX1 阳性白血病的临床预后情况非常有意思,多项临床研究均证实 *ETV6-RUNX1* 融合基因阳性是预后好的标志,其 5 年无事件生存率要显著高于无特定融合基因的白血病以及其他诸如 *BCR-ABL1* 阳性、*MLL* 断裂阳性等白血病。另外,也有多数研究结果提示,*ETV6-RUNX1* 阳性白血病患者容易发生远期复发。其具体的机制目前尚未有定论,可能的原因有 *ETV6-RUNX1* 阳性白血病患者多被分配到标危组,该组患者的化疗强度相对较轻,是否由于白血病细胞没有在治疗过程中被清除干净导致了结果化疗后的复发?抑或 *ETV6-RUNX1* 阳性白血病细胞并非一个完全一致的群体,其 *ETV6-RUNX1* 存在的基础上,不同个体还具备其他遗传学方面的变异,后者介导了部分细胞虽然对化疗药物非常敏感,但化疗药物并不能将之完全杀死,在化疗结束后而增殖和复发。

　　(二) t(1;19)(q23;p13)/E2A-PBX1
　　E2A-PBX1 融合基因是位于 1 号染色体上的 *PBX1* 基因与位于 19 号染色体上的 *E2A* 基因发生融合形成,占儿童急性淋巴细胞白血病的 3%~5%,占成人急性淋巴细胞白血病的 3%。*E2A-PBX1* 阳性白血病细胞中胞质免疫球蛋白 cμ 基本上都可以检测到阳性表达,免疫学上为前 B 细胞白血病类型。并非 t(1;19)(q23;p13)阳性白血病均转录并表达 E2A-PBX1 蛋白,其中 5% 病例并无相应的 mR-NA 可以被检测到。

　　E2A 基因位于 19 号染色体上,编码一个"螺旋-环-螺旋"免疫球蛋白增强结合因子 E12 和 E47,*PBX1* 基因位于 1 号染色体上编码一个 DNA 结合同源盒蛋白。*E2A* 基因的断裂通常发生在长度约为 3.5kb 大小的 13 号内含子区,而 *PBX1* 基因的断裂点变动范围较大,一般位于 1 号外显子和 2 号外显子之间 50kb 的范围内,因此绝大多数的 E2A-PBX1 融合蛋白是由 E2A 的 1~13 号外显子与除外 1 号外显子的几乎整个 *PBX1* 基因组成。尽管上述两个基因的断裂后再融合位置相对固定,但具体的融合基因与 *PBX1* 的 1 号内含子中断裂点的具体位置有关,通过选择性剪切,在 E2A 和 *PBX1* 的结合部可出现 27 个核苷酸的插入序列,该插入序列是由于 *PBX1* 基因的选择性剪切造成的,如图 1-3-2 所示。

　　由于 E2A-PBX1 融合蛋白的特殊构成,其氨基端为 E2A 的转录激活功能域,而羧基端为 *PBX1* 基因的 DNA 结合同源盒结构域,上述结构决定了 E2A-PBX1 融合蛋白的功能与 *PBX1* 转录激活靶基因有关。由于 E2A-PBX1 蛋白保留了 E2A 氨基酸的反式激活结构域,但其"螺旋-环-螺旋"免疫球蛋白增强结合因子结构域被 PBX1 的 DNA 结合结构域取代,所以,*E2A-PBX1* 的靶基因可能与 *PBX1* 的靶基因相同。研究表明,PBX1 获得 E2A 的反式激活结构域后转变为对淋巴细胞基因转录的正向调节

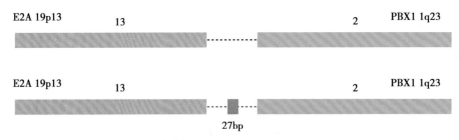

图 1-3-2 *E2A-PBX1* 融合基因结构图

剂,后者在正常情况下并不表达这种蛋白质,E2A-PBX1 与人类疾病的关系仅限于前 B 细胞急性淋巴细胞白血病。Kamps 等通过使用反转录病毒过表达 *E2A-PBX1* 融合基因,将其转染到小鼠骨髓干细胞后移植到经亚致死性辐射的小鼠体内,并没有诱导出前 B 细胞急性淋巴细胞白血病模型,相反,诱导出了急性粒细胞白血病。通过对这些小鼠的淋巴细胞分析发现,在发生白血病转化前,小鼠体内淋巴细胞反而减少,提示 *E2A-PBX1* 融合基因诱导小鼠淋巴细胞发生了凋亡。上述结果提示,E2A-PBX1 的白血病转化能力取决于 B 淋巴细胞的发育状态,推测胞质免疫球蛋白 cμ 是 E2A-PBX1 诱导前 B 细胞白血病的原因,而非结果。

(三) 11q23 断裂/MLL 断裂

MLL 基因位于人类 11 号染色体的 q23,其基因全长 90.3kb,编码的蛋白为 4.2kb,由 35 个外显子组成。*MLL* 基因的 6~14 号外显子区域非常容易发生断裂,可以与任何一条断裂的染色体以及其自身形成融合,组成种类繁多的 *MLL* 融合基因家族。最近,1622 例来自欧洲各个研究中心的样本被筛选后送到德国法兰克福急性白血病诊断中心(Frankfurt Diagnostic Center of Acute Leukemia,DCAL)进行反向 PCR 检测和鉴定。他们从中找到了 79 种新的 *MLL* 直接转位伙伴基因(translocation partner genes,TPGs),从而使得当前 *MLL* 相关的伙伴基因数目大大增加。当前,*MLL* 断裂后氨基端伙伴基因有 121 种,而羧基端伙伴基因有 182 种,还有极少数病例的 *MLL* 基因发生内部缺失后重组。由于氨基端伙伴基因和羧基端伙伴基因之间存在部分重复,目前已知 *MLL* 断裂后可与之发生融合的基因(伙伴基因)多达 160 多种(*ABI1*、*ABI2*、*ACACA*、*ACER1*、*ACTN4*、*ADARB2*、*ADSS*、*AF10*、*AF17*、*AF1Q*、*AF4*、*F5*、*AF6*、*AF9*、*AKAP13*、*ANTXR2*、*AP2A2*、*APBB1IP*、*ARCN1*、*ARHGAP12*、*GEF12*、*ARHGEF17*、*ATG16L2*、*BCL9L*、*BMP2K*、*BTN3A1*、*BUD13*、*C18ORF25*、*CD3*、*CAC-NA1B*、*CACNB2*、*CASC5*、*CASP8AP2*、*CBL*、*CCDC33*、*CDK14*、*CEP164*、*MAH*、*CREBBP*、*CRLF1*、*CRTAC1*、*DCP1A*、*DCPS*、*DENND4A*、*DHX16*、*DLG2*、*DNAH6*、*DNAJA1*、*DNAJC1*、*DOCK5*、*DSCAML1*、*ELF2*、*ELL*、*ENL*、*EPS15*、*EPYC*、*ETV6*、*FCHSD2*、*FLNA*、*FNBP1*、*FOXO3A*、*FXYD2*、*FXYD6*、*GAS7*、*GMPS*、*GNA12*、*PSN2*、*RIA4*、*GRIP1*、*GTDC1*、*HELQ*、*HK1*、*IKZF1*、*JAK2*、*KDM2A*、*KIAA0284*、*IAA0999*、*KIAA1239*、*KI-AA1524*、*LAF4*、*LAMC3*、*LMO2*、*LOC10013162*、*LOC100132273*、*C100506746*、*LOC390877*、*LOC441179*、*LOC643376*、*LPXN*、*LRBA*、*LRRTM4*、*LAT1*、*MAML2*、*MCL1*、*MDM1*、*ME2*、*MED1*、*MEF2A*、*MEF2C*、*MMP13*、*MPZL2*、*L3*、*MYH11*、*MYO18A*、*MYO1F*、*NCAM1*、*NDUFS3*、*NEBL*、*NFKB1*、*NKAIN2*、*N-PAC*、*NRG3*、*NRIP3*、*NT5C2*、*PARP14*、*PBRM1*、*PBX1*、*PDE6C*、*PDS5A*、*PHLDB1*、*CALM*、*PIP4K2A*、*PRPF19*、*PTD*、*RABGAP1L*、*RDH5*、*RNF115*、*RNF25*、*RPS3*、*RUNDC3B*、*CAF8*、*SCGB1D1*、*SCN3B*、*SEC14L1*、*SELB*、*SFRS4*、*SGK1*、*SLC43A3*、*SMAP1*、*SNAPC3*、*SORL1*、*SVIL*、*TET1*、*TIMM44*、*TLN1*、*TMEM123*、*TNRC18*、*TNRC6B*、*C6C*、*TNXB*、*TOP3A*、*TPTE2P5*、*TRIP4*、*TUBGCP2*、*UBASH3B*、*UBE4A*、*UNC84A*、*USP20*、*UVRAG*、*VAV1*、*WDTC1*、*WNK2*、*ZNF57*),是白血病中最为复杂的融合基因类型。*MLL* 断裂后常见的融合基因有 t(1;11)(p32;q23)/*MLL-AF1p*、t(1;11)(q21;q23)/*MLL-AF1q*、t(4;11)(q21;q23)/*MLL-AF4*、t(6;11)(q27;q23)/*MLL-AF6*、t(9;11)(p22;q23)/*MLL-AF9*、t(10;11)(p12;q23)/*MLL-AF10*、t(10;11)(q22;q23)/*MLL-TET1*、t(11;17)(q23;q21)/*MLL-AF17*、t(11;16)(q23;p13)/*MLL-CREBBP*、t(11;19)(q23;p13.1)/*MLL-ELL*、t(11;19)(q23;p13.3)/*MLL-ENL*、t(X;11)(q13q23)/*MLL-AFX* 等,其中 t(4;11)(q21;q23)/*MLL-AF4*、t(9;11)(p22;q23)/*MLL-AF9* 和 t(10;11)(p12;q23)/*MLL-AF10* 最为常见,而其他类型均相对罕见。

据国外报道,*MLL* 融合断裂占所有儿童和成人白血病的 10% 左右,其中儿童急性淋巴细胞白血病

中 *MLL-AF4* 最为常见,而在使用拓扑异构酶Ⅱ抑制剂治疗而发生的继发性白血病患者中,85% 病例可见 *MLL* 基因的断裂。为探讨中国儿童急性白血病中 *MLL* 断裂的特点,我们从 2010 年 5 月 ~ 2014 年 3 月期间在上海儿童医学中心诊治的儿童白血病患儿中随机选取了 283 例初发时的骨髓样本进行了基于荧光原位杂交(fluorescence in situ hybridization, FISH)的 *MLL* 断裂检测,探针采用雅培公司的 11q23 断裂重排探针——Vysis LSI MLL Dual Color Break Apart Rearrangement Probe(货号:05J90-001)。该组患儿年龄跨度从生后 1 个月到 17.9 岁,平均年龄为 4.83 岁,男孩 165 例,女孩 118 例。检测结果发现:该组 283 例样本中 36 例出现 *MLL* 断裂,总的发生率为 12.7%(36/283),其中急性淋巴细胞白血病(ALL)*MLL* 基因断裂的阳性率为 11.9%(24/201),急性髓细胞白血病(AML)中 *MLL* 基因断裂的阳性

率为 14.3%(11/77),混合系白血病 MLL 基因断裂点阳性率为 20.0%(1/5)。36 例 MLL 断裂阳性患儿平均年龄 2.17 岁,绝大多数年龄小于 1 岁(69.4%,25/36),年龄最小为生后 1 个月,最大为 16.2 岁。在所有 36 例存在 *MLL* 断裂的样本中,30 例进行了 *MLL-AF4* 融合基因的检测,其中阳性为 6 例(20.0%)。而无 *MLL* 基因断裂的 247 例样本中,无一例 *MLL-AF4* 阳性。因此,我们认为,无论急性淋巴细胞白血病还是急性髓细胞白血病,*MLL* 基因断裂均好发于小年龄患儿,尤其是年龄小于 1 岁的患儿。基于 FISH 技术的 11q23 染色体原位杂交技术可以明确地筛选出所有 *MLL* 基因断裂的婴儿白血病,而 *MLL-AF4* 融合基因阳性在所有 *MLL* 断裂中只占很少部分,单纯检测 *MLL-AF4* 融合基因会导致绝大部分婴儿白血病漏诊。有 4/5 的患儿并非国外报道的最常见的 *MLL-AF4* 融合,见图 1-3-3 所示。

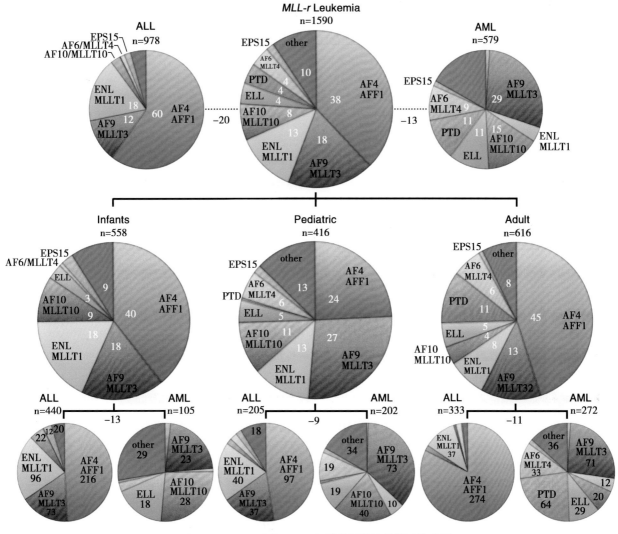

图 1-3-3　DCAL 分析 *MLL* 断裂基因的伙伴基因构成图

(摘自:Meyer C,Hofmann J,Burmeister T,et al. The MLL recombinome of acute leukemias in 2013. Leukemia,2013,27(11):2165-2176)

进一步通过下一代测序技术的研究发现,中国儿童最常见的 *MLL* 断裂类型为 *MLL-AF9*。DCAL 的研究结果也提示,*MLL* 断裂在小年龄阶段,尤其是年龄小于 1 岁的儿童中多见,见图 1-3-4 所示。

MLL 基因断裂后与伙伴基因融合的方式远较

ETV6、*E2A* 等复杂,但就 *MLL-AF4* 而言,其融合方式至少有 6 种,常见的 *MLL* 断裂点发生于 9～11 号内含子区,分别位于 *AF4* 基因 3 号和 4 号内含子区的断裂点形成融合,组成编码蛋白长度不同的融合基因转录本,如图 1-3-5 所示。

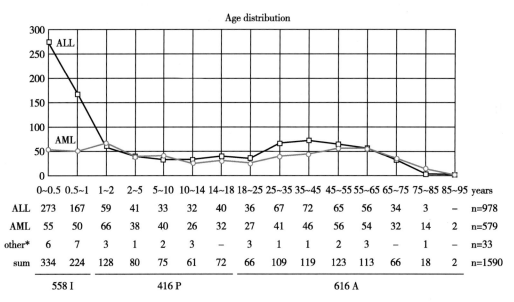

图 1-3-4　DCAL 检测的 *MLL* 断裂患者年龄分布图

(摘自:Meyer C,Hofmann J,Burmeister T,et al. The MLL recombinome of acute leukemias in 2013. Leukemia,2013,27(11):2165-2176)

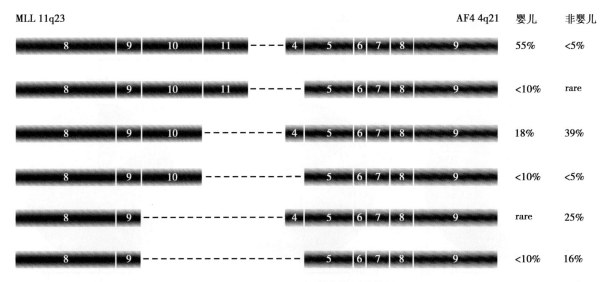

图 1-3-5　*MLL-AF4* 融合基因结构图

MLL-AF4 阳性白血病细胞容易发生原发和继发性耐药,即使给予强烈的化疗方案,其临床预后极差,是目前已知最为危险的白血病类型之一。*MLL* 断裂是如何导致白血病的转化问题目前还没有令人信服的结论,一般认为 *MLL* 基因编码蛋白作为转录因子参与淋巴系的分化调控,*MLL* 断裂后的蛋白截

断体失去了与其互作蛋白 Menin1、LEDGF 以及 MYB 等的结合能力,但仍然保留了 H4K16 乙酰化酶的活性。与累及儿童白血病的其他众多融合基因不同,*MLL* 断裂不仅发生于急性淋巴细胞白血病,也见于髓系白血病,尤其是 t(4;11)(q21;q23)/*MLL-AF4*、t(6;11)(q27;q23)/*MLL-AF6*、t(9;11)(p22;

q23)/*MLL-AF9*、t(10;11)(p12;q23)/*MLL-AF10* 和 t(11;19)(q23;p13.1)/*MLL-ELL* 等融合基因,在髓系白血病中具有一定程度的发生率,从而体现其受累细胞具有多向分化性能。另外,具有 *MLL* 断裂的急性淋巴细胞白血病体外诱导可出现单核细胞的表型特征,从而提示 *MLL* 基因断裂可能多发生于处于定向分化前的干细胞阶段,或者是 *MLL* 断裂可能干扰了骨髓造血干细胞分化调控的基因。

(四)t(9;22)(q34;q11)/*BCR-ABL1*

染色体核型分析中由于 t(9;22)(q34;q11)的转位导致出现了 22 号染色体的衍生染色体,后者被称为费城染色体(Ph⁺),具有此类染色体转位的白血病被称为 Ph⁺ 白血病,相关的融合基因为 *BCR-ABL1*。*BCR-ABL1* 融合基因是白血病中最常见的融合基因之一,成人急性淋巴细胞白血病中 *BCR-ABL1* 的阳性率高达 25%~30%,儿童急性淋巴细胞白血病中的阳性率介于 2%~5% 之间,非常少见的情况,*BCR-ABL1* 也见于急性髓细胞白血病。除急性白血病之外,*BCR-ABL1* 融合基因还见于超过 95% 的慢性粒细胞白血病(chronic myelogenous leukemia,CML),并且是 CML 最主要的遗传学特征。从分子水平层面,*BCR-ABL1* 融合基因是由位于 22 号染色体的 *BCR* 基因的 5′区与位于 9 号染色体的 *ABL1* 基因的 3′区发生断裂并重组形成。*ABL1* 基因的断裂点主要位于其 1 号内含子区域,由于这个 1 号内含子太大,有 150kb,其基因组中的断裂点非常难以确定,然而参与组成融合基因编码区域的 *ABL1* 基因却是相对稳定的。在绝大多数病例中,*BCR* 基因在基因组中的断裂点相对固定:①位于 *BCR* 基因的 1 号内含子区,长度跨越 55kb,称为"小断裂聚集区"(minor breakpoint cluster region,m-bcr);②位于 12~16 号外显子之间,长度为 5.8kb 的区域,叫做"主要断裂聚集区"(major breakpoint cluster region,M-bcr);③位于 *BCR* 基因的 19 号内含子区,称为 μ-bcr。因此,对于 m-bcr 而言,融合蛋白是由 *BCR* 的 1 号外显子与 *ABL1* 基因的 2 号以后的所有外显子编码形成(*BCR-ABL1*,e1~e2),其蛋白大小为 190kDa,通常也被称为 P190;对于 M-bcr 而言,融合蛋白是由 *BCR* 的 13 或者 14 号外显子与 *ABL1* 基因的 2 号以后的所有外显子编码形成(*BCR-ABL1*,e1~e13/14),其蛋白大小为 210kDa,通常也被称为 P210。P190 融合蛋白见于 Ph⁺ 的 65% 的成人和 80% 儿童急性淋巴细胞白血病中,只有极少数散发的 CML 中可以见到 P190 阳性,而 P210 见于 Ph⁺ 的 35% 的成人急性淋巴细胞白血病和绝大多数 CML,如图 1-3-6 所示。

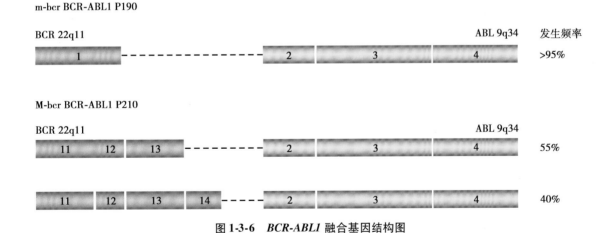

图 1-3-6　*BCR-ABL1* 融合基因结构图

BCR-ABL1 造成白血病的机制一般认为是 BCR-ABL1 蛋白表现为酪氨酸激酶活性增加,此活性使得细胞自身的细胞因子依赖性信号转导通路失调,导致细胞凋亡受阻和不依赖细胞因子的增殖加速。阳性急性白血病的预后极差,尽管采用高强度的化疗方案也难以将 *BCR-ABL1* 阳性白血病细胞清除干净,这已经成为国内外的共识。酪氨酸酶抑制剂靶向治疗对于 Ph⁺ 白血病取得了非常好的临床疗效,针对耐药的发生,相应的二线替代药物也逐步成熟。

(五)Ph-like 白血病

BCR-ABL1 阳性白血病是一组以 Ph 染色体、白血病恶性程度极高、临床联合化疗预后极差和酪氨酸酶抑制剂治疗有效为特征的白血病亚型。在临床治疗中,我们也会发现有些白血病病例,虽然在细胞遗传学方面无 Ph 染色体,但其临床治疗中早期反应

差,一个疗程不缓解或者缓解不彻底,表现为微小残留病(MRD)检测难以达到分子缓解,或者即使缓解,也非常容易再次升高,其临床复发率高,预后非常差。Den Boer ML 等在 2009 年时对德国急性淋巴细胞白血病协作组(COALL)的 190 例新诊断的儿童急性淋巴细胞白血病样本进行基因表达谱的聚类分析时发现,44 例 *BCR-ABL1* 阴性样本的基因表达谱和 *BCR-ABL1* 阳性急性淋巴细胞白血病非常接近,被称为 BCR-ABL1 like,也称 Ph-like。他们同时又对荷兰儿童肿瘤组织(DCOG)的 107 例新诊断的儿童急性淋巴细胞白血病样本进行了基因表达谱的聚类分析,发现其中 33 例也具有相似的特征。在与 *BCR-ABL1* 阳性患者的临床预后进行比较分析发现,COALL 中的 44 例 BCR-ABL1 like 患儿的 5 年无病生存率为 59.5%(95% 可信区间为 37.1% ~ 81.95),且与 *BCR-ABL1* 阳性 ALL 没有显著差异,后者的 5 年无病生存率为 51.9%(95% 可信区间为 23.1% ~ 80.6%),而 *BCR-ABL1* 阴性,且基因表达谱与 *BCR-ABL1* 阳性急性淋巴细胞白血病不一致的患儿的 5 年无病生存率为 84.4%(95% 可信区间为 76.8% ~ 92.1%, *P* = 0.012)。在 DCOG 的病人中,33 例 BCR-ABL1 like 的 5 年无病生存率为 57.1%(95% 可信区间为 31.2% ~83.1%),与 *BCR-ABL1* 阳性儿童的预后没有显著差异,后者为 32.5%(95% 可信区间为 2.3% ~62.7%)。在对这类 BCR-ABL1 like 病例的基因检测发现,这组患儿中 82% 的病例可见多种参与 B 细胞发育的基因出现异常,包括 *IKZF1*、*TCF3*、*EBF1*、*PAX5* 和 *VPREB1* 等。通过药敏实验发现,这组患儿的白血病细胞对左旋门冬酰胺酶的耐受性增加了 73 倍,对柔红霉素的耐受性增加了 1.6 倍,对泼尼松和长春新碱的耐受性没有发生变化。

在 BCR-ABL1 like 急性淋巴细胞白血病这个概念被提出后,多家研究机构对此进行了更为深入的研究。2012 年,Roberts KG 等对 15 例 Ph-like 儿童急性淋巴细胞白血病样本进行了转录子组和全基因组测序,发现 *ABL1*、*JAK2*、*PDGFRB*、*CRLF2* 和 *EPOR* 等基因的重排,*IL7R* 和 *FLT3* 等基因的激活突变,以及编码 JAK2 阴性调节子 LNK 的 *SH2B3* 基因缺失等一系列遗传学变异,这些变异可导致白血病细胞中酪氨酸激酶活性增加,造成细胞因子受体信号通路持续激活。他们由此认为 Ph-like 急淋患者与 *BCR-ABL1* 阳性患儿一样,对酪氨酸酶抑制剂治疗有效。2014 年,Roberts KG 等又对 1725 例前 B 细胞儿童 ALL 进行了基因表达谱的分析,同时对其中 154 例 Ph-like ALL 样本进行了基因组测序分析,并在小鼠模型中检测酪氨酸酶抑制剂是否可以治疗这类疾病。结果发现,Ph-like 儿童 ALL 约占总的 ALL 病例的 10% 左右,在青少年和成人 ALL 中占 27%,且预后极差。这类疾病共有的遗传学损伤包括 *ABL1*、*ABL2*、*CRLF2*、*EPOR*、*JAK2*、*NTRK3*、*PDGFRB*、*PTK2B*、*TSLP* 或者 *TYK2* 基因的重排,*FLT3*、*IL7R* 或 *SH2B3* 等基因的突变。上述基因变异导致不依赖细胞因子的细胞增殖加速和 STAT5 磷酸化激活。体外实验发现,表达 *ABL1*、*ABL2*、*CSF1R* 和 *PDGFRB* 等融合基因的细胞株和人原代肿瘤细胞对酪氨酸酶抑制剂达沙替尼(dasatinib)敏感,*EPOR* 和 *JAK2* 重排对鲁索替尼(ruxolitinib)敏感,而 *ETV6-NTRK3* 融合对克唑替尼(crizotinib)敏感,后者是治疗有 *ALK* 基因转位等异常的小细胞肺癌敏感药物。

由于 Ph-like ALL 提出的时间不长,相关的遗传学损伤也在不断被发现和认识,目前为止,大致可以确定与 Ph-like 相关的遗传学损伤见表 1-3-1 所示,特征性的基因转位如图 1-3-7 所示。

(六)del(1)(p32)/*SIL-TAL1*

1p32 的微缺失是儿童 T 系 ALL 最常见的遗传学异常,该区域内的微缺失受累基因有 T 细胞急性白血病 1(TAL1,也叫做干细胞白血病 SCL)或 T 细胞白血病基因 5(*TAL5*)和 SCL 中断位点基因(SCL interrupting locus *SIL*)。在 1 号染色体中,*SIL* 基因位于 *TAL1* 基因上游 90kb 处,发生 1p32 微缺失后,*TAL1* 基因编码序列正好位于 *SIL* 基因启动子下游。由于 *SIL* 基因只在 T 细胞中表达,从而导致 *TAL1* 基因也在 T 细胞中表达,调节 T 系 ALL 的病理学过程。*TAL1* 基因的 4 ~ 6 号外显子编码一个 42kDa 的蛋白,是具有碱性"螺旋-环-螺旋"结构的转录因子。它可以与其他具有类似结构的转录因子形成异源二聚体,如 E2A 家族蛋白等,调控造血细胞的发育过程。*SIL* 是一个立早基因家族成员,其在造血发育中的作用未知。一般认为,正常情况下 *TAL1* 基因并不在 T 细胞中表达,由于 1p32 的微缺失导致 *SIL* 可以直接调控 *TAL1* 基因的转录和表达,从而导致 T 细胞在未受到外源信号调控时发生恶性增殖。

SIL-TAL1 融合基因在儿童 ALL 中更为常见,且只发生于 T 系 ALL,大约占病例总数的 5% ~25%,受累细胞的免疫表型非常有特征性,表现为 CD3$^-$/TCRαβ$^+$,且伴有 TCRδ 表达缺失。1p32 的微缺失可

表 1-3-1　**Ph-like ALL 常见的基因损伤**[*]

基因	损伤类型	常 见 类 型			药　　物
IKZF1	缺失	多个外显子的缺失			
SH2B3	缺失	非编码 2 号内含子缺失			
ABL1	重排	NUP214-ABL1	ETV6-ABL1	RANBP2-ABL1	Dasatinib
		RCSD1-ABL1	SNX2-ABL1	ZMIZ1-ABL1	Dasatinib
ABL2	重排	ETV6-ARG	PAG1-ABL2	RCSD1-ABL2	Dasatinib
		ZC3HAV1-ABL2			Dasatinib
DGKH	重排	ZFAND3-DGKH			Unknown
CSF1R	重排	SSB2-CSF1R			Dasatinib
CRLF2	重排	IGH-CRLF2	P2RY8-CRLF2		JAK2 inhibitor；Ruxolitinib
JAK2	重排	BCR-JAK2	STRN3-JAK2	PAX5-JAK2	JAK2 inhibitor；Ruxolitinib
		ATF71P-JAK2	EBF1-JAK2	ETV6-JAK2	JAK2 inhibitor；Ruxolitinib
		PPF1BP1-JAK2	SSBP2-JAK2	TERF2-JAK2	JAK2 inhibitor；Ruxolitinib
		TPR-JAK2			JAK2 inhibitor；Ruxolitinib
EPOR	重排	IGH-EPOR	IGK-EPOR		JAK2 inhibitor；Ruxolitinib
PDGFRB	重排	EBF1-PDGFRB	SSBP2-PDGFRB	TNIP1-PDGFRB	Dasatinib
		ZEB2-PDGFRB			
IL2RB	重排	MYH9-IL2RB			JAK1 or JAK3 inhibitor
NTRK3	重排	ETV6-NTRK3			Crizotinib
PTK2B	重排	KDM6A-PTK2B	STAG2-PTK2B		FAK inhibitor
TSLP	重排	IQGAP2-TSLP			JAK2 inhibitor；Ruxolitinib
TYK2	重排	MYB-TYK2			TYK2 inhibitor

注：[*] 其他诸如 IL7R、FLT3、PAX5、JAK2、TYK2、IL2RB、TSLP、KRAS 等基因的点突变没有列出

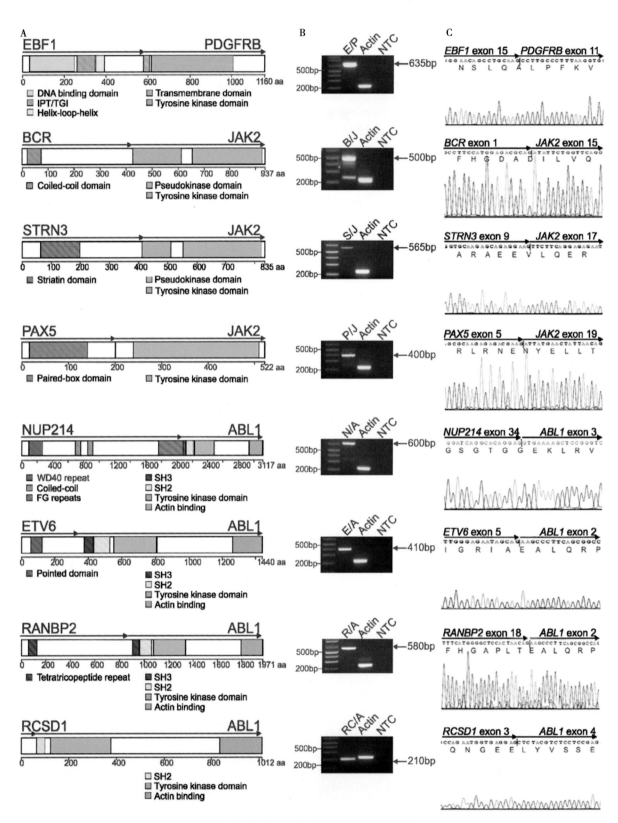

图 1-3-7　Ph-like ALL 常见的融合基因转位

导致 3 种常见类型的 *SIL-TAL1* 融合基因转录本产生，其中 type2 型的发生率超过 95%，但当前并未发现不同类型之间在预后方面的差异。*SIL-TAL1* 融合基因构成如图 1-3-8 所示。

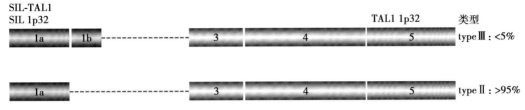

图 1-3-8 *SIL-TAL1* 融合基因结构

（七）t(15;17)(q22;q21)/*PML-RARα*

急性早幼粒细胞白血病（acute promyelocytic leukemia，APL）是 AML 中的一种独特类型-M3。其特征性的分子遗传学转位为位于 15 号染色体的 *PML* 基因与位于 17 号染色体上的 *RARα* 基因发生断裂和重组，形成 *PML-RARα* 融合基因。APL 在成人 AML 中大概占 10%～15%，而在儿童 AML 中比例较低（3%～9%），不过根据某些国家报道，儿童 APL 和成人 APL 的发生率没有显著差异。APL 中很少见到的情况是，形态学上表现为 M3，但 *PML-RARα* 检测为阴性，研究发现，APL 中除 *PML-RARα* 外，其他一些基因也发现与 *RARα* 融合形成诸如 *PLZF-RARα*、*NPM-RARα*、*NUMA-RARα* 和 *STAT5B-RARα* 等，从中也可以看到 *RARα* 对于 APL 的形成非常重要。

研究证明，RARα 蛋白与其配体-视黄酸配体（retinoic acid，RA）结合，通过蛋白上的锌指结构与 DNA 结合，发挥转录调控作用。PML-RARα 蛋白是一个转录抑制子，同样可与视黄酸配体结合，但结合 DNA 的锌指结构位于 PML 蛋白上。另外，PML-RARα 蛋白是一个转录抑制子，在其视黄酸配体缺失的情况下，PML-RARα 蛋白与其他共抑制子，如 SMRT 和 N-CoR 结合，阻碍染色质变构暴露激活位点，使得粒细胞发育停滞到早幼粒阶段。全反式维 A 酸可以与 PML-RARα 蛋白结合，阻断其对细胞分化的抑制作用，从而可以促进早幼粒细胞分化成熟。另外，*RARα* 的不同融合基因阳性 APL 白血病细胞对全反式维 A 酸的敏感性不一，具体见表 1-3-2 所示。

PML-RARα 融合基因中，*RARα* 的断裂点总是发生于 2 号内含子区，范围涉及 17kb 的基因组序列。而 *PML* 基因的断裂点比较多，最常见的是位于 6 号内含子区，占 55% 左右；位于 3 号内含子区，占 40% 左右和位于 6 号外显子区，占 5% 左右。因此，有 3 种大小不完全一致的 *PML-RARα* 异构体，依次为长型（L 型，或者 bcr1）、短型（S 型，或者 bcr3）和变异型（V 型，或者 bcr2）。后者由于外显子 6 中的断裂点位置不固定，产生的融合蛋白长度也不完全一致，称为变异型。除了 PML-RARα 外，还可以见到 15 号和 17 号断裂后剩余的断端形成的反向 RARα-PML 融合蛋白，RARα-PML 的发生率比 PML-RARα 要低一些，*PML-RARα* 融合基因构成如图 1-3-9 所示。

表 1-3-2 不同 *RARα* 融合基因药物敏感性

融合基因类型	药物敏感性
NPM(L)/RAR	ATRA-sensitive
NPM(S)/RARα	ATRA-sensitive
NUMA-RARα	ATRA-sensitive
PLZF/RAR(A;1365)	ATRA-resistant
PLZF/RAR(B;1452)	ATRA-resistant
PML-RARαL-form(=BCR1)	ATRA-sensitive
PML-RARα S-form(=BCR3)	ATRA-sensitive
PML-RARex2,V-form(=BCR2)	ATRA-sensitive
PRKAR1A-RARα	Unknown
STAT5b-RARα	ATRA-resistant

（八）t(8;21)(q22;q22)/*AML1-ETO*

位于 21 号染色体的 *AML1*（也称为 *RUNX1* 或者 *CBFA2*）基因，与位于 8 号染色体的 *ETO*（也被称为 *MTG8*）基因发生融合，产生的融合基因叫做 *AML1-ETO*，是急性髓细胞白血病中最常见的融合基因之一，占儿童和成人急性髓细胞白血病的 8% 左右。*AML1* 基因编码一个异二聚体转录因子核心结合因子（CBF）的 α2 亚单位，参与造血调控。CBF 蛋白的 β 亚单位与 *MYH11* 基因形成 *CBFβ-MYH11* 融合基因。

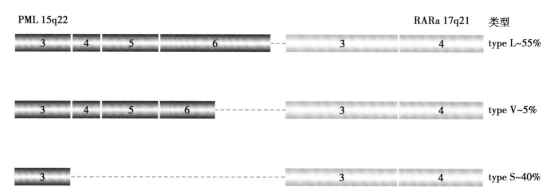

图 1-3-9　*PML-RARα* 融合基因结构

与 *ETV6-RUNX1* 中不同,在 *AML1-ETO* 融合基因形成过程中,位于 21 号染色体的 *AML1* 基因常发生 5 号内含子的断裂,而 *ETO* 的断裂位置也非常固定,常位于 1 号内含子区,从而形成的比较稳定的融合蛋白,相应结构见图 1-3-10 所示。

（九）inv（16）（p13q22）/CBFβ-MYH11

与 1p32 的微缺失形成的 *SIL-TAL1* 融合基因不同,16 号染色体的长臂和短臂之间可以发生臂间转位,形成 inv（16）（p13q22）,相应的融合基因为 *CBFβ-MYH11*,占所有急性髓细胞白血病的 8% ~

9%。由于 *AML1-ETO* 和 *CBFβ-MYH11* 两种融合基因均涉及 *CBF* 基因的异常,因此两者均被称为 CBF 白血病,据国外报道,CBF 白血病的预后一般较好。

CBFβ-MYH11 融合基因组成复杂,目前已知有 10 种不同的融合方式,其中大约 88% 的融合发生在 *CBFβ* 的 5 号内含子和 *MYH11* 的 11 号内含子之间,其余较为常见的两种融合方式是发生在 *CBFβ* 的 5 号内含子和 *MYH11* 的 6 号和 7 号内含子之间,分别占 5% 左右,其余不足 5% 的融合方式均只在散发病例中可以见到,相应结构如图 1-3-11 所示。

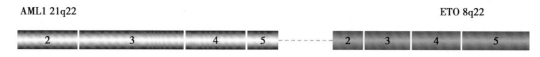

图 1-3-10　*AML-ETO* 融合基因结构

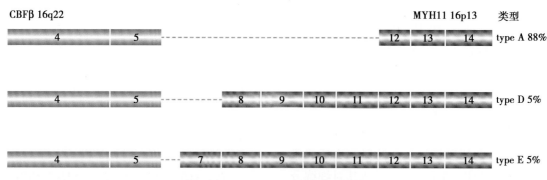

图 1-3-11　*AML-ETO* 融合基因结构

（十）早前 T 细胞白血病（ETPs-ALL）

T 系急性淋巴细胞白血病（T-ALL）的远期疗效不如急性淋巴细胞白血病,原因未知。早前 T 细胞（early T-cell precursors,ETPs）是一群从骨髓中新近迁移至胸腺的 T 细胞,其保留了早期 T 细胞的多向分化潜能,说明其起源于造血干细胞。为探讨 T 淋巴细胞白血病疗效差的原因,美国 St. Jude 儿童研究医院的 Elaine Coustan-Smith 和 DarioCampana 对 239

例 T-ALL 样本进行了基因表达谱系、细胞免疫表型和单核苷酸多态性的研究,提出了"早前 T 细胞白血病"的概念。他们的研究发现,入组的 239 例病人中 30 例（12.6%）病人具有独特的基因表达谱系,且其免疫表型具有相似的特征。这类病人的临床预后极差,其治疗后 2 年的复发率达到 57%（95% 可信区间为 25% ~89%）,而非 ETP 白血病患儿治疗后 10 年的复发率只有 14%（95% 可信区间为 6% ~

22%），其治疗后 10 年的复发率达到 72%（95% 可信区间为 40% ~ 100%），而非 ETP 白血病患儿治疗后 10 年的复发率只有 10%（95% 可信区间为 4% ~ 16%）。Elaine Coustan-Smith 和 DarioCampana 的研究结果发现，这群细胞中 *CD44*、*CD34*、*KIT*、*GATA2*、*CEPBA*、*SPI1*、*ID2* 和 *MYB* 等基因表达显著升高，而 *CD1*、*CD3*、*CD4*、*CD8*、*RAG1*、*NOTCH3*、*PTCRA*、*LEF1*、*TCF12*、*LAT*、*LCK*、*TCF7* 和 *ZAP70* 等基因表达显著降低；免疫表型方面，这群细胞 CD1a 和 CD8 不表达，而 CD5 表达呈连续分布，且表达程度较低，一般不超过 75%；另外，这群细胞中至少有 25% 的细胞还表达一些髓系抗原和早期抗原，如 CD117、CD34、HLA-DR、CD13、CD33、CD11b 和（或）CD65 等。

上述 ETPs-ALL 的概念经过了许多其他治疗中心的检验，国内上海儿童医学中心对 2002 ~ 2010 年收治的 74 例 T-ALL 的分析结果表明，其中 12 例病人符合上述 ETPs-ALL 的诊断标准，占总的 T-ALL 病人的 16.2%。该组病人的无事件生存率和总生存率（66.8 个月）分别是 11.1% ±10.1% 和 13.3% ± 11.0%，而非 ETPs-ALL 病人的无事件生存率和总生存率（66.8 个月）分别是 57.6% ±5.6% 和 64.7% ± 6.3%。参考其他机构的研究报告，这类疾病的发生率一般占总的 T 系 ALL 的 5.5% ~ 16% 左右，其基因表达谱更接近于造血干细胞和髓系早期细胞，其预后非常差，5 ~ 10 年的总生存率在 10% ~ 19% 之间，目前一般认为的免疫表型诊断标准如下：

1. 符合 T-ALL 的表型特征，如 CD7 阳性、cy-CD3 阳性。

2. CD1a 和 CD8 不表达（阳性细胞<5%）。

3. CD5 弱表达（荧光强度比成熟 T 细胞低一个数量级，阳性细胞<75%）。

4. 表达一种或者多种髓系或者早期抗原（阳性细胞＞25%）：CD13、CD33、HLA-DR、CD117、CD34、CD11b、CD64、CD655）。

5. MPO 不表达（<3%）。

二、白血病"驱动"基因学说

一般认为，白血病等肿瘤的发生经历了一个漫长的过程，在细胞分裂过程中逐步累积的突变逐步由量变到质变，进而某些突变的积累导致细胞性质向恶性转化，最终导致了白血病的发生。人类基因组包含 30 多亿个碱基对，在细胞分裂过程中不可避免地会发生碱基配对错误，细胞中负责 DNA 错配修复的酶会将绝大多数错配碱基进行修复，从而达到 DNA 复制的高保真性。尽管如此，在细胞每次分裂过程中，仍会有大约 $1/10^7 ~ 1/10^8$ 的错配碱基未能修复，也就是说，在细胞分裂的每代子细胞中可能存在大约上百个碱基的错配。由于编码蛋白的基因组序列以及其调控序列只占整个基因组的 1% 左右，上述错配碱基可能造成蛋白结构变异的几率也非常低，加之并非所有的有义或无义突变均会导致蛋白功能的变化，往往仅仅氨基酸变异而已。另外受累蛋白存在组织特异性表达，基因组变异不一定有相应突变蛋白的转录和表达，绝大多数突变不一定具有生物学功能，因此我们的基因组在上述 DNA 修复机制的作用下可以保持非常稳定。从这个意义上而言，白血病等肿瘤的发生是非常小几率事件，但如果某个突变恰好发生在 DNA 修复相关酶的编码序列或者调控序列中，且影响了蛋白功能或者表达，基因组损伤后修复的能力就大大减弱了，相应的突变不能得到及时修复，造成子代细胞中基因突变的频率会大大增加，可以达到 $1/10^4 ~ 1/10^3$ 的水平，从而白血病等肿瘤细胞中突变累积的速度会大大加速，基因组表现为稳定性大大降低，其诱发的肿瘤发生几率会大幅度提高。

通过比较体细胞与白血病细胞基因组水平的遗传学变异，我们会发现白血病细胞中累积了大量的基因突变，包含点突变、插入缺失突变、基因组中大片段的缺失、拷贝数变异、染色体的断裂以及断裂后不同或者同一条染色体之间形成的两相、三相甚至多相转位、染色体数目的增多和减少等。在上述众多的变异中，能够引起正常幼稚细胞转变为白血病细胞的一种或多种变异被称为"驱动"基因（driver gene），而其他突变被称为"过客"基因（passenger gene）。"过客"基因可以在"驱动"基因发生突变之前或者之后出现，这种体细胞变异是肿瘤细胞有别于体细胞的特异性遗传学变异。从造成肿瘤细胞转化的角度而言，"驱动"基因无疑发挥着重要的作用，而"过客"基因虽然不直接导致肿瘤细胞的转化，但对于肿瘤细胞的生物学行为也发生着或多或少的影响。上述认识对于肿瘤的诊治具有深远的意义，其一，由于"驱动"基因是造成肿瘤细胞转化的关键基因，对驱动基因的干预可以直接影响白血病的治疗。由于"驱动"基因往往是一些转录因子，其通过复杂的信号通路发挥作用，根据"驱动"基因发挥作用的信号转导通路进行分子靶向药物的设计，阻断或者激活该信号通路，有助于逆转肿瘤细胞的生物学表型,起到治疗的目的。其二,由于"驱动"基因的发生导致了肿瘤细胞的转化,意味着相应的白血病细胞由此开始恶性增殖,因此该种突变被一代又一代的白血病细胞所继承,具有该种突变的白血病细胞在骨髓中的比例逐渐增高,其成为检测肿瘤细胞体内残留水平的重要标记。另外,"驱动"基因发生之前的某个正常细胞中的"过客"基因也一样被子代白血病细胞所继承,同样具有反映体内白血病细胞水平的能力。并非所有的"驱动"基因发生前的"过客"基因都可以作为肿瘤细胞的标记,由于某些"过客"基因阳性的细胞没有发生"驱动"基因造成的转化,其在肿瘤群体中的比例逐步被稀释。通过检测肿瘤细胞中上述肿瘤的标志物,可以动态地跟踪临床化疗的治疗效果,并可以根据其体内水平和对药物的治疗反应进行相应化疗方案和治疗强度的调整,甚至早期中断化疗而改用干细胞移植和CAR-T 细胞治疗等更为有效的措施。

三、白血病的"二次打击"学说

白血病分子机制中目前比较公认的发生机制是白血病的"二次打击"学说,该学说认为白血病的发生是在受到两方面遗传学损伤后累积的结果,其中Ⅰ类损伤是指维持造血系统分化的重要转录因子通过融合基因或者点突变的形式丧失功能,此类损伤造成细胞的分化、凋亡受阻;Ⅱ类损伤是在Ⅰ类损伤的基础上,由于基因的突变等引起上述Ⅰ类损伤细胞获得增殖或生长优势。*ETV6-RUNX1* 阳性儿童急性淋巴细胞白血病是白血病二次打击学说最为典型的例子,*ETV6-RUNX1* 可以看做是引起正常细胞向白血病细胞转化的Ⅰ类损伤细胞。*ETV6-RUNX1* 融合基因是人类基因组中 12 号染色体与 21 号染色体发生易位形成的融合基因,具体的断裂点位于 *TEL* 基因(12p13)的 5 号内含子与 *AML1* 基因(21q22)的 1 号或者 2 号内含子处,两基因的断端发生融合形成新的衍生染色体。多项研究表明,同卵孪生子中患 *ETV6-RUNX1* 阳性 ALL 的白血病细胞和其健康孪生兄妹的体细胞中均可以检测到 *ETV6-RUNX1* 融合基因,从而认为该融合基因阳性的细胞可以通过孪生子间共用胎盘在孪生子间"交流",这些胎内起源的 *ETV6-RUNX1* 阳性细胞被称为 *ETV6-RUNX1* 阳性 ALL 的"前白血病干细胞"(Pre-leukemia stem cell)。由于单纯转染 *ETV6-RUNX1* 融合基因并不能诱发小鼠发生白血病,且新生儿筛查发现健康的新

生儿中也存在 *ETV6-RUNX1* 阳性细胞,但其阳性率远较患 *ETV6-RUNX1* 阳性白血病高,因此,一般认为 *ETV6-RUNX1* 融合基因诱导了骨髓中前白血病克隆的产生,是造成 *ETV6-RUNX1* 阳性白血病发生的第一次遗传学打击因素。

导致 *ETV6-RUNX1* 阳性白血病发生的继发遗传学损伤尚未阐明,由于作为遗传学上第一次打击的 *ETV6-RUNX1* 融合基因的形成并不足以诱发白血病,其需要另外的遗传学上的继发损伤。*TEL* 基因是转录因子 ETS 家族的成员之一,又称为 *ETV6*(ETS-variant gene 6),全长 300kb,编码 452 个氨基酸,由 8 个外显子构成,其所编码蛋白由螺旋-环-螺旋(helix-loop-helix,HLH)和 ETS 结构域组成。ETS 结构域位于 *TEL* 基因的羧基端,其氨基端为一保守的 HLH 结构域(又称 B 结构域或 pointed 结构域),HLH 结构域通过自身寡的聚化发挥作用,能促进 TEL 形成同源二聚体及其他 HLH 核蛋白形成异源二聚体,经 SUMO-1 修饰后与 DNA 结合而参与基因表达的转录负调控,发挥抑制肿瘤增殖的作用。AML1 又称 CBFα2,是核心结合因子 CBF(core binding factor,CGF)的亚基,全长超过 260kb,含有 12 个外显子,表达 480 个氨基酸的核磷酸蛋白。AML1 包含 5 个功能区域:①1Runt 结构域-结合 DNA 识别序列"TG(T/C)GGT",激活靶基因(如 *M-CSFR*、*TCRα/β*、*MPO*、*NP-3*、*IL-3*、*GM-CSF* 及 *Cyclin D2*)组织特异性转录表达,该结构域还可以与 CBFβ 形成异二聚体;②核定位信号(NMTS);③DNA 结合负性调节区(negative regulatory region of DNA binding,NRDB):可减低 Runt 与 DNA 结合力,当 Runt 与 CBFβ 形成异二聚体后,可消除 NRDB 作用,并由此增强 AML1 与 DNA 的亲和力;④转录激活区(trans-activation element,TE):又可细分为 3 个亚区 TE1、TE2、TE3,其中 TE2 与辅助活化因子 YAP(Yes-associated protein)的 WW 区相互结合,加强 AML1 转录激活作用;⑤VWRPY 基序:位于 AML1 的羧基末端,辅助抑制因子 TEL 与 AML1 的 Runt 及 VWRPY 结合,可引起 AML1 抑制转录。*TEL* 和 *AML1* 断裂后,DNA 修复时将 *TEL* 基因 HLH 区和几乎整个 *AML1* 基因拼接在一起形成 *ETV6-RUNX1* 融合基因。ETV6-RUNX1 融合蛋白缺乏 ETS 结构域,不能发挥正常的转录抑制作用,同时也可以通过显性负性作用阻断野生型 *TEL* 基因对细胞生长的抑制;*AML1* 基因由于缺乏 CBFβ 编码序列,不能与 DNA 结合而发挥对靶基因的激活作用,且 ETV6-RUNX1 融合蛋

白还可以通过 Runt 同源结构域与野生型 AML1 竞争 DNA 结合位点,但它不是激活转录,而是活化组蛋白去乙酰化酶,使组蛋白与 DNA 结合更紧,使其由转录激活因子转化为转录抑制因子,显著负性抑制野生型 AML1 功能,影响造血干细胞的自我更新和分化能力。围绕 ETV6-RUNX1 阳性白血病的第二次打击因素,人们进行了大量的研究,当前尚未有明确的基因损伤得以证明。有研究认为 ETV6-RUNX1 融合基因阳性 ALL 中通常伴有剩余野生型 TEL 等位基因丢失,ETV6-RUNX1 阳性细胞中剩余野生型 TEL 基因的丢失,后者造成前白血病干细胞的肿瘤转化。也有研究认为 TEL 剩余拷贝的丢失是引起 ETV6-RUNX1 阳性白血病复发的原因。相对于 ETV6-RUNX1 融合基因的产生,TEL 剩余拷贝的丢失并非偶发事件,且由于 ETV6-RUNX1 融合基因的存在本身会通过显性负性作用引起野生型 TEL 功能的抑制,剩余野生型 TEL 基因是否发生丢失并非是造成白血病转化的充分条件。也有证据表明,伴有剩余拷贝 TEL 丢失的 ETV6-RUNX1 阳性白血病患儿预后相对更好一些。体外实验也证实,虽然过表达野生型 TEL 基因可以在一定程度上抑制 ETV6-RUNX1 阳性白血病细胞株-REH 的生长,促进细胞凋亡的增加,但并不可以逆转其恶性表型。因此,需要进一步寻找其他可能造成 ETV6-RUNX1 阳性白血病细胞转化的遗传学变异。

四、白血病干细胞和前白血病干细胞学说

目前研究认为,包括白血病在内的肿瘤的产生和复发可能与肿瘤干细胞(cancer stem cell,CSC)的存在有关。肿瘤干细胞学说认为肿瘤组织中存在极少量瘤细胞,在肿瘤中充当干细胞的角色,具有无限增生的潜能,在启动肿瘤形成和生长中起着决定性的作用。干细胞是处于未分化阶段的细胞,它具有三方面的特征:自我更新、多向分化、增殖潜能。干细胞的自我更新是指:当每次细胞分裂(非对称分裂)时,子代细胞中一个具备同 CSC 完全相同的生物学表型,另一个则发生定向分化。干细胞分为胚胎干细胞(embryonic stem cell,ESC)和成体干细胞。ESC 是一种高度未分化的全能细胞,它能分化出成体动物的所有组织和器官。除了 ESC 外,身体的其他组织存在着一些多能和专能成体干细胞,如造血干细胞、间充质干细胞、脂肪干细胞、皮肤干细胞、神经干细胞等。当这些干细胞中癌基因突变、抑癌基因失活等基因突变的积累,发生恶性增殖,便成为肿瘤干细胞,即为 CSC。CSC 在白血病中称为白血病干细胞(leukemia stem cell,LSC)。它不仅具有白血病细胞无限增殖能力,还具备干细胞的自我更新、定向分化能力。由于 LSC 具有自我更新能力,加之 LSC 多处于细胞周期的 G0 期,对各种化疗药物和凋亡诱导剂不敏感,从而成为白血病克隆复发的根源。各种化疗方案虽然杀灭了绝大多数白血病细胞,但对 LSC 并不起作用,其由 G0 期进入细胞周期与其处于 G0 期的时间长短有很大关系,从而造成了临床上一些白血病患者的近期和远期复发,同时也是慢性粒细胞白血病由慢性期进入急变期时程不一的很好诠释。另外,由于 LSC 具有干细胞的定向分化能力,从而也是临床上肿瘤诱导分化治疗的理论基础。为了便于说明,我们用一个模式图说明白血病克隆的产生,如图 1-3-12 所示。

近年来,各国的研究人员在寻找 LSC 方面做了大量的工作。加拿大和美国的研究人员从 AML 患者初发骨髓中分离到具有 Thy1$^-$/CD34$^+$/CD38$^-$ 表型的肿瘤细胞(占肿瘤细胞总数的 0.21%),其具有很强的致瘤性,而 CD34$^+$/CD38$^+$ 肿瘤细胞无法在 NOD-SCID 小鼠中成瘤,从而认为具有 Thy1$^-$/CD34$^+$/CD38$^-$ 表型细胞是 AML 的 LSC。Holyoake TL 等人证明在慢性粒细胞白血病(CML)中存在 LSC,这些 LSC 是处于 G0 期且表型为 Ph$^+$/BCR-ABL$^+$ 的细胞群,后者对 STI571 耐药。Guzman ML 等人提出在 AML 的治疗中应该增加针对性的诱导 LSC 凋亡的药物。对于急性淋巴细胞白血病(ALL)中 LSC 的研究亦有了很大的进展,英国的研究者认为具有 CD34$^+$/CD10$^-$/CD19$^-$ 表型的 B 型 ALL 肿瘤细胞具有极强的 NOD-SCID 鼠成瘤能力,而具有 CD34$^+$/CD4$^-$,或者 CD34$^+$/CD7$^-$ 的肿瘤细胞可能是 T 型 ALL 的 LSC。Guzman ML 认为 LSCs 与相对分化的 AML 细胞在细胞周期上的差异,可能造成药物对白血病干细胞的筛选作用,从而解释了应用细胞周期性化疗药物不能有效清除 AML 细胞,以及成为白血病缓解后复发的根源。

除了上述白血病干细胞学说外,2008 年的 Science 杂志上报道了英国科学家 Enver 在 LSC 方面的重要研究进展,并在国际上首先提出了前白血病干细胞(Pre-leukemia stem cell,Pre-LSC)的概念。通对同卵双胞胎进行分析被认为是研究白血病发生机制的最直接途径,白血病的二次打击学说认为遗传上的缺陷是造成白血病发生的第一次打击,对于同卵

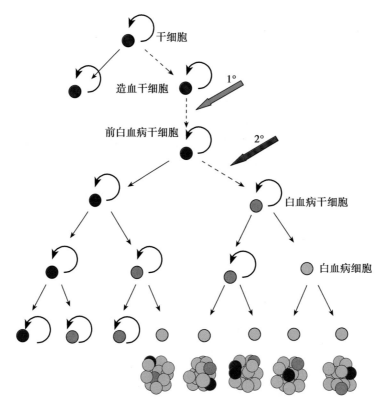

图 1-3-12 白血病干细胞和白血病克隆的产生

双生子而言,两者均具有相同的遗传背景,如果其中一个双胞胎已经发病,则通过共用胎盘可能会将前白血病克隆传递给另一个体,因而两者均经历了第一次打击,其发病与否是与第二次打击有关,这里的第二次打击是由于生后环境因素等诱发的新的遗传学方面的异常(图 1-3-13)。他们选择一对 4 岁的同卵双胞胎女孩作为研究对象,其中一个在 2 岁时被

诊断为 *TEL-AML1* 阳性的 ALL,另一个仅携带有这种前白血病克隆而无明显的临床表现。研究发现:①双胞胎健康儿童和患儿的外周血中均存在这样一群细胞——CD34$^+$/CD38$^-$/CD19$^+$;②根据 CD10 表达与否可以分为 CD10$^+$ 和 CD10$^-$ 两种,其中 CD10$^+$/CD34$^+$/CD38$^-$/CD19$^+$ 只存在于双胎中的患儿(LSC),而 CD10$^-$/CD34$^+$/CD38$^-$/CD19$^+$ 在双胞胎中均可以

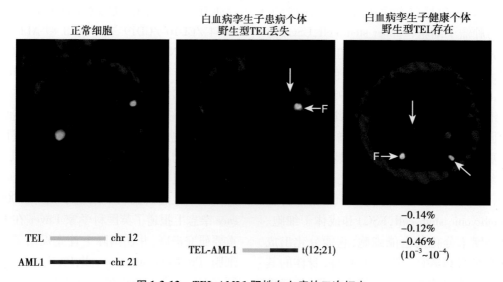

图 1-3-13 *TEL-AML1* 阳性白血病的二次打击

[摘自:Hong D,GuptaR,Ancliff P,et al. Initiatingand cancer-propagating cells in TEL—AML1-associated childhood leukemia. Science,2008,319(5861):336-339]

见到(Pre-LSC)；③LSC 中 TEL 等位基因发生了缺失，而 Pre-LSC 中仍然存在野生型 *TEL* 等位基因(如图 1-3-13 所示)。

TEL(translocation Etsleukemia, TEL)是转录因子 ETS 家族的成员，也被称为 ETV6，其作为一个转录抑制子参与基因表达副调控作用，在细胞的分化中发挥着重要的作用。*AML1* 基因(又称为 *RUNX1*)则编码具有转录促进作用的转录因子，*AML1* 的"Knockout"鼠模型已显示它们对骨髓中各系血细胞的生成具有重要作用。对正常人脐血标本进行随机筛查发现约 1% 的样本中含有 *ETV6-RUNX1* 白血病融合基因，是 *ETV6-RUNX1* 阳性 ALL 发病率的 100 多倍，提示该融合基因通常发生在胎儿造血期，它是 ALL 转化过程中的第一次打击，可产生长期存活的前白血病克隆。在"第一次打击"与出现明确的白血病临床症状之间需经历很长的潜伏期，它是白血病转化的必要条件。*ETV6-RUNX1* 融合基因单独存在并不足以引发恶性转化，还必须有其他诱变因素的参与，动物实验亦证实 *ETV6-RUNX1* 融合基因本身并不能在小鼠体内建立白血病模型，但可阻碍 B 淋巴细胞在早前 B 细胞阶段的分化，导致 Pro-B 细胞堆积而 pre-B 及其以下发育阶段的 B 细胞均减少，因此 *ETV6-RUNX1* 融合基因对于前白血病状态的维持和白血病的发生至关重要，可能对白血病的发生起着"允许作用"。近来 Charles E 等人的研究表明，TEL 正常情况下和 DNA 结合，起着转录阻遏作用。另外，TEL 作为 RAS-MAPK 信号通路的执行者，参与对下游基因的表达调控。RAS-MAPK 通路激活后，Erk2 磷酸化 TEL 蛋白 N 端 PNT 结构域，后者可以与 CREB 结合蛋白-CBP 和 p300 发生互作，通过 TEL 蛋白 C 端的 DNA 结合区 Ets 和 DNA 上 RAS 反应元件结合，从而协同促进下游基因的转录，而 *N-myc* 和 *Cyclin D1* 等均是 RAS-MAPK 通路的靶基因。我们推测，*ETV6-RUNX1* 融合的发生导致 TEL 蛋白表达或多或少受到影响，伴随着 *ETV6-RUNX1* 的产生，后者丧失了 TEL 的转录阻遏作用，但保留了 AML1 的转录激活作用，从而成为白血病产生的第一次打击，而基因组水平 *TEL* 的二次丢失，则导致 TEL 蛋白功能的完全丧失，后者可能参与了白血病的二次打击。2005 年，Sunnaram BL 和 Zunaa J 等不同研究小组分别独立地提出 TEL 可能是造成 *ETV6-RUNX1* 阳性白血病细胞的第二次打击。

总之，白血病干细胞和前白血病干细胞假说与二次打击学说紧密相连，分别是从细胞生物学和分子遗传学角度对白血病的发生机制进行阐述，两者之间是基于不同的研究层面进行阐述，又有着必然的联系，彼此相辅相成，各成体系。但是，由于两者均试图从"克隆"的角度来进行白血病发病机制的阐明，但脱离了当前最新的全基因组关联分析技术和下一代测序技术，必然存在一些无法解释的问题。比如，并非不同个体来源的白血病细胞均遵从相同的白血病干细胞或前白血病干细胞标记，而某些原癌基因变异又可以直接引发白血病转化，并非一定经历"二次打击"这个过程，因此，白血病机制的阐明必然需要对"克隆"的定义进行重新解释，这便是当前复发克隆的研究所关注的焦点问题。

五、白血病复发克隆起源学说

克隆是英文"clone"或"cloning"的音译，而英文"clone"则起源于希腊文"Klone"，原意是指以幼苗或嫩枝插条，以无性繁殖或营养繁殖的方式培育植物，如扦插和嫁接。其他更加确切的词表达克隆，"无性繁殖"、"无性系化"以及"纯系化"。在生物学中，克隆是指生物体通过体细胞进行的无性繁殖，以及由无性繁殖形成的基因型完全相同的后代个体组成的种群。通常是利用生物技术由无性生殖产生与原个体有完全相同基因的个体或种群，如克隆人、克隆羊等。在当前医学研究中，克隆是指具有相同遗传性状的一类或者一组生命体，比如细菌克隆、细胞克隆、单克隆和寡克隆等。上述克隆的定义是指具有某种相同遗传学特征的一类生命体或者分子，一般称为一个克隆。如果上述生命体或者分子之间存在某些遗传学方面的差异，可以进一步分为亚克隆、主要克隆、次要克隆等。上述克隆的定义是寻找彼此之间具有相同的遗传学特征，具有此种相同遗传学特征则被认为是一个克隆。从这个定义上，任何一个个体都可以被认为是一个克隆，因为个体中的每一个细胞都具有和受精卵相同的遗传物质，因而这个定义无法对同一生物体或者大分子进行深入解析。我们认为，克隆应该从描述不同生物体或者分子之间的差异入手，即只要两种生物体或者分子之间存在差异，便应该视作不同的克隆。这个定义对于阐明白血病等复发形状疾病的机制有一定的帮助作用。

从白血病等肿瘤的发生历史上看，机体的每个细胞都忠实地继承了来自受精卵的遗传物质,这依赖 DNA 复制过程中的高保真性,同时也依赖于 DNA 错配修复的完善性。当某个细胞在分裂过程中产生了某种突变,这种突变无论有无生物学性状,其均被遗传给相应的子代细胞,从而子代细胞和发生突变的细胞之间形成了遗传学上的新的继承关系,他们便形成了一个新的克隆。子代细胞在某次细胞分裂过程中不可避免地又发生了新的变异,相应的变异又被其子代细胞继承,从而在原有的克隆基础上又产生出新的克隆,如此不断发展,最终机体是由原始来于受精卵的克隆和后续不断产生的新的克隆组成的。当某次细胞分裂产生的某个新的突变,通过造成细胞凋亡受阻、细胞增殖加速和(或)细胞分化异常,其代表的克隆变成为某种肿瘤克隆。由于该克隆细胞增殖加速、细胞凋亡受阻等原因,导致该克隆在总的细胞群体中的比例逐步提高,最终导致肿瘤的发生。

从肿瘤克隆的发生历史上来看,"驱动"基因学说是指某种突变导致了致瘤性转变,该"驱动"基因可以发生自最初的基因突变,也可以是肿瘤发生过程中积累的成千上万个突变中的某一个突变,而那些没有导致肿瘤转化的突变只是"过客"基因而已。"二次打击"或者"多次打击"学说是指某一种或者几种突变共同作用,导致了肿瘤克隆的产生,相应的突变构成了肿瘤发生过程中不同克隆的逐次变异和最终转化。即使肿瘤转化后,相应的突变还在不断积累,新的肿瘤亚克隆还在不断产生,从而白血病和肿瘤等复发后仍然保留初发时的遗传学特征,但其必然存在"新"的遗传学变异,也从而导致复发克隆一般更加耐受药物,也相对更难治疗。而白血病或者前白血病干细胞学说更加是克隆学说的明证,前白血病干细胞是某种突变形成的克隆,发展成白血病干细胞后是在前白血病干细胞基础上产生的新的克隆,该克隆由于增殖加速,逐步成为肿瘤大克隆中的主要部分,或者其增殖不一定占有优势,但是可能在药物处理后产生了相应的耐药表型,从而更容易耐受药物的作用,在药物的"筛选"下成为复发的根源。我们关注的各种白血病干细胞或者前白血病干细胞的目的,无非是通过寻找可能与其遗传学变异相关联的免疫学表型特征,由于不同个体累积的致瘤性突变不完全一致,导致其相应的免疫学表型也不一定相同,因此单纯从免疫表型角度进行干细胞克隆的鉴定,有可能最终难以找到共性。

从克隆的角度对白血病和肿瘤的阐述,需要我们对肿瘤细胞中可能存在的克隆进行全面的分析,这种不同克隆(异质性)存在的多少或者清除的干净程度对于白血病和肿瘤的治愈至关重要。借助于下一代测序技术,特别是单细胞基因组测序技术,我们可以逐渐开始进行白血病克隆特异性的分析,通过深度测序获得临床治疗效果的评估,将杀死所有的克隆作为是否可以治愈的标准,这对于白血病等肿瘤性疾病的治愈至关重要。从某种意义上来讲,肿瘤就是不断产生新克隆的过程,而针对不同克隆的治疗证实逐步消除各种新克隆的过程,两者在此达到了新的一致。

研究认为,白血病的复发中,部分复发克隆是初发时已经存在的克隆,部分是初发时没有的新克隆。只要我们可以进行全基因组分析,我们一定可以找到复发克隆与新发克隆之间的差异,因而所有复发克隆均不等同于新发克隆,这取决于我们研究的深度和监测的广度。在这个意义上,我们除了尽可能杀死所有不同的克隆外,是否应该使用一些增加基因组稳定性的药物,这对于肿瘤的治愈也至关重要。

(李本尚)

参 考 文 献

[1] Borst L, Wesolowska A, Joshi T, et al. Genome-wide analysis of cytogenetic aberrations in ETV6/RUNX1-positive childhood acute lymphoblastic leukaemia. Br J Haematol, 2012,157(4):476

[2] Sudhakar N, Rajalekshmy KR, Rajkumar T, et al. RT-PCR and real-time PCR analysis of E2A-PBX1, TEL-AML1, mBCR-ABL and MLL-AF4 fusion gene transcripts in de novo B-lineage acute lymphoblastic leukaemia patients in south India. J Genet, 2011,90(2):349

[3] Denis CM, Chitayat S, Plevin MJ, et al. Structural basis of CBP/p300 recruitment in leukemia induction by E2A-PBX1. Blood, 2012,120(19):3968

[4] Meyer C, Hofmann J, Burmeister T, et al. The MLL recombinome of acute leukemias in 2013. Leukemia, 2013, 27 (11):2165

[5] Ittel A, Jeandidier E, Helias C, et al. First description of the t(10;11)(q22;q23)/MLL-TET1 translocation in a T-cell lymphoblastic lymphoma, with subsequent lineage switch to acute myelomonocytic myeloid leukemia. Haematologica, 2013,98(12):e166

[6] Mulligan CG, Su X, Zhang J, et al. Deletion of IKZF1 and

prognosis in acute lymphoblastic leukemia. N Engl J Med, 2009,360(5):470

［7］ Zaliova M,Meyer C,Cario G,et al. TEL/AML1-positive patients lacking TEL exon 5 resemble canonical TEL/AML1 cases. Pediatr Blood Cancer,2011,56(2):217

［8］ La Starza R,Matteucci C,Gorello P,et al. NPM1 deletion is associated with gross chromosomal rearrangements in leukemia. PLoS One,2010,21;5(9):e12855

［9］ Harvey RC,Mullighan CG,Chen IM,et al. Rearrangement of CRLF2 is associated with mutation of JAK kinases,alteration of IKZF1,Hispanic/Latino ethnicityand a poor outcome in pediatric B-progenitor acute lymphoblastic leukemia. Blood,2010,115(26):5312

［10］ Chen IM,Harvey RC,Mullighan CG,et al. Outcome modeling with CRLF2,IKZF1,JAK,and minimal residual disease in pediatric acute lymphoblastic leukemia:a Children's Oncology Group study. Blood,2012,119(15):3512

［11］ Mullighan CG,Zhang J,Kasper LH,et al. CREBBP mutations in relapsed acute lymphoblastic leukaemia. Nature,2011,471(7337):235

［12］ Mullighan CG. Genome sequencing of lymphoid malignancies. Blood,2013,122(24):3899

［13］ Perez-Andreu V,Roberts KG,Harvey RC,et al. Inherited GATA3 variants are associated with Ph-like childhood acute lymphoblastic leukemia and risk of relapse. Nat Genet,2013,45(12):1494

［14］ Yang JJ,Cheng C,Devidas M,et al. Genome-wide association study identifies germline polymorphisms associated with relapse of childhood acute lymphoblastic leukemia. Blood,2012,120(20):4197

［15］ Bhojwani D,Pei D,Sandlund JT,et al. ETV6-RUNX1-positive childhood acute lymphoblastic leukemia:improved outcome with contemporary therapy. Leukemia,2012,26(2):265

［16］ Roberts KG,Morin RD,Zhang J,et al. Genetic alterations activating kinase and cytokine receptor signaling in high-risk acute lymphoblastic leukemia. Cancer Cell,2012,22(2):153

［17］ Roberts KG,Li Y,Payne-Turner D,et al. Targetable kinase-activating lesions in Ph-like acute lymphoblastic leukemia. N Engl J Med,2014,371(11):1005

［18］ Ma M,Wang X,Tang J,et al. Early T-cell precursor leukemia:a subtype of high risk childhood acute lymphoblastic leukemia. Front Med,2012,6(4):416

［19］ Haydu JE,Ferrando AA. Early T-cell precursor acute lymphoblastic leukaemia. Curr Opin Hematol,2013,20(4):369

［20］ Greaves M,Colman SM,Kearney L,et al. Fusion genes in cord blood. Blood,2011,117(1):369

［21］ Lausten-Thomsen U,Madsen HO,Vestergaard TR,et al. Prevalence of t(12;21)［ETV6-RUNX1］-positive cells in healthy neonates. Blood,2011,117(1):186

［22］ Hong D,Gupta R,Ancliff P,et al. Initiating and cancer-propagating cells in TEL-AML1-associated childhood leukemia. Science,2008,319(5861):336

［23］ Brown P. TEL-AML1 in cord blood:1% or 0.01%? Blood,2011,117(1):2

［24］ Zuna J,Madzo J,Krejci O,et al. ETV6/RUNX1（TEL/AML1）is a frequent prenatal first hit in childhood leukemia. Blood,2011,117(1):368

［25］ Pui CH,Carroll WL,Meshinchi S,et al. Biologyrisk stratification,and therapy of pediatric acuteleukemias:an update. J Clin Oncol,2011,29(5):551

［26］ Denis CM,Chitayat S,Plevin MJ,et al. Structural basis of CBP/p300 recruitment in leukemia induction by E2A-PBX1. Blood,2012,120(19):3968

［27］ Perez-Andreu V,Roberts KG,Harvey RC,et al. Inherited GATA3 variants are associated with Ph-like childhood acute lymphoblastic leukemia and risk of relapse. Nat Genet,2013,45(12):1494

［28］ Bhojwani D,Pei D,Sandlund JT,et al. ETV6-RUNX1-positive childhood acute lymphoblastic leukemia:improved outcome with contemporary therapy. Leukemia,2012,26(2):265

［29］ Zuna J,Madzo J,Krejci O,et al. ETV6/RUNX1（TEL/AML1）is a frequent prenatal first hit in childhood leukemia. Blood,2011,117(1):368-369;author reply 370

［30］ Ko DH,Jeon Y,Kang HJ,et al. Native ETV6 deletions accompanied by ETV6-RUNX1 rearrangements are associated with a favourable prognosis in childhood acute lymphoblastic leukaemia:a candidate for prognostic marker. Br J Haematol,2011,155(4):530

［31］ Pugh TJ,Weeraratne SD,Archer TC,et al. Medulloblastoma exome sequencing uncovers subtype-specific somatic mutations. Nature,2012,488(7409):106

［32］ Goranova TE,Ohue M,Shimoharu Y,et al. Dynamics of cancer cell subpopulations in primary and metastatic colorectal tumors. Clin Exp Metastasis,2011,28(5):427

［33］ Nakamura K,Kodera H,Akita T,et al. De Novo mutations in GNAO1,encoding a Gαo subunit of heterotrimeric G proteins,cause epileptic encephalopathy. Am J Hum Genet,2013,93(3):496

［34］ Fuka G,Kauer M,Kofler R,et al. The leukemia-specific

fusion gene ETV6/RUNX1 perturbs distinct key biological functions primarily by gene repression. PLoS One,2011,6 (10):e26348.40.

[35] Garcia-Marcos M,Ghosh P,Farquhar MG. Molecular basis of a novel oncogenic mutation in GNAO1. Oncogene,

2011,30(23):2691

[36] Mangolini M,de Boer J,Walf-Vorderwülbecke V,et al. STAT3 mediates oncogenic addiction to TEL-AML1 in t (12;21) acute lymphoblastic leukemia. Blood,2013,122 (4):542

第四章 儿童白血病流行病学

白血病(leukaemia)是儿童癌症中最常见的恶性疾病,约占所有癌症的30%。儿童白血病主要为急性白血病(acute leukaemia),约占95%,其中急性淋巴细胞性白血病(ALL)最常见,占75%~85%,而慢性白血病在儿童中较少见,低于5%。

15岁以下的儿童癌症中,约30%为白血病,其中急性白血病的发病率为每年3~4例/每十万名儿童。我国至今尚未建立国家级儿童肿瘤登记系统,因此确切儿童白血病发病率和每年新发病数据缺失,根据由上海市疾病预防控制中心发布的上海市恶性肿瘤报告(1986~1992年)0~14岁儿童白血病男性年发病率为36.2/100万,女性为24.3/年。

根据美国癌症流行病、终点监测登记系统(Survey of Epidemiology end Report,SEER)数据报告0~14岁儿童ALL年发病率为25.4/100万,AML年发病率为5.0/100万;而15~19岁年发病率分别为7.5/100万

和4.3/100万。SEER数据提示,美国每年新增15岁以下儿童白血病5400例,其中4900例为ALL,急性髓系白血病(AML)500例。按中国人口是美国的4.5倍推算,我国每年新增15岁以下儿童ALL约为22 000余例,AML2250例。图1-4-1为美国儿童(0~14岁)、青少年(15~19岁)各类癌症发病率,图1-4-2为ALL/AML发病率比及不同年龄发病率分布。

儿童白血病在男女中发病率有差异,0~14岁男性ALL发病率为43.6/100万,而女性为36.3/100万;但AML男女发病率差异较小,分别为8.3和7.4,见表1-4-1所示。

根据SEER报告,儿童癌症总体的预后有随年龄增大而预后变差的倾向,但在白血病中不完全符合这一规律,小于1岁的婴幼儿ALL预后较大于1岁的学龄前和学龄期儿童差。但15岁以下的儿童ALL和AML预后均优于15~19岁的青少年。不同

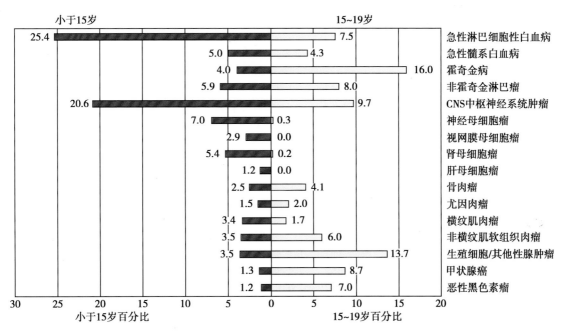

图1-4-1 美国SEER报告儿童与青少年各类癌症发病率
摘自:Philip A. Pizzo,David G. Poplack. Principle and practice of pediatric oncology,2016:2

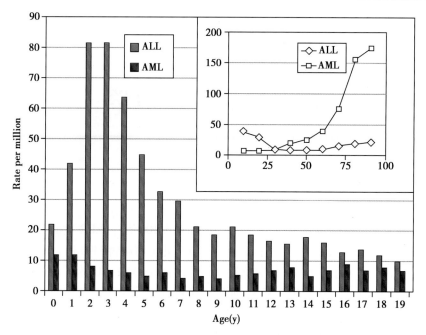

图 1-4-2　美国 SEER 报告儿童 ALL/AML 不同年龄发病率及比例
摘自：Philip A. Pizzo，David G. Poplack. Principle and practice of pediatric oncology，2016：463

表 1-4-1　儿童癌症发病率性别差异

诊　断	<15 岁 发病率				15～19 岁 发病率			
	总	男	女	男：女比	总	男	女	男：女比
急性淋巴细胞性白血病	40.0	43.6	36.3	1.2	17.5	22.9	11.7	2.0
急性髓系白血病	7.8	8.3	7.4	1.1	9.6	9.6	9.7	1.0
霍奇金病	5.8	6.9	4.7	1.5	30.3	29.2	31.5	0.9
非霍奇金淋巴瘤	9.2	12.2	6.1	2.0	18.1	22.9	12.9	1.8
中枢神经系统肿瘤	32.8	34.3	31.2	1.1	20.3	21.9	18.6	1.2
神经母细胞瘤	10.2	10.3	10.1	1.0	0.4	0.5	0.3	1.7
视网膜母细胞瘤	4.3	4.6	4.0	1.2	—	—	—	—
肾母细胞瘤	7.7	7.4	8.0	0.9	0.3	0.2	0.5	0.4
肝肿瘤	2.6	3.2	1.9	1.7	1.3	1.6	1.0	1.6
肝母细胞瘤	2.1	2.7	1.6	1.7	—	—	—	—
恶性骨肿瘤	6.9	7.2	6.6	1.1	14.4	18.3	10.3	1.8
骨肉瘤	4.0	3.8	4.1	0.9	8.4	10.6	6.1	1.7
尤因肉瘤	2.3	2.6	1.9	1.4	3.9	5.2	2.6	2.0
横纹肌肉瘤	5.3	5.9	4.6	1.3	3.4	4.0	2.8	1.4
非横纹肌软组织肉瘤	5.6	5.9	5.3	1.1	12.7	12.7	12.7	1.0
生殖细胞/其他性腺肿瘤	5.7	5.3	6.1	0.9	27.4	41.1	2.7	3.2
甲状腺癌	2.3	1.1	3.6	0.3	19.8	7.0	33.3	0.2
鼻咽癌	0.3	0.4	0.1	4.0	1.3	1.8	0.8	2.3
恶性黑色素瘤	2.0	1.9	2.2	0.9	14.9	12.0	18.1	0.7
合计	155.1	164.5	145.1	1.1	211.0	222.5	198.6	1.1

（摘自：Philip A. Pizzo，David G. Poplack. Principle and practice of pediatric oncology，2016：3）

种族预后也有差别,美国亚裔 ALL 预后似优于其他族裔。图 1-4-3 为美国儿童不同癌症的 5 年生存状况,图 1-4-4 为美国不同民族 ALL 远期无事件生存(EFS)情况,我国由于没有健全的登记系统,因此缺乏远期 EFS 数据,如按国际标准统计,我国儿童白血病远期预后可能低于目前报告数据。

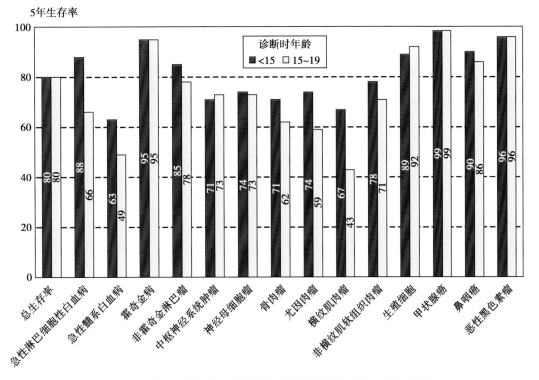

图 1-4-3　SEER 报告美国儿童不同癌症不同年龄组的 5 年生存状况
（摘自：Philip A. Pizzo，David G. Poplack. Principle and practice of pediatric oncology，2016：5）

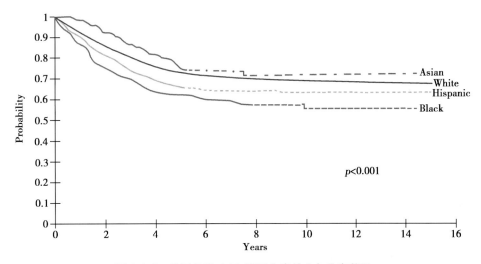

图 1-4-4　美国儿童 ALL 不同族裔的 5 年生存状况
（摘自：Philip A. Pizzo，David G. Poplack. Principle and practice of pediatric oncology，2016：463）

（汤静燕）

参 考 文 献

［1］上海市恶性肿瘤报告(1986～1992 年)
［2］Michael E Scheurer，Philip J Lupo，Melissa L Bondy. Epidemiology of Childhood Cancer，in Principle and Practice of Pediatric Oncology. Philip A Pizzo，David G Poplock. 7th ed. Wolters Kluwer，2016：1-7
［3］Karen RRabin，Maria MGramatges，Judith FMargolin，et al. Acute lymphoblastic luekemia. Principle and Practice of Pediatric Oncology. Philip A Pizzo，David G Poplock. 7th ed. Wolters Kluwer：2016：463-493

第二篇
儿童白血病诊断学

第一章　白血病形态学诊断

白血病(leukemia)是一种起源于造血干祖细胞的恶性肿瘤,白血病细胞具有增殖和生存优势,可发生无控性的增生和积聚,影响骨髓的正常造血,在患者骨髓内可见大量特殊形态学表现的白血病细胞,例如异常颗粒增多的早幼粒细胞是急性早幼粒细胞白血病形态学诊断的主要依据,故而细胞形态学成为白血病诊断和分型的基础,本章将概述儿童白血病的形态学特征。

一、形态学检查

随着免疫学、细胞遗传学、分子遗传学、分子生物学等技术手段的不断发展,人们从不同角度对此类疾病的分类和界定也在不断完善,但是诸多血液系统恶性肿瘤和非恶性血液疾病的诊断仍离不开骨髓细胞形态学观察,通过光学显微镜进行细胞形态及细胞化学染色仍然是白血病诊断的基础方法。

形态诊断主要依赖于发病初期的骨髓和外周血涂片,按 May-Grunwald-Giemsa 或 Wright-Giemsa 常规染色,外周血和骨髓涂片分别计数分类 200 个和 500 个有核细胞,白血病细胞形态有时在外周血涂片更为典型,有助于诊断。白血病患者的骨髓增生活跃或者极度活跃,分类可见大量幼稚细胞,残余的正常造血成分较少。由于大量的白血病细胞积聚以及伴有骨髓纤维化或骨髓坏死,常常可导致常规骨髓穿刺取材不满意,这时需进行骨髓活检和骨髓免疫病理检查以明确诊断。细胞化学染色亦可增加诊断分型的客观性和正确率,细胞化学染色一般包括过氧化物酶(POX)、苏丹黑(SBB)、特异性酯酶(CE)、非特异性酯酶(AE)、碱性磷酸酶(ALP)和酸性磷酸酶(ACP)等。AE 又包括中性酯酶(NAE)、酸性酯酶(ANAE)和丁酸酯酶(NBE),通常以 α-醋酸萘酯为底物。

白血病细胞也就是所谓的恶性转化的原始细胞,是分化较早的髓系或淋系原始、幼稚细胞,包括原始粒细胞、异常早幼粒细胞、原始和幼稚单核细胞、原始巨核细胞、原始和幼稚淋巴细胞。除罕见的红系白血病外,原始细胞不包括原始红细胞,也不包括发育异常的成熟小巨核细胞。不同白血病原始细胞的形态及细胞化学染色特点见表 2-1-1。

表 2-1-1　不同白血病原始细胞的形态及细胞化学染色特点

原始细胞	形态学特点	细胞化学染色特点
原始粒细胞	大小不一,小者仅比淋巴细胞稍大,大者比单核细胞大;核圆或椭圆形,也可不规则,染色质细,一般有数个核仁,胞质深蓝或中等蓝或灰蓝。无颗粒或数个嗜天青颗粒。可见 Auer 小体,有些胞质可含较多颗粒,少数含大颗粒(假 Chediak-Hi-gashi 颗粒),核周见透亮区或核窝区,易见 Auer 小体	MPO 强阳性,集中在高尔基区;SBB 强阳性(深黑色),CAE 阳性;但很早期细胞这些表现为阴性
异常早幼粒细胞	明显比正常早幼粒细胞大;核不规则,呈肾型或双叶状;胞质充满大、亮粉红或红色或紫色颗粒,甚至遮盖核,胞质边缘呈伪足状,无颗粒,称为外浆,一些胞质有成束状的 Auer 小体。不太典型者为胞质充满细小的尘粒样颗粒。变异型胞质颗粒少,容易和原始单核细胞混淆	MPO 强阳性,约25%患者 NSE 强阳性

续表

原始细胞	形态学特点	细胞化学染色特点
原始单核细胞	一般比原粒大;核常为圆形,染色质细、花边状,核仁大,明显;胞质丰富,浅灰或浅蓝或深蓝色,可见伪足,可见散在少许细小的嗜天青颗粒、空泡,Auer 小体罕见	ANB 弥漫阳性;ANA 强阳性,完全被氟化钠抑制;溶酶体阳性;MPO 及 SBB 阴性或散在细颗粒阳性;CAE 阴性
幼稚单核细胞	核比原单更不规则,常有凹陷、扭曲、折叠,核仁小而无,胞质可有数个颗粒,其他同原始单核细胞,Auer 小体罕见	ANB 弥漫阳性;ANA 强阳性,完全被氟化钠抑制;MPO 及 SBB 阴性或散在细颗粒阳性;CAE 阴性
原始巨核细胞	中等或更大,核圆或锯齿状或不规则,染色质细网状,有 1~3 个核仁,胞质嗜碱性,可见空泡,常无颗粒	ANA 可呈多灶性点状阳性,不被氟化钠抑制,MPO 阴性,SBB 阴性
原始嗜碱细胞	中等大,核浆比例高;核圆、椭圆或双叶形,染色质稀疏,1~3 个明显核仁,胞质中度嗜碱性,含数量不等的粗大嗜碱性颗粒,可见空泡	甲苯胺蓝阳性,酸性磷酸酶弥漫阳性,部分 PAS 呈球状或淀粉样阳性;MPO 阴性,SBB 阴性,CAE 阴性,NSE 阴性
原始红细胞	中等或更大;核圆,染色质细,有一至多个核仁;胞质深蓝,无颗粒或有边界模糊的空泡	PAS 为球状或弥漫阳性;MPO 阴性,SBB 阴性;ANA 多灶性点状阳性,酸性磷酸酶阳性
原始淋巴细胞	典型细胞小至中等大;胞质少,无颗粒;核圆或不规则,染色质中等浓聚,核仁不清晰;也可为大细胞,胞质较丰富,灰蓝色,核呈回旋状,染色质稀疏,有多个不同程度明显核仁,少数胞质可见粗大的嗜苯胺蓝颗粒	PAS 阳性,MPO 阴性,SBB 多阴性;偶见浅灰色颗粒阳性;ANB 可呈多灶性点状或高尔基区阳性;ANA 阳性,部分被氟化钠抑制

二、儿童白血病的分型体系

疾病的分型是其诊断、治疗及疗效判断的基础,应具有较好的重复性、准确性、实用性,这样才有助于选择最有效的治疗方案。白血病的诊断和分型主要依赖于白血病的形态学、免疫学、细胞遗传学和分子生物学特征,并据此判定白血病细胞的系列归属和分化阶段。

广义上,根据白血病细胞的成熟程度和自然病程可分为急性和慢性两大类,急性白血病(acute leukemia,AL)的细胞分化停滞于较早阶段,多为原始及早期幼稚细胞。急性白血病病情进展快,自然病程通常为数周或数月,而慢性白血病(chronic leukemia,CL)的细胞分化停滞于较成熟的幼稚细胞或成熟细胞,病情进展缓慢,生存期相对较长。另外,根据其受累细胞的免疫学来源,还可分为淋巴系、髓系和杂合(双表型或双克隆)白血病。

1976 年,法-美-英三国专家组成了(French,American,British,FAB)白血病分型协作组,首先提出了 AL 的诊断分类标准并沿用至今。历经几十年,AL 的诊断和分型渐趋完善,先是从最初的形态诊断逐渐过渡到结合形态、细胞免疫表型和遗传特征的 MIC(M)诊断分型体系。2001 年,世界卫生组织(WHO)又借鉴淋巴瘤 REAL 的分型原则,综合现已认知的各种疾病要素来精确定义疾病,制定了包括急性白血病在内的造血与淋巴组织恶性肿瘤新的诊断分型标准。经过数年的实践,在新的临床和实验研究证据的基础上,2008 年 WHO 对此又做了重新修订,使这一开放性的诊断分型系统更为科学、客观地反映了疾病的本质。然而,无论是 FAB 分类原则还是造血和淋巴组织 WHO 分类标准,形态学总是占有很重要的地位,许多疾病所表现的特征性形态特点甚至是诊断依据之一,体现了白血病形态学的重要性和意义,儿童白血病的分型体系也沿用上述模式。

FAB 协作组在 1976 年最初的 AL 的诊断分类标准中,将原始细胞≥30% 作为 AL 的诊断界限。按细胞形态和细胞化学染色分为急性淋巴细胞白血病(acute lymphoblastic leukemia,ALL)和急性髓系白血病(acute myeloid leukemia,AML),其后随着骨髓增生异常综合征(myelodysplastic syndrome,MDS)的提出,为区分 AML 和 MDS,1985 年 FAB 协作组又对 AML 的分类标准作了修订,即按骨髓全部有核细胞(all nucleate cell,ANC)计数原始细胞百分比和非红系有核细胞(Non-erythroid cell,NEC)计数原始细胞百分比,确定在原始及幼稚红细胞≥50%,NEC 的原始细胞≥30% 时,即使 ANC 的原始细胞

<30%亦应诊断 AML-M6,以便与 MDS 相鉴别。NEC 计数是指不包括浆细胞、淋巴细胞、组织细胞、巨噬细胞及有核红细胞的骨髓有核细胞计数。

急性髓系白血病的诊断模式见图 2-1-1。当骨髓有核细胞中原、幼淋巴细胞≥30%,即可诊断为急性淋巴细胞白血病。

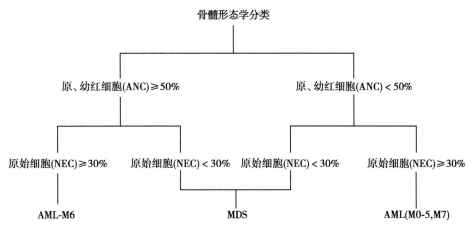

图 2-1-1　急性髓系白血病的诊断模式

急性白血病的高度异质性客观上要求其诊断和分型时应综合考虑病因、发病机制、临床表现、细胞形态、免疫表型、遗传特征、治疗、预后等各种疾病要素。2001 年发表的 WHO 诊断分型标准突出了细胞分子遗传学异常在疾病诊断分型中的作用,结合病史、形态、细胞化学和免疫表型来界定病种,并将 AL 的诊断标准重新做了调整。该标准确定外周血或骨髓中原始粒(或单核)细胞≥20%,即可诊断 AML;若具有克隆性重现的细胞遗传学异常,即使原始细胞<20%,也应诊断 AML;伴有多系病态造血的 AML 及治疗相关性 AML 和 MDS,分别单独划分为独立亚类;诊断急性淋巴细胞白血病标准需满足骨髓中幼稚淋巴细胞>25%。2008 年 WHO 再次修订将急性白血病分为 AML 及相关前体髓系肿瘤、前体淋巴肿瘤和系列未明的 AL 的三类,较前有了明显变化。

目前,ALL 的诊断及疗效反应评价以 WHO 诊断急性淋巴细胞白血病(骨髓中原始幼稚淋巴细胞>25%)的条件为标准。

(一) 儿童急性淋巴细胞白血病的形态学诊断

急性淋巴细胞白血病是单个淋巴前体细胞在某个发育阶段发生一次或者多次体细胞突变导致的恶性肿瘤,约占儿童急性白血病的 75% ~ 80%,是儿童时期常见的恶性疾病之一。随着科学技术手段的不断进步,儿童 ALL 在诊断分型上不断细化,其治疗渐趋分层化、个体化,临床疗效获得很大的提高,5 年无事件生存率甚至可达到 90% 左右。

最初的 FAB 分型是依据细胞大小、核浆比例、核仁大小及数量、细胞质嗜碱程度等,辅以细胞化学染色将 ALL 分为 L1、L2、L3 三个亚型(表 2-1-2),但除 L3 以外,这种分型不能说明白血病的系列归属和分化阶段,且与预后无关,故目前临床应用不大,ALL 的细胞化学染色表现为 POX、SB 阴性,而过碘酸希夫反应大部分阳性,呈小珠状或团块状。

表 2-1-2　急性淋巴细胞白血病各亚型(L1、L2、L3)细胞形态学特征

形态	L1	L2	L3
细胞大小	小细胞为主	大细胞为主	大细胞为主,大小较一致
核染色质	较粗,结构较一致	细而分散或粗而浓集,结构较不一致	呈细点状均匀一致
核型	规则,偶有凹陷折叠	不规则,常有凹陷折叠	较规则
核仁	小而不清,少或无	清楚,1 个或多个	明显,1 个或多个
胞质	量少 轻中度嗜碱 空泡不定	量不定,常较多 嗜碱性不定 空泡不定	量较多,泡沫状 深蓝色 空泡常明显,蜂窝状

49

随着检测手段的迅速发展，人们对于白血病的生物学特点的认识在逐步加深，ALL 诊断分型单纯依赖形态学远远无法解决其治疗上的要求，结合免疫分型、细胞遗传学、分子生物学、分子遗传学等特点的诊断标准，更具有客观性和准确性。1985 年在比利时举行的第一届国际 MIC（形态学、免疫学和细胞遗传学）组织分型会议上，制定了 ALL 的 MIC 分型标准，以及后期又进一步发展的 MICM 分型，为儿童 ALL 的预后判断、微小残留病检测及指导治疗提供了重要的依据。2000 年 WHO 关于淋巴系统恶性肿瘤的分类有了较大变化，将 ALL 分为 B 淋巴母细胞白血病/淋巴瘤（B-ALL/LBL）和 T 淋巴母细胞白血病/淋巴瘤（T-ALL/LBL），而将 ALL-L3 命名为 Burkitt 淋巴瘤/白血病，归入成熟 B 细胞肿瘤。相对于 FAB 分型而言，WHO 分型更加强调遗传学异常

在疾病诊断中的价值，认为遗传学改变在预后因素中占有重要意义，因此，结合免疫学、遗传学等的分型系统更具科学性。

儿童 ALL 的细胞形态学特征如图 2-1-2A，B，C，D 所示。

（二）儿童急性髓系白血病形态学诊断

急性髓系白血病（acute myeloid leukemia，AML）是由外周血、骨髓或其他组织中髓系原始细胞克隆性增殖所致的疾病，它是一种在临床、形态学和遗传学方面存在异质性的一组疾病，可累及一系或全部髓系系别。在 15 岁以下儿童，AML 占所有急性白血病的 15% ~ 20%，发病高峰期为出生后 3 ~ 4 年。

1. 急性髓系白血病 FAB 分型标准（1985 年修订及 1991 年增补）

（1）急性髓系白血病微分化型-M0：①骨髓中

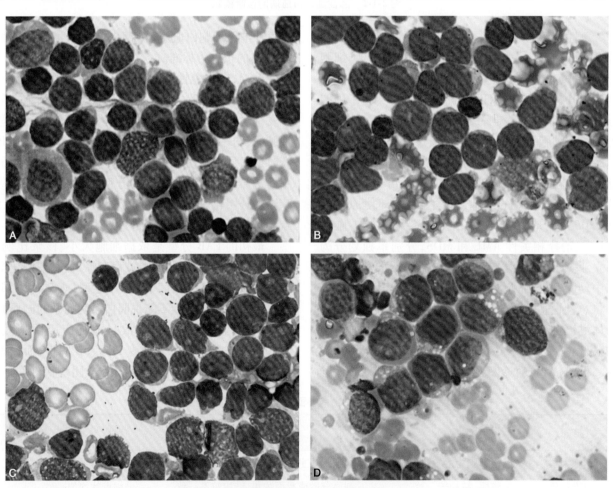

图 2-1-2　急性淋巴细胞白血病

A. 为 ALL-L1，骨髓增生程度明显活跃或极度活跃，小原始淋巴细胞为主，胞核规则，偶有凹陷，核仁小或无，染色质均一，胞质量少，嗜碱性；B. 为 ALL-L2，骨髓增生程度明显活跃或极度活跃，原始淋巴细胞大小不一，胞核不规则，核仁清晰，核染色质细而分散或粗而浓集，结构较不一致，胞质量略多；C. 形态学为 ALL-L2，免疫表型为 T 细胞型，骨髓增生程度明显活跃或极度活跃，原始淋巴细胞大小不一，胞核不规则，核仁清晰，核染色质细而分散或粗而浓集，结构较不一致，胞质量较多；D. 为 ALL-L3，命名为 Burkitt 淋巴瘤/白血病，归入成熟 B 细胞肿瘤 Burkitt 淋巴瘤，多伴有 MYC 基因易位，原始淋巴细胞胞体较大，染色质细致，核仁明显，胞质量较多，泡沫状，深蓝色，空泡常明显，蜂窝状

原始细胞≥90%(NEC),形态上呈原始细胞特征,胞质大多透亮或中度嗜碱,无嗜天青颗粒及 Auer 小体,核仁明显,类似 ALL-L2。②组化:POX 及 SBB 染色<3%。③免疫标志:髓系 CD33 及(或)CD13 可阳性;淋系抗原阴性;可有 CD7、TdT 阳性。④电镜 MPO 阳性。⑤常伴有 del(7q)、-7、del(5q)、-5 染色体异常。

(2)急性粒细胞白血病未分化型-M1:骨髓原粒细胞(Ⅰ+Ⅱ型)(NEC)≥90%,早幼粒细胞很少,中幼粒细胞以下阶段不见或罕见,小于 10%。组化:POX 及 SBB 染色至少 3%。

(3)急性粒细胞白血病部分分化型-M2:骨髓原粒细胞(Ⅰ+Ⅱ型)(NEC)占 30%~90%,早幼粒细胞以下至中性分叶核粒细胞>10%,单核细胞<20%,原始细胞核染色质细腻,有 1~2 个核仁,胞质丰富,嗜碱性,有颗粒,部分可见颗粒聚集。

(4)急性早幼粒细胞白血病-M3:骨髓中以多颗粒的早幼粒细胞为主>30%。此类异常早幼粒细胞胞质中可见粗黑颗粒,常覆盖细胞核,核不规则,呈折叠或肾形,含束捆状 Auer 小体,MPO 和 SBB 强阳性;但也有的异常早幼粒细胞胞质内以细颗粒为主,细胞呈双叶状或胞质呈肾型。

(5)急性粒单核细胞型白血病-M4:有下列多种情况:①骨髓中原始细胞(NEC)>30%,原粒细胞加早幼、中性中幼及其他中性粒细胞在 30%~79%,不同成熟阶段的单核细胞>20%;②骨髓象如上述,外周血中单核细胞系(包括原始、幼稚及单核细胞)≥5×10⁹/L;③外周血单核细胞系<5.0×10⁹/L,而血清溶菌酶以及细胞化学支持单核细胞系的细胞有显著数量者;④骨髓象类似 M2,而单核细胞系>20%,或血清溶菌酶超过正常(11.5±4)mg/L 的 3 倍或尿溶菌酶超过正常(2.5mg/L)的 3 倍;⑤骨髓象类似 M2,外周血单核细胞≥5×10⁹/L 时亦可划分为 M4。

(6)急性粒单核细胞型白血病伴嗜酸细胞增多-M4Eo:除具有上述 M4 的各型特点外,骨髓中嗜酸性粒细胞(NEC)>5%,这些嗜酸性粒细胞较异常,除有典型的嗜酸颗粒外,还有大的嗜碱(不成熟)颗粒,还可有不分叶的核,细胞化学染色氯乙酸酯酶及 PAS 染色明显阳性。

(7)急性单核细胞白血病-M5:又分为两种亚型,①M5a(急性单核细胞白血病未分化型):骨髓原始单核细胞(NEC)≥80%;②M5b(急性单核细胞白血病分化型):骨髓原始单核细胞(NEC)<80%,其余为幼稚及成熟单核细胞等。

(8)红白血病-M6:骨髓(NEC)原始细胞(原粒细胞或原始单核细胞)≥30%,红细胞系≥50%。

(9)急性巨核细胞性白血病-M7:骨髓中原始+幼稚巨核细胞≥30%,如原始细胞呈未分化型,形态不能确定时,应做电镜血小板过氧化物酶检查,或用血小板膜糖蛋白单克隆抗体(CD41、CD61、CD42)以证明其为巨核细胞系。如骨髓干抽,有骨髓纤维化,则需骨髓活体组织检查,用免疫酶标技术证实有原巨核细胞增多。

注:国内将 M2 分为 M2a 和 M2b,M2b 形态学特点与 t(8;21)M2 一致,骨髓中原始及幼粒细胞增多,以异常的中性中幼粒细胞增生为主(>30%),具有明显核浆发育不平衡,胞质中多空泡,核凹陷处有团块状特异颗粒。

2. 急性髓系白血病的细胞化学染色特点　急性髓系白血病的不同亚型其细胞化学染色特点不尽相同,原始细胞的 POX、SBB、CE 或 AE 染色阳性,单核细胞白血病的 AE 染色可被氟化钠抑制;POX 和髓过氧化物酶(MPO)是鉴别 AML 和 ALL 的重要指标。原始细胞如 POX 或 MPO 阳性率≥3% 可确定为 AML,AML 中 POX 和 MPO 的阳性率依次为 M3>M2>M4>M5>M1;少数分化很差的髓系原始细胞 POX 和 MPO 染色可为阴性。SBB 的意义与 POX 和 MPO 类似。CE 是中性粒细胞标志酶,在 M1、M2a 和淋巴细胞一般阴性,但 M3 强阳性,通常将 CE 与 POX/MPO 和 SBB 联用鉴别 AML 和 ALL。中性非特异性酯酶包括醋酸 AS-D 萘酚酯酶(NAS-DAE)染色和 α 染醋酸萘酚酯酶(α 酸萘酚酯)染色。NAE 主要分布在单核、淋巴和巨核细胞,粒细胞和有核红细胞为弱阳性或阴性。单核细胞 NAE 染色为弥散性阳性,且可被 NaF 抑制;淋巴细胞 NAE 为单个点状阳性颗粒,常位于细胞核旁;粒系 AML 细胞 NAE 也强阳性,在 M3 反应强度和积分高于 M4 和 M5,但粒细胞 NAE 阳性反应不被 NaF 抑制。细胞内的氯乙酸 AS-D 萘酚酯酶(NAS-DCE)几乎仅出现在粒细胞,其特异性高,因此又称为特异性酯酶,在 M3 中表现为强阳性,而在原始及幼稚单核细胞则呈阴性。ANAE 正常主要见于 T 细胞、单核细胞和巨核细胞,而在 B 细胞、粒细胞和有核红细胞含量较少,主要用于 ALL 与 AML 鉴别和从 ALL 中区分出 T-ALL。NBE 是单核细胞标志酶,在单核细胞反应最强,淋巴细胞和巨核细胞仅为弱阳性或阴性,粒细胞为阴性;主要用于将 M4、M5 与 M3 区分开来。N-ALP 在晚幼粒和成熟粒细胞含量最高,而原始粒细胞和其他血细胞为阴性。类白血病反应时 ALP 显著增高,而急性粒细胞白血病和 CML 时减低。ACP 在 AML 中反应强度要高于 ALL,以 M4 较强。在 AML 中 ACP 阳性物质为弥散状分布,而 ALL 为局灶分布。过碘酸-希夫(PAS)染色又称糖原染色,可显示细胞内糖原,在原始淋巴细胞多为粗颗粒或珠状阳性,原始粒细胞和单核细胞多为细颗粒弥散状阳性;红白血病时有核红细胞多呈阳性反应,有助于红白血病的诊断。各型急性髓系白血病细胞化学染色特点见表 2-1-3。

表 2-1-3　急性髓系白血病细胞化学染色特点

AML 分型	POX	SBB>3%	PAS	NAS-DCE	NAS-DAE	(+NaF)	N-ALP
M1、M2	− ~ ++	++ ~ +++	− ~ +	+ ~ ++	− ~ +	不抑制	↓
M3	+++ ~ ++++	+++ ~ +++	+ ~ +++	++ ~ +++	+ ~ +++	不抑制	↓
M4	− ~ ++	+ ~ +++	− ~ ++	− ~ ++	+ ~ +++	部分抑制	↑ 或 ↓
M5	− ~ +	− ~ ++	− ~ +	− ~ ±	++ ~ +++	抑制	↑ 或 ↓
M6(幼红细胞)	−	− ~ +	+ ~ +++	−	−		↓
M7	−	−	+ ~ +++	−	−		↓

3. 急性髓系白血病 WHO 分类标准　WHO 分类的目标是将临床、形态学和细胞遗传学相结合,引入了对某些疾病的新的界定标准以及一些新的独立的疾病实体,在 AML 的诊断流程中,原有的形态学诊断仍然保留,但是在此基础上增加了重现性遗传学异常的疾病亚类,从而更能体现AML 的疾病异质性,优化疾病分层,获得更有效的治疗。同时将 *NPM1* 与 *CEBPA* 突变等遗传学改变加入疾病亚类中,作为"暂定疾病实体",表明还需要更多的研究和探索来证实这一分型的意义。表 2-1-4 为 WHO AML 及相关髓系肿瘤分类。

表 2-1-4　2008 年修订的 WHO AML 及相关髓系肿瘤分类

AML 伴重现性染色体异常	1. AML 伴 t(8;21)(q22;q22);*AML1-ETO* 2. AML 伴 inv(16)(p13;q22)或 t(16;16)(p13;q11);*CBFβ/MYH11* 3. AML 伴 t(15;17)(q22;q21);*PML-RARα* 及其变异型 4. AML 伴 t(9;11)(p22;q23);*AF9-MLL* 及 *MLL* 变异易位的 AML 5. AML 伴 t(6;9)(p23;q34);*DEK-CAN* 6. AML 伴 inv(3)(q21;q26.2)或 t(16;16)(q21;q26.2);*RPN1-EVI1* 7. AML(原始巨核细胞)伴 t(1;12)(p13;q13);*RBM15-MKL1* 8. AML 伴 *NPM1* 突变(暂定疾病) 9. AML 伴 *CEBPA* 突变(暂定疾病)
AML 伴 MDS 相关改变	
治疗相关的髓系肿瘤	
AML 非特指型	1. AML 微分化型 2. AML 不成熟型 3. AML 成熟型 4. 急性粒单核细胞白血病 5. 急性原始单核细胞白血病和急性单核细胞白血病 6. 急性红白血病 7. 急性原始巨核细胞性白血病 8. 急性嗜碱性粒细胞白血病 9. 急性全髓增殖症伴骨髓纤维化
髓细胞肉瘤	
Down 综合征相关髓系增殖症	1. 短暂的异常髓系增生 2. Down 综合征相关髓系白血病
母细胞性浆细胞样树突状细胞肿瘤	

4. 儿童急性髓系白血病的骨髓形态学特点 无论哪一种分型标准,其目的在于总结某一疾病的群体生物学特性,白血病的细胞形态学发展至今,每种亚型已经形成了一些各自的独有特征,通过细胞形态学可以实现快速、早期诊断,争取治疗时机,提高疾病的整体疗效,如 APL。在此我们从 WHO 分类来逐一认识它们。

伴有重现性细胞遗传学异常的儿童急性髓系白血病的形态学特点:

(1) AML 伴 t(8;21)(q22;q22),(AML1-ETO):是儿童急性髓系白血病常见的重现性遗传学异常之一。在 FAB 分型中,急性粒细胞白血病部分分化型-M2。国内又分为 M2a 和 M2b,此亚型即为通常所称的 M2b。常见的形态学表现为原始细胞胞体较大,胞质嗜碱,含有丰富的嗜天青颗粒,核周淡染或核凹陷;常见 Auer 小体,表现为单根细长而一端尖削的棒状,可见不同程度发育异常的早幼粒、中幼粒及成熟中性粒细胞,嗜酸细胞常增多,单核细胞很少或缺如,有核红细胞及巨核细胞形态正常(图 2-1-3)。

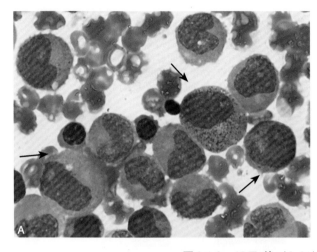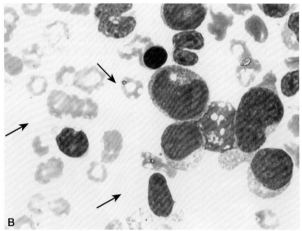

图 2-1-3 AML 伴 t(8;21)(q22;q22),(AML1-ETO)
A. 骨髓增生程度多为明显活跃或极度活跃,以异常中性中幼粒细胞增高为主,此类细胞体偏大,不规则,核浆发育不平衡,胞核有凹陷,染色质细致,可见核仁,核凹陷处颗粒丰富,Auer 小体易见;成熟粒细胞亦可有不同程度的病态造血,胞质呈均匀粉红色;嗜酸性、嗜碱性粒细胞和肥大细胞可增多。B. 骨髓增生程度多为明显活跃或极度活跃,原始及早幼粒细胞易见,异常中性中幼粒细胞胞体偏大,核浆发育不平衡,胞核有凹陷,核凹陷处颗粒丰富,可见空泡

(2) AML 伴 inv(16)(p13;q22)或 t(16;16)(p13;q11),(CBFβ/MYH11):在儿童髓系白血病中发生率亦较高,FAB 分型中称为急性粒单核细胞型白血病伴嗜酸性粒细胞增多(M4Eo),因此形态学上具有急性粒单核细胞型白血病的表现,可见原始、幼稚单核细胞以及原粒细胞等,在此基础上骨髓中可见不同数量的各阶段嗜酸性粒细胞,嗜酸性粒细胞内颗粒较正常偏大,紫色,部分可密集分布,使细胞核形态模糊不清(图 2-1-4)。

(3) AML 伴 t(15;17)(q22;q21),PML-RARα 及其变异型:即 FAB 分型中的急性早幼粒细胞白血病(APL),异常早幼粒细胞胞核大小及形状多不规则,常为肾型或双叶,多颗粒型胞质内可见浓集甚至融合的大颗粒,有些则是粉尘样颗粒,其 Auer 小体呈束状、柴捆样杂乱分布;而细颗粒(或少颗粒)型 APL 胞质内颗粒明显少或无,胞核呈双叶。而变异型是指部分患者形态学特征类似 APL,同时涉及 RARα 变异易位(图 2-1-5)。

(4) AML 伴 t(9;11)(p22;q23),AF9-MLL 及 MLL 变异易位的 AML:此型儿童亦较为常见,约占儿童 AML 的 9% ~ 12%,急性单核细胞白血病和急性粒单核细胞型白血病与此细胞遗传学异常密切相关。其原始细胞多表现为原始单核细胞和幼稚单核细胞为主,原始单核细胞胞体大,染色质细网状,1 个或多个核仁,胞质丰富,嗜碱性,可见伪足、空泡及嗜天青颗粒;幼稚单核细胞胞核形状多不规则,扭曲折叠(图 2-1-6)。

(5) AML 伴 t(6;9)(p23;q34),DEK-CAN:此类型在儿童 AML 中,非常少见,可能具有除了急性早幼粒细胞白血病和急性巨核细胞性白血病以外其他任何 FAB 亚型的形态学特征,以 AML-M2a 和 M4 最常见,此型中近半数的患者骨髓或外周血嗜碱颗粒增多,具有粒系和红系发育异常,巨核细胞发育异常少见(图 2-1-7)。

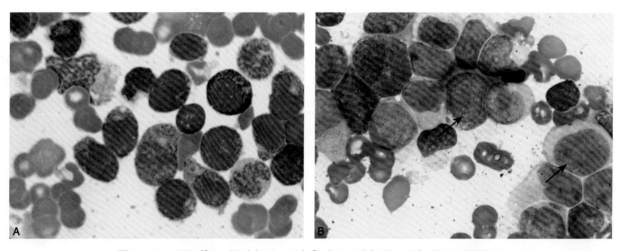

图 2-1-4　AML 伴 inv(16)(p13;q22)或 t(16;16)(p13;q11);*CBFβ/MYH11*
A. 骨髓增生程度多为明显活跃或极度活跃,可见原始、幼稚单核细胞以及原粒细胞等,各阶段嗜酸细胞易见,嗜酸细胞内颗粒较正常偏大,紫色,部分可密集分布,使细胞核形态模糊不清。B. 骨髓增生程度多为明显活跃或极度活跃,原始单核细胞胞体大,染色质细网状,核仁明显,胞质丰富,嗜碱性,可见空泡及嗜天青颗粒;幼稚单核细胞胞核形状多不规则,扭曲折叠。各阶段嗜酸细胞易见,嗜酸细胞内颗粒较正常偏大,紫色,部分可密集分布,使细胞核形态模糊不清

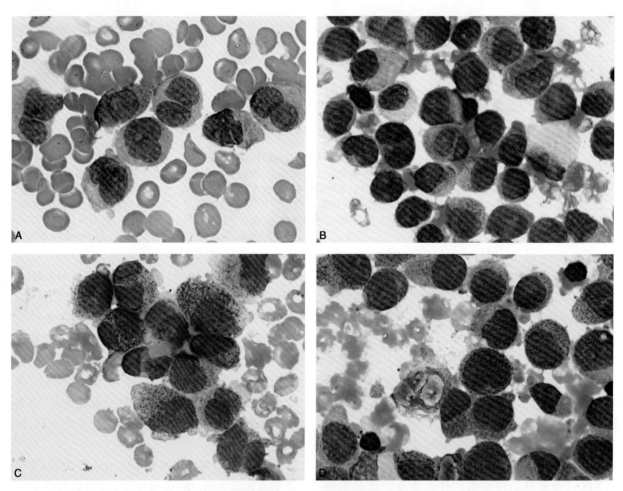

图 2-1-5　AML 伴 t(15;17)(q22;q21),*PML-RARα*
A. 骨髓增生程度多为明显活跃或极度活跃,异常早幼粒细胞胞体不规则,有伪足,染色质细致,胞核呈肾型或双叶状,胞质内以细颗粒为主,伴染色体 t(15;17)易位,*PML-RARα* 阳性,形态学诊断 M3v。B. 骨髓增生程度多为明显活跃或极度活跃,以多颗粒的异常早幼粒细胞为主>30%。胞体较小,大小一致,染色质细致均一,胞核呈双叶型,胞质内细小颗粒,呈粉尘状,或者颗粒明显少或无,形态学为细颗粒型。C. 骨髓增生程度多为活跃及明显活跃,骨髓中以多颗粒的早幼粒细胞为主>30%。胞体大小不等,不规则,有伪足,染色质细致,核不规则,呈折叠或肾形,胞质粗黑颗粒,常覆盖细胞核,含束捆状 Auer 小体,形态学为粗颗粒型。D. 骨髓增生程度多为活跃及明显活跃,骨髓中以多颗粒的早幼粒细胞为主>30%。胞体大小较均一,不规则,有伪足,染色质细致,胞质内颗粒增多,粉尘状,形态学为细颗粒型

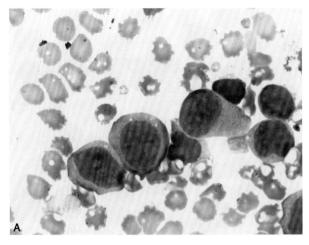
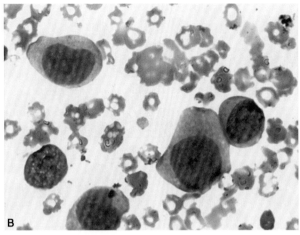

图 2-1-6　AML 伴 t(9;11)(p22;q23),*AF9-MLL* 及 *MLL* 变异易位的 AML

A. 伴有 *MLL* 变异易位,形态学为 AML-M5,骨髓增生程度为活跃及明显活跃,原始及幼稚单核细胞为主,原始单核细胞体大,染色质细网状,胞质丰富,嗜碱性,可见伪足、空泡及嗜天青颗粒。B. 伴有 *MLL* 变异易位,形态学为 AML-M5,骨髓增生程度为活跃及明显活跃,原始及幼稚单核细胞为主,原始单核细胞体大,染色质细网状,胞质丰富,嗜碱性,可见伪足、空泡及嗜天青颗粒。幼稚单核细胞胞核形状多不规则,扭曲折叠

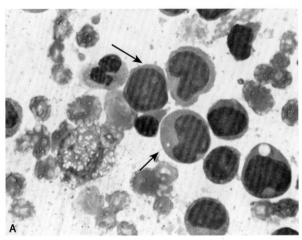
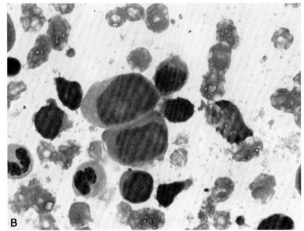

图 2-1-7　AML 伴 t(6;9)(p23;q34),*DEK-CAN*

A. 患者发病时白细胞高,形态学诊断为 AML-M5,免疫分型表达 CD13、CD33、CD123、CD38,部分表达 CD117、CD34、CD9、HLA-DR。融合基因:*DEK-CAN* 阳性伴 FLT/ITD 阳性,染色体核型示:46,XY,t(6;9)(p23;q34)[7]/46,XY[13]。

B. 患者发病时白细胞高,形态学诊断为 AML-M5,免疫分型表达 CD13、CD33、CD123、CD38,部分表达 CD117、CD34、CD9、HLA-DR。融合基因:*DEK-CAN* 阳性伴 FLT/ITD 阳性,染色体核型示:46,XY,t(6;9)(p23;q34)[7]/46,XY[13]

（6）AML 伴 inv(3)(q21;q26.2)或 t(16;16)(q21;q26.2),*RPN1-EVI1*:此亚型多见于成人。

（7）AML(原始巨核细胞)伴 t(1;12)(p13;q13),*RBM15-MKL*:此亚型非常少见,占全部 AML 的不足 1%,常见于 3 岁以下患者,原始细胞形态为 FAB 分型中的急性巨核细胞性白血病,胞体大到中等大小,核圆形,轻度不规则或有凹陷,染色质细网状,有核仁,常见小巨核细胞。

（8）伴 *NPM1* 突变,或伴 *CEBPA* 等基因突变的 AML,在形态学上可以具有任何髓系白血病的特征,是预后较好的一种亚型。

不具有克隆性细胞遗传学异常儿童急性髓系白血病的形态学特点:

（1）AML-M0(急性髓系白血病微分化型):骨髓中原始细胞≥90%,原始细胞中等大小,染色质细致,有核仁,胞质大多透亮或中度嗜碱,无嗜天青颗粒及 Auer 小体,类似 ALL-L2(图 2-1-8)。

（2）AML-M1(急性髓系白血病未分化型或不成熟型):骨髓原粒细胞≥90%,早幼粒细胞很少,中幼粒细胞以下阶段不见或罕见,<10%。部分原粒细胞有嗜天青颗粒或 Auer 小体(图 2-1-9)。

（3）AML-M2(急性髓系白血病部分分化型或

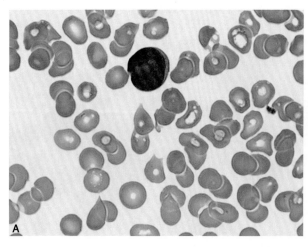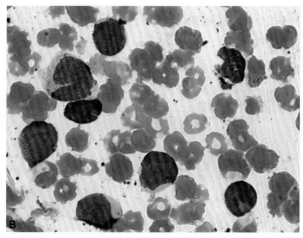

图 2-1-8　急性髓细胞白血病微分化型（AML-M0）

A. 骨髓增生程度为活跃及明显活跃，原始细胞中等大小，染色质细致，有核仁，胞质大多透亮或中度嗜碱，无嗜天青颗粒及 Auer 小体，类似原始淋巴细胞；B. 骨髓增生程度为活跃及明显活跃，原始细胞中等大小，染色质细致，有核仁，胞质大多透亮或中度嗜碱，无嗜天青颗粒及 Auer 小体，类似原始淋巴细胞

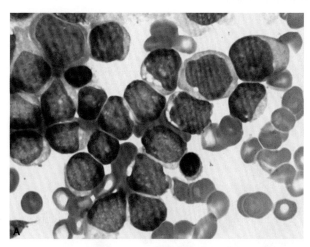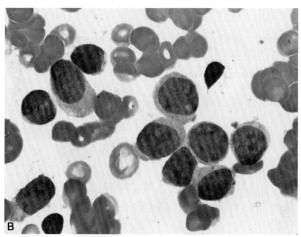

图 2-1-9　急性髓系白血病未分化型或不成熟型（AML-M1）

A. 骨髓增生程度明显活跃或极度活跃，以原粒细胞为主，胞体大小不一，核圆或椭圆形，也可不规则，染色质细，有核仁，胞质嗜碱，无颗粒。早幼粒细胞很少，中幼粒细胞以下阶段不见或罕见，部分原粒细胞有嗜天青颗粒或 Auer 小体。B. 骨髓增生程度明显活跃或极度活跃，以原粒细胞为主，胞体大小不一，核圆或椭圆形，染色质细，有核仁，胞质嗜碱，无颗粒。早幼粒细胞很少，中幼粒细胞以下阶段不见或罕见

成熟型）：骨髓原粒细胞≥20%，早幼粒细胞以下至中性分叶核粒细胞>10%，单核细胞<20%，原始粒细胞核染色质细腻，有 1~2 个核仁，胞质丰富，嗜碱性，有颗粒，部分可见颗粒聚集，Auer 小体常见（图2-1-10）。

（4）AML-M4（急性粒单核细胞型白血病）：诊断及其亚型的分型标准类同 FAB，形态上可见原粒细胞和原始幼稚单核细胞，原粒细胞中等大小，染色质细致，有核仁，胞质大多透亮或中度嗜碱；原始单核细胞胞体较大，胞质丰富嗜碱性，可有伪足或空泡，染色质细网状，有大而显著的核仁；幼稚单核细胞核常不规则，可扭曲折叠，颗粒明显，亦可有嗜

天青颗粒及空泡（图 2-1-11）。

（5）AML-M5（急性单核细胞白血病）：原始单核细胞胞体较大，胞质丰富嗜碱性，可有伪足或空泡，染色质细网状，有大而显著的核仁；幼稚单核细胞核常不规则，可扭曲折叠，颗粒明显，亦可有嗜天青颗粒及空泡（图 2-1-12）。

（6）AML-M6（急性红白血病）：根据有无显著髓系成分，可分为两种亚型：红白血病和纯红系白血病，红白血病是指骨髓原始细胞（原粒细胞或原始单核细胞）≥20%，红细胞系≥50%；纯红系白血病是指骨髓内以红系未成熟细胞为主≥80%，无明显髓系原始细胞成分。红系细胞形态上多表现为发育异

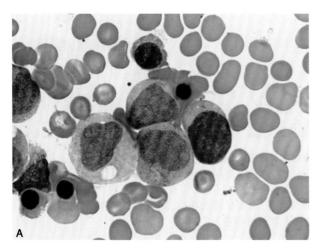
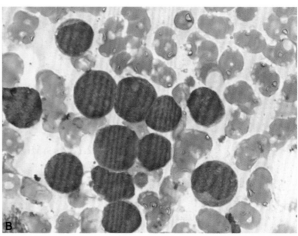

图 2-1-10　AML-M2（急性髓系白血病部分分化型或成熟型）
A. 骨髓增生程度明显活跃或极度活跃，原始粒细胞胞体大小不一，核染色质细腻，胞质丰富，嗜碱性，有粉红色颗粒，部分可见颗粒聚集，可见 Auer 小体；B. 原始粒细胞胞体大小不一，核圆形或不规则，核染色质细腻，有 1~2 个核仁，胞质丰富，嗜碱性，有颗粒，部分可见颗粒聚集

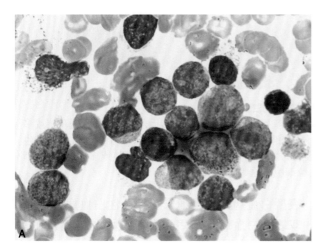
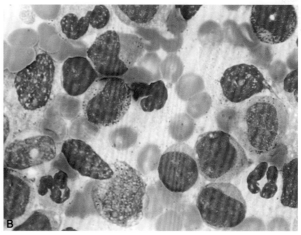

图 2-1-11　AML-M4（急性粒单核细胞型白血病）
A. 形态上可见原粒细胞和原始幼稚单核细胞，原粒细胞胞体相对较小，核圆形，染色质细致，有核仁，胞质量少，多透亮或中度嗜碱；原始单核细胞胞体较大，染色质细网状，有大而显著的核仁，胞质丰富嗜碱性，可有伪足或空泡。B. 形态上可见原粒细胞和原始幼稚单核细胞，原粒细胞胞体相对较小，核圆形，染色质细致，有核仁，胞质量少，多透亮或中度嗜碱；原始单核细胞胞体较大，染色质细网状，有大而显著的核仁，胞质丰富嗜碱性，可有伪足或空泡

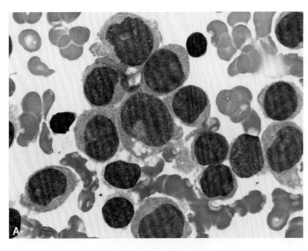 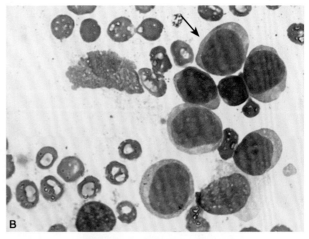

图 2-1-12　AML-M5（急性单核细胞白血病）

A. 骨髓以原始及幼稚单核细胞增多为主,原始单核细胞体较大,染色质细网状,有大而显著的核仁,胞质丰富嗜碱性,可有伪足或空泡;幼稚单核细胞核常不规则,可扭曲折叠,颗粒明显,亦可有嗜天青颗粒及空泡。B. 骨髓以原始及幼稚单核细胞增多为主,原始单核细胞体较大,染色质细网状,有大而显著的核仁,胞质丰富嗜碱性,可有伪足或空泡;幼稚单核细胞核常不规则,可扭曲折叠,颗粒明显,亦可有嗜天青颗粒及空泡

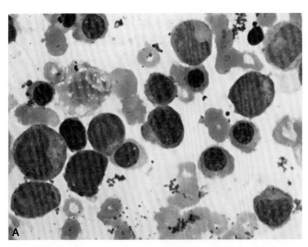 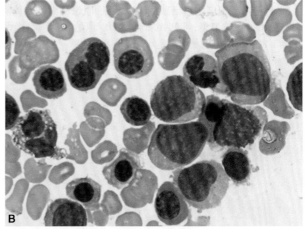

图 2-1-13　AML-M6（急性红白血病）

A. 骨髓增生程度活跃或明显活跃,红细胞系≥50%,红系细胞形态上多表现为发育异常,巨幼样改变,可见双核或多核,染色质细致,1 个或多个核仁,胞质嗜碱性,无颗粒,有空泡。同时原始粒细胞或原始单核细胞易见。B. 骨髓增生程度活跃或明显活跃,红细胞系≥50%,红系细胞形态上多表现为发育异常,巨幼样改变,可见双核或多核,染色质细致,1 个或多个核仁,胞质嗜碱性,无颗粒,有空泡。同时原始粒细胞或原始单核细胞易见

常,巨幼样改变,可见双核或多核,染色质细致,1 个或多个核仁,胞质嗜碱性,无颗粒,有空泡(图 2-1-13)。

（7）AML-M7（急性巨核细胞性白血病）:骨髓中原始+幼稚巨核细胞≥20%,原始巨核细胞通常中等大小,胞核圆形,或轻度不规则、有切迹,染色质细网状,有核仁,胞质嗜碱性,常无颗粒,可有伪足,可见淋巴样小巨核细胞,或成簇存在的原始巨核细胞(图 2-1-14)。

（三）儿童双克隆和双表型白血病形态学诊断

WHO 将急性未分化细胞白血病、双克隆和双表型白血病归入系列未明的急性白血病,双克隆和双表型白血病是指表达两类或两类以上造血系列抗原,也称混合表型急性白血病(mix phenotype acute leukemia,MPAL)。MPAL 的原始细胞可以是一群(原始细胞同时表达多种不同造血系列的抗原),也可以是多群(原始细胞分属不同的造血系列)。

MPAL 的诊断主要依赖于免疫分型,欧洲白血病免疫学分类提出了诊断急性双克隆和双表型白血病的 EGIL 积分系统,规定髓系积分>2 分,淋系积分>2 分才能确立诊断(表 2-1-5)。

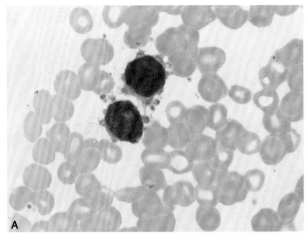
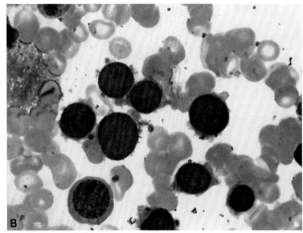
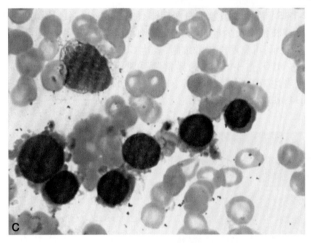

图 2-1-14 AML-M7（急性巨核细胞性白血病）

A. 骨髓增生程度活跃或明显活跃,巨核细胞增多,原始巨核细胞通常中等大小,胞核圆形,或轻度不规则、有切迹,染色质细网状,有核仁,胞质嗜碱性,常无颗粒,可有伪足;可见淋巴样小巨核细胞,或成簇存在的原始巨核细胞。B. 骨髓增生程度活跃或明显活跃,巨核细胞增多,原始巨核细胞通常中等大小,胞核圆形,或轻度不规则、有切迹,染色质细网状,有核仁,胞质嗜碱性,常无颗粒,可有伪足;可见淋巴样小巨核细胞,或成簇存在的原始巨核细胞。C. 骨髓增生程度活跃或明显活跃,巨核细胞增多,原始巨核细胞通常中等大小,胞核圆形,或轻度不规则、有切迹,染色质细网状,有核仁,胞质嗜碱性,常无颗粒,可有伪足;可见淋巴样小巨核细胞,或成簇存在的原始巨核细胞

表 2-1-5 欧洲组白血病免疫分类的标志积分系统（EGIL）

积分	B 淋巴细胞系	T 淋巴细胞系	髓系
2	cCD79a	c/mCD3	MPO
	cIgM	抗 TCR	
	CD22		
1	CD19	CD2	CD117
	CD20	CD5	CD13
	CD10	CD8	CD33
		CD10	CD65
0.5	TdT	TdT	CD14
	CD24	CD7	CD15
		CD1a	CD64

形态学上很多病例呈现二形性原始细胞组群,

一种可类似原始淋巴细胞,另一种可表现原始粒细胞或单核细胞的特征,但有些病例的原始细胞无不同的形态学特征,常常在髓系表达的基础上同时具有淋系标志。

混合表型急性白血病伴 t(9;22)(q34;q11),*BCR-ABL1*:是混合表型急性白血病中最常见的重现性遗传学异常,非常罕见,约占急性白血病的不足 1%,可发生于儿童和成人(图 2-1-15)。

混合表型急性白血病,B/髓系,非特指型:如图 2-1-16 所示。

（四）儿童慢性髓细胞性白血病的形态学诊断

儿童慢性髓细胞白血病是一种骨髓增殖性肿瘤,起源于多能造血干细胞,超过 95% 的患者造血细胞中存在 9 号和 22 号染色体相互易位,即费城染色体(Ph 染色体),基于此分子病因学的发现,使其

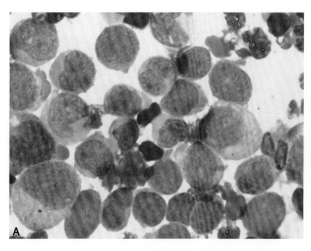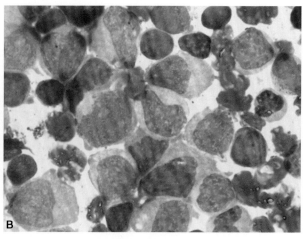

图 2-1-15　混合表型急性白血病伴 t(9;22)(q34;q11),BCR-ABL1

A. 此例患者骨髓涂片可见原始单核细胞及少量原始淋巴细胞,细胞化学染色:可见 16% 原始及幼稚单核细胞,13% 少量原始及幼稚淋巴细胞,免疫分型示:可见两群异常细胞,表达 CD34、CD117、CD38、CD33、CD13、CD123、HLA-DR,部分表达 CD64、CD19、CD36,弱表达 MPO,占 14.8%,为异常髓系原始细胞表型;另一群细胞表达 CD34、CD123、CD10、CD19、CD9、cCD79a、CD58,部分表达 TdT,弱表达 CD13、CD22,为 commonB 表型。融合基因 BCR-ABL1 阳性。B. 混合表型急性白血病伴 t(9;22)(q34;q11),BCR-ABL1

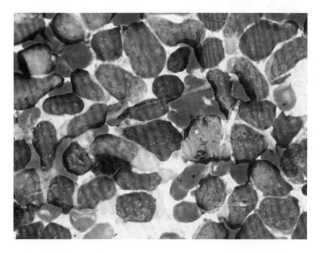

图 2-1-16　混合表型急性白血病,B/髓系,非特指型

免疫分型提示:异常细胞表达 CD34、CD117、CD7、HLA-DR、CD38、CD13、CD11b、CD2、cCD3、cTdT,部分表达 CD15、CD5-、CD16-、CD4-、CD8-、CD1a-、mCD3-、CD33-、CD64-、MPO-,考虑 MPAL(M-T),细胞化学染色提示:原始及幼稚淋巴细胞比例增高,可见少量原始及幼稚单核细胞

目前成为靶向治疗的成功典范。

大多数患者在慢性期确诊,外周血白细胞升高,可见各阶段成熟粒细胞,以中幼粒及杆状核粒细胞为主,无明显发育异常,原始细胞通常小于 2%,嗜酸性粒细胞及嗜碱性粒细胞易见。骨髓增生明显或极度活跃,各阶段粒细胞增生,嗜酸细胞增多,原始细胞通常小于 5%,当原始细胞≥10% 时则提示疾病进展,红系增生减低,巨核细胞通常正常或增生明

显(图 2-1-17)。

(五)儿童骨髓增生异常综合征的形态学诊断

儿童骨髓增生异常综合征(myelodysplastic syndrome, MDS)是一组克隆性造血干细胞疾病,其特征是一系或多系血细胞减少、无效造血、一系或多系髓系细胞发育异常和发生急性髓白血病的危险增高。儿童骨髓增生异常综合征相对较少见,在年龄小于 14 岁的患儿中 MDS 的比例少于所有血液系统肿瘤的 5%。

MDS 的形态学分类主要是根据外周血和骨髓中原始细胞百分率,发育异常的细胞类型和程度,环形铁粒幼细胞的多少,为确定原始细胞的百分比,建议在骨髓涂片或骨髓活检印片所有有核细胞中分类 500 个,外周血片需分类 200 个白细胞。判定红系和粒系发育异常所需百分率为发育异常细胞占该系细胞≥10%,巨核细胞系发育异常的定义是在涂片或切片中至少计数 30 个巨核细胞,而发育异常的巨核细胞≥10%。

2003 年,Hasle 等参照成人 MDS 的 WHO 诊断分型标准提出了一个儿童 MDS 的 WHO 分型标准,并提出了儿童 MDS 的最低诊断标准,认为至少符合以下四项中的任何两项方可诊断为 MDS:①持续性不能解释的血细胞减少(中性粒细胞减少、血小板减少或贫血);②至少二系有发育异常的形态学特征;③造血细胞存在获得性克隆性细胞遗传学异常;④原始细胞增高(≥5%)(表 2-1-6)。2008 年 WHO 又提出儿童 MDS 中的暂定类型:儿童难治性血细胞

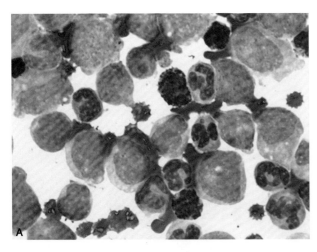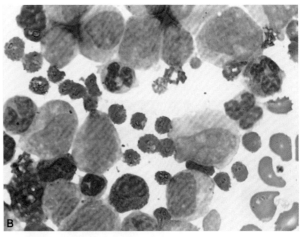

图 2-1-17　儿童慢性髓细胞性白血病
A. 骨髓增生明显或极度活跃,各阶段粒细胞增生,嗜酸细胞增多,原始细胞通常小于 5%；B. 骨髓增生明显或极度活跃,各阶段粒细胞增生,嗜酸、嗜碱细胞增多,原始细胞通常小于 5%

减少(refractory cytopenia of childhood,RCC),是指持续血细胞减少,骨髓内可见一系或多系发育异常的形态学表现,外周血原始细胞<2%,骨髓原始细胞<5%,大部分 RCC 患者骨髓增生程度表现为减低或重度减低,应与先天性或获得性骨髓衰竭性疾病相鉴别(表 2-1-6)。

表 2-1-6　儿童骨髓增生异常和骨髓增殖性疾病的 WHO 诊断分类

Ⅰ 骨髓增生异常/骨髓增殖性疾病(MDS/MPN)

幼年型粒单核细胞白血病(JMML)

慢性粒单核细胞白血病(CMML)(仅为继发性)

BCR-ABL 阴性慢性粒细胞白血病(Ph-CML)

Ⅱ Down 综合征(DS)相关疾病

短暂性骨髓造血异常(TAM)

DS 髓系白血病

Ⅲ 骨髓增生异常综合征(MDS)

难治性血细胞减少(RC):外周血原始细胞<2%,骨髓原始细胞<5%

难治性贫血伴原始细胞过多(RAEB):外周血原始细胞2%~19%,骨髓原始细胞5%~19%

转化中的 RAEB(RAEB-T):外周血或骨髓原始细胞20%~29%

发育异常的形态学特征:①异常红细胞生成:外周血中大红细胞增多,红细胞大小不均,可见巨大红细胞、异形红细胞、点彩红细胞,可出现有核红细胞。骨髓中幼稚红细胞常见的发育异常形态改变有核出芽、核间桥、核碎裂核、多核、核过分叶、核的幼巨红

细胞样改变、环状铁粒幼红细胞、空泡、PAS 染色阳性。②异常粒细胞生成:外周血中中性粒细胞颗粒减少或缺如,胞质持续嗜碱,假 Pelger-Huët 异常。骨髓中出现原粒细胞,幼粒细胞核浆发育不平衡,胞体小或异常增大、颗粒减少或无颗粒、假 Chediak-Hi-gashi 颗粒、核分叶减少(假 Pelger-Huët 异常)、Auer 小体等。③异常巨核细胞生成:外周血中可见巨大血小板,骨髓中出现小巨核细胞,包括淋巴样小巨核细胞、小圆核小巨核细胞,同时可有核低分叶、多核等(图 2-1-18)。

(六)幼年型粒单核细胞性白血病形态学诊断

幼年型粒单核细胞性白血病(juvenile my-elomonocytic leukemia,JMML)是一种儿童克隆性造血干细胞疾病,主要发生于 4 岁以下的幼儿,男性较多。皮肤损害,特别是面部皮疹是常见而重要的体征之一。多数患儿脾脏肿大,部分患儿肝脏和淋巴结肿大;外周血中白细胞及单核细胞增多,贫血,血小板减少;血液中胎儿血红蛋白(HbF)持续性明显升高,其特征主要为粒系和单核系增殖,外周血和骨髓中原始、幼稚单核细胞<20%,常有红系和巨核细胞异常。目前 WHO 分类将其归于儿童 MDS/MPN,通常会有特征性的累及 RAS/MAPK 通路基因的突变。

JMML 的形态学特征主要为:外周血在诊断中具有重要地位,多表现白细胞增多,中位数为(25~30)×10^9/L,可见不成熟细胞,如早幼粒细胞、中幼粒细胞和单核细胞,原始细胞(包括幼稚单核细胞)易见,但小于20%,伴血小板减少及贫血,少数病例嗜酸性粒细胞和嗜碱性粒细胞增多,常见有核红细胞。

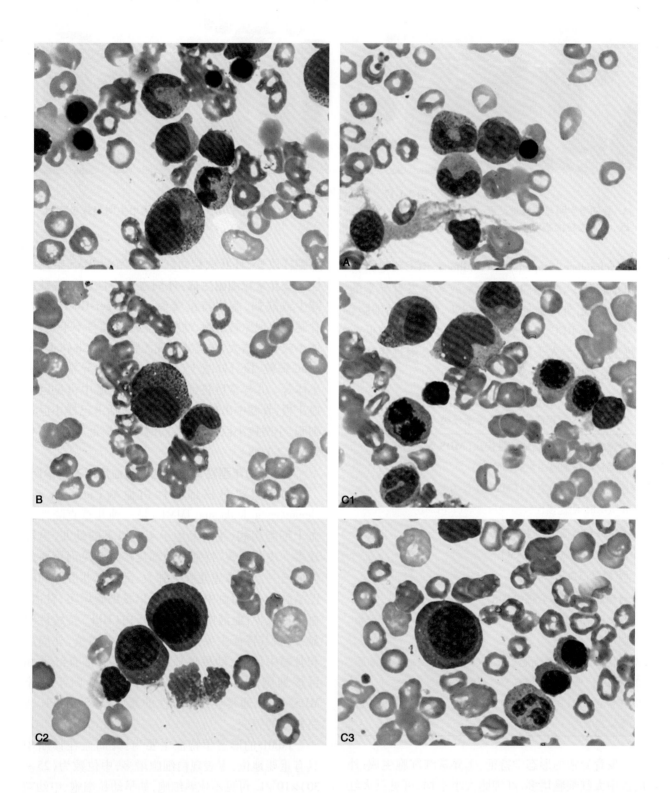

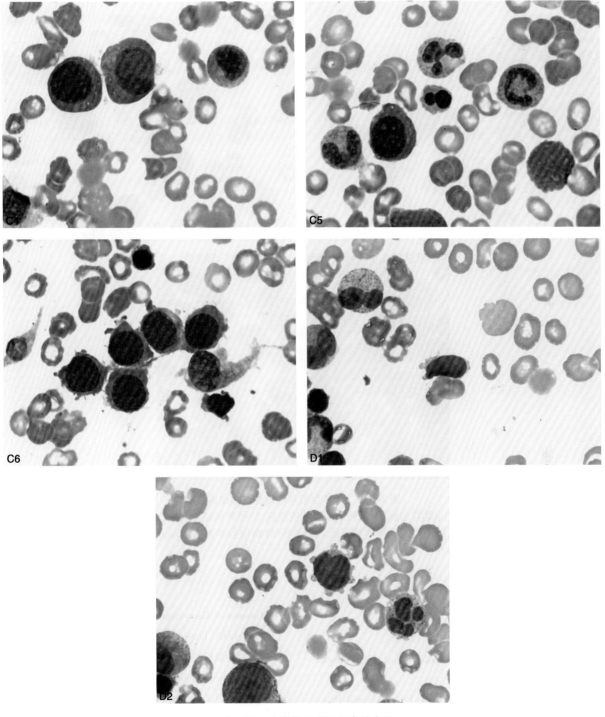

图 2-1-18　儿童骨髓增生异常综合征

A ~ B. 粒系发育异常:幼粒细胞核浆发育不平衡,胞体小或异常增大、颗粒减少或无颗粒。C1 ~ C6. 红系发育异常:
C1:核碎裂核、多核、核过分叶;C2:幼巨红细胞样改变;C3:核间桥、核的幼巨红细胞样改变;C4:核浆发育不平衡,胞间
桥;C5 ~ C6:红系发育异常。D1 ~ D2. 巨核细胞系发育异常:淋巴样小巨核细胞

骨髓改变本身不具有诊断意义,骨髓中单核细胞常不如外周血明显,通常占骨髓细胞的5%～10%,原始细胞(包括幼稚单核细胞)占骨髓细胞比例小于

20%,无Auer小体。部分病例可见粒系发育异常,包括假Pelger-Huët异常、中性粒细胞颗粒减少等(图2-1-19)。

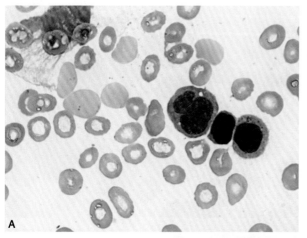
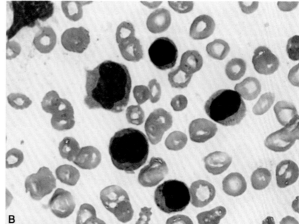
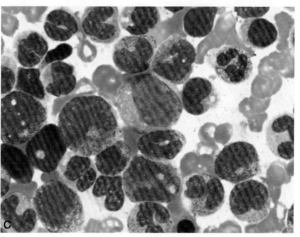

图2-1-19　幼年型粒单核细胞性白血病
A. 外周血可见不成熟细胞,如早幼粒细胞、中幼粒细胞和单核细胞,幼稚单核细胞)易见;B. 外周血可见不成熟细胞,如早幼粒细胞、中幼粒细胞和单核细胞,幼稚单核细胞)易见;C. 骨髓增生多为活跃以上,可见粒系发育异常,单核细胞升高不明显

（郭晔　竺晓凡）

参　考　文　献

［1］Barbara J Bain. Leukaemia Diagnosis. 4th ed. Wiley-Blackwell,2010:1-63

［2］Hoffman R, et al. Hematology:Basic Principles and Practice, 3th ed. Philadelphia:Elsevier Churchill Livingstone Press,2000:2465-2468

［3］竺晓凡. 小儿血液学. 天津:科技出版社,2005

［4］Bennett JM,Catovsky D,Daniel MT,et al. Proposals for the classification of the acute leukaemias (FAB cooperative group). Br J Haematol,1976,33:451

［5］Swerdlow SH. World Health Organization Classification of Tumours of Haematopoietic and Lymphoid Tissues. 4th ed. Lyon:IARC Press,2008

［6］张之南. 血液病诊断及疗效标准. 第3版. 北京:科学出版社,2007:103-121

［7］Bennett JM,Catovsky D,Daniel M,Tet al. Proposed revised criteria for the classification of acute myeloid leukemia. Ann Intern Med,1985,103:626-629

［8］Bennett JM,Catovsky D,Daniel MT,et al. Proposal for the recognition of minimally differentiated acute myeloid leukaemia (AML M0). Br J Haematol,1991,78:325-329

［9］张之南. 血液病学. 第2版. 北京:人民卫生出版社,2011:719-729

［10］ Bene MC, Castoldi G, Knapp W, et al. Proposals for the immunological classification of acute leukemias. European Group for the Immunological Characterization of Leukemias（EGIL）. Leukemia, 1995, 9(10):1783-1786

［11］ Hasle H, Niemeyer CM, Chessells JM, et al. A pediatric approach to the WHO classification of myelodysplastic and myeloproliferative disease. Leukemia, 2003, 17:277-282

［12］ Locatelli F, Niemeyer CM. How I treat juvenile myelomonocytic leukemia. Blood, 2015, 125:1083-1090

第二章　白血病免疫学诊断

一、白血病免疫学诊断历史发展

在流式细胞仪出现之前,人们虽然知道白血病细胞存在免疫学方面的一些共性特征,如 B 系急性白血病大部分表达 CD19、CD34、CD10、TdT 等抗原,T 系急性白血病表达 CD7、CD3、CD5、CD8、TdT 等抗原,而粒系和单核系急性白血病大部分表达 CD33、CD13、CD117、CD38、CD34 和 HLD-DR 等抗原,但是限于检测方法,无法同时进行上述抗原的检测。早期的检测方法多采用荧光显微镜观察,相对而言其操作复杂,不能同时观察上述众多分子表达的强弱比较关系,也无法获知单一细胞是否同时表达上述一种或者几种抗原,加之需要人的主观判断,没有发展成一种临床标准化的诊断体系。

随着流式细胞仪的出现,上述状况逐步得以改观。早期的流式细胞仪采用单一波长的激发,其和荧光显微镜相比具有一些优势,比如结果客观,基本上实现了自动化检测,需要的样本相对较少,可以在某种程度上节约了抗体的使用。随之而来的是单一激光多种波长的激发和多种激光多个激发波长的同时性检测,如当前临床广泛应用的 FACSCalibur 为双激光 4 色(488nm 和 633nm 两个激光管,可以激发 FITC、PE、PerCP 和 APC 等染料产生发射光),FACS-Canto II 可以配置为三激光八色(405nm、488nm 和 633nm 三个激光管,可以激发 FITC、PE、PerCP、APC、APC-H7、PE-CY7、V450 和 V500 等染料产生发射光)。当前 BD 公司新推出 FACSCanto 至尊版为三激光十色,LSR II 支持多根激光管,常用的配置是 4 激光 12 色。随着众多型号流式细胞仪的推出,在很大程度上使得白血病的免疫分型向精细化方向发展。相对于早期的荧光显微镜而言,流式细胞技术在白血病的免疫分型方面具有无可比拟的优势,主要体现在以下几个方面:①将光电转化器(光电二极管和光电倍增管)代替了人眼,将电脑(数据采集和分析系统)代替了人脑,实现了同一个细胞多种发生光的同时性检测,在保证检测精度的同时,大大加快了检测速度(可以达到 10 000 个细胞/秒),结果也更为客观。②操作简单,不需要像荧光显微镜检测时每种荧光均需要涂片、加抗体和显微镜观察等繁杂的工作,结合自动上样装置,可以做到无人值守的检测。检测结果通过软件计算,依据事先制作好的模板可以做到自动分析报告。③设门技术,这个是流式细胞技术最重要的特征,即通过计算每个细胞的大小(前向角-FSC)、颗粒度(颗粒度-SSC)和多种荧光发生波长的强度数值,将具有某些共有特征的细胞进行细胞亚群的划分。由于我们可以任意根据某两个参数进行设门和再设门操作,可以将白血病细胞在免疫学方面的异质性描述得淋漓尽致。④高通量检测,表现在两个方面:其一,只要有足够种类的抗体,我们可以将某个白血病样本进行各个抗原表达方式的组合检测;其二,利用其高速检测,可以对多达几百万个细胞进行检测,后者对于基于流式细胞技术的白血病微量残留病的检测至关重要,我们在后面的章节中会重点论述。

虽然流式细胞仪有上述多个优点,其缺点也不容忽视。其一,技术门槛相对较高,不仅要求相关技术员对各个机器的物理和软件组成有深入的了解,更重要的是需要对白血病特异性抗原表达规律和特点有深厚的经验,这些不是短期可以做到的,需要经历长期的实践磨炼。其二,由于国内外流式细胞技术发展的不平衡,各家单位或多或少形成了自己的检测习惯,尽管很多检测习惯是不科学的,但实际纠正起来非常困难。尤其是不同技术员的经验差别很大,各自使用的抗体组合、颜色搭配、设门习惯不同,分析方法各异,从而不同实验室之间很难用相同的"语言"进行交流。其三,随着技术的发展,尤其是激光管数目的增加,检测抗体种类的激增,以及相应分析软件的更新,使得临床很难在一个较长期时间范围内形成成熟稳定的技术路径,往往三五年就要更换平台和方法。其四,由于流式细胞技术检测的是细胞膜和胞质蛋白的表达水平,而相应的蛋白表达并非在整个治疗过程中一成不变,因而会导致复发前后不一致的情况,且上述不一致是非常常见的现象,对于通过该项技术进行长时程微量残留病的检测而言影响巨大。

二、流式细胞仪的组成

在进行白血病免疫分型介绍之前,有必要了解一下流式细胞仪的大致结构。流式细胞仪一般由三个系统组成:一是液流系统,通过液压泵实现一定的压力,细胞在充满鞘液的管道中快速流动,由于管道中间为层流,靠近管壁部分未湍流,因而细胞在管道中流动时会按照先后关系挤在鞘液中央。通过调节鞘液压力和进样压力,使得待检测细胞在鞘液中规则均一地排列,依次通过检测窗口。二是光学系统,细胞通过检测窗口时,光学系统产生的单线激光照射到细胞表面,激发细胞表面的荧光素产生发生光,后者经光电转化器(光电二极管和光电倍增管)接收后由模拟信号转变为数字信号。三是数据采集和处理系统,即通过数据采集卡将来源于某个细胞的数字信号进行收集,并经分析软件进行数据分析处理,通过相应软件中的散点图和直方图或者地形图等进行展示。后者还包括数字分析处理功能,可以对某群细胞的百分比、标准差等多种数据进行统计分析。

三、白血病细胞免疫分型原理

白血病细胞的免疫学特征是区分白血病细胞是否存在和进行免疫分型检测的基础。一般而言,白血病细胞的免疫学特征包括以下几个方面:①分化阻滞导致的原始和幼稚细胞比例异常:由于白血病细胞在骨髓中大量聚集,在流式细胞仪检测散点图(FSC/SSC,CD45/SSC)中可以看到侧向角相对较低(细胞分化较早,细胞中的颗粒较少的缘故,但对于APL而言,其细胞内的颗粒很多,因而SSC相对较高并呈连续性分布)的一群细胞,其比例超过20%以上;②跨系表达特征:由于白血病细胞抗原分化异常,常可以见到跨系表达存在,如髓系白血病同时表达CD33和CD19,B系白血病同时表达CD19和

CD7,而T系白血病表达CD19或者CD33等,当然也有多重跨系表达现象;③抗原表达的时序性错乱:由于幼稚细胞处于发育早期,一些成熟抗原如CD11b、CD15等与幼稚阶段的抗原如CD34、CD117等同时表达;④抗原的表达异常,如缺失表达和过表达等。

识别白血病细胞抗原表达特征的前提是需要对正常细胞在发育不同阶段抗原表达特点进行很好的把控,从而需要我们从四个方面进行深入分析。①不同系列抗原表达的特征;②同一系列内部不同成熟阶段抗原表达的特征;③抗原表达的强弱特征;④白血病细胞异常抗原表达的规律。图2-2-1～图2-2-4分别是B系、T系、粒系和单核系等不同分布阶段抗原表达的大致规律。

正常骨髓在CD45/SSC散点图中的特征见图2-2-5所示:图2-2-5中蓝色的细胞为成熟的粒细胞,其侧向角很高,说明细胞中包含很多分泌颗粒;图中紫色的细胞群为正常的单核细胞,其侧向角相对较低,CD45表达较强;图中红色的细胞为细胞碎片和

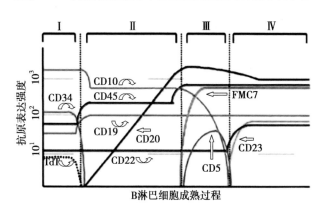

图2-2-1 B淋巴细胞成熟过程示意图
(摘自:王建中.临床流式细胞分析.上海:上海科学技术出版社,2005)

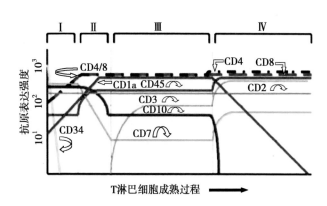

图2-2-2 T淋巴细胞成熟过程示意图
(摘自:王建中.临床流式细胞分析.上海:上海科学技术出版社,2005)

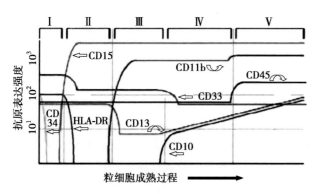

图 2-2-3 粒细胞成熟过程示意图
（摘自：王建中. 临床流式细胞分析. 上海：上海科学技术出版社，2005）

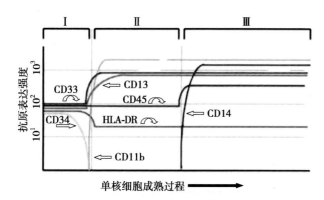

图 2-2-4 单核细胞成熟过程示意图
（摘自：王建中. 临床流式细胞分析. 上海：上海科学技术出版社，2005）

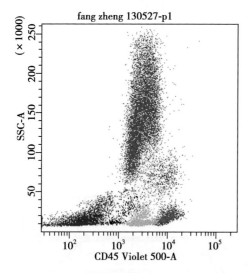

图 2-2-5 正常骨髓细胞 CD45/SSC 散点图

有核红细胞，其侧向角很低，CD45 不表达或微弱表达；图中亮绿色的细胞为骨髓中正常幼稚细胞，其比例较低，侧向角很低，说明这些细胞发育较早，颗粒很少；图中深绿色细胞群为成熟淋巴细胞，其 CD45 强表达。

要对一份样本进行免疫分型分析，需要从以下几个方面进行考虑：①有无异常的肿瘤细胞群，主要从 FSC/SSC 和 CD45/SSC 散点图中圈定异常细胞群，观察其比例有无异常。有时肿瘤细胞群并非唯一一群，需要对各个细胞亚群进行后续分析。②针对各个细胞亚群进行系列敏感性抗原和系列特异性抗原的表达分析，观察有无跨系表达、时空错乱表达和缺失表达以及过表达的情况存在。③注意髓外肿瘤浸润骨髓的可能，观察有无骨髓发生稀释，参考同型对照进行抗原表达有无的分析，结合内对照进行抗原表达强弱的分析等。另外，由于大多白细胞抗原缺乏特异性，因此需要一组抗体来联合分析而确定诊断，将白血病细胞区分为不同的免疫学表型。急性淋巴细胞白血病可以根据免疫表型分为 B 细胞系或 T 细胞系的成熟过程分为不同亚型，但是在治疗方面只有 B 细胞系、T 细胞系和成熟 B 细胞有区别，不过对于免疫表型的不断细分对靶向治疗和预后评估有重要意义。

四、白血病免疫分型的大致流程和分析思路

骨髓穿刺是诊断白血病几乎必需的检查，不仅部分患者在诊断时循环外周血中可能没有肿瘤细胞，而且其他相关检查，如白血病细胞的分子遗传学特征（细胞遗传学和分子遗传学）的确定也需要骨髓细胞（遗传学特征在白血病的预后评估中有越来越重要的作用）。如果骨髓纤维化或者骨髓充填致密时会造成骨髓穿刺困难，这时就需要做骨髓活检。对于骨髓坏死的患者，有时需要多次穿刺或者穿刺不同部位已获得足够多的样本来帮助诊断。

形态学分型是白血病分型的基础，白血病免疫分型是形态学分型的必要补充。目前 WHO 推荐的血液肿瘤分类是细胞形态学（Morphology）、免疫学（Immunology）、细胞遗传学（Cytogenetics）和分子生物学（Molecular）相结合，即我们常说的 MICM 分型。对于白血病性的肿瘤细胞，尤其是淋巴细胞有时缺乏特异的形态学和细胞化学的特点，基于流式细胞术的免疫分型在诊断中是必不可少的。

流式细胞术（flow cytometry，FCM）是一种对悬浮的单个颗粒或细胞以及细胞亚细胞结果的理化特性进行快速测量的分析和分选技术，通过流式细胞仪完成。工作原理是通过气体压力使悬浮于液体中的细胞或颗粒进入流动室，由于鞘液的约束作用而使细胞或颗粒逐个排成单列在鞘液管路中高速流

动,流经激光检测点时,细胞或颗粒在激光的激发下产生散射信号和荧光信号,信号由检测器收集入工作站进行数据处理。

流式细胞术通过激光激发与细胞抗原特异性结合的抗体连接的荧光素产生信号识别细胞类型。抗体通过辨别细胞表面或胞质的分化抗原簇(cluster of differentiation,CD)识别相同的细胞抗原,但是不一定是相同的抗原簇。大多血液肿瘤细胞抗原缺乏特异性,因此需要一组抗体来确定诊断,将血液肿瘤细胞区分为不同的免疫学表型。随着流式细胞仪和单克隆抗体(monoclonal antibody)检验细胞表面抗原的广泛应用,可了解肿瘤细胞,源于某一阶段分化过程中出现恶变。急性髓细胞型白血病(acute myeloid leukemia,AML)各型基本以形态学分类为主,免疫表型为补充,具体特征下文详述。急性淋巴细胞白血病(acute lymphoblastic leukemia,ALL)可以根据免疫表型分为B细胞系或T细胞系来源的,或者按照细胞发育成熟过程分为不同亚型,但是在治疗方面只有B细胞系、T细胞系和成熟B细胞有区别,不过对于免疫表型的不断细分对靶向治疗和预后评估有重要意义。

1. 方案选择

(1) 两步法:初筛后补充标记。

以St. Jude儿童研究医院Dr. Dario Campana为代表的白血病免疫分型专家,主张先用系列特异和系列敏感抗原的单抗进行初筛,确定白血病细胞的系列来源。然后再根据白血病所属系列来源进一步分期以鉴别其亚型(表2-2-1)。

表2-2-1 急性白血病免疫分型方案

B lineage ALL	T lineage ALL	AML
CD19	CD7	CD13
cCD79a	cCD3	CD33
		Anti-MPO

通过这8种(包含CD45设门抗体)包括系列特

异与系列敏感抗原的抗体组合,可以确定96%以上急性白血病的来源(cCD79a、cCD3以及Anti-MPO为胞质染色),当然是已经能有疑似肿瘤细胞目标的情况下,有些时候不是这么容易判定。下一步,再根据白血病细胞的系列来源作以下进一步鉴别(表2-2-2)。

表2-2-2 急性白血病免疫分型亚型方案

B系列ALL	T系列ALL	AML
CD34	CD34	CD34
CD38	TdT	HLA-DR
TdT	CD1a	CD117
CD10	CD3	CD15
CD20	CD4	Glycophorin A
CD22	CD8	CD41
cμ		
sIgM	CD5	CD11b
κ or λ	CD2	CD14
		CD64

其中免疫球蛋白重链μ,末端脱氧核苷酸转移酶(TdT)为胞质内染色,sIgM为膜表面免疫球蛋白M,κ or λ根据情况需要做膜表面或者胞质内染色,辅助用于成熟B细胞肿瘤判定。

(2) 一步法:所有抗原表达不论胞膜还是胞质可以一起标记,同时上机,阅读分析后若有分群不好用特别的抗体设门后标记。所需最少抗体名单同上。

2. 各型白血病分型标准

(1) B细胞型白血病/淋巴瘤的分期:B细胞型白血病/淋巴瘤是累及骨髓或者外周血中的B系前体细胞的肿瘤。根据对B系-ALL的免疫分型所获得的信息我们可以将其分为四个类型:早期前B细胞型(early pre-B ALL)、普通B细胞型(common ALL)、前B细胞型(pre B-ALL)和成熟B细胞型(B ALL)(表2-2-3)。

表2-2-3 B-ALL的免疫学分期

		CD19	CD10	CD34	TdT	CD22	cμ	sIgM	κ or λ
前B细胞	早期前B-ALL	+	−	+	+	+	−	−	−
	普通B-ALL	+	+	+/−	+	+	−	−	−
	前B-ALL	+	+	−	+/−	+	+	−	−
B细胞	成熟B-ALL/淋巴瘤	+	+/−	−	−	+	+	+	sκ + or sλ+

注:sIgM为细胞膜表面免疫球蛋白M;Cμ为胞质免疫球蛋白重链;sκ为表面免疫球蛋白轻链kappa;sλ为表面免疫球蛋白轻链λ

（2）T 细胞型白血病/淋巴瘤的分期：T 细胞型白血病/淋巴瘤，是指累及 T 细胞的肿瘤，肿瘤 T 细胞可能出现在骨髓、外周血、胸腺、淋巴结和节外组织。传统观念认为，淋巴瘤是指没有或者很少肿瘤细胞出现在骨髓或者外周血中；若有大量广泛的骨髓、外周血侵犯称之为淋巴母细胞性白血病。2008 版 WHO 推荐的血液肿瘤分类一书中说："在很多治疗方案中，把骨髓中原始细胞大于 25% 作为临界值定义白血病。通常，当原始细胞小于 20% 应该不能诊断白血病。"

通常情况下，T 细胞型白血病/淋巴瘤中，TDT 阳性，CD7 和胞质 CD3 阳性（cCD3+），但是不能仅仅依靠 CD3 来判断系别。CD4 和 CD8 通常双阳性共表达，或者单阳性；有时候会有 CD10 阳性；有些病例有 CD34、CD1a、CD99 表达；有部分病例有 CD13、CD33 表达；有部分病例有 CD117 表达，谨慎判断 T/髓混合表型白血病。很多幼稚 T 细胞的抗原表达也可以出现在幼稚 NK 细胞，因此很难区分两者。CD56 表达是 NK 细胞的特点，不能排除是 T 细胞型白血病。T 细胞型白血病/淋巴瘤可以根据抗原表达分为不同阶段：早 T 前体（cCD3+、CD7+、CD2-、CD1a-、CD34+/-、CD4- CD8-）；前 T（cCD3+、CD7+、CD2+、CD1a-、CD34+/-、CD4- CD8-）；皮质 T（cCD3+、CD7+、CD2+、CD1a+、CD34+/-、CD4+ CD8+）；髓质 T（cCD3+、CD7+、CD2+、CD1a-、CD34-、表面 CD3+、CD4+或者 CD8+）（表 2-2-4）。

表 2-2-4　T-ALL 的免疫学分期

	cCD3	CD7	CD2	CD1a	CD34	CD3、CD8 和 CD4
早 T 前体	+	+	-	-	+/-	CD8- CD4-
前 T	+	+	+	-	+/-	CD8- CD4-
皮质 T	+	+	+	+	+/-	CD4+ CD8+
髓质 T	+	+	+	-	-	表面 CD3+、CD4+或者 CD8+

（3）AML 的免疫学亚型：急性髓细胞型白血病是累及髓细胞恶性增生的肿瘤。形态学共分 M0 ~ M7。由于现已知的所有粒、单核系抗原基本无分化发育阶段特异性，因此，到目前为止，除了 M6 和 M7 可以通过免疫分型确诊，其余 M1 ~ M5 尚无亚型特异性抗原（CD14、CD36、CD4 与单核系相关，主要见于 M4 和 M5），还无法将 AML 确切地分出免疫学亚型。但值得指出的是，多数 M3 区别于其他各型的特点为 HLA-DR 和 CD11b 都为阴性。详细描述见第三节数据分析部分。

（4）不能明确系别的急性白血病：不能明确系别的急性白血病（acute leukaemias of ambiguous lineage）是指没有明确的分化抗原表达的证据确定系别的一类白血病，包括没有系别特异性抗原的急性未分化白血病（acute undifferentiated leukaemia, AUL）和混合表型急性白血病（mixed phenotype acute leukaemia, MPAL）。混合表型急性白血病包括：①多个明显的原始细胞群，每群细胞都可以确定系别；②只有一群肿瘤细胞时，相同细胞群表达不同系别的多个抗原。

过去，有双系列白血病（包含多于一个系列的多个原始细胞群）和双表型白血病（共表达多个系列抗原的单细胞群）的概念。混合表型急性白血病不包含：t（8;21），t（15;17）或者 inv（16）的 AML，尤其是 t（8;21）AML，常常会表达多个淋系抗原。另外，*FGFR1* 突变的白血病不考虑 T/MY 白血病。诊断不能明确系别的白血病是建立在免疫分型的基础上，流式细胞术是一个用于诊断白血病很合适的方法，尤其是在 MPAL 诊断中，可以确定一个细胞是否共表达了髓系和淋系抗原。

包含髓系成分的 MPAL 可以从以下三方面理解：①如果存在两群或两群以上白血病细胞，其中一群需要满足 AML 诊断标准（其占有核细胞的比例可低于 20%）——双系列型（bilineage leukemia）。②如果有一群肿瘤细胞时，满足 B-ALL 或 T-ALL 的诊断标准，且肿瘤细胞同时表达 MPO（如果肿瘤细胞只表达 CD13、CD33、CD117 时，不支持 MPAL 的诊断）——双表型（biphenotypic leukemia）。③当只有一群肿瘤细胞时，满足 B-ALL 或 T-ALL 的诊断标准，且肿瘤细胞具有单核细胞分化的明确证据：非特异性酯酶阳性；或表达一种以上的单核细胞分化抗原，如 CD11c、CD14、CD36、CD64 或溶酶体酶——双表型（biphenotypic leukemia）。

MPAL 中包含 T 系的组分：流式细胞术检测原

始细胞强表达胞质 CD3,强度强于或者接近同一份样本中正常成熟 T 淋巴细胞。表面 CD3 阴性。免疫组化的方法使用的 CD3 多克隆抗体,可能会检测到 CD3 的 ZETA 链,是 T 细胞非特异的。

当有一群细胞,多抗原表达,若考虑有 B 系组分,则需要:①强表达 CD19,同时至少强表达以下抗原之一:CD10、CD79a、cCD22;②弱表达 CD19,同时至少强表达以下抗原之二:CD10、CD79a、cCD22。

需要注意的是,有很少很少的病例 B-ALL,而 CD19 是阴性的,慎重考虑。如若临床发现有系别转换的患者,有可能曾经是 MPAL,先以 AML 发病,缓解后又以 ALL 形式复发,或者相反的情况。

急性未分化白血病是指没有什么标记可以提示分类属于髓系或者淋系。在确定患者是这类病人时,一定要多做一些抗原标记,以确定这个患者不是罕见白血病,比如是髓系来源或者浆样树突状细胞来源肿瘤、NK 前体细胞、嗜碱性粒细胞或者非血液系统肿瘤。

(5) 早期前 T 细胞急性淋巴细胞白血病(early T-cell precursor ALL,ETP):这个分类来源于基因表达谱分析,ETP 更接近于造血干细胞和髓系早期细胞;发生率:T-ALL 的 5.5% ~ 16%;预后非常差:5 ~ 10 年 OS 只有 10% ~ 19%。表型特征:①符合 T-ALL 的表型特征,如 CD7 阳性、cyCD3 阳性;②CD1a 和 CD8 不表达(阳性细胞<5%);③CD5 弱表达(荧光强度比成熟 T 细胞低一个数量级,阳性细胞<75%);④表达一种或者多种髓系或者早期抗原(>25%):CD13、CD33、HLA-DR、CD117、CD34、CD11b、CD64、CD65;⑤MPO 不表达(<3%)。

3. 免疫分型的操作流程 在获取数据之前,对仪器进行调整是非常重要的。流式细胞仪是以光谱信号呈现细胞抗原表达水平的,所以机器设置是得到准确结果的前提和保障。流式细胞仪可显示的参数有:FSC、SSC、FL1、FL2……等荧光信号。这个调整包含:①每个通道电压每天变化,与前一天和之前工作日数据的比较,以保证机器在相当长的一段时间电压能量稳定,这样才能得到相对可靠的结果。②荧光信号阴阳性界定。应用者在使用时需要注意两个参数,电压和荧光补偿。电压越强,信号越大。多色流式需要注意光谱是连续的,所以接近的发射波长可能信号会有干扰,通过"调节补偿"或者"设置滤片"来解决干扰。设置滤片是在购置机器时完成的,临床使用的机器激光和滤片设置基本是确定的,科研用机器可以根据需求更改滤片已达到最准

确的信号收集。在机器使用前,应该使用机器对应的校准微球对机器进行初始配置设定,之后需要用人淋巴细胞多进一步的调整。③用于做免疫分型的荧光抗体的特异性和灵敏度是要提前评价的,或者是实验中要用有阳性表达的细胞群体评价阳性位置和强度的。这样可以避免由于机器原因或者抗体原因得到假阳性或者假阴性分析结果。

需要准备的材料:①流式细胞仪及工作站(包含电脑和软件);②用于校准的微球;③白细胞(外周血或骨髓样本);④带有荧光素的抗体,可以定义目的细胞;⑤细胞染色需要的试剂和溶剂。

(1) 流式细胞仪机器设置用细胞调整得到合适的电压和补偿:

1) 样本制备:淋巴细胞分离液 Ficoll 分离正常外周血,每管 100 万细胞分至 5 个流式管中。在每管中加入 $50\mu l$ 兔血清。

2) 按照下面要求染色:

第一管:空白管,不染色。

第二管:CD3　FITC

第三管:CD3　PE

第四管:CD3　PerCP

第五管:CD3　APC

第六管:CD3　……

……

3) 室温避光孵育 10 分钟,用 PBSA 洗两遍,用 1ml 0.5% 多聚甲醛重悬。

4) 根据各实验室仪器不同在上机时会略有区别:

①在你的机器上做图,尤其是容易有信号干扰的通道做图,包括:FSC/SSC,FL1/FL2,FL2/FL3,FL3/FL4……

②把空白管上机检测。先用这些细胞调整 FSC/SSC。对于正常的外周血,淋巴细胞最好的位置应该是细胞群在散点图的左下角 X 轴 5 个大格的第二格范围之内。用 FSC 电压调整 FSC 左右位置。对于 SSC,你要能看到淋巴细胞和单核细胞清晰的群体分布而不是散布的太高、太散。因此,单核细胞的细胞群顶部不高于 Y 轴的第二格刻度附近。用 SSC 电压调整 SSC 上下位置。

③接下来,在淋巴细胞群上设置 R1,并把其他三个散点图全部应用 R1,现在通过调整 FL1、FL2、FL3、FL4 的 PMT 电压让阴性细胞群显示在每个散点图的左下角,保证这些细胞群在散点图第一个刻度以内。如果你在 FL4 阴性区域看到两群分开来的

细胞群这是正常的。

④现在用 CD3 FITC 管上机。你可以看到在淋巴细胞群内有 CD3 阳性的 T 细胞群和 CD3 阴性的 NK 和 B 细胞群两群细胞,在这两群细胞上画 2 个门,并显示这张散点图的统计值。现在调整 FL2-% FL1,使 CD3 阳性的 T 细胞群和 CD3 阴性的 NK 和 B 细胞群两群细胞在 Y 轴上面的 MFI 尽可能的接近。如果你不能调整的很精确,那么最好让阳性细胞群比阴性细胞群低一点。

⑤现在用 CD3 PE 管重复第 4 步,按照需求调整门,并使用 FL1-% FL2 调整。这次你该看的是 FL1 X 轴的 MFI。

⑥用 CD3 PE 调整 FL3-% FL2,现在你需要用 FL2/FL3 这张图并重新画 2 个门,显示统计数据。

⑦用 CD3 PerCP,调整 FL4-% FL3,用 CD3 APC 调整 FL3-% FL4。记住如果是不能脱机后调节补偿,每次在正在使用的散点图上面重新画门,重新显示统计数据。通常情况下不需要单独调整 FL2-% FL3,所以应该是 0。

⑧现在保存这些设置。最好每管保存 10 000 个细胞。

⑨一旦你调整好了机器的补偿,每次上机检测前调出(复制)此设置即可。此设置一般不做改动,除非换过激光管或者在工程师调整机器液路和光路以后需要用正常的外周血重新设置。

(2)直标抗体标记方法:

1)细胞计数:在染色之前,使用显微镜或自动血液细胞分析仪数出样本中的细胞数目;如果样本的细胞计数过高,可以用 PBS 溶液或者 1640 培养液稀释样本,取实验所需的细胞数,用 2ml PBSA 洗涤两次,1500r/m 离心 5 分钟。

2)细胞活性评估可与流式细胞仪的细胞染色评估同时进行,或在染色之前采用手动方式评估细胞活性(可以使用台盼蓝)。一份可评估样本应至少含有 80% 的存活细胞结果更可靠,但是有时候临床拿到的样本质量并不一定能有这么好,所以在报告中可以注明,供临床医师参考。

3)染色前取 $(0.5 \sim 1) \times 10^6$ 细胞/100μl,加 1 test 的抗体,室温避光孵育 15 ~ 20 分钟。

4)孵育完成用 2ml PBSA 洗涤 1500r/min 离心 5 分钟,可以上机检测。

(3)胞质抗体标记方法:

1)细胞洗涤后,取 $(0.5 \sim 1) \times 10^6$ 细胞/100μl,加细胞表面(设门)抗体,室温避光孵育 15 ~ 20 分钟。

2)按照您购买的商业化的破膜试剂盒要求,固定细胞,通透细胞膜后,加 1 test 的抗体,室温避光孵育 15 ~ 20 分钟,孵育完成用 2ml PBSA 洗涤 1500r/min 离心 5 分钟,可以上机检测。

(4)样本储存条件:收到信息,记录样本类型、样本状态、采集日期/时间、性别、年龄,新鲜外周血用 EDTA 处理,骨髓用肝素处理。抗凝处理后的样本必须贮存在室温下(20 ~ 25℃),并在随后的 24 小时之内进行染色。染色后的样本应在 2 ~ 8℃下避光贮存,并在染色后的 24 小时之内对样本进行分析。

4. 多色流式数据获取和分析

(1)参数介绍:现在可以进行流式数据分析的软件繁多,虽然软件是不一样的,但是分析的策略是大同小异。现在随着荧光素的开发,机器配置的提升,用于临床检测的机器也已经发展至 10 色 12 个参数,分三种类型:前向散射光(forward scatter,FSC)、侧向散射光(side scatter,SSC)和荧光。FSC 是激光光束在前方 2° ~ 22° 形成的光斑,与所测量的细胞或颗粒横断面的大小成比例。因为有其他因素影响细胞大小,所以这仅仅是大小的估计,越是新鲜的样本越是能真实地反映大小,在缓冲液(PBS 或者 1640 等细胞培养基)中久置的细胞或者固定透膜处理后的细胞 FSC 都会发生变化。SSC 又叫侧向或者 90° 散射信号,对细胞颗粒比较敏感,是通过颗粒与胞质折射率不同而得出的。荧光信号是与液流呈直角的反射、滤片收集和 PMT 转换定量检测系统完成的。

(2)数据分析和设门策略——显示数据:

1)单变量直方图:单变量直方图是显示数据最简单的方案。直方图 X 轴(横轴)是测试值(荧光信号通道或者散射光信号通道),y 轴是频数分布。一般来说,荧光信号是用指数(log)来表示的。这是因为某细胞的荧光有可能要 3 ~ 4 个数量级,而设置检测器必须对未染色的细胞信号进行矫正,矫正后未染色的细胞信号应该在最低的数量级,即 1 ~ 10 $(10^0 \sim 10^1)$。

确定染色细胞的阳性位置。通常用同型对照(isotype control immunoglobulin)来达到这个目标。这种同型对照无细胞表明的抗原特异性结合位点,因此,在使用相同浓度的同型对照标记后,就可以找到非特异性 IgG 的结合量。遗憾的是,很多应用者忽略了此环节的重要性。因为有了非特异性结合或与 Fc 受体结合,细胞群的荧光强度与自发荧光对照管比较起来有所增强。

很多文献都报道,免疫分型建议使用抗体自身对应的同型对照。我们也推荐和支持使用此同型对照,因为免疫分型中需要有独一无二亲和力的抗体以决定使用浓度和特异性。因为无论是特异性还是非特异性结合以同型对照为对照结果就显而易见了。

2)双变量散点图:双参数通过散点图来同时展示,用"十字门"可区分为 4 个象限:单阴、单阳、双阳和双阴性。每个点代表一个细胞,具有相同特点的细胞的点可以重叠而形成一个细胞群。用双参数散点图可以得到更多的信息。例如:$CD4^{++}$ 的细胞 $CD3^+$,而 $CD4^+$ 的细胞 $CD3^-$;$CD4^-$ 细胞分为 $CD3^+$、$CD3^-$ 两群,如果用直方图就只能显示 3 群细胞了。一般习惯先用 FSC/SSC 双参数散点图设门,先圈出所有的白细胞。

(3)数据分析和设门策略——怎么做表型图怎么找到感兴趣的细胞:一般情况下,用一种或多种抗体可以定义你感兴趣的细胞。比如:所有白细胞都表达 CD45,但是强度各异。淋巴细胞最强,粒细胞弱,单核细胞居中。T 细胞表达 CD3;B 细胞表达 CD19;CD56 阳性 CD3 阴性的是 NK 细胞;单核细胞表达 CD14;CD34 阳性的细胞应是原始细胞(precursor cell)。

一般习惯先用 FSC/SSC 双参数散点图设门,先圈出所有的白细胞。FSC 通常选择线性放大(Lin),SSC 通常线性放大(Lin),也可以选择对数放大(Log)。因为血小板体积小,在检测血小板(或者其他胞外体)时必须都选择对数放大。

1)CD45/SSC 估计原始细胞群(肿瘤细胞群):原始细胞群多数情况都在 CD45 弱表达或者阴性/SSC 低或者中等强度的位置。原始细胞群 CD45 的强度较淋巴细胞弱 1 个 log 或者更多。在很少的 T 细胞急性淋巴细胞白血病的原始细胞群表达的 CD45 强度和成熟淋巴细胞相同或相近。这种情况下,原始细胞群和成熟淋巴细胞在 CD45/SSC 散点图的位置就很类似。相反,在 high-grade LPD/NHL 或者浆细胞淋巴瘤中,CD45 的强度和急性白血病相似,同样会有细胞群在原始细胞群位置。

因为 SSC 信号与胞内复合物相关,因此可以看到原始细胞群 SSC 低正好与形态学描述的原始细胞有很少的细胞质吻合。在大多数情况下,低 SSC 是 ALL 的免疫学表型特点,有些 AML 也可以显示与

ALL 类似的 CD45/SSC 图形。

在骨髓重建状态下,正常 B 系祖细胞会确确实实增加一些,尤其是遇到儿童病例。但是这些细胞扩增不能超越其他正常的祖细胞。因此,正常 B 系祖细胞群在 CD45/SSC 散点图显示一个小的细胞群的可能性基本不存在。但是,如果有几个骨髓细胞群在 CD45/SSC 散点图总出现,有很明显的一小群 SSC 低的细胞群出现在原始细胞群位置,正常 B 系祖细胞与白血病的幼稚细胞分化诊断需要仔细考虑。

当在阳性对应抗原表达的背景下判读,在 CD45/SSC 散点图中原始细胞群的图形能够给 AML 亚型分类提供重要线索。为了达到此目的,骨髓样本必须是典型的(比如,不能有来自外周血的一点点粒细胞或者单核细胞的污染)。在 CD45/SSC 散点图中可见表达髓系抗原的主要细胞群而没有其他细胞群,可以确定是微分化的 AML。同时可以依赖组化的 MPO 的结果判断是 AML-M0 还是 AML-M1。

如果有群细胞弱表达或者中度表达 CD45,SSC 则从低到高连续表达,强烈提示是 AML-M3。在 CD45/SSC 散点图中会有另外两种情况会有与其相似的图形:①CML 或者是 CML 样的 MPD;②G-CSF 治疗后强烈反应。AML-M3 可以在其他的 FCM 图形中明显区分,比如 CD13/CD16、CD13/CD11b 或者 CD11b/CD16(CD11b 和 CD16 可以在正常髓细胞表达,在 AML-M3 中会缺失);在 CD15/CD34 的散点图中可见肿瘤细胞 CD34 阴性,CD15 表达水平低,这也是 AML-M3 的一个特点。其他可以证实是 AML-M3 的还有 HLA-DR 缺失,共表达 CD13 和 CD33 或者 CD13(与 CD33 比较)强度不同。最后确诊还要结合 t(15;17)、PML-RARA 基因重排和形态学特征。

在 AML-M3v 中可见 SSC 较低,因为此型 M3 早幼粒细胞少颗粒,典型的 M3 如果治疗后复发很有可能变成此型。有些病例可能会是无颗粒的早幼粒细胞,可能与微分化型 AML 混淆,会弱表达 CD34 和 HLA-DR,但细胞群较弥散。另外一些异质性还表现在弱表达/部分表达 CD11b/CD7/CD2。

对于 AML-M4 和 AML-M5,原始细胞群在 CD45/SSC 散点图中单核细胞的位置。这类疾病的样本无论是骨髓还是外周血都要去除正常单核细胞的影响。外周血样本中,肿瘤细胞和单核细胞会分成两群;在骨髓样本中可能是混在一起的,或者在单核细胞的位置,或者在原始细胞/单核细胞的位置,或者

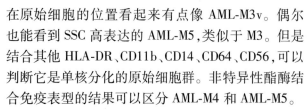

在原始细胞的位置看起来有点像 AML-M3v。偶尔也能看到 SSC 高表达的 AML-M5，类似于 M3。但是结合其他 HLA-DR、CD11b、CD14、CD64、CD56，可以判断它是单核分化的原始细胞群。非特异性酯酶结合免疫表型的结果可以区分 AML-M4 和 AML-M5。

2）低表达或者阴性 CD45 的原始细胞群：在一些白血病中，CD45 可能表达强度低或者是阴性的，比如原始 B 细胞型急性淋巴细胞白血病或者 AML-M6、AML-M7。在 CD45/SSC 散点图中原始细胞群在图形的最最左面，但是这个位置也有可能是红系祖细胞和浆细胞或者是非血液系统疾病的肿瘤细胞。

大部分未裂解的红细胞会出现在 CD45 阴性的位置。低 SSC 和 CD45 强弱明显区分（有两个 log 或者从阴性到强阳性）的细胞群可能是以下情况：①两个不同的细胞群重叠了。最左面的 CD45 阴性的细胞群可能是红系祖细胞，右面的可能是原始细胞群。当然也有可能是两种 SSC 相似而分化不同的克隆（如 AML、ALL）。②包含有 CD45 表达强度不同的两群肿瘤细胞的单一白血病。可能是 AML，也可能是 ALL。

3）CD45/SSC 在成熟淋巴肿瘤方面的应用：CD45/SSC 在成熟淋巴肿瘤方面的应用是非常有限的，因为不同的淋巴瘤细胞都是 SSC 低表达，CD45 强表达。在一些特殊的淋巴瘤患者可以看到 SSC 低、CD45 中等强度到强表达的图形。

4）急性白血病的其他散点图：

［AML］

CD13/CD33/CD117/CD34 在判断白血病时是很有用的。有一些髓系白血病，尤其是 AML-M5，可能是 CD34 阴性，但是 CD117 多数是阳性，可以与急淋区分。

如果已经可以找到带有髓系抗原表达的原始细胞，那么结合其他标记可以判断是哪一型的 AML，比如 HLA-DR、CD14（与 CD64 结合在一起看）、CD16、CD56。一般情况下，在 AML-M3 的病例中，HLA-DR 阴性；在其他类型中，HLA-DR 强阳性。但是 HLA-DR 阴性也可能出现在某些 AML-M1 的病例中，它的表型和 AML-M3 类似，都是 CD34 阴性、HLA-DR 阴性，可是在 CD45/SSC 散点图中原始细胞群的位置和 AML-M3 不一样，而且 CD13 和 CD33 表达在同一强度或者 CD13 的强度比 CD33 弱一些。在 AML-M3 中，CD13 强度很强甚至超过 CD33。AML-M1 可能会 MPO 阴性且对维 A 酸治疗无效。

HLA-DR 也可能在 AML-M3v 中有部分表达，肿瘤细胞少颗粒或者无颗粒，看起来和淋巴细胞类似。这个时候就要结合遗传学特征综合判断是不是 AML-M3 了。

CD14 和 CD64 的组合在判断单核细胞分化的时候是很有用的，CD64 单核细胞表达强度低于粒细胞。在 CD14/CD64 的散点图中可见，成熟单核细胞在双阳性强阳性位置。

在一些慢性髓系祖细胞单核细胞白血病（CMML）外周血样本中，CD45/SSC 散点图中可见循环中异常的单核细胞抑制了粒细胞组分而形成细胞主要群体在单核细胞位置。CD14/CD64 的散点图可以区分 AML-M5 和 CMML。在 CMML 肿瘤细胞中有非常强的 CD14/CD64 双阳性的细胞，而在 AML-M5 中，CD14 常表现为从阴性到强阳性连续表达，或者 CD14 表达缺失。用流式细胞术来诊断 AML-M5 最好用骨髓样本，因为外周血中的肿瘤细胞比例达不到诊断要求的大于 20%，循环中的单核细胞多为成熟单核，容易误诊为 CMML。在 AML-M5 可能会有 CD56 表达，但是还可以出现在 CMML 中或者其他的 AML 中，不能作为区分不同类型 AML 的标记。

如果疑似原始细胞群 CD71、GPA、CD36 阳性可能是 AML-M6，对于多红细胞样本 GPA 可能要在去成熟红细胞后标记才有阳性；如果疑似原始细胞群 CD41、CD61、CD42b 阳性可能是 AML-M7，不过最终确诊依然要依赖细胞形态学、遗传学特征和临床特点。

［前体 B 细胞型急性淋巴细胞白血病（B lymphoblastic leukemia/lymphoma，B-ALL）和正常骨髓 B 原始细胞］

骨髓中，正常的 B 原始细胞和 B-ALL 的幼稚细胞在表型上是极其相似的，比如 CD10、TDT、CD19，甚至是 CD58。在初次诊断时，B-ALL 的幼稚细胞恶性增殖抑制了正常的其他造血细胞的稳态，可见增殖的肿瘤细胞。但是，在治疗后随访的样本中，复发或者残留的肿瘤细胞与正常的 B 原始细胞共存时，不是太容易辨别，外周血或者髓外其他器官如有肿瘤细胞发现，说明已远处转移。B-ALL 主要看 CD19/CD34、CD10/CD58、CD34 阴性时看 TDT/CD19。

具有以下特点，我们可以认为是肿瘤幼稚细胞：①DNA 指数：可以认为是肿瘤细胞群的特点，可以和 TDT 一起分析。②TDT/CD19：肿瘤细胞可以形成一群细胞群 CD19⁺TDT⁺，正常的 B 原始细胞则能形成两个细胞群,TDT$^+$/CD34$^+$ 和 TDT$^-$。③CD10/CD20:在多数 B-ALL 中,肿瘤细胞 CD10 强度比正常的 B 原始细胞高。正常的 B 原始细胞,CD20 强度由弱到强,欠成熟的 B 原始细胞,CD20 强阳性,CD10 稍弱。多数的 B-ALL 肿瘤细胞缺乏 CD20。个别案例可见肿瘤细胞和正常的 B 原始细胞的 CD20 表达强度类似。④正常的 B 原始细胞比肿瘤细胞是低 FSC、低 SSC。⑤CD38:正常的 B 原始细胞比肿瘤细胞强度高。⑥CD58:肿瘤细胞比正常的 B 原始细胞强度高,因为 B-ALL 肿瘤细胞 CD10 强表达,所以 CD10/CD58 联合可以做微小残留病监测,尤其是当肿瘤细胞与正常的 B 原始细胞共存时。⑦CD10 阴性。⑧异常表达其他系别的标记。尤其是表达髓系抗原(比如 CD13、CD33),在 B-ALL 肿瘤细胞中常见。

[前体 T 细胞急性淋巴细胞淋巴瘤/白血病(T lymphoblastic leukemia/lymphoma,T-ALL)]

通常,大多数的前体 T-ALL 的肿瘤细胞的免疫表型是:TDT 和 CD7 共表达;CD4 或者 CD8 缺失或者 CD4/CD8 共表达;膜 CD3 缺失却有胞质 CD3 表达;CD2 和 CD5 表达会因人而异;偶尔会有髓系抗原 CD13、CD33、CD117、CD11b 表达;有时候膜 CD3 缺失,但是只有 CD3$^+$CD4$^+$CD8$^-$ 或者 CD3$^+$CD4$^-$CD8$^+$;有时候会伴有 CD10$^+$、CD56$^+$;而确定是否胸腺来源的 T-ALL 主要依靠 CD1a、CD34、TDT。

[成熟淋巴瘤的其他散点图]

成熟淋巴瘤(LPD/NHL)分为累及 B 细胞、T 细胞、NK 细胞的三类,CD71 可以作为细胞活化和增殖的标记。①细胞表面轻链的表达:主要用于单克隆 B 细胞淋巴瘤。以 B 细胞设门,分析 kappa 和 lamda 阳性细胞比例。如果 B 系细胞群有异质性,可能包含两群或者更多群的大小不同、CD20 强度不同的细胞,这时我们要用合适的设门技巧来判断和定量是否有单克隆细胞群。要注意:血浆免疫球蛋白竞争结合抗体的问题;肿瘤细胞免疫球蛋白非特异性结合的问题。如果恶性 B 细胞比较少,比如 1%,就要以 B 细胞设门,多收集一些 B 细胞。②CD19/CD20 的荧光强度变化,可以提示不同的淋巴瘤类型。但是这两个抗体必须是相同的荧光素。

与 T 系淋巴瘤比较,B 系淋巴瘤很少有泛 B 抗原和表面免疫球蛋白表达异常。B 系肿瘤异常主要表现在:①CD19 或者 CD20 缺失;②可以检测到表面轻链表达缺失;③如果没有 CD34 和 TDT 表达可以结合以上两项判断是否是肿瘤;④高危 B 系肿瘤

可能 CD45 缺失;⑤一部分零星病例可能会伴有髓系抗原或者 T 系抗原表达。当我们在评估随访样本时,一定要注意 CD20 缺失是否因为使用了利妥昔单抗,CD20 的缺失在 B 系急淋中常见。

异常 T 系鉴别,T 细胞抗原或多或少的缺失是认识 T 系肿瘤的一个很好的标准。但是定量的发现抗原表达的变化也是很重要的,可是这个很难。在很多实验室开展 PCR 做 TCR-γ 基因重排检测,但是这种方法又复杂,又有其局限性。比如衰老、自身免疫病、病毒感染会出现和 T 系肿瘤类似的条带模式。近年来,有基于流式的 TCR-vβ 检测试剂盒来判定 T 细胞是否单克隆。

(4)正常骨髓样本中各群细胞比例:有很多原因导致骨髓中造血组分的异常分布,比如:①分化阻滞;②骨髓重建或免疫治疗后,或外周血消耗,或感染反应后;③一系或多系的骨髓系别发育不良;④肿瘤造血细胞的增殖。

一直没有一个推荐的方法来评估外周血对骨髓样本污染,Holdrinet 等描述过一个方法用在骨髓和同时包含的外周血中的红细胞和有核细胞的比例来矫正。

正常骨髓抽吸样本各个白细胞群体的参考范围。骨髓样本难免被外周血污染,Brooimans RA 用 4 色单管(CD66abce-FITC、CD14-PE、CD45-PerCP、CD34-APC)标记 134 份正常骨髓抽吸样本做了粒细胞、单核细胞、淋巴细胞、幼稚细胞分群分布。但是这个分析中,只有成年人的供体骨髓作为样本,没有包含儿童样本在内。在这些样本中,成熟淋巴细胞、单核细胞、粒细胞的中位比例分别是 15.9%、4.1% 和 71.2%,骨髓中全部的 CD45 弱表达的 SSC 低的幼稚细胞群的中位比例是 4.7%,CD34 阳性的细胞的中位比例是 1.4%。

做淋巴瘤免疫分型应该碰到这样的情形:临床表现很像淋巴瘤,但偏偏骨髓免疫分型检测时没检测到肿瘤细胞,即"假阴性"原因可能是:①样本采集问题。对于血液或体液样本,可能是不存在采样问题的。但是,如果是骨髓或者组织样本,骨髓不均匀的肿瘤细胞浸润病灶,组织样本采集的时候漏掉了肿瘤部位,这种情况就需要与临床保持良好沟通,多次采集送检。②样本处理时细胞丢失处理样本要注意吹打的轻柔、研磨组织动作的细腻,这完全是技术活了。结合病理一起分析。③肿瘤细胞太少,样本得到太少,或者有些淋巴瘤的肿瘤细胞太少或者同时混杂了反应性 B 细胞,此时要获取足够多的细

胞量,以保证足够的异常细胞克隆供分析。一般建议获取 50 万 ~ 100 万的有核细胞是比较好。④异常细胞难区分或者易被忽略尽量分析所有细胞;不要只使用 CD20 分析 B 细胞,同时分析 CD19、CD20、CD22、CD79;分析所有 B 细胞可能出现的异常表型,不要单凭一个特征。

如果实验发现不同时间做的同样的实验结果相差甚大,操作、检测、分析都没有问题,却找不到原因,很可能:多数情况下,工作温度应保持在 18 ~ 22℃,湿度在 10% ~80%,如果温度低于 7℃或者高于 30℃机器可能会有激光衰减或者液流不稳。

5. 常见疑问解答

(1) 怎么选择抗体?

1) 首先了解您使用的机器型号,机器配置,有几个激光,有什么滤光片,可以参照表选择合适的荧光素。

2) 其次了解你的目的疾病或者目标细胞表达的抗原,选择相应的抗体,可以正选(在细胞群中选择阳性表达的细胞为目的细胞),也可以反选(在细胞群中选择去除阳性表达的细胞之外的细胞为目的细胞)。

3) 荧光素和抗体的选择受限于商业化的抗体,抗原表达密度和荧光亮度都需要考虑。PE 用于低丰度抗原表达的测定,FITC/Percp 荧光素用于高丰度抗原表达的测定,APC 是一种弱的荧光素,而且有一点点细胞的自发荧光,信噪比高,对于弱表达的抗原选择 APC 不错的。

4) 但是有一点非常非常重要,随着越来越多的荧光素开发出来,荧光光谱之间的相互干扰不容忽视! 抗体是针对抗原不同的抗原决定簇而得到的,错误的补偿提供了错误的结果解释。

5) 如果在 2 ~3 种可以选择的抗体,建议:选择阴性峰和阳性峰距离远的抗体;选择滴度高的抗体,可以稀释使用(滴度可以通过用相同数量的细胞标记不同数量的抗体上机检测得知);耦合荧光素,例如 pe-cy5,耦合部分可能会随着使用时间长或者其他原因脱落导致检测错误。

(2) 胞质抗体和胞膜抗体区别?

胞质抗体和胞膜抗体可以无区别,只是对细胞的处理不同。例如:T-ALL 中常常有胞膜 CD3 缺失,经过固定细胞,细胞透膜处理后用 CD3 抗体标记,就可以看到细胞内的 CD3 是阳性表达的,不过同型对照、细胞内对照也是必需的。

(3) 抗体加多少?

按照抗体说明书,1test 有固定的剂量,或者 20μl,或者 5μl,用于(1 ~ 10)×10^6 细胞。拿到抗体后,你可以使用不同剂量抗体做一个抗体滴度,确定合适的抗体使用剂量。在实验前,进行细胞计数后,选择合适剂量的抗体。

(4) 为什么实验前要洗涤细胞?什么时候不需要洗涤?

如果有血浆免疫球蛋白竞争结合抗体的问题,就一定要在实验前洗涤细胞。比如在做免疫分型时有 sIgM、cμ 和表面 kappa、lamda 时,细胞一定要洗涤。肿瘤细胞有免疫球蛋白非特异性结合的问题,请使用空白管和同型对照抗体标记管做对照。

(5) 胞质抗体标记后信号杂乱?

请使用新鲜的细胞,严格按照您购买的试剂盒的操作进行。在细胞固定后请轻轻混匀细胞后加透膜试剂,加抗体孵育 15 ~ 20 分钟后请及时上机检测。

(6) 肿瘤细胞太少?

做淋巴瘤免疫分型应该碰到这样的情形:临床表现很像淋巴瘤,但偏偏骨髓免疫分型检测时没检测到肿瘤细胞,即"假阴性"原因可能是:

1) 样本采集问题:对于血液或体液样本,可能是不存在采样问题的。但是,如果是骨髓或者组织样本,骨髓不均匀的肿瘤细胞浸润病灶,组织样本采集的时候漏掉了肿瘤部位,这种情况就需要与临床保持良好沟通,多次采集送检。

2) 样本处理时细胞丢失处理样本要注意吹打的轻柔、研磨组织动作的细腻,这完全是技术活了。结合病理一起分析。

3) 肿瘤细胞太少,样本得到太少,或者有些淋巴瘤的肿瘤细胞太少或者同时混杂了反应性 B 细胞,此时要获取足够多的细胞量,以保证足够的异常细胞克隆供分析。一般建议获取 50 万 ~ 100 万的有核细胞是比较好。

4) 异常细胞难区分或者易被忽略尽量分析所有细胞;不要只使用 CD20 分析 B 细胞,同时分析 CD19、CD20、CD22、CD79;分析所有 B 细胞可能出现的异常表型,不要单凭一个特征。

(7) 其他问题:如果实验发现不同时间做的同样的实验结果相差甚大,操作、检测、分析都没有问题,却找不到原因,很可能:多数情况下,工作温度应保持在 18 ~ 22℃,湿度在 10% ~80%,如果温度低于 7℃或者高于 30℃机器可能会有激光衰减或者液流不稳。不同荧光染料的激发和发射波长见表 2-2-5。

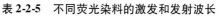

表 2-2-5 不同荧光染料的激发和发射波长

Laser		Emission Max	Fluorochrome	Ex-Max	Excitation Laser Line	
Violet Laser(405nm)	1	448nm	BD Horizon V450	404nm	405nm	
		452nm	Pacific Blue	401nm	405nm	
	2	491nm	AmCyan	457nm	405nm	
		500nm	BD Horizon V500	415nm	405nm	
Blue Laser(488nm)	1	519nm	FITC	494nm	488nm	
		519nm	Alexa Fluor® 488	495nm	488nm	
	2	578nm	PE	496nm 564nm	488nm 532nm 561nm	
	3	615nm	PE-Texas Red®	496nm 564nm	488nm 532nm 561nm	
	4	667nm	PE-Cy5	496nm 564nm	488nm 532nm 561nm	
		678nm	Percp	482nm	488nm 532nm	
		695nm	Percp-cy5. 5	482nm	488nm 532nm	
	5	785nm	PE-Cy7	496nm 564nm	488nm 532nm 561nm	
Green Laser（532nm）、Yellow-Green Laser(561nm)	1	578nm	PE			
	2	615nm	PE-Texas Red®			
	3	667nm	PE-Cy5			
	4	785nm	PE-Cy7			
Red Laser(640nm)	1	660nm	APC			
		668nm	Alexa Fluor® 647			
	2	719nm	Alexa Fluor® 700			
	3	785nm	APC-Cy7			
		785nm	APC-H7			

（王翔 李本尚）

参 考 文 献

[1] Brooimans RA,Kraan J,van Putten W,et al. Flow cytometric differential of leukocyte populations in normal bone marrow:Influence of peripheral blood contamination. Cytometry Part B,2009,76B:18-26

[2] Haydu JE1,Ferrando AA. Early T-cell precursor acute lymphoblastic leukaemia. Curr Opin Hematol,2013,20（4）:369-373

[3] Escherich G,Troeger AF,Gobel U,et al. The long-term impact of in vitro drug sensitivity testing on risk stratification and treatment outcome in acute lymphoblastic leukemia of childhood（CoALL 06-97）. Haematologica,2011,96:854-

862

［4］Sutton R, Venn NC, Tolisano J, et al. Clinical significance of minimal residual disease at day 15 and at the end of therapy in childhood acute lymphoblastic leukaemia. Br J Haematol, 2009, 146:292-299

［5］Notta F, Mullighan CG, Wang JC, et al. Evolution of human BCR-ABL1 lymphoblastic leukaemia-initiating cells. Nature, 2011, 469:362-367

第三章 白血病细胞遗传学与分子遗传学诊断

儿童白血病具有显著的细胞遗传学和分子遗传学特征,如 B 系急性淋巴细胞白血病中有近 25% 的病例表现为 12 号染色体和 21 号染色体的转位,转位发生于 12 号染色体和 21 号染色体的断裂和重组,12 号染色体断裂常发生在 ETV6 基因的第 4 和第 5 号内含子区,21 号染色体断裂常发生在 RUNX1 基因的 1 号内含子区,不同染色体的断裂点之间发生重组,形成 ETV6 和 RUNX1 基因之间的融合,产生了新的融合基因。又比如急性早幼粒细胞白血病中绝大多数病例出现 15 号染色体和 17 号染色体的转位,转位发生于 15 号染色体和 17 号染色体的断裂和重组,15 号染色体断裂常发生在 PML 基因的第 3 号内含子区和第 6 号内含子区和外显子区,17 号染色体断裂常发生在 RARα 基因的 2 号内含子区,不同染色体的断裂点之间发生重组,形成 PML 和 RARα 基因之间的融合,产生了新的融合基因。这些细胞遗传学和分子遗传学特征对于疾病的诊断、治疗疗效的评估、预后的判断以及个体化治疗措施的开展意义重大。

一、白血病常见的细胞遗传学和分子遗传学改变

(一)白血病常见的细胞遗传学改变类型

细胞遗传学是指基因组层面的染色体的畸形改变,主要是染色体数目和结构的变异。前者包括染色体数目增多和减少,形成染色体整倍性改变和非整倍性改变,后者包括染色体的缺失、重复、易位、插入和倒位等。相应的染色体畸变如图 2-3-1 所示。

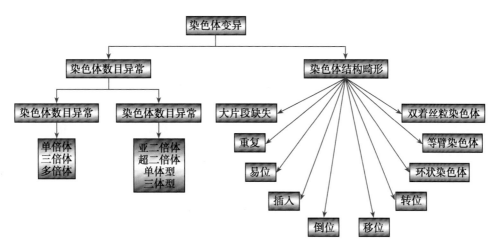

图 2-3-1　常见的染色体变异类型

与体细胞改变不同,白血病等肿瘤细胞的染色体整倍体改变主要是在细胞分裂过程中 DNA 复制了多次,而细胞分裂只发生一次,或者 DNA 发生了复制,但细胞没有分裂造成。非整倍体的改变主要是在细胞分裂过程中部分染色体发生了复制,但是没有随着细胞分裂分别进入到不同子代细胞中,其中染色体丢失的一方表现为亚二倍体,而染色体获得的一方为超二倍体。如果一般染色体没有随着细胞分裂而重新分配到子带细胞中,缺失一套染色体的为单体型,获得一套染色体的为三体型。

染色体结构的异常主要是染色体发生了断裂，断裂的片段可以与其他片段相连或者丢失。①染色体的缺失常发生在末端缺失，有着丝粒的部分可以随着细胞分裂而进一步遗传，而无着丝粒的一方由于不能与纺锤丝相连而在细胞分裂中丢失，其携带的基因也随之丢失。染色体也常发生中间部分缺失，在一条染色体的同一臂上发生两次断裂，断裂点之间的部分发生了丢失，而断裂点两边的序列可以重新连接。如果断裂点发生在两条臂上，中间部分含有着丝粒，可以被保留，断裂点两侧的序列会发生丢失。②染色体的重复是指染色体上某部分序列增加了一份甚至几份的现象，其原因主要是同源染色体或者染色单体之间发生不对等交换，可伴有染色体片段的插入。主要类型有：串联重复（重复片段前后相连，其中携带的基因次序完全一致）；倒位串联重复（也叫反向串联重复或者反接重复，特征是重复片段之间的基因次序正好相反）；移位重复（重复片段与固有片段之间不相连，插入到其他序列中）。③染色体易位是指两条染色体同时发生一次断裂，断裂点之间发生变位连接，形成染色体结构的重排。常见的易位为两相易位，即易位发生在两条染色体之间，如果发生在3条或者更多条染色体之间的易位较三相或多相易位。如果易位发生在不同染色体着丝粒的两端，相应的易位后染色体可以被遗传到自带细胞，如果易位发生在不同染色体着丝粒的一侧，就形成了无着丝粒染色体和双着丝粒染色体。如果上述断裂点发生在近端着丝粒染色体的着丝粒处，或者着丝粒附近，就形成了一套由长臂构成的衍生染色体和一条小染色体，后者由于缺乏着丝粒结构，或者完全由异染色质构成，往往在细胞分裂时发生丢失，这种近着丝粒染色体的易位又称罗伯逊易位，或者着丝粒融合。④染色体倒位是指某一染色体上发生两处断裂，其中间部分与断裂的两段部分发生反向变为连接。倒位分为臂内倒位和臂间倒位两种。⑤染色体转位是指两条染色体发生三处断裂，一条染色体断裂点中间的部分插入到另一条染色体的断裂处，该条染色体断裂点之间重新连接。染色体转位包括非同源顺向转位、非同源逆向转位、同源顺向转位和同源逆向转位等情况。⑥环状染色体是指一条染色体的两端发生断裂后，断裂点两端的序列发生丢失，断裂点之前变位连接成环状。⑦等臂染色体是指细胞分裂时着丝粒没有发生纵向断裂，形成姐妹染色体的分离，而是发生了着丝粒的横向分离，导致染色体的长臂与长臂、短臂与短臂相

连，形成等臂染色体。

儿童白血病常见的染色体形态改变有以下几种：

超二倍体，是染色体数目超过46条的细胞。

亚二倍体，指染色体数目小于46条的细胞。

单倍体，是指含有一个染色体组的细胞，染色体数目为23条。

复杂核型，是指染色体数目异常同时伴有结构异常。

染色体易位，涉及一条染色体内部或者不同染色体之间发生断裂和重组，常见类型如下：

del(1)(p32)
t(12;21)(p13;q22)
t(1;19)(q23;p13)
t(9;22)(q34;q11)
t(4;11)(q21;q23)
t(11;19)(q23;p13.3)
t(11;19)(q23;p13.1)
t(15;17)(q22;q21)
t(8;21)(q22;q22)
t(6;9)(p23;q34)
inv(16)(p13;q22)
t(7;11)(p15;p15)
t(8;14)(q11;q32)
t(7;9)(q11.2;p13.2)
del(1)(p32)
t(7;10)(q34;q24)

（二）白血病常见的分子遗传学改变类型

与细胞遗传学变异不同，分子遗传学主要聚焦基因拷贝数的变异（copy number variation，CNV）、单碱基突变（single nucleotide variation，SNV）、微插入（insertion）、微缺失（deletion）和微重排等，上述各种变异组成了基因结构的变异（structure variation，SV）。拷贝数变异是某些基因或基因片段在基因组中发生重排，一般是指长度为1kb以上的基因或基因大片段拷贝数的增加或者减少，是基因结构变异的主要来源，主要表现为亚显微水平的缺失或者重复。单碱基突变、微插入、微缺失和微重排是基因在复制中产生的错误，没有被DNA修复相关的酶进行纠正后产生的变异，一般为单个碱基或者几个碱基的序列改变。这些变异可以发生在基因编码区，通过改变相应蛋白的功能（gain of function或loss of function）发挥作用，也可以发生在非编码区（基因的5′区、3′区、内含子区、外显子交界区以及基因间区）

通过改变基因外显子的拼接或者影响基因的表达来发挥作用。

儿童白血病常见的分子遗传学改变涉及众多基因的改变,常见的受累基因包含:*ASXL1*、*ABL1*、*CREBBP*、*CRLF2*、*DNTM3A*、*EPOR*、*FBXW7*、*GATA1*、*GATA3*、*GCSFR*、*GNAS*、*IDH-1*、*IDH-2*、*IKZF1*、*JAK2*、*KRAS*、*MLL*、*NF1*、*NOTCH1*、*NPM1*、*NRAS*、*NT5C2*、*PDE4B*、*PRPS1*、*TET1*、*TET2*、*TP53*、*WT-1* 等,如图2-3-2所示。

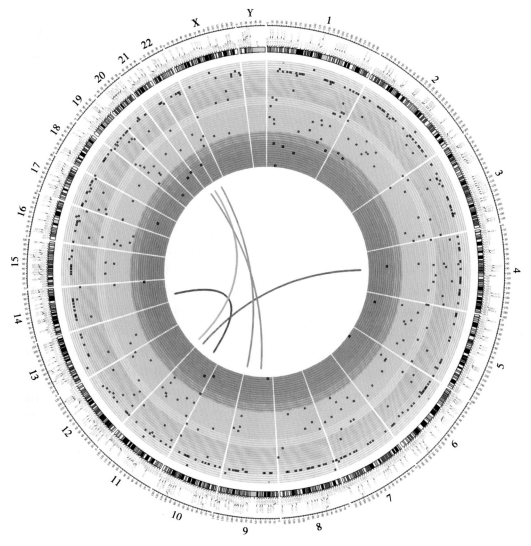

图2-3-2 基因组层面各种遗传学变异

(说明:CIRCOS图中最外侧的为染色体编号,顺时针方向从1号染色体到X和Y染色体依次列出。从外向内黑白红相间的一圈为不同染色体区段。内侧淡蓝色、淡绿色和粉红色组成的圈为不同样本的染色体组成情况-本例中为16例初发,缓解和复发样本基因组水平的遗传学差异分析,环线上的每个点代表一处遗传学变异。最内侧为不同染色体的易位,图中可见存在t(11;14)、t(12;21)、t(9;22)和t(4;11)等不同染色体易位)

(三)白血病常见的细胞遗传学和分子遗传学诊断方法

白血病常见的细胞遗传学诊断方法主要有染色体核型分析、原位免疫杂交和光谱核型分析等技术。分析遗传学诊断方法则主要包括基于芯片的比较基因组杂交(array-based comparative genomic hybridizationa,CGH)、SNP分型芯片技术、表达谱芯片、实时定量PCR技术(real-time quantitative,PCR,RQ-PCR)、Sanger测序和下一代测序技术(next-generation sequencing,NGS)等。由于每项技术均包含很多技术细节和具体的实施方案,限于篇幅,简述如下:

1. 染色体核型分析 染色体核型分析时首先使用植物血凝素(PHA)处理外周血、骨髓以及培养的细胞,经37℃、72小时的培养后可以获得大量处于分裂期的细胞。通过向培养基中加入秋水仙素,后者可以使得细胞分裂停止到分裂中期,此时同源染色体在纺锤体和着丝粒的牵引下向两个细胞移动,处于较为疏松的状态,便于通过显微镜观察。然后通过低渗液体使得细胞肿胀,减少染色体之间的相互缠绕和重叠,并经冰醋酸对细胞进行固定。由于吉姆萨(Giemsa)染料和胰酶消化后可以将染色体染成一系列深浅不一、明暗相间的条纹状,且不同染色体的带状纹图彼此不一,便于进行不同染色体的区分,从而通过吉姆萨进行染色体核型分析的方法称为染色体 G 带核型分析。一般富含 AT 碱基的 DNA 区段表现为暗带,此法可制成永久性的标本。除此之外,染色体 Q 带核型分析是通过氮芥喹吖因(quinacrine mustard)对染色体进行着色,在紫外光激发下显现明暗不同的带区,可在荧光显微镜下观察。一般富含 AT 碱基的 DNA 区段表现为亮带,富含 GC 碱基的区段表现为暗带。此法的优点是分类简便,可显示独特的带型,缺点是标本易褪色,不能做成永久性标本片。而染色体 R 带核型分析是染色体用磷酸盐溶液进行高温处理,然后通过吖啶橙(acridine orange,AO)或吉姆萨染料进行染色,结果显示的带型同 G-带明暗相间的带型正好相反,故叫反带(reverse-banding)。

2. 荧光原位杂交(fluorescence in situ hybridization,FISH)　FISH 是在 20 世纪 80 年代末在放射性原位杂交技术的基础上发展起来的一种非放射性分子细胞遗传技术,以荧光标记取代放射性核素标记而形成的一种新的原位杂交方法。FISH 是利用荧光标记的特异核酸探针与细胞内相应的靶 DNA 分子或 RNA 分子杂交,通过在荧光显微镜或共聚焦激光扫描仪下观察荧光信号,来确定与特异探针杂交后被染色的细胞或细胞器的形态和分布,或者是结合了荧光探针的 DNA 区域或 RNA 分子在染色体或其他细胞器中的定位。FISH 是检测染色体内部扩增和染色体断裂以及染色体转位最直观的方法,在儿童白血病细胞遗传学检测方面最有举足轻重的意义。通常使用一种或者两种荧光染料标记探针,观察相应染色体区域的变化。如果采用多色探针进行整个染色体组的分析,成为多色 FISH(M-FISH)。

3. 光谱核型分析(spectral karyotyping,SKY)　SKY 是一项显微图像处理技术,通过光谱干涉仪,由高品质 CCD 获取每一个像素的干涉图像,形成一个三维的数据库并得到每个像素的光程差与强度间的对应曲线,该曲线经傅立叶变换之后得到该像素的光谱,由软件分析之后用分类色来显示图像或将光谱数据转换成相应的红绿蓝信号后以常规方式显示。SKY 技术一次成像可同时区分 24 条染色体,例如结构复杂的易位、缺失、扩增、重排、双着丝粒、等臂及标记染色体,检测稳定性染色体畸变等,并能准确推算生物剂量曲线。SKY 技术检测染色体异常可作为早期诊断、治疗监测和随访过程中的有效指标,为相关基因的克隆及癌症的发病机制的研究提供了更先进和有效的方法。SKY 可揭示 G、R、Q 带通常无法检测到的染色体结构上的细微变异,已成为染色体核型分析的一种精确、灵敏和可靠的检测手段。它具有高度的敏感性和特异性,使细胞遗传学向分子领域发展,并在临床、科研等工作中得到广泛应用。

4. aCHG 和 SNP 分型芯片　该芯片是用来进行全基因组范围的 CNV 和 SNP 研究的主要方法。CNV 和 SNV 的形成机制有多种,并可分为 DNA 重组和 DNA 错误复制两大类。CNV 可以导致呈孟德尔遗传的单基因病与罕见疾病,同时与儿童白血病不无关系。其致病的可能机制有基因剂量效应、基因断裂、基因融合和位置效应等。对 CNV 和 SNP 的深入研究,可以使我们对人类基因组的构成、个体间的遗传差异以及遗传致病因素有新的认识。一般针对人类基因组中的 SNP 位点和拷贝数变异区域设计相应的探针,通过基因点阵仪打印到玻璃、尼龙等材质的表面,与经制备的人类基因组进行杂交,通过芯片扫描仪和相应软件进行待测样本的分析。当前应用最广的是美国 Affymetrix 公司基于 Genome-Wide Human SNP Array 6.0 芯片研发的 CytoScan® HD 芯片,用于检测人类全基因组中已知和新发的染色体畸变,是目前密度最高的细胞遗传学芯片。该芯片于 2014 年 1 月获得美国 FDA 批准,用于与染色体异常相关的先天性疾病(如儿童发育迟缓或智力障碍)的检测。该芯片包含 75 万个 SNP 探针,200 万个拷贝数探针,能够检测人类 270 万个生物学标记,具有 99% 以上的分型准确性。对肿瘤而言,该芯片完全覆盖国际细胞遗传学会 ISCA 认可的所有基因(1 标记/384 bases)、癌症相关基因(1 标记/553 bases)、覆盖 X 染色体上的基因(1 标记/486 bases)以及 12 000 OMIM 基因(1 标记/659 bases),不仅可以检测基因的缺失、重复,还可以检测杂合性缺失和单亲二倍体(LOH/UPD)。其相应的技术参数见表 2-3-1。

表 2-3-1 CytoScan® HD 芯片参数

CNV 检测探针数	
拷贝数标记的探针总数	2 696 550
非多态性标记数量	1 953 246
SNP 标记数量	743 304
基因组数据库版本	hg19
常染色体探针	2 491 915
拟常染色体探针	4624
基因内探针	1 410 535
基因间探针	1 286 015
标记平均间隔（单位：bp）	
基因内（下列所有基因）	880
ISCA 基因	384
癌症基因	553
OMIM Morbid 基因	659
X 染色体 OMIM Morbid 基因	486
Ref Seq 基因	880
基因间（非基因骨架）	1737
总体（基因和非基因骨架）	1148
数据库覆盖情况	
ISCA 基因（340）	100%
癌症基因（526）	100%
OMIM Morbid 基因（2640）	98%
X 染色体 OMIM Morbid 基因（177）	100%
Ref Seq 基因（36121）	96%

5. **Sanger 测序** 测序是获得未知 SNV 或微插入/微缺失的最主要方法。PCR 过程中，引物和模板退火，引物从 5′向 3′方向延伸，根据碱基的互补配对原则，相应的互补配对碱基核苷 C5 位上的磷酸酯键依次在 DNA 聚合酶的作用下与 3′末端的上一个碱基的核苷 C3 位羟基发生分子间的缩合反应，在 ATP提供能量的情况下，脱掉一分子水，从而形成磷酸二酯键，即连接两个脱氧核苷酸之间的磷酸分子分别与上一个核苷的 3′羟基和下一个核苷的 5′羟基形成两个磷酸酯键，如图 2-3-3 所示。

由图 2-3-3 可见，两个相邻脱氧核苷酸之间利用磷酸二酯键形成了从 5′到 3′方向的连接和按照模板依次延伸，上述磷酸二酯键是构成生命遗传物质最重要的化学反应之一。当向上述反应体系中掺入一定比例的双脱氧核苷酸（ddNTP）时，虽然依赖碱基

的互补配对，下一个碱基的核苷可以识别并与前一个碱基的核苷形成磷酸酯键，但并不能与其后续的核苷形成磷酸酯键，从而造成 DNA 合成延伸的终止。利用上述特性，Sanger 于 20 世纪 70 年代建立了 Sanger 测序法，即利用掺入的 ddNTP 不能形成连续的磷酸二酯键的特性，造成了 DNA 延伸的中止，如果在 DNA 延伸过程中掺入一定比例的 ddNTP，由于其随机进入 DNA 分子的合成过程中，从而形成相互之间差一个碱基的阶梯样片段，根据掺入碱基的种类来判断待测样本的具体序列组成（双脱氧终止法，1977 年）。Sanger 本人也因此获得了 1980 年的诺贝尔化学奖，并且是其继研究胰岛素以及结构后第二次获得诺贝尔化学奖。早期的双脱氧终止法采用放射性元素标记的凝胶放射自显影进行序列测定，随后人们利用四种不同荧光素的 ddNTP，通过自动荧光检测仪（1987 年）进行 DNA 序列的测定。在上述荧光检测装置的基础上，于 1996 年建立了毛细管电泳测序法，后者是相应的电泳凝胶在毛细管中进行电泳，从而使得制胶变得非常容易，DNA 测序由此也逐步开始普及。在该领域值得一提的是美国应用生物公司（Applied BiosystemsABI）陆续开发的 ABI377、ABI310、ABI3130、ABI3700 和 ABI3730XL等机型，可以完成从单道到 96 道测序，人类基因组测序计划（HGP）也主要借助于该类机器得以完成。

6. **下一代测序（next-generation sequencing，NGS）** 随着对测序技术的要求的不断提高，新的一代测序仪逐步产生。2005 年 454 生命科学公司最早推出的第一台第二代测序平台 Genome Sequencer20，并测序了支原体 Mycoplasma genitalium 的基因组，2007 年罗氏公司（ROCHE）完成并购 454 公司，并推出第二代基因组测序系统——Roche Genome Sequencer FLX System（GS FLX）。2006 年 Illumina 公司（Solexa 公司研发）开发了 Illumina Genome Analyzer System 测序仪，2007 年 Applied Biosystems 公司推出了 SOLiD System 测序仪（Supported Oligo Ligation Detection），如图 2-3-4 所示。

Roche 454 测序仪的原理为焦磷酸测序，是一种依靠生物发光进行 DNA 序列分析的新技术。在 DNA 聚合酶、ATP 硫酸化酶、荧光素酶和双磷酸酶的协同作用下，将引物上每一个 dNTP 的聚合与一次荧光信号释放偶联起来，通过检测荧光信号释放的有无和强度，就可以达到实时测定 DNA 序列的目的。此技术不需要荧光标记的引物或核酸探针，也不需要进行电泳，具有分析结果快速、准确、灵敏度

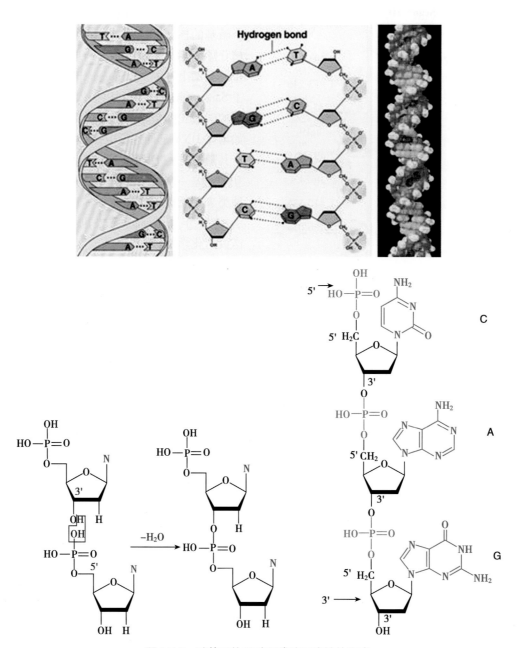

图 2-3-3　碱基互补配对和磷酸二酯键的形成

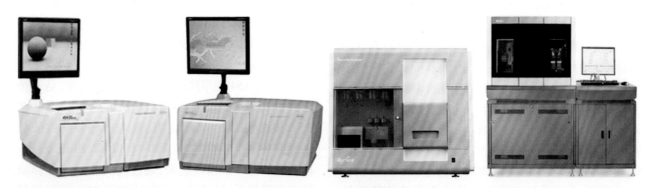

图 2-3-4　早期下一代测序仪

（图中自左向右依次为 Genome Sequencer 20、Roche Genome Sequencer FLX System、Genome Analyzer 和 SOLiD）

高和自动化的特点。在测序时，使用了一种叫做"Pico Titer Plate"（PTP）的平板，它含有 160 多万个由光纤组成的孔，孔中载有化学发光反应所需的各种酶和底物。测序开始时，放置在四个单独的试剂瓶里的四种碱基，依照 T、A、C、G 的顺序依次循环进入 PTP 板，每次只进入一个碱基。如果发生碱基配对，就会释放一个焦磷酸。这个焦磷酸在各种酶的

作用下，经过一个合成反应和一个化学发光反应，最终将荧光素氧化成氧化荧光素，同时释放出光信号。此反应释放出的光信号实时被仪器配置的高灵敏度 CCD 捕获到。有一个碱基和测序模板进行配对，就会捕获到一分子的光信号；由此一一对应，就可以准确、快速地确定待测模板的碱基序列，如图 2-3-5 所示。

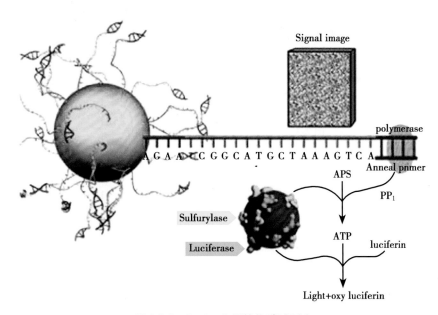

图 2-3-5　Roche 公司的焦磷酸测序

Solexa 公司的测序是一种基于单分子簇的边合成边测序技术，它基于专有的可逆终止化学反应原理。2006 年 Solexa 公司被 Illumina 公司收购，后被重新命名为 Illumina Genome Analyzer。作为新一代分子生物学综合技术平台，Genome Analyzer 测序技术避免了像传统测序技术那样耗费大量人力、物力进行片段克隆、转化、质粒抽提等工作，具有高准确性、高通量、高灵敏度、低运行成本等突出优势。其原理是测序时将基因组 DNA 的随机片段附着到光学透明的玻璃表面（即 Flow cell），这些 DNA 片段经过延伸和桥式扩增后，在 Flow cell 上形成了数以亿计 Cluster，每个 Cluster 是具有数千份相同模板的单分子簇。然后利用带荧光基团的四种特殊脱氧核糖核苷酸，通过可逆性终止的 SBS（边合成边测序）技术对待测的模板 DNA 进行测序。这种新方法确保了高精确度和真实的一个碱基接一个碱基的测序，排除序列方面的特殊错误，为同聚物和重复序列的测序提供了一个很好的解决方案。经过几年的发展，Illumina 公司陆续开发出了 MiSeq、HiSeq2000、HiSeq2500、HiSeq3000、HiSeq4000、NextSeq500 和 HiSeq X Ten 等不同型号。NextSeq500 系统集高通

量测序的性能和台式测序仪的简约为一体，是目前唯一一款可实现外显子组、转录组和全基因组测序的台式测序仪。它可在两种模式下开展测序实验：高产量（high output）和中等产量（medium output），在单次运行中可获得 20～120Gb 的数据。而 HiSeq X Ten，其有 10 台 HiSeq X 组成，每台 HiSeq X 每次运行可产生 1.6～1.8T 的数据，可以完成 16～18 个人的全基因组测序（30 倍覆盖度）。Illumina 公司测序原理如图 2-3-6 所示，不同一起参数如表 2-3-2 所示。

ABI 公司收购了一家测序公司——Agencourt Personal Genomics，并在 2007 年底推出了 SOLiD 测序平台。SOLiD 全称为 Supported oligo ligation detection，它的独特之处在于以四色荧光标记寡核苷酸的连续连接合成为基础，取代了传统的聚合酶链反应，可对单拷贝 DNA 片段进行大规模扩增和高通量并行测序。早期的 SOLiD 3 单次运行可产生 50GB 的序列数据，相当于 17 倍人类基因组覆盖度。而其无与伦比的准确性、系统可靠性和可扩展性更让它从其他新一代测序平台中脱颖而出，其原理如图 2-3-7 所示。近年来，由于其陆续推出的 SOLiD 4 和

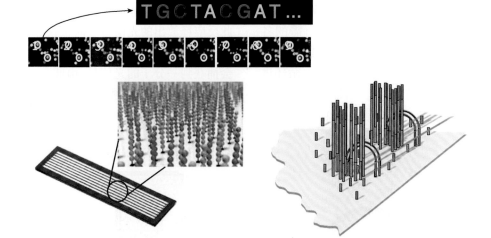

图 2-3-6　Illumina 公司的边合成边测序

表 2-3-2　Illumina 测序平台的参数比较

	MiSeq	NextSeq 500		HiSeq 2500		HiSeq X[*]
关键应用	小型基因组、扩增子和靶向基因 panel 测序	日常基因组、外显子组、转录组测序，及更多		生产规模的基因组、外显子组、转录组测序，及更多		群体规模的人类全基因组测序
运行模式	N/A	高产量	中等产量	快速运行	高产量	N/A
每次运行处理的流动槽	1	1	1	1 或 2	1 或 2	1 或 2
产量范围	0.3~15Gb	20~39Gb	30~120Gb	10~180Gb	50~1000Gb	1.6~1.8Tb
运行时间	5~65 小时	15~26 小时	12~30 小时	7~40 小时	<1~6 天	<3 天
每个流动槽的 Reads[†]	2500 万[‡]	1.3 亿	4 亿	3 亿	20 亿	30 亿
最长读长	2×300bp	2×150bp	2×150bp	2×150bp	2×125bp	2×150bp

注：
[*]：表中显示单台 HiSeq X 系统的规格。HiSeq X 只能作为 HiSeq X Ten 的一部分
[†]：通过过滤的簇
[‡]：仅适用于 MiSeq V3 试剂盒
［数据来源于 Illumina 网站（http://www.illumina.com/systems/sequencing.ilmn）。数据有可能随时更新，请以 Illumina 网站为准］

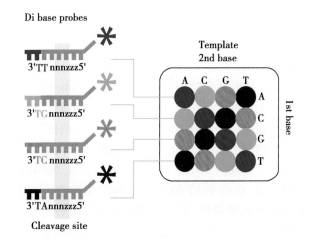

图 2-3-7　ABI 公司的连接测序

SOLiD 5500 等信号测序的读长（reads）太短，在序列拼接和基因组比对中均处于极大劣势，目前已很难见到。

2008 年，美国 Invitrogen 公司与 ABI 公司合并，组成了新的 Life Technologies 公司，而后者在 2014 年 4 月中旬被赛默飞（Thermo Fisher）收购。Life Technologies 公司先后推出了两款台式基因测序仪：Ion PGM™ 和 Ion Proton™。前者有 3 款不同的测序芯片，Ion 314™ 芯片有着 10M 碱基测序通量 Ion 316™ 芯片有着 100M 碱基测序通量 Ion 318™ 芯片有着 1G 碱基测序通量。后者有两种通量，分别是 10G 和 100G，其半导体测序芯片不小于 1.6 亿个反应微孔,单端检测读长不少于200bp,读取精度方面,原始数据准确性≥99.5%,一致序列准确性≥99.99%,Ion Proton™如图2-3-8所示。Ion Torrent技术通过专有的大规模并行半导体感应器,对于DNA复制时产生的离子流,实现直接和实时的检测。当试剂通过集成的流体通路进入Ion Torrent半导体芯片中,密布于芯片上的反应孔立即成为上百万个微反应体系。这种独特的流体体系,微体系机械设计和半导体的技术组合,使我们得以快速直接地将遗传信息翻译成数码的DNA测序结果,得到大量高质量的测序数据。

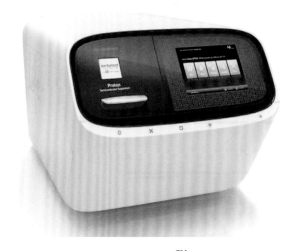

图2-3-8　Ion Proton™测序仪

三代单分子测序仪:上述的所有测序仪均是针对大量分子的总体荧光信号进行检测,其测序信号并非来自于单一分子。与上述下一代测序仪不同,三代测序为单分子测序,其代表为美国Pacific Biosciences公司的第三代测序系统——PacBio RS。这是一台革命性的DNA测序系统,它融合了新颖的单分子测序技术和高级的分析技术,在测序历史上首次实现了人类观测单个DNA聚合酶合成过程的梦想。它有着其他系统无法比拟的序列读长,可高达3000bp甚至更长。目前PacBio RS最大的问题是插入和缺失错误达到1%,缺失错误源自于有时候碱基掺入速度过快,超过了PacBio相机的拍摄帧数。插入错误源自于有的时候酶随机地选择一些碱基,但并未将这些碱基真的掺入合成链中。由于这些错误是随机的,因而可以随着测序覆盖深度的增加而消除。因此,尽管PacBio的单分子单次读取的原始准确度并非非常高,但随着测序覆盖深度的增加,它可以获得比NGS平台更高的一致性准确度。由于其读长很长,在de novo测序时优势明显,但同时由

于其错误率高,在重测序时就显得力不从心,另外,其通量太低也是一个重要缺陷,PacBio RS如图2-3-9所示。

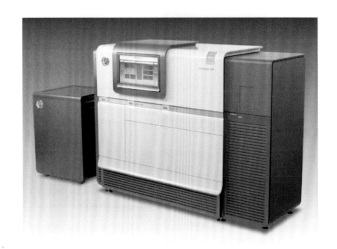

图2-3-9　PacBio RS 测序仪-SMRT DNA sequencer

其他值得一提的测序仪包括:Complete genomics公司开发的单分子测序仪(图2-3-10,当前已被华大基因收购)、Helicos BioSciences公司的测序仪(图2-3-11)以及牛津大学开发的NanoporeTechonlogies(图2-3-12)等。

7. 实时定量PCR(real-time quantitative PCR,RQ-PCR)　多聚酶链扩增(polymerase chain reactionPCR)是利用DNA在摄氏95℃高温时变性成两条单链,低温(经常是60℃左右)时引物与单链按碱基互补配对的原则结合,再调温度至DNA聚合酶最适反应温度(72℃左右),DNA聚合酶沿着磷酸到五碳糖(5′-3′)的方向合成互补链。如此不断循环,使得引物来源的两条互补链以指数形式不断累积,经过35~45个循环后模板被扩增达到千万倍,从而可以在凝胶电泳中检测到。图2-3-13为一个模拟的

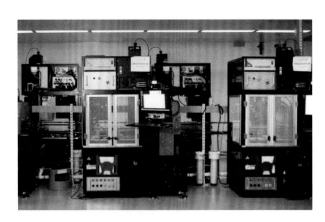

图2-3-10　Complete genomics

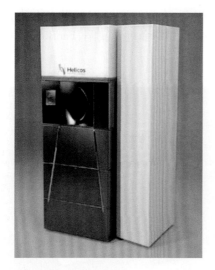

图 2-3-11　Helicos BioSciences-SMRT DNA sequencer

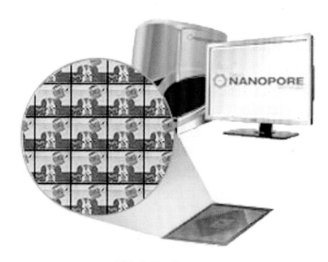

图 2-3-12　Nanopore

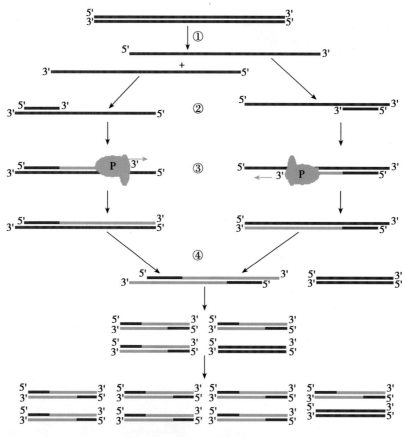

图 2-3-13　PCR 扩增过程模拟图

PCR 过程,来自于模板的两条链经变性成为单链,温度下降后优先与引物发生退火,温度升高到 DNA 聚合酶最适温度时,在 DNA 聚合酶的作用下两条引物分别延伸出与模板互补的两条链,从而使得模板得以扩增。依次再进行变性-退火-延伸等不断重复的过程,模板被指数性扩增。如果扩增循环数目为 N,则经过 N 轮循环,模板被扩增达到 2^N。假设 N=30,则模板达到 2^{30},即 10^9,由于扩增效率并非 100%,最终产物<10^9。当然,如果 N=50,理论上模板可以达到 $2^{50}=10^{15}$。但是,由于受到引物数量、酶的活力以及扩增效率的影响,扩增会达到平台期,即无论增加多少循环,最终产物量不再增加,如图 2-3-13 所示。基于聚合酶制造的 PCR 仪实际就是一个温控设备,能在变性温度、复性温度、延伸温度之间很好地进行控制。

实时定量 PCR 技术是在普通 PCR 技术的基础上,利用单一扩增体系中在达到扩增的平台期之前扩增效率恒定的特点,扩增产物的量只与初始模板数有关,即初始模板量越多,经过一定扩增循环数后累积的产物量就越多。换言之,达到相同的产物量时,所需的扩增循环数目越少,其初始模板量就越多,从而可以建立初始模板量与扩增循环数之间的显性关系。如图 2-3-14 所示:横坐标为起始模板的拷贝数,纵坐标为循环数,可见两者之间呈线性关系,线性相关系数 R2 = 0.9981,其斜率为 -3.346,与 Y 轴的截距为 39.668。需要指出的是,样本的拷贝数是经过针对 PCR 产物进行 TA 克隆,经质粒抽提后定量,然后经连续稀释获得的绝对定量化模板,依据此标准曲线可以检测待测样本中某种分子的拷贝数。另外,制作标准曲线时需要一定量的复管,确保复管之间的显性基本一致,如图 2-3-15 所示,两复管间的荧光扩增曲线基本重合,提示其扩增体系和扩增效率均基本上一致。

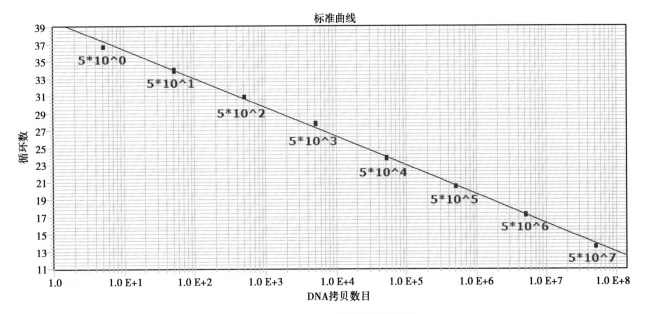

图 2-3-14　实时定量 PCR 的标准曲线

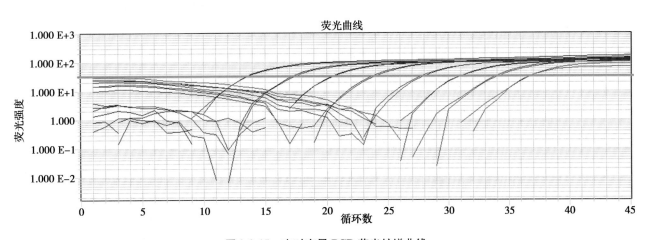

图 2-3-15　实时定量 PCR 荧光扩增曲线

实时定量 PCR 进行待测样本的检测前需要根据上面的要求进行标准曲线的制备,一般需要将 PCR 产物进行纯化,然后与 T 载体等连接和转化,经质粒抽提、定量以及阳性重组子的分子量计算,换算成单位体积内质粒的绝对拷贝数,随后进行连续稀释,获得呈阶梯状分布的不同模板拷贝数,经定量 PCR 计算出初始模板的拷贝数与循环次数之间的显性关系。另外,通过计算获知的目的基因的拷贝数随进行 PCR 的模板使用量不同而不同,因此需要一个恒定的标尺(内参照)来进行不同样本之间的比较。一般采用看家基因,如 GAPDH、Tublin 或者 ALK 等作为看家基因,其特点是看家基因不会随着细胞生物学功能的改变而发生改变。为比较不同样本之间目的基因拷贝数的变化,需要使用看家基因进行归一化处理,因此看家基因也要进行标准曲线的制备,即双标准曲线法。

实时定量 PCR 中产物的量需要被荧光检测仪检测到,因而需要相应的荧光素探针或者染料作为产物定量的依据,前者多用 FAM-TAMARA、FAM-JOE 等探针,而后者多用 SYBRGreen 或者 EvaGreen 等。所谓探针是一段与目的基因互补的碱基序列,其 5′端和(或)3′端被标记上荧光素,在每次退火时与模板结合,由于 5′端发光集团被 3′端的荧光素淬灭而不发光,当引物延伸时探针被从模板上剪切掉,由于 5′端发光集团不再被 3′端淬灭而发光,从而可以定量地判断模板的量。与荧光探针不同,染料可以与 DNA 分子的大沟结合,产物量越多,结合的染料就越多,从而可以进行产物量的测量。需要注意的是,由于引物二聚体、产物的特殊结构或者非特异性扩增也可以形成双链,因而染料法进行定量的前提是扩增产物的均一性要好,没有上述干扰判断的因素存在。如何判断某个目的基因是否适合染料法检测呢? PCR 产物电泳后出现单一的目的条带,没有引物二聚体是一个标准,另外溶解曲线是更为直接和敏感的方法。图 2-3-16 所示为某个实时定量 PCR 产物的溶解曲线图,熔链温度集中到 83℃ 左右,提示产物具有一定的长度,非引物二聚体;在熔链温度处只呈现一个较窄的高峰,提示产物的均一性很好,没有其他非特异性扩增产物;不同扩增产物的峰高不一样,提示不同样本之间目的基因初始模板量不同。

(四)儿童白血病常见的细胞遗传学和分子遗传学检测方案

儿童白血病细胞遗传学和分子遗传学特征对于化疗危险度的分层、预后的判断、疾病的监测和治疗过程中疗效的动态判断以及动态干预治疗至关重要,根据待检测遗传学特征不同,其检测手段也有差异,大体上主要集中到 FISH、定量 PCR、下一代测序等几个方面。

1. 儿童白血病细胞遗传学特征的 FISH 检测　根据探针种类,常见的有两种检测方式,一是双色分离探针,二是染色体转位探针,前者用于检测染色体断裂,由于断裂方式比较固定,且断裂后形成的融合伙伴基因可能有多种,难以确定其具体的伙伴基因,通过 FISH 进行染色体断裂与否的检测就显得非常重要,属于此类的探针有 MLL、PDGFRB、BCL2、BCL6、RARα 等断裂的检测;后者主要用于检测固定的染色体转位,这些染色体转位一般均很明确,相应的伙伴基因多是唯一的,如 ETV6-RUNX1、AML-ETO、BCR-ABL1 等。

1)双色分离探针-Vysis MLL:由于染色体 11q23 区域(MLL 基因所在区域)很容易断裂,且断裂后容易与其他染色体形成融合基因,而 MLL 断裂后发生融合的伙伴基因多达 160 多种,无法进行一一检测,因而检测 MLL 是否断裂在某种程度上可以满足临床需求。如图 2-3-17 所示,该图显示 Abbott/Vysis 公司针对 MLL 断裂的探针设计方法,MLL 断裂点靠近着丝粒区域设计了绿色的探针(探针标记荧光素的发射波长为绿色),而断裂点近端粒区域设计了橙色的探针(探针标记荧光素的发射波长为橙色),因而样本中如果存在 MLL 基因断裂,从荧光显微镜下可以见到绿色和橙色分离的信号;反之,如果不存在 MLL 断裂,则绿色信号始终与橙色信号紧密相邻,阳性患者检测结果如图 2-3-18 所示。

2)双色分离探针-Vysis PDGFRB:PDGFRB 基因位于 5q33,其可以发生多种断裂形成多种融合基因,目前已知的 17 种断裂方式包括 TEL-PDGFRB(见于 CMML、MDS、ALL)、HCMOGT1-PDGFRB(见于 JMML)、H4-PDGFRB(见于 CML)、CEV14-PDGFRB(见于 AML)、NIN-PDGFRB(见于 CML)、PRKG2-PDGFRB(见于慢性嗜碱粒细胞性细胞白血病)、HIP1-PDGFRB、RABEP1-PDGFRB、PDE4DIP-PDGFRB、KIAA1509-PDGFRB、TP53BP1-PDGFRB、NDE1-PDG-

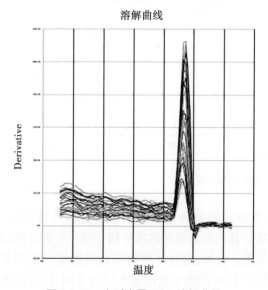

溶解曲线

图 2-3-16　实时定量 PCR 溶解曲线

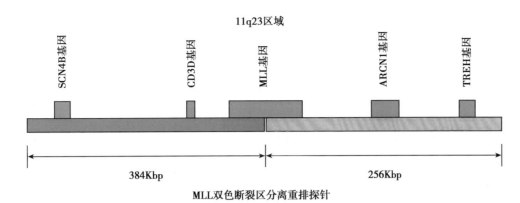

图 2-3-17　Abbott/Vysis 公司 MLL 双色分离探针设计方案

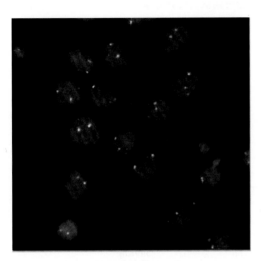

图 2-3-18　*MLL* 断裂 FISH 检测结果

图为一例 6 岁女孩 *MLL* 断裂阳性的急性淋巴细胞白血病患儿的 FISH 检测结果，黄色荧光信号为未发生断裂的 *MLL* 基因，而红色和绿色分离信号为 *MLL* 基因处发生了断裂

针，其中 *PDGFRB* 基因着丝粒区 351kb 范围内覆盖橙色探针，端粒区 368kb 范围内覆盖绿色探针，当 *PDGFRB* 基因断裂时可见细胞内橙色和绿色信号的分离，如图 2-3-19 所示。

3）双色分离探针-Vysis BCL-2：*BCL2* 位于 18q21，断裂后与位于 14 号染色体的 *IGH* 基因（14q32）形成融合基因-t（14;18）（q32;q21），常见于滤泡细胞淋巴瘤（80%）和弥漫大 B 细胞淋巴瘤（20%）。图 2-3-20 为 Abbott/Vysis 公司包含 BCL-2 的双色分离探针，其中 *BCL-2* 基因着丝粒区 854kb 范围内覆盖绿色探针，端粒区 608kb 范围内覆盖橙色探针，当 *BCL-2* 基因断裂时可见细胞内橙色和绿色信号的分离，如图 2-3-20 所示。

4）双色分离探针-Vysis BCL-6：*BCL6* 位于 3q27，该区域比较容易断裂，图 2-3-21 为 Abbott/Vysis 公司包含 *BCL-6* 的双色分离探针，其中 *BCL-6* 基因着丝粒区 600kb 范围内覆盖绿色探针，端粒区 349kb 范围内覆盖橙色探针，当 BCL-6 基因断裂时可见细胞内橙色和绿色信号的分离，如图 2-3-21 所示。

5）双色分离探针-Vysis RARα：*RARα* 位于 17 号染色体，其断裂后可以与 15 号染色体的 *PML* 基

FRB、*GIT2-PDGFRB*、*GPIAP1-PDGFRB*、*MYO18A-PDGFRB*（见于 *Eos-MPNs*）、*SPTBN1-PDGFRB* 和 *TPM3-PDGFRB*（慢性嗜酸粒细胞性白血病）等。图 2-3-19 为 Abbott/Vysis 公司包含 *PDGFRB* 的双色分离探

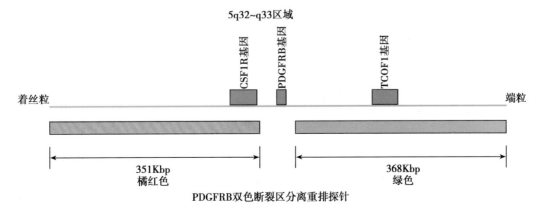

图 2-3-19　Abbott/Vysis 公司 PDGFRB 双色分离探针设计方案

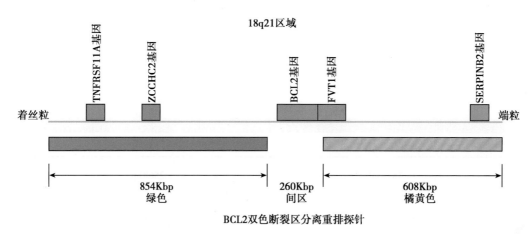

图 2-3-20　Abbott/Vysis 公司 BCL-2 双色分离探针设计方案

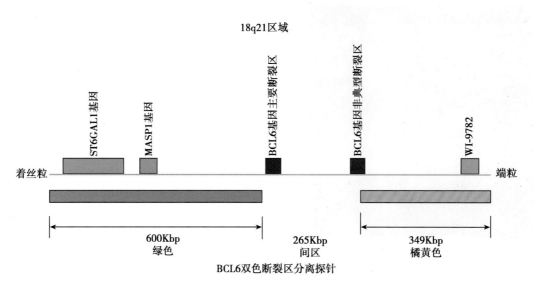

图 2-3-21　Abbott/Vysis 公司 BCL-6 双色分离探针设计方案

因形成融合基因 *PML-RARα*（M3），与 11 号染色体的 *PLZF* 基因形成融合基因 *PLZF-RARα*，与 11 号染色体的 NUMA 基因形成融合基因 *NUMA-RARα*，与 5 号染色体的 *NPM* 基因形成融合基因 *NPM-RARα*，17 号染色体另外位置的断裂形成 *STAT5b-RARα* 和 *PRKAR1A-RARα* 等，少见的情况为：*FIP1L1-RARα*、*BCOR-RARα* 等。图 2-3-22 为 Abbott/Vysis 公司包含 *RARα* 的双色分离探针，其中 *RARα* 基因着丝粒区 150kb 范围内覆盖橙色探针，端粒区 417kb 范围内覆盖绿色探针，当 *RARα* 基因断裂时可见细胞内橙色和绿色信号的分离，如图 2-3-22 所示，阳性患者检测结果如图 2-3-23 所示。

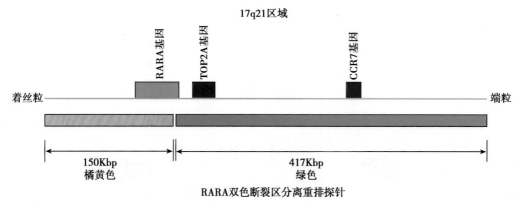

图 2-3-22　Abbott/Vysis 公司 RARα 双色分离探针设计方案

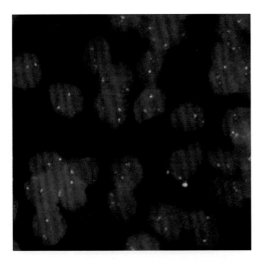

图 2-3-23　RARα 基因断裂 FISH 检测结果

图为一例 13 岁女孩 RARα 断裂阳性的急性早幼粒细胞白血病患儿的 FISH 检测结果,红色和绿色重叠的荧光信号为未发生断裂的 RARα 基因,而红色和绿色分离信号为 RARα 基因处发生了断裂

6）转位探针-ETV6-RUNX1:染色体 12 号和 21 号分别发生断裂,位于 12 号染色体上的 ETV6 基因与位于 21 号染色体上的 RUNX1 基因发生转位形成的融合基因,ETV6-RUNX1（之前称为:TEL-AML1）是急性淋巴细胞白血病中最常见的一种遗传学变异类型,ETV6-RUNX1 融合基因具有两种常见的转录本,最常见的转录本为 ETV6 的 5 号内含子区和 RUNX1 的 1 号内含子区进行融合形成,此转录本较长。另外不太常见的转录本为 ETV6 的 5 号内含子区和 RUNX1 的 2 号内含子区进行融合形成,其编码的蛋

白稍短一些。图 2-3-24 为 Abbott/Vysis 公司包含 TEL（ETV6）和 AML1（RUNX1）的双色转位探针,其中 ETV6 基因 4 号外显子上游覆盖绿色探针,而红色探针覆盖整个 AML1 基因区域。当未出现 ETV6-RUNX1 融合时,FISH 检测结果出现两红（同源染色体中 RUNX1 基因信号）和两绿（同源染色体中 ETV6 基因信号）的荧光信号,如图 2-3-25a 所示;当出现 ETV6-RUNX1 基因转位时,RUNX1 基因发生断裂,覆盖 RUNX1 的红色信号分为两份,一份为稍大的红色信号,另一份为稍小的红色信号,从而形成一大红（RUNX1 的 1 号内含子部分～8 号外显子和 3′末端基因区域）、一小红（RUNX1 的 1 号外显子和部分 1 号内含子区域）、一绿（未发生染色体易位的 ETV6 等位基因）和一黄色信号（ETV6 和 RUNX1 发生融合的基因信号）,如图 2-3-25b 所示;少见的情况还有:当 ETV6 和 RUNX1 同源染色体均发生断裂和融合后,出现 2 个红色信号（纯合断裂的 RUNX1 信号）与 2 个黄色融合信号（ETV6 和 RUNX1 发生融合的基因信号）,如图 2-3-25c 所示;极少见的情况是当 12 号和 21 号染色体发生断裂,同时伴有其他染色体断裂时形成复杂的三相融合方式,出现三个红色信号（非荧光探针位置 ETV6 断端与 RUNX1 形成的融合信号,未参与易位的 RUNX1 等位基因信号,与其他染色体融合的 RUNX1 信号）,1 个绿色信号（未参与易位的 ETV6 等位基因信号）以及 1 个黄色融合信号（ETV6 和 RUNX1 发生融合的基因信号）,如图 2-3-25d 所示。

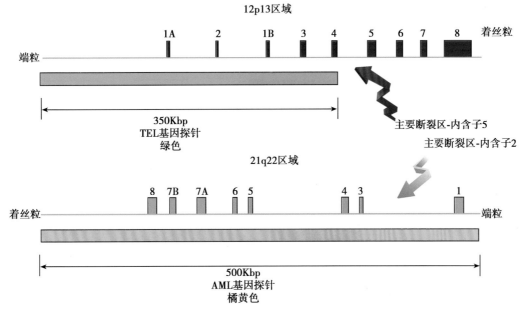

图 2-3-24　Abbott/Vysis 公司 ETV6-RUNX1 双色转位探针设计方案

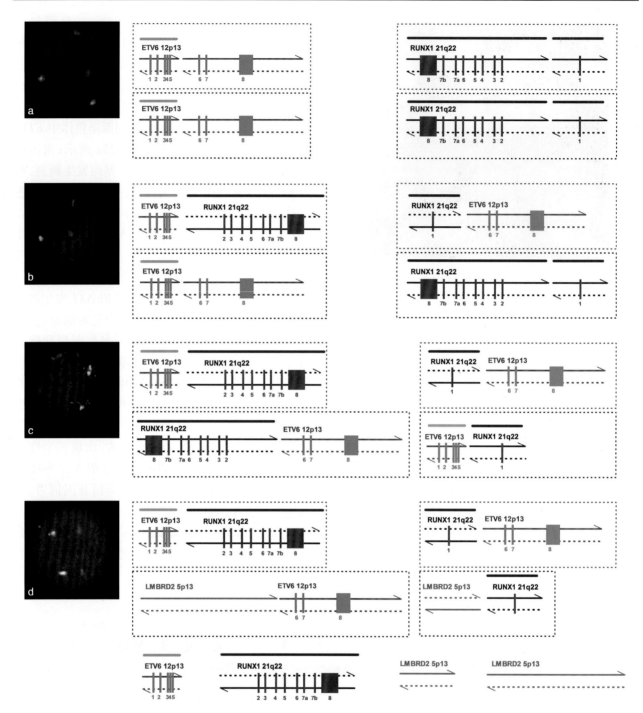

图 2-3-25　不同的 *ETV6-RUNX1* 融合方式 FISH 结果和荧光信号模拟图

7）转位探针-AML1-ETO：*AML1*（*RUNX1*）位于 21 号染色体（21q22），其断裂后可以与 8 号染色体的 *ETO*（*RUNX1T1*）基因形成融合基因 *AML1-ETO*（*RUNX1-RUNX1T1*）。图 2-3-26 为 Abbott/Vysis 公司包含 RARa 的双色转位探针，其中 *RUNX1* 基因探针为绿色荧光素标记，探针覆盖范围跨越整个 *RUNX1* 基因及其侧翼序列，约为 1.4Mb。而 *RUNX1T1* 基因处探针标记为红色，跨越整个 *RUNX1T1* 基因区域，探针长度为 655kb，当发生 *RUNX1-RUNX1T1* 融合时，可见

到融合基因处的黄色融合信号，如图 2-3-26 所示。

8）转位探针-BCR-ABL1：*ABL* 位点特异探针标红色荧光，BCR 探针标绿荧光。红色荧光信号覆盖 *ABL* 全基因和其 5′ 端的一个短全长 *ASS* 基因。t（9；22）易位时，*ASS* 不会与 *ABL* 一起易位到 *BCR* 的 3′ 断端，这样在涉及主要断裂点（M-bcr）的 t（9；22）易位（CML）中，形成 1 红 1 绿（正常的一对 *ABL* 和 *BCR*）、1 小红（*ASS*）和 1 黄（融合的一对 *BCR-ABL*），即 2R1G1F 信号组合。在涉及次要断裂点（m-bcr）

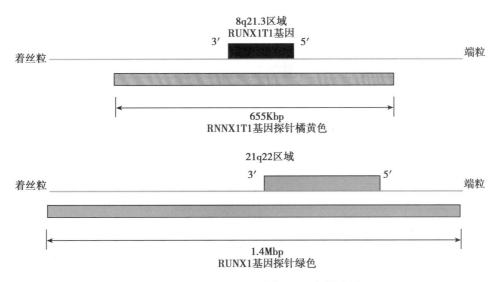

8q21.3区域
RUNX1T1基因
3′　　　5′
着丝粒　　　　　　　　　　　　　　　端粒

655Kbp
RNNX1T1基因探针橘黄色

21q22区域
3′　　　5′
着丝粒　　　　　　　　　　　　　　　端粒

1.4Mbp
RUNX1基因探针绿色

图 2-3-26　*AML1-ETO* 融合 FISH 探针设计

的 t（9；22）易位（ALL）中，形成 1 红 1 绿（正常的一对 *ABL* 和 *BCR*），2 融合（融合的 *BCR-ABL* 和融合的 *ASS-ABL/BCR*），即 1R1G2F 的信号组合。另外，在 der（9）缺失的 CML 病人，额外的小红信号将不能产生，提示预后不良。正常细胞为 2 红 2 绿（2O2G）模式。Abbott/Vysis 公司包含 *RUNX1* 和 *RUNX1T1* 的双色转位探针如图 2-3-27 所示，M-bcr 患者 FISH 结果如图 2-3-28 所示，m-bcr 阳性患者 FISH 结果如图 2-3-29 所示。

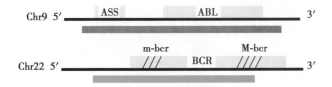

Chr9 5′　　ASS　　　ABL　　　　3′

　　　　m-bcr　　　M-bcr
Chr22 5′　　　　BCR　　　　3′

图 2-3-27　*BCR-ABL1* 融合 FISH 探针设计

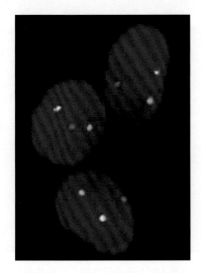

图 2-3-28　**M-bcr 患者 FISH 结果图**

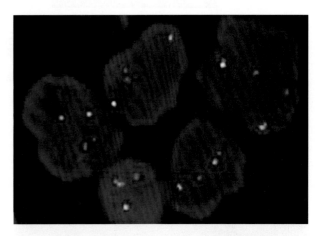

图 2-3-29　**m-bcr 患者 FISH 结果图**

9）*BCR-ABL1* 的三色转位探针：为进一步区分 *BCR-ABL1* 融合方式，尤其是是否存在 *BCR* 和（或） *ABL1* 基因缺失的情况，Abbott/Vysis 公司设计了 *BCR-ABL1* 的三色转位探针，其中橘红色荧光信号覆盖 *ABL* 全基因和其 5′端的一个短 *ASS* 基因约 671kb，蓝色 Auqa 荧光信号覆盖已标有橘红色荧光信号的 *ASS* 基因约 329kb，*BCR* 探针标绿荧光，如图 2-3-30 所示。正常细胞为 2 红蓝 2 绿（双色 2O2G）模式，如图 2-3-31 所示。t（9；22）易位融合时，典型的信号模式为 1 绿、1 红绿、1 红蓝、1 红蓝绿（双色 1G1O2F），如图 2-3-32 所示。当 *ABL1* 缺失时显示为 1 红绿 1 红蓝 2 绿（双色 2G1O1F）的信号模式，当 *BCR* 缺失时则为 1 绿 1 红绿 2 红蓝（双色 1G2O1F）的信号模式，*ABL1-BCR* 缺失时信号模式为 1 绿 1 红绿 1 红蓝（双色 1G1O1F），如图 2-3-33 所示。

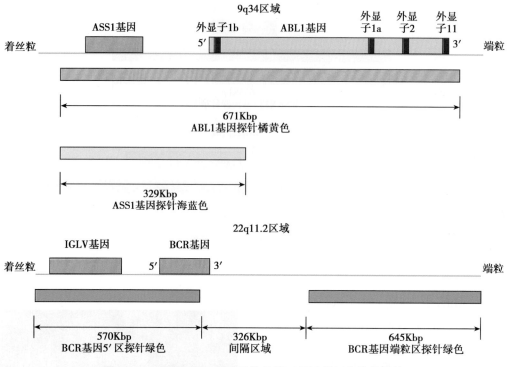

图 2-3-30　Abbott/Vysis 公司的 *BCR-ABL1* 的三色转位探针

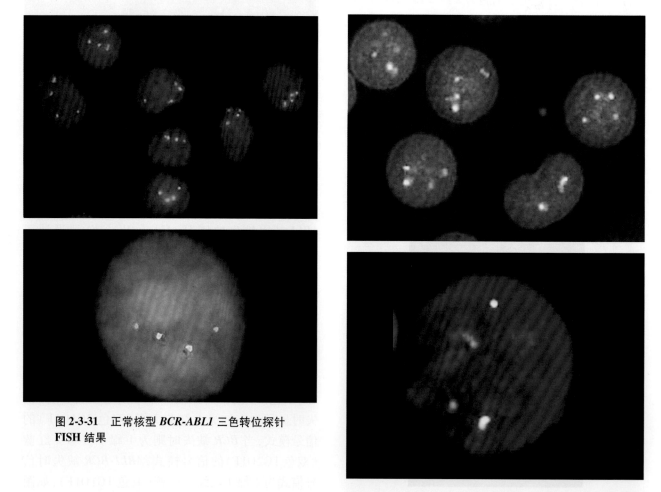

图 2-3-31　正常核型 *BCR-ABL1* 三色转位探针 FISH 结果

图 2-3-32　*BCR-ABL1* 融合阳性的三色转位探针 FISH 结果

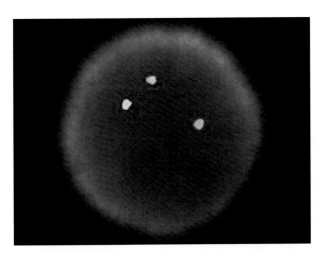

图 2-3-33 伴有 *ABL1-BCR* 缺失时 *BCR-ABL1* 融合基因 FISH 结果

2. 儿童白血病分子遗传学特征的 RQ-PCR 检测　主要针对儿童白血病常见的融合基因进行检测,这些融合基因包括 *ETV6-RUNX1*、*E2A-PBX1*、*MLL-AF4*、*AML-ETO*、*BCR-ABL1*、*PML-RARα*、*CBFβ-MYH11* 等。需要提出的是,融合基因的 RQ-PCR 检测不仅限于目前常用的转录水平 mRNA 表达的检测,也同样适用于基因组水平融合基因的检测。基因组水平融合基因检测的优点有:①由于白血病细胞中基因组的变异程度远小于转录组融合基因的表达,通过基因组水平的融合基因实时定量 PCR 检测更容易反映具体的白血病细胞负荷,即每个白血病细胞中虽然存在高二倍体、低二倍体等染色体量的改变,但对于某种融合基因而言,其融合基因的水平与白血病细胞的数目成倍比关系,因而通过基因组水平融合基因的检测更容易得到白血病细胞残留量的具体水平,而转录组水平的实时定量检测只能以1000 个内参分子中目的融合基因的波动程度相对展现肿瘤负荷;②由于 DNA 的稳定程度远高于 mRNA,且不需要体外反转录操作,因而基因组水平 DNA 的实时定量检测相对,其结果更为准确;③含有基因组 DNA 的样本更容易获取,比如骨髓涂片、干血片等 DNA 就可以完成检测,而 mRNA 存储复杂得多,难以进行大量样本、多个时间点的回顾性分析。但由于基因组水平不同基因的融合多发生在内含子区域,并且相互患病个体之间很少有相同的融合方式,因而难以使用通用的引物和探针进行检测,从而增加了检测的费用和成本。尤其是在基因组水平进行融合基因断裂点的发现本身就是一件非常复杂和艰巨的工作,因此在基因组水平进行融合基因的检测变得实际上不可行。但是,随着下一代测序

技术的发展,当前通过基因组区段捕获进行融合基因断裂点发现变得比较容易,加之相应的探针合成费用并非难以接受,因此当前有通过基因组 DNA 断裂点及其侧翼序列进行融合基因实时定量检测的可信性。本部分以转录组水平的融合基因实时定量 PCR 检测为主,且以 *ETV6-RUNX1* 为例进行说明,其他融合基因的 RQ-PCR 检测方法与之相同,不做赘述。

(1) 引物和探针序列:根据 *ETV6* 和 *AML1* 融合基因转录特点,*ETV6-RUNX1* 融合基因具有两种常见的转录本,最常见的转录本为 *ETV6* 的 5 号内含子区和 *RUNX1* 的 1 号内含子区进行融合形成,此转录本较长。另外不太常见的转录本为 *ETV6* 的 5 号内含子区和 *RUNX1* 的 2 号内含子区进行融合形成,其编码的蛋白稍短一些。非常少见的类型还有 *ETV6* 的 4 号或者 5 号内含子与 *RUNX1* 的 2 号或者 3 号内含子融合的情况。参考文献中的序列进行引物和探针的设计,采用 Abl 基因作为内参照,相应的引物和探针位置如图 2-3-34 所示,具体的引物和探针序列为:

1) *ETV6-RUNX1* 引物和探针:

ETV6-primerF,5′-CTCTGTCTCCCCGCCTGAA-3′

ETV6-probe, 5′-^{FAM} TCCCAATGGGCATGGCGT-GC-3′^{TAMARA}

RUNX1-primerR,5′-CGGCTCGTGCTGGCAT-3′

2) Abl 基因引物和探针:

Abl-primerF, 5′-TGGAGATAACACTCTAAGCATA-ACTAAAGGT-3′

Abl-probe,5′-^{FAM} CCATTTTTGGTTTGGGCTTCAC-ACCATT-3′^{TAMARA}

Abl-primerR,5′-GATGTAGTTGCTTGGGACCCA-3′

(2) 标准曲线:采用绝对定量法进行 *ETV6-RUNX1* 融合基因拷贝数定量,取 REH 细胞株进行 mRNA 抽提和反转录,获得具有 *ETV6-RUNX1* 融合基因阳性的转录子组,使用 *ETV6* 和 *RUNX1* 的引物进行 PCR,获得长度为 106bp 的产物。通过 TA 克隆获得阳性重组质粒,并经测序验证,如图 2-3-35 所示。

阳性重组质粒进行质粒大抽,并经 Q-bit 进行荧光法精确定量,该步骤至关重要,定量精确性决定了后续样本检测的准确性。同样内参照 Abl 基因也进行上述操作,获得阳性重组质粒和精确定量结果。对两个质粒进行连续稀释,获得拷贝数成指数关系的绝对定量参照模板,用于标准曲线的制备。

(3) 绝对定量和结果报告:采用双平台法进行

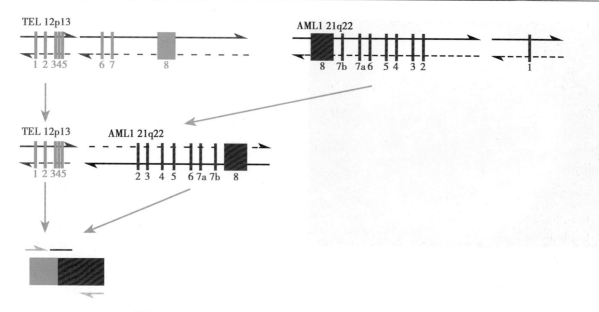

图2-3-34 *ETV6-RUNX1* 实时定量 PCR 检测引物和探针位置图

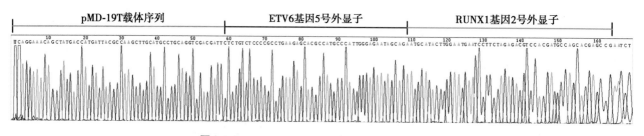

图2-3-35 *ETV6-RUNX1* 阳性重组质粒测序结果

目的基因绝对拷贝数的计算,即通过 *Abl* 基因进行待测样本总 cDNA 中内参照拷贝数的定量,通过 *ETV6-RUNX1* 基因进行目的融合基因拷贝数的定量,然后将总 cDNA 中内参照拷贝数作为分母,目的融合基因拷贝数作为分子,进行不同样本之间或者同一样本前后不同时间点间的比较。每次进行待测样本检测时,均需要进行标准曲线的制备,用于当次目的基因拷贝数的参考。由于 PCR 本身的不稳定性,一次标准曲线不能用于多次不同实验间样本的比较。另外,我们一般每次进行待测样本检测时,需要将该患者前一次的样本重新进行测试,通过新制备的标准曲线对上一次样本进行重新评估,并计算本次样本目的基因拷贝数与上一次之间的变动关系,这样有助于得到比较确切的结果。进行融合基因绝对定量的目的之一是进行融合基因有无的筛选,另外更为重要的用途是进行转录水平 MRD 的定量监测。通过绝对定量法进行融合基因检测时,结果以 10 000 个内参照分子中目的基因的具体拷贝数呈现,从而便于比较不同时间点患者骨髓中具有融合基因的白血病细胞占总细胞的比例,通过不同时间点之间的比较,得到患者每次的 MRD 水平。

(4)常见融合基因的探针和引物序列(5'-3'方向):

1)*E2A-PBX1*:

E2A-primerF,5'-CCAGCCTCATGCACAACCA-3'

E2A-probe,5'-^FAM CCCTCCCTGACCTGTCTCGG-CC-3'^TAMARA

PBX1-primerR,5'-GGGCTCCTCGGATACTCAAAA-3'

2)*MLL-AF4*:

MLL-primerF1,5'-CCCAAGTATCCCTGTAAAAC-AAAAA-3'

MLL-primerF2,GATGGAGTCCACAGGATCAGAGT-3'

AF4-probe,5'-^FAM CATGGCCGCCTCCTTTGACA-GC-3'^TAMARA

AF4-primerR,5'-GAAAGGAAACTTGGATGGCTCA-3'

3)*TEL-AML1*:

TEL-primerF,5′-CTCTGTCTCCCCGCCTGAA-3′

TEL-probe,5′-^FAM TCCCAATGGGCATGGCGTGC-3′^TAMARA

AML1-primerR,5′-CGGCTCGTGCTGGCAT-3′

4）*BCR-ABL1*：

m-BCR-primerF,5′-CTGGCCCAACGATGGCGA-3′

M-BCR-primerF, 5′-TCCGCTGACCATCAAYAAG-GA-3′

ABL-probe,5′-^FAM CCCTTCAGCGGCCAGTAGCA-TCTGA-3′^TAMARA

ABL-primerR,5′-CACTCAGACCCTGAGGCTCAA-3′

5）*AML1-ETO*：

AML1-primerF,5′-CACCTACCACAGAGCCATCA-AA-3′

AML1-probe,5′-^FAM AACCTCGAAATCGTACTGA-GAAGCACTCCA-3′^TAMARA

ETO-primerR, 5′-ATCCACAGGTGAGTCTGGCATT-3′

6）*CBFB-MYH11*：

CBFB-primerF,5′-CATTAGCACAACAGGCCTTT-GA-3′

CBFB-probe, 5′-^FAM TCGCGTGTCCTTCTCCGAGC-CT-3′^TAMARA

MYH11-primerR1,5′-AGGGCCCGCTTGGACTT-3′

MYH11-primerR2, 5′-CCTCGTTAAGCATCCCTGT-GA-3′

MYH11-primerR3,5′-CTCTTTCTCCAGCGTCTGCT-TAT-3′

7）*PML-RARA* primers and probe：

PML-primerF1,5′-TCTTCCTGCCCAACAGCAA-3′

PML-primerF2,5′-ACCTGGATGGACCGCCTAG-3′

PML-primerF3,5′-CCGATGGCTTCGACGAGTT-3′

RARA-probe,5′-^FAM AGTGCCCAGCCCTCCCTCGC-3′^TAMARA

RARA-primerR, 5′-GCTTGTAGATGCGGGGTAGAG-3′

（李本尚）

参 考 文 献

［1］ Pui CH,Carroll WL,Meshinchi S,et al. Biology,risk strati-fication,and therapy of pediatric acute leukemias；an up-date. J Clin Oncol,2011,29（5）：551

［2］ Einsiedel HG,von Stackelberg A,Hartmann R,et al. Long-term outcome in children with relapsed ALL by risk-strati-fied salvage therapy；results of trial acute lymphoblastic leu-kemia-relapse study of the Berlin-Frankfurt-Münster Group 87. J Clin Oncol,2005,23（31）：7942

［3］ Rivera GK,Zhou Y,Hancock ML,et al. Bone marrow recur-rence after initial intensive treatment for childhood acute lymphoblastic leukemia. Cancer,2005,103（2）：368

［4］ Mullighan CG,Phillips LA,Su X,et al. Genomic analysis of the clonal origins of relapsed acute lymphoblastic leukemia. Science,2008,322（5906）：1377

［5］ Notta F,Mulligan CG,Wang JC,et al. Evolution of human BCR-ABL1 lymphoblastic leukaemia-initiating cells. Na-ture,2011,469（7330）：362

［6］ Bateman CM,Colman SM,Chaplin T,et al. Acquisition of genome-wide copy number alterations in monozygotic twins with acute lymphoblastic leukemia. Blood,2010,115（17）：3553

［7］ Hong D,Gupta R,Ancliff P,et al. Initiating and cancer-propagating cells in TEL-AML1-associated childhood leuke-mia. Science,2008,319（5861）：336

［8］ Anderson K,Lutz C,van Delft FW,et al. Genetic variega-tion of clonal architecture and propagating cells in leukae-mia. Nature,2011,469（7330）：356

［9］ Stumpel DJ,Schneider P,van Roon EH,et al. Specific pro-moter methylation identifies different subgroups of MLL-re-arranged infant acute lymphoblastic leukemia, influences clinical outcome, and provides therapeutic options. Blood,2009,114（27）：5490

［10］ Stam RW,Schneider P,Hagelstein JA,et al. Gene expres-sion profiling-based dissection of MLL translocated and MLL germline acute lymphoblastic leukemia in infants. Blood,2010,115（14）：2835

［11］ Moorman AV,Richards SM,Robinson HM,et al. Progno-sis of children with acute lymphoblastic leukemia（ALL）and intrachromosomal amplification of chromosome 21（iAMP21）. Blood,2007,109（6）：2327

［12］ Stams WA,Beverloo HB,den Boer ML,et al. Incidence of additional genetic changes in the TEL and AML1 genes in DCOG and COALL-treated t（12；21）-positive pediatric ALL,and their relation with drug sensitivity and clinical outcome. Leukemia,2006,20（3）：410

［13］ Andersson A,Paulsson K,Lilljebjörn H,et al. FLT3 muta-tions in a 10 year consecutive series of 177 childhood acute leukemias and their impact on global gene expres-sion patterns. Genes Chromosomes Cancer,2008,47（1）：64

［14］ Stam RW,Schneider P,de Lorenzo P,et al. Prognostic sig-nificance of high-level FLT3 expression in MLL-rearranged infant acute lymphoblastic leukemia. Blood, 2007, 110 (7):2774

[15] Mullighan CG, Su X, Zhang J, et al. Deletion of IKZF1 and prognosis in acute lymphoblastic leukemia. N Engl J Med, 2009,360(5):470

[16] Mullighan CG, Miller CB, Radtke I, et al. BCR-ABL1 lymphoblastic leukaemia is characterized by the deletion of Ikaros. Nature,2008,453(7191):110

[17] Mullighan CG, Goorha S, Radtke I, et al. Genome-wide analysis of genetic alterations in acute lymphoblastic leukaemia. Nature,2007,446(7137):758

[18] van Grotel M, Meijerink JP, van Wering ER, et al. Prognostic significance of molecular-cytogenetic abnormalities in pediatric T-ALL is not explained by immunophenotypic differences. Leukemia,2008,22(1):124

[19] Becker MA, Smith PR, Taylor W, et al. The genetic and functional basis of purine nucleotide feedback-resistant phosphoribosylpyrophosphate synthetasesuperactivity. J Clin Invest,1995,96(5):2133

[20] Yamada Y, Yamada K, Nomura N, et al. Molecular analysis of two enzyme genes, HPRT1 and PRPS1, causing X-linked inborn errors of purine metabolism. Nucleosides Nucleotides Nucleic Acids,2010,29(4-6):291

[21] Stock W, Johnson JL, Stone RM, et al. Dose intensification of daunorubicin and cytarabine during treatment of adult acute lymphoblastic leukemia:results of Cancer and Leukemia Group B Study 19802. Cancer,2013,119:90

[22] Chalandon Y, Thomas X, Hayette S, et al. Randomized study of reduced-intensity chemotherapy combined with imatinib in adults with Ph-positive acute lymphoblastic leukemia. Blood,2015,125:3711

[23] Roberts KG, Li Y, Payne-Turner D, et al. Targetable Kinase-Activating Lesions in Ph-like Acute Lymphoblastic Leukemia. New Engl J Med,2014,371:1005

[24] de Brouwer AP, van Bokhoven H, Nabuurs SB, et al. PRPS1 mutations:four distinct syndromes and potential treatment. Am J Hum Genet,2010,86(4):506

[25] Hunger SP, Mullighan CG. Acute Lymphoblastic Leukemia in Children. N Engl J Med,2015,373:1541

[26] Jabbour E, O'Brien S, Konopleva M, et al. New insights into the pathophysiology and therapy of adult acute lymphoblastic leukemia. Cancer,2015,121:2517

[27] Bassan R, Hoelzer D. Modern Therapy of Acute Lymphoblastic Leukemia. Journal of Clinical Oncology,2011,29:532

[28] Roberts KG, Morin RD, Zhang J, et al. Genetic alterations activating kinase and cytokine receptor signaling in high-risk acute lymphoblastic leukemia. Cancer Cell,2012,22:153

[29] Den Boer ML, van Slegtenhorst M, De Menezes RX, et al. A subtype of childhood acute lymphoblastic leukaemia with poor treatment outcome:a genome-wide classification study. Lancet Oncol,2009,10:125

[30] Gocho Y, Kiyokawa N, Ichikawa H, et al. A novel recurrent EP300-ZNF384 gene fusion in B-cell precursor acute lymphoblastic leukemia. Leukemia,2015,29:2445

[31] Gabriel AS, Lafta FM, Schwalbe EC, et al. Epigenetic landscape correlates with genetic subtype but does not predict outcome in childhood acute lymphoblastic leukemia. Epigenetics,2015,10:717

[32] Baak U, Gökbuget N, Orawa H, et al. Thymic adult T-cell acute lymphoblastic leukemia stratified in standard-and high-risk group by aberrant HOX11L2 expression:experience of the German multicenter ALL study group. Leukemia,2008,22(6):1154

[33] Meijerink JP, den Boer ML, Pieters R. New genetic abnormalities and treatment response in acute lymphoblastic leukemia. Semin Hematol,2009,46(1):16

[34] Li S, Lu Y, Peng B, et al. Crystal structure of human phosphoribosylpyrophosphate synthetase 1 reveals a novel allosteric site. Biochem J,2007,401(1):39

[35] Tang W, Li X, Zhu Z, et al. Expression, purification, crystallization and preliminary X-ray diffraction analysis of human phosphoribosyl pyrophosphate synthetase 1 (PRS1). Acta Crystallogr Sect F Struct Biol Cryst Commun,2006, 62(Pt 5):432

[36] Roberts KG, Mullighan CG. Genomics in acute lymphoblastic leukaemia:insights and treatment implications. Nat Rev Clin Oncol,2015,12:344

[37] Pui C-H, Mullighan CG, Evans WE, et al. Pediatric acute lymphoblastic leukemia:where are we going and how do we get there? Blood,2012,120:1165

[38] Schultz KR, Carroll A, Heerema NA, et al. Long-term follow-up of imatinib in pediatric Philadelphia chromosome-positive acute lymphoblastic leukemia:Children's Oncology Group study AALL0031. Leukemia,2014,28:1467

[39] Mullighan CG, Goorha S, Radtke I, et al. Genome-wide analysis of genetic alterations in acute lymphoblastic leukaemia. Nature,2007,446:758

[40] Chen B, Wang Y-Y, Shen Y, et al. Newly diagnosed acute lymphoblastic leukemia in China (I):abnormal genetic patterns in 1346 childhood and adult cases and their comparison with the reports from Western countries. Leukemia, 2012,26:1608

[41] Yang JJ, Bhojwani D, Yang W, et al. Genome-wide copy number profiling reveals molecular evolution from diagno-

sis to relapse in childhood acute lymphoblastic leukemia. Blood,2008,112(10):4178

[42] Stam RW,Den Boer ML,Schneider P,et al. Association of high-level MCL-1 expression with in vitro and in vivo prednisone resistance in MLL-rearranged infant acute lymphoblastic leukemia. Blood,2010,115(5):1018

[43] Mi JQ,Wang X,Yao Y,et al. Newly diagnosed acute lymphoblastic leukemia in China (Ⅱ):prognosis related to genetic abnormalities in a series of 1091 cases. Leukemia,2012,26:1507

[44] Ma X,Edmonson M,Yergeau D,et al. Rise and fall of subclones from diagnosis to relapse in pediatric B-acute lymphoblastic leukaemia. Nature communications,2015,6:6604

[45] Andersson AK,Ma J,Wang J,et al. The landscape of somatic mutations in infant MLL-rearranged acute lymphoblastic leukemias. Nature genetics,2015,47:330

[46] Walker BA,Boyle EM,Wardell CP,et al. Mutational Spectrum,Copy Number Changes,and Outcome:Results of a Sequencing Study of Patients With Newly Diagnosed Myeloma. J Clin Oncol,2015,33(33):3911

[47] Chudnovsky Y,Kim D,Zheng S,et al. ZFHX4 interacts with the NuRD core member CHD4 and regulates the glioblastoma tumor-initiating cell state. Cell Rep,2014,6:313

[48] Haberland M,Montgomery RL,Olson EN. The many roles of histone deacetylases in development and physiology:implications for disease and therapy. Nat Rev Genet,2008,10:32

[49] Bene MC,Castoldi G,Knapp W,et al. Proposals for the immunological classification of acute leukemias. European Group for the Immunological Characterization of Leukemias (EGIL). Leukemia,1995,9:1783

[50] Potthoff MJ,Olson EN. MEF2:a central regulator of diverse developmental programs. Development,2007,134:4131

[51] Opferman JT,Letai A,Beard C,et al. Development and maintenance of B and T lymphocytes requires antiapoptotic MCL-1. Nature,2003,426:671

[52] Itoh-Nakadai A,Hikota R,Muto A,et al. The transcription repressors Bach2 and Bach1 promote B cell development by repressing the myeloid program. Nature immunology,2014,15:1171

[53] Prima V,Gore L,Caires A,et al. Cloning and functional characterization of MEF2D/DAZAP1 and DAZAP1/MEF2D fusion proteins created by a variant t(1;19)(q23;p13.3) in acute lymphoblastic leukemia. Leukemia,2005,19:806

[54] Hirose J,Kouro T,Igarashi H,et al. A developing picture of lymphopoiesis in bone marrow. Immunol Rev,2002,189:28

[55] Eswaran J,Sinclair P,Heidenreich O,et al. The pre-B-cell receptor checkpoint in acute lymphoblastic leukaemia. Leukemia,2015,29:1623

[56] Geng H,Hurtz C,Lenz KB,et al. Self-enforcing feedback activation between BCL6 and pre-B cell receptor signaling defines a distinct subtype of acute lymphoblastic leukemia. Cancer Cell,2015,27:409

[57] Haberland M,Arnold MA,McAnally J,et al. Regulation of HDAC9 gene expression by MEF2 establishes a negative-feedback loop in the transcriptional circuitry of muscle differentiation. Molecular and Cellular Biology,2007,27:518

[58] Cohen S,Shoshana O-y,Zelman-Toister E,et al. The cytokine midkine and its receptor RPTPζ regulate B cell survival in a pathway induced by CD74. J Immunol,2012,188:259

[59] Heavey B,Charalambous C,Cobaleda C,et al. Myeloid lineage switch of Pax5 mutant but not wild-type B cell progenitors by C/EBPalpha and GATA factors. EMBO J,2003,22:3887

[60] Xiao H,Wang LM,Luo Y,et al. Mutations in epigenetic regulators are involved in acute lymphoblastic leukemia relapse following allogeneic hematopoietic cell transplantation. Oncotarget,2016,7:2696

[61] Notta F,Zandi S,Takayama N,et al. Distinct routes of lineage development reshape the human blood hierarchy across ontogeny. Science. 2016 Jan 8;351(6269):aab2116.

[62] Doulatov S,Notta F,Eppert K,et al. Revised map of the human progenitor hierarchy shows the origin of macrophages and dendritic cells in early lymphoid development. Nature immunology,2010,11:585

[63] Xie H,Ye M,Feng R,et al. Stepwise reprogramming of B cells into macrophages. Cell,200,117:663

[64] Mullighan CG,Zhang J,Kasper LH,et al. CREBBP mutations in relapsed acute lymphoblastic leukaemia. Nature,2011,471:23

[65] Greenman C,Stephens P,Smith R,et al. Patterns of somatic mutation in human cancer genomes. Nature,2007,446:153

第四章　白血病微小残留病

白血病是儿童常见的严重危及生命的恶性肿瘤,随着诊断水平的不断提高和治疗方法的不断完善,进入 21 世纪以来,国际上先进的儿童肿瘤协作组如德国的 BFM 和美国 COG 以及国内较大的儿童血液/肿瘤治疗中心,其 5 年无病生存率(DFS)和长期生存率已显著提高。但是,随着随访时间的延长,人们发现一些患儿发生了复发,且多为获得长期缓解后的晚期复发。那么,究竟是什么原因导致白血病的复发呢? 研究发现,白血病初诊时患者体内的白血病细胞数量为 $10^{12} \sim 10^{13}$。诱导治疗缓解(complete remission,CR)后,虽然常规骨髓检查显微镜下已经看不到白血病细胞,但患者体内的白血病细胞仍然有 $10^8 \sim 10^9$,这就是微小残留病(minimal residual disease,MRD)。由于常规形态学检查的敏感度只有 1%,且有时不能正确区分白血病细胞和骨髓造血重建过程中的正常造血祖细胞,因此不能完全精确地评估白血病负荷的多少及其动态变化,不利于评估治疗效应和实施个体化治疗。

MRD 精确检测的意义体现在下面几个方面:①判断临床治疗反应:传统的药敏试验(in vitro drug sensitivity test)是在体外对肿瘤细胞进行药物敏感性测试,由于临床使用的药物多为组合使用,且用药方式复杂,因而传统的体外药敏试验只能大致反映肿瘤细胞对单一药物的疗效。化疗前后进行 MRD 检测可以在考虑机体因素的影响下,准确地判定不同组合药物和不同用药方式的疗效,因此 MRD 检测又被称为体内药敏试验(in vivo drug sensitivity test)。②早期预测预后:治疗不同阶段的 MRD 水平与患儿预后高度相关,如诱导缓解后 MRD 的水平阴性(ALL<0.01%,AML<0.1%)患儿的 5 年 EFS 可以达到80%以上;MRD 始终阴性的患儿鲜有复发;而 MRD 阳性患儿的 5 年 EFS 低于 50%,MRD 连续阳性患儿的预后更差。③动态的干预治疗:根据患儿 MRD 水平波动情况给予个体化治疗干预,可以在

很大程度上降低患儿的复发率。对于干预无效的患儿需要早期给予细胞治疗、靶向治疗和造血干细胞移植等其他更为特异性的治疗手段,以达到早期预防复发的目的。④防止治疗不足和过度治疗:当前儿童白血病的治疗周期一般为 2~3 年,有些患儿可能不需要经过如此长的治疗周期就可以早期停药,而有些患儿治疗结束后仍会复发,何时可以安全停药是一个世界难题,其原因是无法知道体内肿瘤细胞达到什么样的残留水平后可以被自身的免疫系统清除而痊愈。

近年来,随着免疫学及分子生物学实验技术的提高,目前有五种方法可以用来检测 MRD:细胞形态学(Morphology),细胞遗传学(Cytogenetics),荧光原位杂交(FISH),聚合酶链反应(RT-PCR)和流式细胞术(Flow Cytometry)。这几种方法各有其优缺点。在白血病 MRD 的检测的不同方面发挥不同的作用。

细胞形态学是最经典的急性白血病诊断依据。即使现在多种诊断技术并存,它仍然是不可替代的方法。在白血病细胞比例较高的情况下,可以很容易的与正常血细胞区分。CR 时细胞形态基本正常,肉眼难以分辨。且形态学检验一定程度上依靠检查者的经验,即使是经验丰富的医师,敏感性也只能达到 $1×10^{-2}$,远远不能满足临床工作的需要。

常规的细胞遗传学方法是基于诊断时患儿染色体核型异常来检测 MRD,如 ALL 中常见的融合基因有 t(12;21)、t(1;19),*MLL* 基因断裂形成众多的融合基因等,AML 中常见的融合基因有 t(15;17)、t(8;21)、t(9;22)和 inv(16)等。该方法的主要优点是用常规显带技术分析中期分裂象,可清晰、直观地识别白血病细胞,特异性强。但操作过程费力,且中期分裂细胞的数量及白血病细胞的增殖率直接影响检出率,个体之间差异也很大,其敏感度为 $1×10^{-2}$,同样不能满足临床 MRD 检测需要。而 t(12;21)发

生断裂的 12 和 21 号染色体为近端着丝粒染色体，即使发生断裂和融合，常规的染色体核型技术也很难发现。

荧光原位杂交（FISH）是应用荧光染料标记在特异染色体上的基因作探针来识别染色体数目和结构异常的一种方法。该方法的优点是提供了分裂间期细胞的信息，提高了低增殖率白血病细胞中异常核型的检出率。但该方法在实际检测过程中受到非整倍体细胞（非白血病细胞）的存在和技术误差的限制，敏感度为 1×10^{-2}。现在采用多荧光标记的 M-FISH 方法，大大提高检测的灵敏度，但试验成本很高，难以大规模推广。

通过分子生物学方法检测 MRD 主要是通过 RT-PCR 或者 RQ-PCR 等方法检测白血病细胞特异性的分子标记。如通过检测肿瘤特异序列包括白血病细胞特殊的抗原受体基因重排（免疫球蛋白和 T 细胞受体基因重排）来检测 MRD 在 ALL 中取得了巨大的成功。在造血干细胞向淋巴细胞分化过程中，免疫球蛋白和 T 细胞受体（TCR）基因的可变区（V）和结合区（J）基因会发生重排。这样每个淋巴细胞就有一个特异的 V-(D)-J 组合编码免疫球蛋白或 TCR 分子的可变区。在 V-(D)-J 基因接合部 DNA 片段的随机丢失及末端脱氧核糖核酸转移酶介导的 N 区插入会导致免疫球蛋白或 TCR 分子基因接合部序列改变。因此，接合部的序列是多种多样的，可作为肿瘤特异性标志。通常 TCR 基因重组不仅见于 T 系 ALL（T-ALL），亦见于 B 系 ALL。IgH、TCRδ、TCRγ、TCRβ 在 B 系 ALL 的表达率分别为 95%、84%、55% 和 33%，而在 T-ALL 的表达率则分别为 14%、68%、91% 和 89%，两系相合和系不相关重排可见于几乎所有的 ALL。对 AML 而言，通过染色体畸变（染色体易位、融合基因）作为特异靶基因进行 MRD 分析是一种切实可行的方法，其优点是这种分子标志在疾病发展过程中比较稳定。但是已知有明确断裂点和融合基因的分子标志只见于少数（<40%）的 AML。目前所用的基于 PCR 的定量方法有杂交、极限稀释和竞争-PCR，但这些方法均是对 PCR 终末产物的分析，既步骤繁琐又不够精确，且污染机会多，临床常规应用受限。实时定量 PCR（real-time quantitative PCR，RQ-PCR）是在每个循环后自动测定 PCR 产物量，它不需 PCR 后处理步骤，其灵敏度达 $10^{-6} \sim 10^{-4}$，特异度达 60% ~ 90%，为临床治疗和预后分析提供了客观依据。但该技术也存在许多不足，主要是：①目的基因种类繁多，每种基因都

必须使用 1 对或以上的引物，需要同时进行多个反转录扩增，实验耗费较高而且过程复杂；②在 AML 中，主要应用于 *AML-ETO*、*PML-RARα*、*CBFβ-MYH11* 等少数几种融合基因，覆盖不足 40% 的 AML 患者；③技术要求高，结果易出现假阴性和假阳性。上述不足大大降低了该方法在 AML 患儿 MRD 检测中的应用价值。

免疫学方法主要是依据白血病相关的免疫表型如畸变、异常或异位抗原表达即白血病细胞与正常细胞抗原表达量的差异及白血病细胞的异常抗原表型来检测 MRD。大量的研究证实，白血病细胞通常出现分化抗原的异常表达，可以凭借这些异常的表达将白血病细胞与正常造血前体细胞进行区分。我们通常将在白血病细胞中出现水平极高，而在正常骨髓细胞中不出现或者出现水平极低的免疫表型称为白血病相关免疫表型（leukemia-associated immu-nophenotypes，LAIP），包括四个方面：①抗原的非同步表达，即不成熟和成熟抗原的非生理性共表达，如 CD34 和 CD15 或 CDIlb 等；②抗原的系列表达不忠实性，即跨系表达，如 CD2、CD3、CD5、CD7 和 CD19 是淋巴细胞抗原的相关标记，而在 AML 细胞中出现；③抗原的过表达，即某种抗原表达量和荧光强度较正常细胞异常增高，如 CD34、HLA-DR、CD33、CDIl7 等；④急性髓性白血病细胞显示异常的光散射特性。流式细胞术是近年来迅速发展起来的检测和诊断技术，具有准确、简便和客观等优点，多参数流式细胞术（multidimensional flow cytometry，MFC）是应用两种或两种以上不同荧光标记的单克隆抗体对细胞进行标记，得到包括前向角散射（FSC）、侧向角散射（SSC）和多至十几种不同荧光参数，从而对检测细胞进行分析，在血液系统疾病，尤其是淋巴细胞白血病方面的临床检测方面有广泛的应用，其 MRD 检测的敏感度最大可以达到 10^{-6}，且有广阔的发展前景。

当前，MRD 检测已成为儿童白血病治疗中最为重要的客观依据，世界范围内众多科研机构在该领域进行了大量的研究。严格意义上来讲，形态学和染色体核型检测不具备 MRD 精确检测的要求，其他三种方法各有优缺点：①基于免疫球蛋白（Ig）和 T 细胞受体（TCR）克隆性重排的检测。急性淋巴细胞白血病为克隆增殖性疾病，其基因组 DNA 中 Ig 和 TCR 基因的重排呈特异性。通过对某种或者多种特异性重排进行检测，可以追踪白血病细胞的残留量，其理论监测的精度可达 10^{-4}。然而，由于儿童白血

病初发时的多克隆特征,可能存在多种重排方式,每种重排方式只反映了相应的肿瘤克隆的治疗反应;另外,Ig/TCR 重排自身仍在不断的演化,表现为特异性 Ig/TCR 克隆在治疗过程中非常不稳定性,初发时确定的阳性重排方式并不一定适合后续的监测,假阳性和假阴性无法克服;该方法只适合于 ALL,AML 中一般很少存在 Ig/TCR 重排;且该方法所需的工作量大,费时费力。上述各种因素严重限制了该方法的临床使用。②基于流式细胞术的白血病细胞相关免疫表型(LAIP)的检测。该方法在初治白血病患儿中进行多种白血病相关免疫表型(LAIP)标志的确定,用于缓解后和随访中 MRD 的监测。该方法最大的问题是在白血病的治疗后期存在抗原表位的转换,研究发现初发时和复发时白血病细胞存在多达 40% ~ 80% 的抗原表位转换。因此,许多学者认为,该方法仅对儿童白血病发病初期(3 个月内)的残留肿瘤细胞有很好的检出率,不适合进行MRD 的全程跟踪,加之部分患儿无法确定其特异性的 MRD 标志,无法进行后续的 MRD 监测和动态干预治疗。另外,由于 AML 中无法克服的自发荧光背景,其检测精度只能达到 10^{-3},严重地限制了该方法在 AML 病人中的使用。该方法的缺陷还表现在不同研究机构采用的多色抗体组合不尽相同,设门方法千差万别,因而很难达到标准化,造成不同研究机构的研究人员很难使用相同的“语言”进行交流。③基于实时定量 PCR 技术(RQ-PCR)技术的儿童白血病特异性融合基因的检测。有 35% ~ 40% 的儿童白血病存在特异性的融合基因,如 E2A-PBX1、AML-ETO、BCR-ABL、PML-RARα、MLL-AF4、SIL-TAL1 和 CRFβ-MYH11 等,通过 RQ-PCR 方法可以动态地跟踪具有该种融合基因的肿瘤细胞比例。但是,由于该方法是在 mRNA 水平进行 MRD 检测,融合基因的转录本存在表达方面的波动,无法获得肿瘤细胞占正常细胞的比例;少数健康儿童体细胞也可能存在上述某些融合基因(如 TEL-AML1),其特异性大打折扣;另外,由于这些融合基因在儿童白血病中的覆盖度不足 40%,成为该方法进行 MRD 监测的另一不利因素。

作为区别于体细胞的白血病细胞独特的分子标志物,从这些分子标志物的来源可分为:①基因组水平的分子标志物,如独特的融合基因,白血病细胞特异性的碱基变异(单碱基变异、微插入、微缺失和微重排),淋巴细胞发育过程中产生的特异性重排(Ig 和 TCR)等;②转录组水平的分子标志物,如各种融合基因和蛋白编码序列的各种变异等;③蛋白水平的分子标志物,如白血病细胞细胞膜表面、胞质和胞核内多种蛋白独特的跨系表达和时空错乱表达等。

一、白血病 MRD 分子标志物

(一)白血病细胞基因组水平的分子标志物

近年来,随着细胞和分子遗传学研究的深入,人们对儿童白血病遗传学改变有了一定程度的的了解。如细胞基因组 DNA 损伤后导致的各种点突变(SNV,如 MPL、MLL、RUNX1、CEBPA、CREBBP、K-RAS、N-RAS、NOTCH-1、IDH-1、JAK-2、FBXW7、MPL、PIK3CA、TP53、PTEN、TET2、DNTM3 和 NT5C2 等多种基因)、插入和缺失(In/Del,如 IKAROS)、拷贝数变化(CNV,如 MYC)以及染色体易位和重排(如 Ig 和 TCR 重排,各种融合基因包括:TEL-AML1、E2A-PBX1、BCR-ABL1、AML-ETO、PML-RARα、CBFβ-MYH11、MLL-AF4、MLL-AF9)等。上述遗传学改变造成细胞内癌基因激活、抑癌基因失活,引起细胞的增殖加速、凋亡受阻和分化异常,成为儿童白血病发病和对化疗药物敏感和耐受的基础,同样也是进行白血病细胞体内 MRD 监测的分子基础。尽管如此,当前仍有至少 1/4 儿童急性淋巴细胞白血病(ALL)和超过 1/2 以上的儿童急性髓细胞白血病(AML)并未找到相应的遗传学改变,且上述已知的遗传学变异中很多基因只是儿童白血病发生的“易感”基因或者“过客基因”,并非均直接参于发病。当前仍然需要下大力气进行遗传学变异的发现和功能验证,以期逐步揭示儿童白血病发生、药物耐受以及复发的分子机制。另外,由于近来下一代测序技术的发展,人们可以在整个基因组水平进行白血病细胞特异性变异的挖掘,而不是只关注以往感兴趣的几个或者几十个基因。尤其是随着 Illumina 公司等新一代测序仪的发展,人们可以从整个外显子组甚至基因组层面进行白血病特异性分子标志物发现,结果是几乎每个白血病细胞均可以发现众多的遗传学变异,而不是局限于既往已知的几个或者几十个基因突变的有无。表 2-4-1 中我们列举了一例患儿经过全外显子测序发现的白血病细胞特异性基因组变异位点,由于篇幅较大,我们没有全部列出。从表 2-4-1 中可以看到,该患儿白血病细胞中发现了众多未知功能的变异,其突变频率从 0.9% 到 50%,几乎成连续分布。为更明确地显示该病例发现的突变位点特征,我们将不同基因突变位点与其突变频率之间用图形展示,如图 2-4-1 所示。图中可见不同位点的突变呈连续性分布,提示该患者淋巴系正常早期细胞首先获得某种突变,发生了白血病转化,并在后续的转化过程中累积了众多新的变异,这些新的变异所在的细胞由于生长速度不同,表现为不同克隆在群体中呈连续分布。

表 2-4-1 一例白血病样本的遗传学变异检测结果

基因组坐标	基因	变异类型	变异信息	突变频率
chr2:107073501	RGPD3	nonsynonymous_SNV	RGPD3:NM_001144013:exon4:c. G331A:p. D111N	0. 90%
chr12:11183642	TAS2R31	nonsynonymous_SNV	TAS2R31:NM_176885:exon1:c. T293C:p. L98P	1%
chr19:9002504	MUC16	nonsynonymous_SNV	MUC16:NM_024690:exon51:c. A40312G:p. N13438D	1%
chr19:12384580	ZNF44	nonsynonymous_SNV	ZNF44:NM_016264:exon4:c. A490G:p. T164A	1%
chr19:55284824	KIR2DL1	nonsynonymous_SNV	KIR2DL1:NM_014218:exon3:c. G110C:p. R37P	1. 20%
chr3:121414061	GOLGB1	nonsynonymous_SNV	GOLGB1:NM_001256487:exon13:c. G5192A:p. G1731D	1. 20%
chr11:1016565	MUC6	nonsynonymous_SNV	MUC6:NM_005961:exon31:c. G6236A:p. S2079N	1. 30%
chr3:195517553	MUC4	nonsynonymous_SNV	MUC4:NM_018406:exon2:c. T898G:p. F300V	1. 30%
chr5:90151589	GPR98	nonsynonymous_SNV	GPR98:NM_032119:exon82:c. G17626A:p. V5876I	1. 30%
chr7:100681172	MUC17	nonsynonymous_SNV	MUC17:NM_001040105:exon3:c. A6475G:p. R2159G	1. 30%
chr11:71548520	DEFB108B	nonsynonymous_SNV	DEFB108B:NM_001002035:exon2:c. A134T:p. H45L	1. 40%
chr12:11183451	TAS2R31	nonsynonymous_SNV	TAS2R31:NM_176885:exon1:c. T484A:p. L162M	1. 40%
chr5:89979589	GPR98	nonsynonymous_SNV	GPR98:NM_032119:exon28:c. G5851A:p. V1951I	1. 40%
chr17:30183857	C17orf79	nonsynonymous_SNV	C17orf79:NM_018405:exon2:c. A127G:p. S43G	1. 60%
chr5:79745469	ZFYVE16	nonsynonymous_SNV	ZFYVE16:NM_001105251:exon9:c. A3163G:p. S1055G	1. 70%
chr8:55541450	RP1	nonsynonymous_SNV	RP1:NM_006269:exon4:c. G5008A:p. A1670T	1. 80%
chr9:114982463	PTBP3	nonsynonymous_SNV	PTBP3:NM_001244897:exon14:c. A1633G:p. T545A	1. 80%
chr11:7022160	ZNF214	nonsynonymous_SNV	ZNF214:NM_013249:exon3:c. T754A:p. C252S	2%
chr2:179615887	TTN	nonsynonymous_SNV	TTN:NM_133379:exon46:c. A11240G:p. D3747G	2%
chr11:1018374	MUC6	nonsynonymous_SNV	MUC6:NM_005961:exon31:c. A4427T:p. N1476I	2. 20%
chr3:75714917	FRG2C	nonsynonymous_SNV	FRG2C:NM_001124759:exon4:c. G574A:p. A192T	2. 20%
chr21:31973516	KRTAP22-1	nonsynonymous_SNV	KRTAP22-1:NM_181620:exon1:c. T77A:p. L26H	2. 40%
chr6:166579270	T	nonsynonymous_SNV	T:NM_003181:exon4:c. G530A:p. G177D	2. 40%
chr6:32904981	HLA-DMB	nonsynonymous_SNV	HLA-DMB:NM_002118:exon3:c. C590T:p. T197I	2. 70%
chr12:27800746	PPFIBP1	nonsynonymous_SNV	PPFIBP1:NM_177444:exon6:c. G442T:p. V148L	2. 80%
chr1:152281690	FLG	nonsynonymous_SNV	FLG:NM_002016:exon3:c. G5672A:p. R1891Q	2. 90%
chr3:46620614	TDGF1	nonsynonymous_SNV	TDGF1:NM_003212:exon2:c. T65C:p. V22A	3%
chr8:37730368	RAB11FIP1	nonsynonymous_SNV	RAB11FIP1:NM_001002814:exon4:c. C1952T:p. A651V	3%
chr18:43497710	EPG5	nonsynonymous_SNV	EPG5:NM_020964:exon17:c. T3173C:p. V1058A	3. 20%
chr3:121647286	SLC15A2	nonsynonymous_SNV	SLC15A2:NM_001145998:exon14:c. C1132T:p. P378S	3. 20%
chr7:141537735	PRSS37	nonsynonymous_SNV	PRSS37:NM_001171951:exon3:c. A355C:p. T119P	3. 30%
chr19:9058624	MUC16	nonsynonymous_SNV	MUC16:NM_024690:exon3:c. C28822T:p. P9608S	3. 40%
chr3:195453243	MUC20	nonsynonymous_SNV	MUC20:NM_001098516:exon2:c. C1151T:p. P384L	3. 40%
chr8:13425353	C8orf48	nonsynonymous_SNV	C8orf48:NM_001007090:exon1:c. T853A:p. L285M	3. 40%

续表

基因组坐标	基因	变异类型	变异信息	突变频率
chr19:6755198	SH2D3A	nonsynonymous_SNV	SH2D3A:NM_005490:exon5:c. G625A:p. A209T	3.50%
chr10:28378758	MPP7	nonsynonymous_SNV	MPP7:NM_173496:exon14:c. A965G:p. K322R	3.80%
chr10:81371729	SFTPA1	nonsynonymous_SNV	SFTPA1:NM_005411:exon3:c. C148G:p. L50V	3.90%
chr13:25029295	PARP4	nonsynonymous_SNV	PARP4:NM_006437:exon22:c. G2618A:p. S873N	4%
chr17:40714804	COASY	nonsynonymous_SNV	COASY:NM_001042529:exon2:c. C164A:p. S55Y	4.10%
chr1:55273580	C1orf177	nonsynonymous_SNV	C1orf177:NM_001110533:exon4:c. G376T:p. G126C	4.30%
chr13:110839550	COL4A1	nonsynonymous_SNV	COL4A1:NM_001845:exon25:c. A1663C:p. T555P	4.40%
chr1:117146254	IGSF3	nonsynonymous_SNV	IGSF3:NM_001542:exon7:c. C1676T:p. T559I	5%
chr2:75882197	MRPL19	nonsynonymous_SNV	MRPL19:NM_014763:exon6:c. T665A:p. V222E	5.20%
chr6:32629764	HLA-DQB1	nonsynonymous_SNV	HLA-DQB1:NM_002123:exon3:c. G641A:p. S214N	5.20%
chr8:6690276	XKR5	nonsynonymous_SNV	XKR5:NM_207411:exon2:c. A205G:p. M69V	5.20%
chr13:25831888	MTMR6	nonsynonymous_SNV	MTMR6:NM_004685:exon8:c. A955G:p. I319V	5.70%
chr12:26807058	ITPR2	nonsynonymous_SNV	ITPR2:NM_002223:exon21:c. T2591G:p. V864G	6.30%
chr7:149152770	ZNF777	nonsynonymous_SNV	ZNF777:NM_015694:exon2:c. T344C:p. V115A	6.30%
chr19:57967049	VN1R1	nonsynonymous_SNV	VN1R1:NM_020633:exon1:c. C806A:p. A269D	6.60%
chr17:6683215	FBXO39	nonsynonymous_SNV	FBXO39:NM_153230:exon2:c. C28T:p. P10S	6.80%
chr6:100868721	SIM1	nonsynonymous_SNV	SIM1:NM_005068:exon9:c. C1112T:p. A371V	8%
chr7:4259854	SDK1	nonsynonymous_SNV	SDK1:NM_001079653:exon13:c. A1114C:p. T372P	8.10%
chr1:109794676	CELSR2	nonsynonymous_SNV	CELSR2:NM_001408:exon1:c. A1975C:p. T659P	8.30%
chr16:70497136	FUK	nonsynonymous_SNV	FUK:NM_145059:exon2:c. A43C:p. T15P	8.70%
chr19:36222944	MLL4	nonsynonymous_SNV	MLL4:NM_014727:exon27:c. G5573A:p. R1858H	9%
chr1:107600308	PRMT6	nonsynonymous_SNV	PRMT6:NM_018137:exon1:c. A971C:p. Y324S	9.30%
chr20:34090388	CEP250	nonsynonymous_SNV	CEP250:NM_007186:exon30:c. T4191G:p. S1397R	9.40%
chr14:95080803	SERPINA3	nonsynonymous_SNV	SERPINA3:NM_001085:exon2:c. G25A:p. A9T	10%
chr9:94486349	ROR2	nonsynonymous_SNV	ROR2:NM_004560:exon9:c. A2427C:p. R809S	10.20%
chr3:124449400	UMPS	nonsynonymous_SNV	UMPS:NM_000373:exon1:c. C82A:p. L28M	10.50%
chr7:139726029	PARP12	nonsynonymous_SNV	PARP12:NM_022750:exon11:c. T1748G:p. V583G	11.10%
chr12:22215218	CMAS	nonsynonymous_SNV	CMAS:NM_018686:exon7:c. A964G:p. R322G	11.40%
chr19:51919894	LOC100129083	nonsynonymous_SNV	LOC100129083:NM_001256795:exon2:c. A226G:p. T76A	11.40%
chr2:166514405	CSRNP3	nonsynonymous_SNV	CSRNP3:NM_001172173:exon5:c. T283C:p. S95P	11.40%
chr10:103868796	LDB1	nonsynonymous_SNV	LDB1:NM_001113407:exon10:c. G995T:p. S332I	11.70%
chr1:236148750	NID1	nonsynonymous_SNV	NID1:NM_002508:exon15:c. C2984T:p. T995M	11.90%
chr13:99376181	SLC15A1	nonsynonymous_SNV	SLC15A1:NM_005073:exon5:c. G350A:p. S117N	12%
chr8:103573006	ODF1	nonsynonymous_SNV	ODF1:NM_024410:exon2:c. G647A:p. S216N	12.10%
chr22:39714494	RPL3	nonsynonymous_SNV	RPL3:NM_001033853:exon2:c. A107C:p. D36A	12.80%
chr1:16064485	SLC25A34	nonsynonymous_SNV	SLC25A34:NM_207348:exon2:c. A440C:p. H147P	12.90%

续表

基因组坐标	基因	变异类型	变异信息	突变频率
chr6:32634306	HLA-DQB1	nonsynonymous_SNV	HLA-DQB1:NM_002123:exon1:c.T79A:p.S27T	12.90%
chr6:124125367	NKAIN2	nonsynonymous_SNV	NKAIN2:NM_153355:exon1:c.T22G:p.C8G	12.90%
chr11:107328492	CWF19L2	nonsynonymous_SNV	CWF19L2:NM_152434:exon1:c.T51G:p.S17R	13.30%
chr15:73545748	NEO1	nonsynonymous_SNV	NEO1:NM_001172623:exon12:c.T1902G:p.S634R	13.30%
chr16:4411192	CORO7	nonsynonymous_SNV	CORO7:NM_001201479:exon18:c.T1745G:p.V582G	13.30%
chr6:167592524	TCP10L2	nonsynonymous_SNV	TCP10L2:NM_001145121:exon6:c.T683C:p.L228P	14.20%
chr16:30081228	ALDOA	nonsynonymous_SNV	ALDOA:NM_184041:exon8:c.C877A:p.L293M	14.60%
chr5:95115995	RHOBTB3	nonsynonymous_SNV	RHOBTB3:NM_014899:exon9:c.G1322A:p.R441H	15%
chr5:139743397	SLC4A9	stopgain_SNV	SLC4A9:NM_001258427:exon9:c.C1164A:p.C388X	15.30%
chr22:43654257	SCUBE1	nonsynonymous_SNV	SCUBE1:NM_173050:exon6:c.A695C:p.Y232S	15.60%
chr8:145534886	HSF1	nonsynonymous_SNV	HSF1:NM_005526:exon5:c.T515G:p.V172G	16%
chr20:422661	TBC1D20	nonsynonymous_SNV	TBC1D20:NM_144628:exon4:c.C364A:p.L122I	17%
chr22:25264364	SGSM1	nonsynonymous_SNV	SGSM1:NM_001098497:exon11:c.T1016G:p.V339G	17.80%
chr4:2935315	MFSD10	nonsynonymous_SNV	MFSD10:NM_001120:exon2:c.T247G:p.Y83D	17.80%
chr1:35251075	GJB3	nonsynonymous_SNV	GJB3:NM_024009:exon2:c.A712C:p.T238P	18.10%
chr22:28193765	MN1	nonsynonymous_SNV	MN1:NM_002430:exon1:c.A2767C:p.T923P	18.10%
chr1:27278012	C1orf172	nonsynonymous_SNV	C1orf172:NM_152365:exon2:c.A860G:p.H287R	20%
chr15:100821556	ADAMTS17	nonsynonymous_SNV	ADAMTS17:NM_139057:exon4:c.A667G:p.R223G	20%
chr2:107429608	ST6GAL2	nonsynonymous_SNV	ST6GAL2:NM_001142352:exon6:c.C1391T:p.T464M	20%
chr3:75787728	ZNF717	nonsynonymous_SNV	ZNF717:NM_001128223:exon5:c.G1046A:p.R349H	21.70%
chrX:48681111	HDAC6	nonsynonymous_SNV	HDAC6:NM_006044:exon24:c.A2419C:p.T807P	22.70%
chr17:76457749	DNAH17	nonsynonymous_SNV	DNAH17:NM_173628:exon58:c.G9216T:p.E3072D	23.50%
chr22:20130322	ZDHHC8	nonsynonymous_SNV	ZDHHC8:NM_013373:exon10:c.G1169A:p.R390H	25%
chr5:488498	SLC9A3	nonsynonymous_SNV	SLC9A3:NM_004174:exon3:c.T608G:p.V203G	26.60%
chr17:27417597	MYO18A	nonsynonymous_SNV	MYO18A:NM_203318:exon36:c.G5341T:p.A1781S	28.50%
chr20:57429439	GNAS	nonsynonymous_SNV	GNAS:NM_001077490:exon1:c.A932C:p.Y311S	28.50%
chr17:2290760	MNT	nonsynonymous_SNV	MNT:NM_020310:exon6:c.A1184C:p.H395P	30%
chr19:45315619	BCAM	nonsynonymous_SNV	BCAM:NM_001013257:exon3:c.C404A:p.A135D	30.70%
chr3:155198866	PLCH1	nonsynonymous_SNV	PLCH1:NM_001130960:exon23:c.C4973T:p.T1658M	32.90%
chr14:57857866	NAA30	nonsynonymous_SNV	NAA30:NM_001011713:exon2:c.T191G:p.V64G	33.30%
chr17:6406883	PITPNM3	nonsynonymous_SNV	PITPNM3:NM_031220:exon4:c.G238A:p.A80T	36.30%
chr19:41932563	B3GNT8	nonsynonymous_SNV	B3GNT8:NM_198540:exon3:c.A121C:p.T41P	36.30%
chr5:35954484	UGT3A1	nonsynonymous_SNV	UGT3A1:NM_152404:exon7:c.G1392T:p.Q464H	36.30%
chr12:122260778	SETD1B	nonsynonymous_SNV	SETD1B:NM_015048:exon12:c.C4164A:p.S1388R	40%
chr8:20005554	SLC18A1	nonsynonymous_SNV	SLC18A1:NM_003053:exon13:c.C1174G:p.L392V	42.40%
chr7:150706144	NOS3	nonsynonymous_SNV	NOS3:NM_000603:exon18:c.C2239A:p.L747M	44.40%
chr16:90095573	C16orf3	nonsynonymous_SNV	C16orf3:NM_001214:exon1:c.G178A:p.V60I	49.50%

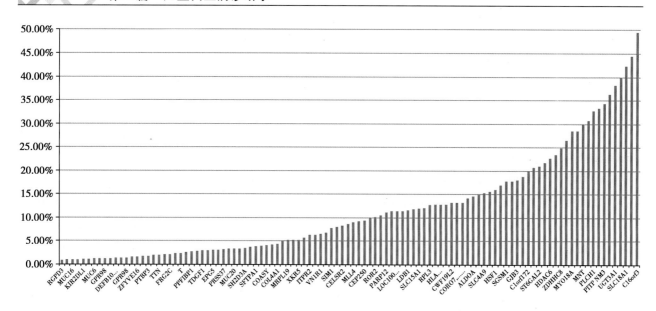

图 2-4-1　一例白血病样本中不同基因变异频率分布图

阐明参与儿童白血病发生的遗传学异常,也有助于揭示造成白血病细胞转化的极早期克隆变异类型,并根据上述基因发挥作用的信号通路来设计相应的分子靶向药物,在功能上阻断白血病细胞恶性转化、药物耐受和参与复发的信号通路,从而达到以"诊断克隆"为基础的个体化治疗。更为重要的是,由于白血病细胞本身的克隆进化和化疗诱发的体细胞突变不断的积累,白血病细胞表现为一个复杂的、动态的、非线性进化历程,除根据患儿初发时白血病细胞的遗传学特征进行相应的分层治疗外,更为重要的是对其化疗后体内残留的微量白血病细胞进行治疗全过程、高精度、高灵敏度的动态监测,根据其治疗反应进行化疗方案和治疗强度的相应调整,提前预测和及时逆转可能发生的分子水平复发,从而才能达到真正意义上的个体化治疗。

基因组层面的 MRD 的监测在下一代测序出现前,主要采用的方法是 Ig 和 TCR 重排的监测。对后者而言,由于急性淋巴细胞白血病存在特异性的 Ig 和 TCR 重排,相应的白血病细胞呈克隆性增殖,因而每个白血病细胞都具有相同的重排方式,因此可以利用肿瘤细胞特异性重排进行监测。具体操作时需要首先确定白血病细胞存在何种重排方式,然后根据每一例病人特定的重排(一种或者多种),设计特定的引物和探针进行后续多个时间点的监测。根据 Ig 和 TCR 分子序列的特征,人们设计了相应的特定重排筛选引物序列,见表 2-4-2 所示。通过多重引物 PCR 获得相应的单克隆条带,进行 TA 克隆后测序,获得特定的重排方式和重排后基因组序列,使用通用探针进行待测样本的实时定量 PCR,并用基因组中保守序列作为内参照,获得白血病细胞残留水平数值。值得注意的是,后续检测待检样本时需要将上次样本一同进行重复检测,用于消除不同检测批次之间的差异;另外,相应的标准模板需要使用非特异性的 DNA 进行稀释,一般选择鲑鱼卵 DNA 作为背景进行稀释,以消除非特异性重排方式对结果的干扰。

表 2-4-2　用于 Ig 和 TCR 重排的引物序列

多重 PCR 管	引物名称	引物序列(5'-3')
IgH tube A	VH1-FR1	GGCCTCAGTGAAGGTCTCCTGCAAG
	VH2-FR1	GTCTGGTCCTACGCTGGTGAAACCC
	VH3-FR1	CTGGGGGGGTCCCTGAGACTCTCCTG
	VH4-FR1	CTTCGGAGACCCTGTCCCTCACCTG
	VH5-FR1	CGGGGAGTCTCTGAAGATCTCCTGT
	VH6-FR1	TCGCAGACCCTCTCACTCACCTGTG
	JH consensus	CTTACCTGAGGAGACGGTGACC

续表

多重 PCR 管	引物名称	引物序列(5'-3')
IgH tube B	VH1-FR2	CTGGGTGCGACAGGCCCCTGGACAA
	VH2-FR2	TGGATCCGTCAGCCCCCAGGGAAGG
	VH3-FR2	GGTCCGCCAGGCTCCAGGGAA
	VH4-FR2	TGGATCCGCCAGCCCCCAGGGAAGG
	VH5-FR2	GGGTGCGCCAGATGCCCGGGAAAGG
	VH6-FR2	TGGATCAGGCAGTCCCCATCGAGAG
	VH7-FR2	TTGGGTGCGACAGGCCCCTGGACAA
	JH consensus	CTTACCTGAGGAGACGGTGACC
IgH tube C	VH1-FR3	TGGAGCTGAGCAGCCTGAGATCTGA
	VH2-FR3	CAATGACCAACATGGACCCTGTGGA
	VH3-FR3	TCTGCAAATGAACAGCCTGAGAGCC
	VH4-FR3	GAGCTCTGTGACCGCCGCGGACACG
	VH5-FR3	CAGCACCGCCTACCTGCAGTGGAGC
	VH6-FR3	GTTCTCCCTGCAGCTGAACTCTGTG
	VH7-FR3	CAGCACGGCATATCTGCAGATCAG
	JH consensus	CTTACCTGAGGAGACGGTGACC
IgH tube D	DH1	GGCGGAATGTGTGCAGGC
	DH2	GCACTGGGCTCAGAGTCCTCT
	DH3	GTGGCCCTGGGAATATAAAA
	DH4	AGATCCCCAGGACGCAGCA
	DH5	CAGGGGGACACTGTGCATGT
	DH6	TGACCCCAGCAAGGGAAGG
	JH consensus	CTTACCTGAGGAGACGGTGACC
IgH tube E	DH7	CACAGGCCCCCTACCAGC
	JH consensus	CTTACCTGAGGAGACGGTGACC
Igκ tube A	VK1f/6	TCAAGGTTCAGCGGCAGTGGATCTG
	VK2f	GGCCTCCATCTCCTGCAGGTCTAGTC
	VK3f	CCCAGGCTCCTCATCTATGATGCATCC
	VK4	CAACTGCAAGTCCAGCCAGAGTGTTTT
	VK5	CCTGCAAAGCCAGCCAAGACATTGAT
	VK7	GACCGATTTCACCCTCACAATTAATCC
	JK1-4	CTTACGTTTGATCTCCACCTTGGTCCC
	JK5	CTTACGTTTAATCTCCAGTCGTGTCCC
Igκ tube B	VK1f/6	TCAAGGTTCAGCGGCAGTGGATCTG
	VK2f	GGCCTCCATCTCCTGCAGGTCTAGTC
	VK3f	CCCAGGCTCCTCATCTATGATGCATCC
	VK4	CAACTGCAAGTCCAGCCAGAGTGTTTT
	VK5	CCTGCAAAGCCAGCCAAGACATTGAT
	VK7	GACCGATTTCACCCTCACAATTAATCC
	INTR	CGTGGCACCGCGAGCTGTAGAC
	Kde	CCTCAGAGGTCAGAGCAGGTTGTCCTA

续表

多重 PCR 管	引物名称	引物序列(5′-3′)
IgL tube Vλ-Jλ	Vλ1/2	ATTCTCTGGCTCCAAGTCTGGC
	Vλ3	GGATCCCTGAGCGATTCTCTGG
	Jλ1/2/3	CTAGGACGGTGAGCTTGGTCCC
TCRB tube A	Vβ2	AACTATGTTTTGGTATCGTCA
	Vβ4	CACGATGTTCTGGTACCGTCAGCA
	Vβ5/1	CAGTGTGTCCTGGTACCAACAG
	Vβ6a/11	AACCCTTTATTGGTACCGACA
	Vβ6b/25	ATCCCTTTTTTGGTACCAACAG
	Vβ6c	AACCCTTTATTGGTATCAACAG
	Vβ7	CGCTATGTATTGGTACAAGCA
	Vβ8a	CTCCCGTTTTCTGGTACAGACAGAC
	Vβ9	CGCTATGTATTGGTATAAACAG
	Vβ10	TTATGTTTACTGGTATCGTAAGAAGC
	Vβ11	CAAAATGTACTGGTATCAACAA
	Vβ12a/3/13a/15	ATACATGTACTGGTATCGACAAGAC
	Vβ13b	GGCCATGTACTGGTATAGACAAG
	Vβ13c/12b/14	GTATATGTCCTGGTATCGACAAGA
	Vβ16	TAACCTTTATTGGTATCGACGTGT
	Vβ17	GGCCATGTACTGGTACCGACA
	Vβ18	TCATGTTTACTGGTATCGGCAG
	Vβ19	TTATGTTTATTGGTATCAACAGAATCA
	Vβ20	CAACCTATACTGGTACCGACA
	Vβ21	TACCCTTTACTGGTACCGGCAG
	Vβ22	ATACTTCTATTGGTACAGACAAATCT
	Vβ23、8b	CACGGTCTACTGGTACCAGCA
	Vβ24	CGTCATGTACTGGTACCAGCA
	Jβ1.1	CTTACCTACAACTGTGAATCTGGTG
	Jβ1.2	CTTACCTACAACGGTTAACCTGGTC
	Jβ1.3	CTTACCTACAACAGTGAGCCAACTT
	Jβ1.4	CATACCCAAGACAGAGAGCTGGGTTC
	Jβ1.5	CTTACCTAGGATGGAGAGTCGAGTC
	Jβ1.6	CATACCTGTCACAGTGAGCCTG
	Jβ2.2	CTTACCCAGTACGGTCAGCCT
	Jβ2.6	CTCGCCCAGCACGGTCAGCCT
	Jβ2.7	CTTACCTGTAACCGTGAGCCTG
TCRB tube B	Vβ2	AACTATGTTTTGGTATCGTCA
	Vβ4	CACGATGTTCTGGTACCGTCAGCA
	Vβ5/1	CAGTGTGTCCTGGTACCAACAG
	Vβ6a/11	AACCCTTTATTGGTACCGACA
	Vβ6b/25	ATCCCTTTTTTGGTACCAACAG
	Vβ6c	AACCCTTTATTGGTATCAACAG

续表

续表

多重 PCR 管	引物名称	引物序列(5′-3′)
	Vβ7	CGCTATGTATTGGTACAAGCA
	Vβ8a	CTCCCGTTTTCTGGTACAGACAGAC
	Vβ9	CGCTATGTATTGGTATAAACAG
	Vβ10	TTATGTTTACTGGTATCGTAAGAAGC
	Vβ11	CAAAATGTACTGGTATCAACAA
	Vβ12a/3/13a/15	ATACATGTACTGGTATCGACAAGAC
	Vβ13b	GGCCATGTACTGGTATAGACAAG
	Vβ13c/12b/14	GTATATGTCCTGGTATCGACAAGA
	Vβ16	TAACCTTTATTGGTATCGACGTGT
	Vβ17	GGCCATGTACTGGTACCGACA
	Vβ18	TCATGTTTACTGGTATCGGCAG
	Vβ19	TTATGTTTATTGGTATCAACAGAATCA
	Vβ20	CAACCTATACTGGTACCGACA
	Vβ21	TACCCTTACTGGTACCGGCAG
	Vβ22	ATACTTCTATTGGTACAGACAAATCT
	Vβ23、8b	CACGGTCTACTGGTACCAGCA
	Vβ24	CGTCATGTACTGGTACCAGCA
	Jβ2.1	CCTTCTTACCTAGCACGGTGA
	Jβ2.3	CCCGCTTACCGAGCACTGTCA
	Jβ2.4	CCAGCTTACCCAGCACTGAGA
	Jβ2.5	CGCGCACACCGAGCAC
TCRB tube C	Dβ1	GCCAAACAGCCTTACAAAGAC
	Dβ2	TTTCCAAGCCCCACACAGTC
	Jβ1.1	CTTACCTACAACTGTGAATCTGGTG
	Jβ1.2	CTTACCTACAACGGTTAACCTGGTC
	Jβ1.3	CTTACCTACAACAGTGAGCCAACTT
	Jβ1.4	CATACCCAAGACAGAGAGCTGGGTTC
	Jβ1.5	CTTACCTAGGATGGAGAGTCGAGTC
	Jβ1.6	CATACCTGTCACAGTGAGCCTG
	Jβ2.2	CTTACCCAGTACGGTCAGCCT
	Jβ2.6	CTCGCCCAGCACGGTCAGCCT
	Jβ2.7	CTTACCTGTAACCGTGAGCCTG
	Jβ2.1	CCTTCTTACCTAGCACGGTGA
	Jβ2.3	CCCGCTTACCGAGCACTGTCA
	Jβ2.4	CCAGCTTACCCAGCACTGAGA
	Jβ2.5	CGCGCACACCGAGCAC
TCRG tube A	Vγ1f	GGAAGGCCCCACAGCRTCTT
	Vγ10	AGCATGGGTAAGACAAGCAA
	Jγ1.1/2.1	TTACCAGGCGAAGTTACTATGAGC
	Jγ1.3/2.3	GTGTTGTTCCACTGCCAAAGAG

多重 PCR 管	引物名称	引物序列(5′-3′)
TCRG tube B	Vγ9	CGGCACTGTCAGAAAGGAATC
	Vγ11	CTTCCACTTCCACTTTGAAA
	Jγ1.1/2.1	TTACCAGGCGAAGTTACTATGAGC
	Jγ1.3/2.3	GTGTTGTTCCACTGCCAAAGAG
TCRD tube A	Vδ1	ATGCAAAAAGTGGTCGCTATT
	Vδ2	ATACCGAGAAAAGGACATCTATG
	Vδ3	GTACCGGATAAGGCCAGATTA
	Vδ4	ATGACCAGCAAAATGCAACAG
	Vδ5	ACCCTGCTGAAGGTCCTACAT
	Vδ6	CCCTGCATTATTGATAGCCAT
	Dδ2	AGCGGGTGGTGATGGCAAAGT
	Jδ1	GTTCCACAGTCACACGGGTTC
	Jδ2	GTTCCACGATGAGTTGTGTTC
	Jδ3	CTCACGGGGCTCCACGAAGAG
	Jδ4	TTGTACCTCCAGATAGGTTCC
	Dδ3	TGGGACCCAGGGTGAGGATAT
T(11;14)	BCL1/MTC1	GGATAAAGGCGAGGAGCATAA
	JH consensus	CTTACCTGAGGAGACGGTGACC
T(14;18)tube A	MBR1	GACCAGCAGATTCAAATCTATGG
	MBR2	ACTCTGTGGCATTATTGCATTATAT
	JH consensus	CTTACCTGAGGAGACGGTGACC
T(14;18)tube B	3MBR1	GCACCTGCTGGATACAACACTG
	3MBR2	AAACTAGCAGGGTGTGGTGGC
	3MBR2r	GGTGACAGAGCAAAACATGAACA
	3MBR3	GTAATGACTGGGGAGCAAATCTT
	3MBR4	ACTGGTTGGCGTGGTTTAGAGA
	JH consensus	CTTACCTGAGGAGACGGTGACC
T(14;18)tube C	5MCR	CCTTCTGAAAGAAACGAAAGCA
	MCR1	TAGAGCAAGCGCCCAATAAATA
	MCR2	TGAATGCCATCTCAAATCCAA
	JH consensus	CTTACCTGAGGAGACGGTGACC

（二）转录子组水平的 MRD 分子标志物

基因组水平不同的遗传学异常有很多涉及蛋白质编码,除此之外的白血病融合基因等均是进行 MRD 检测的分子标志物。这些分子标志物中许多可以发生转录,从而可以在转录子组水平进行白血病 MRD 的检测和监测。与基因组不同,通过转录子组进行 MRD 的检测有其优势和不足。首先,由于基因组水平的融合基因来自于不同染色体或者同一条染色体断裂后形成的新的染色体,染色体之间断裂常发生在内含子区域,因而在基因组水平进行明确融合基因的特定融合位点以及侧翼序列非常困难。在转录子组水平,由于不同融合基因之间通过内含子剪切和外显子的重新拼接,相应的融合位点和其侧翼序列具有共性,因而便于针对某种融合基因的特定序列进行引物、探针的设计。其次,每个白血病细胞中基因组拷贝数是稳定的,因而可以根据含有突变或者融合基因的频率计算出白血病细胞的负荷,即可以明确知道 10 000 个细胞中有多少个白血病细胞;而转录子组是动态变化的,且不同细胞之间某种基因的表达也是不完全一致的,因而很难定义 10 000 个细胞中有多少个是白血病细胞,只能计算白血病细胞来源的遗传学异常的拷贝数占看家基因的总拷贝数之间的比例,并据此进行不同时间点间的比较。

为明确转录子组进行融合基因定量的优势,我们用一例 *ETV6-RNNX1* 阳性患儿基因组水平融合基因检测和转录子组水平检测进行比较。由于 *ETV6-RUNX1* 融合基因最主要的一种融合方式是 *ETV6* 内含子 5 与 *RUNX1* 内含子 1 发生断裂后融合,少数融合方式是 *RUNX1* 内含子 2 或 3 发生断裂,与 *ETV6* 内含子 5 断裂点处形成融合基因。理论上,*ETV6* 的断裂点分布在内含子约 14.7kb 区域,*RUNX1* 的断裂点分布在内含子 1~3 的 166kb 区域。尽管在 *ETV6* 和 *RUNX1* 发生易位的内含子断裂点区域有明显的微聚集区域的特点,但是要通过长距离 PCR(long distance PCR,LD-PCR)或长距离反转录 PCR(long distance reverse PCR,LDR-PCR)进行检测。首先,针对 *ETV6* 和 *RUNX1* 融合基因断裂点出现位置设计相应的引物,*ETV6* 断裂点出现在 14.7kb 范围内,设计三条引物,引物之间间隔 5000bp 左右,而 *RUNX1* 断裂点出现在 166kb 范围内,设计 30 条反向引物,引物之间同样间隔 5000bp 左右。将来自 *ETV6* 的上游引物与来自 *RUNX1* 的下游引物进行分组多重引物 PCR,如表 2-4-3 所示。

表 2-4-3 用于 *ETV6-RUNX1* 融合基因断裂点检测的引物设计

引物名称	引物位置	引物序列 5′-3′	PCR 分组
ETV6-1	ETV6	CTCTCATCGGGAAGACCTGGCTTACATG	第一~十组中均加入此三条引物
ETV6-2	ETV6	GTCAGTGTGCTTGGAATCATAGGTGC	
ETV6-3	ETV6	CCAGGTGAGCCGTGGCAACAAC	
RUNX1	RUNX	CCTCCTGTAATGTCCTCCAGGGCA	第一组
RUNX2	RUNX	GGACTCTGGCACCAACCAGCTATGG	
RUNX3	RUNX	AAGCATGGAGAAGTGACCTCCCAGA	
RUNX4	RUNX	GCAAGCAGTTACTTTCCTGGTCTGCCA	第二组
RUNX5	RUNX	TCAGACTGAGGCTGCAGCTCATGGCA	
RUNX6	RUNX	GGAAGGGCTGGTAGCTTTGGGTCC	
RUNX7	RUNX	ACGGACTTCAGTTTGCTGAGCCCTGA	第三组
RUNX8	RUNX	CTTGGCACCAATGTCCTCTTCACTCC	
RUNX9	RUNX	CTCCTGAGTCAGACATTAGCATGGCT	
RUNX10	RUNX	GCAGTAGGAGATGGTGTGTGGAACACC	第四组
RUNX11	RUNX	GGGTGGGCTCTGAATCTAATGACTGA	
RUNX12	RUNX	CCTTCAGAGGGAGCACAGAAATGCC	
RUNX13	RUNX	GGACCTATTCTAGAAGCCTGGTGCCA	第五组
RUNX14	RUNX	CGAACACCGTGGAAGCTCTCTGATGT	
RUNX15	RUNX	ATACAGGCCTAACTACACCAGAAGGT	
RUNX16	RUNX	GGTTTACTGCCCTGCTGTCCAGAGG	第六组
RUNX17	RUNX	CCCTTATGGTGCTGGCTGTGACCGA	
RUNX18	RUNX	CAGATGAAGGAGAAGGTTGCTGTCCTAACA	
RUNX19	RUNX	GAGGCCGAGGCAGGTGGATCACT	第七组
RUNX20	RUNX	ACCATCCTTTGACCTTGGCCTTGC	
RUNX21	RUNX	CAGGTTAGCCCAACGATTGCGCAACA	

续表

引物名称	引物位置	引物序列 5′-3′	PCR 分组
RUNX22	RUNX	GAGGCCATGAGGGTGTGAATCAGG	第八组
RUNX23	RUNX	AGAGTACATCCAGGGAGGACGCTGA	
RUNX24	RUNX	CTACAAGGTGTAGAGGTGGCACAGGGTG	
RUNX25	RUNX	TCTGGTGACCAGTGAGAACCAAGACA	第九组
RUNX26	RUNX	CTCTCTCAGTCAGTGTGAAGCAGGAGCC	
RUNX27	RUNX	TGCTTCTGAAGGGCAGCCACTCTCCA	
RUNX28	RUNX	CCAAGTGGAGCATCTGAAAATTGCGC	第十组
RUNX29	RUNX	GAGCCTGCACTTTCAAGGACAGCCA	
RUNX30	RUNX	AACGCCTCGCTCATCTTGCCTGG	

其次,按照上述分组方法进行待检样本 DNA 抽提后进行多重引物 PCR,获得相应的 PCR 产物,经电泳判断各组产物,具体如图 2-4-2 所示。

图 2-4-2 中 lane 9 中可见一条特异性条带,大小 5~6kb,相应的组合为第九组,根据其引物设计位置,大致可以判断除断裂点的位置信息,随后将第九组中的 6 条引物进行二次 PCR,可以明确上述条带具体来自于哪两条引物,从而也有助于进一步判断具体的断裂点位置。或者将上述条带进行凝胶回收纯化后测序,基本上可以确定断裂点范围,并据此进行特异性引物的来源判断,测序结果如图 2-4-3 所示:

同时,我们如果将上述条带进行限制性酶切,分析相应的酶切产物特征,可以更加细致地知道具体的断裂点位置,如本例患儿上述条带经 Hind Ⅲ 酶切后电泳,产生了一系列不同大小的条带,结合 ETV6 和 RUNX1 相应内含子区 Hind Ⅲ 的酶切位点,基本上可以锁定断裂点的具体位置。具体的电泳图和分析结果如图 2-4-4 所示。

结果表明,经 Hind Ⅲ 酶切后,产物大小分别是大约:200bp、400bp、900bp、1200bp、1400bp、1700bp、2300bp、3200bp 和 5500bp,从而根据 ETV6 和 RUNX1 的序列特征,分析出可能的融合位点位置,具体如图 2-4-5 所述。

经过上述实验,结合可能融合位点的序列,设计合适的引物,通过再次 PCR 和 TA 克隆,获得准确的融合基因位点信息,相应的融合位点和融合方式如图 2-4-6 所示。

从上面的分析我们发现,通过普通分子生物学方法进行基因组水平融合基因特定融合位点和侧翼序列的检测极为繁琐,且操作还很容易发生误判,导致难以获得准确的信息,因此常规方法进行基因组水平融合位点的检测没有实际可行性。

转录子组有其独特的优势,即通过基因组选择性内含子剪切和外显子拼接,去除了内含子部分,使得来源于断裂点周围的外显子重组,从而不同内含子融合方式具有相同的外显子拼接方式和共同的序列特征,据此进行转录子组水平的融合基因检测就

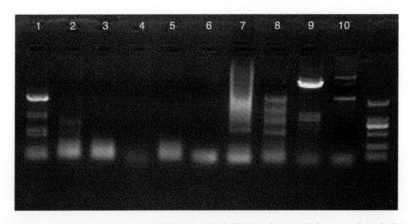

图 2-4-2　一例 ETV6-RUNX1 阳性白血病样本基因组水平断裂点 PCR 产物电泳图

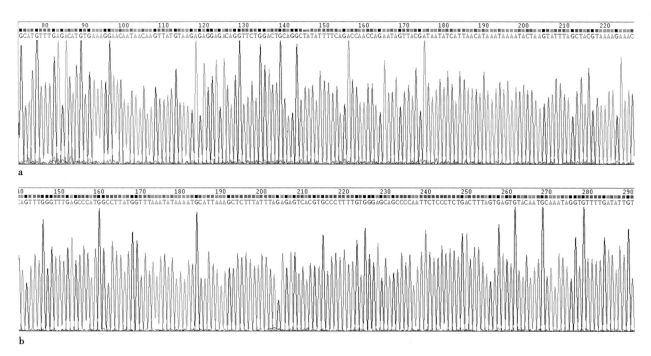

a

b

图 2-4-3　融合基因断裂点 PCR 测序结果

测序结果经 BLAST 后显示:3a 来自于 *ETV6* 内含子区,而 3b 来自于 *RUNX1* 内含子区

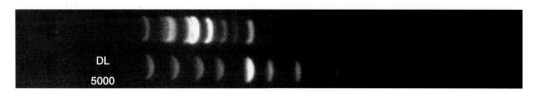

图 2-4-4　多重引物 PCR 产物酶切电泳结果

（DL5000marker:从右向左依次为:100bp、250bp、500bp、750bp、1000bp、1500bp、2000bp、3000bp 和 5000bp）

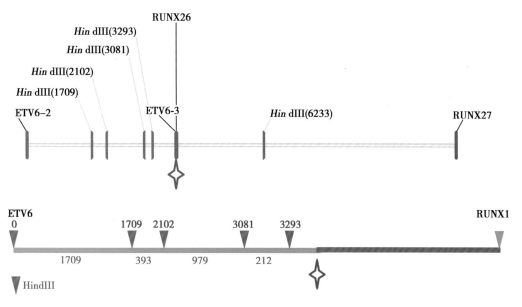

图 2-4-5　*ETV6-RUNX1* 可能的基因组融合位点信息

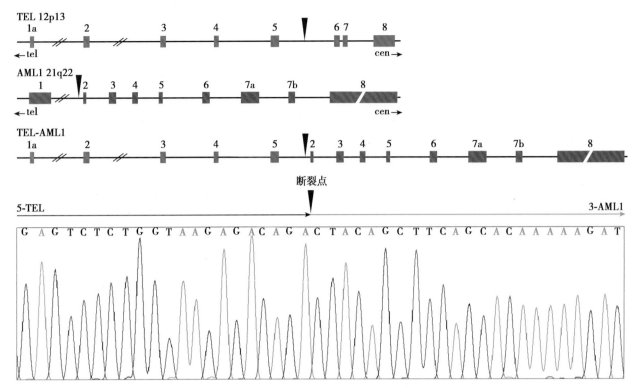

图 2-4-6　一例 *ETV6-RUNX1* 阳性样本基因组融合位点及其侧翼序列

变得非常容易。利用共有的引物序列对上述样本的 mRNA 反转后的 cDNA 进行 PCR，可以在很短的时间内获得是否存在阳性重组的发现，上述样本通过转录子组 PCR 后电泳回收和测序，短时间可以获得是否存在特定基因的转位信息。

（三）蛋白水平的 MRD 检测的分子标志物

由于基因组水平的 MRD 监测手段在下一代测序出现前存在实际操作中的困难，TCR 和 Ig 重排虽然在很大程度上可以解决基因组层面的 MRD 的监测问题，但相关操作复杂，不利于大规模开展。值得注意的是，由于患儿体细胞中可能存在与白血病细胞相同的重排方式，因而上述检测结果总是存在一定的背景。另外，任何一种重排方式获得的 MRD 检测的敏感性取决于待检样本中 DNA 的数量，如果待检样本很少，其敏感度不会超过相应单一细胞基因组 DNA 所占的权重比例。众所周知，一个细胞中的基因组 DNA 约 6.7pg，如果待检样本的 DNA 总的被检测量为 $0.67\mu g$，其检测的敏感性不会高于 1/10 万，实际上由于存在一定的非特异性重排的背景，加之存在一些寡克隆重排，其只对于部分白血病细胞有效，且实时定量 PCR 本身的不稳定性，实际检测的敏感性远不足 1/10 万的水平，更不必说待检样本的量少于 $0.67\mu g$ 了。基于融合基因特定序列的实时定量 PCR 方法同样存在上述问题，且并非每个患者均有特定的融合基因被发现，因而实际操作中也只有不到 50% 的患者适合此类方法。鉴于上述诸多因素，基于流式细胞技术（FCM）的蛋白水平的 MRD 检测技术日益成为白血病 MRD 检测的最为关键和通用的技术。

通过 FCM 技术进行 MRD 的监测的原理很简单，由于蛋白水平白血病细胞特异性分子标志物很少，且即使有的情况下也只是针对于极少数特定类型，因此一个更好的策略是寻找白血病细胞共有的分子标志物的组合。由于 FCM 技术可以针对各个不同抗原进行同时检测，利用其独有的设门技术可以进行特定组合阳性细胞的细致区分，因而基于 FCM 技术的多色抗原组合为特征的 MRD 检测方案呼之欲出。本书中我们重点介绍原美国 St. Jude 儿童研究医院 Dr. Dario Campana 和 Elaine Coustan-Smith 的方法，并且笔者认为他们的方法可能是唯一正确的基于多色 FCM 进行白血病 MRD 检测的方法。

二、基于 FCM 技术的白血病 MRD 检测方法

基于 FCM 技术的白血病 MRD 是一个复杂而完整的体系，简言之，每例样本需要进行 MRD 特定标志物组合的筛选，并根据初发时白血病细胞的 FCM

特征进行 MRD 的后续监测。但实际操作时有很多细节需要注意,因而成功地进行 MRD 的检测和监测并非易事。

(一) 进行基于 FCM 技术的 MRD 检测前的准备

1. 基于 FCM 进行 MRD 治疗全程检测的思想 采用特异性抗体联合骨架抗体进行 MRD 的方案设计,其中骨架抗体用于将幼稚细胞与成熟细胞进行区分,但幼稚细胞并非都是白血病细胞,需要通过特异性抗体进行进一步区分。这里的特异性抗体是针对白血病细胞发育过程中出现的"偏差"进行幼稚细胞"良"、"恶"性的鉴别。由于白血病细胞常发生"跨系"表达、"时空错乱"表达、异常的高表达和(或)缺失表达等特征,因此可以据此进行连续设门区分。在确定好白血病细胞特定的表型组合后,根据白血病细胞是否保留上述特征进行后续的监测。因而,这里有两个问题需要注意,其一是如果初发时没有找到白血病细胞特异性抗原表达,后续很难进行监测;其二是该方案建立的基础是白血病细胞在治疗过程中其 FCM 表型没有发生巨大的变动,否则容易出现假阴性。上述问题的解决不外乎在初发时尽可能筛选多种抗体组合,从而在一定程度上规避后续治疗过程中可能发生的表型转化和特异性抗原组合丢失的情况。由于抗原组合的丢失越到治疗后期越显著,因而至少在白血病治疗初期上述表型是稳定的,如果采用多种抗原组合进行连续监测,绝大多数病例在整个治疗过程中始终可以找到相应的抗原组合。

2. 基于 FCM 进行 B 系 ALL 治疗早期 MRD 检测的简化方案 由于 B 系 ALL 一旦诊断,其骨髓幼稚细胞中绝大多数为白血病细胞,随着诱导化疗的实施,这些包含白血病细胞的幼稚细胞数量逐渐减少,直到达到严重的骨髓抑制和骨髓恢复后达到缓解。因而在上述骨髓未达到缓解前,可以通过所有幼稚细胞数量的多少来判断白血病细胞 MRD 的水平,而不必一定借助白血病细胞特异性抗体进行细致区分。一般选择 CD34、CD10 和 CD19 三个抗原组合作为骨髓中所有幼稚细胞的检测组合,进行诱导化疗后 day15 或者 day19 的 MRD 的监测。需要注意的是,在骨髓未达到缓解前,上述抗原组合检测的是骨髓中所有的幼稚细胞,因而不适用于骨髓达到完全缓解后;骨髓中白血病细胞是上述幼稚细胞的子集,因而上述检测结果是不精确的,对于粗略判断骨髓诱导程度有一定价值,但并非检测到的都是白血病细胞,因而一般选择相对模糊的阳性水平作为其诱导水平的判断(如百分之一),而不选择万分之一(急性淋巴细胞白血病)或千分之一(急性髓细胞白血病)作为阳性和阴性的界限。

3. 多色 FCM 技术 多色 FCM 技术是近几年蓬勃发展起来的技术,从 20 世纪末的单激光 2 色、3 色,到 21 世纪初双激光 5 色、6 色,到最近几年的 3 激光 8 色、10 色,以至于 4~6 根激光管十几到二十几种颜色(激发和发射波长)。当前,临床最常用的为 3 激光 8~10 色技术,表 2-4-4 为 BD 公司的 FACSCanto Ⅱ(3 激光 8 色)中相应的荧光通道和可用染料。

表 2-4-4　FACSCanto Ⅱ 的激光管特性和可用染料(3 激光 8 色)

激光管	PMT 位置	滤光片波长	检测波长	可用染料
488nm 蓝色激光管	A	735	780/60	PE-Cy7
	B	655	670	PerCP-Cy5.5 or PerCP
	C	610	blank	—
	D	556	585/42	PE
	E	502	530/30	FITC
	F	blank	488/10	SSC
	G	blank	blank	—
	H	—	blank	
633nm 红色激光管	A	735	780/60	APC-Cy7
				APC-H7
	B	685	blank	
	C	—	660/20	APC
405nm 紫外激光管	A	502	510/50	Pacific Orange™ or V500
	B	blank	450/50	Pacific Blue™ or V450
	C	—	blank	

（二）基于 FCM 技术的儿童白血病 MRD 检测技术体系

1. MRD 监测标志的筛选　由于不同白血病细胞具有不同的抗原标记组合，在白血病初发时应进行残留标志的筛选，用于后续的监测。进行残留病标志筛选的意义还在于明确相应患者白血病细胞抗原表达的强弱，以其在 FCM 的散点图中的具体位置进行表述，便于前后进行对比。表 2-4-5 为常见的 B 系 ALL 的 MRD 抗原组合，其中 CD10、CD19 和 CD34 为骨架抗体，用于区分幼稚细胞和成熟细胞，但并非任何一例均可以使用上述组合进行区分，对于 CD10 和（或）CD34 阴性的部分 B 系 ALL 样本，难以用本方法进行 MRD 标志组合进行筛选，但对于部分 CD10⁻ 的患者，往往 CD15、CD133 和（或）NG2 高表达，反而更容易找到合适的筛选标记。特异性抗体包括 CD38、CD45、CD58、CD66c、CD73、CD86、CD99 等多种，相应的特异性抗体与骨架抗体形成了近 20 种组合，可以涵盖 95% 左右的患者。表 2-4-6 为常见的 T 系 ALL 的 MRD 抗原组合，其中骨架抗体较多，CD19、CD33、HLA-DR、CD5、CD7 和 Cy-CD3 均为骨架抗体，相应的特异性抗体为 nuTdT、CD13、CD99、CD33、CD34 等多种，与骨架抗体联合进行 T 系 ALL 的区分。表 2-4-7 为常见的 AML 进行 MRD 筛选的抗原组合，其中 CD117、HLD-DR、CD33、CD38 和 CD45 为骨架抗体，而 CD19、CD4、CD2、CD15、CD56 等特异性抗体，相应的特异性抗体与骨架抗体进行有机组合，对 AML 的 MRD 进行筛选。

表 2-4-5　B 系 ALL 的 MRD 筛选抗原组合

B-ALL MRD	FITC	PE	PerCP	PE-Cy7	APC	V450	V500
First Round							
Panel 1	CD66c	CD123	CD34	CD10	CD19	CD200	CD45
Panel 2	CD38	CD24	CD34	CD10	CD19	CD73	CD45
Panel 3	CD13	CD58	CD34	CD10	CD19	CD86	CD45
Panel 4	CD33	CD97	CD34	CD10	CD19	CD15	CD45
Panel 5	CD56	CD99	CD34	CD10	CD19	CD2	CD45
Panel 6	IgG1	IgG1	CD34	CD10	CD19	IgG1	CD45
Second Round, especially CD10 is negative							
Panel 7	CD5	sIgM	CD34	CD10	CD19	CD20	CD45
Panel 8		NG2	CD34	CD10	CD19		CD45
Panel 9		CD133	CD34	CD10	CD19		CD45
Will be used in MRD testing							
Syto tube	Syto 13				CD19		CD45

表 2-4-6　T 系 ALL 的 MRD 筛选抗原组合

T-ALL	FITC	PE	PerCP	PE-Cy7	APC	APC-H7	V450	V500
Panel 1	nuTdT	CD34	cyCD3	CD5	CD19+CD33	HLA-DR	CD7	CD45
Panel 2	CD13	CD99	cyCD3	CD5	CD19+CD33	HLA-DR	CD7	CD45
Panel 3	CD10	CD1a	cyCD3	CD5	CD19+CD33	HLA-DR	CD7	CD45
Panel 4		CD33	cyCD3	CD5	CD19	HLA-DR	CD7	CD45
Panel 5		CD56	cyCD3	CD5	CD19+CD33	HLA-DR	CD7	CD45
Panel 6	IgG1	IgG1	cyCD3	CD5	CD19+CD33	HLA-DR	CD7	CD45
Panel 7	cyIgG1	IgG1	cyCD3	CD5	CD19+CD33	HLA-DR	CD7	CD45
Will be used in MRD testing								
Syto tube	Syto13						CD7	CD45

表 2-4-7 AML 的 MRD 筛选抗原组合

AML	FITC	PE	PerCP	PE-Cy7	APC	APC-H7	V450	V500
Panel 1	CD13	CD133	CD34	CD117	CD33	HLA-DR	CD38	CD45
Panel 2	CD14	CD54	CD34	CD117	CD33	HLA-DR	CD38	CD45
Panel 3	CD15	CD56	CD34	CD117	CD33	HLA-DR	CD38	CD45
Panel 4	CD4	CD2	CD34	CD117	CD33	HLA-DR	CD38	CD45
Panel 5	CD41	CD19	CD34	CD117	CD33	HLA-DR	CD38	CD45
Panel 6	CD7	CD11b	CD34	CD117	CD33	HLA-DR	CD38	CD45
Panel 7	GlycoA	7.1	CD34	CD117	CD33	HLA-DR	CD38	CD45
Panel 8	CD9	CD123	CD34	CD117	CD33	HLA-DR	CD38	CD45
Isotype	IgG1	IgG1	CD34	CD117	CD33	HLA-DR	CD38	CD45
Will be used in MRD testing								
Syto tube	Syto 13	GlycoA		CD33				CD45

2. **MRD 监测流程** 初诊时确定了白血病细胞的免疫表型组合,化疗中和化疗后可以根据这些表型组合进行后续时间点的监测,具体监测的注意事项如下:

时间点选择:根据不同的化疗方案来制定,一般而言诱导缓解的中点(如 SCMC-ALL-2005 和 SCMC-ALL-2009 方案的 day19,CCCG-ALL-2015 方案的 day15)和诱导缓解结束(SCMC-ALL-2005 和 SCMC-ALL-2009 方案的 day35,CCCG-ALL-2015 方案的 day46)为各个方案必选的时间点,其他时间点一般选择强化治疗开始、维持治疗开始、维持治疗中以及治疗结束后全面检查时等。SCMC-ALL-2005 方案设计的 MRD 检测时间点如图 2-4-7 所示,图中 day19 为 Time0,day35 为 Time1,巩固治疗结束为 Time2,强化开始为 Time3 和 Time4,维持治疗中为 Time5、Time6 和 Time7,治疗结束时为 Time8,共计 9 个时间点,部分患者由于治疗中出现 MRD 升高进行转阴治疗,会相应增加 1~2 个甚至更多的时间点,总之时间点的设计涵盖了整个治疗过程,便于在整个治疗过程中对疾病的状态进行全面把控,及时发现和早期进行 MRD 早期复发的干预治疗。

设门方法与模板制备:大体上是先根据骨架抗体组合区分幼稚细胞群,然后根据特异性抗体进行

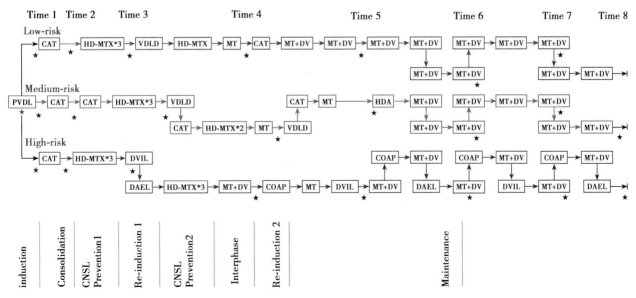

图 2-4-7 SCMC-ALL-2005 方案 MRD 时间点设计

白血病细胞的区分。以 B 系 ALL 为例：先通过 FSC/SSC 设门，选择 SSC 低的细胞。然后通过 CD45/SSC 进行设门，找到 CD45 表达较弱或者不表达的细胞群；通过 CD19 和 CD34 进行设门，分成两群：CD19+/CD34− 和 CD19+/CD34+ 两群细胞；通过特异性抗体与 CD10 进行设门，确定满足上述设门后门内细胞数量，计算其与所有有核细胞的比例关系，从而得出

MRD 的具体数值。图 2-4-8 为一例患者的 MRD 筛选结果，该患者的白血病细胞主要表现为 CD34+/CD10+/CD19+/CD38low。值得注意的是，针对每个特异性抗体，进行 MRD 筛选前均需要进行 5 ~ 10 例非白血病骨髓样本相应抗体的检测，定义出正常细胞在散点图中的位置，用于区分白血病骨髓样本中相应抗体的表达是否异常。

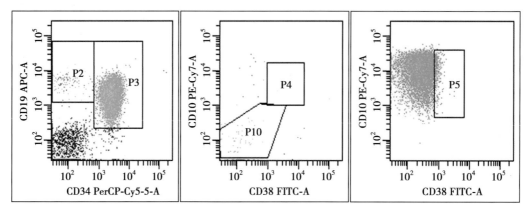

图 2-4-8　一例白血病样本的 MRD 筛选结果

MRD 的计算：与骨髓形态学中计算幼稚细胞比例不同，MRD 计算的是骨髓中白血病细胞占具有活力的单个核细胞中的比例，即下面的公式：

$$MRD = \frac{(阳性的白血病细胞\ blast-同型对照门中的细胞)}{具有活力的单个核细胞(包含有核红细胞,但不包含粒细胞)} \times 100\%$$

为此，我们在计算 MRD 时需要区分所研究的白血病细胞是否有活力，一般我们选择 Invitrogen 公司的 syto13 染料（在 FCM 中与 FITC 具有相同的通道）对样本进行染色。由于 syto13 可以自由通过细胞膜，具有活力的细胞其细胞内 DNA 可以被着色，而凋亡或坏死的细胞，由于细胞膜不完整，其 DNA 释放到细胞外，导致 syto13 染色减弱。另外，由于 syto13 作为一个测量工具，其溶媒为 DMSO，本身对细胞具有毒性，为消除 syto13 及其溶媒对细胞的毒性造成的测量误差，我们需要对 syto13 的结果进行矫

正。我们找到 syto13 对细胞的毒性不存在细胞类型的选择性，即各群细胞的构成比不随 syto13 的处理发生变化，因而我们可以通过比较 syto13 处理前后的某群细胞的比例关系进行细胞活力的矫正。我们用一例待检测样本的情况进行分析，如图 2-4-9 所示，骨髓中细胞的活力百分比（F）为 82.1%。图 2-4-10 中 a 为 syto13 处理前 CD33 阳性细胞的比例（R1），R1 = 25.8%，b 为 syto13 处理后 CD33 阳性细胞的比例（R2），R2 = 27.4%。从中我们可以看到，由于 syto13 的处理（包括 DMSO），使得细胞整体向

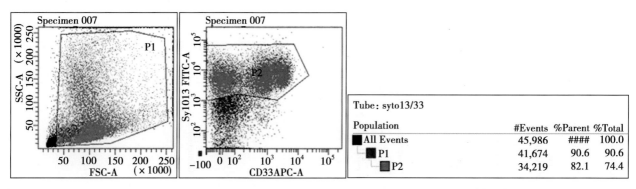

图 2-4-9　syto13 计算细胞活力百分比

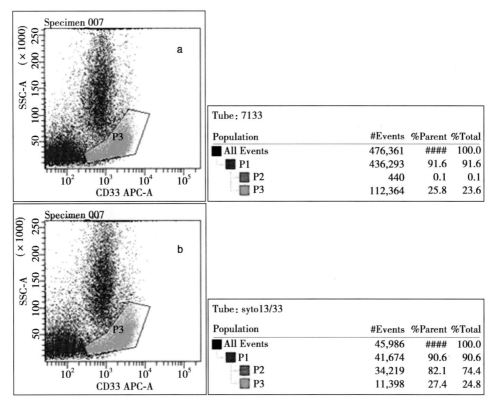

图 2-4-10 细胞活力矫正

FSC 小的方向移动,活细胞百分比计算时分母变小,使得活细胞百分比计算时比例升高,即 R2>R1,从而造成了计算误差,因此需要矫正。由于 syto13(包括 DMSO)使得细胞活力百分比计算数值增加,增加的倍数为 R2/R1,因此矫正系数 F′ 的计算公式为:F′=F/(R2/R1)。

MRD 的标准化:由于 FCM 技术的发展迅速,不同设备平台和不同荧光标记的抗体层出不穷,且不同实验室在选择平台和抗体时存在历史延续和偏好,也同时由于具体的实验操作者对 MRD 本身认识程度的不同,在 MRD 领域存在众多的检测方案,导致了不同实验室之间很难用同一种语言进行交流,其中也隐藏了很多检测的错误。包括免疫分型和 MRD 等诸多 FCM 检测技术亟需标准化。就笔者所知,欧洲的 Eruoflow 和美国的 Oneflow 都在力推 FCM 技术的标准化,也包含了 MRD 技术的标准化。MRD 的标准化涉及到 FCM 检测的方方面面,每个细节均需要严格把控。主要包括以下几个方面:样本采集时间、样本采集管类型、样本的运输、样本的质检、样本的预处理、样本染色的细胞量、样本染色的细胞密度、是否裂解红细胞、是否使用 Ficoll 进行单个核细胞分离、不同荧光抗体的选择和配色、不同

荧光抗体添加的顺序、如何制作抗体混合物、抗体孵育时间、离心转速、样本上机前处理、设门方法、收集细胞速度和数量、标准模板的制备、MRD 结果的计算、标准化报告的撰写、检测完样本的处理等。由于相关问题众多,具体参考附件中上海儿童医学中心血液肿瘤实验室的多中心合作白血病免疫分型和 MRD 的八色方案标准化操作规程。

MRD 的标准化还包括报告的标准化,根据初发时确定的 MRD 监测标记,在患者后续治疗中可以据此进行多个时间点连续样本的监测。在标准报告中我们将患者每个时间点的数据进行归纳,从而便于临床医师可以动态地了解患者整个治疗状况,图 2-4-11 为一例 ALL 患者 5 个时间点的结果图,辅之以相应的 MRD 数值,临床就可以快速把握该患者的整个过程中的肿瘤细胞负荷和治疗转归情况。

(三) 基于 FCM 技术进行 MRD 的监测的优缺点

通过 FCM 技术进行 MRD 的检测有其优缺点,优点方面:FCM 技术非常稳定,重现性很好;由于用激光代替了人眼,用电脑代替了人脑,其更具有客观性;检测的速度很快,检测的精度可以达到万分之一;FCM 独有的设门技术可以精确地锁定某群细

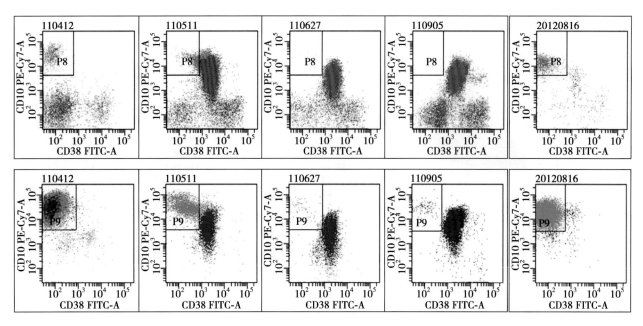

图 2-4-11 一例 ALL 患者多个时间点的 MRD 检测结果

（图中第一行为来自于 CD19+/CD34- 细胞群结果，第二行为来自于 CD19+/CD34+ 细胞群结果）

胞，更适合于白血病等克隆异质性疾病的检测；相对于融合基因 PCR 等技术，其阳性率更高，适合于大多数待检测样本。虽然 FCM 技术对操作的要求很高，但相对而言并非是十分复杂，一旦掌握，其可以成为一个强大的工具。缺点方面：受收集细胞数量的影响，一般至少需要收集 50 万～100 万的细胞，才可以达到万分之一的精度，由于细胞本身自发荧光等背景的干扰，检测精度并非可以无限提高；尽管比 PCR 等融合基因的检测方法覆盖更多的患者，但并非可以涵盖所有患者，需要同时检测多个 MRD 标志；由于抗体的成本高，且需要很多不同染料标记的抗体，且多色 FCM 中一些染料标记的抗体由于用量少，其成本会很高；蛋白本身存在一定程度的不稳定性，随着治疗和疾病的发展，某些标志可能丢失，会对后面的检测造成困难，甚至会造成假阴性的可能；由于克隆的异质性存在，初发时的主要克隆丢失，而次要克隆没有相应的标志可以检测，也会造成假阴性的可能；限于 FCM 技术本身的一些复杂性和使用习惯的不同，当前 FCM 标准化存在很大问题，造成不同实验室之间很难用同一种语言进行交流；限于标志的不一致性，需要在发病之初进行 MRD 标志的筛选等。总之，FCM 虽然有或多或少的问题，但仍然是一种非常可靠和准确的检测方法，值得在全国范围内进行相关的标准化推广。

1. 整个治疗全过程中 MRD 监测的价值 为探讨 MRD 在整个治疗过程中的价值，我们针对 SCMC-ALL-2015 方案中 8 个时间点进行了 MRD 结果与疾病预后的相关性分析，结果表明：在任何一个时间点出现 MRD 阳性，其均比 MRD 阴性患者的预后差，提示 MRD 在整个治疗过程中对于预测预后具有非常重要的价值，如图 2-4-12 所示。我们同时还针对 MRD 每次增高的程度、MRD 升高的次数、MRD 标志的有无进行了分析，结果表明：MRD 升高程度越高，MRD 升高次数越多，其预后越差（图 2-4-13 中的 a 和 b 所示）。MRD 无标记的患儿其预后很差（图 2-4-13 中的 c 所示）。由于无 MRD 标记的患者临床很难知道其缓解的程度，因而在 SCMC-ALL-2015 方案中我们将之认为是一个危险因素，其治疗也提高了一个级别，即本来是低危的患者升至中危组，为矫正分组因素对预后判断的影响，我们均选择中危组患者进行分析，结果发现，MRD 无标记的患者即使提高一个危险度，其预后也非常差（图 2-4-13 中的 d 所示），究其原因可能与其肿瘤细胞本身的生物学性状有关，进一步研究发现，这些患者的 CD10 和（或）CD34 常表现为阴性，分属早前 B 和前 B 阶段的 ALL，我们也将这部分病人称为"非典型"白血病，即其 FCM 的 MRD 表型不同于绝大多数常见类型，提示其预后极差。另外，虽然我们在治疗中提高了一个危险度，这些病人的预后也很差，一方面说明对待这些病人需要更为强烈的化疗方案，需要早期选择造血干细胞移植或者 CAR-T 治疗等方案，另一方面也说明我们提高危险度的决定是正确的。

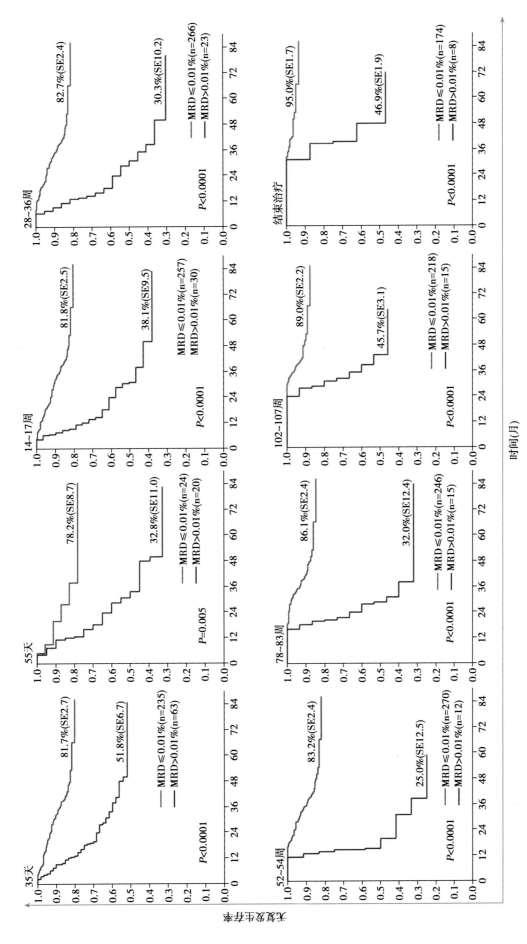

图 2-4-12　多个时间点 MRD 检测结果与预后的关系

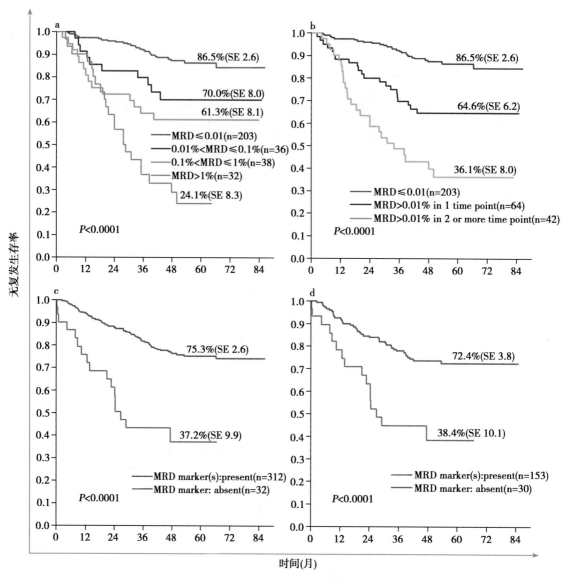

图 2-4-13　MRD 升高程度、次数等与预后的关系

MRD 监测的目的无疑是为治疗过程中的早期干预提供实验依据，在 SCMC-ALL-2005 方案中，我们针对 MRD 升高的患者采用了 MRD 转阴治疗，该转阴治疗方案为 DAEL，如图 2-4-14 所示。针对 MRD 阳性患者采用上述方案进行转阴和未进行转阴治疗的研究发现，MRD 转阴治疗前，MRD>0.1% 时的转阴治疗效果更为明显，如图 2-4-15 中 a 和 b 所示。MRD 能够通过转阴治疗逆转的患者，其预后要远好于未能逆转者，如图 2-4-15 中 c 所示。MRD 转阴治疗较其他未予转阴治疗者的预后要好，如图 2-4-15 中 d 所示。

2. 关于 AML 的 MRD 检测和监测　与 ALL 不同的是，AML 是一种异质性疾病，大多数 AML 患者骨髓中同时存在多个白血病细胞，任一群原始细胞都可以引起复发。另外，AML 治疗过程中较易发生

异常表型转换，AML-MRD 研究如果只针对骨髓中的原始细胞群，而忽视了其他的细胞群，会造成检测结果的假阴性。近年来，FCM 在 AML 的 MRD 应用中又取得了新的突破。Kern W 等利用 31 种单克隆抗体，将 FCM 应用于所有亚型的 AML 患者，并对 LAPI 的特点作了详细的确定和筛选，提出了 LD 值｛Log dif［AML 患者中某种表型的表达率（％）/此种表型在正常对照中的表达率（％）］｝作为判断白血病相关免疫表型的依据。研究中发现有 68 例患者均检出了白血病相关免疫表型。并将上述公式演变为治疗前后白血病相关表型的表达率下降对数的差值，他们发现 LD 值与预后密切相关（诱导缓解后 $P = 0.0001$，强化治疗后 $P = 0.00008$），在对 515 例患者的大规模研究中验证了此结论。当前，上海儿童医学中心也形成了基于 FCM 技术的 AML 的 MRD 检

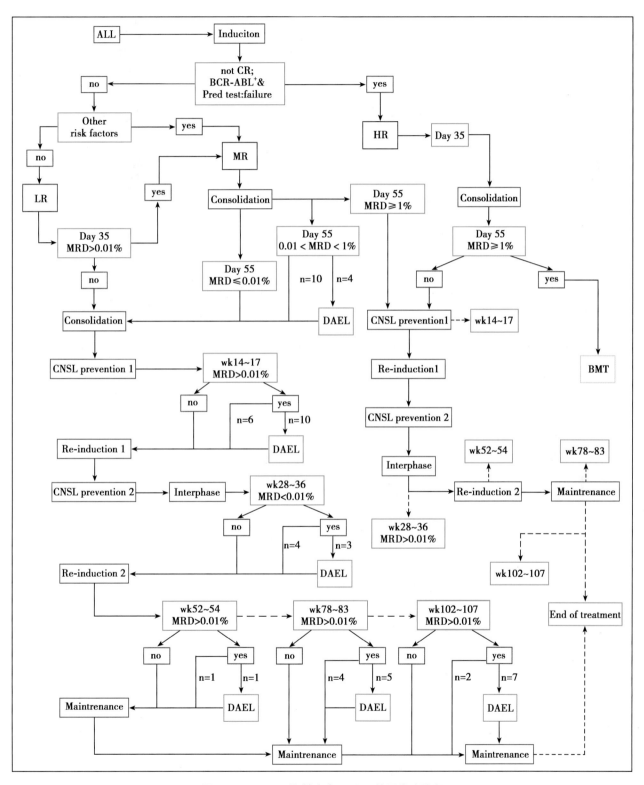

图 2-4-14　MRD 阳性患者 DAEL 转阴治疗流程

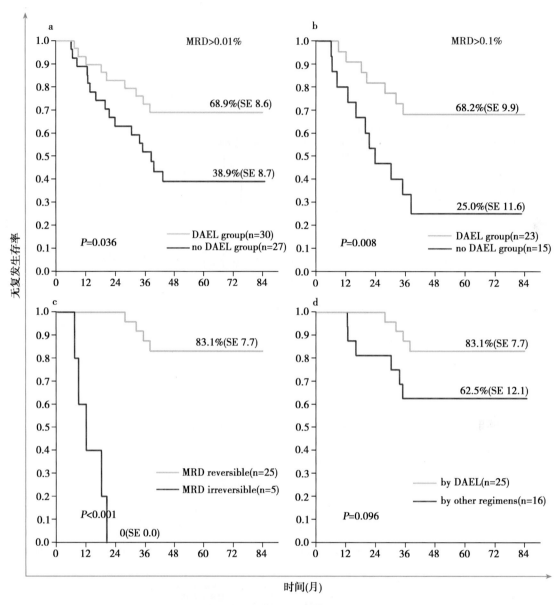

图 2-4-15 MRD 转阴治疗疗效

测技术体系,通过 CD38/CD117/CD34/HLA-DR 等作为骨架抗体,结合 AML 的跨系表达等抗体,可以对超过 80% 的 AML 患者进行 MRD 的常规检测,图 2-4-16 为一例 AML 患者多个时间点的监测结果,显示了该患者从初发到复发的全过程,通过 9 个时间点的检测,整个复发过程一目了然。

3. 基于高深度测序技术的 MRD 监测必将成为儿童白血病个体化治疗的一项重大突破。

当前,随着全基因组测序技术的出现,测序成本的不断下降,尤其是深度测序技术和生物信息分析方法的不断完善,通过在基因组水平找到白血病细胞和正常体细胞遗传学方面的差异,使之用于后续的 MRD 监测,必将成为 MRD 检测技术一个新的突破点。上海儿童医学中心血液肿瘤实验室经过两年

左右的多预实验积累,在进行儿童白血病 MRD 检测和监测方面积累了丰富的经验。该方法的整体思路是通过对初发时儿童白血病肿瘤细胞和正常体细胞进行全外显子捕获和生物信息学分析,获得肿瘤细胞有别于正常体细胞的遗传学变异,我们称之为肿瘤特异性变异(tumor-specific variants,TSVs)。通过将这些 TSVs 作为 MRD 监测的标志物,在后续监测时针对不同的 TSVs 进行引物的设计、PCR 扩增和高深度测序,从而可以获得具有该 TSVs 的肿瘤细胞占总肿瘤细胞的比例。该方法的意义存在于下面几个方面:①100% 的覆盖度:白血病细胞不同于正常体细胞的基础是其在遗传学上具有不断累积的突变,后者可能是造成体细胞转化为白血病细胞的驱动基因(driver gene),但更多的是累积的一些无功能突变

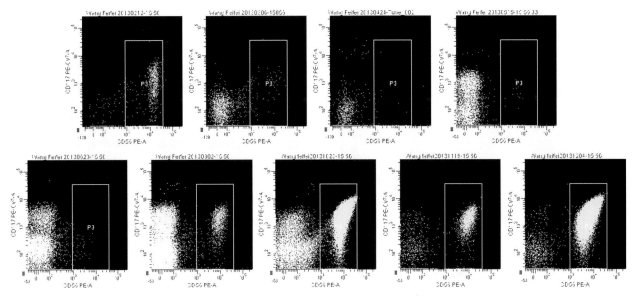

图 2-4-16 一例 AML 患者多个时间点的 MRD 检测结果

(passenger gene),不管是上述哪种突变,其在白血病细胞中均稳定的存在,尤其是后者,由于无药物选择的压力,只是作为一个肿瘤细胞的标志物存在。基于单碱基变异的肿瘤细胞标记物较之其他拷贝数变化、融合基因、受体重排基因等更加稳定,同时不受肿瘤类型的影响,既适合于 ALL,也同样适合于 AML,其疾病覆盖度可以达到 100%。②超高的检测精度:通过对诊治过程中患儿骨髓单个核细胞进行 TSVs 的特异性扩增和超深度测序,结合当前超高精度 Duplex 测序方法,理论上可以达到 10^{-6},甚至更高的检测精度,而在这种精度上对于判断何时终止治疗才是有效的,传统方法由于检测精度无法满足要求,只能作为一种治疗反应的观察手段。③更为客观的检测流程:传统方法如基于 FCM 技术的 MRD 检测技术等,过多地依赖研究人员的主观判断,而深度测序技术和标准化生物信息分析技术,有利于建立客观和标准化的操作流程,从而避免了主观判断错误。并且,随着技术的不断进步,其检测精度将不断提高,结果也更为客观。④超凡的稳定性:传统的 FCM 和 Ig/TCR 等方法由于存在 MRD 标志的不断变化,很难达到疾病全过程的动态监测,而 TSVs 的肿瘤标志物非常稳定,一旦发生就不再变化,是进行 MRD 监测的天然标志。

除了关注 TSVs 作为复发特异性 MRD 监测标志外,我们还聚焦复发特异性位点的出现和治疗过程中的变化,这些复发特异性位点我们称之为 RSVs,比如图 2-4-17 中,我们针对 16 例 ALL 患儿的全外显子组测序发现了 *PRPS1* 基因多个突变位点是参与疾病复发的根源,并针对连续样本进行了动态回顾性分析,结果如图 2-4-18 所示,图中可以看到这

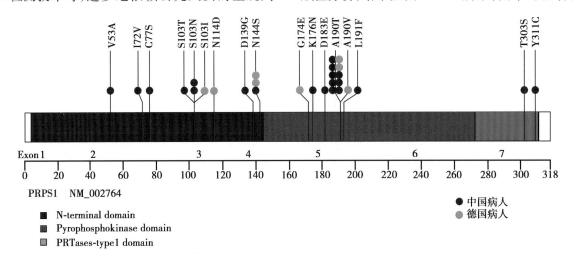

图 2-4-17 通过全外显子组测序发现的 *PRPS1* 基因的复发特异性突变

些复发特异性位点在复发前迅速富集,并在复发时成为主要克隆。上述理念是 MRD 思想的拓展,从而不仅使得我们可以动态监测疾病的治疗状况,还可以早期发现可能导致复发的克隆,从而进行复发的早期干预,这也是精准医疗的一个典型案例。

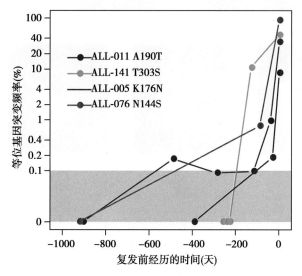

图 2-4-18　复发特异性突变所代表的克隆在疾病复发前迅速富集

（李本尚）

参 考 文 献

［1］ Bacher U,Kern W,Schoch C,et al. Evaluation of complete disease remission in acute myeloid leukemia:a prospective study based on cytomorphology,interphase fluorescence in situ hybridization,and immunophenotyping during follow-up in patients with acute myeloid leukemia. Cancer,2006,15（106）:839

［2］ Shearer BM,Knudson RA,Flynn HC,et al. Development of a D-FISH method to detect DEK/CAN fusion resulting from t(6;9)(p23;q34) in patients with acute myelogenous leukemia. Leukemia,2005,19(1):126

［3］ Jiang YM,Yuan H,Liu XY,et al. Detection of aml-1/eto fusion gene in patients with acute myeloid leukemia by real-time quantitative RT-PCR. Zhongguo Shi Yan Xue Ye Xue Za Zhi,2009,17(1):17

［4］ Qin YZ,Li JL,Zhu HH,et al. PRAME mRNA expression in newly diagnosed acute myeloid leukemia patients and its application to monitoring minimal residual disease. Zhonghua Xue Ye Xue Za Zhi,2008,29:441

［5］ Doubek M,Palasek I,Pospisil Z,et al. Detection and treatment of molecular relapse in acute myeloid leukemia with RUNX1（AML1）,CBFB,or MLL gene translocations:frequent quantitative monitoring of molecular markers in dif-

ferent compartments and correlation with WT1 gene expression. Exp Hematol,2009,37(6):659

［6］ Kern W,Voskova D,Schoch C,et al. Determination of relapse risk based on assessment of minimal residual disease during complete remission by multiparameter flow cytometry in unselected patients with acute myeloid leukemia. Blood,2004,104:3078

［7］ Kern W,Danhauser-Riedl S,Ratei R,et al. Detection of minimal residual disease in unselected patients with acute myeloid leukemia using multiparameter flow cytometry for definition of leukemiaassociatedimmunophenotypes and determination of their frequencies in normal bone marrow. Haematologica,2003,88:646

［8］ Al-Mawali AH,Gillis D,Hissaria P,et al. Incidence,sensitivity and specificity of leukaemia associated phenotypes in acute myeloid leukaemia patients using specific five-colour multiparameter flow cytometry. Am J Clin Pathol,2008,129:934

［9］ Campana D,Coustan-Smith E. Minimal residual disease studies by flow cytometry in acute leukemia. Acta Haematol,2004,112:8

［10］ Voskova D,Schoch C,Schnittger S,et al. Stability of leukemia-associated aberrant immunophenotypes in patients with acute myeloid leukemia between diagnosis and relapse:comparison with cytomorphologic,cytogenetic,and molecular genetic findings. Cytometry B Clin Cytom,2004,62B:25

［11］ Pui CH,Carroll WL,Meshinchi S,et al. Biology,risk stratification,and therapy of pediatric acute leukemias:an update. J Clin Oncol,2011,29:551

［12］ Hongo T,Yajima S,Sakurai M,et al. In vitro drug sensitivity testing can predict induction failure and early relapse of childhood acute lymphoblastic leukemia. Blood,1997,89:2959

［13］ Frost BM,Larsson R,Nygren P,et al. Is in vitro sensitivity of blast cells correlated to therapeutic effect in childhood acute lymphoblastic leukemia? Adv Exp Med Biol,1999,457:423

［14］ Hongo T,Yamada S,Yajima S,et al. Biological characteristics and prognostic value of in vitro three-drug resistance to prednisolone,L-asparaginase,and vincristine in childhood acute lymphoblastic leukemia. Int J Hematol,1999,70:268

［15］ Srinivas G,Kusumakumary P,Joseph T,et al. In vitro drug sensitivity and apoptosis induction in newly diagnosed pediatric acute lymphoblastic leukemia:correlation with overall survival. Pediatr Hematol Oncol,2004,21:465

［16］ Campana D,Coustan-Smith E. Advances in the immunological monitoring of childhood acute lymphoblastic leukaemia. Best Pract Res Clin Haematol,2002,15:1

[17] Escherich G,Tröger A,Göbel U,et al. The long-term impact of in vitro drug sensitivity on risk stratification and treatment outcome in acute lymphoblastic leukemia of childhood (CoALL 06-97). Haematologica,2011,96:854

[18] Coustan-Smith E,Behm FG,Sanchez J,et al. Immunological detection of minimal residual disease in children with acute lymphoblastic leukaemia. Lancet,1998,351:550

[19] Farahat N,Morilla A,Owusu-Ankomah K,et al. Detection of minimal residual disease in B-lineage acute lymphoblastic leukaemia by quantitative flow cytometry. Br J Haematol,1998,101:158

[20] Ciudad J,San Miguel JF,López-Berges MC,et al. Prognostic value of immunophenotypic detection of minimal residual disease in acute lymphoblastic leukemia. J Clin Oncol,1998,16:3774

[21] Dibenedetto SP,Lo Nigro L,Mayer SP,et al. Detectable molecular residual disease at the beginning of maintenance therapy indicates poor outcome in children with T-cell acute lymphoblastic leukemia. Blood,1997,90:1226

[22] Cavé H,van der Werff ten Bosch J,Suciu S,et al. Clinical significance of minimal residual disease in childhood acute lymphoblastic leukemia. European Organization for Research and Treatment of Cancer—Childhood Leukemia Cooperative Group. N Engl J Med,1998,339:591

[23] Gruhn B,Hongeng S,Yi H,et al. Minimal residual disease after intensive induction therapy in childhood acute lymphoblastic leukemia predicts outcome. Leukemia, 1998, 12:675

[24] Nyvold C,Madsen HO,Ryder LP,et al. Precise quantification of minimal residual disease at day 29 allows identification of children with acute lymphoblastic leukemia and an excellent outcome. Blood,2002,99:1253

[25] Dworzak MN,Fröschl G,Printz D,et al. Prognostic significance and modalities of flow cytometric minimal residual disease detection in childhood acute lymphoblastic leukemia. Blood,2002,99:1952-1958.

[26] Coustan-Smith E,Sancho J,Hancock ML,et al. Use of peripheral blood instead of bone marrow to monitor residual disease in children with acute lymphoblastic leukemia. Blood,2002,100:2399-2402.

[27] Stow P,Key L,Chen X,et al. Clinical significance of low levels of minimal residual disease at the end of remission induction therapy in childhood acute lymphoblastic leukemia. Blood,2010,115:4657

[28] Marshall GM,Haber M,Kwan E,et al. Importance of minimal residual disease testing during the second year of ther-

apy for children with acute lymphoblastic leukemia. J Clin Oncol,2003,21:704

[29] van Dongen JJ,Seriu T,Panzer-Grümayer ER,et al. Prognostic value of minimal residual disease in acute lymphoblastic leukaemia in childhood. Lancet,1998,352:1731

[30] Sutton R,Venn NC,Tolisano J,et al. Clinical significance of minimal residual disease at day 15 and at the end of therapy in childhood acute lymphoblastic leukaemia. Br J Haematol,2009,146:292

[31] Nizet Y,Martiat P,Vaerman JL,et al. Follow-up of residual disease (MRD) in B lineage acute leukaemias using a simplified PCR strategy:evolution of MRD rather than its detection is correlated with clinical outcome. Br J Haematol,1991,79:205

[32] Biondi A,Yokota S,Hansen-Hagge TE,et al. Minimal residual disease in childhood acute lymphoblastic leukemia: analysis of patients in continuous complete remission or with consecutive relapse. Leukemia,1992,6:282

[33] Mulligan CG,Su X,Zhang J,et al. Deletion of IKZF1 and prognosis in acute lymphoblastic leukemia. N Engl J Med, 2009,360:470

[34] Mulligan CG,Zhang J,Harvey RC,et al. JAK mutations in high-risk childhood acute lymphoblastic leukemia. Proc Natl Acad Sci U S A,2009,106:9414

[35] Harvey RC,Mulligan CG,Chen IM,et al. Rearrangement of CRLF2 is associated with mutation of JAK kinases,alteration of IKZF1,Hispanic/Latino ethnicity,and a poor outcome in pediatric B-progenitor acute lymphoblastic leukemia. Blood,2010,115:5312

[36] Chen IM,Harvey RC,Mulligan CG,et al. Outcome modeling with CRLF2,IKZF1,JAK,and minimal residual disease in pediatric acute lymphoblastic leukemia:a Children's Oncology Group study. Blood,2012,119:3512

[37] Xu H,Cheng C,Devidas M,et al. ARID5B genetic polymorphisms contribute to racial disparities in the incidence and treatment outcome of childhood acute lymphoblastic leukemia. J Clin Oncol,2012,30:751

[38] Liu Y,Chen J,Tang J,et al. Cost of childhood acute lymphoblastic leukemia care in Shanghai,China. Pediatr Blood Cancer,2009,53:557

[39] Szczepański T. Why and how to quantify minimal residual disease in acute lymphoblastic leukemia? Leukemia, 2007,21:622

[40] zurStadt U,Harms DO,Schlüter S,et al. MRD at the end of induction therapy in childhood acute lymphoblastic leukemia:outcome prediction strongly depends on the therapeutic regimen. Leukemia,2001,15:283

[41] Borowitz MJ,Devidas M,Hunger SP,et al. Clinical signifi-

cance of minimal residual disease in childhood acute lymphoblastic leukemia and its relationship to other prognostic factors: a Children's Oncology Group study. Blood, 2008, 111: 5477

[42] Meleshko AN, Savva NN, Fedasenka UU, et al. Prognostic value of MRD-dynamics in childhood acute lymphoblastic leukemia treated according to the MB-2002/2008 protocols. Leuk Res, 2011, 35: 1312

[43] Schrappe M, Valsecchi MG, Bartram CR, et al. Late MRD response determines relapse risk overall and in subsets of childhood T-cell ALL: results of the AIEOP-BFM-ALL 2000 study. Blood, 2011, 118: 2077

[44] Conter V, Bartram CR, Valsecchi MG, et al. Molecular response to treatment redefines all prognostic factors in children and adolescents with B-cell precursor acute lymphoblastic leukemia: results in 3184 patients of the AIEOP-BFM ALL 2000 study. Blood, 2010, 115: 3206

[45] Basso G, Veltroni M, Valsecchi MG, et al. Risk of relapse of childhood acute lymphoblastic leukemia is predicted by flow cytometric measurement of residual disease on day 15 bone marrow. J Clin Oncol, 2009, 27: 5168

[46] Pui CH, Carroll WL, Meshinchi S, et al. Biology, risk stratification, and therapy of pediatric acute leukemias: an update. J Clin Oncol, 2011, 29: 551

[47] Hongo T, Yajima S, Sakurai M, et al. In vitro drug sensitivity testing can predict induction failure and early relapse of childhood acute lymphoblastic leukemia. Blood, 1997, 89: 2959

[48] Frost BM, Larsson R, Nygren P, et al. Is in vitro sensitivity of blast cells correlated to therapeutic effect in childhood acute lymphoblastic leukemia? Adv Exp Med Biol, 1999, 457: 423

[49] Hongo T, Yamada S, Yajima S, et al. Biological characteristics and prognostic value of in vitro three-drug resistance to prednisolone, L-asparaginase, and vincristine in childhood acute lymphoblastic leukemia. Int J Hematol, 1999, 70: 268

[50] Srinivas G, Kusumakumary P, Joseph T, et al. In vitro drug sensitivity and apoptosis induction in newly diagnosed pediatric acute lymphoblastic leukemia: correlation with overall survival. Pediatr Hematol Oncol, 2004, 21: 465

[51] Escherich G, Tröger A, Göbel U, et al. The long-term impact of in vitro drug sensitivity on risk stratification and treatment outcome in acute lymphoblastic leukemia of childhood (CoALL 06-97). Haematologica, 2011, 96: 854

[52] Coustan-Smith E, Behm FG, Sanchez J, et al. Immunological detection of minimal residual disease in children with acute lymphoblastic leukaemia. Lancet, 1998, 351: 550

[53] Farahat N, Morilla A, Owusu-Ankomah K, et al. Detection of minimal residual disease in B-lineage acute lymphoblastic leukaemia by quantitative flow cytometry. Br J Haematol, 1998, 101: 158

[54] Ciudad J, San Miguel JF, López-Berges MC, et al. Prognostic value of immunophenotypic detection of minimal residual disease in acute lymphoblastic leukemia. J Clin Oncol, 1998, 16: 3774

[55] Dibenedetto SP, Lo Nigro L, Mayer SP, et al. Detectable molecular residual disease at the beginning of maintenance therapy indicates poor outcome in children with T-cell acute lymphoblastic leukemia. Blood, 1997, 90: 1226

[56] Cavé H, van der Werff ten Bosch J, Suciu S, et al. Clinical significance of minimal residual disease in childhood acute lymphoblastic leukemia. European Organization for Research and Treatment of Cancer—Childhood Leukemia Cooperative Group. N Engl J Med, 1998, 339: 591

[57] Gruhn B, Hongeng S, Yi H, et al. Minimal residual disease after intensive induction therapy in childhood acute lymphoblastic leukemia predicts outcome. Leukemia, 1998, 12: 675

[58] Nyvold C, Madsen HO, Ryder LP, et al. Precise quantification of minimal residual disease at day 29 allows identification of children with acute lymphoblastic leukemia and an excellent outcome. Blood, 2002, 99: 1253

[59] Dworzak MN, Fröschl G, Printz D, et al. Prognostic significance and modalities of flow cytometric minimal residual disease detection in childhood acute lymphoblastic leukemia. Blood, 2002, 99: 1952

[60] Coustan-Smith E, Sancho J, Hancock ML, et al. Use of peripheral blood instead of bone marrow to monitor residual disease in children with acute lymphoblastic leukemia. Blood, 2002, 100: 2399

[61] Stow P, Key L, Chen X, et al. Clinical significance of low levels of minimal residual disease at the end of remission induction therapy in childhood acute lymphoblastic leukemia. Blood, 2010, 115: 4657

[62] Marshall GM, Haber M, Kwan E, et al. Importance of minimal residual disease testing during the second year of therapy for children with acute lymphoblastic leukemia. J Clin Oncol, 2003, 21: 704

[63] van Dongen JJ, Seriu T, Panzer-Grümayer ER, et al. Prognostic value of minimal residual disease in acute lymphoblastic leukaemia in childhood. Lancet, 1998, 352: 1731

[64] Sutton R, Venn NC, Tolisano J, et al. Clinical significance of minimal residual disease at day 15 and at the end of therapy in childhood acute lymphoblastic leukaemia. Br J Haematol, 2009, 146: 292

［65］ Nizet Y, Martiat P, Vaerman JL, et al. Follow-up of residual disease (MRD) in B lineage acute leukaemias using a simplified PCR strategy: evolution of MRD rather than its detection is correlated with clinical outcome. Br J Haematol, 1991, 79:205

［66］ Biondi A, Yokota S, Hansen-Hagge TE, et al. Minimal residual disease in childhood acute lymphoblastic leukemia: analysis of patients in continuous complete remission or with consecutive relapse. Leukemia, 1992, 6:282

［67］ Mullighan CG, Su X, Zhang J, et al. Deletion of IKZF1 and prognosis in acute lymphoblastic leukemia. N Engl J Med, 2009, 360:470

［68］ Mullighan CG, Zhang J, Harvey RC, et al. JAK mutations in high-risk childhood acute lymphoblastic leukemia. Proc Natl Acad Sci U S A, 2009, 106:9414

［69］ Harvey RC, Mullighan CG, Chen IM, et al. Rearrangement of CRLF2 is associated with mutation of JAK kinases, alteration of IKZF1, Hispanic/Latino ethnicity, and a poor outcome in pediatric B-progenitor acute lymphoblastic leukemia. Blood, 2010, 115:5312

［70］ Chen IM, Harvey RC, Mullighan CG, et al. Outcome modeling with CRLF2, IKZF1, JAK, and minimal residual disease in pediatric acute lymphoblastic leukemia: a Children's Oncology Group study. Blood, 2012, 119:3512

［71］ Xu H, Cheng C, Devidas M, et al. ARID5B genetic polymorphisms contribute to racial disparities in the incidence and treatment outcome of childhood acute lymphoblastic leukemia. J Clin Oncol, 2012, 30:751

［72］ Liu Y, Chen J, Tang J, et al. Cost of childhood acute lymphoblastic leukemia care in Shanghai, China. Pediatr Blood Cancer, 2009, 53:557

［73］ Szczepański T. Why and how to quantify minimal residual disease in acute lymphoblastic leukemia? Leukemia, 2007, 21:622

［74］ zurStadt U, Harms DO, Schlüter S, et al. MRD at the end of induction therapy in childhood acute lymphoblastic leukemia: outcome prediction strongly depends on the therapeutic regimen. Leukemia, 2001, 15:283

［75］ Borowitz MJ, Devidas M, Hunger SP, et al. Clinical significance of minimal residual disease in childhood acute lymphoblastic leukemia and its relationship to other prognostic factors: a Children's Oncology Group study. Blood, 2008, 111:5477

［76］ Meleshko AN, Savva NN, Fedasenka UU, et al. Prognostic value of MRD-dynamics in childhood acute lymphoblastic leukemia treated according to the MB-2002/2008 protocols. Leuk Res, 2011, 35:1312

［77］ Schrappe M, Valsecchi MG, Bartram CR, et al. Late MRD response determines relapse risk overall and in subsets of childhood T-cell ALL: results of the AIEOP-BFM-ALL 2000 study. Blood, 2011, 118:2077

［78］ Conter V, Bartram CR, Valsecchi MG, et al. Molecular response to treatment redefines all prognostic factors in children and adolescents with B-cell precursor acute lymphoblastic leukemia: results in 3184 patients of the AIEOP-BFM ALL 2000 study. Blood, 2010, 115:3206

［79］ Basso G, Veltroni M, Valsecchi MG, et al. Risk of relapse of childhood acute lymphoblastic leukemia is predicted by flow cytometric measurement of residual disease on day 15 bone marrow. J Clin Oncol, 2009, 27:5168

第三篇
儿童白血病治疗学

第一章 白血病化疗药物和联合化疗

白血病的化学治疗一直是临床医学和临床药学研究的重点领域之一。用化学药物治疗包括白血病在内的恶性肿瘤性疾病已经有 70 余年的历史，Goodman、Gilman 及其耶鲁大学的同事首先在 1943 年通过实验研究和临床试验证实氮芥能使霍奇金淋巴瘤获得缓解，随后越来越多的化学药物被发现对治疗恶性肿瘤有效。而化学治疗在白血病治疗中的突破性进展是后来阿糖胞苷和甲氨蝶呤在临床的使用。随着细胞学、分子生物学、免疫学等学科的发展以及精确的白血病分类和各亚型白血病发病机制的探明，越来越多的特异性强的白血病化疗药物被开发出来用于临床。

在恶性肿瘤中，儿童白血病属于对化疗药物较为敏感的疾病，儿童急性淋巴细胞白血病的总体 5 年无事生存率已经达 75% 以上，标危组的急性淋巴细胞白血病的总体 5 年无事生存率甚至已经达 90% 以上，而儿童急性早幼粒细胞白血病的 5 年无事生存率也已经达 90%。上海瑞金医院宣布急性早幼粒细胞白血病已经是可以治愈的白血病，作为曾经"不治之症"的白血病，由于其良好的药物敏感性而在国外被作为很好的评价抗肿瘤药物疗效的细胞生物学模型。实际上，现代使用的化疗的许多基本原则均来自于早期在儿童白血病、淋巴瘤和肾母细胞瘤的临床应用和研究。许多原来没有生存希望的肿瘤，在单药到多药、单学科到多学科联合治疗后，病情得到控制，甚至获得治愈的希望。而白血病和淋巴瘤庇护所的治疗是由于发现了身体内存在药物的庇护所（主要是中枢神经系统和睾丸等），浸润这些部位的肿瘤细胞不能受到全身应用的化疗药物的作用，研究者从而设计出局部治疗方法（如鞘内注射、头颅放疗和大剂量化疗），在这些局部器官特别提高治疗强度，提高肿瘤细胞的杀伤能力，最终改善患儿的治愈率。目前，大部分儿童白血病患儿不必通过造血干细胞移植就能达到长期无病生存，说明化学治疗在儿童白血病中起着重要作用。

一、联合化疗

联合化疗是目前肿瘤化疗广泛应用的方法，是指将作用于细胞周期不同阶段或者不同作用机制的数种药物同时或者序贯使用，从多种药理学途径发挥抗肿瘤作用，使化疗效果叠加或协同作用，同时并不增加化疗的毒性或副作用的疗法。联合化疗的目的是利用不同抗肿瘤作用机制及可能的交叉耐药性药物同时使用，以减少耐药肿瘤细胞克隆的形成。联合化疗的思路最初亦来自于在儿童急性淋巴细胞白血病的成功使用。

在临床上单一应用某种化疗药物治疗肿瘤的方法已极少见，但最初化疗药物在不同的肿瘤中常单药应用，但 50% 以上的肿瘤患者将产生耐药问题，而且单药使用的患者基本在病程中都出现复发。由于不能预先评估患者体内的肿瘤细胞究竟对哪种药物最为敏感，研究者提出进行多药联合使用，并使疗效取得显著改善。即使目前临床有了各种方法来检测肿瘤细胞对不同药物的敏感性，但依然不推荐完全根据药物敏感性来对肿瘤进行单药使用化疗。

在设计联合化疗方案时往往需要考虑几个方面的问题：①清楚了解每一个药物的作用机制，联合应用作用于细胞代谢周期不同环节的抗肿瘤药物，可使疗效增加，如烷化剂加抗代谢药物等；②明确肿瘤细胞的增殖动力学，对生长快的肿瘤细胞，处于增殖期的细胞较多，应先使用周期特异性药物，使大量处于增殖周期的瘤细胞被杀灭，以后再用周期非特异性药物杀伤其他各期细胞。待 G0 期细胞进入周期时，再重复上述疗法。③掌握每个化疗药物的毒副作用，避免对一个器官毒副作用大的药物重复使用，以尽可能降低毒性，减少不良反应。

二、白血病的化疗药物

随着研究进展的加速,高通量药物筛选的研究使应用于白血病治疗的药物急剧增加,目前用于治疗白血病的化疗药物已有50多种,但由于白血病细胞信号途径的多样性和个体的异质性,仍然很难通过某一特异的靶向治疗药物来达到根治目的。临床上,对于没有特异基因改变的白血病依然以传统的化疗药物来联合化疗,而对于某些特殊类型白血病则进行系统化疗和靶向治疗相结合的原则,如急性早幼粒细胞白血病和Ph阳性的急性淋巴细胞白血病等。

许多抗白血病药物的药代动力学在儿童存在显著的个体化差异,由于药效学、药代动力学和药物相关代谢基因的研究进展,使困扰临床医学的一些药物使用原理得到阐明。通过研究者对不同药物或其代谢产物和代谢基因的检测,建立了药物剂量和浓度、药效学之间的关系,对于指导临床用药发挥了巨大作用。

目前白血病治疗中的药物主要包括非特异性化疗药物和特异性药物,前者包括甲氨蝶呤6-巯基嘌呤、柔红霉素、长春新碱和激素类药物泼尼松、氢化可的松、地塞米松等,后者包括左旋门冬酰胺酶、全反式维A酸、砷剂和各种靶向治疗药物等。临床在白血病治疗中常用的化疗药物见表3-1-1。

表3-1-1　白血病常用化疗药物

药物	作用机制	应用方法和剂量	毒副作用	应用的方案
阿糖胞苷	产生 Ara-CTP,抑制 DNA 聚合酶,并竞争性结合到 DNA 链中	$100 \sim 200mg/m^2$,q12h 皮下,$7 \sim 9$ 天 $1.0 \sim 3.0g/m^2$,q12h 静滴,$3 \sim 6$ 天	消化道反应,肝功能损害,骨髓抑制,黏膜炎	ALL 巩固治疗 AML 全程用药
巯基嘌呤	生成 TGNs,整合入 DNA 链	$25 \sim 75mg/m^2$,qN,空腹口服	消化道反应,肝功能损害,骨髓抑制	ALL 巩固治疗和维持治疗 AML 维持治疗
甲氨蝶呤	形成 MTXPGs,耗竭四氢叶酸,强烈抑制叶酸依赖酶的活性	$20mg/m^2$,qW,口服 $0.5 \sim 5.0g/m^2$,24h 静脉维持	消化道反应,肝功能损害,骨髓抑制,黏膜炎	ALL 髓外白血病治疗
蒽环类药物柔红霉素	插入到单股和双股 DNA 链导致断裂	$25 \sim 45mg/m^2$,静滴,连用 3 天或每周 1 次,共 $1 \sim 3$ 次	消化道反应,骨髓抑制,心脏毒性	ALL 诱导化疗 AML 诱导和巩固
去甲氧柔红霉素	同上,较柔红霉素不易产生耐药性	$10mg/m^2$,静滴,连用 3 天	同上	同上
米托蒽醌	同上,较柔红霉素不易产生耐药性	$8 \sim 10mg/m^2$,静滴,连用 3 天	同上,心脏毒性较低	同上
表鬼白毒素依托泊苷	影响拓扑异构酶Ⅱ,干扰细胞双链 DNA 断裂后的正常连接	$80 \sim 120mg/m^2$,静滴,连用 $3 \sim 5$ 天	消化道反应,骨髓抑制,脱发,过敏反应,低血压	AML 诱导和巩固,移植预处理
替尼泊苷	同上	$160 \sim 200mg/m^2$,静滴,连用 $3 \sim 4$ 天	同上	同上
门冬酰胺酶	将门冬酰胺水解,抑制白血病细胞的核酸合成	$6000 \sim 10\,000U/m^2$,qod,肌注或静滴,$8 \sim 10$ 次	过敏反应,凝血异常,肝功能异常,急性胰腺炎,门冬脑病	ALL 诱导化疗
培门冬酶	同上,经过 PEG 修饰	$2500U/m^2$,肌注或静滴,每 14 天 1 次	同上,但过敏反应少见	同上
糖皮质激素泼尼松	影响细胞 RNA 转录,促使淋巴细胞溶解	$40 \sim 60mg/m^2$,qd,口服,连用 $1 \sim 4$ 周	库欣综合征,精神症状,骨质疏松,免疫抑制	ALL 的诱导和维持治疗
地塞米松	同上	$6 \sim 8mg/m^2$,qd,口服	同上	同上
全反式维A酸	诱导白血病细胞分化成熟	$45 \sim 60mg/m^2$,qd,口服,$30 \sim 45$ 天	维A酸综合征,肝功能异常	APL 的诱导分化

续表

药物	作用机制	应用方法和剂量	毒副作用	应用的方案
亚砷酸	诱导白血病细胞分化成熟,诱导细胞凋亡	$0.15 \sim 0.20$mg/kg,静滴,2~4周	消化道反应,液体潴留,肾功能异常,心律失常	APL 的诱导分化
环磷酰胺	形成磷酰胺氮芥阻断 DNA 合成发挥抗肿瘤作用,属于周期非特异性药	$800 \sim 1200$mg/m^2,静滴	消化道反应,骨髓抑制,出血性膀胱炎,脱发	ALL 巩固治疗
长春生物碱长春新碱	抑制细胞微管蛋白聚合而抑制细胞有丝分裂	1.5mg/m^2,qw,静推（每次不超过 2mg）	神经毒性,皮肤坏死	ALL 的诱导和维持治疗
长春地辛	同上	3mg/m^2,qw,静推（每次不超过 4mg）	较 VCR 轻	同上
高三尖杉	抑制肿瘤细胞 DNA 和蛋白质合成	$2 \sim 4$mg/m^2,qd,静滴,7~9 天	消化道反应,皮疹,低血压,高血糖	AML 的全程治疗
羟基脲	抑制核糖核苷酸还原酶,引起 DNA 合成抑制	$20 \sim 60$mg/kg,qd,口服	消化道反应,骨髓抑制,诱变	ALL 高白细胞治疗,慢粒
替尼类药物伊马替尼	靶向抑制 BCR-ABL 酪氨酸激酶	慢性期 260mg/m^2（最大剂量: 400mg）、加速期和急变期 340mg/m^2（最大剂量:600mg）	可见水潴留、乏力、发热和骨髓抑制	Ph$^+$ 的 ALL 和 CML 患者
达沙替尼	同上（除外 T315I 和 F317L 突变）	成人 $70 \sim 90$mg,q12h,口服（儿童经验性使用 $40 \sim 70$mg/m^2,q12h）	耐受性较好,水潴留、胃肠道反应及出血	对伊马替尼耐药者
尼洛替尼	同上,更为精准的靶向 BCR-ABL	成人 400mg,q12h,口服（儿童经验性使用,每天 $300 \sim 600$mg）	耐受性较好,骨髓抑制 QT 间期延长	对伊马替尼耐药者

(一) 阿糖胞苷

阿糖胞苷(cytosine arabinoside,Ara-C) 在 1959 年人工合成,用于治疗白血病有 50 余年历史,是治疗急性白血病和其他造血系统肿瘤的最主要药物之一。与蒽环类药物合用在初治急性非淋巴细胞白血病患者中可获得 60% ~80% 的缓解率。为了进一步提高疗效,近年各研究中心相继开展了大剂量 Ara-C(HDAra-C)对白血病的疗效研究,以寻找最佳化疗方案。

1. Ara-C 的体内代谢 Ara-C 是脱氧胞嘧啶的类似物,不同之处在于它的 2 位糖基上有一个氢氧基团。在体内,Ara-C 的代谢过程见图 3-1-1,首先依赖特殊的转运蛋白(hENT1)进入细胞内,在脱氧胞嘧啶激酶(dCK)的催化下磷酸化成为 Ara-CMP,dCK 是 Ara-C 的代谢过程中的限速酶。随后 Ara-CMP 在激酶的催化下进一步磷酸化为 Ara-CDP 和 Ara-CTP,后者是 Ara-C 发挥抗肿瘤的活性成分。而 Ara-C 和 Ara-CMP 在各自脱氨酶的作用下分别成为无细胞毒性产物 Ara-U 和 Ara-UMP,因此脱氨酶可降低 Ara-C 的细胞毒效果。

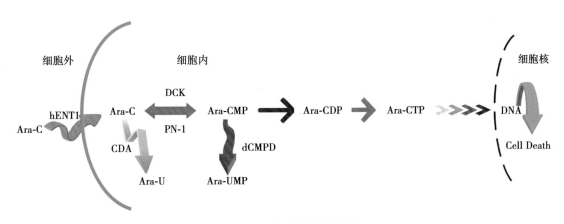

图 3-1-1 阿糖胞苷的代谢过程

Ara-CTP 发挥抗肿瘤作用的机制可能有：一方面 Ara-CTP 是 DNA 聚合酶的竞争性抑制剂；另一方面，在低浓度时，Ara-CTP 减慢但不终止 DNA 的合成，并竞争性结合到 DNA 链中，有报道认为这是 Ara-CTP 产生细胞毒作用的主要机制；Pourquier 等人报道 Ara-CTP 可结合到拓扑异构酶 I 复合物上限制其活性，从而抑制 DNA 的合成，而不含拓扑异构酶 I 的白血病细胞株对 Ara-C 有耐药性也证明这一点。

Ara-C 的代谢途径导致在许多机制上可产生耐药：一方面，由于药物代谢途径异常产生的耐药，如 dCK 的缺乏和胞嘧啶脱氨酶（CDA）的高活性。Funato 等人所做的细胞株模型证实 dCK 基因突变可导致 Ara-C 耐药，而当细胞内 dCTP 水平升高时 Ara-C 的磷酸化也会受到抑制；另一方面，由于细胞动力学异常，如当静止期细胞占多数时，由于 Ara-C 影响 DNA 合成的作用无法发挥而导致耐药。作为蛋白激酶 C 激活剂的 bryostatin 能改善 Ara-C 的耐药，可能正是由于一方面增加 Ara-C 磷酸化为 Ara-CTP，另一方面促进了 Ara-C 诱导细胞凋亡的作用。

婴儿急性淋巴细胞性白血病往往伴有 MLL 基因重排，疗效较差，对许多化疗药物耐药，但对 Ara-C 的敏感性特别高，近年研究发现婴儿 ALL 细胞对 Ara-C 的敏感性比对照组高 3.3 倍，细胞内 Ara-CTP 的浓度高 2.3 倍，进一步研究发现婴儿 ALL 细胞的转运蛋白 hENT1 和代谢限速酶 dCK 的 mRNA 表达均高于对照组，而 PN-I 和 CDA 等 mRNA 的表达无明显差异，说明提高细胞内 Ara-C 或 Ara-CTP 的浓度能增加 Ara-C 的细胞毒作用。此外，伴 Down 综合征的 AML 患儿对 Ara-C 的敏感性明显提高，研究发现这亦与其细胞内 dCK 表达增高而 CDA 表达下降有关。

2. Ara-C 的药代动力学　静脉给药后，Ara-C 迅速脱氨基成为 Ara-U，同时，Ara-C 也被迅速转运到细胞中，磷酸化成为有抗肿瘤活性的 Ara-CTP。Ara-C 和 Ara-CMP 在细胞内脱氨基的程度相对较低。由于在血浆中的迅速脱氨基和半衰期短，药物通常是持续静脉给药或频繁大剂量给药。在血浆 Ara-C 浓度为 5 ~ 10μM 时，白血病细胞产生 Ara-CTP 的过程达到饱和，故在设计化疗方案时把血浆 Ara-C 浓度维持在 10μM，可能疗效与 HDAra-C 相似。

Ara-C 的药代动力学呈两相消除曲线，快速消除相的半衰期为 10 ~ 15 分钟，慢消除相半衰期为 2 ~ 3 小时，12 和 24 小时后，分别有近 60% ~ 80% 的原药以 Ara-U 形式从尿液中排出。在 AML 患者中，2 或 3g/m² 在 75 分钟内静脉给药和 100mg/(m²·d) 持续静脉给药，产生的血浆峰浓度分别为（110±67）μM、（169±116）μM 和（0.284±0.274）μM，而细胞内的 Ara-CTP 浓度分别为（960±1138）、（592±408）和（91±45）pmol/10^9cells。而 1 小时内按 1g/m² 给药，血浆 Ara-C 的峰浓度亦达（61±53）μM。

3. Ara-C 的临床应用　在 AML 的诱导化疗中时，最初方案由 Ara-C 和蒽环类组成，Ara-C 的剂量为 100 ~ 200mg/(m²·d)，在 5 ~ 10 天中持续静脉给药。近年 HDAra-C 开始广泛应用于 AML，HDAra-C 最初在复发和难治性 AML 患者化疗，随后单独或联合用于 AML 和 ALL 患者的巩固化疗中，以期能提高 CR 率和延长缓解的时间。理论上，小剂量 Ara-C 易产生机体的耐药性，在长期生存率方面，HDAra-C 化疗比标准剂量 Ara-C 化疗要好，而且随着剂量的增加，疗效也随之提高。HDAra-C 化疗的 CR 率受年龄、患者的体质、血液学的异常以及先前因其他肿瘤接受过化疗等因素的影响，而细胞遗传学上的异常也将影响 HDAra-C 的疗效，如 t(8;21)、t(15;17) 和 inv(16) 预示着较高的 CR 率，而 5、7 和 12 染色体缺失，4、8、11 和 13 染色体三体以及 11q23 等染色体异常往往预后较差。此外，HDAra-C 明显提高了 CD34⁺ 患者的缓解率，可能因为 CD34⁺ 和 MDR1 表达正相关，而蒽环类药物对 MDR1 阳性的白血病效果较差，HDAra-C 的使用从而发挥作用。

HDAra-C 用于治疗复发和难治性 AML 始于 1979 年，其后，各研究中心均开展类似临床研究，有单独用药，也有与门冬酰胺酶、甲氨蝶呤和 AMSA 等许多化疗药物联用。Jackson 等人将患者分成早期复发加难治性和晚期复发两组，以 FLAG 方案诱导，两组分别取得 30% 和 81% 的缓解率及 11% 和 52% 的 22 个月存活率。在 AML 治疗中，最主要的问题是防止复发，许多研究者在巩固化疗中使用了 HDAra-C。在对照研究中发现，单用 HDAra-C 并不会延长缓解时间，其主要原因是 HDAra-C 的毒副作用导致化疗中剂量的减少。当与门冬酰胺酶、AMSA 和鬼臼毒素等药联用后，疗效得到明显改善，BFM 协作组发现对于高危 AML 患儿，用 HDAra-C 后 5 年 EFS 得到明显提高，但对标危组无效。HDAra-C 也曾单独或和其他药物联合应用于复发和难治性的 ALL 患者。但单独应用 HDAra-C 对提高 CR 率并无显著作用，最高的 CR 率为 27%。而 HDAra-C 与门冬酰胺酶和 AMSA 等药联用,其 CR 率为 30% ~ 70%。Kantarjian 用包含 HDAra-C 的方案更是在初次接受治疗的 ALL 患者取得 91% CR 率和 39% 的 5 年存活率。

Ara-C 透过血脑屏障较为有限,但脑脊液(CSF)中脱氨酶活性较低,HDAra-C 静脉用药后,CSF 浓度约为血浆的 20% ~ 50%,两者有线性关系。按照 2 或 3g/m² 、一天两次给药方式,HDAra-C 后,CSF 峰浓度可达 4μM,故 HDAra-C 化疗时 CSF 中的 Ara-C 将维持有效抗肿瘤水平。HDAra-C 用来治疗脑膜白血病时,几乎所有患者的神经症状都很快消失,某些有颅内病灶的患者在经过 HDAra-C+门冬酰胺酶化疗后,病灶缩小 1/2 以上。

4. Ara-C 的毒副作用　限制 Ara-C 剂量提高的主要因素是骨髓抑制,几乎所有患者都出现严重的粒细胞抑制,很多患者容易继发感染,Jackson 报道,有 91% 的患者出现过至少一次因感染导致的发热,感染也是导致 HDAra-C 化疗中患者死亡的主要原因。非血液系统的毒副作用主要有恶心和呕吐(30%)、脱发(43%)及一过性的谷丙转氨酶升高(25%)。约 3% ~ 26% 的患者出现共济失调、嗜睡和视觉丧失等,神经系统症状往往在停药后自愈。其他较为少见的毒副作用包括:结膜炎和黏膜炎、无菌性脑膜炎、肺水肿、胰腺炎、皮肤毒性、窦房阻滞等,有研究认为皮下注射能明显降低 Ara-C 的毒副

作用。Arnaout 等人跟踪存活 10 年以上的 AML 患儿,发现 30% 患者出现肥胖,约 30% 出现认知障碍,其他异常有:神经系统异常、言语障碍、感觉神经性的听力丧失,当然,这可能与当时使用有耳毒性的抗生素有关。

(二) 巯基嘌呤

巯基嘌呤(mercaptopurine,6-MP)是儿童急性淋巴细胞白血病缓解后化疗中最有效的药物之一,作为治疗 ALL 的抗嘌呤代谢药物,6-MP 本身是无内在生物活性的药物,只有经过一系列代谢生成硫鸟嘌呤核苷酸(6-thioguanine nucleotides,TGNs)后才具有抗肿瘤活性。Christie 等早就证实 TGNs 毒性与其整合入 DNA 链有关,随后的实验证明 TGNs 细胞毒性与其浓度有关。

1. 巯基嘌呤的代谢　6-MP 在体内有三条竞争性代谢旁路,分别由黄嘌呤氧化酶(xanthine oxidase,XO)、巯基嘌呤甲基转移酶(TPMT)、次黄嘌呤磷酸核糖转移酶(HPRT)催化完成。XO 催化 6-MP 氧化成为硫鸟嘧啶酸,最后形成尿酸,排出体外。TPMT 催化 6-MP 形成甲基化的无活性衍生物甲基巯基嘌呤(MeMP)。HPRT 催化 6-MP 形成巯基次黄嘌呤单磷酸盐(TIMP)、巯基黄嘌呤单磷酸盐(TXMP)、巯基鸟嘌呤单磷酸盐(TGMP),TGMP 经磷酸化后分别形成二磷酸盐和三磷酸盐,后三种物质统称为 TGNs,是 6-MP 发挥抗肿瘤细胞毒作用的活性成分,见图 3-1-2。

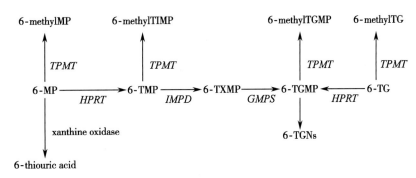

图 3-1-2　巯基嘌呤的代谢过程

Lennard 等发现患者口服 6-MP 约 15 分钟后,在血液中可检测到 6-MP,也有患者服药 60 分钟后才可测出的,按平均血浆药物浓度计算,6-MP 在给药后 2 小时达到最高点,5 小时后基本上无法检出,半衰期为 1.08 小时。给药后 5 小时红细胞内 TGNs 浓度无明显变化。在按 75mg/m² 或更高剂量每天给药后,患者 TGNs 浓度将持续上升,28 天可达到或接近稳定状态,在 6-MP 停用后可测得 TGNs 半衰期为 12 天。但在有核细胞中,TGNs 的半衰期为 5 小时,与

血浆中 6-MP 半衰期相似。原因为 TGNs 在有核细胞中很快整合入 DNA 与 RNA 链中,但 TGNs 本身并没有从细胞中消除,故有核细胞中 TGNs 半衰期不具有真正代表性,而检测红细胞中 TGNs 的半衰期才真实地反映了所有游离与整合的 TGNs 在细胞中的蓄积的情况。

2. 巯基嘌呤的药物遗传学　巯基嘌呤甲基转移酶(thiopurine S-methyltransferase,TPMT)可能是目前化疗药物遗传学中最有意义的药物代谢酶。

TPMT 与 HPRT 分别催化 6-MP 的分解代谢与合成代谢,它们的竞争性作用,使 TPMT 与 TGNs 之间存在负相关关系,即 TPMT 活性高的人群形成的甲基化产物多,TGNs 浓度低,反之亦然。TPMT 缺乏症在人群中比例是 1/300,此类患儿在服用通常剂量的 6-MP 后血中将出现高于正常人几倍的 TGNs,患儿常因此中断 6-MP 治疗。自从 Evens 等通过监测红细胞 TGNs 浓度来控制 6-MP 给药后,这些患儿获得了满意的临床效果。在使用通常剂量的 6% ~ 10%,基本控制 TGNs 浓度于 TPMT 活性正常人的上限。TPMT 缺乏患者虽然有较高的 TGNs 浓度,但他们对 TGNs 较耐受,故可适当放宽 TGNs 的范围。

编码 TPMT 的基因位于人类染色体的 6p22.3,其长度约 34kb,包括 10 个外显子。国外研究者已发现 20 种突变基因型,TPMT 的野生型通称为 *TPMT** 1,而影响 TPMT 活性的突变基因型分别称为 *TPMT** 2 ~ *TPMT** 7。现在,研究者已通过 PCR 来简单、迅速和有效地确定部分基因型,如 *TPMT** 2、* 3A、* 3B 和 * 3C,这四种基因型已占到低 TPMT 活性的 95%。由于 TPMT 表现型和基因型的测定各有其优缺点,在今后的临床测定中将有互补作用。测定基因型对以下的几种情况尤其有利:①有慢性疾病或接受多种药物治疗的患儿;②已接受过输血的患儿;③缺乏检测 TPMT 表现型经验与条件的实验室。

3. 巯基嘌呤的药效学　TGNs 能可逆地阻断 DNA、RNA 的合成。其作用机制为 TGNs 残基与正常核苷酸竞争结合到 DNA 中,在结合有 TGNs 残基的 DNA 链相对应的互补链中将产生碱基缺失,从而形成 DNA 链的损伤。在体外实验中,即使受大剂量的 TGNs 作用的细胞将依然存活,只有在完成一个细胞分裂周期后,在随后的 DNA 复制中,由于 DNA 母链的异常损害了其复制功能,从而终止细胞分裂,导致细胞死亡。体外实验证明,6-MP 或 6-硫鸟嘌呤(TG)对 DNA、RNA 均有毒性作用,且对 DNA 的毒性要比 RNA 强,随着药物浓度逐渐增加,随之发生的 DNA 链损伤程度也逐渐加重。

通常患儿的 6-MP 剂量是按照体重或体表面积来计算。由于个体间的差异,部分患儿按此"标准"剂量不能产生足够的 TGNs 浓度,因此对他们来说,"大剂量"将意味着低剂量及随后带来的高复发风险;而另一部分患儿容易产生过高的 TGNs 浓度,随之出现过强的毒副反应而导致用药的中断。有研究者通过测定此类药物的关键代谢酶 TPMT 和代谢产物 TGNs 来作剂量个体化的尝试,并发现 ALL 患儿

在维持化疗期间的粒细胞缺乏、复发风险与 TGNs 浓度有一定关系。

实验发现 TGNs 浓度与测定后第 14 天的白细胞计数负相关,由于 ALL 患儿在维持治疗阶段的 MTX 使用剂量相对较稳定,6-MP 剂量成为影响白细胞计数的主要药物,提示我们以 TGNs 浓度作为 ALL 患儿对 6-MP 敏感性的指标,将能更早地预防毒副作用的发生。对初发的 ALL 患儿实行在 TGNs 监测下的 6-MP 给药,可能将会增强我们 ALL 化疗剂量个体化的科学性。

4. 巯基嘌呤的毒副作用　6-MP 在临床治疗中容易出现骨髓抑制,主要是白细胞与血小板减少,可以通过调整剂量来控制在合适的范围。部分患儿容易出现肝脏损害,如果胆红素正常,谷丙转氨酶升高一倍范围内均建议不必停药。偶有部分患儿出现恶心、食欲减退和口腔炎。

(三) 甲氨蝶呤

20 世纪 40 年代后期,Farber 等发现叶酸拮抗剂氨基蝶呤能诱导 ALL 患者达完全缓解,自此开创肿瘤的现代化疗第一步。氨基蝶呤用于治疗白血病后缓解期短容易产生耐药,目前临床主要使用甲氨蝶呤(methotrexate,MTX),MTX 已经成为 ALL 维持治疗和大剂量化疗的主要药物之一,也被广泛用于各种淋巴瘤的治疗。

1. MTX 的体内代谢　MTX 经还原叶酸载体(reduced folate carrier,RFC)及膜叶酸受体(membrane folate receptor,MFR)进入细胞内,经多聚谷氨酸合成酶(folylpolyglutamate synthetase,FPGS)形成 MTXPGs(methotrexatepolyglutamates),MTXPGs 被水解酶水解,两者的平衡与耐药性有关。MTX 本身及 MTXPGs 可以抑制一些需叶酸辅因子的酶,二氢叶酸还原酶(dihydrofolate reductase,DHFR)等。最终 MTX 可经多药耐药蛋白(multidrug resistance-related pump,MRP)主动排出,大部分以原形通过肾脏排出体外。

MTX 可经由主动转运、被动扩散及受体介导进入细胞。MTX 分子末端有一带负电的谷氨酸残基,因而必须通过 RFC 的主动转运才能进入细胞。MTX 由于 4-氨基的替换抑制二氢叶酸还原酶的活性,该酶可使氧化状态的二氢叶酸再活化成四氢叶酸,所以 MTX 能引起体内四氢叶酸很快被耗竭,进而强烈抑制其他叶酸依赖酶的活性,如嘌呤合成酶和胸腺嘧啶核苷酸合成酶。对 MTX 来说,多聚谷氨酸化是一重要的生化药理过程,随之产生的 MTX-

PGs 比其原药在细胞内滞留的时间更长,因而能发挥更强更持久的抗肿瘤效应,超二倍体的急性淋巴细胞白血病能特别有效地产生多聚谷氨酸化,所以预后更佳。体外加入 MTX 孵育时,MTXPG 在高二倍体型白血病幼稚细胞中的蓄积量,大于非高二倍体型白血病;而且 B 系 ALL 的幼稚细胞内的蓄积MTXPG 量大于 T 系 ALL 的幼稚细胞。在白血病患者中幼稚细胞中的蓄积量相似的结果也被证实,这与抗代谢药治疗高二倍和(或)B 系 ALL 预后更好是一致的。而白血病细胞对 MTX 耐药往往与二氢叶酸还原酶含量增加、多聚谷氨酸缺乏或 MRP 类转运体导致药物排出增多有关。

MTX 的给药方式有口服、肌内注射、静脉注射和鞘注。MTX 口服血药浓度有 4 倍的差异,Teresi 等在研究 MTX 口服、肌内注射的生物利用度时发现口服剂量小于 $40mg/m^2$ 时,平均生物利用度中位数为 42%,大于 $40mg/m^2$ 时明显降低,为 17.5%。通过肌内注射给药方式剂量与生物利用度无相关性。提示,MTX 使用剂量大于 $40mg/m^2$ 时,肌内注射也可以获得更大的生物利用度。静脉给药后,有非常快的起始分布期,约 2~3 分钟,中期分布期 2~3 小时,衰减末期非常慢,有 8~10 小时的半衰期,这个时期对接受大剂量 MTX 治疗的患者的药物毒性和使用甲酰四氢叶酸解救的疗效非常重要。

2. **MTX 的临床应用**　给予患者较高剂量的 MTX($1.0g/m^2$,静脉 > 24 小时)与低剂量 MTX($30mg/m^2$,每 6 小时口服 1 次)相比,在 ALL 幼稚细胞中能产生较多有活性的代谢产物 MTXPG。ALL 幼稚细胞中,这种较高水平的 MTXPG,已经转化成较强的抗白血病作用,抑制嘌呤的从头合成和减少循环中的幼稚细胞。与长期低剂量 MTX 的用药相比,大剂量 MTX(HDMTX)能使 ALL 幼稚细胞中 MTXPG 达到一个较高的浓度。在一组随机对照研究中,的确发现 HDMTX 组比接受低剂量 MTX(联合巯嘌呤)组有更好的 7 年无事生存率。

研究发现 $1g/m^2$ 给药,在静脉注射 1/3 量后 15 分钟,血浆 MTX 浓度即达 $100\mu mol/L$,2~3 小时期间在 $10~37\mu mol/L$,这一浓度可使 MTX 穿透血-脑、血-眼、血-睾屏障,杀伤隐蔽的白血病细胞,从而可以防止 CNSL。在儿童 ALL,通过 HDMTX 结合鞘注的方法目前已经基本替代放疗。综上所述,用 HDMTX 治疗儿童 ALL 优于 LDMTX,对于成熟 T 系 ALL,低二倍体 ALL 及具备各种高危因素的 ALL 的治疗更是至关重要。

以往的资料显示要达到胞内最大的 MTXPG 聚集,T 系 ALL 的 HDMTX 剂量要高于 B 系,一些资料猜测性地认为儿童 T 系 ALL 的 MTX 剂量需为 $5.0g/m^2$,B 系 ALL$1.0g/m^2$ 剂量偏低。为了解决这一问题,Galpin 等通过监测 MTX 维持给药 24 小时后的 T 系 ALL 细胞系 CEM/CCRF(CEM)和 B 系 ALL 细胞系 NALM6 在多种浓度下 MTXPG 的聚集情况,结果发现 CEM 胞内 MTXPG 达到近饱和状态(95% 最大长链 MTXPG 形成)的最小胞外浓度是 $48\mu mol/L$,NALM6 为 $34\mu mol/L$。即便再大的剂量,T 系的胞内最大的 MTXPG 的聚集水平仍低于 B 系。故上述对 T 系、B 系 ALL 对最佳给药剂量的猜测是合理的,也就是给 B 系高二倍体 ALL 的使用剂量是 $2.0~3.0g/m^2$,具 T-ALL 及有其他高危因素的 ALL 的 HDMTX 剂量应是 $5.0g/m^2$。

3. **MTX 的毒副作用**　MTX 治疗过程中常见食欲减退,可有口唇溃疡、恶心、呕吐、腹痛和消化道出血等胃肠道反应,在 HDMTX 治疗时常见高尿酸血症肾病、肝功能损害和皮肤黏膜损害,严重时可以出现剥脱性皮炎。骨髓抑制主要表现为白细胞和血小板减少。通过 CF 可以解救 HDMTX 引起的不良反应,但 CF 也在一定程度上解救了肿瘤细胞。由于肿瘤细胞 RFC 功能与正常细胞的差异,对不存在 MTX 排泄延迟的患者,CF 总解救剂量应掌握在 MTX 总剂量 2%~3% 即可解救大部分正常细胞。

(四)蒽环类药物

蒽环类药物包括柔红霉素、多柔比星、去甲氧柔红霉素和米托蒽醌等,此类药物广谱、有效,广泛地用于治疗血液系统恶性肿瘤和实体肿瘤,包括急性白血病、淋巴瘤、骨肉瘤以及软组织肉瘤等。以蒽环类药物为基础的化疗方案常常是一线治疗的经典方案,蒽环类药物与其他化疗药物(如紫杉类和阿糖胞苷等)以及分子靶向药物联合应用可以协同增效。由于蒽环类药物的抗肿瘤疗效确切,但是可以引起脱发、骨髓抑制和心脏毒性等毒副作用,其安全性也愈受到重视,针对骨髓抑制可以应用多种造血因子(G-CSF、EPO 和 TPO 等)进行防治,而心脏毒性仍有待进一步研究。

1. **蒽环类药物体内代谢**　蒽环类的主要代谢物是多柔比星醇、柔红霉素醇及去甲氧柔红霉素醇,前两者有细胞毒性,但活性较原形低,而去甲柔红霉素醇的细胞毒性与去甲氧柔红霉素相同。蒽环类抗肿瘤作用是多因素的,可以通过直接与细胞膜相互作用而发挥抗肿瘤作用,插入到单股和双股 DNA 链导致断裂,还可以通过几个酶的分解或铁分解通路发生化学性还原作用。而去甲氧柔红霉素由于有很大的亲脂性,所以较柔红霉素不易产生耐药性。柔红霉素在血浆中的浓度与其在骨髓中的浓度不相关,但在白细胞中,药物浓度与骨髓中有核细胞内的药物浓度呈正相关,与外周血中幼稚细胞的数量呈负相关,外周血中白血病细胞内达到有效的药物水平可能由整体肿瘤细胞承担。在 AML 和 ALL 患者中,细胞内柔红霉素的 AUC 值在敏感患者中显著高于不敏感的患者,Marie 等发现那些对治疗无反应的 AML 患者细胞内的柔红霉素浓度比完全缓解的患者浓度更低。

蒽环类药物的使用方法很多,可以短时间内快速滴注,也可以静滴 6 小时或持续静滴,可以每周一次推注,也可以连续应用 3 天,用药的方案可以明显影响其毒性作用,每周一次用药可以减轻毒性作用,但可能提高黏膜炎的发生。蒽环类药物不能用于肌注、皮下注射或鞘内注射,否则容易有严重的发疱作用。多柔比星和柔红霉素因为在酸性环境中容易分解,故不能口服,而去甲氧柔红霉素可以口服,但生物利用率为 20% ~30%。

蒽环类药物静脉注射后迅速分布到组织中,其分布半衰期约为 10 分钟,组织中的蒽环类药物浓度持续时间较长,比血浆中高 100 倍。多柔比星的半衰期为 30 小时,柔红霉素和去甲氧柔红霉素均约为 15~20 小时,血浆浓度和人体的白细胞减少程度密切相关。

蒽环类药物主要通过肝脏清除,肾脏排除率仅为 5% ~15%,故肾功能异常的患儿通常无需改变柔红霉素和多柔比星的用药剂量,但去甲氧柔红霉素清除率与肌酐清除率密切相关,故肾功能不全患儿需注意减量。而肝功能异常或直接胆红素升高患儿的蒽环类药物清除减慢,需要适当减量。此外,肥胖的病人由于脂肪多导致蒽环类药物清除慢,亦应适当减量。

2. 蒽环类药物的心脏毒性 临床观察和研究显示蒽环类药物导致的心脏毒性往往呈进展性与不可逆性,有时第 1 次使用蒽环类药物就可能对心脏造成损伤,因此早期监测和提前预防蒽环类药物引起的心脏毒性显得尤为重要。为此,中国临床肿瘤学会(CSCO)、中华血液学会和哈尔滨血液病肿瘤研究所共同发起组织国内临床血液学和肿瘤学专家对蒽环类药物心脏毒性的特点、发生机制、诊断和防治等进行了分析,形成了防治蒽环类抗肿瘤药物心脏毒性的中国专家共识(2011 版)。

蒽环类药物导致的心脏毒性可按出现的时间,分为急性、慢性和迟发性心脏毒性三类。给予蒽环类药物后 6 年超过 50% 的患者可发生左心室组织和功能亚临床心脏超声变化,例如后负荷的增加或收缩能力的下降。大多数患者在蒽环类给药后可较快地发生心脏损害,而且随着时间的延长损害明显。蒽环类药物的慢性和迟发性心脏毒性与其累积剂量呈正相关。阿霉素、柔红霉素和去甲氧柔红霉素的推荐最大累计剂量分别为 350 ~ 400mg/m^2、550mg/m^2 和 290mg/m^2。

蒽环类药物诱导心脏毒性的确切机制尚不清楚,现有的研究证据揭示可能与产生的自由基直接有关。蒽环类药物螯合铁离子后触发氧自由基,尤其是羟自由基的生成,可导致心肌细胞膜脂质过氧化和心肌线粒体 DNA 的损伤等,铁的螯合物可以抑制由自由基触发的心脏毒性反应。目前认为有别于其抗肿瘤活性的机制,蒽环类药物引起心脏毒性的主要机制可能是铁介导的活性氧簇(ROS)的产生及促进心肌的氧化应激;其他机制包括毒性代谢产物的形成,抑制核苷酸及蛋白合成,血管活性胺的释放,降低特异性基因的表达,线粒体膜绑定的损害,肌酸激酶活性的聚集,诱导凋亡,干扰细胞内钙离子稳态和呼吸链蛋白的改变,诱导一氧化氮合酶以及提高线粒体细胞色素 C 释放等。还有研究表明蒽环类药物可以导致心肌细胞损伤,诱导心脏线粒体病以及慢性心肌病的线粒体 DNA 和呼吸链的损伤。

减少心脏毒性的策略包括在应用蒽环类药物治疗前,应充分评估心脏毒性的风险,酌情适当调整用药剂量或方案,加强监测心功能,采用其他剂型(如脂质体剂型)等。循证医学证据也表明:右丙亚胺是唯一可以有效地预防蒽环类药物导致心脏毒性的药物,目前已在欧美国家临床上广泛应用。其他的心脏保护剂,如辅酶 Q10、左卡尼汀、抗氧化剂(维生素 C 和维生素 E 等)以及其他铁螯合剂等,也具有一定的心脏保护效果。

(五) 表鬼臼毒素

表鬼臼毒素在临床上应用的两个人工半合成的衍生物是依托泊苷(etoposide, VP-16)和替尼泊苷(teniposide, VM-26),是儿童 AML 和 ALL 的一线和复发方案用药,临床一般以依托泊苷作为一线药物使用。表鬼臼毒素类药物属于细胞周期特异性抗肿瘤药物,作用于 S 期或 G2 期,主要通过影响拓扑异构酶Ⅱ的作用,干扰细胞双链 DNA 断裂后的正常连接来发挥作用。另外,两种药物在人类通过细胞色素P450(CYP3A4)代谢,形成反应性的儿茶酚胺、半醌和醌等代谢药物,这些代谢产物也可能具有细胞毒活性。

依托泊苷主要通过静脉给药,通常用量为每天$100 \sim 120mg/m^2$,一般用生理盐水配制,100ml生理盐水最多可以稀释40mg依托泊苷,可以连续给药,也可以隔天使用,也有口服制剂,可以连续口服$2 \sim 3$周。在血浆中的半衰期是15小时,30%~40%的药物是以原形从尿中排泄,因此有肾功能不全的患儿需要根据肌酐清除率调整剂量。有报道认为,单次常规剂量基本无抗肿瘤细胞作用,临床上需要连续给药数次。替尼泊苷的药代动力学与依托泊苷类似,但很少通过尿液排出,因此对肾功能不全的患儿不必调整剂量。

依托泊苷临床使用后可以出现骨髓抑制,为剂量限制性。部分患儿使用过程中会出现过敏反应,表现为皮疹和瘙痒等,也可见手足麻木和头疼等神经毒性,其他临床毒副作用包括发热、低血压和静脉炎等。这些毒性可能既依赖于暴露的细胞毒浓度的耐受力,又依赖其浓度的量。对于复发和难治性急性白血病的患儿,在持续输入替尼泊苷研究的Ⅰ~Ⅱ阶段,经系统地给予替尼泊苷后,通过检测AUC及稳态血药浓度,得出抗白血病反应和毒副作用之间存在着正相关,但反应性的量-效曲线位于毒性曲线的左侧,说明这可能是替尼泊苷有用的治疗范围。

(六)门冬酰胺酶

门冬酰胺酶(L-asparaginase,L-Asp)是目前治疗儿童ALL方案中的一个主要化疗药物之一,应用日益广泛。人体正常细胞能够合成大多数的氨基酸,包括门冬酰胺,而一些白血病细胞中门冬酰胺酶的合成能力下降,必须需要外源性的门冬酰胺。门冬酰胺酶能在细胞外将门冬酰胺水解成门冬酸和氨,通过耗竭细胞外的门冬酰胺从而使白血病细胞的核酸合成被抑制。

不同制备来源的门冬酰胺酶在人体药代动力学有不同表现。目前临床应用的门冬氨胺酶主要有E. coli(大肠埃希菌)和Erwinia(欧文菌)等来源制剂。而培门冬(PEG门冬酰胺酶)是天然E. coli门冬酰胺酶与聚乙二醇形成的共价结合物,这一结合物阻止网状内皮细胞系统的摄取并延长了药物的清除半衰期,而且可以降低它的免疫原性。Erwinia门冬酰胺的半衰期平均是0.65天,明显的短于E. coli门冬酰胺酶1.24天,而培门冬的半衰期长达5.73

天。当血浆中门冬酰胺酶的活性大于100U/L时,可以有效地耗竭门冬酰胺,从而达到抗白血病细胞作用。由于不同制剂的门冬酰胺酶其血浆浓度不同,尤其是产生抗体的有过敏反应的患儿,其体内抗体水平不同,需要及时监测血浆的门冬酰胺酶活性和门冬酰胺浓度,以调节用药的剂量和间隔时间。

目前肌内注射仍然是常用的给药方式,也可以给予静脉用药,两者的半衰期无显著性差异,但肌内注射药物在体内的吸收较慢,持续时间较长,而静脉滴注的临床依从性较好。门冬酰胺酶不能直接注射到CNS中,然而血浆门冬酰胺水平与CSF中的水平相关。当血浆中门冬酰胺水平降低时,CSF中当门冬酰胺水平也降低。可能与浓度梯度有关,因此在阻止脑脊膜白血病中门冬酰胺酶也能发挥作用。Erwinia门冬酰胺酶的一个疗程的最后一次给药后的3天和5天,患儿中CSF门冬酰胺的水平低于定量水平。

目前尚无门冬酰胺酶用药剂量、间隔时间和用药次数等统一的方案。国内的儿童急性淋巴细胞白血病荣成方案推荐门冬酰胺酶肌注10 000U/m²隔天使用,根据危险度分型分别用$8 \sim 10$次,还可以在维持治疗期间额外进行每周一次的肌注。而培门冬在临床上推荐使用$2000 \sim 2500U/m^2$,间隔2周用一次。在用药期间定期监测血浆和脑脊液的门冬酰胺酶活性和门冬酰胺浓度,可以更科学地指导调节用药剂量,尤其是有过敏反应的患儿。

门冬酰胺酶的毒副作用主要包括过敏反应、急性胰腺炎、血栓形成、高血糖、凝血功能异常、肝功能损害等。有过敏反应的患儿其体内门冬酰胺酶抗体浓度显著升高,大部分过敏反应临床表现轻微,但严重者可过敏性休克甚至导致死亡,故部分制剂用药前需要进行皮试。急性胰腺炎的产生与门冬酰胺酶的剂量和用药时间无直接关系,但进展迅速,容易导致死亡,故用药期间需要低脂饮食,对可疑患儿监测淀粉酶和影像学检查以尽早发现。门冬酰胺酶的使用可影响正常的蛋白合成,部分患儿可以出现凝血功能障碍,甚至出现血栓形成,故需要监测DIC指标,必要时可以使用抗凝血酶等药物来预防血栓形成。

门冬酰胺酶作用的强弱取决于其在体内的活性水平,而活性水平则与细胞内门冬酰胺合成酶表达和活性水平负相关,了解白血病细胞的门冬酰胺合成酶活性的遗传差异,对于急性白血病的治疗具有重要意义。目前对于门冬酰胺合成酶基因表达调控通路的认识,主要涉及内质网应激和氨基酸的调控作用,对于门冬酰胺酶引起的门冬酰胺合成酶基因表达则为氨基酸的调控作用,与内质网应激无关。在大部分哺乳动物细胞中,门冬酰胺合成酶基因是一种"看家基因",当细胞内门冬酰胺、谷氨酰胺、亮氨酸和异亮氨酸缺乏时,均可诱导门冬酰胺合成酶的 mRNA 表达增加。至于是通过何种信号通路诱导这种反应目前尚未弄清。此外,还有学者发现,门冬酰胺酶能诱导门冬酰胺合成酶基因去甲基化,直接激活门冬酰胺合成酶基因表达。

培门冬酰胺酶(PEG-asparaginase)是经过 PEG 修饰的门冬酰胺酶。由于 PEG 的存在,克服了门冬酰胺酶的免疫原性和严重过敏反应活性,具有很高的底物专一性,其抗原性比天然门冬酰胺酶低,而血浆半衰期明显延长,目前在国内外各个 ALL 协作组的治疗方案中得到越来越广泛的应用。可用于肌注和静滴,肌注的过敏和其他不良反应较低。一般 14 天使用 1 次,每次剂量 $2500U/m^2$,而体表面积低于 $0.6m^2$ 的儿童,可考虑每次给予 $82.5U/kg$ 的剂量。临床使用中过敏反应明显降低,但需警惕低白蛋白血症、肝功能损害、凝血功能障碍和急性胰腺炎等的不良反应发生。

(七) 糖皮质激素

在儿童急性淋巴细胞白血病的诱导、再诱导、鞘内注射和维持治疗方案中,均需要使用糖皮质激素,急性淋巴细胞白血病对于糖皮质激素治疗的敏感性是判断其预后的重要指标。糖皮质激素可以通过口服、肌注和静脉注射。静脉注射后,骨髓内的浓度最高,肾脏、肝脏、脾脏、心脏及胃肠道次之,肌肉及脑组织最低。静脉注射 2 小时后,各组织的浓度迅速下降,但在骨髓中的浓度下降较慢,其半衰期约 3 ~ 50 分钟。糖皮质激素主要经肾脏及胆道排泄,在排出物中 1/3 为原形药,给药后 24 小时内的排出量约占总量的 50%。

糖皮质激素大剂量应用时很多患儿有胃肠道反应,容易出现皮质功能亢进综合征,诱发或加重感染,可以出现骨质疏松,诱发欣快感和失眠等精神症状,部分患儿可以出现低血钙、高血糖和消化性溃疡,随着白血病疗效的改善,目前糖皮质激素导致的股骨头坏死日益受到临床工作者的重视。

糖皮质激素在儿童急性淋巴细胞白血病的治疗中主要包括泼尼松和地塞米松。诱导方案中的泼尼松使用剂量约 $45mg/m^2$,而地塞米松的使用剂量为 $6 \sim 8mg/m^2$。有研究认为地塞米松和泼尼松比较,

使用前者后的复发可能性更低,因为在 B 系急性淋巴细胞白血病的幼稚细胞中进行糖皮质激素的短期培养,地塞米松的效应中位数是泼尼松的 5.5 倍。另有研究认为应用地塞米松的疗效好于泼尼松,因能透过血-脑屏障可以防治中枢神经系统白血病,防止白血病复发,而使治疗的患者持续缓解时间延长。

(八) 全反式维 A 酸

1986 年,中国学者在国际上率先使用全反式维 A 酸(All-trans retinoic acid, ATRA)治疗 APL 并获得了成功,体外实验证实 ATRA 能诱导白血病细胞株和 APL 原代细胞分化,目前 ATRA 已开始尝试于其他类型的 AML 及一些实体瘤。ATRA 对肿瘤细胞的作用机制与一般化疗药物不同,它通过促进 APL 细胞的分化、纠正出凝血机制的异常,同时又能避免化疗所致的骨髓抑制和诱发 DIC 的发生,使白血病的治疗出现了重大的突破。

ATRA 治疗急性早幼粒细胞白血病的潜在机制尚未完全清楚,可能与以下机制有关:ATRA 在诱导分化的同时改变 APL 细胞的生物学性质,解除其对骨髓造血细胞的抑制作用;急性早幼粒细胞白血病的特异融合蛋白 PML-RARα 在 ATRA 的作用下降解,PML 的分布恢复正常,RARα 的正常功能以及原受 PML-RARα 抑制的早幼粒细胞分化得以恢复;ATRA 促进 APL 细胞凋亡;ATRA 上调 RARα、IRF-2、RIG-E、FGH、G-CSF 受体、GM-CSF 受体、CD11、CD45RO 等蛋白和基因,而下调 C-MYC、CD33、端粒酶活性、BCL-2、PARP、CD45RA 抗原等蛋白和基因。ATRA 作用的相关因子如此广泛,与 PML-RARα 结合可以达到靶向治疗目的,与组织因子肿瘤促凝物质的下调可解释诱导分化过程中能够改善 DIC,下调 *BCL-2* 和 *PARP* 等基因可以促凋亡作用,上调 G-CSF 和 GM-CSF 受体可致治疗过程中白细胞增高。

ATRA 临床使用中可致患儿出现口唇及皮肤干燥、头痛、骨关节痛、肝功能受损和血脂增高等,大部分患者出现不同程度的白细胞升高,而最严重的并发症是维 A 酸综合征和血栓形成,前者临床表现主要有发热、胸闷、呼吸困难、水潴留伴水肿、胸腔或心包积液、高血压和呼吸窘迫等,部分患儿会伴有肾衰竭。维 A 酸综合征主要发生在治疗中出现高白细胞的患儿,是治疗早期的主要致死原因之一。与化疗合用能使这种严重并发症降至 5% ~ 7%,对于出现维 A 酸综合征的患儿可以使用大剂量糖皮质激素。

ATRA 用于治疗急性早幼粒细胞白血病的剂量一般为 $45mg/(m^2 \cdot d)$,分次口服,疗程 30 ~ 45 天,

对初治诊断的急性早幼粒细胞白血病患儿，ATRA的缓解率可达90%左右。也有报道用小剂量ATRA[15～25mg/（m² · d）]来治疗急性早幼粒细胞白血病，结果发现在诱发高白细胞症和维A酸综合征等方面两组之间无明显差异。许多方案推荐在ATRA治疗中合并使用化疗，在白细胞升高时应用化疗，既可防止维A酸综合征的发生，又可提高CR率。欧洲协作组对初发急性早幼粒细胞白血病的研究显示，先ATRA后化疗和ATRA+化疗的两组病人临床完全缓解率无区别，但ATRA+化疗一组病人2年内的复发率显著低于先ATRA后化疗组。表明ATRA与化疗同时使用更能发挥化疗对ATRA的补充作用并降低复发率。单用ATRA诱导和维持治疗患者的容易早期复发，主要原因可能是长期使用ATRA使血浆中生成ATRA代谢酶。

急性早幼粒细胞白血病除了典型的t（15;17）易位外，还可见多种变异型，如t（11;17）（q23;q21）和t（11;17）（q13;q11），前者对ATRA的诱导分化治疗或化学疗法反应均较差，而后者对ATRA的诱导分化治疗有效。而另一变异型t（5;17）（q32;q21）涉及5号染色体上的核磷酸蛋白（nucleophosmin，NPM）基因易位，这类患者对ATRA治疗亦有效。

（九）亚砷酸

自20世纪70年代初期，哈尔滨医科大学开始用以砷剂为主要成分的"癌灵1号"治疗急性早幼粒细胞白血病，取得了一定疗效。1995年国内报道，应用含硫化砷的中药复方青黛片治疗初治急性早幼粒细胞白血病亦取得较好的效果。1998年陆道培等开始应用中等纯度As₄S₄来治疗急性早幼粒细胞白血病。目前砷剂已经成为国内和部分国际白血病诊治中心治疗急性早幼粒细胞白血病的一线药物，其中亚砷酸的使用较为广泛，亚砷酸在儿童急性早幼粒细胞白血病的治疗中也已经得到应用，并取得肯定的疗效。

亚砷酸（arsenic trioxide，ATO）治疗急性早幼粒细胞白血病的详细机制尚未十分明确。有报道认为在低浓度的时候ATO能够通过PML诱导细胞分化，而在高浓度的时候ATO通过caspase诱导细胞凋亡。尚无ATO在儿童急性早幼粒细胞白血病中使用的大样本文献的报道，有资料显示初发急性早幼粒细胞白血病患儿单独使用ATO诱导缓解率达91%，而单独使用ATO进行缓解后治疗的5年无事件生存率高达81%。成人联合使用ATRA和ATO

的诱导方案与单药使用比较大大缩短了达到CR的时间，并改善了长期疗效，而最近在儿童急性早幼粒细胞白血病也有类似的报道。目前ATO在儿童急性早幼粒细胞白血病使用中的推荐剂量为0.15～0.20mg/（kg · d），在诱导化疗中普遍连续使用28天。而不同的方案在后续治疗中使用ATO的时间从2～4周不等。

ATO通过静脉给药，一般持续给药2～4小时，静滴后4小时达峰浓度，清除半衰期约为12小时，主要通过肾脏和肠道排泄，在体内广泛分布于皮肤、肝脏、肾脏、脾脏、脂肪和脑组织等部位。急性早幼粒细胞白血病患者使用ATO后部分患者可出现消化道反应，表现为恶心呕吐、腹痛、腹泻、食欲下降，少量患者有不同程度的手足麻木、颜面水肿，也有患者可能出现不同程度的肾功能异常，但停药后1～2周基本恢复正常，有肝脏疾病或肝功能损害患者，易诱发肝细胞坏死，引起肝功能衰竭。对于治疗期间出现的液体潴留（如胸腔积液和心包积液等），短期使用利尿剂有效，用地塞米松无明显疗效。心电图可出现窦性心动过速Ⅰ～Ⅱ度房室传导阻滞、完全性房室传导阻滞及各种室性心律失常。在砷剂治疗过程中也有2/3的患者可能白细胞升高，并发类似维A酸综合征，其临床表现及处理措施与维A酸治疗时类似。当出现砷剂急性中毒时可用二巯基丙磺酸钠等药物来解救。目前，儿童长期使用ATO的安全性尚未明确，有待我们进行ATO浓度监测和长期随访。

（十）环磷酰胺

环磷酰胺为烷化剂类药物中的磷酸异噁唑类药物，需要通过肝脏水解成醛磷酰胺，再运转到组织中形成磷酰胺氮芥而发挥抗肿瘤作用，环磷酰胺在体外无活性，属于周期非特异性药，作用机制与氮芥类似，主要通过作用于细胞周期中各期细胞而抑制快速增生的组织细胞及肿瘤细胞的有丝分裂。

环磷酰胺是广谱的抗肿瘤药物，广泛应用于急性白血病和各种实体肿瘤的化疗，还用于造血干细胞移植的预处理和非肿瘤性疾病的免疫抑制治疗中。目前在儿童急性淋巴细胞白血病中主要用于巩固治疗。

环磷酰胺一般通过静脉给药，在血浆的半衰期为2～9小时，经过代谢后主要通过肾脏排出体外，其代谢产物丙酰醛容易刺激膀胱壁导致出血性膀胱炎，常在用药1周后出现，充分的水化或同步使用美司钠可以起到有效的预防作用，美司钠主要通过与尿液中环磷酰胺和丙烯醛发生反应使其失活从而起保护作用。环磷酰胺容易导致骨髓抑制,而白细胞下降较血小板下降明显,但一般较易恢复。

(十一)长春花生物碱

长春花生物碱类化疗药物目前在临床应用的主要包括长春新碱、长春花碱和长春地辛,长春新碱是植物长春花中提取的有效成分,长春花碱和长春地辛是长春新碱的类似衍生物,三者适应证相似,主要通过抑制细胞微管蛋白聚合,使纺锤丝不能形成,而抑制细胞有丝分裂,从而使细胞停滞在间歇期。在白血病和实体肿瘤中广泛应用,但容易产生多药耐药,主要与其他化疗药物联合应用。

长春新碱口服后吸收不佳,只能用于静脉推注,一般每 1~3 周用药一次,每次 1.5mg/m²,最大剂量建议不超过 2mg。长春地辛的剂量为 3mg/m²,一般推荐不超过 4mg。静脉用药后首次半衰期仅为 5~10 分钟,初期血浆浓度迅速下降,而终末清除半衰期为 12~24 小时,在儿童体内的半衰期明显较成人快。长春新碱静脉用药后很难进入脑脊液,绝大部分药物通过肝脏代谢和胆管排出,故有肝脏疾病或胆汁排出延迟的患儿需注意调整剂量。

长春生物碱类药物对骨髓毒性小,可与骨髓抑制药物联合应用,不良反应有神经毒性,可引起四肢麻木、刺痛感、运动失调、肌无力、便秘。静脉注射时如发生药物外漏可引起皮肤坏死。长春地辛的神经毒性较长春新碱明显减轻。

(十二)高三尖杉

高三尖杉(homoharringtonine,HHT)是从三尖杉属植物提出有抗肿瘤活性的生物酯碱。我国民间在很早就已经用三尖杉植物来治疗肿瘤,但直到美国学者在 20 世纪 70 年代对三尖杉植物的生物碱进行分离纯化才明确其抗肿瘤活性成分。体外实验显示 HHT 对 G1 和 G2 期肿瘤细胞有较强杀伤作用,而对 S 期细胞作用较小。HHRT 能抑制肿瘤细胞 DNA 和蛋白质合成,使多聚核糖体解聚,干扰蛋白核糖体功能,使蛋白质合成时的肽链延伸被抑制。也有研究认为 HHT 能诱导白血病细胞进入正常的分化状态,能激活肿瘤细胞凋亡。

HHT 在临床主要通过静脉注射给药,也可以经过肌内注射或口服但吸收较慢。静脉注射后在骨髓的浓度最高,在静脉注射 2 小时后,在骨髓的浓度下降较慢,而在其他组织的浓度迅速下降,半衰期限 3~50 分钟。HHT 在体内主要在肝内进行代谢,经肾脏及胆道排泄,给药后 24 小时内的排出量约占总量的 50%。

早期认为 HHT 对急性非淋巴细胞白血病的抑制作用较为明显,对淋巴细胞白血病疗效较差,但近年发现 HHRT 对于弥漫大 B 细胞淋巴瘤和神经母细胞等淋巴细胞来源肿瘤和实体瘤细胞均有抑制作用。目前在急性非淋巴细胞白血病的疗效已经得到国内外确认,一般选择与阿糖胞苷和依托泊苷等联合化疗,也有选择和地西他滨或索拉非尼等药物联合化疗的报道。静脉滴注时一般选择每次 2~3mg/m²,7~9 天为一周期。也有报道 HHT 可以进行鞘内注射用于脑膜白血病的治疗。

HHT 对骨髓各系的造血细胞均有抑制作用,对粒细胞的抑制最为明显,而对血红蛋白抑制不明显。部分患儿给药后出现皮疹、恶心和呕吐等症状。速度较快注射 HHT 后可以导致患儿出现低血压和心动过速等,有报道采用静脉缓慢滴注药物能适当减少心脏毒性。部分注射 HHT 的患儿还有可能会发生高血糖。

(十三)羟基脲

羟基脲常用于治疗慢性粒细胞白血病,并可用于对白消安耐药的慢性粒细胞白血病。羟基脲的作用机制是在体内先转化为 NO 自由基,经扩散作用转运至细胞内,并使核糖核苷酸还原酶的 M2 亚单位的酪氨酸自由基灭活,结果导致核糖核苷酸还原酶失活引起 DNA 合成抑制,处于 S 期细胞发生死亡,存活细胞发生同步化。羟基脲还能与铁形成螯合物,铁是核糖核苷还原酶反应的重要辅助因子。此外,羟基脲还可抑制 DNA 损伤的修复,从而协同放疗或其他烷化剂发挥抗肿瘤作用。

羟基脲通常口服给药,吸收良好,药物在口服后 1 小时血浆达峰值,衰减半衰期为 3~4 小时,主要通过肾脏排泄,故肾功能不全患者需要根据肌酐清除率来调整剂量。治疗慢性粒细胞白血病时剂量为每天 20~60mg/kg,每周两次,6 周为一疗程。

羟基脲可致白细胞减少和诱导巨幼样变,口服耐受性好,但也可能出现恶心、药物热和皮疹等副作用,有诱变和致畸胎等可能,肾功能不全患儿应适当减少剂量。羟基脲对中枢神经系统有抑制作用,故服用时慎用巴比妥类和安定类药物。

(十四)靶向治疗药物

靶向治疗是指采用能够利用肿瘤细胞特定靶点而发挥杀伤或抑制肿瘤细胞生长的药物来治疗患者的方法,是一种较为特异的化疗方法,成为目前白血病临床治疗和基础研究方面的重要内容,成为近几年白血病研究的主要方向。白血病是血液系统的恶性肿瘤，主要表现为骨髓内的其中一系造血干细胞出现克隆性不受控制的增生，破坏正常造血系统，并浸润其他组织及器官。继全反式维A酸（all-trans retinoic acid，ATRA）被发现对急性早幼粒细胞白血病（acute promyelocytic leukemia，APL）具有特异性靶向诱导分化治疗作用以来，经过十余年的研究，已研制出很多针对血液肿瘤的靶向药物，主要包括诱导分化性药物、以细胞表面分子为靶点的抗体药物、以激酶为靶点药物、以抗凋亡分子为靶点药物、以白血病干细胞为靶点药物和通过表观遗传学机制发挥作用的药物等，诸如利妥昔单抗（rituximab）、伊马替尼（imatinib）和吉妥单抗（gemtuzumabozogamicin，GO）等在临床应用上已取得了很大成果。随着对白血病细胞增殖和浸润的分子生物学机制的深入研究，必将为开发新的靶向治疗药物提供更多的思路。详见靶向治疗章节。

（叶启东　顾龙君）

参 考 文 献

［1］ Pui C-H，Evans WE. Treatment of acute lymphoblastic leukemia. N Engl J Med，2006，354：166-178

［2］ Stein EM，Tallman MS. Acute promyelocytic leukemia in children and adolescents. Acta Haematol，2014，132（3-4）：307-312

［3］ Takitani K，Koh M，Inoue A，et al. Pharmacokinetics of all-trans retinoic acid in adults and children with acute promyelocytic leukemia. Am J Hematol，2006，81（9）：720-721

［4］ Manabe A，Kawasaki H，Shimada H，et al. Imatinib use immediately before stem cell transplantation in children with Philadelphia chromosome-positive acute lymphoblastic leukemia：Results from Japanese Pediatric Leukemia/Lymphoma Study Group（JPLSG）Study Ph（+）ALL04. Cancer Med，2015，4（5）：682-689

［5］ Jackson G，Taylor P，Smith GM，et al. A multicentre，open，non-comparative phase II study of a combination of fludarabine phosphate，cytarabine and granulocyte colony-stimulating factor in relapsed and refractory acute myeloid leukaemia and de novo refractory anaemia with excess of blasts in transformation. Br J Haematol，2001，112：127-137

［6］ 6Lennard L，Lewis J，Michelagnoli M，et al. Thiopurine methyltransferase deficiency in childhood lymphoblastic leukemia：6-Mercaptopurine dosage strategies. Medical and Pediatric Oncology，1997，29：252-255

［7］ Beaumais TA，Jacqz-Aigrain E. Intracellular disposition of methotrexate in acute lymphoblastic leukemia in children. Curr Drug Metab，2012，13（6）：822-834

［8］ 中国临床肿瘤学会，中华血液学会，哈尔滨血液病肿瘤研究所. 防治蒽环类抗肿瘤药物心脏毒性的中国专家共识（2011版）. 临床肿瘤学杂志，2011，16（12）：1122-1128

［9］ Henriksen LT，Harila-Saari A，Ruud E，et al. PEG-asparaginase allergy in children with acute lymphoblastic leukemia in the NOPHO ALL2008 protocol. Pediatr Blood Cancer，2015，62（3）：427-433

［10］ Ortega JJ，Madero L，Martín G，et al. Treatment with all-trans retinoic acid and anthracycline monochemotherapy for children with acute promyelocytic leukemia：a multicenter study by the PETHEMA Group. J Clin Oncol，2005，23（30）：7632-7640

［11］ George B，Mathews V，Poonkuzhali B，et al. Treatment of children with newly diagnosed acute promyelocytic leukemia with arsenic trioxide：a single center experience. Leukemia，2004，18（10）：1587-1590

［12］ Bell BA，Chang MN，Weinstein HJ. A phase II study of Homoharringtonine for the treatment of children with refractory or recurrent acute myelogenous leukemia：a pediatric oncology group study. Med Pediatr Oncol，2001，37（2）：103-107

第二章　白血病相关药理学和药物遗传学

药理学（pharmacology）是研究药物的作用机制和变化规律的一门学科，主要包括药效学（pharmacodynamics）和药物代谢动力学（pharmacokinetics）两个研究方向，其旨在为临床合理用药、防止不良反应提供理论依据。目前在互联网上已经有与常规药物信息和数据相关的专业网站（例如 https://www.pharmgkb.org/），为医疗工作者和基础研究对各种药物基本药理学信息和最新动态进行高效实时把握提供便利。治疗疾病时药物选择首先需要对症下药，即不同的疾病需要选择相应不同的药物，即便针对同一种疾病，当前趋势也越来越注重个体化治疗策略，以期达到最佳治疗效果。

在急性淋巴细胞白血病（acute lymphoblastic leukemia，ALL）的治疗中，对不同风险程度/亚型的 ALL 患者所采用的药物和剂量也有所不同，例如美国圣述德（St. Jude）儿童研究医院会对患儿的所有预后指标（prognostic factor）、亚型/风险程度等进行系统评估后制订相应的个体化治疗方案；又如在维持治疗阶段中对低危患儿使用 MTX/6MP、VCR/Dex，但对高危患儿则在 MTX/6MP+VCR/Dex 基础上增加 CTX 和 Ara-C 等药物；再如针对有费城染色体（Philadelphia chromosome，Ph$^+$）的患者，治疗中会使用如伊马替尼（imatinib）等靶向 BCR/ABL 融合蛋白的酪氨酸激酶抑制剂。这种同病异治的目的在于保证对不同患者使用最适合的药物以达最佳治疗效果。其次，治疗疾病时药物使用要考虑安全性问题，药物在体内需要达到一定的浓度才能发挥药效，但是浓度过高又不可避免地会产生毒副作用，这就要求治疗中达到药物效力（efficacy）和药物毒性（toxicity）之间的平衡。根据美国的临床报道，药物不良反应（或药物副作用，adverse drug reactions，ADR）已经成为导致患者入院治疗的第四大原因和死亡的第五大原因。因此，合理的处方药量需要同时考虑两个因素，即药物本身的药理学特性和患者的个体差异。药物的效力和毒性的平衡点存在一定的波动范围。有些药物该范围很宽（如青霉素），患者施用这样的药物很容易达到血药浓度平衡，对绝大多数病人都可以给足够大的药量以保证足够的血药浓度而又极少产生毒副作用；然而，绝大多数抗肿瘤药物的体内浓度平衡范围是很窄的，因此，安全范围越窄的药物就越需要严格控制药物用量和监测毒副作用。对同一药物的代谢，也因人而异，其平衡点也有所差异。

在 ALL 的治疗中，药物用量要充分考虑以下两点：①预后指标差异，例如根据患者体表面积来计算用药量等；②个体遗传基因组学上的差异。在今天个体化治疗越来越被重视的过程中，药理学结合遗传学随之延伸出了一个新的交叉学科，即药物遗传学（pharmacogenetics）或药物基因组学（pharmacogenomics）。大量前期研究结果显示，个体基因组上存在的一些基因多态性能够影响药效或药物代谢，这些与药理学相关的变异主要位于药物靶点、药物转运蛋白以及药物代谢酶等相关基因上（如代谢药物相关的 P450 细胞色素酶类、将药物转运入和运送出细胞的转运蛋白类等）。如果临床工作中没有对这些因素加以考虑，将不可避免地影响相关药物的治疗效果，最终导致药效不足或者药物毒副作用增加。目前，美国食品和药物管理局（food and drug administration，FDA）已对包括很多抗肿瘤药在内的 160 种一线药物进行了药物基因组学标记（https://www.fda.gov/drugs/scienceresearch/researchareas/pharmacogenetics/ucm083378），提示在用这些药物之前需要对相关的基因多态性进行检测以指导临床用药，其中 ALL 治疗中的重要化疗药物巯基嘌呤（6-mercaptopurine，6-MP）也在该指引中（详述见后）。

一、药物遗传学和药物基因组学研究中的基本概念和研究思路

既往的研究中,药物遗传学一般是指药物与个体遗传信息之间的相互影响,而药物基因组学则更多的是研究药物引起的基因组/转录组的变化。但随着全基因组水平上研究药物与个体遗传差异的发展,两者的区别已经越来越模糊了,其主要目的就在于从基因组水平寻找解释药物反应个体差异的原因,不仅可以用于指导临床药物使用和改善疗法以系统进行个体化治疗,还能进一步寻找患者耐药的分子遗传机制,从而为新药研发提供坚实的理论基础。其涉及一些基本概念和研究思路:

(一) 单核苷酸多态性和连锁不平衡性

人类基因组有约32亿个碱基对,在不同个体中其99%以上的序列都是完全相同的,只有少数一些位点存在差异,特别是基因组同一位点上存在很多单碱基的变异(包括转换、颠换、缺失和插入)。一般认为,在人群中同一位点的变异频率超过1%即被称为单核苷酸多态性(single nucleotide polymorphism,SNP),但随着人类基因组研究样本量的急剧增加,变异频率在0.1%~1%的位点也被定义为罕见SNP,相比1%以上的被称为常见SNP。估计人类SNP的数量可达1000万甚至更多,即平均每300个碱基对就有一个SNP。SNP占了人群中基因组差异的绝大多数,也是造成不同个体间表型差异的主要原因,包括了个体对药物反应的差异,例如发生在药物代谢酶和转运蛋白中的错义SNP(即变异等位片段可改变氨基酸编码的SNP)可以通过影响蛋白结构或活性而影响药物的代谢等。需要指出的是,位于基因组上的相邻的SNP之间并不是完全独立的,因为在进化过程中,染色体的重组交换存在一定的热区和冷区,在冷区内的SNP之间常常存在连锁不平衡,即是指两个SNP同时遗传的频率明显高于预期的随机频率的现象,极端的例子就是确定了一个SNP的基因型,就可以完全推测其相邻另一个SNP的基因型,即完全连锁不平衡。利用SNP之间有连锁不平衡的特性,我们可以通过检测某一个体基因组中少数的SNP位点,就可以推算出该个体大部分其他SNP位点的基因型,这样的特性也被应用到多基因疾病和复杂表型的遗传研究中。

常用到的方法之一是全基因组关联分析(genome wide association study,GWAS),即鉴定散布于基因组有限SNP位点的基因型并进行表型和基因型的统计学关联性差异分析,其中具有统计学差异的SNP位点即被认为是表型相关位点。由于连锁不平衡性(linkage disequilibrium,LD)的存在,关联分析得到的风险位点所在的LD区域即为该表型的相关区域,进一步的精细定位和功能学研究可以将真正的致病多态性确定下来。继2005年第一个全基因组关联分析成功地发现了黄斑变性的风险相关位点后,该方法也被陆续用在很多药物的药效和毒副作用的个体化分析中(如HCV治疗药物病毒唑引发溶血的遗传易感基因等),并被FDA在药物说明中打上药物基因组标签。2015年初,美国总统奥巴马在国情咨文中提出精准医学(precision medicine)计划,并从2016年起向该计划投资2.15亿美元;而后中国也提出了2030年前不少于600亿人民币的投资计划用于该领域研究。精准医学是由个性化医疗(personalized medicine)的概念演化而来,即根据每个病人的个人特征量体裁衣式地制订因人而异的治疗方案以达到最佳治疗效果,其中研究基因组信息对药物反应的影响用于指导用药便是其重要的方向之一,是未来医学发展的趋势。

(二) 体细胞变异与药物反应

个体的基因组信息均从其父母遗传而来,所有的体细胞均具有相同的基因组序列。但是,在个体发育过程中,由于环境等影响因素会造成某些细胞基因组序列的改变,这种改变可能直接导致疾病的发生,例如肿瘤细胞存在大量的体细胞突变最终导致细胞不受控制的恶性增殖;同样的,这些突变也影响到不同个体对药物反应的差异,例如针对肺癌病人的靶向药物吉非替尼(商品名易瑞沙),只对肿瘤细胞基因组中有表皮生长因子受体(epidermal growth factor receptor,EGFR)突变的肺癌病人有效。因此FDA对该药物也进行了药物基因组学的标记,用于指导该药的临床使用。确定不同患者体细胞变异跟药物反应之间的关系也可以将患者根据其对药物反应的差异进行分组,对其体细胞变异进行检测,通过统计分析找出能区别两组病人的体细胞变异。近年来发展起来的高通量二代测序可以在短时间内进行全基因组的序列检测,为找到相关的体细胞突变提供了很大的便利。

综上,不同个体遗传水平上的SNP和体细胞突变都能影响患者对药物的反应,在研究中我们可以利用先进的全基因组高通量分析的方法检测基因组信息并进行统计学分析,找出具有显著性差异的位

点对临床用药进行指导。

儿童急性淋巴细胞白血病的概况：

儿童白血病约占儿童肿瘤的 30%～40%，是儿童最常见的恶性肿瘤，其中急性淋巴细胞白血病（ALL）又占了所有儿童白血病的 70% 以上，其发病高峰年龄在 2～5 岁，中国的儿童 ALL 发病率为 3/10 万，是导致儿童死亡最主要的肿瘤之一。回溯到 20 世纪 60 年代，ALL 的五年生存率只有 10% 左右，随着新药的开发、治疗方案的优化，特别是个性化治疗的开展，目前儿童 ALL 的五年生存率已得到大幅度提高。以美国 St. Jude 儿童研究医院为例，目前采用的联合化疗药物疗法使得超过 90% 的 ALL 儿童患者获得五年或更长的生存时间，也让儿童 ALL 成为为数不多的只通过化疗就能治愈的恶性肿瘤之一。在治愈率大幅度提高的同时，化疗药物带来的副作用也越来越被重视，即保证治愈率的同时，新的治疗方案还要减少化疗药物带来的副作用，提高患者治疗后的生存质量。另外，还有 10%～20% 的 ALL 患者会在初次治疗后复发，复发后的白血病细胞对之前的大多数化疗药物都产生强耐药性，导致再次治愈率显著下降，部分复发相关的基因组变异业已被确认，为进一步治疗复发 ALL 提供了药物靶点和理论依据。由于大多数儿童 ALL 患者对化疗的敏感性都很高，因此它是研究多种化疗药物药理学和药物基因组学理想疾病模型之一。

目前，ALL 化疗标准流程包括 3 个主要步骤，即诱导缓解治疗（remission induction）、巩固治疗（consolidation）和继续/维持治疗（maintenance or continuation），总疗程需要 120～130 周。不同的化疗药物杀伤白血病细胞的机制有所不同，多种药物的联合使用可以避免白血病细胞原发性和继发性耐药。经过研究证明，不同阶段使用不同的药物组合能在不影响彼此的药效基础上相互促进，从而保证治疗过程中能最大限度地杀伤白血病细胞。如前述，国际 ALL 的标准疗法中主要用到了 8 种化疗药物，即糖皮质激素（glucocorticoids）类的泼尼松（prednisone）或地塞米松（dexamethasone）、微管活性抑制剂类的长春新碱（vincristine，VCR）、RNA 合成干扰剂类的柔红霉素（daunorubicin，DNR）、影响氨基酸供应类的 L-门冬酰胺酶（L-asparaginase）、烷化剂类的环磷酰胺（cyclophosphamide，CTX）、DNA 聚合酶抑制剂类的阿糖胞苷（cytarabine，Ara-C）、影响核酸生物合成类的甲氨蝶呤（methotrexate，MTX）和巯基嘌呤（6-mercaptopurine，6-MP）。这些药物发挥作用需要几

个步骤，首先一些前体类药物（即药物本身没有活性，需要在肝脏等器官中经过如细胞色素酶等的生物转化形成具有肿瘤杀伤作用的活性成分）需要被酶类代谢成有效成分，然后一些负责转运的膜蛋白会将药物送入细胞发挥作用，最后被一些负责降解的酶类代谢成无毒的代谢物最后被排出体外。在以上的各个步骤中，只要出现能影响相关基因功能或者表达的变异就可能严重影响到治疗效果，主要表现为降低药物疗效和增加药物毒副作用。本节我们将主要以上述的 8 类药物为例进行相关药理学和药物基因组学研究进展的回顾。

二、ALL 标准化治疗方案中化疗药物的药理学和药物基因组学回顾

（一）糖皮质激素类

最常见的糖皮质激素类（glucocorticoids）药物有两种，分别是泼尼松（prednisone）和地塞米松（dexamethasone），它们的化学结构非常相似。这两种药物主要作用于淋巴细胞并诱导其凋亡，具有抗炎及免疫抑制作用。

1. 作用机制 糖皮质激素类药物均是糖皮质激素受体的激动剂，可以跨细胞膜与细胞质特异性受体（如 NRC3CL、HSPCA、FKBP4 等）高效结合，并进入细胞核内与 CREBBP、NCOA3 等蛋白形成复合物，这一复合物可以结合糖皮质激素受体 DNA 原件（glucocorticoid receptor element，GRE）来抑制下游相应的蛋白合成并抑制免疫反应，以达到杀死淋巴细胞的功能，在肿瘤治疗中对 ALL 和恶性淋巴瘤的疗效较好。

2. 药物代谢 泼尼松和地塞米松都需要在肝脏中进行生物转化，其中泼尼松需要先在肝脏中转化成泼尼松龙（prednisolone）才能发挥药效。另外，泼尼松的药物消除半衰期（即血浆中药物浓度下降 1/2 所需的时间，简称半衰期）只有 2～3 小时，而地塞米松则可达 36～54 小时。在 ALL 的治疗中需要给患者每天 40mg/m²（毫克/平方米体表面积）的泼尼松或者 6～8mg/m² 的地塞米松的药量，采用哪一种糖皮质激素治疗效果更好尚存争议，但有研究结果指出用地塞米松的患者有更长的无病生存期，推测是因为地塞米松能透过血-脑屏障而防止中枢神经系统（CNS）的白血病复发，但另一方面也可能会增加毒副作用的风险。地塞米松的药物动力学指标变异还与患者年龄、治疗强度甚至联合用药的种类

有关,例如对 L-门冬酰胺酶过敏的患者即对地塞米松的清除率增加。

3. 毒副作用 糖皮质激素的副作用较多,包括引起和加重感染、抑制儿童生长发育、引起精神性疾病等不良反应。地塞米松引起的骨坏死(osteonecrosis)是最常见的严重副作用之一,约有 80% 的患者会出现不同程度的骨坏死,有明显临床症状的患者(即骨坏死程度不小于 2 级)约占所有患者的 18%。研究显示,除了年龄是显著的影响因素外,位于脂类调控相关基因 ACP1 上 SNP(rs12714403)和位于丝氨酸蛋白酶抑制基因 SERPINE1 上 SNP(rs6092)的基因型也与骨坏死发生的风险存在显著的相关性。

4. 耐药和复发 糖皮质激素发挥药效需要经过一系列的体内反应和代谢,例如其必须与糖皮质激素受体相结合方能激活下游通路。研究发现,糖皮质激素受体的一些罕见或常见遗传变异可以使该蛋白的功能丧失或表达量不足,从而导致患者对药物的耐受而影响治疗效果。另一方面,一些治疗后复发的 ALL 患者,其肿瘤细胞会对既往使用的化疗药物耐药,通过基因组研究发现,在 ALL 的肿瘤细胞中一些与糖皮质激素药物通路相关基因的体细胞突变,推测这些突变可能影响患者对药物的敏感性,在肿瘤细胞克隆选择进化中被保留而引起了白血病复发。

(二) 长春新碱

长春新碱(vincristine,VCR)最初是从植物中提取出来的天然产物,具有抗肿瘤效果,作为化疗药物广泛应用在包括乳腺癌等各类肿瘤治疗中,尤其对 ALL 的疗效显著。

1. 作用机制 长春新碱属于微管蛋白活性抑制剂,其能与微管蛋白结合从而抑制微管聚合,导致了细胞有丝分裂中期不能形成纺锤丝,进而有效地阻断细胞分裂。分子水平上阻断 BCL-2 下游蛋白激酶的功能,并诱导细胞进入 p53/p21 相关的细胞凋亡途径。此外,有报道指出长春新碱还能干扰氨基酸、cAMP 和谷胱甘肽的代谢过程、核苷酸和脂质生物合成以及钙离子依赖的钙转运 ATP 酶活性。

2. 药物代谢 目前对长春新碱的药物代谢动力学研究的相关报道相对其他的抗肿瘤药物要少,主要是因为其血药浓度低、清除速度快且半衰期长。已知其代谢过程发生在肝脏中,在神经细胞中浓度较高,极少透过血-脑屏障。长春新碱半衰期个体差异较大,波动在 19 ~ 155 小时范围内。在细胞水平上长春新碱可以被如 ABCC1、ABCC2 和 ABCB1 等

膜转运蛋白排除到细胞外,也会在肝细胞中被 CYP3A5 和 CYP3A4 等细胞色素蛋白酶作用下被代谢成为去乙酰化形式而被清除,其中 CYP3A5 具有较强的代谢能力,因此 CYP3A5 表达量的个体差异也被认为是引起长春新碱清除速率差异的主要因素之一。

3. 药效和毒副作用 上述长春新碱药物代谢相关基因(如 CYP3A4、CYP3A5 和 ABCB1 等)上能影响基因表达和功能的遗传变异等均能不同程度地影响其药效和毒副作用。另外研究发现长春新碱在神经细胞中浓度很高,因此其毒性反应主要表现为外周神经系统毒性,特别是对体表面积小于 $0.5m^2$ 的婴儿患者。在治疗方案中需要根据患者的情况调整用药剂量以降低严重的神经毒性。美国 St. Jude 儿童研究医院最新报道指出,长春新碱引起的周围神经病变(peripheral neuropathy)的发生率约为 30%。利用全基因组关联分析的方法找到了位于 CEP72 基因启动子区域的 SNP 位点(rs924607)与其易感性存在显著相关,CEP72 基因能编码与中心体中微管蛋白形成相关的蛋白,如果表达量下调会导致患者神经和白血病细胞对长春新碱的敏感性改变,推测该 SNP 位点即通过调控该基因的表达而最终影响周围神经病变的易感性,提示在治疗中可以根据不同患者 rs924607 的基因型来调整长春新碱的使用量以减少相应的神经毒副作用。

4. 耐药和复发 如 ABCB1 等一些药物转运蛋白的高表达会造成细胞内药物浓度的下降,但是在比较了复发和初发的患者白血病细胞的基因表达后却并没有发现相关现象;而在白血病细胞系水平上,研究发现了对长春新碱耐药的细胞中,其 I 型微管蛋白出现了点突变和转录后修饰,III 型微管蛋白表达下降,而微管相关蛋白 MAP4 则升高,在小鼠异种移植(xenograft)的耐药模型上也同样发现微管的聚合程度与长春新碱的药物抵抗呈正相关。

(三) 柔红霉素

柔红霉素(daunorubicin,DNR)是蒽环类抗生素,主要从自然产物中分离而非化学合成。用于治疗各种类型的急性白血病、慢性粒细胞白血病、淋巴瘤和神经母细胞瘤等。

1. 作用机制 柔红霉素能嵌入到 DNA 碱基对之间并与之紧密结合,并通过稳定与拓扑异构酶 II 形成的复合体而抑制酶活性;研究还发现,柔红霉素还能抑制聚合酶活性,影响基因表达,对处于 S 期的细胞抑制效果更为明显。

2. 药物代谢 DNR 在给药后 40 分钟左右在肝脏内被代谢成活性成分柔红霉素醇（daunorubicinol），主要分布在肾脏、肝脏等器官，不能通过血-脑屏障。其在体内的半衰期约为 18 小时左右。

3. 药效和毒副作用 柔红霉素的特异性较差，会引起明显的如骨髓抑制、消化道反应和心脏毒性等毒副作用。最新的研究发现位于 *FMO3* 和 *GSTP1* 的基因变异在一定程度上与 DNR 的药效和毒副作用相关。

（四）L-门冬酰胺酶

L-门冬酰胺是细胞增殖过程中的基本氨基酸之一，但由于正常细胞可以自身合成而并非必需氨基酸。ALL 细胞因为缺少门冬酰胺合成酶则只能从血液中摄取，因此 L-门冬酰胺酶（L-asparaginase，L-ASP）可以相对特异地攻击门冬酰胺合成酶缺陷的白血病细胞。

1. 作用机制 L-门冬酰胺酶能将 L-门冬酰胺水解成门冬氨酸和氨，研究发现该酶的血浆浓度达到 100U/L 时就可以完全耗竭血浆中的 L-门冬酰胺，正常的细胞因为可以自己合成这种氨基酸而受影响相对较小，而有自身 L-门冬酰胺合成酶缺陷的白血病细胞则因为无法摄取血液中的 L-门冬酰胺用于进行蛋白合成，如细胞增殖相关的 p70-S6 激酶、4E-BP1 和核糖体蛋白，导致白血病细胞生长受到极大地抑制、增殖停滞并凋亡。

2. 药物代谢 L-门冬酰胺酶为蛋白类药物，需要静脉给药，无法通过血-脑屏障。其作用于血浆中的 L-门冬酰胺，不需要进入肿瘤细胞发挥药效，半衰期约 8~30 小时，主要被体内蛋白酶降解。由于 L-门冬酰胺酶是一种活性蛋白，因此目前只能采用生物合成的方法进行生产，主要从大肠埃希菌（*E. coli*）提取获得，简称 Elspar，由于外源的异体蛋白制剂具有很强的免疫原性，至少约 70% 的患者会产生针对性抗体，虽然很多病人不会出现超敏的副作用，但是由于抗体抵消了部分药效，需要对患者进行高频和大剂量的给药才能维持有效的血药浓度。新型制剂将 L-门冬酰胺酶与惰性聚合体聚乙二醇（PEG）进行共价连接得到 PEG-ASP，大大降低了蛋白免疫原性，从而使患者血液中针对 L-门冬酰胺酶的抗体显著下降，将药物的半衰期延长了约 5 倍（从平均 1.2 天延长到了 5.7 天），在 ALL 的治疗中保持相同治疗效果的同时还大大降低药物的使用剂量和频率。

3. 毒副作用 Elspar 刺激体内抗体生成在影响药效的同时也增加了过敏反应等毒副作用的风险，前期研究发现 87% 有过敏反应的患者的体内能检测到针对 Elspar 的抗体，比例大大高于没有过敏反应的病人（37%）；在能检测到抗体的患者中，有过敏反应患者体内的抗体浓度也要明显高。另外研究发现对 L-门冬酰胺酶过敏也影响了患者对地塞米松治疗的代谢。

4. 耐药和复发 传统认为 L-门冬酰胺酶的抗癌效果主要是因为白血病细胞中存在 L-门冬酰胺的合成缺陷，但最近的证据证明一些白血病细胞中不但表达 L-门冬酰胺合成酶，甚至还比正常细胞中表达量更高，导致这类白血病细胞对 L-门冬酰胺酶耐受。另外研究发现一些核糖体蛋白在耐药的 ALL 患者中出现了高表达，也可能是 L-门冬酰胺酶的耐药机制之一。

（五）环磷酰胺

环磷酰胺（cyclophosphamide，CP）是目前应用最为广泛的抗肿瘤烷化剂之一，属于细胞周期非特异性药物。其抗癌谱很广，对 ALL、肺癌、乳腺癌、神经母细胞瘤等具有一定疗效。

1. 作用机制 CP 经代谢的活性成分磷酰胺氮芥（phosphoramide mustard）可以与肿瘤细胞基因组 DNA 中的亲核基团起烷化作用，即在 DNA 双链中与鸟嘌呤进行交联，导致 DNA 无法解链分离进行复制，另外它还能导致 DNA 断裂和剪辑错配，从而阻止了 DNA 合成和被影响 DNA 区域的转录，最终导致细胞的凋亡。

2. 药物代谢 CP 本身没有活性，需要在肝脏中被细胞色素 P450（如 CYP2、CYP3 家族中的多种酶类）氧化成活性成分后才能发挥杀伤肿瘤细胞的功能。其代谢途径主要是环磷酰在肝脏中被 CYP2B6、CYP2C 和 CYP3A4 催化反应成 4-羟基环磷酰胺（4-hydroxycyclophosphamide）并迅速可逆地转变成其异构体醛磷酰胺（aldophosphamide），这一产物被释放后进入其他细胞，进一步分解出磷酰胺氮芥和丙烯醛，前者即为药物活性成分。该药物的半衰期约为 3~12 小时。

3. 药效和毒副作用 CP 需经肝脏中的细胞色素 P450 类蛋白催化成活性成分，因此位于 CYP 蛋白中能影响表达水平和功能的变化即能影响该药物的药效。在药物副作用方面，CP 作用存在非特异性，会造成如骨髓抑制和出血性膀胱炎等多种毒副作用。

（六）阿糖胞苷

阿糖胞苷（cytarabine，Ara-C）属于嘧啶类抗代谢药物，主要作用于细胞周期 S 期，抑制 DNA 聚合酶活性，多与其他化疗药物共同使用，对淋巴瘤、肺癌等都具有一定疗效，是白血病治疗中最重要的化疗药物之一，特别是阿糖胞苷能降低中枢神经系统（CNS）复发的风险，较其他化疗药物有更好的治疗 CNS 白血病的效果。

1. 作用机制　阿糖胞苷代谢后的活性成分主要通过与脱氧胞嘧啶（dCTP）不可逆竞争整合到 DNA 中终止 DNA 合成，并能抑制 DNA 聚合酶活性，具有细胞周期特异性，阻止细胞从 G1 期进入到 S 期，并只杀死 S 期正在进行 DNA 合成的细胞。

2. 药物代谢　阿糖胞苷本身没有活性，需要在体内脱氧胞苷激酶（dCK）磷酸化作用后转化成三磷酸胞苷形式（ arabinofuranoxylcycosine-5′-triphosphate，ara-CTP），ara-CTP 即是抑制 DNA 合成的活性成分。标准计量的阿糖胞苷（$100mg/m^2$）通过主动运输方式被细胞摄入，细胞内的药物浓度与转运蛋白数量相关；而当血药浓度超过阈值之后（在白血病细胞中一般为 $10\mu M$），胞内的 ara-CTP 浓度将不再随血药浓度的增加而显著增加。阿糖胞苷的半衰期非常短，仅仅约 10 分钟。

3. 药效和毒副作用　阿糖胞苷的细胞摄入能力、ara-CTP 转化以及在细胞中的滞留效率等对药物的细胞杀伤性至关重要，并与急性髓系白血病（AML）的治疗效果相关。虽然这一联系在 ALL 中还有待进一步研究，但报道指出在 B 细胞 ALL 中的 ara-CTP 的滞留显著高于 AML 细胞，并在复发的 ALL 白血病细胞中浓度偏低，提示 ara-CTP 的细胞浓度对药效的重要作用。阿糖胞苷较为严重的副作用是骨髓抑制和胃肠道反应，在使用高剂量时会出现较为特异的小脑毒性，引起共济失调的症状。

4. 耐药和复发　在细胞系和小鼠模型中最常见的阿糖胞苷耐药机制是 dCK 的活性降低，导致细胞内 ara-CTP 的水平下降。目前临床中发现的 dCK 基因突变非常少，但却发现复发后的白血病细胞中 ara-CTP 的含量明显较初发时低，推测耐药相关的 dCK 表达改变主要来源于表观遗传调控相关变异。相反的，在同样患有唐氏综合征的白血病患者的白血病细胞中，dCK 的表达量往往上调，可能是这些病人对阿糖胞苷敏感度较高的原因，尽管这种情况在同样对阿糖胞苷敏感的婴儿 ALL 患者中却未见发生，却提示了 dCK 表达量与阿糖胞苷药效之间的复杂关系。

（七）甲氨蝶呤

甲氨蝶呤（methotrexate，MTX）属于代谢抑制剂类的抗肿瘤药物，是叶酸类似物，能直接作用于淋巴细胞，曾经因为其具有抗炎和免疫抑制作用而被用于治疗如类风湿性关节炎等自身免疫性疾病。在 ALL 的治疗中，甲氨蝶呤目前是多个阶段中使用的重要的化疗药物。

1. 作用机制　甲氨蝶呤具有比叶酸高 1000 倍左右的亲和力来竞争性地结合二氢叶酸还原酶并抑制其活性，使二氢叶酸无法被转化成四氢叶酸，导致 DNA 合成因不能得到足够的脱氧胸苷酸而受阻，最终引起细胞的凋亡。由于细胞增殖得越快，需要的核苷酸就越多，受到 MTX 的影响也越大，因此该药物杀死肿瘤细胞的效果还与肿瘤细胞的增殖速度有关。

2. 药物代谢　甲氨蝶呤在细胞外浓度低于 $20\mu M$ 时会通过叶酸转运蛋白 SLC19A1 进入白血病细胞中，并在细胞中经过多聚谷氨酸合成酶（FPGS）的作用下结合 1~7 个谷氨酸残基形成 MTXPG(s)，MTX 和 MTXPGs 可以直接结合二氢叶酸还原酶（DHFR），但 MTX 结合较多的谷氨酸残基会进一步增加抑制效果，阻止叶酸分子的结合，导致二氢叶酸无法被转化成四氢叶酸及其衍生物的合成，而后者是体内嘌呤核苷酸合成重要辅助因子之一，特别是 5-甲基化四氢叶酸还是体内"一碳代谢"的重要辅助因子。另外，MTX 和 MTXPG(s) 还会作用于其他一些叶酸代谢通路中的酶类，如亚甲基四氢叶酸还原酶（MTHFR）、胸苷酸合成酶（TYMS）和肌苷酸合成酶（ATIC），进一步阻碍脱氧胸苷酸和嘌呤核苷酸的合成。MTXPG(s) 在细胞中具有稳定和发挥作用时间长的特点，之后被 γ-谷氨酰水解酶（GGH）水解成 MTX，而 MTX 则通过 ABC 类的转运蛋白泵出细胞外。另外，在临床试验中分别给病人高剂量（24 小时注射 $1g/m^2$）的 MTX 用药时，患者的血液总 MTX 浓度会有个体差异，半衰期在 8~15 小时，推测可能与 MTX 药物代谢、叶酸代谢途径中的基因变异有关，统计发现血液中 MTX 浓度高于 $16\mu M$ 病人的生存率显著高于那些浓度低于 $16\mu M$ 的患者。

3. 药效和毒副作用　MTX 的严重的毒副作用较少，高剂量使用时会引起黏膜炎、腹水和肾毒性，少数儿童患者还会出现神经毒性和脑白质病。在基因水平上，一些在代谢通路中相关基因上被报道与 MTX 的药效和毒性相关，这些变异通过改变基因表达量或者相应蛋白酶活性来影响药物的作用效果或引起药物毒性,例如 ABC 转运蛋白的表达量过高会导致大量的 MTX 还没有发挥功能就被排出细胞外而导致药效不足,反之药物在细胞内蓄积则会引起毒副作用,而如 *ABCB1* 基因上的 SNP(rs1045642)的变异能影响该基因的表达,因此与中性粒细胞减少症的风险相关;另外发生在 *MTHFR* 上的 C677T 变异可降低该基因产物活性从而增加 MTX 的毒副作用。通过全基因组关联分析等方法可进一步全面地了解遗传变异与临床中病人的药物反应等指标的关联性,例如研究发现 *SLCO1B1* 基因中 SNP 位点(rs11045879)以及一些低频 SNP 的基因型就与 MTX 的清除率存在极显著的相关性。同样 *FHOD3* 等 7 个基因上的 SNP 基因型与 MTXPG 形成相关。这些研究结果都将有助于预测治疗效果以指导 MTX 的临床使用。

4. 耐药和复发 已知患者对 MTX 耐药主要有如下几个原因,即 MTX 膜转运蛋白(RFC)的表达量或功能下降导致 MTX 进入细胞量不足,如发生在 RFC 上的点突变(E45K)会导致白血病细胞系水平上 MTX 的耐药;发生在如上述 ABC 转运蛋白上的变异引起的 MTX 过量排出胞外;由 FPGS 表达量和活力的下降或者 FPGH 表达量和活力的上升而造成的 MTXPG 在细胞中积累的下降,如在 T 细胞 ALL 中 FPGS 的表达量较 B 细胞 ALL 低而导致其对 MTX 的耐受;DHFR 的突变和表达量上升导致等量的 MTX 无法抑制其活性而造成的耐药等。

(八)巯基嘌呤

DNA 合成需要四种脱氧核糖核苷酸才能进行,而巯基嘌呤(6-mercaptopurine,6-MP)是腺嘌呤的类似物,即在 6 号位上用巯基代替了腺嘌呤本身的氨基,是具有免疫抑制作用的化疗药物。

1. 作用机制 6-MP 本身并没有药物活性,其在体内被代谢成活性成分后掺入到 DNA 和 RNA 中引起细胞毒性,其中一些活性成分还会干扰 DNA 连接酶和 DNA 聚合酶的活性,阻止肌苷酸转变成腺核苷酸和鸟核苷酸,即通过干扰嘌呤合成和代谢来杀死肿瘤细胞。

2. 药物代谢 6-MP 在体内需要在多种酶的作用下经过多步的代谢途径,产生很多活性成分和非活性成分,最终 6-MP 发挥抗肿瘤药效取决于两者之间的平衡。首先 6-MP 需要经过细胞转运蛋白如 SLC28A2、SLC28A3、SLC29A1 和 SLC29A2 等被转运入细胞,也会被如 ABCC4 和 ABCC5 等转运蛋白泵

出细胞外,进入细胞的 6-MP 先在 HPRT 的催化下转化成硫代肌苷酸(TIMP),进一步经过 IMPDFH1 和 GMPS 的催化下分别转化成硫代黄嘌呤(TXMP)和单磷酸硫代鸟嘌呤(TGMP),TGMP 会继续被磷酸化为双磷酸硫代鸟嘌呤(TGDP),并进一步被磷酸化成三磷酸硫代鸟嘌呤(TGTP),也会经脱氧成双磷酸形式(TdGDP)并进一步转化成三磷酸脱氧硫代鸟嘌呤(TdGTP),其中 TGTP 和 TdGTP 分别掺入到 RNA 和 DNA 合成过程中,造成细胞毒性。另一种 6MP 的替代药物硫代鸟嘌呤(6-thioguanine,6-TG)则可直接在 HPRT1 的作用下转化成 TGMP 进行下游的代谢过程,可代替 6-MP 在临床中使用。TGMP、TGDP 和 TGTP 是药物产生活性的中间产物或者终产物,在临床中可以将其转化成 TGN 通过 HPLC 进行检测。另一方面在细胞内也存在将活性成分去毒性的代谢过程,主要由巯基嘌呤甲基化转移酶(thiopurine methyltransferase,TPMT)参与,可将 6-MP 进行甲基化修饰得到没有活性的代谢产物。

3. 药量和毒副作用 参与到 6-MP 整个代谢过程中的各个蛋白代谢酶和转运蛋白对最终 6-MP 的治疗效果和毒副作用均有不同程度的影响。因为 6-MP 是白血病治疗的维持缓解期使用的最重要的化疗药物之一,维持缓解期疗程持续 2~3 年,这个时期的药物使用不但要保证充分的药效,还同时需要注意药物毒性对患者的影响。目前临床会常规检查患者体内 TGN 浓度以用于调整药物用量。在这些药物毒性研究中,TPMT 与药物副作用之间的关系报道最多。TPMT 主要参与到 6-MP 活性成分的降解去毒,如果该酶的活性降低会造成活性成分的积累导致严重的毒副作用,例如造成患者的骨髓抑制等。红细胞 TPMT 活性检测已经成为白血病治疗的常规指标,并有助于指导药量的调整。在对大量患者的 TPMT 活性进行统计时发现其存在明显的高中低三个组群,TPMT 酶活性越高对应 TGN 活性成分越低。对 *TMPT* 基因变异的研究发现,定位在 *TPMT* 基因上的一个 SNP(rs1142345)与 TPMT 的活性高度相关,这个 SNP 定位在 TPMT 的编码区,能改变其氨基酸序列并导致 TPMT 的酶活性丧失,从而造成 6-MP 的代谢障碍,特别是 SNP 两个等位基因均发生突变时,6-MP 的代谢活性成分代谢障碍、蓄积从而引起严重细胞毒性。研究又陆续发现了一些具有相同效果的其他低频 SNP,最终 *TPMT**2、*TPMT**3A、*TPMT**3C 可以解释 TPMT 活性变化的 80%~95%。由于患者在进行了如输血等治疗后,检测红细胞中

的 TPMT 活性并不准确,因此根据病人 *TPMT* 基因型来制定 6-MP 的用药方案被大量推广,特别是美国 FDA 已经将 6-MP 进行了药物遗传学的标记,提示在用这种药物时都要对 *TPMT* 的变异进行鉴定以指导临床药物的使用,成为经典的药物基因组学研究结合临床实践的范例。有趣的是,rs1142345 的变异等位基因在非洲裔人种中频率最高,约 4% ~ 5% 的人存在杂合或者纯合变异,在欧洲人种中约为 3%,但是在东亚人种中,这一比例低于 1%。然而东亚人种出现 6-MP 引起的药物毒副作用的患者比例却远远高于 1%,提示还存在其他能解释这一临床现象的遗传变异。最新的研究通过全基因组关联分析的方法验证了这个猜想,与 *TPMT* 相似,另一个基因 *NUDT15* 也存在一个能改变蛋白氨基酸的 SNP 位点(rs116855232),其基因型与患者体内 TGN 的浓度呈显著相关,有趣的是这个 SNP 的变异等位基因在东亚人群中可达 10%,而在非洲裔和欧洲人中的频率却非常低(<0.5%)。目前对 NUDT15 蛋白如何影响 6-MP 在白血病治疗的功能还不得而知,但是之前报道 NUDT15 作为核苷二磷酸酯酶(nucleoside diphosphatase)可以使三磷酸嘌呤脱磷酸化使其不能整合到 DNA 中,推测该酶可能也能将 6-MP 的活性成分 TdGTP 脱磷酸化,从而降低药物的有效成分。临床中患者出现 *TPMT* 或者 *NUDT15* 任何一个位点的纯合突变,其 6-MP 的用药量均需要降至常规用量的 10% 以下才能使病人的 TGN 浓度达到合理范围,可以预测 *NUDT15* 的 SNP 也将会被收录入 FDA 的药物遗传学标记名单中用于指导 6-MP 的临床用药量。

4. **耐药和复发**　6-MP 是维持阶段重要的化疗药物,临床研究发现很多复发相关的变异都与 6-MP 的耐药相关。近年来,通过第二代测序技术进行的全基因组或全转录组测序发现,在约 10% ~ 20% 的 ALL 复发患者中存在 *NT5C2* 的复发特异性肿瘤细胞突变,经过药物作用检测确定了这些突变只会显著影响细胞对 6-MP 的药物反应;而最新在中国人群中发现 10% 的复发患者的肿瘤细胞中存在 *PRPS1* 基因的复发特异性突变,体外实验证明这些突变也同样只造成了白血病细胞对 6-MP 或者 6-TG 的耐受而与 ALL 的复发相关。

三、遗传基因组变异与药物反应及耐药复发的关系

上述已经对一些遗传变异对 ALL 的化疗药物的影响进行了回顾,相关的药物相关基因变异主要位于药物受体、药物代谢酶和转运蛋白相关基因中,下面将对这些变异进行一个小结:

(一) 细胞色素酶 P450 类

细胞色素酶 P450 主要在肝脏中对药物进行催化反应,通过其结构中含有铁离子的血红素来传递电子进行氧化反应,可将药物前体催化成药物活性成分(如将环磷酰胺催化转换成醛磷酰胺),或将药物活性成分降解继而排毒(如长春新碱的去乙酰化),研究较多的如 *CYP3A5* 中的几个遗传变异可以通过调控基因的表达量来影响对应的药物代谢,这些遗传变异是各类药物与个体基因组关系中被研究得最频繁的一类。

(二) 转运蛋白

药物的转运蛋白包括将药物转入和转出细胞两类,其中溶质运载有机阴离子转运蛋白(solute carrier organic anion transporter)家族的成员主要负责将药物从血液中转入细胞进行药物代谢反应,例如上述转运 MTX 入细胞的 *SLCO1B1* 基因,rs11045879 的次等位基因(minor allele)C 可能会通过影响基因表达使导致进入白血病细胞的 MTX 药量下降,直接表型即是 MTX 的清除率的显著下降,相应的药物引起的黏膜炎的毒副作用比例也随之下降。进一步对该基因其他位置研究还发现了更多与 MTX 清除率相关的独立关联位点,推测都通过相似机制参与到药物反应的;而负责将药物转运出细胞的 ATP 结合转运盒(ATP-binding cassette)家族的基因则负责编码将化合物转运出细胞的蛋白,如果这些基因表达很强则会导致药物的有效浓度降低,因此也被称为多重耐药(multiple drug resistant, MDR)基因,例如发生在 *ABCB1*(MDR1)基因上能改变其表达和功能的变异(如 C3435T)均能不同程度地影响治疗中的药物治疗效果。

(三) 药物清除酶类

在上述对 6-MP 的回顾中已经对 *TPMT* 和 *NUDT15* 进行了详细的回顾,值得一提的是目前 *TPMT* 上的变异早已经被 FDA 标注成为药物基因组标志物,相应的针对这些变异的检测试剂盒也已经被开发出来用于临床常规检测指导 6-MP 的用量,这是在 ALL 治疗评估体系中最成熟和最成功药物基因组学应用。

表 3-2-1 中为目前可信度最高的 ALL 治疗相关化疗药物的药物遗传变异。

表 3-2-1　可信度最高的 ALL 治疗相关化疗药物的药物遗传变异

变异位点	基因	药物
TPMT*1、*2、*3A/B/C、*4	*TPMT*	巯基嘌呤、硫鸟嘌呤
rs11045879	*SLCO1B1*	甲氨蝶呤
rs116855232	*NUDT15*	巯基嘌呤

（四）其他

利用关联分析的方法，目前还发现了一些基因上的遗传变异与化疗效果之间存在极显著的关联，例如通过全基因组关联分析的方法发现了 *IL15* 上的 SNP 位点与患者治疗后的微小残留病（minimal residual disease，MRD）显著相关，而后者目前已经在临床中作为最重要的确定治疗后效果的预后指标之一。另外 *PYGL*（rs7142143）和 *PDE4B*（rs6683977）的基因型也被发现与 ALL 治疗后复发风险相关；而 *GATA3* 上的 SNP 位点（rs3824662）可能通过影响该蛋白的表达，不但参与高危 Ph-like ALL 亚型（见后）的易感性，还与该亚型患者的复发风险显著相关。

虽然这些变异如何参与到药物反应、参与到哪一种药物的反应、如何影响患者耐药的具体机制还不甚了解，但对患者进行这些变异基因型的鉴定将有助于对于疗效进行评估，指导临床用药和方案。

四、体细胞变异与药物反应及耐药复发的关系

在白血病细胞中积累了大量的体细胞突变，例如超过 50% 的儿童 ALL 患者存在染色体 9p21 区域的 *CDKN2A-CDKN2B* 基因区缺失，导致相应三个重要的抑癌蛋白［即由 *CDKN2A* 编码的 p16^{INK4A}、p14^{ARF}（对应小鼠的 p19^{Arf}）和由 *CDKN2B* 编码的 p15^{INK4B}］的丢失，虽然还没有证据显示 *CDKN2A/2B* 的缺失与某种化疗药物的耐药相关，但在临床中具有该基因区域缺失的患者具有较差的预后，更重要的是在复发的患者的白血病细胞中发现，*CDKN2A/2B* 基因区域可能从初发白血病细胞中的单拷贝缺失进一步成为纯合缺失，或者在初发无缺失的患者中出现复发特异性缺失，提示这些基因的缺失在白血病发生和复发中的重要作用。除此之外，全基因组拷贝数分析还发现，除 *CDKN2A/2B* 外还有如 *IKZF1*、*PAX5* 等基因在白血病细胞中也存在高频的缺失，其中 *IKZF1* 的变异也能提示较差的治疗预后

效果，而如发生在 *ETV6*、*MSH6* 等基因上的复发特异性缺失则可能影响白血病细胞对药物的反应而最终导致了患者的复发。

白血病细胞中不但有大量的基因缺失，还存在由于染色体易位等原因形成的融合蛋白，例如在 B 淋巴细胞白血病中，约有 25% 的儿童患者具有 t（12;21）的染色体易位，造成了 *ETV6* 和 *RUNX1* 形成融合基因（也被称为 *TEL-AML1* 融合基因），研究发现具有这种融合基因的白血病细胞对 L-门冬酰胺酶比较敏感，而可能对甲氨蝶呤却相对耐受。

此外，一些特殊的 ALL 亚型的治疗常常还有专门的治疗方案，以带有费城染色体的病人（Ph⁺ ALL）为例，这类病人 ALL 细胞的染色体出现了 9 号染色体长臂移至 22 号染色体短臂上的现象［t（9;22）］，导致了 *BCR* 和 *ABL* 两个基因的融合（BCR-ABL），这个亚型的 ALL 患者被列入高危组。费城染色体在 ALL 中的比例随着患者发病年龄的增加而增加，在儿童的 ALL 中占 3% 左右，在成人 ALL 中占 25%，在大于 50 岁发病的患者中占 50% 以上。因为 ABL 蛋白作用在酪氨酸激酶通路中，所以针对该通路的酪氨酸激酶抑制剂（如伊马替尼）可以作为该亚型 ALL 的靶向治疗药物而大大提高患者的生存率；遗憾的是，在使用这些靶向药之后，一些患者的预后会出现复发，经过基因组学的研究发现 90% 的复发白血病细胞中存在了复发特异的激酶域突变，造成了细胞对靶向药物耐受进而引起白血病复发。近年还发现还有约 15% 的 ALL 患者虽然不具有 BCR-ABL 的融合基因，但是其 ALL 细胞的基因表达谱特征与 Ph⁺ ALL 患者的白血病细胞相似，称之为费城染色体样类似型（Ph-like），这类病人根据预测指标同样被列为高危组，经过基因组的研究发现，约 1/2 的 Ph-like ALL 患者具有 *CRLF2* 的转位、*JAK1/2* 基因突变或 *IKZF1* 基因突变，这三个变异经常同时出现在同一患者中，提示三者的相互作用与 ALL 发生相关。在临床方面，针对 Ph⁺ ALL 患者的酪氨酸激酶抑制剂也被认为能显著提高了 Ph-like 患者的治疗效果。在小样本的试验中发现用 JAK 蛋白抑制剂也可以

同样提高治疗效果。这个例子提示在基因组学水平上对 ALL 进行分子诊断对制定相应的药物治疗手段提高治愈率具有重要的作用。

结论

在 ALL 的治疗中使用了大量的化疗药物和靶向药物,这些药物的代谢动力学特征、药效等在不同个体中均存在差异,通过药物基因组学的方法已经发现在肿瘤细胞本身和患者遗传水平上出现的变异可以用于解释个体对药物反应差异,并越来越多地在治疗中被检测,用于指导临床的个体化用药。

(杨 俊)

参 考 文 献

[1] Hodge AE,RBAltman,TE Klein. The PharmGKB:integration,aggregation,and annotation of pharmacogenomic data and knowledge. Clin Pharmacol Ther,2007,81(1):21-24

[2] Pui CH,WE Evans. Treatment of acute lymphoblastic leukemia. N Engl J Med,2006,354(2):166-178

[3] Yang JJ,Cheng C,Devidas M,et al. Ancestry and pharmacogenomics of relapse in acute lymphoblastic leukemia. Nat Genet,2011,43(3):237-241

[4] Bond CA,CLRaehl. Adverse drug reactions in United States hospitals. Pharmacotherapy,2006,26(5):601-608

[5] Vesell ES,Pharmacogenetics. N Engl J Med,1972,287(18):904-909

[6] Sachidanandam R. A map of human genome sequence variation containing 1. 42 million single nucleotide polymorphisms. Nature,2001,409(6822):928-933

[7] McVean G,CC Spencer,RChaix,et al. Perspectives on human genetic variation from the HapMap Project. PLoS Genet,2005,1(4):e54

[8] Haines JL. Complement factor H variant increases the risk of age-related macular degeneration. Science,2005,308(5720):419-421

[9] Fellay J. ITPA gene variants protect against anaemia in patients treated for chronic hepatitis C. Nature,2010,464(7287):405-408

[10] Daly AK. Using genome-wide association studies to identify genes important in serious adverse drug reactions. Annu Rev Pharmacol Toxicol,2012,52:21-35

[11] Chong CR,PAJanne. The quest to overcome resistance to EGFR-targeted therapies in cancer. Nat Med,2013,19(11):1389-1400

[12] Kim HR. Distinct clinical features and outcomes in never-smokers with nonsmall cell lung cancer who harbor EGFR or KRAS mutations or ALK rearrangement. Cancer,2012,118(3):729-739

[13] Pui CH,MVRelling,JR Downing,et al. Acute lymphoblastic leukemia. N Engl J Med,2004,350(15):1535-1548

[14] Pui CH,LL Robison,AT Look,et al. Acute lymphoblastic leukaemia. Lancet,2008,371(9617):1030-1043

[15] Greaves M. Infection,immune responses and the aetiology of childhood leukaemia. Nat Rev Cancer,2006,6(3):193-203

[16] Howard SC. Childhood cancer epidemiology in low-income countries. Cancer,2008,112(3):461-472

[17] Hunger SP. Improved survival for children and adolescents with acute lymphoblastic leukemia between 1990 and 2005:a report from the childre's oncology group. J Clin Oncol,2012,30(14):1663-1669

[18] Rivera GK. Bone marrow recurrence after initial intensive treatment for childhood acute lymphoblastic leukemia. Cancer,2005,103(2):368-376

[19] Mullighan CG. CREBBP mutations in relapsed acute lymphoblastic leukaemia. Nature,2011,471(7337):235-239

[20] Ma X. Rise and fall of subclones from diagnosis to relapse in pediatric B-acute lymphoblastic leukaemia. Nat Commun,2015,6:6604

[21] Tzoneva G. Activating mutations in the NT5C2 nucleotidase gene drive chemotherapy resistance in relapsed ALL. Nat Med,2013,19(3):368-371

[22] Meyer JA. Relapse-specific mutations in NT5C2 in childhood acute lymphoblastic leukemia. Nat Genet,2013,45(3):290-294

[23] Pui CH,WE Evans. Acute lymphoblastic leukemia. N Engl J Med,1998,339(9):605-615

[24] Veerman AJ. High cure rate with a moderately intensive treatment regimen in non-high-risk childhood acute lymphoblastic leukemia. Results of protocol ALL VI from the Dutch Childhood Leukemia Study Group. J Clin Oncol,1996,14(3):911-918

[25] Gaynon PS. Children's Cancer Group trials in childhood acute lymphoblastic leukemia:1983-1995. Leukemia,2000,14(12):2223-2233

[26] Gaynon PS. Duration of hospitalization as a measure of cost on Children's Cancer Group acute lymphoblastic leukemia studies. J Clin Oncol,2001,19(7):1916-1925

[27] Jones B. Lower incidence of meningeal leukemia when prednisone is replaced by dexamethasone in the treatment of acute lymphocytic leukemia. Med Pediatr Oncol,1991,19(4):269-275

[28] Yang L. Asparaginase may influence dexamethasone pharmacokinetics in acute lymphoblastic leukemia. J Clin Oncol,2008,26(12):1932-1939

[29] Inaba H,CHPui. Glucocorticoid use in acute lymphoblastic

leukaemia. Lancet Oncol,2010,11(11):1096-1106

[30] Relling MV. Pharmacogenetic risk factors for osteonecrosis of the hip among children with leukemia. J Clin Oncol, 2004,22(19):3930-3936

[31] Kawedia JD. Pharmacokinetic, pharmacodynamic, and pharmacogenetic determinants of osteonecrosis in children with acute lymphoblastic leukemia. Blood,2011,117(8): 2340～2347;quiz 2556

[32] French D. A PAI-1（SERPINE1）polymorphism predicts osteonecrosis in children with acute lymphoblastic leukemia:a report from the Children's Oncology Group. Blood, 2008,111(9):4496-4499

[33] Hurley DM. Point mutation causing a single amino acid substitution in the hormone binding domain of the glucocorticoid receptor in familial glucocorticoid resistance. J Clin Invest,1991,87(2):680-686

[34] Kamdem LK. Genetic predictors of glucocorticoid-induced hypertension in children with acute lymphoblastic leukemia. Pharmacogenet Genomics,2008,18(6):507-514

[35] Marino S. Response to glucocorticoids and toxicity in childhood acute lymphoblastic leukemia:role of polymorphisms of genes involved in glucocorticoid response. Pediatr Blood Cancer,2009,53(6):984-991

[36] Tissing WJ. Molecular determinants of glucocorticoid sensitivity and resistance in acute lymphoblastic leukemia. Leukemia,2003,17(1):17-25

[37] van Rossum EF. A polymorphism in the glucocorticoid receptor gene,which decreases sensitivity to glucocorticoids in vivo,is associated with low insulin and cholesterol levels. Diabetes,2002,51(10):3128-3134

[38] Noble RL. The discovery of the vinca alkaloids—chemotherapeutic agents against cancer. Biochem Cell Biol, 1990,68(12):1344-1351

[39] Rahmani R,XJ Zhou. Pharmacokinetics and metabolism of vinca alkaloids. Cancer Surv,1993,17:269-281

[40] Mandelkow E,EMMandelkow. Microtubules and microtubule-associated proteins. Curr Opin Cell Biol,1995,7(1): 72-81

[41] Jordan MA,L Wilson. Microtubules as a target for anticancer drugs. Nat Rev Cancer,2004,4(4):253-265

[42] Haldar S,N Jena,CMCroce,et al. Inactivation of Bcl-2 by phosphorylation. Proc Natl Acad Sci U S A,1995,92 (10):4507-4511

[43] Wang LG. The effect of antimicrotubule agents on signal transduction pathways of apoptosis:a review. Cancer Chemother Pharmacol,1999,44(5):355-361

[44] Zhou XJ. Human liver microsomal cytochrome P450 3A isozymes mediated vindesine biotransformation. Metabolic

drug interactions. Biochem Pharmacol,1993,45(4):853-861

[45] de Graaf SS. Vincristine disposition in children with acute lymphoblastic leukemia. Med Pediatr Oncol,1995,24(4): 235-240

[46] Gidding CE. Vincristine pharmacokinetics after repetitive dosing in children. Cancer Chemother Pharmacol,1999,44 (3):203-209

[47] Moore A,R Pinkerton. Vincristine:Can its therapeutic index be enhanced? Pediatr Blood Cancer,2009,53(7): 1180-1187

[48] Beulz-Riche D. Characterization of human cytochrome P450 isoenzymes involved in the metabolism of vinorelbine. Fundam Clin Pharmacol,2005,19(5):545-553

[49] Kajita J. CYP3A4 is mainly responsible for the metabolism of a new vinca alkaloid,vinorelbine,in human liver microsomes. Drug Metab Dispos,2000,28(9):1121-1127

[50] Dennison JB. Selective metabolism of vincristine in vitro by CYP3A5. Drug Metab Dispos,2006,34(8):1317-1327

[51] Dennison JB. Effect of CYP3A5 expression on vincristine metabolism with human liver microsomes. J Pharmacol Exp Ther,2007,321(2):553-563

[52] Dennison JB. Apparent high CYP3A5 expression is required for significant metabolism of vincristine by human cryopreserved hepatocytes. J Pharmacol Exp Ther,2008, 327(1):248-257

[53] Lamba JK. Common allelic variants of cytochrome P4503A4 and their prevalence in different populations. Pharmacogenetics,2002,12(2):121-132

[54] Kuehl P. Sequence diversity in CYP3A promoters and characterization of the genetic basis of polymorphic CYP3A5 expression. Nat Genet,2001,27(4):383-391

[55] Hoffmeyer S. Functional polymorphisms of the human multidrug-resistance gene:multiple sequence variations and correlation of one allele with P-glycoprotein expression and activity in vivo. Proc Natl Acad Sci U S A,2000,97(7): 3473-3478

[56] Woods WG,M O'Leary,MENesbit,et al. Life-threatening neuropathy and hepatotoxicity in infants during induction therapy for acute lymphoblastic leukemia. J Pediatr,1981, 98(4):642-645

[57] Diouf B. Association of an inherited genetic variant with vincristine-related peripheral neuropathy in children with acute lymphoblastic leukemia. JAMA,2015,313(8):815-823

[58] Kavallaris M. Multiple microtubule alterations are associated with Vinca alkaloid resistance in human leukemia cells. Cancer Res,2001,61(15):5803-5809

［59］ Ong V. A role for altered microtubule polymer levels in vincristine resistance of childhood acute lymphoblastic leukemia xenografts. J Pharmacol Exp Ther,2008,324（2）: 434-442

［60］ Fassas A,AAnagnostopoulos. The use of liposomal daunorubicin（DaunoXome）in acute myeloid leukemia. Leuk Lymphoma,2005,46（6）:795-802

［61］ Seiter K. Toxicity of the topoisomerase II inhibitors. Expert Opin Drug Saf,2005,4（2）:219-234

［62］ Andersen MK. Therapy-related acute lymphoblastic leukaemia with MLL rearrangements following DNA topoisomerase II inhibitors,an increasing problem:report on two new cases and review of the literature since 1992. Br J Haematol,2001,114（3）:539-543

［63］ Seiter K. Secondary acute myelogenous leukemia and myelodysplasia without abnormalities of chromosome 11q23 following treatment of acute leukemia with topoisomerase II-based chemotherapy. Leukemia,2001,15（6）:963-970

［64］ Robert J. Pharmacokinetics of new anthracyclines. Bull Cancer,1988,75（2）:167-174

［65］ Thompson P. Pharmacokinetics and pharmacogenomics of daunorubicin in children:a report from the Children's Oncology Group. Cancer Chemother Pharmacol,2014,74（4）:831-838

［66］ Miller HK,JSSalser,MEBalis,et al. Amino acid levels following L-asparagine amidohydrolase（EC.3.5.1.1）therapy. Cancer Res,1969,29（1）:183-187

［67］ Ohnuma T. Biochemical and pharmacological studies with asparaginase in man. Cancer Res,1970,30（9）:2297-2305

［68］ Jones B. Optimal use of L-asparaginase（NSC-109229）in acute lymphocytic leukemia. Med Pediatr Oncol,1977,3（4）:387-400

［69］ Capizzi RL. L-asparaginase:clinical,biochemical,pharmacological,and immunological studies. Ann Intern Med,1971,74（6）:893-901

［70］ Iiboshi Y. L-Asparaginase inhibits the rapamycin-targeted signaling pathway. Biochem Biophys Res Commun,1999,260（2）:534-539

［71］ Hu ZB. Regulation of drug sensitivity by ribosomal protein S3a. Blood,2000,95（3）:1047-1055

［72］ Liu C. Clinical utility and implications of asparaginase antibodies in acute lymphoblastic leukemia. Leukemia,2012,26（11）:2303-2309

［73］ Cheung NK,IYChau,PFCoccia,et al. Antibody response to Escherichia coli L-asparaginase. Prognostic significance and clinical utility of antibody measurement. Am J Pediatr Hematol Oncol,1986,8（2）:99-104

［74］ Killander D. Hypersensitive reactions and antibody formation during L-asparaginase treatment of children and adults with acute leukemia. Cancer,1976,37（1）:220-228

［75］ Asselin BL. Comparative pharmacokinetic studies of three asparaginase preparations. J Clin Oncol,1993,11（9）: 1780-1786

［76］ Avramis VI. A randomized comparison of native Escherichia coli asparaginase and polyethylene glycol conjugated asparaginase for treatment of children with newly diagnosed standard-risk acute lymphoblastic leukemia:a Children's Cancer Group study. Blood,2002,99（6）:1986-1994

［77］ Stams WA. Sensitivity to L-asparaginase is not associated with expression levels of asparagine synthetase in t（12;21）+ pediatric ALL. Blood,2003,101（7）:2743-2747

［78］ Holleman A. Gene-expression patterns in drug-resistant acute lymphoblastic leukemia cells and response to treatment. N Engl J Med,2004,351（6）:533-542

［79］ Mirkes PE. Cyclophosphamide teratogenesis:a review. TeratogCarcinog Mutagen,1985,5（2）:75-88

［80］ Malet-Martino M,VGilard,RMartino,et al. The analysis of cyclophosphamide and its metabolites. Curr Pharm Des,1999,5（8）:561-586

［81］ Bagley CM,Jr. FWBostick,VTDeVitaJr. et al. Clinical pharmacology of cyclophosphamide. Cancer Res,1973,33（2）:226-233

［82］ Moore MJ. Clinical pharmacokinetics of cyclophosphamide. Clin Pharmacokinet,1991,20（3）:194-208

［83］ D'Incalci M. Decreased half life of cyclophosphamide in patients under continual treatment. Eur J Cancer,1979,15（1）:7-10

［84］ Pigneux A. Adding lomustine to idarubicin and cytarabine for induction chemotherapy in older patients with acute myeloid leukemia:the BGMT 95 trial results. Haematologica,2007,92（10）:1327-1334

［85］ Pui CH. Early intensification of intrathecal chemotherapy virtually eliminates central nervous system relapse in children with acute lymphoblastic leukemia. Blood,1998,92（2）:411-415

［86］ Band PR. Treatment of central nervous system leukemia with intrathecal cytosine arabinoside. Cancer,1973,32（4）:744-748

［87］ Kufe DW. Correlation of cytotoxicity with incorporation of ara-C into DNA. J Biol Chem,1980,255（19）:8997-9000

［88］ Major PP. Correlation of thymidine-enhanced incorporation of ara-C in deoxyribonucleic acid with increased cell kill. Biochem Pharmacol,1981,30（16）:2221-2224

［89］ Major PP. Lethality of human myeloblasts correlates with the incorporation of arabinofuranosylcytosine into DNA. Proc Natl Acad Sci U S A,1981,78(5):3235-3239

[90] Momparler RL. Kinetic and template studies with 1-D-arabinofuranosylcytosine 5′-triphosphate and mammalian deoxyribonucleic acid polymerase. Mol Pharmacol, 1972, 8 (3):362-370

[91] Wiley JS. Cytosine arabinoside influx and nucleoside transport sites in acute leukemia. J Clin Invest, 1982, 69 (2):479-489

[92] Heinemann V. Patient-specific dose rate for continuous infusion high-dose cytarabine in relapsed acute myelogenous leukemia. J Clin Oncol,1989,7(5):622-628

[93] Plunkett W. Saturation of 1-beta-D-arabinofuranosylcytosine 5′-triphosphate accumulation in leukemia cells during high-dose 1-beta-D-arabinofuranosylcytosine therapy. Cancer Res,1987,47(11):3005-3011

[94] Rustum YM, HDPreisler. Correlation between leukemic cell retention of 1-beta-D-arabinofuranosylcytosine 5′-triphosphate and response to therapy. Cancer Res, 1979, 39(1):42-49

[95] Avramis VI. Biochemical pharmacology of high dose 1-beta-D-arabinofuranosylcytosine in childhood acute leukemia. Cancer Res,1987,47(24 Pt 1):6786-6792

[96] Boos J. Intracellular retention of cytosine arabinoside triphosphate in blast cells from children with acute myelogenous and lymphoblastic leukemia. Med Pediatr Oncol,1996,26(6):397-404

[97] Sylvester RK, AJ Fisher, MLobell, et al. Cytarabine-induced cerebellar syndrome: case report and literature review. Drug Intell Clin Pharm,1987,21(2):177-180

[98] Owens JK. Resistance to 1-beta-D-arabinofuranosylcytosine in human T-lymphoblasts mediated by mutations within the deoxycytidine kinase gene. Cancer Res, 1992, 52(9):2389-2393

[99] Flasshove M. Structural analysis of the deoxycytidine kinase gene in patients with acute myeloid leukemia and resistance to cytosine arabinoside. Leukemia, 19948 (5): 780-785

[100] van den Heuvel-Eibrink MM. Absence of mutations in the deoxycytidine kinase (dCK) gene in patients with relapsed and/or refractory acute myeloid leukemia (AML). Leukemia,2001,15(5):855-856

[101] Klumper E. In vitro cellular drug resistance in children with relapsed/refractory acute lymphoblastic leukemia. Blood,1995,86(10):3861-3868

[102] Zwaan CM. Different drug sensitivity profiles of acute myeloid and lymphoblastic leukemia and normal peripheral blood mononuclear cells in children with and without Down syndrome. Blood,2002,99(1):245-251

[103] Stam RW. Differential mRNA expression of Ara-C-metabolizing enzymes explains Ara-C sensitivity in MLL gene-rearranged infant acute lymphoblastic leukemia. Blood, 2003,101(4):1270-1276

[104] Dervieux T. Gene-gene interactions in folate and adenosine biosynthesis pathways affect methotrexate efficacy and tolerability in rheumatoid arthritis. Pharmacogenet Genomics,2009,19(12):935-944

[105] Pui CH. Treating childhood acute lymphoblastic leukemia without cranial irradiation. N Engl J Med, 2009, 360 (26):2730-2741

[106] Belkov VM. Reduced folate carrier expression in acute lymphoblastic leukemia:a mechanism for ploidy but not lineage differences in methotrexate accumulation. Blood, 1999,93(5):1643-1650

[107] Zhang L. Reduced folate carrier gene expression in childhood acute lymphoblastic leukemia:relationship toimmunophenotype and ploidy. Clin Cancer Res,1998,4(9): 2169-2177

[108] Barredo JC. Differences in constitutive and post-methotrexate folylpolyglutamate synthetase activity in B-lineage and T-lineage leukemia. Blood,1994,84(2):564-569

[109] Gorlick R. Intrinsic and acquired resistance to methotrexate in acute leukemia. N Engl J Med, 1996, 335 (14): 1041-1048

[110] Robien K. Methylenetetrahydrofolate reductase and thymidylate synthase genotypes modify oral mucositis severity following hematopoietic stem cell transplantation. Bone Marrow Transplant,2006,37(8):799-800

[111] Panetta JC. Methotrexate intracellular disposition in acute lymphoblastic leukemia:a mathematical model of gamma-glutamyl hydrolase activity. Clin Cancer Res, 2002, 8 (7):2423-2429

[112] Cheng Q. Karyotypic abnormalities create discordance of germline genotype and cancer cell phenotypes. Nat Genet,2005,37(8):878-882

[113] Cheng Q. Epigenetic regulation of human gamma-glutamyl hydrolase activity in acute lymphoblastic leukemia cells. Am J Hum Genet,2006,79(2):264-274

[114] Widemann BC. High-dose methotrexate-induced nephrotoxicity in patients with osteosarcoma. Cancer, 2004, 100 (10):2222-2232

[115] Buitenkamp TD. Methotrexate-induced side effects are not due to differences in pharmacokinetics in children with Down syndrome and acute lymphoblastic leukemia. Haematologica,2010,95(7):1106-1113

[116] Tetef ML. Pharmacokinetics and toxicity of high-dose in-

travenous methotrexate in the treatment of leptomeningeal carcinomatosis. Cancer Chemother Pharmacol, 2000, 46 (1):19-26

[117] Bhojwani D. Methotrexate-induced neurotoxicity and leukoencephalopathy in childhood acute lymphoblastic leukemia. J Clin Oncol, 2014, 32(9):949-959

[118] Schmiegelow K. Advances in individual prediction of methotrexate toxicity:a review. Br J Haematol, 2009, 146 (5):489-503

[119] Zgheib NK. Genetic polymorphisms in candidate genes predict increased toxicity with methotrexate therapy in Lebanese children with acute lymphoblastic leukemia. Pharmacogenet Genomics, 2014, 24(8):387-396

[120] Ulrich CM. Pharmacogenetics of methotrexate:toxicity among marrow transplantation patients varies with the methylenetetrahydrofolate reductase C677T polymorphism. Blood, 2001, 98(1):231-234

[121] Ramsey LB. Rare versus common variants in pharmacogenetics:SLCO1B1 variation and methotrexate disposition. Genome Res, 2012, 22(1):1-8

[122] Ramsey LB. Genome-wide study of methotrexate clearance replicates SLCO1B1. Blood, 2013, 121(6):898-904

[123] Trevino LR. Germline genetic variation in an organic anion transporter polypeptide associated with methotrexate pharmacokinetics and clinical effects. J Clin Oncol, 2009, 27(35):5972-5978

[124] French D. Acquired variation outweighs inherited variation in whole genome analysis of methotrexate polyglutamate accumulation in leukemia. Blood, 2009, 113(19): 4512-4520

[125] Gifford AJ. Role of the E45K-reduced folate carrier gene mutation in methotrexate resistance in human leukemia cells. Leukemia, 2002, 16(12):2379-2387

[126] Hooijberg JH. Multidrug resistance proteins and folate supplementation:therapeutic implications for antifolates and other classes of drugs in cancer treatment. Cancer Chemother Pharmacol, 2006, 58(1):1-12

[127] Rots MG. Differential methotrexate resistance in childhood T-versus common/preB-acute lymphoblastic leukemia can be measured by an in situ thymidylate synthase inhibition assay, but not by the MTT assay. Blood, 1999, 93(3):1067-1074

[128] Matherly LH. Increased frequency of expression of elevated dihydrofolate reductase in T-cell versus B-precursor acute lymphoblastic leukemia in children. Blood, 1997, 90(2):578-589

[129] Goker E. Amplification of the dihydrofolate reductase gene is a mechanism of acquired resistance to methotrex-

ate in patients with acute lymphoblastic leukemia and is correlated with p53 gene mutations. Blood, 1995, 86(2): 677-684

[130] Weinshilboum, R. M., S. L. Sladek, et al. Mercaptopurine pharmacogenetics:monogenic inheritance of erythrocyte thiopurine methyltransferase activity. Am J Hum Genet, 1980, 32(5):651-662

[131] Lennard L. Genetic variation in response to 6-mercaptopurine for childhood acute lymphoblastic leukaemia. Lancet, 1990, 336(8709):225-229

[132] Relling MV. Mercaptopurine therapy intolerance and heterozygosity at the thiopurine S-methyltransferase gene locus. J Natl Cancer Inst, 1999, 91(23):2001-2008

[133] Yang JJ. Inherited NUDT15 Variant Is a Genetic Determinant of Mercaptopurine Intolerance in Children With Acute Lymphoblastic Leukemia. J Clin Oncol, 2015, 33 (11):1235-1242

[134] Yang SK. A common missense variant in NUDT15 confers susceptibility to thiopurine-induced leukopenia. Nat Genet, 2014, 46(9):1017-1020

[135] Li B. Negative feedback-defective PRPS1 mutants drive thiopurine resistance in relapsed childhood ALL. Nat Med, 2015, 21(6):563-571

[136] Yang JJ. Genome-wide interrogation of germline genetic variation associated with treatment response in childhood acute lymphoblastic leukemia. JAMA, 2009, 301 (4): 393-403

[137] van Dongen JJ. Prognostic value of minimal residual disease in acute lymphoblastic leukaemia in childhood. Lancet, 1998, 352(9142):1731-1738

[138] Szczepanski T. Minimal residual disease in leukaemia patients. Lancet Oncol, 2001, 2(7):409-417

[139] Yang JJ. Genome-wide association study identifies germline polymorphisms associated with relapse of childhood acute lymphoblastic leukemia. Blood, 2012, 120 (20): 4197-4204

[140] Perez-Andreu V. Inherited GATA3 variants are associated with Ph-like childhood acute lymphoblastic leukemia and risk of relapse. Nat Genet, 2013, 45(12):1494-1498

[141] Mullighan CG. Deletion of IKZF1 and prognosis in acute lymphoblastic leukemia. N Engl J Med, 2009, 360 (5): 470-480

[142] Pui CH. Acute leukemia in children. Curr Opin Hematol, 1996, 3(4):249-258

[143] Drexler HG. Review of alterations of the cyclin-dependent kinase inhibitor INK4 family genes p15p, 16p, 18 and p19 in human leukemia-lymphoma cells. Leukemia, 1998, 12(6):845-859

[144] Ramakers-van Woerden NL. In vitro drug resistance and prognostic impact of p16INK4A/P15INK4B deletions in childhood T-cell acute lymphoblastic leukaemia. Br J Haematol,2001,112(3):680-690

[145] Mullighan CG. Genomic analysis of the clonal origins of relapsed acute lymphoblastic leukemia. Science, 2008, 322(5906):1377-1380

[146] Yang JJ. Genome-wide copy number profiling reveals molecular evolution from diagnosis to relapse in childhood acute lymphoblastic leukemia. Blood, 2008, 112(10): 4178-4183

[147] Ramakers-van Woerden NL. TEL/AML1 gene fusion is related to in vitro drug sensitivity for L-asparaginase in childhood acute lymphoblastic leukemia. Blood,2000,96(3):1094-1099

[148] Whitehead VM. The association of the TEL-AML1 chromosomal translocation with the accumulation of methotrexate polyglutamates in lymphoblasts and with ploidy in childhood B-progenitor cell acute lymphoblastic leukemia: a Pediatric Oncology Group study. Leukemia, 2001, 15(7):1081-1088

[149] Talpaz M. Dasatinib in imatinib-resistant Philadelphia chromosome-positive leukemias. N Engl J Med,2006,354(24):2531-2541

[150] Kurzrock R. Philadelphia chromosome-positive leukemias:from basic mechanisms to molecular therapeutics. Ann Intern Med,2003,138(10):819-830

[151] Gorre ME. Clinical resistance to STI-571 cancer therapy caused by BCR-ABL gene mutation or amplification. Science,2001,293(5531):876-880

[152] Den Boer ML. A subtype of childhood acute lymphoblastic leukaemia with poor treatment outcome:a genome-wide classification study. Lancet Oncol,2009,10(2):125-134

[153] Roberts KG. Genetic alterations activating kinase and cytokine receptor signaling in high-risk acute lymphoblastic leukemia. Cancer Cell,2012,22(2):153-166

[154] Harvey RC. Identification of novel cluster groups in pediatric high-risk B-precursor acute lymphoblastic leukemia with gene expression profiling:correlation with genome-wide DNA copy number alterations, clinical characteristics,and outcome. Blood,2010,116(23):4874-4884

[155] Loh ML. Tyrosine kinome sequencing of pediatric acute lymphoblastic leukemia:a report from the Children's Oncology Group TARGET Project. Blood, 2013, 121(3): 485-488

[156] Harvey RC. Rearrangement of CRLF2 is associated with mutation of JAK kinases, alteration of IKZF1 Hispanic/ Latino ethnicityand a poor outcome in pediatric B-progenitor acute lymphoblastic leukemia. Blood, 2010, 115(26):5312-5321

[157] Izraeli S. Beyond Philadelphia:'Ph-like' B cell precursor acute lymphoblastic leukemias-diagnostic challenges and therapeutic promises. Curr Opin Hematol,2014,21(4):289-296

[158] Roberts KG. Targetable kinase-activating lesions in Ph-like acute lymphoblastic leukemia. N Engl J Med,2014,371(11):1005-1015

[159] Maude SL. Targeting JAK1/2 and mTOR in murine xenograft models of Ph-like acute lymphoblastic leukemia. Blood,2012,120(17):3510-3518

第三章　儿童白血病造血干细胞移植

一、概述

1949 年，Jacobson 在动物实验中证实，通过尾静脉输注同种异体骨髓，可使动物免除由于致死量全身放射线照射造成骨髓功能衰竭而死亡，证实骨髓中含有造血干细胞，并提出了对于当时日本广岛和长崎的原子弹爆炸后的辐射损伤起到了"辐射保护"作用。1954 年，Barnes 等报告，输注同基因骨髓的小鼠可存活超过 100 天，而输注异基因骨髓的小鼠 30 天后相继死于"继发性疾病"。1957 年，Upholff 等通过实验证明，造血干细胞移植（hematopoietic stem cell transplantation，HSCT）后"继发性疾病"的严重性受遗传因素调控，甲氨蝶呤（MTX）可以预防与改善这种被称为移植物抗宿主病（graft-versus-host disease，GVHD）的"继发性疾病"。

自 20 世纪 70 年代初起，随着输血医学和感染治疗的进步，尤其对 HLA 配型重要性的进一步认识，研究者开始了新一轮 HSCT 临床尝试，最早成功的报告来自于对免疫缺陷儿童的移植研究。由于疾病的特点，这些儿童不会对外源性抑制物产生排斥，因此移植前也不需要进行免疫抑制处理。1968 年 11 月第一例严重免疫缺陷的移植获得了成功，1969 年初西雅图移植中心的 Thomas 等成功为一名慢性粒细胞白血病患者实施了同胞相合异基因 HSCT，1972 年又报道了多例再生障碍性贫血的移植成功。1975 年他在新英格兰杂志的关于 HSCT 的综述，回顾了 HSCT 的基本原理、实验背景，强调了 HLA 的重要性和使用非亲属供者的可能性，并描述了病人移植前的准备、HSCT 的技术方法及支持治疗的重要性。以后又在临床实践中逐步改进完善，由于他在 HSCT 的突出贡献，Donald Thomas 成为获得诺贝尔奖的第一位临床医师。

早年 HSCT 被成功用于辐射损伤、骨髓衰竭、免疫缺陷等良性疾病，随着年代的变迁，HSCT 在恶性肿瘤中的应用范围更广泛，自身移植主要应用于化疗敏感的儿童晚期实体肿瘤，而异体造血干细胞移植主要针对儿童难治性白血病。

骨髓是最传统的造血干细胞来源，最早被用于 HSCT 中。但是采集骨髓中的干细胞时，捐赠者需要麻醉，需要在手术室内从髂后上棘反复多点采集，除骨髓外，外周血中亦存在少量造血干细胞，由于正常周围血中所含干细胞很少，采集前必须用药物将骨髓中的造血干细胞动员至周围血，主要包括大剂量化疗与细胞因子，目前常用粒细胞集落刺激因子（G-CSF）作为动员方案，近年来外周血 HSCT 发展迅速。由于外周血造血干细胞的采集对供者而言，不需麻醉，不需进手术室采集骨髓，自身移植时采集物中混入的残留肿瘤细胞少，移植物终产物体积小，便于冻存。对受者而言，所采干细胞数量充裕，移植后造血恢复较快，因此，似乎有逐渐代替骨髓源的 HSCT 的趋势。此外，脐带血中也含有造血干细胞，虽然其所含干细胞的数量不能与骨髓和外周血相比，但因其干细胞起源于更早期阶段，故具有更强的增殖潜能。1988 年，Gluckman 报道首例同胞脐血移植治疗范可尼贫血获得成功，将脐血移植变为临床可能。脐血的优势是可快速获得移植物、HLA 配型的要求也不太高，所以节省了查询、配型和采集细胞的时间。目前普遍被用于儿童及低体重者的 HSCT 中，也成为儿童 HSCT 的特色之一，脐血移植发生 GVHD 的几率也比骨髓及外周血干细胞移植低，据报道目前在 10 岁以下儿童移植中的使用率已经占 55%。

经历了半个多世纪的临床实践，国际 HSCT 已经相当成熟，并且成立了许多组织。国际血液与 HSCT 研究中心（CIBMTR）：由美国威斯康星医学院发起的 IBMTR 与明尼苏达大学创办的 NMDP 两者在 2004 年合并产生。目前有超过 500 个移植中心参加,登记移植病例超过 35 万例,对 HSCT 的临床发展起到了非常大的推动作用。欧洲 HSCT 协作组(EBMT)创立于 1974 年,其成员国包括 57 个国家的 570 个 HSCT 中心,累积病例 4.5 万例。亚洲太平洋地区 HSCT 协作组(APBMT)创建于 1990 年,目前有亚太地区的 19 个国家或地区参加,2006 年对协作组成员每年的移植病例进行简单信息登记。目前各协作组达成联盟,共同为世界 HSCT 联盟(WBMT)成员。这样对于罕见疾病的移植经验总结提供了很大帮助。

根据供体来源的不同可将 HSCT 分为:①异基因 HSCT:是由一个健康的捐赠者捐出造血干细胞,然后输入病人体内,病人与捐赠者必须有相同或者非常接近的 HLA 抗原。通常情况捐赠者为兄弟姐妹,有少部分可找到父母亲,或非血缘性的无关捐赠者。②同基因 HSCT:这是指在孪生同卵兄弟姐妹之间的移植。因为他们的遗传基因相同,所以不会产生排斥问题,移植中较少发生并发症。但在白血病中,其复发率较异基因移植高。因异基因造血干细胞本身具有抗白血病的作用。③自体 HSCT:有些白血病患儿在获得初步控制后(血液学缓解),将病人的造血干细胞采集出来,经过处理后,在极低温下储藏,在病人需要接受 HSCT 时,先接受强烈的化学及放射治疗,然后将储藏的造血干细胞解冻,再输入病人的体内。自体造血干细胞移植 HSCT 的移植物来自病人本身所有,所以并不会发生 GVHD 的并发症,但也不存在移植物抗白血病作用,所以移植作用有限,目前基本已经不用于儿童白血病的移植,仅用于某些化疗敏感的儿童恶性实体肿瘤。

相对而言,儿童白血病 HSCT 的指征及预处理方案与成人有较大的区别,故本节主要针对 HSCT 治疗儿童白血病的指征、移植预处理方案、移植并发症的处理进行阐述。

二、造血干细胞移植供体选择标准

合适的造血干细胞供体是 HSCT 成功的关键。供体选择首先为 HLA 配型完全相合的同胞,其次是 HLA 相合的非血缘相关供体。但同胞间 HLA 相合的几率仅为 25%,而且由于独生子女政策的实施,使我国同胞相合供体移植越来越少。严格而言:随着移植成功率的提高,已经告别了供者缺乏的年代,供体已逐渐扩大到 HLA 不全相合的家庭成员(多数为一个位点不相合者)及大部分

相合的非血缘相关供体,甚至是 HLA 半相合的同胞、亲缘相关供体。在没有配型相合的同胞供体时,如何选择最佳供体,需要根据病人的疾病状态、移植的迫切程度,也需要结合作移植医院的经验考虑。

所有的供体必须接受仔细的评估,体格检查包括:全血常规、肝肾功能检查、肝炎病毒筛查、巨细胞包涵体病毒(CMV)及 HIV 病毒抗体、心电图检查,非血缘 HSCT 供体应在 18~45 岁,而有活动性肝炎或 HIV 感染者不能作供体。局部肿瘤患者痊愈后多年、乙肝病毒携带者都应该不是供髓禁忌人群。由于供体体内的 CMV 病毒可传递给 CMV 阴性的受体,故当受体为 CMV 阴性者最好优先给予 HLA 相合 CMV 阴性的供体,临床尽量不选用活动性 CMV 感染的供体,但因中国人群普遍早年已经感染过 CMV,所以这种几率很低。

供者的年龄对移植有较大的影响,NMDP 资料显示:年龄越大,移植患者发生急性重度 GVHD 的几率越高。一项回顾性研究的结果发现:供者年龄每增加 10 岁,GVHD 相对危险度增加 1.08($P=0.02$)。供受者性别不同也增加 GVHD 风险,尤其是女性供者移植给男性患者。ABO 血型不合一般被认为对移植预后没有造成影响,但对移植过程中的输血效率、移植后 ABO 血型的转换及自身免疫性溶血性贫血的发生率会增加一定麻烦,所以如果在 HLA 相同条件下可以选择的话,尽可能选择 ABO 血型一致的供体。在恶性血液病移植的实践中人们发现 KIR 不合的供体具有更强的移植物抗肿瘤作用,这样的供体可以发挥更强的移植后 NK 细胞活性,减少恶性血液病移植后的复发几率,Kir 不合供体寻找过程中要注意 NK 细胞的表型与基因型同样重要。近年来,HLA 抗体的检测也在一些移植中心展开,若移植受体存在抗供体 HLA 特异的抗体,如果不经过干预,就会使移植失败的风险增加,所以如果能够选择可以避免使用这样的供体,如果不能选择,移植前通过血浆置换、IVIG 应用、必要时的美罗华应用也可以使移植失败率降到最低。上海儿童医学中心曾对一组比较容易植入失败的再障患儿进行了供体抗受者 HLA 特异抗体的检测,虽然没有发现对植入失败的直接影响,但发现移植前存在的抗 HLA 抗体会影响移植预后。

随着国内半相合移植的普遍开展,供体年龄逐

渐扩展到60岁，但这对年幼儿童并不十分合适。儿童移植患者可能更多关注的是，最小几岁的健康供者可以供骨髓干细胞、外周血干细胞。关于这方面目前我国尚无相关规定。上海儿童医学中心，曾对一对6个月的异基因双胎患儿（患者为遗传代谢病）进行过HSCT。而对于外周血，因为静脉通路的关系，我们一般设定的年龄为1岁。临床交流中我们也知道，对于一些同胞相合的脐血移植地中海贫血案例，为了减少脐血冻存后的干细胞损失，在进行实时脐血移植时，若干细胞数量不足，临床医师也会从刚分娩的健康新生儿中抽取少量血液以补充脐血干细胞的不足。总体原则应该必须保护供者的安全。

供者干细胞可以来源于骨髓、外周血或脐血。若造血干细胞来源为骨髓，则供体需在采集前一天入院，在无菌条件下经适当麻醉操作如硬膜外或气管插管全身麻醉下在手术室内采集。多数情况下仅从髂后上棘抽取骨髓，但当受体体重大于供体或需要采集较高容量的骨髓时，则亦可联合髂前上棘处采集，采集量通常是受体体重10~20ml/kg。大量证据表明，儿童，特别是婴孩，骨髓中所含的有核细胞数较高，造血干细胞数也较多，因而所采集的骨髓量可相应减少。已有成功将体重6kg供体骨髓植入到体重30kg同胞的报道。为了减少健康供者因接受异体输血带来的风险，骨髓采集前数周可以储备自身血液以备采集时自身输血所需。采集过程一般都比较顺利，大多数供者麻醉恢复后即可出院。

外周血干细胞系通过用粒细胞集落刺激因子刺激后，从健康供者外周血采集得到。外周血干细胞的采集是通过血细胞分离机来完成的。其方法是使血液经导管流入分离机内，然后经离心分离出干细胞，而其他的血液成分，如红细胞、血小板、血清通过导管返回给被采集者，通常情况下这个过程需要3~4个小时。被采集者除了要准备两根通畅的静脉以外，不需上麻醉。采集过程中因为用了抗凝剂，会使体内钙离子下降而出现手足麻木的感觉，严重的有手足抽搐。重建造血所需要的干细胞数虽无统一的标准，但对自身受体来说，CD34$^+$细胞最好应达到2×10^6/kg，而对同种异基因移植来说应达到4×10^6/kg，若能达到这些标准则通常造血重建比较顺利，通常采集一次就能达到这样的要求。在我国，

无关供者仅以外周血干细胞作为捐献的细胞来源，而且外周血干细胞与骨髓干细胞相比数量充足，HSCT随访结果显示：较多的T细胞成分也没有增加急性GVHD风险，所以即使是同胞供体也很少用到骨髓，目前我国基本上是外周血干细胞替代了骨髓捐赠。

当找不到亲缘全相合供体、患儿体重又较轻时，也可考虑脐血作为造血干细胞的来源。近年来，越来越多的数据表明脐血移植的可行性，尤其适用于低体重、需要尽快移植的儿童，而且部分资料显示只要脐血细胞数量足够，其对白血病的移植效果完全可以与骨髓和外周血相比，甚至有些文献报道脐血移植后白血病的复发率更低，其在先天缺陷中，尤其是先天酶缺陷类疾病的移植优势也逐渐引起人们的关注。日本造血干细胞移植库的资料显示，脐血在儿童异基因移植中已经占大部分。其他国家的脐血移植比例也在逐渐上升中。我国对于脐血库管理比较松散、配型检索不够方便，脐血移植的比例尚待大幅度提高。

25%~30%的同种异基因移植会遇到供受体间的ABO血型不合，当受体血液中含有对抗供体红细胞抗原的同族凝集素时，即可发生这种ABO血型的主要不相合（多见于受体血型为O型，而供体为A型时），这种情况下需要输入尽可能少的供体红细胞，必要时骨髓干细胞需要去除红细胞的处理。而当供体血浆中含有抗受体红细胞抗原的同族凝集素时，则发生次要的ABO血型不相合（如：A型受体，O型供体），在这种情况下，回输骨髓前需测定抗A、抗B同族凝集素的滴度。移植后应定期作免疫血液学检查，检测移植后供体红细胞出现情况及受体同族血凝集素的改变。表3-3-1列举了几种主要及次要ABO血型不相合的处理方法，就目前情况，大部分中心血站不能对血小板进行去血浆处理的情况下，血小板的输注主要考虑输注后血浆成分对患者造血干细胞植入的影响。若今后中心血站能制备去血浆的血小板，则血小板输注将考虑血小板表面存在的红细胞抗原对输注效果的影响，输血小板的原则将完全不同于表3-3-1。笔者在MD. Andson癌症中心进修学习时，就发现他们采集的血小板可以去血浆浓缩处理，所以他们移植后输血小板的原则，完全不必考虑血浆因素的影响，推荐输注血小板的原则也完全不同于表3-3-1。

表 3-3-1　供/受者 ABO 血型不合的输血原则

	主要不合	次要不合	主要+次要不合
临床关注点	受者血浆中有针对供者红细胞的抗 A 和(或)抗 B 凝集素	供者血浆中有针对受者红细胞的抗 A 和(或)抗 B 凝集素	供、受者血浆中均有针对受、供者红细胞的抗 A 和(或)抗 B 凝集素
供/受者血型	A/O,B/O,AB/O,AB/A,AB/B	O/A,O/B,O/AB,A/AB,B/AB	A/B,B/A
移植后即刻溶血反应的预防措施	1. 去除 BM 中 RBC 2. HSCT 前血浆置换(凝集素滴度≥1∶128)	1. 去除 BM 中血浆 2. HSCT 前 O 型 RBC 置换	1. 去除 BM 中 RBC 和血浆 2. HSCT 前血浆和 O 型 RBC 置换(凝集素滴度≥1∶128)
延迟溶血反应	HSCT 后 2~4 周直接 Coomb's(+)	BMT 后 9~16 天 PBSCT 后 5~12 天直接 Coomb's(+)突发,严重,可致命	直接 Coomb's(+)
RBC 造血延迟	血浆置换,EPO,激素	无	血浆置换,EPO,激素
输 RBC	O 型	O 型	O 型
输 PLT、血浆	供者型/AB 型	受者型/AB 型	AB 型

三、儿童白细胞造血干细胞移植适应证

HSCT 适应证是指适合接受移植的疾病类型、病期及移植与非移植治疗措施的利弊比较与权衡。随着 HSCT 技术体系的进步,移植适应证与 30 年前相比已经发生了很大的变化,造血干细胞来源的多样化使得传统的同胞全相合供体来源之外,非血缘供体、脐血供体及亲缘半相合供体都可以作为移植供体来源,而且各类供体来源的移植效果逐渐与同胞相合供体的移植疗效接近。移植适应证与禁忌证之间并非完全不可融合,疾病危险度分层远非确定 HSCT 的唯一依据。确定移植适应证必须权衡移植早期死亡风险与非移植治疗的生存率及生存质量利弊。

(一)急性淋巴细胞性白血病(acute lympho-blastic anemia,ALL)

虽然相对成人而言,儿童 ALL 化疗效果远胜于成人,近年来年龄小于 15 岁儿童 ALL 治疗有很大进展,60%~90% 的患儿单用化疗可达到长期无病生存及治愈,但仍有 10%~40% 的患儿要复发。一旦复发预后极差,特别是化疗期间早期复发者生存率不足 5%。异基因 HSCT 已经成为拯救复发、难治性 ALL 患儿的重要选择。

究竟哪些 ALL 患儿需要在 CR1 状态下行 HSCT?一项尚未结束研究的初步结果提示:酪氨酸激酶抑制剂联合化疗能明显改善 BCR/ABLE+ALL

患儿的预后,并非所有 BCR/ABLE(+)ALL 患儿都需要接受造血干细胞移植,仅泼尼松反应不良的 BCR/ABLE(+)ALL 需要移植;MLL+重排的婴儿 ALL 中也只是部分极其高危者(如起病时粒细胞大于 $300×10^9$/L 且起病时年龄小于 6 个月)才与传统的化疗相比显示出移植的明显优势。因此,Pui 等认为现如今根据 MICM 分型,儿童 ALL CR1 已经没有绝对的移植指征,患儿对治疗的反应情况才是评判疗效的金标准。尽管各中心对诱导治疗的时间定义略有偏差,但相对而言诱导治疗未能达到 CR 基本上为各中心公认的移植指征;建立准确可信的 MRD 检测方法,通过 MRD 监测,实时评估患儿的治疗反应,也是判断移植指征的关键指标。表 3-3-2 列出了国际上三大儿童 ALL 研究中心针对 CR1 儿童 ALL 的异基因 HSCT 适应证供大家参考。

目前,全世界各中心基本将儿童 ALL 根据白血病细胞的特点分成低危、中危和高危,显示了疾病通过化疗被治愈的不同几率,并根据不同的危险程度采纳不同强度的化疗方案。一般而言,只有高危 ALL 才需要在 CR1 的状态下接受 HSCT。只是各协作组定义高危略有差异,如表 3-3-2 所示的移植适应证即为该中心定义的高危 ALL。

自 2015 年以来,在 St. Jude 儿童研究医院指导下,由上海儿童医学中心牵头组建的我国 20 多家医院参与的 CCCG-ALL2015 方案中对儿童 ALL 的分组情况见表 3-3-3。

表 3-3-2　目前国际上三大儿童 ALL 研究中心针对 CR1 儿童 ALL 的异基因造血干细胞移植适应证

研究中心	CR1 移植指征
AIEOP/BFM*	诱导治疗失败(诱导治疗+33 天骨髓幼稚细胞≥5%); 低二倍体(染色体数量<44)、t(4;11)或 t(9;22)(*BCR-ABL1*)伴诱导治疗+33 天或+78 天 MRD 阳性; T-ALL 伴泼尼松反应不良伴诱导治疗+78 天 MRD≥10^{-3} 或无 MRD 资料; 诱导治疗+78 天 MRD≥10^{-3}
Children's Oncology Group**	诱导治疗失败(诱导治疗+29 天骨髓幼稚细胞≥25%); 低二倍体(染色体数量<44); t(9;22)(*BCR-ABL1*)(仅限 MSD 移植,只有当+29 天 MRD>1% 或+12 周 MRD>0.01% 时才具有非血缘相关供体移植指征)
SJCRH	诱导治疗失败(诱导治疗+42 天骨髓幼稚细胞≥5%); 早前 T-ALL; 诱导治疗第+42 天 MRD≥10^{-2}; 诱导治疗+14 周 MRD≥10^{-3}; 治疗过程任何时候、任何程度的 MRD 再现

摘自:Pulsipher MA,Young NS,Tolar J,et al. Optimization of therapy for severe aplastic anemia based on clinical,biologic,and treatment response parameters:conclusions of an international working group on severe aplastic anemia convened by the Blood and Marrow Transplant Clinical Trials Network,March 2010. Biol Blood Marrow Transplant,2011,17(1Suppl):S137-148

注:AIEOP:意大利儿童血液/肿瘤协作组;BFM:柏林-法兰克福-明斯特(德国)儿童 ALL 协作组;MRD:微小残留白血病;

COG:Children Oncology Group;SJCRH:St. Jude 儿童研究医院

*:S Hunger(个人联系)

**:M Schrappe and V Conter(个人联系)

表 3-3-3　CCCG-ALL2015 方案儿童 ALL 危险度评判

低危组	中危组	高危组
1. 必要条件(B-ALL 满足以下条件之一) ①年龄≥1 岁,但≤10 岁,并且外周血白细胞≤$50×10^9$/L ②染色体核型为高二倍体(≥50)或 DNA 指数≥1. 16 ③TEL-AML1 融合基因型 2. 必须除外下列情况 ①CNS 3 和(或)睾丸白血病 ②t(1;19),t(9;22)、*MLL* 基因重排、染色体<44、iAMP21 ③早期治疗反应不良:第 19 天 MRD>1%,第 46 天 MRD>0.01%	1. Ph+ALL(治疗方案见 Ph-ALL 协作方案) 2. T-ALL 3. MLLr-ALL:年龄≥6 个月或 WBC<$300×10^9$/L 4. 低二倍体(染色体数<44) 5. 其他所有不符合低危和高危组的 ALL	1. 中危组诱导缓解治疗失败者(46 天 MRD≥1%,无 MRD 标记者幼稚细胞≥5%) 2. 低危组诱导缓解治疗失败者(46 天 MRD≥1%),且 HDMTX 后 MRD≥0.01% 3. MLLr-ALL:年龄<6 个月且 WBC≥$300×10^9$/L

由表 3-3-3 不难看出,目前只有年龄小于 6 个月且起病时 WBC≥$300×10^9$/L 的 MLL+ALL 才进入移植流程,这组病人推荐 HSCT 的原因,并非移植效果很好,而是因为单纯化疗效果太差,移植略显优势。其他各种类型分子遗传学异常的 ALL,即便是 BCR/ABL+ALL 也将根据治疗反应再决定是否需要在 CR1 的状态下接受异基因 HSCT。与以往及许多中心不同的是:CCCG-ALL2015 方案把 BCR/ABL+的 ALL 也归入了非高危 ALL,主要是因为近年来国际大中心联合研究发现此类 ALL 若联合酪氨酸激酶抑制剂的靶向治疗能够得到不比 HSCT 差的疗效,所以 CCCG-ALL2015 也将酪氨酸激酶抑制剂列入联合治疗的研究方案,希望通过方案研究得到与传统该类疾病 HSCT 治疗的疗效比较结果。如若不是研究需要,国际上目前一般还是认为 BCR/ABL+ALL 该属于具有 CR1HSCT 指征的高危 ALL。然而,与国

际各大中心相同的是:患儿对治疗的反应情况被纳入了评估患儿是否高危、是否需要移植的关键。亦即,即便低危患儿,只要治疗反应不佳,也有必要移植,即使高危,但治疗反应好,也可以继续接受单纯的化疗。

我们在临床工作中经常碰到一些国内同行推荐来移植的高危 CR1 ALL 患儿,虽然这些患儿具备了一定的高危因素,如起病患者年龄较大、初始白血病细胞数量很高,或者合并了中枢神经白血病,或者白血病细胞具有双克隆、双表型的细胞特点,或者泼尼松试验反应不良等,但是结合以上国际三大中心 CR1 ALL 的移植指征及 CCCG-ALL2015 的高危标准,我们不难看出这些高危因素都不足以使患儿进入 HSCT 队列,他们仍然应该选择化疗,除非化疗后阶段有确切的 MRD 监测可评估并显示这些患儿的疗效已经差到一定需要移植的程度。

化疗不规范也是我们决定是否具有移植适应证需要甄别的方面。限于我国的国情,不少基层医院并没有按照标准的方案给患儿接受该有的治疗;或者治疗过程中发生了并不太严重的感染而中断了化疗;或者部分儿童或青少年在成人中心接受化疗而没有接受儿童 ALL 方案所包含的足够剂量的门冬酰胺酶等,这些因素都可以人为导致化疗未能达到有效程度。在这样的情况下,比如患儿未能达到一个疗程的 CR,是否一定需要接受 HSCT 也是需要提出异议的。

值得一提的是:与成人 ALL 相比,儿童 ALL 的移植适应证相对要严格得多。儿童与成人 ALL 固然在白血病细胞特性方面确实存在很多差异,如成人 ALL 中,预后不良的 BCR-ABLE$^+$ 亚型、复杂核型比例明显增高,但是治疗理念的差异可能是影响预后更大的原因。正是因为这种治疗理念上的差异导致即使是低危 ALL,成人化疗的生存率一般不足 30%,而大多数移植中心都能达到 50% ~60% 的移植后长期无病生存,所以成人 ALL 即使是低危的 CR1 患者在很多中心也是主张移植的。

因此,矛盾比较明显的是如何针对青春期 ALL 患者。青春期 ALL,可以就诊于儿童中心,也可以在成人中心接受治疗。若进入儿童血液治疗中心,青春期 ALL 患儿,一个疗程后治疗缓解了的话,只属于中危患儿,单纯化疗至少仍然有 50% 的生存机会,是不需要进行移植的;但是,如果这样的患者入组了成人 ALL 方案,那就需要移植了。所以移植与否不仅与疾病的特征相关,而且与其接受的化疗的生存希望相关。

总之,因为移植后患儿的长期生存质量是远远差于化疗后生存质量的,如果移植的疗效比化疗没有明显优势的话,患儿是没有指征进入移植程序的。事实上,在儿童 ALL 化疗疗效不断提高的今天,仅有极少部分的 CR1 ALL 患儿需要接受 HSCT 治疗。

那么,是否所有 CR2 ALL 患儿都需要 HSCT 呢?一项 BFM 回顾性研究的结果也否定了这一观点。他们的研究发现:对于缓解期大于 36 个月(或者停药 6 个月以上)才复发的低危型 B-ALL 患儿,移植治疗并未显示出明显优势,重新化疗仍然可以使1/3 的患儿获得长期无病生存,因此,化疗仍然可以作为这些患儿的主要治疗手段。此外,不伴有骨髓复发的单纯骨髓外复发也非 HSCT 指征。当然,大部分除此以外的 CR2 ALL 以及 CR2 以上的 ALL 患儿具有很强的移植指征,亦即无论怎样匹配的供体,即使风险较高的半相合供体都会被考虑作为这些患儿的移植供体来源。

未能获得 CR 的 ALL 患儿是否应该接受 HSCT?长期随访发现 ALL 患儿在未 CR 的状态下接受 HSCT,移植后几乎全部复发,难以获得长期生存,所以一般认为这样的患儿没有移植指征。

因此,比较简单、公认的推荐 ALL 异基因移植指征归纳如下:

1. CR1　仅限于诱导治疗失败 ALL;泼尼松反应不佳的 BCR-ABL(+) ALL;起病时粒细胞大于 $300×10^9$/L 且年龄小于 6 个月的 MLL$^+$婴儿 ALL;诱导治疗 2 疗后 MRD≥10^{-3}的 ALL。

2. CR2　除外单纯的骨髓外复发、除外停药 6 个月以上且为低危的 ALL 复发患儿。

3. CR3 以上　均应移植。

4. 未 CR　无移植指征。

严格而言:异基因 HSCT 治疗儿童 ALL 的指征不仅随着化疗效果的改变而变化,而且还随着供、受体亲缘相关与否及 HLA 匹配度的变化而变化。一般认为:同胞相合供体是最佳的移植供体来源,非血缘全相合供体次之,亲缘半相合供体最后考虑。亦即一个指征不太强的 ALL 患儿也许移植指征仅限于同胞相合供体,如果没有这样的供体,患儿仍然应该接受非移植治疗。一直以来,我们都遵循着这样的法则,使得移植的指征显得更复杂、较难遵循。但是,近年来,随着移植技术的不断改善、抗 GVHD 药物治疗有效性的逐渐提高、尤其是 Kir 不相合移植能更有效地发挥移植物抗肿瘤作用概念的提出,使得供体选择并非完全依赖于亲缘相合或 HLA 匹配度。而且更主要的是临床实践也提示不同供体对疗效的影响正在逐渐减弱。因此,我们不在此赘述不同供体、不同 HLA 匹配度的儿童 ALL 移植指征。

(二)急性髓系白血病

随着经典化疗方案的推广应用,儿童急性髓系白血病(acute myeloid leukemia, AML)的诱导缓解率已达 70%~85%,化疗可以使得 60% 的患儿获得长期无病生存。儿童 AML 虽然发病率仅占儿童白血病的 1/4,但是占儿童白血病死亡病例的 1/2 以上。相比 ALL,除 M3 之外的大部分 AML 化疗效果不如 ALL,儿童 AML 缓解率较低,复发、难治者预后更差,更多患儿需要借助 HSCT 才能获救。

20 世纪 70 年代,西雅图的 Thomas 通过 AML 的 HSCT 开创了移植治疗恶性血液病的先河,并因此获诺贝尔奖。近 30 年来的临床实践已经证明 HSCT 可成功救治许多恶性血液病,国际干细胞移植登记处的资料显示:1998~2003 年期间 AML 是最常见的干细胞移植疾病,足以证明 HSCT 在 AML 治疗中的重要地位。但鉴于移植治疗的高风险性,只有预后很差的难治性患者才有必要接受这样的治疗。

儿童 AML 的预后与宿主因素、治疗反应和 AML 特点三大因素相关。各种白血病亚型中 M3 预后良好,M0、M6、M7 预后相对较差,治疗相关的 AML、MDS 转化而来的 AML 预后极差。不同种族的患者、超重或低体重、患者年龄、AML 特有的染色体、异常融合基因、白血病细胞表面标记和药物代谢差异都与预后有一定关系。非理想体重患者会增加治疗相关的毒性反应;婴儿 AML 的预后各家报道不一,大多数中心应用与一般年龄儿童 AML 一样的方案提示疗效略优。起病时白细胞数量超过 $100 \times 10^9/L$ 预后差。核结合因子相关 AML(CBF-AML)主要包括 t(8;21)(q22;q22)和 inv(16)(p13q22)两种,因为导致 CBF 转录因子的异常而命名,两者分别占儿童 AML 的 12% 和 7%,近年研究发现应用大剂量阿糖胞苷为主的治疗能分别达到 54% 和 75% 的长期无病生存率,因而被认为是预后良好的标志,一般在 CR1 状态下不考虑 HSCT。但国内不少中心报道 t(8;21)AML 并非预后良好,可能此种核型异常的 AML 存在一定的地区差异。上海血液研究所 Chen 等报道 C-KIT 的过度表达或突变提示预后不良,但更大样本的国际儿童肿瘤协作组(COG)的研究并未发现儿童 CBF-AML C-KIT 突变与预后相关。

此外,7%~10% 的 AML 患者存在 5、7 号染色体的异常(-7/7q- 或 -5/5q-)。MRC AML12 系列中有利的细胞遗传学类型的 5 年 OS 是 76%,不利的细胞遗传学类型如 -7、t(9;22)等 5 年 OS 是 40%。近年研究发现:AML 的 FLT3-ITD 突变激活了增殖途径,同时还参与人 CD34 阳性细胞的自我更新,具有此种分子异常者预后不良。

不管宿主情况如何、白血病特征如何,对 AML 化疗的治疗反应始终是评估疗效的金标准。治疗过程中 MRD 的实验室监测对于筛选高危 AML、评估疗效相当重要。15% 的 AML 患儿可以通过流式细胞监测到 FLT3/ITD、90% 以上的 AML 患儿可以通过起病初的 AML 细胞表面免疫标记监测到 MRD 的变化,流式细胞监测白血病 MRD 的灵敏度达到 1/10 000~1/1000。因此,通过染色体、融合基因、流式细胞 AML 表型和分子标记的监测,绝大部分患者可以评估治疗反应、判断预后。inv(16)融合基因的监测可以判断白血病的微小残留病(MRD),而 t(8;21)融合基因监测对预后没有指导意义,t(8;21)并非 AML 致病的充分条件,其属于 AML 发病过程中的 1 次打击,细胞需要受到再次打击才会产生白血病,带有此种融合基因的 AML 患儿在白血病 CR 后数年内该融合基因可持续阳性,当然若对于融合基因能进行定量监测,患儿从融合基因阴性到逐渐转变为阳性,或从低滴度阳性转为高滴度阳性均提示疾病预后不良。更有研究通过流式细胞 AML 免疫表型的监测发现:从 MRD 转阳性后平均 173 天 AML 将复发,从而为早期干预提供了重要信息。

MRD 的监测必须依赖于稳定、可信的实验结果为前提。针对我国的国情,相信大多数的移植医院尚不能普遍开展这些检查或监测结果还缺乏可评估的质控指标,尚不能用于指导临床决定患儿是否需要进行 HSCT。相对而言,AML 治疗 1 个疗程后的肿瘤细胞比例尚存多少是每个移植中心都能明确得到的检测指标。MRC10AML 临床试验的结果发现:儿童 AML 1 个疗程后骨髓原始细胞尚存 15% 以上的患儿预后明显不良,并将此定义为儿童难治性 AML,而 1 个疗程后原始细胞 5%~15% 的 PR 患儿仍能取得较好的疗效。此后,包括 MRC、COG 在内的许多中心将诱导治疗 1 个疗程后原始细胞大于 15% 定义为原发诱导失败。但 St. Jude 儿童研究医院等将治疗 1 个疗程以后 MRD 大于 5% 定义为难治性白血病。附:来自 St. Jude 和 MRC 对儿童 AML 的危险度分类及相应治疗措施。

表 3-3-4、表 3-3-5 所列的高危 AML 即为难治性

表 3-3-4　St. Jude 儿童 AML 预后分型标准（AML02 方案）

低危	中危	高危
t(15;17)、Inv16、t(8;21)	其他	MDS 转化 AML 或治疗相关 AML
M5 伴 t(9;11)		M0,M6,M7 除外 t(1;22) 和 Down 综合征
婴儿 AML		核型： 复杂核型(2 种以上异常) -7/7q-或 5q-
M7 伴 t(1;22)		t(6;9),t(16;21),t(8;16)
Down 综合征伴 AML		FLT3-ITD(+)且除外一疗程后 MRD<0.1%
NPM1 不伴有 FLT3-ITD(+)		疗效不佳(一疗程后 MRD>5% 或二疗程后 MRD>1%)

摘自：Raul C. Ribeiro 第 41 届国际儿童肿瘤(SIOP)会议专家论坛(www. cure4kids. org)

表 3-3-5　St. Jude 儿童 AML 预后分型标准（AML08 方案）

低危	中危	高危
Inv16 或 t(16,16) 或 t(8;21)	其他	MDS 转化 AML 或治疗相关 AML
		M0,M6,M7 除外 t(1;22)
		核型： -7、-5 或 5q-
		t(6;9),t(16;21),t(8;16)
		FLT3-ITD(+)且抑制剂治疗反应不佳

摘自：www. cure4kids. org

AML,具有 HSCT 适应证。相对而言,COG、MRC 等对儿童 AML 的分组相对更简单些,一般也将 CBF 白血病,即 Inv16 或 t(8;21) 定义为低危 AML,而将 MDS 转化而来的 AML、治疗相关的 AML,伴有不良核型(-7、-5 或 5q-)及一个疗程治疗无反应(即幼稚细胞比例大于 15%)的 AML 列入高危 AML 而主张 HSCT。

根据近年来 COG、MRC 等国际大中心的临床结果,如果不以分子标记及 MRD 指标作为参考,儿童难治性 AML 应该包括了:①MDS 转化而来的 AML;②化疗相关的 AM;L③M0、M6、M7 亚型 AML;④接受正规化疗后任何时间复发的 AML;⑤标准诱导化疗治疗无明显效果的 AML。难治性 AML 患儿一旦达到 CR 应尽早移植,过多的巩固治疗不仅增加移植相关死亡率,还会使患者随时面临复发风险,错失移植的最佳时机,因此在积极化疗的同时应抓紧寻找供体。

判断诱导治疗无效首先要确定疗效评估指标是什么? 其次要关注治疗方案是否标准? 最后还得注意评估疗效的时间点。尽管早在 1988 年 NCI 就发

起了对 AML 疾病状态评估的研究,近年细胞遗传学、分子生物学技术也被逐渐应用到疗效评估中,但目前常规用于疗效评估的还是骨髓幼稚细胞的比例。必须强调的是,CR 应该不仅是骨髓幼稚细胞小于 5%,还需符合骨髓增生状态良好、外周血恢复造血。评估骨髓时要避免因正常造血前体细胞被误认为白血病细胞。英国 MRC AML 协会研究发现标准蒽环类药物及阿糖胞苷联合治疗一个疗程后骨髓残留 5% ~15% 幼稚细胞的患者经再次治疗后 89% 可获 CR,而这些获 CR 患者的复发率与一疗程就获 CR 者没有明显差异,因此建议将一个标准疗程后骨髓幼稚细胞大于 15% 的患者才纳入定义为治疗无效。尽管一些中心的研究结果并非支持这样的结论,但目前 COG 等大中心都采用这一标准评估 AML 疗效,而两个疗程未获 CR 已被大家公认为治疗失败的标准。蒽环类药物联合小剂量阿糖胞苷是治疗 AML 的标准方案,评估疗效时必须注意到化疗方案是否标准,鉴于大剂量阿糖胞苷对 AML 的明显疗效,有些协作组以此作为诱导方案治疗儿童 AML,并提议将接受了含有大剂量阿糖胞苷为主的化疗后

一个疗程未获 CR 的患者也归入难治性 AML 的范畴。对于我国目前分子诊断、MRD 监测还不能普遍进行或评估精准度还不十分可信的情况下,推荐这种以形态学的分级标准还是具有非常大的现实意义的。

儿童 AML 发病率低,研究进展比较缓慢,很多研究结果都是首先在成人 AML 中先被发现,而后在儿童 AML 中被证实。在近 30 年的研究过程中,儿童 AML 协作组相继发现了一些预后相关标记。图 3-3-1 显示了各协作组在儿童 AML 的诊治、研究发展过程中分别在不同年代发现的各种预后相关因素,蓝色表示预后良好因素,红色表示预后不良因素。首先在 20 世纪末,COG、BMF 协作组通过临床研究证实了与成人 AML 一样的关于 CBF 白血病即 Inv16 或 t(8;21)白血病具有良好治疗结果。同期 Grimwade 等发现染色体-7、-5 及 5q-患儿预后不良,随后 Raimondi、Slovak、Brown 等相继发现 FLT3-ITD、t(6,9)、t(8,16)预后不良。近十年,人们发现伴有 NPM1、CEPBA 基因异常的儿童 AML 具有较好的治疗结果。但是,当几种同时存在时,如 FLT3-ITD、NPM1 同时存在时情况又有所不同。值得一提的是:11q23+的 ALL,在儿童 ALL 中的意义被阐述得比较清晰,明确预后非常不良因素,但在儿童 AML 中的作用虽然大多也提示预后不佳,但一则是因为并非预后非常不良,二则是因为涉及 11q23+ 的伙伴基因位点多达近百种,各种之间预后差异明显,如 t(6,9)很差,而 t(9,11)预后较好,St. JudeAML02 方案甚至将其列入低危 AML。总体而言,主要还是因为病例数量的限制,影响了相关研究的进程。随着二代测序技术的普遍应用,相信会有突破性进展,应该用不了多久,各种影响儿童 AML 预后的分子标记将被逐渐阐明,精准的监测结果将被切实用于儿童 AML 的临床预后评估及分层治疗。

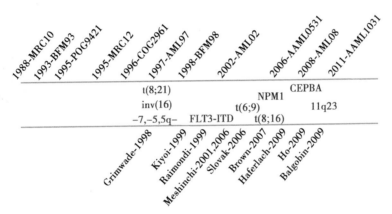

图 3-3-1 显示了各协作组在儿童 AML 的诊治、研究发展过程中分别在不同年代发现的各种预后相关因素
蓝色表示预后良好因素,红色表示预后不良因素(摘自:www.cure4kids.org)

难治性白血病需要通过干细胞移植提高生存率,不同程度的难治病人,依赖干细胞移植的程度不一,尽管西雅图移植中心曾报道 AMLCR1、CR2、二次以上 CR、复发后未再 CR 及从未 CR 患者移植后复发率分别为 19%、23%、25%、44% 和 63%,提示原发耐药治疗难度最大,但干细胞移植几乎是复发后 AML 和原发耐药 AML 唯一的生存希望,因此尽管目前对于儿童 AML 尚缺乏基于循证医学的移植指征,移植导向均来自于专家组成员的意见,但移植治疗复发后 AML 或原发耐药 AML 已为大家所公认,而对于危险程度相对较低的 CR1 患儿,意见分歧较大。Yanada 等对 BGMT、EORTC、SWOG 和 MRC UK 四个协作组的 5 项随机临床研究做了 Meta 分析,得出结论为:移植对 CR1 病人的疗效取决于病人细胞遗传学的危险度,移植对预后差的如 del(5q)/-5、-7、t(6,9)、t(9,22)和复杂核型(≥5)者会改善预后,对于中等危险组可能有益,但对预后好的 t(15,17)、inv(16)和 t(8,21)无益。毋庸置疑,≥CR2 的 AML,无论是同胞相合供体还是非血缘相合供体都应该进行 HSCT。

移植疗效与患儿疾病状态密切相关,未 CR 状态下进行移植复发率高,CR 后移植可以明显减少复发率。CCG-2891 的研究结果表明亲缘相关供体的 HSCT 能使处于 CR1 的 AML 患儿 8 年无病生存率提高到 60%,Nemecek 发现移植前处于 CR2 的 AML 患儿 5 年无病生存率为 58%,而未 CR 者 5 年 DFS

率仅为9%;Bunin分析了268例不同疾病状态下进行无关HSCT的AML患儿,同样发现移植前处于CR2的5年DFS为45%,而未CR状态下的DFS仅为12%。

尽管复发后达到再CR可以大大提高移植疗效,但由于难治性AML的疾病特点,大部分患儿需要2~3个疗程才可能获得CR,更有部分永远无法达到CR,若强求CR则势必大大增加治疗相关毒性反应。Oyekunle异基因移植治疗44例未CR(中位幼稚细胞数为25%)急性白血病,5年DFS为26%,发现移植时原始细胞数小于20%、初次诊断1年内进行HSCT者DFS明显优于对照组,说明对于无法再次获得CR的患儿进行移植是可行的,移植前应尽量减少肿瘤负荷并尽早进行移植可提高生存率。

下面将儿童AML移植适应证简单罗列以下:

CR1:

一般认为儿童AML低危无移植指征,中危仅限于同胞供体移植,而高危AML,才有必要CR1进行其他供体的HSCT,高危因素一般包括:

1. MDS转化AML或治疗相关AML。
2. 细胞形态学M0、M6、M7不伴有t(1,22)。
3. 细胞遗传学-7/7q-、-5q-或t(6;9)、(16;21)、t(8;16)。
4. 治疗反应不良AML。
(1) 标准化疗方案(DAE)1个疗程后骨髓幼稚细胞大于15%的AML。
(2) 2个疗程未能获得CR的任何类型AML。

CR2及以上:有任何供体的HSCT指征。

未CR:不同于ALL,AML患儿经积极化疗2~3个疗程后仍然未CR,仍然可以考虑行异基因HSCT,但骨髓幼稚细胞尽量不大于20%,亦即处于PR状态。

复发、难治AML是最先进行HSCT的疾病,1971年起西雅图移植中心率先应用TBI的预处理方案完成了54例AML的移植。在AML移植历程中具有里程碑作用的是20世纪80年代末成功进行了以白消安为主的非放疗的预处理,在取得移植良好效果的同时,减少了因放疗而导致的远期毒副作用,因此BUCY已经成为经典预处理方案沿用至今。白消安静脉制剂的出现,减少了口服大剂量白消安所致的多种副作用,患者耐受性好,个体间药代动力学参数重复性高,治疗效果确切,无病生存率提高,使得BuCy成为Allo-HSCT中应用较普遍的预处理方案。尽管近年来有许多中心正在探索以Fludara-bing替代CTX、以每天一次静脉白舒菲替代每天4次用药的预处理,但经典的BUCY预处理仍然为多数移植中心所接受。

(三) 慢性粒细胞性白血病

慢性髓系白血病是造血干细胞克隆性疾病,是一种骨髓增生性造血干细胞性疾病,占儿童白血病的3%~5%。慢性粒细胞性白血病(chronic myelogenous leukemia,CML)的自然病程分为CML慢性期(CML-CP)、CML加速期(CML-AP)和CML急变期(CML-BP),在CML治疗的100多年历史中曾使用过砷剂、切脾、脾区放疗及白消安、羟基脲等化疗作为姑息治疗,但无一能改变其自然病程。儿童慢粒的临床特点与成人慢粒相似,即95%的患者存在t(9;22)或Ph染色体及长度为210kb的*BCR-abl*融合基因,起病时多伴有脾脏肿大,许多患者是在血液检查时因血细胞明显增多而进一步就诊。CML进入加速期的患者则应尽早接受异基因造血干细胞移植,若进展至急变期则主张先进行化疗,待达到第二次慢性期后再考虑造血干细胞移植。

同种异基因造血干细胞移植是目前唯一能使CML患者获得根治的方法。虽然大多数患者经骨髓清除性预处理后已获得完全的血液学及细胞遗传学缓解状态,但整个疗效仍取决于造血干细胞移植时疾病所处的阶段。急变期行移植者其DFS仅10%~20%,加速期作移植者,DFS率为35%~40%,而慢性期行移植者,DFS率可达50%~80%。移植失败的主要原因是复发,急变期进行移植者,复发率可达60%,而慢性型进行移植者,复发率仅为10%~20%。

最先患者接受的预处理方案为:大剂量环磷酰胺+TBI,因为长期毒副作用,BUCY联合应用的化疗性预处理逐渐取代了TBI。近年来,越来越多的研究表明CML患者BUCY的预处理疗效优于TBI。1995~2004年德国国际儿童CML前瞻性临床试验研究了CML-CP患儿经羟基脲和(或)干扰素治疗6个月以内行人类白细胞抗原血缘相关供体移植,12个月以内行无关供者移植。41例血缘相关供体移植疗效显著,5年预期生存率达87%±11%;71例无关供者全相合移植为52%±9%;36例无关供者部分相合移植为45%±16%。对144例CML-CP行HLA全相合移植的研究发现,初次诊断到移植的时间对移植效果有显著影响,其中49例在诊断6个月内移植者5年预期生存率为74%±9%,52例诊断6~12个月和43例诊断12个月以后移植者为62%±

15%,提示治疗的最佳时机为慢性期诊断6个月以内。

EBMT儿童白血病和慢性白血病工作组大样本研究显示:儿童CML同胞和无关供者移植3年OS和DFS率分别为66%和55%。CML-CPl同胞供者移植OS和DFS分别为73%和63%;无关供者移植分别为65%和56%,总体疗效优于成人。研究提示CML-CPl同胞相合供者移植为大多数儿童提供了长期存活和治愈的机会,因此,在儿童是否将TKI作为一线治疗值得考虑。

脾大是CML的特征,是疾病受累的主要部位,也是HSCT后主要的不良预后因素。某些研究者推荐移植前先作脾切除术或脾脏放疗以消除潜在的残留病灶。虽然研究显示移植时脾大与移植后高的复发率无关,但明显脾大者可影响血小板输注的效率,并延迟移植后血象恢复的时间,也有学者提出成人CML伴巨脾者,移植前低剂量脾区放疗或切脾可降低移植后难治性全血细胞减少的发生。

骨髓纤维化是慢粒加速期的特征,是接受标准化疗预后不佳的因素之一。移植过程中骨髓纤维化的存在可延长造血恢复的时间,但一旦植入成功,则骨髓纤维化可逆转。对无HLA相合的同胞供体或无一个位点不相合家庭成员供体者,可用无关供体。结果提示DFS率与接受HLA相合的同胞供体移植者相当。当疾病处在慢性期,接受无关者供体的HSCT后,其复发率小于10%,儿童DFS率可达到75%。

伊马替尼的问世改变了CML的治疗进程,2006年Druker等总结伊马替尼国际随机Ⅲ期临床试验随访5年的结果,成人患者5年完全血液学缓解率为98%,主要细胞遗传学缓解率为92%,完全细胞遗传学缓解率为87%,大多数在12个月以内获得缓解,缓解强度随治疗时间而增强,整体5年生存率为89%。该药可以使患者在短期内就达到分子生物学的缓解,因此患者在用药期间可以享受长期的慢性期。2003年伊马替尼被批准用于儿童初始剂量为每天300mg/m²(260~340mg/m²),疗效与成人相似。CML-CP儿童大多数治疗3个月后血常规恢复,治疗1年后完全血液学缓解率为96%,细胞遗传学缓解率为69%。目前并无前瞻性研究对比伊马替尼作为一线治疗与移植治疗的疗效差异,大多数历史性对照显示伊马替尼5年DFS及OS方面均表现出明显的优势。因此,2008年美国国家癌症治疗指南做出重大修改,将伊马替尼推荐为CML-CP的一

线治疗,而将Allo-HSCT列为CML-CP的二线治疗。但原则上该药不能治愈CML,再者药物价格相当昂贵,因此目前我国仍然将异基因移植作为儿童CML的首选治疗措施。对于加速器、急变期患者,伊马替尼或联合化疗能使大部分这些患者重新回到慢性期。

CML-CP移植的另一问题是移植前使用伊马替尼是否通过选择耐药克隆、增加器官毒性、影响免疫细胞活性等而增加移植相关并发症和降低疗效,包括美国国际HSCT研究中心在内的多项临床研究发现:移植前伊马替尼治疗对干细胞植入、预处理毒性、急慢性GVHD、OS方面并无不利影响。

(四)幼年性慢性粒单细胞性白血病

幼年性慢性粒单细胞性白血病(juvenile myelomonocytic leukemia,JMML)是儿童特有的一种慢性白血病,约占儿童白血病的2%~3%,异基因造血干细胞移植是唯一能治愈该疾病的方法。若不进行移植,这些患儿的平均生存期仅1年左右。欧洲协作组曾研究发现:发病时患儿血小板大于3.3×10^9/L或胎儿血红蛋白低于该年龄患儿15%以下者预后相对好些,亦即起病时血小板低、年龄大于2岁、胎儿血红蛋白高于正常15%是预测预后不良的主要指标。因此,为了根治这些患儿,无论什么样的供体都有移植治疗该疾病的指征,且预后不良患儿需要抓紧时间进行移植。

尽管HSCT是治愈JMML的唯一选择,但除了以上所述的一些临床特征外,迄今尚缺乏确切的分子标记可以用来判断预后。Silvia等通过JMML基因表达谱的分析研究显示:75%JMML患儿存在neurofibromatosis type 1(NF1)、KRAS、NRAS或PTPN11等RAS信号途径的基因异常,基因表达谱可将JMML分成AML样JMML及非AML样JMML,尽管两者在上述基因及染色体-7的发生率方面没有明显差异,但后者预后明显好于前者。近年来对JMML的深入研究发现:JMML是一种异质性疾病,不同亚型预后不一,Noonan综合征预后差,即使移植也无明显疗效的提高,故认为对这类患儿移植意义不大,而个别JMML也有治愈倾向。

2005年来自EWOG-MDS/EBMT报道的100例JMML移植结果是迄今样本量最大的报道,平均年龄仅1.4岁(0.1~14岁),总体移植后约50%得以长期生存,除了13%的移植相关死亡外,35%患儿经历了移植后复发,提示移植后复发是治疗失败的主要原因。女孩、大于4岁患儿预后较差。2/3的

患儿染色体检查正常,染色体-7 是最常见的核型异常,占整组患儿的 20%,但不同于 MDS 及 AML,染色体-7 并没有显示与预后相关。针对增高的异常细胞是否需要移植前化疗,该报道持否定意见。针对异常肿大的肝脾,是否需要移植前行脾切除术,尽管该 100 例患儿中 24 例移植前切除了脾脏,但结果并未提示脾切除能减少复发或提高生存率,因此,提示对于年幼的 JMML 患儿,尽管脾切除能减少血小板输注无效、增加植入率,也应慎重考虑,即使行使了脾切除术,也需要接受肺炎链球菌疫苗接种和青霉素应用预防感染。

令人比较欣慰的是:回顾性分析 13 例复发后接受第二次移植的 JMML 患儿的临床资料后发现,即使是移植后 6 个月内早期复发的患儿,再次移植仍然能使 50% 的患儿获救,提示:JMML 患儿行再次移植是值得的。关于 JMML 的近年进展详见第八章"化疗相关合并症预防及处理"。

四、造血干细胞移植预处理方案

除部分重症联合免疫缺陷外,HSCT 前所有患者均须接受预处理,预处理是 HSCT 的一个重要环节。预处理的目的主要有二:一为进一步清除体内的恶性细胞或骨髓中的异常细胞群,为移植物腾出空间;二为抑制或摧毁受者的免疫系统,便于干细胞植活。经典的预处理方案是清髓性的,包括 Thomas 提出的全身照射(total body irradiation,TBI)1200cGy+环磷酰胺 60mg/(kg·d)×2 天方案及 Santo 提出的白消安(BU)4mg/(kg·d)×4 天+CY 60mg/(kg·d)×2 天非放疗方案。经过多年发展,目前使用的清髓性预处理常在经典方案基础上或联合 VP-16、抗胸腺细胞球蛋白(ATG)、阿糖胞苷、马法兰等。近年来,非清髓性预处理也逐渐受到人们的青睐,尤其适合于老年患者及脏器功能难以承受大剂量化疗者。

预处理方案的选择受患者疾病类型、身体状况、移植方案等多方面因素影响。如自身 HSCT 无需免疫抑制,而无关供体 HSCT 或 HLA 部分相合亲缘供体移植的免疫抑制强度一般需要强于同胞相合供体移植;去 T 细胞移植也需要较强的免疫抑制预处理才能增加植入机会,减少移植失败率;再生障碍性贫血患者因为骨髓本身就已增生低下,不需要清髓性预处理,但因为移植前反复输血增加了免疫系统的激活,所以比较不容易稳定的植入,只有加强预处理的免疫抑制强度,才能提高植入率。患者的疾病状态、身体状态千差万别,并没有一种恒定的预处理适用于某一疾病的所有患者,需要根据具体情况选用不同的预处理方案。

根据放化疗强度,可将预处理分为清髓性和非清髓性。所谓清髓性是指预处理后 1～3 周内,患者因预处理出现不可逆性骨髓抑制导致全血细胞减少,需要通过干细胞支持才能恢复造血;非清髓性是指预处理后患者仅有轻微的全血细胞减少,甚至可以不需要输血支持,造血可以自然恢复。还有人将介于两者之间的预处理称为减低剂量的预处理。因为此分类以造血恢复作为评价指标,因此,有时临床评判还是会有一定困难的。

(一) 清髓性预处理

1. 以全身放疗为主的预处理　TBI 技术虽然已有几十年的历史,但由于它涉及放射医学、放射生物学和剂量学等方面问题较多,特别是对照射技术和剂量学目前国际上尚无统一规定,同时照射方式受到设备、场地等因素的制约,因此各医疗单位治疗方法差距很大,这里简要介绍几种主要照射方式。

(1) 双机照射法:美国西雅图哈钦森肿瘤研究中心(Free Hutchinson Cancer Research Center)采用双钴-60 治疗机相对同时照射,病人置于两机之间,从而可以缩短照射时间,避免了因病人变换体位造成的剂量误差。

(2) ARC 照射法:美国 Buffalo 癌症研究中心及加拿大 Montral 总医院采用此方法。病人取仰、俯卧位,加速器给予 0°角、一定角度的三野照射或两夹角照射野,在射野衔接处做技术上处理使其剂量均匀一致。该方案较好地解决了单野 TBI 技术所要求的治疗空间。

(3) 射野移动法:在一张特殊的治疗床上,病人取仰、俯卧位,通过计算机控制治疗床的移动,使身体各部均受到照射,以达到 TBI 的目的。

(4) 单野方法:已被国内大多数医疗单位采用,病人取仰卧位或侧卧位,在 AP、PA 或 AP、PA、LR 和 RL 四方向开展 TBI。

放射作为细胞周期非特异性抗肿瘤治疗的作用已被公认。环磷酰胺为抗肿瘤药中免疫抑制作用较强者,可增强全身照射的作用,对于造血系统以外的器官,两者几乎无重叠的毒性,故组成了经典的环磷酰胺+全身照射(CTX+TBI)的预处理方案。其中环磷酰胺的用量基本为 60mg/(kg·d),连用 2 天,而全身照射的剂量及用法却有较大差异。最初人们用单次照射,剂量 7~10Gy。患者对照射总剂量的耐受性与剂量率密切相关。所谓剂量率是指单位时间内接受照射的剂量,一般认为剂量率超过 6cGy/min 则间质性肺炎的发病率明显升高。近年来,分次 TBI 逐渐被推荐代替单次连续 TBI,每天剂量 2~4Gy,分 1~3 次完成,总剂量可达 12~15Gy,4~6 天完成。采用此方案的学者认为分割剂量的 TBI 可减少肺部并发症,并可通过提高剂量率、缩短放射时间,降低相关毒性,目前已被临床广为应用。

对大剂量放疗造成的机体损伤必须高度警惕并及时识别,特别是肺损伤和眼晶状体对放疗更为敏感,TBI 时需要采取适当的保护措施。肺组织主要由于其组织密度较低,在相同条件照射时其受照射剂量会超出腹部剂量的 7%~15%,容易导致间质性肺炎。白内障是 TBI 晚期的重要并发症,发生率高达 10%~80%,多在移植后 2~6 年发生。TBI 对内分泌腺的损伤易导致停经和精子缺乏等并发症,导致不孕。

肺挡铅技术是控制肺组织受量主要手段之一,它利用病人正位胸片所勾画出的肺组织轮廓,在泡沫塑料上切割后灌注低熔点铅,使铅的形状及位置的投影与病人胸廓及肺组织位置相对一致,在 TBI 时根据方案采用不同时间段的铅块屏蔽肺部,实现控制肺组织受照剂量。此外,在 TBI 方案设计时要考虑到铅块未屏蔽时肺组织的密度校正,又要考虑到铅块的漏射量,铅块的大小必须根据病人的身材量体裁衣,TBI 前需要放疗科医师完善相应的准备工作。

2. 以白消安为主的非放疗性预处理 由于放射治疗所造成的远期影响远远大于化疗的损伤,第二肿瘤的发生率也较其他的治疗方法明显增多,某些 HSCT 中心不具备可供全身照射的放射源,有的患者既往已接受过大剂量放疗不适宜再接受放射治疗,因此需要尽可能使用不含放疗的预处理方案。1983 年,Santos 等首先对 AML 患者应用大剂量白消安加环磷酰胺的预处理方案,即 BUCY 方案。BU 总剂量 16mg/kg,分 4 天口服。CTX 总剂量 200mg/kg,分 4 天静脉滴注。之后 Tutschka 等又将其加以修改,把 CTX 总剂量减为 120mg/kg,BU 剂量不变,称小 BUCY 方案。与前者相比,小 BUCY 方案的预处理相关毒性相对低,但因曾有研究显示儿童髓系白血病 BUCTX200 较 BUCTX120 的抗白血病作用更佳,移植后复发率更低,故目前大多数

中心仍将 BUCTX200 作为儿童 AML 标准的清髓性预处理。

BUCY 方案减少了 TBI 所引起的对患者生长发育、第二肿瘤等的影响,但有报道增加了肝静脉阻塞综合征及出血性膀胱炎的发病率。就疗效而言,对于早期急性髓性白血病或慢性髓性白血病患者,两种方案抗白血病作用相似,但对急性淋巴细胞白血病,目前研究结果仍然显示急性淋巴细胞白血病对 TBI 更敏感。Willemze 比较不同预处理方案治疗儿童 ALL,认为含 TBI 的预处理在 ALL 中有更高的 DFS 和更低的复发率,并且分次 TBI 优于单次 TBI,儿童白血病应选用分次和高放射线生物学剂量的 TBI。因此,虽然知道 TBI 的远期毒副作用风险,TBI 的预处理仍然被推荐成为儿童 ALL 的一线预处理方案,也是目前为止在儿童 HSCT 预处理中唯一保留的大剂量放疗预处理方案。

清髓性预处理最大限度地清除残留肿瘤细胞,减少复发、促进早期植入,因此是理想的治疗难治性白血病的预处理方案。只是年龄小于 2 岁的幼儿,为了减少其过大的远期毒副作用一般不选择 TBI 的预处理,但是通常加上足叶乙苷以增加移植疗效。近年来,静脉 BU 为儿童患者带来了福音,保证了用药剂量的准确性、药物浓度的稳定性,减少了肝静脉阻塞综合征及出血性膀胱炎等移植相关并发症的发生率。

放疗和非放疗这两种预处理究竟对儿童白血病移植患儿的并发症和预后有何影响,对此 Xu 等运用循证医学的原理和方法分析不同的预处理方案对儿童白血病的治疗效果和不良影响,通过 18 个临床研究试验共 3175 例 HSCT 患儿的 Meta 分析研究发现:儿童白血病异基因造血干细胞移植中,TBI/CY 和 BU/CY 两种预处理方案植入失败率、GVHD 发生率无明显影响,但 TBI 组移植后白内障、间质性肺炎及晚期生长发育障碍发生率增高,BU/CY 组肝静脉闭塞综合征、出血性膀胱炎及移植后治疗相关死亡率增加。对于急性白血病(ALL 或 AML),TBI 组移植后白血病复发和移植相关死亡少,生存率高;而对于 CML 组,TBI 组具有较高的移植后复发、较低的移植相关死亡和相似的长期无病生存率。提示不同预处理具有不同的利弊影响,不同疾病需要采纳不同的预处理。

(二) 非清髓性预处理

至少有两大发现对于传统的移植预处理提出了质疑。首先,越来越多的事实已证实大剂量预处理

方案,即使其剂量已大到引起严重的器官毒性,仍不能完全清除体内残余的恶性肿瘤细胞,如 IB-MTR 显示:对于 CR1 的 AML 和慢性期 CML 进行同卵双胎的干细胞移植后,60% 的患者疾病将复发。其次,许多研究发现:成功的异基因 HSCT 有赖于移植物抗宿主肿瘤细胞的免疫反应。IBMTR 显示:CR1 的 AML 和慢性期 CML 经 HLA 全相合的干细胞移植后,复发率仅为 20% 及 10%,说明移植物抗白血病作用在移植过程中起着很重要的作用。这些发现支持用供体淋巴细胞输注来治疗移植后复发患者,并可使患者重新获得 CR。应用这一知识,结合如何更好地控制宿主和移植物免疫细胞的功能,为 HSCT 提供了新的研究方向,由此产生的非清髓性移植使得更多的患者有机会接受干细胞移植治疗。

非清髓性干细胞移植,顾名思义预处理过程并未如传统的方法将受体骨髓清除掉,因而受体造血功能的完全恢复较快,一般少于 28 天,如若植入失败,自身造血将重建,故不必将自身干细胞冻存以备不测。

非清髓移植是通过异基因造血干细胞的逐渐植入产生移植物抗白血病细胞作用来达到治疗目的的,移植物的逐渐植入和伴随着其植入而产生的抗白血病细胞作用需要通过一定的时间而实现的。故对于高危、肿瘤负荷较高的儿童肿瘤患者不适宜采用这种方式,因为此类患者往往来不及等到移植物发挥抗肿瘤作用疾病就复发了。所以非清髓移植在儿童仅适用于病情进展较慢或非恶性疾病患者的移植时。儿童关于非清髓性预处理临床研究较少,尤其是难治性白血病患儿往往等不及移植后产生的移植物抗白血病疗效白血病就复发。Del 报道非清髓预处理方案治疗 21 例白血病患儿,移植失败率24%,完全供者嵌合比例仅为 62%,但所有患儿均发生感染并且 3 ~ 4 级非血液学毒性占 33%,未显示出非清髓预处理减低毒性反应的优势。因此有专家认为非清髓移植不应常规用于儿童患者。但对于一些确实无法耐受清髓性预处理、一般情况很差而又急需移植的患儿来说非清髓预处理也是一种值得使用的方法。此外,对于非恶性疾病患儿,若能采用非清髓性预处理则将明显改善移植后患儿生存质量,但应注意保证一定的植入率。

总之,预处理方案的选择应结合患儿的疾病状态和种类、年龄、一般情况、近远期毒副作用、患儿的承受能力、既往使用过的方案以及即将进行的移植

类型综合考虑。尤其应与 GVHD 的预防、嵌合体的检测相互配合,以达到平衡毒副作用与复发率的最佳状态。

五、异基因造血干细胞移植的常见并发症及处理

造血干细胞移植的成功与否在很大程度上取决于对其严重并发症的诊断与处理,其中包括预处理相关毒性、移植物抗宿主病、感染、间质性肺炎、移植排斥、肝静脉阻塞综合征及原发病复发等。本节重点对这些并发症的诊断及防治进行讨论。目前用于预处理毒性分级标准通常采用西雅图 Bearman 标准,即按照脏器的损害程度分为 0、Ⅰ、Ⅱ、Ⅲ、Ⅳ 级。0 级:无损害;Ⅰ 级:可逆的不需要治疗;Ⅱ 级:没有生命危险,但需要治疗;Ⅲ 级:需要生命支持治疗;Ⅳ级:致死性毒性反应。

(一) 预处理相关毒性

HSCT 预处理方案中所采用的超大剂量化疗及全身照射,在摧毁免疫系统及进一步杀灭残存肿瘤细胞的同时,必然对患者其他组织器官造成不同程度的损伤,其中以心、肺、肝、肾、膀胱、神经系统、口腔及胃肠道等器官的损伤更为重要。

1. 早期毒性　预处理相关毒性可发生在移植后早期,称早期毒性,主要包括胃肠道反应、黏膜炎、出血性膀胱炎、肝静脉阻塞综合征、白质脑病及肝肾功能损害等,其中以脱发及胃肠道反应最为普遍。

胃肠道反应表现为不同程度的恶心、呕吐及腹泻,其严重程度及持续时间与预处理方案的类型有关。黏膜炎症为常见早期毒性反应,尤其是接受BUCY 预处理方案者更普遍,通常发生在预处理后3 ~ 4 天,7 天左右是高峰。轻者仅累及口腔黏膜,重者可发生溃疡,甚至波及全消化道,不过预处理引起的黏膜损伤多为自限性,一般移植后 3 周左右即可恢复,但在此期间易并发感染。由于口腔疼痛影响了患儿进食,甚至于饮水也产生困难,严重影响患儿的正常饮食。口腔黏膜炎以预防为主,通常在预处理开始后就要注意漱口、刷牙,保持口腔清洁。

心脏并发症多出现于既往接受蒽环类药物累积剂量较大或预处理 CTX 用量超过 200mg/kg 的患者,可突然发生心脏增大、心功能不全及心包积液,心电图改变以低电压多见。此种并发症一旦发生,治疗相当困难,其对强心及利尿剂不敏感,死亡率高达 50%。另一常见心血管并发症为高血压,多由环

孢素 A 或皮质激素引起。移植前要充分评估心脏功能,特别是曾经有心脏病史或使用蒽环类抗生素的患者,要避免医源性液体入量过多,注意出入量的实时平衡,必要时预防性使用利尿剂,加用血管扩张剂、调整相关药物的用量一般可较好地控制。

白质脑病多发生于接受放疗预处理的患者,若移植前后又曾多次进行鞘内注射,则有发生白质脑病的更大危险。患者表现不同程度的精神、神经症状。但一般预后较好,绝大多数持续 1~2 周可自行恢复。另外,服用大剂量白消安引起的神经系统毒性亦不可忽视,轻者表现不自主抽动,严重者甚至癫痫样发作。同时给予抗癫痫药物如苯妥英钠多可起到预防作用。

肝酶升高是最常见的肝功能受损表现,严重时伴有胆红素的双向升高,早期阶段出现的肝脏毒性多与预处理、预防 GVHD 相关的药物毒性相关,发生肝静脉闭塞综合征时会出现比较严重的肝脏毒性反应,合并感染时常使肝脏损害加重。注意药物剂量的调整、肝脏功能的保护、并发症的积极处理,一般而言,只要原本没有器质性的肝脏受损,随着药物的逐渐清除、原发病处理的逐渐好转,儿童患者具有极强的肝脏再生能力,肝功能的损伤大部分是可逆的。

肾损害一般发生在移植后 10~21 天,血清肌酐值的升高是主要表现,尿量的减少往往出现在更晚阶段。内生肌酐清除率虽然比肌酐更敏感,但是需要留置 24 小时尿液,对排尿还不能控制的小孩不太方便,而且检查需要 2~3 天,稍有滞后。儿科临床医师需要特别注意肌酐的数值是随着年龄的增高逐渐增高的,亦即不同年龄有不同年龄的正常值,一个对 10 岁儿童正常的肌酐数值对 2 岁的儿童可能已经很不正常了,生化检查单一般也没有给出细致的各年龄正常值,因此了解各年龄段的肌酐正常值、动态观察肌酐值的变化是获得肾损害的主要依据。预处理、GVHD、抗感染药物是导致肾功能不全的主要影响因素,移植后的感染、肝静脉闭塞综合征、微血管溶血等更会加重肾功能的损害。全面评估患儿的肾损害、血容量和电解质平衡、肾毒性药物的使用情况,尽量控制和逆转治疗药物的影响、尽可能避免肾毒性大的药物、减轻各类药物的毒副作用、加强水化、血管活性药物的使用等,必要的时候尽早进行连续肾脏替代疗法(continuous renal replacement therapy,CRRT),以帮助患儿安全度过肾损害的高峰阶段。

2. 后期毒性 预处理相关毒性亦可出现于 HSCT 后 3 个月甚至数年,称为后期毒性。主要包括内分泌失调、不孕不育、甲状腺功能减退、儿童生长发育迟缓及白内障等。此类并发症与放疗关系最为密切。在预处理单用环磷酰胺的患者多仍保存生育能力;而接受全身照射的患者,仅少数可恢复生育能力。TBI 是导致肺损伤的常见原因,白舒菲、司莫司汀被认为很可能与肺损伤相关,但由于预处理中联合应用其他化疗药物,再加上 GVHD、CMV 间质性肺炎等多种因素的影响,很难确定导致肺损伤真正原因。通常出现在移植 30 天以后,以咳嗽、呼吸困难为主要表现,双肺听诊无异常或可听到肺底部湿性啰音。目前缺乏特异性治疗方法,比较肯定的是皮质激素有一定疗效。白内障的发生亦取决于放疗的剂量及方案。据报道在单次全身照射 9.2~10.0Gy 的患者,HSCT 后 6 年内白内障的发病率高达 80%;而分次照射 12~15.75Gy 的患者,白内障发病率仅 18%。所幸 HSCT 后并发的白内障一般不需要手术治疗,多数持续一段时间可自行消退。

(二)植入综合征

植入综合征是 HSCT 后中性粒细胞恢复初期产生的一种临床综合征,表现为:发热、皮疹、体重增加、弥漫性肺实质浸润,其发生率有 20%~48%。其与急性 GVHD 的表现接近,发生时间相近,因此临床鉴别有一定困难。

2001 年,Spitzer 推荐下列诊断标准。主要诊断标准:①体温>38℃,无确定感染源;②非药物所致的红斑性皮疹,累及全身皮肤 25% 以上;③表现为弥漫性肺浸润的非心源性肺水肿及缺氧症状。次要诊断包括:①肝功能异常,总胆红素 $\geqslant 34\mu mol/L$ 或 $ALT \geqslant 2$ 倍;②肾功能不全,肌酐 $\geqslant$ 基础值 2 倍;③体重增加 $\geqslant$ 基础体重的 2.5%;④不能用其他原因解释的一过性脑病。确诊需要 3 条主要诊断或 2 条主要+1 条及以上次要条件。与 GVHD 的鉴别要点:①发生时间上而言,植入综合征略早于 GVHD,一般于粒细胞恢复后的 96 小时内;②植入综合征可伴有肺损伤、肾损害及中枢神经系统的受累,而急性 GVHD 一般不伴有这些器官的影响。

植入综合征的发生原因目前还不是十分清楚,大多学者认为与"细胞因子风暴"有关,预处理的组织损伤与 G-CSF 的应用导致细胞因子的大量释放。Spitzer 认为外周血干细胞发生植入综合征的多于骨髓移植;Miaolina 等认为,与骨髓移植相比,植入综合征都发生在外周血干细胞,但也有人为脐血具有更高的植入综合征的发生率,甚至高达 70%。皮质激素对植入综合征的控制具有较好的效果,大多数患者表现为良性、自限性过程,一般认为不影响移植预后,但个别患者可重症化发展,造成重要脏器的功能影响,似乎也有些发现与后发生的急性 GHVD 有一定关系。

(三)移植物抗宿主病

移植物抗宿主病(graft versus host disease, GVHD)是影响移植成功的主要障碍之一,它主要由供者来源的 T 淋巴细胞攻击受者组织而引起。除干细胞移植外,免疫功能极度低下的患者接受未经照射的血液后亦可发生严重的 GVHD。按 GVHD 发生的时间及其表现,可分为急性及慢性两大类。另外,移植后 3 天内发生的称超急性移植物抗宿主病,它来势凶猛,通常出现于 HLA 配型不合或异基因 HSCT 后未预防性应用免疫抑制剂的患者。

1. **急性 GVHD**　急性 GVHD 发作时间一般为移植后 3 个月之内,但高峰期在术后 10~50 天,其严重程度主要与 HLA 配型是否一致、预处理造成的组织损伤程度及所输淋巴细胞数有关。HLA 配型相合的异基因移植,即使采用正规的 GVHD 预防方案,其中 20%~80% 受者仍可发生不同程度的急性 GVHD。对于 HLA 配型不合的异基因 HSCT,急性 GVHD 则更为普遍且严重。

(1)临床表现:急性 GVHD 的靶器官主要为皮肤、肝及胃肠道。典型的皮肤损害呈麻疹样斑丘疹,通常起自手掌,其次为头颈部,广泛者可遍及全身,严重病例可融为大片红斑,甚至呈大疱或表皮剥脱。皮肤改变对急性移植物抗宿主病的诊断有时起关键

作用,但临床意义并不重要。因其有自限性,即使出现大疱,经 2 周左右一般可自行恢复。

肝损害主要为胆小管的炎症、变性与坏死,表现为黄疸指数及碱性磷酸酶升高,肝细胞的损害相对小,但有部分患者,在黄疸出现之前先有一过性肝细胞酶升高,应引起重视。体检,一般肝不大,以此与肝静脉阻塞综合征相鉴别。

急性 GVHD 的胃肠道损害以下消化道为主,表现为不同程度的腹泻,典型的大便呈深绿色水样,伴有出血时呈墨绿色,严重病例可见肠黏膜脱落伴腹部绞痛或肠梗阻症状,患者一般情况迅速下降。部分患者起始亦可以上消化道症状为主,表现为恶心及呕吐。此种类型一般较轻,给予小剂量激素即可控制。但若不及时处理,亦可发展为下消化道 GVHD。

以上 3 种靶器官损害常先后发生,但亦可能仅出现其中两种或一种器官损害。此外,GVHD 时常伴有体温升高,一般为低热,严重者亦可伴高热甚至寒战,热型多不规则。发生移植物抗宿主病时患者一般情况及体重常有不同程度的下降,其中以下消化道移植物抗宿主病最明显,严重者易出现低蛋白血症及水、电解质平衡失调。由于基质细胞亦为移植物抗宿主病的靶细胞之一,在急性移植物抗宿主病发作时可出现周围血白细胞或血小板下降。随着患者免疫功能进一步低下,应警惕感染并发症的发生。

急性移植物抗宿主病的分级最常用者为 Fred Hutchinson 研究所制定的 4 级标准,见表 3-3-6。其中左侧示各器官系统受损的分组,其严重程度以加号表示。右侧示总的分级,由左至右依次加重。

表 3-3-6　儿童急性 GVHD 临床分期及分级

(A)器官受累情况			(B)临床分级					
器官	受累表现及范围		分期 I	II_SLI	II_S	II_LI	III	IV
皮肤	皮疹(% 皮肤范围) <25 / 25~50 / >50 大疱,脱屑	+ ++ +++ ++++						
肝脏	胆红素(mg%)	2~3　+ 3.1~6　++ 6.1~15　+++ >15　++++						
胃肠道	腹泻(ml/day) 腹痛/肠梗阻	>500　+(10~15ml/kg) >1000　++(16~20ml/kg) >1500　+++(21~25ml/kg) ++++(≥26ml/kg)						

注:儿童肠道 GVHD 的程度以腹泻量来衡量,腹泻量以 ml/kg 来计算

（2）预防：对于急性 GVHD 重在预防，因为一旦发生严重的 GVHD 往往造成难以恢复的内脏损害。HLA 配型为预防移植物抗宿主病的前提，其对 GVHD 的发病率与严重程度有直接影响。此外，对预防急性 GVHD 的研究集中在免疫抑制剂的应用与去除供者骨髓血中的 T 淋巴细胞两方面。其中免疫抑制剂的体内应用更为普遍。

甲氨蝶呤（methotrexate，MTX）对 GVHD 的预防作用已为动物试验与临床研究所证实。在环孢素 A（CsA）问世以前，人们多单用 MTX 静脉滴注来预防急性 GVHD。其经典用法为术后 1 天 15mg/m^2，术后 3 天、术后 6 天及术后 11 天为 10mg/m^2，以后每周 1 次，剂量同前，直至术后 102 天，称长疗程 MTX 方案。与后来的预防方案相比，采用长疗程 MTX 预防方案的急性淋巴细胞白血病患者白血病复发率有所下降，但即使 HLA 配型相合，仍有 20% 的异基因移植患者出现严重的急性 GVHD。CsA 的临床应用进一步降低了急性 GVHD 的发病率与严重程度。Fred Hutchinson 研究所 Storb 等设计的 CsA 加短疗程的 MTX 方案已被广泛采用。其中 MTX 的用法和用量与长疗程 MTX 方案的开始阶段完全相同，但仅取其起始 4 次（即移植后 1 天、3 天、6 天及 11 天），近年来用三次的更多（即移植后 1 天、3 天及 6 天）。CsA 自移植前 1 天开始，初期由于预处理的胃肠道反应影响药物的吸收，故需静脉滴注，剂量为 1.5mg/kg，每 12 小时 1 次，当患者能耐受口服时则改用 CsA 口服液或胶囊，起始剂量 8mg/kg，分 2 次服用，使 CsA 的谷浓度维持在 150～250mg/L 为宜。另外，亦应定期监测 CsA 对心、肝及肾等器官的毒性。皮质激素类药物亦可作为预防药物，但单用效果不强，可与上述免疫抑制剂联合用药。其他如单克隆抗体及 ATG 等一般仅在 HLA 配型不合的异基因干细胞移植时才考虑预防性应用。

（3）治疗：当患者发生 Ⅱ 度以上的急性 GVHD，应在原有 GVHD 预防方案的基础上及时加用其他措施。通常广泛用于治疗急性 GVHD 的一线药物为甲泼尼龙。对于病情严重者，有人主张以甲泼尼龙大剂量冲击，如 20～30mg/（kg·d），但持续时间宜短，一般 3 天即应快速减量。对于一般急性 GVHD 患者，用中等剂量的甲泼尼龙[1～2mg/（kg·d）]比较稳妥，但 GVHD 控制后宜慢速减量以免病情反复。近年来抗 CD25 等单克隆抗体体内应用治疗急性 GVHD 受到重视，FK506（他克莫司）也显示出了较 CSA 更强的抗排斥作用，对于肝脏 GVHD 优势更明显。对于严重的急性 GVHD，在加强免疫抑制剂的同时还须注意支持疗法，腹泻重者应禁食，给予全胃肠外高营养，肝功能异常者应注意凝血因子的检测与补充。此外，亦不容忽视感染的防治。

2. **慢性 GVHD** 慢性 GVHD 的发病时间一般在异基因移植后 3～4 个月后，但亦可提早至 HSCT 后 70 天，其发病率约占异基因 HSCT 后长期存活者的 25%～45%。发生慢性 GVHD 的危险因素主要为患者增高的年龄、急性 GVHD 的存在及供者淋巴细胞输注等。外周血干细胞较骨髓、脐血有更高的慢性 GVHD 发生率。

（1）临床表现：慢性 GVHD 是一种全身性的、影响多器官的疾病。临床与病理类似自身免疫性疾患，临床表现多样化，详见表 3-3-7。其皮肤损害主要包括皮肤红斑、色素沉着或脱失、角化过度甚至呈硬皮病样改变，严重者可发生关节挛缩。黏膜损害有干燥综合征、口腔黏膜炎与口腔溃疡、食管炎及多发性浆膜炎等。肝功能异常以黄疸为突出表现，亦可伴有肝细胞酶升高。此外，患者体重常下降。根据慢性 GVHD 波及的范围可将其分为局限性与广泛性。其中由急性 GVHD 直接延续为慢性 GVHD 者、常规免疫抑制剂治疗无效者及血小板持续低于 100×10^9/L 者属高危型，预后较差。

表 3-3-7　慢性 GVHD 表现

系统	迹象	症状	实验室
皮肤及其相关组织	皮肤：色素增加或减少、苔藓样变、硬化、鳞屑样斑症、鱼鳞癣样及牛皮癣样改变、皮肤异色病及溃疡形成	瘙痒、干、脆、痛、感染、运动减少、光过敏	皮肤活检照片
	指甲：萎缩、纵向隆起、甲癣、翼状胬肉、结构破坏	指甲、头发丢失	
	头皮：剥脱、纤维化、秃头、鳞屑斑症样变		
口腔	红、溃疡、干、纤维化、黏膜白斑、锯齿	痛、干、不愿吞咽、吞咽困难、食物过敏	培养、活检

续表

系统	迹象	症状	实验室
阴道	红、溃疡、干、狭窄	痛、干、烧灼样改变、性交困难	培养、活检
眼	角膜结膜炎、角膜溃疡	痛、干、畏光	结膜培养、活检
骨骼肌	多发性肌炎、肌萎缩、关节炎、筋膜炎	肌无力、肌痛、运动受限	CBC、CK、醛缩酶、LDH、类风湿相关检查、肌电图、肌活检
胃肠道	上部:运动异常、食管纤维化、溃疡、狭窄 下部:黏膜异常、吸收不良、黏膜下纤维化	吞咽困难、疼痛、心前区痛、厌食、恶心、呕吐、腹痛、腹泻、营养不良、脱水、体重减轻	GI、胃镜、结肠镜活检
肝脏	胆红素、AKP、ALT 增高	乏力、黄疸、瘙痒	肝脏活检
肺	阻塞性、限制性通气障碍、高分辨 CT 见气囊影、支气管扩张、气胸、纵隔气肿、皮下积气,肺内培养有细菌生长	气急、哮喘、咳嗽(有或无分泌物)	氧饱和度、高分辨 CT、支气管镜或开放性肺活检
神经	神经元病变、神经亢进综合征	疼痛、烧灼感、感知障碍、肌无力	肌电图
浆膜	浆膜炎、心包膜、腹膜、胸膜渗出	气急、胸痛、腹痛、腹水	CBC、ALB、CXR、B 超、心脏超声、血清学检测等
血液学	一系或多系造血不良、嗜酸性粒细胞增多、溶血	乏力、发热、感染、出血	CBC、Coomb's、ANCA
免疫学	反复各种病原体感染,淋巴细胞减少,免疫球蛋白减少或增多	增加感染机会	CBC、IGg、CMV、EBV 等

（2）分类:对于慢性 GVHD 的分类标准有传统的西雅图分类标准和新的 NIH 分类标准。

西雅图分类标准将慢性 GVHD 分成慢性局限性和慢性广泛性。局限性是指慢性皮肤受累或慢性 GVHD 所致的肝功能异常;慢性广泛性 GVHD 是指全身广泛性皮肤累及或局部皮肤累及和(或)慢性 GVHD 所致的肝功能异常并满足以下之一:①肝脏组织学显示为慢性活动性肝炎,桥接坏死或肝硬化;②眼睛受累(Schirmer 实验湿度<5mm);③唾液腺受累或唇部、口腔黏膜活检提示受累;④任何其他靶器官受累。

大部分慢性局限性 GVHD 不需要治疗,而慢性广泛性 GVHD 需要治疗以免进展到更严重甚至终末期的器官功能受损。

新的 NIH 将慢性 GVHD 分成轻、中、重三类。分级系统相对比较简单,可能将逐渐取代西雅图分级系统。推荐对所有移植后三个月的患者进行分级,诊断慢性 GVHD 后每三个月重新分级。其分类根据指定时间内每个受累脏器的严重程度划分,受累的八大器官分别为:皮肤、口腔、眼睛、胃肠道、肝脏、肺部、关节、筋膜和阴道。0 分指没有症状;1 分指没有严重的功能受损,对日常生活没有影响;2 分指对日常生活有明显影响但没有残疾;3 分指对日常生活严重影响并伴有残疾。轻度:定义为 1~2 个器官最高 1 分受累;中度:指至少 1 个器官 2~3 分或多个器官 1 分,肺为 1 分时总分级即上升为中度;重度:中度以上。具体分级见表 3-3-8。

表 3-3-8　NIH 慢性 GVHD 分级系统

	0 分	1 分	2 分	3 分
体能	100%	80%~90%	60%~70%	<60%
皮肤	无症状	<18%,无硬化	18%~50%	>50% 或深度硬化

	0分	1分	2分	3分
口腔	无症状	轻度,摄入不受限	中度,摄入轻度受限	重度,摄入中度限
眼	无症状	轻度干眼(需滴眼<3次/天)或无症状性干燥性角结膜炎	中度干眼(需滴眼≥3次/天)或无症状性干燥性角结膜炎	严重干眼症,无法工作,丧失视力
胃肠道	无症状	吞咽困难、厌食恶心、呕吐、腹泻、腹痛,但体重减轻<5%	症状+体重减轻5%~15%	症状+体重减轻>15%,需要营养支持或食管扩张
肝	正常	胆红素、ALT升高<5%2UNL	2%~5%2UNL	>5%2UNL
肺	无症状 FEV$_1$>80%	轻度症状(爬1楼气急) FEV$_1$60%~79%	中度症状(平地气急) FEV$_1$40%~59%	静息气短,需氧 FEV$_1$<39%
关节筋膜	无症状	肢体轻微僵直	四肢至少一个关节僵硬,挛缩,活动中度受限	挛缩伴严重活动受限
生殖系统	无症状	轻微症状,查体无明显不适	中度症状,查体轻度不适	严重症状
总体评分		轻度 累及1~2个器官(肺除外),每个器官积分≤1分	中度 至少1个器官2~3分或多个器官1分	重度

注:生殖系统症状参照成人标准主要指阴道分泌物减少而产生的不适

儿童体能评分选用的是LanskyPlay-Performance评分标准

LanskyPlay-Performance评分标准:

100分:活动自如,正常

90分:需要较强体力的活动轻度受限

80分:活动自如但很快容易疲劳

70分:玩耍活动明显受限或活动时间缩短

60分:能起立和活动,但很少玩耍,忙于做比较安静的活动

50分:起床但整个白天卧床,能参加所有安静的玩耍,没有主动的玩耍

40分:绝大部分时间卧床,参加安静的活动

30分:卧床,即便安静的活动也需要协助

20分:经常睡觉,活动完全限于被动运动

10分:无反应

0分:死亡

（3）预防:慢性GVHD出现的时间范围很宽,因此常规用药比较困难。由于急性GVHD的存在是发生慢性GVHD的危险因素之一,故预防及积极治疗急性GVHD本身即起到预防慢性GVHD的作用。

（4）治疗:对一般慢性GVHD的治疗,泼尼松[1mg/（kg·d）]与CsA[6mg/（kg·d）]是一线治疗药物,疗程因病情而异,少则数月,长则以年计。此方案有较易耐受的优点,且使患者长期存活率提高到50%以上。在常规免疫抑制剂疗效不满意时,可考虑二线治疗。由于疗效的不确定性,迄今为止没有哪个药可被常规推荐的二线用药,二线治疗应尽量避免一次更换一种以上的药物,至少4~8周评估

药效,换药不主张过于频繁。沙利度胺、FK506、紫外线照射、西罗莫司、利妥昔单抗、伊马替尼等都可用于二线治疗,且有一定的组织器官特异性。沙利度胺长期应用对皮疹尤其是色素沉着疗效显著。日本FK506研究报告,用该药治疗31例,总有效率为46.2%,且其对眼、皮肤及肠道的效果优于肝、口腔及肺。Atkinson对常规免疫抑制剂耐药的患者改用Psoralen加紫外线照射,其中1/2以上的患者口腔或皮肤病变改善。利妥昔单抗对皮肤、口腔及肌肉骨骼的GVHD显示了一定的优势,伊马替尼可作为硬皮病及肺部GVHD的二线用药。另外,慢性GVHD者易合并感染,宜长期给予磺胺甲噁唑或其他抗菌

药物,直至慢性 GVHD 活动停止。对于严重 GVHD 伴反复感染的病例,丙种球蛋白的应用更能起到既有助于慢性 GVHD 的控制,又可预防感染的一举两得的效果。

(四) 感染

感染是 HSCT 患者最常见的并发症。尽管环境保护及抗生素的预防性应用在一定程度上降低了移植后的感染率,但仍有部分患者发生严重的感染,甚至因此丧生。对于干细胞植活延迟或排斥及伴有移植物抗宿主病等的患者,感染的威胁会更大。

1. 感染的病因及部位 HSCT 并发感染的病因十分复杂,且常为多种病因同时存在,但在移植的不同阶段,患者对各种病原体的易感性有所不同。

预处理阶段,在预处理化疗前常规进行中心静脉插管,皮肤的完整性被破坏,存在于皮肤表面的细菌如表皮葡萄球菌、链球菌或棒状杆菌等可沿插管进入体内引起感染。在进行大剂量化疗与放疗期间,患者的免疫功能急剧下降,黏膜屏障亦遭破坏,同时胃肠道反应严重,部分患者不能耐受肠道消毒药,故存在于肠道的厌氧菌及需氧菌可乘虚而入。在此阶段,真菌及病毒感染较少见。

(1) 移植早期(0 天~术后 30 天):移植后不久,患者周围血白细胞急剧下降,至第二周为感染最危险的阶段,此时期患者对细菌感染高度敏感,尤其是革兰阴性杆菌,其中以铜绿假单胞菌占首位,常表现为败血症。但近年来由于新型抗生素的合理应用,革兰阴性杆菌感染率有所下降,而革兰阳性球菌的感染率有上升趋势,应引起注意;真菌感染以念珠菌及曲霉菌多见,易导致败血症及肺炎。移植前长期应用抗生素的患者或移植后粒细胞缺乏持续时间较长者,真菌感染的发病率明显增高。此期病毒感染多由单纯疱疹病毒引起。干细胞移植前血清病毒抗体阳性者,移植后 80% 可出现潜在病毒的再激活,表现为疱疹性口炎及溃疡,常难以与放疗或化疗所引起的口腔炎相鉴别,严重者亦可播散为肺炎及脑炎等。

(2) 移植中期(术后 30~100 天):随着造血干细胞的植活,患者外周血粒细胞逐渐回升,但其功能仍存在缺陷,免疫低下亦持续存在,感染的危险并未过去。若合并急性移植物抗宿主病,则感染更多发且更严重。病毒感染是此时期最重要的感染并发症,其中最常见者为巨细胞病毒感染,近年来人类疱疹病毒-6、7(HHV-6、7,Human herpes virus-6、7)日渐受到重视,一些中枢神经病变的回顾性分析显示:

HHV-6、HHV-7 是引起儿童患者移植后脑炎的常见病原体。移植后病毒可来自成分输血或 HSCT 供者,亦可为患者自身潜在病毒的再活化,表现为间质性肺炎、肠炎、肝炎、脑炎等。有时亦可发生腺病毒感染、BK 病毒感染,导致出血性膀胱炎。此时期细菌及真菌感染主要见于因移植排斥而持续粒细胞缺乏或合并急性移植物抗宿主病的患者。

(3) 移植后期(术后 100 天之后):此阶段患者的白细胞功能与免疫功能逐渐恢复,其感染率与严重程度主要与慢性 GVHD 相关。由于合并慢性 GVHD 的患者持续存在细胞免疫与体液免疫缺损,故感染可反复发作,有时甚至是致命的。而不存在慢性 GVHD 的患者感染明显减少。

此时期细菌感染以革兰阳性球菌多见,尤其是肺炎双球菌。除引起肺炎外,有时亦可发生鼻窦炎及败血症。病毒感染以带状疱疹居多,常在 HSCT 后 1 年内发病,其中大部分病变仅限于局部皮肤,但亦有少数播散至全身,形成泛发性带状疱疹及肺炎与脑炎等。另外,病毒性肝炎亦常在此时期开始活动,其中丙型肝炎危害最大,有时引起黄疸及肝坏死。目前,我国乙型肝炎、丙型肝炎检测已较完善,故移植后肝炎的发病率有下降趋势。此外,移植受者对结核感染存在多种易感因素,如预处理的放疗、化疗及移植物抗宿主病的防治中大量免疫抑制剂的应用等,均可促进原有陈旧性结核的复发或新近感染的发生。

2. 感染的预防

(1) 隔离环境与无菌护理主要预防外源性感染。

(2) 抗微生物药物的应用主要针对内源性细菌感染。目前不作为常规应用。但一般从预处理开始一直到造血重建用口服氟康唑预防真菌感染显示了一定的疗效。

(3) 加快造血重建粒单核细胞集落刺激因子(GM-CSF)及粒细胞集落刺激因子(G-CSF)普遍用于临床,日益显示出其在加速造血功能恢复的作用。

(4) 静脉免疫球蛋白应用:它对病毒感染,包括巨细胞病毒感染有一定的预防作用。高效价免疫球蛋白的预防作用则更强。静脉免疫球蛋白对预防 GVHD 也有一定作用。

3. 感染的治疗 HSCT 患者一旦并发感染常来势凶猛,尤其是革兰阴性杆菌感染。尽管感染的表现多不典型,但发热普遍存在。因此,对于移植后体温升高的患者,应及时寻找感染灶。体格检查时应特别注意口腔、插管部位、肺及肛门，同时应取送各种标本进行病原学检查。

由于干细胞移植后细菌感染最为常见，在取送标本后应立即给予经验性抗生素治疗。所选抗生素应广谱，尤其不能忽视革兰阴性杆菌。

HSCT患者真菌感染并非少见，且在移植后各阶段均可发生，在细菌感染的后期，大量广谱抗生素应用后更易继发真菌感染。由于其临床表现缺乏特异性，诊断相当困难。此时即使无真菌感染的证据，亦主张加用抗真菌药物。鉴于真菌感染以念珠菌（尤其是白色念珠菌及热带念珠菌）和曲霉菌多见，传统选用两性霉素B最为可靠。其用法应自小剂量开始，逐日递增，且滴注速度宜慢，每天持续时间不少于5~6小时。用药过程中最常见的副作用为寒战、发热、心与肾毒性及低血钾。两性霉素脂质体可提高疗效，减轻毒性反应。对于确诊念珠菌感染且年龄较大或肾功能受损的患者，氟康唑是一种安全有效的抗真菌药物，其用量为每天5mg/kg，可静脉滴注，亦可口服，但其对曲霉菌效果差。伊曲康唑对曲霉菌有一定疗效，其优点为副作用小，且可口服，适于长期维持治疗，但口服吸收利用度较低。伏立康唑、卡泊芬净的问世明显提高抗霉菌的治疗效果，虽然药物价格较昂贵，但用药安全性高，目前已被临床广泛应用。氟康唑被常规用于移植的预处理及早期骨髓抑制阶段，对于曾经发生过真菌感染或体内还残留一定感染病灶的患儿，通常选用米卡芬净或伏立康唑进行抗真菌的二级预防。抗真菌治疗的疗程目前尚有争议，且无对照试验。其停药标准一般认为需待原有真菌培养阴转且病灶消失，若有可能最好待患者免疫功能有所恢复。对于肺、肝及脾等的霉菌感染，疗程则需更长，深部脏器的单个霉菌感染灶可借助手术清除。

HSCT后的病毒感染以疱疹病毒最多见，其中以单纯疱疹病毒感染发病最早，其高峰期为移植后第一个月。对于一般患者，阿昔洛韦即有效，但部分病例用药后产生耐药性，遇到这些病例可选用膦甲酸钠，此药发挥活性作用依赖于病毒编码的胸腺嘧啶核苷激酶，故对阿昔洛韦产生耐药的病例仍然有效。水痘带状疱疹病毒感染的高峰期为移植后2~10个月；由于大多数患者童年已发生过感染，故多为复发性。更昔洛韦对干细胞移植合并巨细胞病毒感染的治疗效果明显，它对治疗胃肠道巨细胞病毒感染也取得了较好的疗效，但对造血有一定抑制作用，尤其不适用于造血重建不稳定或造血重建不久的病人，停药后有一定的复发率。膦甲酸钠也常被用于巨细胞病毒的二线治疗，主要的副作用是脏器功能的影响及电解质紊乱，使用时注意水化，可以减轻相应毒副作用。西多福韦也有一定的抗巨细胞病毒作用。

EB病毒也是移植后常见的感染病毒，临床以发热、肠炎等为主要表现。个别病例会发生移植后淋巴增生综合征（post-transplantation lymphoproliferative diseases，PTLD）。造血干细胞移植后PTLD的发生受多种因素影响，尤其是移植物是否行T细胞去除。

根据移植前患者血清EBV IgG是否阳性，将移植后EBV的感染分为原发感染和再激活。文献报道移植后EBV的原发感染较再激活更易发生PTLD。由于EBV的感染率随年龄的增加而增高，故移植后EBV的原发感染主要见于儿童，增加了儿童PTLD的发生风险。

PTLD一旦发生，其死亡率达70%~90%，故预防PTLD的发生，并予以早期干预对提高预后至关重要。研究表明约50%~70%PTLD与EBV感染有关，EBV-DNA拷贝数可在临床发生PTLD前2~16周即开始升高，治疗有效后逐渐下降。移植后动态监测受体的EBV-DNA负荷，并及早予以干预，可降低PTLD的发生。目前多采用PCR方法检测外周血单个核细胞的EBV-DNA拷贝数，若EBV-DNA拷贝数高，或快速升高，需警惕PTLD的发生，应及早予以干预。早期干预的措施主要有美罗华的使用及早期予以免疫抑制剂减量。由于各实验室PCR技术、仪器、条件的不同，PCR结果很难标准化，目前就EBV-DNA拷贝数到达多少时抢先予以免疫抑制剂减量和美罗华治疗没有达成一致意见。

确诊PTLD后的首选治疗为免疫抑制剂减量或停药，总有效率为45%~50%，需根据患儿PTLD的发生时间及疾病状态谨慎考虑。B细胞特异性的抗体如CD20单抗美罗华能溶解杀伤B细胞，目前已成为防治EBV相关的PTLD的重要药物之一，有效率为37%~69%。但其疗效依赖于EBV感染的B细胞表面CD20的表达水平。对于上述两种治疗效果不佳的患者可考虑给予化疗。CHOP方案最为常用，总缓解率为65%~74%，化疗相关死亡率为26%~31%。对于局限病灶的PTLD患者可采用手术切除或局部的放射治疗。近年来，EBV特异性的细胞毒性T细胞的输注疗法受到了极大的关注。Ⅱ期临床试验显示细胞治疗PTLD的总缓解率为67%，完全缓解率为36%。但此治疗方法目前只运用于少数医疗中心,其疗效及副作用仍需进一步研究探讨。PTLD的临床表现和病理分型多种多样,故其预后影响因素也较多。主要预后不良的因素包括多部位病变、T细胞表型、单形性及霍奇金淋巴瘤样PTLD、原发于中枢神经系统、高LDH、疾病进展快、伴随B症状及对治疗反应差等。

(五) 非感染性肺部并发症

HSCT已成为良、恶性血液系统疾病、恶性实体肿瘤、自身免疫性疾病、遗传代谢性疾病的重要治疗手段,有30%~60%的HSCT患者会出现感染或非感染性肺部并发症,增加了患者的死亡率。其中65%的异基因造血干细胞移植患者合并非感染性肺部并发症,这与预处理方案、免疫抑制剂的使用、移植物抗宿主病(GVHD)等多种因素有关。

移植后非感染性肺部并发症常见的有弥漫性肺泡出血、植入综合征、特发性肺炎、闭塞性支气管炎、闭塞性支气管炎伴机化性肺炎。此类非感染性肺部并发症的病因不清,也没有统一的诊断和治疗标准,因此临床医师在诊断和治疗时存在一定的难度。

1. 弥漫性肺泡出血 弥漫性肺泡出血是HSCT后的常见并发症,成人和儿童发生率相近约为5%,一般发生于HSCT后的30天内,但晚发病例并不少见。临床主要表现为呼吸困难(92%)、发热(67%)、干咳(56%)及咯血(15%)等非特异性症状。DAH的重要特征是出现移植后非感染性、进行性血性支气管肺泡灌洗液。

诊断标准:①胸片示双侧弥漫性肺部浸润;②支气管肺泡灌洗发现至少3个不同的支气管亚段有进行性加重的血性液体及发现含有含铁血黄素的巨噬细胞;③存在急性低氧性呼吸衰竭($PaO_2/FiO_2<1.5$,且需要供氧及辅助呼吸);④支气管肺泡灌洗排除细菌、病毒、真菌感染;⑤脱水及纠正凝血功能治疗不改善病情;⑥临床表现、中心静脉压测量、心脏超声等排除心源性肺水肿。BAL发现至少3个不同支气管亚段进行性出血及发现含有含铁血黄素的巨噬细胞是诊断的核心,但由于急性肺泡出血后48~72小时才会出现含有含铁血黄素的巨噬细胞,而且在移植早期肺泡内的巨噬细胞数量少,因此在早期诊断时要考虑到。

弥漫性肺泡出血的病因及病理生理机制不清。移植后早期发病(30天内)和自体移植的患者预后较好,病死率为30%,而迟发或同种异体移植后的病死率则高达70%。因此,患者在早期诊断后应立即开始治疗,大剂量糖皮质激素[甲泼尼龙20~

30mg/(kg·d)]冲击3~4天可提高患者生存率。通过雾化吸入或气管内直接注入重组Ⅶa因子(50μg/kg溶于50ml生理盐水分别注入两侧支气管中)在个别患者中已取得理想的疗效,而且无不良反应,具有较高的收益风险比。但重组Ⅶa因子价格昂贵,对移植疗效的影响以及凝血方面的不良反应不清楚。

2. 植入综合征 植入综合征发生于HSCT后中性粒细胞恢复早期,表现为非感染性发热、皮肤红斑、皮疹、非心源性肺水肿、多器官功能衰竭(MODS)。植入综合征是由Radford等在1994年提出,可见于自体或异基因造血干细胞移植后。轻度ES(一过性低热及局部皮疹)无需治疗,密切观察并去除诱因后症状可消失;如疾病进展,尤其累及肺部发生PERDS,肾上腺皮质激素多有很好的疗效。详细见上。

3. 特发性肺炎综合征(IPS) IPS是HSCT后无明确感染或非感染因素所致的弥漫性肺损伤,组织病理学特征为间质性肺炎和弥漫性肺泡损伤。HSCT后发生率约10%,起病时间为21~87天,临床症状为呼吸困难、干咳、低氧血症,胸部CT示多肺叶的弥漫浸润影。IPS病因不清,可能与移植前放化疗、潜在感染引起肺部损伤,移植后大量炎症因子(如IL-6、IL-8、TNF-α)释放造成肺部二次损伤有关。

Clark等提出IPS诊断标准:

(1) 弥漫性肺泡损害的证据,包括:①胸片或CT见多肺叶浸润影;②肺炎的症状和体征;③肺泡动脉血氧分压差增大及限制性通气功能障碍。

(2) 排除活动性下呼吸道感染,包括:①BAL液未检出细菌或其他病原;②使用广谱抗生素病情无改善;③经支气管肺活检未检出病原,2~14天后肺泡灌洗液或肺活检仍未检出。

IPS没有特异的治疗手段,大剂量激素仅可改善病情,对长期生存并无帮助。对症支持治疗、防治感染是当前最有效的治疗手段。近几年IPS病因研究较多,TNF-α、TNFRⅡ、CD54、一氧化氮、INF-γ、CXCR3-R、CCR2/MCP-1等可能与IPS的发病有关。密歇根大学报道使用抗TNF-α受体的单抗治疗3例儿童IPS患者,治疗后所有患儿肺部影像学和肺功能检查均有明显改善,不断阐明的病因可能在未来带来新的特异性的治疗手段。

4. 闭塞性细支气管炎(BO) BO是一种累及小气道的阻塞性肺部疾病,是异基因HSCT后最常见的晚期非感染性肺部并发症。BO 的发生率为 6%～26%，一般发生于+100 天后(国际骨髓移植登记处报道中位时间为+431 天)，主要症状为干咳、呼吸困难或伴有喘鸣。BO 与慢性 GVHD 有密切关系，其他相关因素包括急性 GVHD、HLA 不相合、使用 MTX、供者年龄大、清髓性预处理、预处理含白消安、移植前有间质性肺炎、女性供者男性受者、诊断到移植大于 14 个月、外周血作干细胞等。

Soubani 提出 BO 诊断标准：①异基因造血干细胞移植后；②合并慢性 GVHD；③移植+100 后出现呼吸困难、干咳、喘息；④胸片一般正常；⑤高分辨肺部 CT 示呼气相空气潴留征、支气管扩张或肺部过度膨胀；⑥肺功能检测第 1 秒用力呼气量/肺活量(FEV$_1$/FVC)<0.7 及 FEV$_1$<75% 的预测值，且支气管扩张剂治疗无效；⑦排除感染。诊断应结合临床症状、发病时间、危险因素、病理检查、肺功能检测、影像学结果等综合考虑，但具有确诊意义的是病理检查、肺功能及影像学。典型病理学表现为细支气管黏膜下或外周炎性细胞浸润和纤维化导致管腔狭窄，造成阻塞性通气障碍。病理检查需开胸或支气管镜引导下肺活检，具有创伤性，因此目前已被高分辨 CT 及肺功能所取代。2 次以上(FEV$_1$/FVC<70%)异常伴有相应影像学改变可以基本确诊，影像学异常：①部分患者胸片表现为肺部过度膨胀，但大多患者胸片正常；②高分辨 CT 示呼气相空气潴留征、支气管扩张、马赛克征、支气管壁增厚等，尤其是呼气相空气潴留征与 BO 的进展及肺功能变化密切相关。

BO 发病与慢性 GVHD 相关，HSCT 后并发慢性 GVHD 患者应密切观察病情变化并定期检查肺功能，以便早期诊断。早期诊断和治疗可改善预后，治疗原则包括控制慢性 GVHD、抗炎及抗细胞因子、防治感染、对症支持等。糖皮质激素联合免疫抑制剂(环孢素 A、霉酚酸酯、雷帕霉素、抗胸腺细胞球蛋白等)可使部分患者病情改善，但疗效不理想。因此有作者加用阿奇霉素(负荷量 500mg qd×3 天，第二周改为 250mg 维持 12 周)，可使 FEV$_1$ 和 FVC 平均提高 20% 以上。雾化吸入支气管扩张剂、体外光动力疗法、静脉使用免疫球蛋白、氧疗、肺移植、康复治疗等是 BO 治疗的新方向，但仍需进一步临床研究及探讨。

5. 闭塞性细支气管炎伴机化性肺炎(BOOP) BOOP 表现为闭塞性细支气管炎、机化性肺炎和间质性肺炎与纤维化。其发病机制不清，组织病理学特征为细支气管腔内、肺泡管和肺泡内机化性渗出物，细支气管内肉芽组织增生，肺泡周围单核细胞浸润，病变多限于肺小叶内。BOOP 起病缓慢，一般发生于移植后 1 个月～2 年内，主要症状包括干咳、渐进性呼吸困难及发热。

BOOP 主要表现为限制性通气功能障碍及肺弥散能力的下降，肺功能示肺一氧化碳弥散量(DLCO)及肺容量下降，而反映呼气功能的指标(如 FEV$_1$/FVC)则正常。由此导致的低氧血症可通过动脉血气进行分析，胸片及肺部 CT 可见斑片状实变影及磨玻璃影，实变影中有支气管充气征。依据患者的病史、起病时间、症状、肺功能及影像学检查可初步诊断，但确诊还需开胸或经支气管肺活检行组织病理学检查。限制性通气功能障碍、中等发热、皮质激素治疗效果好、典型的组织病理学特点是 BOOP 区别于 BO(阻塞性通气功能障碍，不伴发热及肺部浸润，皮质激素效果差)的鉴别要点。

皮质激素治疗 BOOP 效果明显，80% 移植后 BOOP 患者对激素治疗敏感，影像学异常通常在开始用药后 1～3 个月内恢复正常。皮质激素使用疗程和剂量无明确规定，泼尼松 0.75～1.5mg/(kg·d)维持 1～3 个月后如病情好转缓慢减量，6～12 个月减停。使用皮质激素时应注意预防感染，尤其卡氏肺囊虫肺炎。

6. 肺血管内细胞溶解性栓子形成 肺血管内细胞溶解性栓子形成多发生于儿童，临床表现为异基因移植后 72(8～343)天出现发热、咳嗽及肺结节形成，发病与 GVHD 的活动度相关。胸片表现为肺结节、间质突出及肺膨胀不全，胸部 CT 表现为多发的肺周边结节影。因病变位于肺外周及血管内，故只能开胸活检或尸检，组织病理学检查结果为：细胞坏死后的成分形成嗜碱性血栓物质阻塞肺血管，导致血管损害及出血性梗死。PCT 的肺结节病变与曲霉菌肺炎相似，应注意排除感染。PCT 诊断后予全身性皮质激素治疗，大部分患者临床症状 1～2 周好转，影像学改变数周到数月好转，皮质激素使用时应注意防治感染及必要的支持治疗。

7. 急性肺水肿 急性肺水肿一般发生于移植后 2～3 周，临床表现为急性起病的呼吸困难、体重增加、双肺底湿啰音及低氧血症，胸片提示肺门血管影增强，上肺血管影增加，偶尔可合并胸腔积液。胸部影像学表现无特异性，与其他原因所致的肺水肿无法鉴别。毛细血管静水压增大、血管通透性增加或两者同时存在是导致急性肺水肿发生的主要原因。移植后肺水肿的治疗类似于其他原因的肺水肿治疗,通过详细的体格检查、监测体重变化、合理补液以及利尿药物使用是主要的治疗手段,患者如发生呼吸衰竭可进行机械通气辅助呼吸。

8. 放射性肺炎 接受含 TBI 预处理的移植患者约 7% 发生有症状的放射性肺炎,而更多的患者虽有胸片改变但无临床症状。呼吸困难、咳嗽和发热是常见的症状,但肺部体征较少。患者接受 TBI 到出现放射性肺炎有大约 1~3 个月的潜伏期。胸片表现多样,可以是局部模糊影或致密浸润影,边缘相对清楚,对应的是放疗区域。胸部 CT 表现为局部高密度影,边缘相对清晰类似胸片表现。肺功能提示限制性通气功能障碍和弥散能力下降,其中肺弥散功能是最重要的提示预后的指标。轻度或临床表现不明显的病例无需治疗,有症状的患者可使用皮质激素治疗。

9. 放射性肺纤维化 TBI 引起肺部慢性损伤,6~24 个月可发展为放射性肺纤维化,放射性肺纤维化最常见的危险因素是放射性肺炎,但也有患者不经过放射性肺炎直接发展为肺纤维化。肺动脉高压继而导致肺心病是患者出现呼吸困难的主要原因,其症状的轻重主要取决于受影响肺的范围和程度。胸部影像学与其他原因所致的肺纤维化无法鉴别。重症患者可见到肺膨胀不全、纵隔移位、胸膜心包粘连、膈肌隆起和气管移位等体征。放射性肺纤维化无特异性治疗方法,吸氧、支气管扩张剂、祛痰等对症治疗可改善症状。

10. 迟发性肺部毒性综合征 迟发性肺部毒性综合征发生于大剂量化疗或自体移植后 2~16 周,临床表现为非感染性咳嗽、发热及呼吸困难,DLCO明显下降是主要的肺功能检查结果,胸部 CT 表现为肺部磨玻璃样影、线状或结节状实变影。迟发性肺部毒性综合征对激素治疗敏感,预防性吸入激素可减少 DPTS 的发生率。根据患者病史、症状、肺功能结果、CT 及治疗反应可作出诊断而无需侵入性检查。

(六)出血性膀胱炎

出血性膀胱炎是又一常见并发症。根据其发作时间可分为急性与迟发性两类。根据临床表现,根据 Droller 标准可以将出血性膀胱炎分成 4 级:

1 级:镜下血尿。

2 级:肉眼血尿。

3 级:肉眼血尿伴有小血凝块。

4 级:肉眼血尿伴有血凝块导致尿道阻塞,需要进行血块清除。

急性出血性膀胱炎紧随应用 CTX 后发生,一般发生于 CTX 后 28~72 小时,主要由 CTX 的代谢产物刺激膀胱移行上皮细胞,导致广泛炎症与溃疡而引起。近年来,由于加强预防措施,包括大剂量输液、加强利尿、膀胱灌洗及美司钠的临床应用,急性出血性膀胱炎的发病率已降至很低。迟发性膀胱炎可发生在 HSCT 后 1 个月至数月。病因多是在放疗、化疗对膀胱黏膜损伤的基础上,在机体免疫低下的状态下使患者体内 BK 病毒、腺病毒、CMV 等病毒复制、繁殖而致病。治疗以支持疗法为主,主要是水化、碱化尿液以防止血块对肾小管的堵塞。抗病毒治疗及免疫抑制剂减量也是临床常用的方法。西多福韦是一种胞嘧啶核酸类似物,可选择性抑制病毒复制所需的 DNA 聚合酶,对多种 DNA 病毒有效,尤其是多瘤病毒、CMV、腺病毒等。来氟米特是具有抗病毒 DNA 复制活性的免疫抑制剂,临床也有成功的报道。环丙沙星是一种喹诺酮类抗菌药物,可通过抑制病毒感染机体中的拓扑异构酶来抑制细胞内的病毒复制,有成功治疗 BK 病毒膀胱炎的成功报道,但未见儿童相关报道。如果患者全身 GVHD 不严重,尽可能地减轻免疫抑制剂的剂量对病情将有利。雌激素有稳定微血管的作用,前列腺素、卡巴克洛基、血管加压素等缩血管药物对减轻出血性膀胱炎的严重程度及缩短其病程有一定作用。迟发性出血性膀胱炎的病程一般 2~3 周,严重者可持续 1 个月甚至数月,有时不得不采取有创伤性的措施如膀胱镜下电灼止血、选择性膀胱血管栓塞、结扎术、膀胱造瘘、尿流改道等,少数患者可因大出血而死亡。

(七)肝静脉阻塞综合征

肝脏毒性表现以肝静脉阻塞综合征(veno-occlusive disease,VOD)最为严重,好发时间在移植后 1~3 周,发病率约 15%~30%。预处理采用放疗方案者及造血干细胞移植前有活动性肝炎者,移植后肝静脉阻塞综合征发生率较其他患者为高。此症发病机制为肝内小静脉血栓形成及小叶中心周围肝细胞坏死;临床主要表现为进行性肝大、黄疸、腹水或不明原因的体重增加;因发病时患者血小板尚在很低的水平,肝穿刺是十分危险的,因此诊断主要靠临床指标。据报道静脉滴注前列腺素 E_1 可预防肝静脉阻塞综合征,自造血干细胞移植前 8 天开始持续至移植术后 30 天。肝静脉阻塞综合征一旦出现,以上述剂量的前列腺素 E_1 治疗亦会收到应有的效果。但此症毕竟严重,目前死亡率仍高达 30%。

目前,我们从预处理开始就给患者应用前列地尔注射液(凯时)静脉缓慢推注,一直持续到移植后第 30 天,为减少 VOD 的发生,在预处理 CTX 结束后,限制过多的液体输入,并保持血浆白蛋白至少大于 30g/L,提高血红蛋白至 10g/L 以上以改善肝脏的血液供应、减轻肝脏负担。

移植过程中每天注意液体的出入量平衡,每天测量体重、测定腹围大小,注意肝脏大小,有否肝区叩痛,检测胆红素的变化,密切注意 VOD 的征象。

近年来有用小剂量肝素和前列腺素 E_1 持续静脉点滴成功救治 VOD 的报道。也有采用纤溶酶原激活剂溶解肝小静脉内血栓治疗 VOD 的报道,但纤溶酶原激活剂的应用有明显的出血倾向,有相当比例的治疗相关的危及生命大出血的发生率。相比而言,去纤苷的使用更安全、有效,其既无大出血的顾虑,又有相对较高的治愈率,来自一组重症 VOD 的报道显示:即使一些病人已处于非常严重状态,甚至在机械通气、多脏器功能不全的情况下用药,仍有 30% 的患者从中受益。

(八)移植排斥

一般说来,HLA 配型相合的异基因移植很少被排斥,但有的患者也存在某些引起排斥的危险因素。总体而言,良性疾病较恶性疾病容易产生移植排斥;慢性白血病较已经接受多次化疗的急性白血病容易产生移植排斥。与白血病患者相比,再生障碍性贫血患者排斥率明显升高。根据报道,曾多次输血的再生障碍性贫血患者异基因 HSCT 后的排斥率可高达 30%。若曾接受亲属的献血,则排斥率会更高。HLA 配型是影响植活的最主要因素。对于血液系统恶性肿瘤患者,异基因 HSCT 后的排斥率配型相合及 1 个位点不合者为 0~10%,若 2~3 个位点不合则为 15%~25%,去除 T 淋巴细胞的异基因 HSCT 在降低移植物抗宿主病发病率的同时排斥率亦相应增高,据统计可达 20%~35%。此外,严重的骨髓纤维化、病毒感染、移植物抗宿主病及移植早期某些药物的应用等也是导致排斥的危险因素。

对于存在排斥危险因素的患者,事先宜采取预防措施。适当增加采集的有核细胞数会有利于植活。对于再生障碍性贫血患者,移植前尽量输注辐照的血液可以减少淋巴细胞的致敏,较少移植失败的几率。造血因子的临床应用对移植后造血功能的恢复起到明显的促进作用,G-CSF 对促进 HSCT 早期造血功能恢复效果更显著,可使植活时间提前 1 周左右。相对骨髓而言,外周血造血干细胞较骨髓

有更多的 T 淋巴细胞,能减少植入失败的风险。

抗 HLA 抗体,是在同种异体免疫过程中,如妊娠、输血、异基因移植等过程产生的抗体,也有少量抗体是在细菌感染或接触其他致敏原的过程中,抗原与 HLA 抗原交叉反应,从而产生抗 HLA 抗体。随着 HLA 抗体检测水平的提高,免疫磁珠流式液相芯片技术的推广和普及,HLA 抗体的检测过程越来越高效、灵敏、快速、稳定。研究显示,抗供者特异性 HLA 抗体与器官移植过程超急性排斥反应、急性排斥反应及慢性排斥反应的机制相关。抗 HLA 抗体也是引起血小板输注无效的主要原因之一,血制品中的抗 HLA 抗体可引起输血相关性急性肺损伤。近年来,抗 HLA 抗体在造血干细胞移植领域的影响受到越来越多的关注。一些临床研究报道发现,移植前受者体内预存的抗供者特异性 HLA 抗体可能对造血干细胞移植的预后产生不良影响,如造血重建延缓、植入失败率升高、总体生存率下降等,因而提出对高危植入失败的人群抗 HLA 抗体应当作为造血干细胞移植前供体筛选和预后评估的常规检查指标。因为 HLA 相合供体的寻找不易,即便直到患者存在抗供者 HLA 抗体,也并不意味着这样的供体不可应用,但是应用前必须进行一定的处理。目前可供选择的降低抗 HLA 抗体的临床手段主要有以下三类:①清除记忆性 B 淋巴细胞或分泌抗体的浆细胞:如利妥昔单抗(特异性结合 CD20 阳性 B 细胞)、硼替佐米(清除浆细胞)。这类方法可抑制新生抗体的产生,对于体内已有的抗体无明显作用。②消除体内已经产生的抗体:血浆置换,血小板输注。血小板表达 HLA-Ⅰ类抗原,选择含有与受者体内抗 HLA 抗体类型相匹配的抗原的血小板,可与抗 HLA 抗体特异性结合从而抑制抗体作用。该方法仅对抗 HLA-Ⅰ类抗体阳性患者有效。③阻断抗体介导的细胞毒性反应:静脉注射大剂量免疫球蛋白,有强化抗体清除、调节补体、封闭抗体 Fc 段等作用,及依库丽单抗特异性地阻滞终末补体蛋白成分的断裂从而阻断依赖补体的细胞毒性作用。

排斥一旦出现,治疗常较困难。若干细胞移植后造血功能一直未恢复或某一系统(如血小板系统)未恢复,但供者的基因标记存在,提示移植物功能不良,可再次补充同一供者经 G-CSF 动员后采集的周围血干细胞,之前不需再次预处理,部分患者可见造血功能恢复。对于供者基因标记已不存在的患者,则需考虑二次移植,但短期内经受两次预处理是十分危险的,患者较难承受再次预处理相关毒性,尤

其是在合并感染的情况下。若能坚持至 6 个月后再进行二次移植,自然会更安全。若干细胞移植后造血功能一度恢复又发生晚期排斥,在没有完全排斥前,减轻或终止抗排斥药物、输注一定量的供体淋巴细胞,部分患者可以恢复完全植入状态,或者保持稳定的嵌合状态。若以上挽救措施无效,供体细胞完全排斥,只能等待再次移植。对于再次移植的预处理及供体选择,目前都没有比较统一的推荐方案。增加一定的预处理,采用足够细胞数量的干细胞,尽可能保证植入是二次移植的关键。

总之,供体来源的多元化已经使得每个需要接受 HSCT 的患儿不用再担心没有供体,干细胞机制的研究进展加深了我们对移植并发症的了解,并逐渐帮助完善了应对各种并发症的新技术,逐渐形成了规范化的治疗体系。近年来,低毒、高效抗真菌药物的不断开发为移植后真菌感染的控制提供了强有力的武器。移植后病毒的监测、免疫抑制剂的及时调整、病毒特异的 CTL 的运用为有效防止病毒进展起到了良好的作用。白血病相关的微小残留标记检测方法的建立,为临床提供了对白血病细胞的实时监测的标记,白血病细胞的准确判断为临床早期及时干预、防止疾病复发提供了很好的监测手段,造血干细胞移植将为白血病患儿的健康贡献更多的力量。

(陈　静)

参 考 文 献

[1] Michael A. Pulsipher, Christina Peters, Ching-Hon Pui. High Risk Pediatric Acute Lymphoblastic Leukemia: To Transplant or Not to Transplant? Biol Blood Marrow Transplant, 2011, 17: S137-S148

[2] Pulsipher MA, Bader P, Klingebiel T, et al. Allogeneic transplantation for pediatric acute lymphoblastic leukemia: the emerging role of pretransplantation minimal residual disease/chimerism monitoring and novel chemotherapeutic, molecular, and immune approaches aimed at preventing relapse. Biol Blood Marrow Transplant, 2008, 15: 62-71

[3] Tallen G, Ratei R, Mann G, et al. Long-term outcome in children with relapsed acute lymphoblastic leukemia after time-point and site-of-relapse stratification and intensified short-course multidrug chemotherapy: results of trial ALL-REZ BFM 90. J Clin Oncol, 2010, 28: 2339-2347

[4] MacMillan ML, Davies SM, Nelson GO, et al. Twenty years of unrelated donor bone marrow transplantation for pediatric acute leukemia facilitated by the National Marrow Donor Program. Biol Blood Marrow Transplant, 2008, 14: 16-22

[5] Borowitz MJ, Devidas M, Hunger SP, et al. Clinical significance of minimal residual disease in childhood acute lymphoblastic leukemia and its relationship to other prognostic factors: a Children's Oncology Group study. Blood, 2008, 111: 5477-5485

[6] Schrauder A, von Stackelberg A, Schrappe M, et al. Allogeneic hematopoietic SCT in children with ALL: current concepts of ongoing prospective SCT trials. Bone Marrow Transplant, 2008. 41: S71-74

[7] Jing chen, ZiYi Lim, Cheng-juan Luo, et al. Outcome of Chinese Children With Unrelated Donor Hematopoietic Stem Cell Transplantation Pediatr Blood Cancer, 2010, 55: 1386-1392

[8] Pulsipher MA, Hunger SP, Gamis AS, et al. Allogeneic marrow transplantation in children with acute leukemia: careful comparison with chemotherapy alternatives required. Leukemia, 2010, 24: 1212-1216

[9] Meshinchi S, Arceci RJ. Prognostic Factors and Risk-Based Therapy in Pediatric Acute Myeloid Leukemia The Oncologist, 2007, 12: 341-355

[10] Oliansky D, Park R, Buffalo, et al. The Role of Cytotoxic Therapy With Hematopoietic Stem Cell Transplantation in the Therapy of Acute Myeloid Leukemia in Children Biology of Blood and Marrow Transplantation, 2007, 13: 500-501

[11] Shenoy S. Hematopoietic stem cell transplantation for childhood malignancies of myeloid origin Bone Marrow Transplantation, 2008, 41: 141-148

[12] Is it appropriate to offer allogeneic hematopoietic stem cell transplantation to patients with primary refractory acute myeloid leukemia? Bone Marrow Transplantation, 2005, 36: 183-191

[13] Michael A. PulWillemze AJ, Geskus RB, Noordijk EM, et al. HLA-identical haematopoietic stem cell transplantation for acute leukaemia in children: less relapse with higher biologically effective dose of TBI. Bone Marrow Transplant, 2007, 40(4): 319-327

[14] B Jiao, C-F Wu, Y Liang, et al. AML 1-ETO9a is correlated with C-KIT overexpression/mutations and indicates poor disease outcome in t(8;21) acute myeloid leukemia-M2 Leukemia, 2009: 1-7

[15] Del Toro G, Satwani P, Harrison L, et al. A pilot study of reduced intensity conditioning and allogeneic stem cell transplantation from unrelated cord blood and matched family donors in children and adolescent recipients. Bone Marrow Transplant, 2004, 33(6): 613-662

[16] Fernandez HF, Kharfan-Dabaja MA. Tyrosine kinase inhibitors and allogeneic hematopoietic cell transplantation

for chronic myeloid leukemia：Targeting both therapeutic modalities［J］. Cancer Control，2009，16（2）：153-157

［17］ Silvia Bresolin，Marco Zecca，Christian Flotho，et al. Gene expression-based classification as an independent predictor of clinical outcome in juvenile myelomonocytic leukemia. J Clin Oncol，2010，28：1919-1927

［18］ Passmore SJ，Chessells JM，Kempski H，et al. Paediatric myelodysplastic syndromes and juvenile myelomonocytic leukaemia in the UK：A populationbased study of incidence and survival. Br J Haematol，2003，121：758-767

［19］ Franco Locatelli，Peter No llke，Marco Zecca，et al. Hematopoietic stem cell transplantation（HSCT）in children with juvenile myelomonocytic leukemia（JMML）：results of the EWOG-MDS/EBMT trial. Blood，2005，105：410-419

［20］ Yu-Hsiang Chang，Shiann-TarngJou，Dong-Tsamn Lin，et al. Second Allogeneic Hematopoietic Stem Cell Transplantation for Juvenile Myelomonocytic Leukemia：Case Report and Literature Review. J Pediatr Hematol Oncol，2004，26：190-193

［21］ Bradley MB. Stem cell transplantation for pediatric lymphoma：past present and future Bone Marrow Transplantation，2008，41：149-158

［22］ Woessmann W，Peters C，Lenhard M，et al. Allogeneic haematopoietic stemcell transplantation in relapsed or refractory anaplastic large cell lymphoma of children and adolescents—a Berlin-Frankfurt-Munster group report. Br J Haematol，2006，133：176-182

［23］ Uchiyama Y，Hoshino T，Mihara M，et al. Emergence of donor-derived anti-HLA antibody and subsequent transfusion-refractory thrombocytopenia after allogeneic hematopoietic stem cell transplantation from an HLA-matched sibling donor in a patient with acute myeloid leukemia. The Japanese journal of clinical hematology，2013，54（2）：214-218

［24］ Zhu H，He J，Cai J，et al. Pre-existing anti-HLA antibodies negatively impact survival of pediatric aplastic anemia patients undergoing HSCT. Clin Transplant，2014：1-9

［25］ Jasmine Zain，Joycelynne M Palmer，Maria Delioukina，et al. Allogeneic hematopoietic cell transplantation for peripheral T cell NHL results in long-term disease control. LeukLymphoma，2011，52（8）：1463-1473

［26］ Oliansky DM，Antin JH，Bennett JM，et al. The Role of Cytotoxic Therapy with Hematopoietic Stem Cell Transplantation in the Therapy of Myelodysplastic Syndromes：An Evidence-Based Review Biol Blood Marrow Transplant，2009，15：137-172

［27］ Henter JI，Horne A，Arico M，et al. HLH-2004：diagnostic and therapeutic guidelines for hemophagocytic lymphohistiocytosis. Pediatr Blood Cancer，2007，482：124-131

［28］ Marsh RA，Vaughn G，Kim MO，et al. Reduced-intensity conditioning significantly improves survival of patients with hemophagocytic lymphohistiocytosis undergoing allogeneic hematopoietic cell transplantation Blood，2010，116：5824-5831

［29］ Meaghan Granger，Stephan A，Grupp，et al. Feasibility of a tandem autologous peripheral blood stem cell transplant regimen for high risk neuroblastoma in a cooperative group setting：a pediatric oncology group study：A Report from the Children's Oncology Group Pediatr Blood Cancer，2012，59：902-907

［30］ P Ljungman，M Bregni，M Brune，et al. Allogeneic and autologous transplantation for haematological diseases，solid tumours and immune disorders：current practice in Europe 2009. Bone Marrow Transplantation，2010，45：219-234

［31］ J Kanold，C Paillard，A Tchirkov，et al. Allogeneic or haploidentical HSCT for refractory or relapsed solid tumors in children：toward a neuroblastoma model Bone Marrow Transplantation，2008，42：S2

［32］ JacekToporski，Michael Garkavij，Jan Tennvall，et al. High-Dose Iodine-131-Metaiodobenzylguanidine with Haploidentical Stem Cell Transplantation and Posttransplant Immunotherapy in Children with Relapsed/Refractory Neuroblastoma. Biol Blood Marrow Transplant，2009，15：1077-1085

［33］ J Kanold，C Paillard，A Tchirkov，et al. Allogeneic or haploidentical HSCT for refractory or relapsed solid tumors in children：toward a neuroblastoma model. Bone Marrow Transplantation，2008，42：S25-S30

［34］ Marks DI，Forman SJ，Blume KG，et al. A comparison of cyclophosphamide and total body irradiation with etoposide and total body irradiation as conditioning regimens for patients undergoing sibling allografting for acute lymphoblastic leukemia in first or second complete remission. Biol Blood Marrow Transplant，2006，12：438-453

［35］ Gaynon PS，Harris RE，Altman AJ，et al. Bone marrow transplantation versus prolonged intensive chemotherapy for children with acute lymphoblastic leukemia and an initial bone marrow relapse within 12 months of the completion of primary therapy：Children's Oncology Group study CCG-1941. J Clin Oncol，2006，24：3150-3156

［36］ Eapen M，Rubinstein P，Zhang MJ，et al. Comparable long-term survival after unrelated and HLA-matched sibling donor hematopoietic stem cell transplantations for acute leukemia in children younger than 18 months. J Clin Oncol，2006，24：145-155

［37］ K Vettenranta. Current European practice in pediatric my-eloablative conditioning. Bone Marrow Transplantation, 2008,41:S14-S17

［38］ Xu SX,Tang XH,Xu HQ,et al. Total body irradiation plus cyclophosphamide versus busulphan with cyclophospha-mide as conditioning regimen for patients with leukemia undergoing allogeneic stem cell transplantation:a meta-analysis Leukemia & Lymphoma. Leuk Lymphoma,2010, 51(1):50-60

第四章　儿童白血病靶向治疗

白血病是儿童期最常见的恶性肿瘤,其中大部分是急性淋巴细胞白血病(ALL),占 70% 以上,其次为急性髓细胞白血病(AML),约占 20%～30%。当前 ALL 的疗效已经有了很大的提高,长期无事件生存率(EFS)可以到 80% 以上,少数治疗中心可高达 90% 以上。而儿童 AML 的疗效相对较差,但也有了长足的进步。近二三十年来,大部分临床研究协作组的总生存率(OS)已达 60%～70%,无病生存率超过 50%。虽然 AML 和 ALL 在治疗策略上有所不同,但在根本上和所有其他肿瘤化疗一样都是通过化疗药物尽可能多地杀伤肿瘤细胞来达到治疗疾病的目的。至今除了糖皮质激素、门冬酰胺酶等少数几个化疗药物,其他绝大多数化疗药物以及放射治疗,无论是细胞周期特异性还是细胞周期非特异性,都和 DNA 损伤有关。这就很容易理解为什么常规化疗不能治愈所有白血病了。诚然,通过增加化疗强度,最终所有的白血病细胞会被杀灭,但是高强度的化疗同样也可以对正常细胞造成不可逆的损伤,因为他们也是由 DNA 组成的细胞。所以理想的治疗应该是可以特异地杀伤肿瘤细胞而不伤及或很少伤及正常细胞的治疗,这就是靶向治疗。靶向治疗除了具有治疗特异性以外,和常规化疗不同的另外一个特点是可以同时杀伤增殖中的肿瘤细胞和静息中的肿瘤细胞。而常规化疗和放疗,无论是否细胞周期特异性大多只对增殖中的肿瘤细胞有较强的杀伤作用,而对静息中的肿瘤细胞无能为力。

靶向治疗,近年来兴起的热门话题,其实并非近年来才出现的。人们往往把伊马替尼治疗慢性髓细胞性白血病视作靶向治疗的开山鼻祖。但实际上,维 A 酸治疗早幼粒细胞白血病至少要比伊马替尼早十多年。维 A 酸治疗早幼粒细胞白血病具有所有靶向治疗的特点:有明确的治疗靶点,能够特异性地诱导白血病细胞的终末分化和凋亡。近年来,随着研究的深入靶向治疗在肿瘤治疗中的应用越来越广泛,也在白血病治疗中取得了很好的疗效。

作为靶向治疗必须有两个要素:治疗靶点和针对靶点的药物。靶向治疗的研究也是从这两方面着手开展的。就治疗靶点来说,至少应该具备肿瘤特异性。特异性的治疗靶点大致可以分为两类:一类是肿瘤细胞表面特有的抗原分子;另一类是肿瘤细胞中影响肿瘤细胞生长、生存和分化的关键分子,其中往往是驱动白血病转化的基因变异,也可以是被这些变异基因激活的信号通路。针对第一类靶点主要通过体液免疫或细胞免疫的靶向药物或治疗手段来进行靶向治疗,而对后一类靶点主要是通过小分子化合物来进行靶向治疗。

一、白血病的免疫靶向治疗

免疫靶向治疗以白血病细胞表面特异性抗原作为攻击靶点进行治疗。但实际上很少有完全特异的白血病抗原可供免疫靶向治疗用。目前,应用于白血病治疗的靶向抗原都是在正常细胞中也共同表达的抗原。但是它们在肿瘤细胞中的表达要明显高于肿瘤细胞,比如 CD20、CD19、CD33 和 CD123。针对这些抗原可以利用抗体或免疫活性细胞进行靶向治疗。

(一) 抗体介导的靶向治疗

抗体介导的靶向治疗一般是以单克隆抗体为靶向药物来攻击白血病细胞。抗体可以是纯粹的单克隆抗体,也可以是结合了其他细胞毒性基团的复合抗体药物。这些细胞毒性基团可以是化学性的如蓖麻毒素和白喉毒素,也可以是放射性核素。纯粹的单克隆抗体通过补体介导的细胞毒性作用或抗体依赖细胞介导的细胞毒性作用(ADCC)杀伤白血病细胞,也可以通过封闭相应抗原的功能达到对白血病细胞的杀伤作用。而结合了细胞毒性基团的复合细胞毒性药物除了通过上述细胞毒性机制杀伤细胞外还可以在抗体内化后继续通过所结合的细胞毒性基团杀伤白血病细胞。

1. **CD20 单抗**　大约 1/2 的前 B 细胞白血病可以表达 CD20 抗原，而且，表达 CD20 者往往预后较差。曾经有研究发现那些诱导缓解治疗结束时微小残留持续存在的病例中，此时 CD20 表达较初发时明显上调。这也提示 CD20 阳性细胞对常规化疗的敏感性较低。所以 CD20 是一个较好的治疗靶点。目前应用于临床或正在进行临床试验的 CD20 单抗有三种：利妥昔单抗（rituximab）、奥法木单抗（ofatumumab）和阿托珠单抗（obinutuzumab）。

（1）利妥昔单抗：利妥昔单抗是针对 CD20 的人源化嵌合抗体。最早被用于 CD20 高表达的 B 淋巴细胞性非霍奇金淋巴瘤（B-NHL），如 Burkitt 淋巴瘤。利妥昔单抗联合常规化疗可以使这类病人的生存率提高 20% 左右。目前已经成为了 B-NHL 以及 Burkitt 白血病的治疗方案的主要组成药物。在前 B 细胞 ALL 的化疗中联合利妥昔单抗也可以明显改善病人预后。2015 年的美国血液学年会上 GRAALL-R 研究协作组报道了一组 209 例成人前 B 细胞 ALL 的随机对照临床试验：利妥昔单抗可以增加大约 10% 左右的生存率。但这些临床试验的对象多为成人，儿童 ALL 中除了 Burkitt 白血病目前还少有临床应用。但对于 CD20 阳性的 ALL 复发病例，利妥昔单抗可能有价值进行尝试。

（2）奥法木单抗：奥法木单抗同样是针对 CD20 的人源化嵌合单抗，但它识别的 CD20 抗原上的表位和利妥昔单抗不同。它和 CD20 结合的亲和力大于利妥昔单抗，所以它所诱导的 ADCC 作用较利妥昔单抗强。2014 年美国 MD Anderson 癌症中心报道了奥法木单抗作为一线药物治疗 CD20 阳性成人 ALL 的二期临床试验。他们在常规化疗的基础上联合奥法木单抗，结果共 25 个病人除一例因感染性休克死亡外，其他所有病人（96%）在一个疗程中缓解并达到 MRD 阴性。中位随访时间 14 个月时，一年无进展生存和总生存率分别是 94% 和 92%。

（3）阿托珠单抗：阿托珠单抗是糖基化的抗 CD20 二型抗体，它对靶细胞的细胞毒性作用明显较利妥昔单抗和奥法木单抗强。目前尚无治疗 ALL 的报道，但在联用苯丁酸氮芥治疗慢性淋巴细胞白血病的临床试验中，阿托珠单抗的疗效明显优于利妥昔单抗。副作用方面，虽然粒细胞缺乏更常见，但

是感染率并未增加。所以，阿托珠单抗在 ALL 中的治疗也很有前景。

2. **CD19 单抗**　CD19 广泛表达于 B 淋巴细胞上，其表达开始于 B 细胞的最早阶段直到浆细胞才消失。CD19 结合抗体后会发生内化，所以是复合单抗的很好靶点。

（1）SAR3419：SAR3419 是结合了美登木素生物碱的人源化抗 CD19 单抗。美登木素生物碱和长春新碱一样可以和微管蛋白结合，是一种抗有丝分裂类药物。其作用较长春碱类药物强得多，但全身毒性很大所以不能作为常规化疗药。美登木素生物碱和抗 CD19 单抗结合后可以靶向作用于 CD19 阳性细胞避免了全身的毒副作用。在临床前的异种移植动物试验中，SAR3419 可以很好地阻止 B-ALL 的进展。在以复发/耐药淋巴瘤为研究对象的一期临床试验中 SAR3419 的最大耐受剂量是 160mg/m^2。主要的副作用是可逆性的视物模糊。在该试验中，共 39 例复发/耐药淋巴瘤接受了治疗，74% 的病人肿块缩小，一例获得缓解。

（2）SGN-CD19A：SGN-CD19A 是另一个人源化抗 CD19 单抗，它结合了另外一种抗有丝分裂类药物 MMAF。当 SGN-CD19A 结合 CD19 并内化后，MMAF 被释放出来从而导致细胞的有丝分裂阻滞和凋亡。以难治/复发 ALL 和淋巴瘤为对象的一期临床试验显示 12.5% 的病人可以获得完全缓解。其主要副作用是恶心、畏寒、发热和头痛。目前该药的临床试验仍在进行中。

（3）双特异性 T 细胞引导抗体（BiTE）：BiTE 严格意义来说不属于抗体介导的靶向治疗而应该属于细胞介导的靶向治疗。这是一个基因重组的抗体片段，一端是 CD19 单抗的可变区，另一端是 CD3 单抗的可变区，中间是一个链接肽。所以 BiTE 可以同时结合 CD19 抗原和 CD3 抗原，因此可以把 T 细胞和 CD19 阳性的 ALL 细胞拉到一起，并启动 T 细胞介导的细胞毒作用。在前期的临床试验中，BiTE 是通过间歇性输注的方法给药的，结果并不理想，而且有严重的神经毒性。鉴于 BiTE 的短半衰期特性，后来进行了持续输注研究，结果显示可以明显提高治疗效果，而且不良副作用明显减少。在一组 MRD 持续阳性的病人中，持续 28 天输注后 80% 的病人MRD 转阴。这些病人部分进行了造血干细胞移植，但最后的长期预后和未移植的病人相似，预期 3 年

无复发生存率约为60%。在复发/耐药ALL中同样可以获得40%~70%的骨髓缓解率。

3. CD22单抗　90%的ALL病例的白细胞表达CD22抗原，而且结合抗体后CD22分子会很快内化。所以，CD22也被作为靶向治疗性单克隆抗体的靶点。CD22单抗可以通过ADCC杀伤细胞也可以结合细胞毒性药物构成免疫毒素特异性杀伤B-ALL细胞。

（1）依帕珠单抗（epratuzumab）：依帕珠单抗是未结合毒素的纯单抗。在儿童复发ALL，单药应用依帕珠单抗可以使病情稳定，但仅少数病人获得部分缓解。也和利妥昔单抗一样有明显的神经系统毒副作用和转氨酶升高。而在成人ALL的临床试验中依帕珠单抗结合化疗可以使半数以上的病人获得骨髓缓解，但其中仅少部分MRD转阴。这也提示针对CD22的未结合毒素的纯单抗其细胞毒性作用不足以达到理想疗效。

（2）伊诺妥珠奥加米星（inotuzumab ozogamicin）：是一种结合了奥加米星的CD22单抗，可以通过结合CD22抗原后内化并利用奥加米星的细胞毒性作用杀伤细胞。单药应用可以使近80%的复发/耐药病人获得缓解，其中相当一部分病例可以达到MRD转阴，明显好于常规化疗。联合常规化疗后伊诺妥珠单抗的疗效更加明显。该药疗效和药物浓度的曲线下面积正相关而和峰值浓度无关，所以单次使用和分次使用（每周一次）相比不影响药物疗效但可以明显减少毒副作用。发热和一过性的低血压是该药的主要副作用，也可发生肝功能损害。用药后进行异基因移植的病人更加容易发生肝静脉栓塞（VOD），尤其是单次给药者发生率将近1/4。

4. CD33单抗-麦罗塔（GO）　麦罗塔是抗CD33单抗和刺孢霉素组成的免疫毒素。80%以上的AML病例的白血病细胞上表达CD33，而且往往与预后不良因素（如FLT3-ITD）相关。抗体和白血病细胞表面的CD33抗原特异性结合后可以很快内化，并将生物毒素带入细胞，杀伤细胞。初期的单药治疗试验中，GO对耐药AML可以有近30%的治疗反应，但进一步的临床研究效果并没有达到预期效果。由于SWOG的临床研究发现GO并不能改善缓解率，而且GO使得诱导期死亡率明显增高，从而导致了GO的下架。但由于COG在早期的研究发现，虽然GO不能提高缓解率，但可降低复发率，因此

COG还是在前期研究的基础上进行了GO的随机对照试验（AAML0531）。研究发现GO组EFS和OS均有6%左右的提高，而且在中低危病例中发生耐药的机会更少，但治疗相关死亡也更多。同期成人AML的随机对照试验（MRC-AML15）发现GO可以增加4%左右的无复发生存，但差异无统计学意义。所以GO在儿童AML治疗的作用仍然有待进一步的研究，但从上述的研究结果看，如果不能够减少治疗相关死亡，GO对提高AML疗效的帮助是有限的。造成这种治疗相关死亡的原因是AML细胞和正常造血干祖细胞同样有高水平CD33分子的表达，所以GO在杀伤AML细胞的同时也大量杀伤正常造血细胞。因此，寻找更加特异表达的AML细胞抗原将是AML免疫治疗的关键。

5. CD123　最近发现，CD123（IL-3受体）是一个很有潜力的靶抗原。相对于正常造血干祖细胞，AML细胞及AML干细胞表达的CD123要多得多，而且和临床预后有关。最近有关于CD123单克隆抗体CSL360以复发难治AML病人为研究对象的一期临床试验的报道：总共27例病人仅两例获得缓解。虽然这和高危险度的研究对象有关，但也可能是由于这一抗体的细胞毒性不足。所以寻找一种细胞毒性作用更高的攻击武器可能是今后的发展方向。Mardiros等发现针对CD123的CAR-T可以有效杀伤AML细胞株和原代细胞；而Pizzitola等在最近报道了CD123的CAR-T可以特异地有效杀伤AML细胞的同时对正常造血干细胞的损伤很少。由此可见针对CD123的CAR-T极可能在不远的将来成为治疗AML的利器。

（二）细胞毒细胞介导的靶向治疗

已经用于临床白血病治疗的细胞毒细胞主要有NK细胞和细胞毒性T细胞（CTL）。前者虽然可以特异地杀伤肿瘤细胞，但并非针对某一个靶分子，所以严格意义上并非真正的靶向治疗。而天然的CTL由于其MHC限制性决定了它不能成为有效的治疗手段。这种现象随着嵌合抗原受体T细胞（CAR-T）的发明得到了根本性的改变。

CAR-T是通过对T细胞进行基因转导改造以后的细胞。一般是通过反转录病毒或慢病毒载体将一段人工拼装的基因导入到从病人体内分离的T细胞。这段拼装的基因包括可以和靶分子特异结合的识别片段，这个片段往往是抗体可变区的一个片段，如CD19抗体的片段；另外还包括一个信号肽，往往

是 TCR/CD3 复合体的一个片段,当识别段和特异性抗原结合时可以激活信号肽,触发 T-细胞活化而激活细胞毒作用。随着 CAR-T 技术的发展,第二代、第三代甚至是第四代 CAR-T 相继出现。这些后续的 CAR-T 在原来的基础上再加入了 CD28、CD137 等共刺激分子片段、IL-2 等细胞因子基因,使得 CAR-T 的细胞毒作用更加强大。

当前相对比较熟的 CAR-T 技术的应用是以 CD19 为靶分子。2011 年美国费城儿童医院的 Carl H. June 团队首次报道了 CTL019 成功治疗急性和慢性淋巴细胞白血病的研究成果。于 2014 年,他们再次报道了 CTL019 治疗难治/复发急性淋巴细胞白血病的研究成果:30 例儿童和成人 B-ALL 接受了 $0.76 \times 10^6 \sim 20.6 \times 10^6$ 的 CTL019 细胞的输注。结果 2/3 病人获得了超过 6 个月的血液学缓解,明显高于单纯化疗和造血干细胞移植。CTL019 CAR-T 治疗的常见副作用是细胞因子风暴和 B 细胞缺乏。前者和肿瘤负荷相关,因此在 CAR-T 输注前应通过常规化疗使得肿瘤负荷有所下降以避免严重的细胞因子风暴;对于 B 细胞缺乏,目前只能通过丙种球蛋白来进行替代治疗。

针对其他抗原的 CAR-T 细胞治疗也在研究中。如针对 CD33 的 CAR-T 治疗 AML,已经有一期临床试验的报道:初步的结果显示 CD33-CAR-T 可以有效地减少耐药 AML 骨髓中的幼稚细胞,但疗效并不持久。有人甚至怀疑,这种 CAR-T 也和 CD33 单抗有一样的严重副作用——严重的髓系造血抑制,所以担心外源性 T 细胞持续表达的 CD33-CAR 可能持续抑制正常造血细胞。因此,试图通过瞬时转染技术让 CAR 一过性地表达在 T 细胞表面而在短时间内杀伤白血病细胞,同时又可以自行消失而没有后续持久的髓系造血抑制作用。也有人尝试不同的抗原作为靶点如提到的 CD123。最近,有人发现叶酸受体 β(FR-β)可能是很好的靶抗原,FR-β 高表达于 60% 以上的 AML 细胞表面,而在正常造血干祖细胞表面很少表达,在正常单核细胞表面也仅仅是弱表达,所以 FR-β 的 CAR-T 并不影响正常造血干祖细胞的集落形成,而且,AML 细胞表面的 FR-β 可以通过全反式维 A 酸进一步上调,从而增加 CAR-T 细胞对 AML 的进一步杀伤作用。

二、白血病的小分子靶向药物

众所周知,白血病是造血细胞发生基因变异驱动的恶性转化。各种驱动基因的功能不同,它们的变异对白血病发生的作用也不同,但大致可以分为两类:影响细胞增殖、凋亡和分化的第一类变异;影响细胞自我更新的第二类变异。常见的第一类变异有 BCR-ABL1、FLT3-ITD、FLT3-TKD 突变、c-KIT 突变、N-RAS 突变、TP53 突变等。而第二类变异有 TEL-AML1、PML-RARα、AML1-ETO、CBFB-MYH11、MLL-PTD、AML1 突变、CEBPA 突变、NPM1 突变。这些基因变异常常通过一些信号通路影响着细胞的生物学行为,两类突变往往需要共同协作才会引起白血病的发生。

(一)Bcl-2/Bax 信号通路及相应靶向药物

Bcl-2 家族大约由 20 个成员组成,它们都有 BH 结构域。它们在细胞内的作用和凋亡有关,有些是促进凋亡而另一些则和抗凋亡有关。它们的相互平衡影响着细胞新陈交替正常进行,也影响着肿瘤细胞对治疗的反应。这一家族可以分为 3 类:第一类为 Bcl-2 样的抗凋亡因子,包括 Bcl-2、Bcl-w、A1/Bf-1、Boo/Diva/Bcl-B 和 Mcl-1;第二类为含有 BH1-BH3 的促凋亡因子,包括 Bax、Bak 和 Bok/Mtd;第三类为仅有一个 BH3 结构域的促凋亡因子,包括 Bim、Bid 和 BAD。它们有些是致癌蛋白,有些是抑癌蛋白,前者都是抗凋亡分子如 Bcl-2 同源分子,后者往往是促凋亡蛋白,如 Bax 样蛋白。有些白血病细胞的发生和 Bcl-2/Bcl-xL 的过表达有关,有些和 Bak、Bid 和 Bad 的缺失有关,也有一些肿瘤和调节这些分子表达的关键蛋白异常有关,如 P53 蛋白可以上调促凋亡分子 Bax 的表达,所以 P53 的变异失活可以使 Bax 表达下调从而凋亡过程受阻。

Bcl-2 家族分子的结构异常或表达异常不但和白血病的发生有关,同时也和白血病的治疗和预后有关。因此人们尝试着通过小分子化合物来纠正这些分子的异常以达到治疗白血病和改善预后的目的。这些药物可以分为三类:第一类是通过下调抗凋亡性 Bcl-2 家族分子的表达,第二类是在蛋白质水平干扰抗凋亡成员的功能,第三类是直接引入促凋亡 Bcl-2 家族分子。第一类药物中研究最多的是 BH3 的拟似物 ABT-737 及其口服可吸收的衍生物 ABT-263。临床试验显示它们单药使用便有明显的抗白血病作用。但 ABT-737 不能和 Mcl-1 结合,所以有些病例可以产生对 ABT-737 的耐药性。Obatoclax 可以和包括 Mcl-1 在内的 Bcl-2 家族分子结合的广谱 Bcl-2 拮抗剂。它和 Mcl-1 结合从而干扰后者和 Bak 的相互作用而诱导白血病细胞凋亡。而且

Obatoclax 和广谱激酶抑制剂索拉非尼合用可以增加药物对白血病细胞的杀伤作用,并对正常 CD34+ 造血细胞没有影响。由于 Obatoclax 对多种肿瘤有化疗致敏作用,因此希望通过它对一些耐药肿瘤进行有效的治疗,该药的临床试验已经开始。

ABT-199 是这一类药物中的另一种新药,它和 Bcl-2 有高度选择性亲和力。在异种移植模型中 ABT-199 可以很好地治疗人类淋巴瘤;而在治疗难治性慢性淋巴细胞白血病的临床试验中也显现了很好的疗效。Oblimersen 是一种由 18 个核苷酸组成的反义 RNA,可以和 Bcl-2 家族基因的 mRNA 特异性结合从而干扰基因的表达。体外或异种移植模型实验中 Oblimersen 可以抑制包括 ALL、AML 在内的多种肿瘤细胞的生长,也可以增加这些肿瘤细胞对化疗药物的敏感性。

（二）MAPK 信号通路及相应靶向药物

MAPK 信号通路是影响细胞生长的重要信号通路。受体酪氨酸激酶(RTK)和相应受体相互作用后可以诱发 Shc 结合到 RTK 的 C 末端,Shc 可以招募 Grb2/Sos 而激活 Ras,活化的 Ras 诱导 Raf 结合胞膜从而发生激活和后续的磷酸化过程:Raf 磷酸化 MEK1,MEK1 通过磷酸化活化 ERK1/2,ERK1/2 可以磷酸化包括 p90 Rsk1 在内的多种底物,p90 Rsk1 能够激活转录因子 C-AMP 反应元件结合蛋白 (CREB)。此外,ERK1/2 还可以进入胞核磷酸化其他转录因子:Elk1、CREB 和 Fos。这些转录因子的磷酸化可以启动一些重要基因的表达,如 IL-3。MAPK 信号通路也可以调节和细胞凋亡相关的分子,如 Bcl-2 家族的 Bcl-2、Bad、Bim 和 Mcl-1,以及 Caspas-9。

大约 1/3 的人类肿瘤具有 MAPK 信号通路的活化。其中 Ras 基因的突变最为常见,无论是 MDS 还是 AML 和 ALL 均有近 1/2 的病例有 Ras 基因的突变,有时 Ras 基因的突变是一些病例中唯一能够发现的突变。尤为重要的是 Ras 的突变和一些疾病的预后有关。最近有人对 MLL 重排(MLLr)阳性的 AML 和 ALL 进行基因组学研究,发现超过 1/3 的病例除了 MLLr 以外同时有 NRas 或 KRas 的活化性突变存在。MLLr 是公认的白血病预后不良因素,而同时伴有 Ras 突变时预后更差。除了 Ras 基因的突变,在白血病中其他 MAPK 通路的组成分子也可以发生突变,如 ERK、BRAF、PTPN1 基因突变,这些突变均可能影响 MAPK 信号通路的活性。除了这些突变造成 MAPK 信号通路直接活化,还有一些酪氨酸

激酶也可以发生活化性突变而间接地激活 MAPK 信号通路,如 FLT3、KIT、PDGFRA、PDGFRB、Abl1 等,这些基因突变可见于 AML 也可见于 ALL,而且往往使疾病的预后变得更差。在儿童白血病中近几年发现的预后不良 ALL 新亚型,如 Ph 样 ALL(Ph-like ALL)和早期前体细胞性 T-ALL(ETP-ALL)也往往有 MAPK 信号通路成分的活化性突变存在。所以开发针对 MAPK 信号通路的抑制剂将对很大一部分儿童白血病尤其是一些预后不良类型白血病的疗效提高具有积极意义。

在 MAPK 信号通路中很多组成分子都可以作为靶向药物的靶点,而且已经有部分靶向药物进入了临床试验。如 Selumetinib 是 MEK 抑制剂,体外细胞毒试验以及白血病病人标本的异种移植模型均发现 Selumetinib 可以有效杀灭 MEK 活化的复发 ALL 细胞,但至今尚无成功的临床试验报道。Sorafenib(索拉非尼)是一个多激酶抑制剂,它们通过干扰 Raf 和 Raf 激酶结构域的相互作用而抑制后者的活性,但在成人 AML 的临床试验中并未显现疗效优势,索拉非尼治疗儿童 AML 的临床试验正在进行中,但仅用于伴有 FLT-ITD 突变的病例,试验结果有待进一步观察。

（三）JAK-STAT 信号通路

JAK-STAT 信号通路是影响细胞增殖、分化凋亡的重要信号通路。细胞表面的受体酪氨酸激酶在结合特异的配体后可以自身磷酸化,同时也可以和 JAK 相互作用而相互磷酸化。高度磷酸化的受体分子、酪氨酸激酶复合体通过 SH2 结构阈和 STAT 分子结合,并使后者在特定的酪氨酸残基磷酸化。磷酸化的 STAT 分子即从复合物中脱离,并通过酪氨酸残基磷酸化的 SH2 结构域间的相互作用形成二聚体。STAT 的二聚化可以促使其进入细胞核发挥转录因子作用。在 AML,STAT 信号通路的异常活化可以增加细胞增殖,干扰细胞的分化,阻滞细胞的凋亡。AML 细胞中可以发现 STAT 家族成员 STAT3 和 STAT5 的组成性活化。这些 STAT 家族的活化不但和 AML 的发生有关,同时也和化疗反应以及预后有关。在 AML 细胞中引起 STAT 信号通路活化的基因突变有 FLT3 突变(包括 ITD 突变和激酶结构阈突变)、BCR-ABL1 融合基因突变、JAK2 融合基因突变、MPL 基因突变以及 cKIT 基因突变等。在 ALL,JAK-STAT 信号通路也常常被活化,其中 JAK 常常和 TEL、PCM1、SSBP2、STRN3、BCR 或 PAX5 形成融合基因。此外,在唐氏综合征相关的 ALL(DS-ALL)中

可以有 20% 左右的病例存在 *JAK2* 的点突变。和骨髓增殖性疾病中 *JAK2* 突变常常发生在第 617 位的缬氨酸上不同,DS-ALL 病例中发现的 *JAK2* 突变往往是第 683 位精氨酸残基上发生错义突变。但同样可以造成 *JAK2* 的持续活化。除了 DS-ALL,有人报道散发 ALL 病例也可以有这些突变。如果加上 JAK 家族的其他成员,在高危 ALL 中突变频率可以高达 10% 以上。活化的 JAK 激酶需要一个骨架供它结合并激活下游信号通路,在淋巴细胞中 TSLP 受体是 JAK 激酶结合的骨架。TSLP 受体是由 CRLF2 和 IL7RA 组成的异二聚体。研究发现在 60% DS-ALL 病例中,以及 14% 的其他高危 B-ALL 有 CRLF2 的高表达,这种高表达往往是由于 t(X;14) 或 t(Y;14) 染色体移位或者是 *CRLF2* 基因上游的 PAR1 区域缺失造成的。这些染色体结构的异常使 *CRLF2* 编码区接近高活性的启动子序列而引发 CRLF2 的高表达。几乎所有具有 *JAK1* 或 *JAK2* 基因突变的病例同时有 *CRLF2* 基因的高表达,但仅 1/2 左右的 CRLF2 高表达者有 *JAK* 基因突变。在剩余的 1/2 CRLF2 高表达病例中还有 1/2 病例的 *CRLF2* 突变,另一半有 *IL7RA* 的突变。*CRLF2* 突变体中第 232 位的苯丙氨酸变成了半胱氨酸。这一突变产生的半胱氨酸可以形成二硫键而使得 *CRLF2* 突变体不依赖 TSLP 也能形成同源二聚体从而结合 JAK2 并激活下游的 STAT 信号通路。而在 *IL7RA* 的突变体中第 185 位丝氨酸变成半胱氨酸或跨膜区的突变同样可以使得它们能够不依赖 TSLP 而与 CRLF2 形成异源二聚体或自身形成同源二聚体供 JAK 结合并激活下游的 STAT5。ALL 细胞中 JAK-STAT 信号通路激活的另一个典型例子是 Ph 染色体阳性的 ALL。实际上 *CRLF2-JAK* 突变对 ALL 的影响和 *BCR-ABL* 融合基因很相似,所以当前把后者称为 Ph-like ALL。在 Ph-like ALL 中激活 JAK-STAT 信号通路的还有 *PDGFRB*、*CSF1R* 突变。关于 Ph-like ALL 的内容在本书第四篇第二章第三节中进行表述。

针对 JAK-STAT 信号通路的靶向药物可以针对 JAK 激酶,也可针对 STAT 分子。

(四) JAK 抑制剂

根据抑制剂结合的位点不同,JAK 抑制剂可以分为两类:一类抑制剂只和激酶分子中的 ATP 结合位点竞争性结合从而抑制激酶的活性;二类抑制剂除了可以和 ATP 结合位点结合外还可以和激酶分子的疏水结合袋结合。由于 ATP 结合位点只在激酶分子活化状态下存在,而疏水结合袋结合则存在于未激活的激酶分子,所以一类抑制剂只能抑制活化状态的 JAK 激酶。但二类激酶可以同时抑制不同活化状态的 JAK。此外,由于 ATP 结合位点可能因突变发生构象变异而影响和抑制剂的相互作用,从而导致对抑制剂的耐药。但当前正在进行临床试验的 JAK 抑制剂都是一类抑制剂。

1. 一类 JAK 抑制剂 自从骨髓增殖性疾病(MPD)中 *JAK2V617F* 突变被发现以来,已经有很多一类激酶抑制剂被发明,诸如:鲁索利替尼(ruxolitinib)、SAR302503、CYT387、SB1518、CEP701、LY2784544、NS018、AZD1480 和 BMS911543 等。其中鲁索利替尼是被美国 FDA 批准用于治疗骨髓纤维化的 JAK 抑制剂。鲁索利替尼是选择性 JAK1/JAK2 抑制剂,可以有效抑制 *JAK2V617F* 突变体活性,治疗相关的 MPD。对具有 *JAK* 活化性突变和 *JAK* 融合基因的 ALL 细胞,鲁索利替尼也显示了很明显的细胞毒性作用,但目前还没有成功的临床病例报道。其他第一类 JAK 激酶抑制剂却在非白血病疾病中取得了成功。

2. 二类 JAK 抑制剂 在应用一类 JAK 抑制剂治疗 *JAK2V617F* 突变相关 MPD 时发现,JAK2 活化环的磷酸化程度增加了。这种类似反馈作用的 JAK2 活化环磷酸化过程的机制仍然不是很清楚,但在一定程度上抵消了抑制剂的作用。鉴于二类抑制剂可以很好克服突变 *BCR-ABL1* 的耐药,针对 JAK2 的二类抑制剂也在开发中。NVP-BBT594 就是其中之一。它可以抑制野生型和突变型的 JAK2 活性,但是并不诱导 JAK2 活化环的磷酸化,显示出超过一类 JAK 激酶抑制剂的优越性。

3. STAT 抑制剂 JAK-STAT 信号通路最终通过 STAT 的活化入核,并启动转录而发挥对细胞功能的影响。因此,直接抑制 STAT 也可以达到治疗疾病的作用。Pimozide(匹莫齐特)可以直接抑制 STAT3 和 STAT5 的磷酸化,但有证据表明匹莫齐特对磷酸化的抑制并非通过抑制 BCR/ABL、FLT3 和 JAK2 发挥作用。它在体外实验以及小鼠模型中可以有效杀伤 FLT-ITD 阳性 AML 细胞。匹莫齐特是一种安全的抗精神病药物,但至今没有用于治疗白血病临床试验的报道。鉴于 STAT 是通过其转录因子活性来发挥功能的,所以除了通过抑制 STAT 的磷酸化来抑制 STAT 的活性,直接抑制 STAT 的结合 DNA 能力也可以抑制其转录活性。IS3 295 是一种铂制剂,和顺铂、卡铂等其他铂类化疗药物非特异结合 DNA 不同 IS3 295 可以特异地抑制 STAT1 和 STAT3 与 DNA 的结合从而抑制相应 STAT 的转录活性。IS3 295 对 STAT5 没有作用。此外,阻止 STAT 的二聚体形成也可以抑制 STAT 进入细胞核发挥转录因子作用。STA-21 是第一个被发明的 STAT 二聚化抑制剂。它可以抑制 STAT3 形成二聚体,从而特异地抑制 *STAT3* 靶基因的转录。目前虽然还没有 STA-21 治疗白血病的临床研究报道,但治疗牛皮癣的小规模临床试验中 STA-21 发挥了良好疗效。而 STAT3 的持续活化是牛皮癣的一个特征。因此,STA-21 有可能同样对白血病有治疗作用。

(五) PI3K-AKT-mTOR 信号通路

PI3K-AKT-mTOR 信号通路参与细胞的很多生物学过程,包括转录、翻译、细胞周期、凋亡和代谢等。PI3K 的生物化学功能是磷酸化磷酸肌醇的 3 羟基。基于功能和结构,PI3K 可以分为 3 类。因为Ⅰ类 PI3K 的功能涉及细胞的恶性转化和细胞的生长和代谢,所以对其的研究也最多。Ⅰ类 PI3K 还根据它们的活性被分为 A、B 两亚类。PI3K ⅠA 可以被受体酪氨酸激酶(RTK)、G 蛋白关联受体和 RAS 激活。PI3K ⅠB 只能被 G 蛋白关联受体激活。PI3K ⅠA 是 PI3K-AKT-mTOR 信号通路的成员,而 PI3K ⅠB 主要参与免疫和炎症。PI3K ⅠA 是由催化亚基 P110 和调节亚基 P85 组成的异二聚体。激活 PI3K ⅠA 的最主要途径是 RTK 和相应的配体结合。结合了配体的 RTK 可以结合 PI3K 并去除调节亚基对催化亚基的抑制作用。激活后,PI3K 磷酸化磷酸肌醇-4,5-二磷酸(PIP2)为磷酸肌醇-3,4,5-二磷酸(PIP3)。PIP3 可以把磷酸肌醇依赖的蛋白激酶(PDK1)和 AKT 招募到细胞膜。PDK1 和 mTORC2 通过磷酸化激活 AKT。PI3K 受到 S6K1 的负性调节,此外 PTEN 的功能刚好和 PI3K 相反,可以将 PIP3 重新转变为 PIP2。这样,PI3K 的功能能够很好地得到调控。AKT 是丝氨酸-苏氨酸激酶,有不少于 100 种磷酸化底物。其中 AKT 可以通过激活 mTOR 参与细胞生存和蛋白合成。AKT 还通过 p27^{kip1}、FOX 家族转录因子和 GSK3 调节细胞周期的进程。AKT 也通过 FasL、BAD、BIM、BAX 以及降解 P53 来调节细胞的凋亡。mTOR 也是丝氨酸-苏氨酸激酶,除了可以被 PI3K-AKT 激活以外,还可以被 RAS、BCR-ABL 以及 TCL1 激活。mTOR 可以形成两个完全不同的复合物:mTORC1 和 mTORC2。其中 mTORC1 通过磷酸化 4E-BP1 来调节靶蛋白的翻译,

其中包括在白血病发病中起重要作用的 c-Myc 和周期蛋白 D1。mTORC1 通过 p34cdc2 消除 p27^{kip1} 的抑制作用,使得细胞在 CDK 的调节下进行细胞周期的进展。相反 mTORC2 通过 PDK1 磷酸化并激活 AKT。

在肿瘤细胞中,*FLT3*、*NRAS*、*KRAS* 和 *c-Kit* 等基因的突变均可以激活 PI3K-AKT 信号通路。*PI3K* 基因本身的活化性突变也在成人白血病细胞中发现。在儿童白血病中还发现过 *AKT* 基因的扩增。*mTOR* 基因的突变在人类肿瘤中非常罕见,至今未在白血病细胞中发现过。

针对 PI3K-AKT-mTOR 信号通路的靶向药物大致可以有以下几类:

1. 雷帕霉素类似物 这一类药物中最早发现的是雷帕霉素,它主要用于器官移植后的抗排斥治疗。雷帕霉素类似物和 FKBP12 相互作用后主要抑制 mTORC1 的作用而对 mTORC2 的作用很少。目前在 ALL 的体外实验中雷帕霉素可以和皮质激素、甲氨蝶呤、阿霉素、VP-16 以及门冬酰胺酶协同杀伤 ALL 细胞。和长春新碱的协同作用在体外实验中没有看到,但在动物体内实验中却显示这一组合比其他药物组合更加有效。Rheingold 报道了雷帕霉素治疗复发/耐药儿童 ALL 的一期临床试验的中期结果:7 个病人中有 3 个可以维持疾病稳定无进展。接着他们开展了和甲氨蝶呤联合治疗复发 ALL 的临床实验。最近美国 Dana Farber 癌症中心做了另外一个临床实验的预试验,发现一例病人雷帕霉素和糖皮质激素合用可以使患者的外周血幼稚细胞减少,但停用雷帕霉素后继续使用糖皮质激素情况下白血病细胞迅速升高。另外他们还发现合用雷帕霉素后和糖皮质激素耐药有关的 MCL-1 表达明显下调。基于这些发现,他们开始了一项雷帕霉素联合多药化疗治疗复发儿童 ALL 的临床试验。现在,基于雷帕霉素及其类似物的联合化疗治疗复发 ALL 的临床试验正在多个中心进行着,最终疗效有待进一步验证。

在 AML,雷帕霉素及其类似物可以和 VP-16、阿霉素、阿糖胞苷、HDAC 抑制剂有很好的协同作用。基于这些体外实验结果,成人的临床试验正在进行中。最近,美国宾夕法尼亚大学医学院的一项一期临床试验中,29 个复发/耐药 AML 病人接受了雷帕霉素联合米托蒽醌、VP-16 和阿糖胞苷的联合化疗。其中 22% 的病人获得完全缓解和部分缓解。在类似的一个一期/二期临床试验中,雷帕霉素类似物依

维莫司和阿扎胞苷联用治疗复发/耐药 AML 病人获得 36% 的总有效率。治疗老年 AML 的临床试验中，依维莫司和小剂量阿糖胞苷联用明显好于单纯使用阿糖胞苷。

2. mTOR 激酶抑制剂　由于雷帕霉素及其类似物只能抑制 mTORC1，不能抑制 mTORC2，所以使用这类药物后，mTORC2 下游的 AKT 仍然可以通过 PDK1 被活化。所以在长期使用雷帕霉素类药物后，AKT 活性可以通过反馈机制而得到活化从而抵消对 mTORC1 的抑制作用。因此，近年来同时抑制 mTORC1 和 mTORC2 的 mTOR 激酶抑制剂也在不断开发之中。同时能抑制 mTORC1 和 mTORC2 的抑制剂 PP242 和 OSI-027 在体外可以比雷帕霉素类药物更好地杀伤 ALL 细胞，同时和常规化疗药物合用也会产生协同作用，比如长春新碱、阿霉素、地塞米松、阿糖胞苷以及环磷酰胺等。在 AML 的研究中，PP242 和 OSI-027 的作用也比雷帕霉素类药物更加有效。相关药物的临床试验正在进行中。

3. PI3K 抑制剂　大部分 PI3K 抑制剂同时有 mTOR 激酶抑制剂作用。渥曼青霉素和 LY294002 在临床前实验中比雷帕霉素类药物更有效。PI3K 抑制剂和雷帕霉素类似物或 mTOR 激酶制剂同时使用可以抑制 PI3K 和 mTOR 激酶的活性从而增强对白血病细胞的抑制作用。BEZ235 可以同时抑制 PI3K 和 mTOR 激酶，在临床前研究的体外和体内实验中对 B-ALL 和 T-ALL 都有很强的杀伤作用，对 AML 细胞也有明显的杀伤作用。

4. AKT 抑制剂　AKT 抑制剂可分为两类：烷基溶血磷脂和小分子化合物。前者可以积聚在细胞膜的脂质层招募 Fas 家族成员同时抑制 AKT 移动到细胞膜从而抑制 AKT 的活化。但早期制剂毒性太大，最近进入临床试验的药物有哌立福新（perifosine），体外可以有效杀伤白血病细胞，效果比雷帕霉素类似物强，目前也在进行治疗白血病的临床试验。AKT 的小分子抑制剂也在不断开发，其中也有一些已经进入了临床试验，如：曲西瑞宾（triciribine）MK-2206 和 GSK2141795。曲西瑞宾早在 20 世纪 80 年代就进行了临床试验，但由于其可以导致高血糖和高钙血症而未能深入研究。近来由于它通过抑制 AKT 抗肿瘤的作用而再次引起大家的重视。MK-2206 和 GSK2141795 都是口服制剂，目前正在进行大规模的临床试验，初步研究显示其副作用还是在可接受的范围之内。抗体介导的靶向治疗药物见表 3-4-1。

表 3-4-1　抗体介导的靶向治疗药物

分类	药物	靶点	用法	研发阶段
雷帕霉素类	雷帕霉素	mTORC1	口服	FDA 批准
	依维莫司	mTORC1	口服	FDA 批准
	Temsirolimus	mTORC1	肠外	FDA 批准
	Ridaforolimus	mTORC1	口服	临床试验
mTOR 激酶抑制剂	PP242	mTORC1/2	肠外	临床前
	INK128	mTORC1/2	口服	临床试验
	AZD8055	mTORC1/2	口服	临床试验
	OSI-027	mTORC1/2	口服	临床试验
PI3K 和 PI3K/mTOR 抑制剂	BKM120	PI3K	口服	临床试验
	SAR245408	PI3K	口服	临床试验
	GS-1101	PI3K（p110δ）	口服	临床试验
	PX-866	PI3K,mTORC1	口服	临床试验
	SF1126	PI3K,PIM1,mTORC1/2,PLK1,DNA-PK,CK2,ATM	口服	临床试验
	SAR245409,	PI3K,mTORC1	口服	临床试验
	Pictrelisib	PI3K,mTORC1,DNA-PK	口服	临床试验

分类	药物	靶点	用法	研发阶段
	GDC-0980	PI3K,mTORC1	口服	临床试验
	PI-103	PI3K,mTORC1	肠外	临床前
	PF-4691502,	PI3K,mTORC1	口服	临床试验
	BGT226	PI3K,mTORC1	口服	临床试验
	GSK2126458	PI3K,mTORC1	口服	临床试验
	ZSTK474	PI3K,mTORC1	口服	临床试验
	BEZ235	PI3K,mTORC1/2,DNA-PK	口服	临床试验
AKT 抑制剂	Perifosine	AKT	口服	临床试验
	Triciribine	AKT	肠外	临床试验
	MK-2206	AKT	口服	临床试验
	GSK690693	AKT,PAK6,PKC,PrkX	肠外	临床前
	GSK2141795	AKT	口服	临床试验
	GSK2110183	AKT	口服	临床试验
	GDC-0068	AKT	口服	临床试验
	LY2780301	AKT,p70S6K	口服	临床试验
PDK-1 抑制剂	UCN-01	PDK-1	肠外	临床试验
	AR12	PDK-1	口服	临床前

（六）受体酪氨酸激酶

在上述各信号通路的上游，受体酪氨酸激酶（receptor tyrosine kinase，RTK）对它们的活化是至关重要的。野生型的 RTK 在没有和配体结合时是以单体存在的，并且没有活性。一旦有配体与受体的细胞外结构域结合，两个单体受体分子在膜上形成二聚体，两个受体的细胞内结构域的尾部相互接触，激活它们的蛋白激酶功能，结果使尾部的酪氨酸残基磷酸化。磷酸化导致受体细胞内结构域的尾部装配成一个信号复合物。刚刚磷酸化的酪氨酸部位立即成为细胞内信号蛋白的结合位点，可能有 10～20 种不同的细胞内信号蛋白同受体尾部磷酸化部位结合后被激活。信号复合物通过几种不同的信号转导途径，放大信息，激活细胞内一系列的生化反应。生理状态下，RTK 是调节正常细胞生长、分化的重要分子。在肿瘤发生过程中 *RTK* 基因的突变也是一个重要原因，白血病的发病也是如此。如 B-ALL 中的 Ph-like ALL 常常有 *RTK* 基因的突变。由于这些 RTK 的突变是恶性转化的重要驱动因子，所以针对它们的酪氨酸激酶抑制剂（tyrosine kinase inhibitors，TKI）是靶向治疗研究的热点。TKI 研究热潮得益于针对 BCR-ABL1 融合蛋白的伊马替尼治疗慢性髓细胞白血病的巨大成功。至今已经有多种 TKI 应用恶性肿瘤的治疗并已经获得较好的疗效，在白血病治疗中也是如此。

（七）FLT3-ITD

FLT3-ITD 是影响 AML 预后的重要分子事件，当前针对 FLT3 的 TKI 已经被用于临床试验。FLT3 是调节髓系造血重要的受体酪氨酸激酶。生理情况下，FLT3 只有在结合了相应配体后才被活化并启动下游的信号通路，激活 MAPK-ERK、JAK-STAT、PI3K-AKT-mTOR 信号分子，影响造血细胞的生长、生存和凋亡。而 FLT3-ITD 可以使突变分子的酪氨酸激酶活性自发地持续活化，从而使造血细胞增殖加速、凋亡减少。FLT3-ITD 大约见于 10%～20% 的儿童 AML。这些患者往往有较高的外周血白细胞计数，难治、复发可能大，预后差。所以，FLT3-ITD 是作为高危 AML 的遗传学标记之一。针对 FLT3 已经有几个候选的药物正在进行Ⅰ～Ⅱ期临床试验。Metzelder 等对 6 例成人 FLT3-ITD 阳性 AML 尝试 FLT3 抑制剂索拉非尼，结果全部 6 例发现有明显的血液学好转，其中 2 例完全缓解。Ravandi 等将索拉非尼和 IDA 以及 Ara-C 联合进行Ⅱ期临床试验治疗

51 例成人初发 AML,结果 15 例具有 FLT3-ITD 患者全部缓解,明显高于无 FLT3-ITD 患者的 66%（24/36 例）。近年来,在儿童 AML 中也有索拉非尼的临床试验报道。Inaba 等在 I 期临床试验中将索拉非尼和克罗拉滨和 Ara-C 联合应用治疗复发/难治儿童白血病。结果发现全部 5 例 FLT3-ITD 阳性患者达到骨髓象缓解。尽管索拉非尼对 FLT3-ITD 阳性 AML 的短期治疗反应良好,但疗效往往不能持续。其中原因可能和继发的 FLT3 突变有关。有文献报道当患者对索拉非尼产生耐药后仍可以对另一个 FLT3 的抑制剂舒尼替尼有治疗反应。最近,笔者对 1 例连续 3 个强化疗程未能产生疗效的 FLT3-ITD 阳性 AML 患儿使用索拉非尼结果产生很快的血液学治疗反应,后因严重的皮肤不良反应改用舒尼替尼可以持续控制外周血白细胞在正常范围超过 6 个月,但始终未能达到缓解,最终产生对舒尼替尼的耐药。研究结果提示,单纯的 FLT3 抑制剂不足以产生足够的治疗作用,但似乎可以让一些化疗反应不佳的患者获得暂时的缓解,争取进入 HSCT 的机会。而 HSCT 后加用 FLT3 抑制剂作为维持治疗可能对 FLT3-ITD 阳性 AML 的长期生存有益。最近,在 2015 年的美国血液学年会上 AML 联盟报道了 Midostaurin 联合化疗治疗 FLT3 突变 AML 的双盲随机三期临床试验结果:Midostaurin 组的生存率明显高于安慰剂对照组,而治疗副作用两组相当。所以,通过 FLT3 抑制剂提高对 FLT3 突变病人的疗效是可行的。儿童 AML 方面也在进行类似的临床试验,COG 正在观察索拉非尼联合常规化疗治疗 FLT3-ITD 阳性 AML 的临床作用,希望也能有较好的临床结果。

（八）c-KIT

c-KIT 突变是另一个常见的一类突变,常见于 CBF-AML,发生率 15% ~ 50%。CBF-AML 常常被认为是预后良好的 AML,但在笔者对上海儿童医学中心一组近 200 例儿童 AML 临床研究进行中期分析发现 AML1-ETO 并非是我国儿童良好的预后因素,其中可能与 c-KIT 突变有关。c-KIT 也和 FLT3 一样是调节髓系造血重要的受体酪氨酸激酶,其配体是干细胞因子（SCF）,下游主要激活 PI3K-AKT 和 MAPK-ERK 信号通路,从而影响细胞的生长和凋亡。在 AML 中其突变主要发生在第 8 外显子和第 17 外显子。这些突变也可使 c-KIT 始终具有酪氨酸激酶活性。已经有较多的证据说明 c-KIT 突变和不良预后有关。幸运的是 Abl1 的抑制剂伊马替尼和达沙替尼均对 c-KIT 有抑制作用。体外研究显示达沙替尼可以诱导伴有 c-KIT 突变的白血病细胞株 Kasumi-1 发生明显的凋亡现象。最近 CALGB 10801 临床试验在 2014 年的美国血液学年会报告了达沙替尼联合 DNR 和 Ara-C 治疗 59 例 CBF-AML 的中期结果:c-KIT 突变者和 c-KIT 未突变者,尤其是在年轻患者中的 CR 率、2 年 DFS 和 OS 相似。提示达沙替尼可改善伴 c-KIT 突变的 CBF-AML 的预后。但该试验未进行随机对照研究是否用达沙替尼对 c-KIT 突变患者预后的影响。因此仍需要进一步的大样本临床研究加以澄清。

（九）Abl1

Abl1 激酶虽然并非受体酪氨酸激酶,但其可以和多种基因形成融合基因而活化其酪氨酸激酶的活性,作用类似于 RTK。针对它的靶向治疗已经有了多年历史,相关内容见慢性髓细胞白血病、Ph 阳性 ALL 以及 Ph-like ALL。

三、表观遗传学

表观遗传学最早描述不依赖 DNA 序列的可遗传现象,后来把所有影响染色质以及基因表达但不改变 DNA 序列的过程都包括在内。染色质是 DNA 和骨架蛋白组成的复合体,其基本结构是核小体核心复合物。每一个核小体由四个组蛋白（H2A、H2B、H3 和 H4）的八聚体和缠绕在上面的 DNA 组成。组蛋白的修饰（包括乙酰化、甲基化、磷酸化和泛素化）以及 DNA 上的甲基化可以影响转录因子对靶基因的转录。而这些组蛋白和 DNA 的修饰是在多种酶的相互协调下完成的。近年来,随着基因组学研究的深入,越来越多的基因变异累及这些酶,如与 DNA 甲基化有关的 *DNMT3A*、*DNMT3B*、*IDH1/2*、*TET 1/2* 等基因的突变,以及与染色质重塑有关的 *EZH2*、*ASXL1* 基因突变等。这些变异被称为第三类突变。

已经有较多表观遗传学调剂进入治疗白血病的临床实验（表 3-4-2）。

杂氮核苷酸阿扎胞苷（5-azacytidine）和地西他滨（5-aza-2'-deoxycytidine）是胞嘧啶的类似物,一旦掺入 DNA,可以和 DAN 甲基转移酶共价结合而抑制其酶活性。这两个药已经在成人的 MDS 以及 AML 中进行了比较广泛的研究。在 MDS 和 AML 治疗中阿扎胞苷和地西他滨显示了很好的治疗作用,但并没能发现这些治疗作用和 DNA 的去甲基化以及特定表达谱的关系,倒是在儿童 ALL 的研究中发现复

表 3-4-2 进行白血病临床实验的表观遗传学调剂

分类	靶点	临床试验	药物	分期
组蛋白去甲基化酶抑制剂	LSD1	NCT02177812	GSK2879552	1
		EudraCT 013-002447-29	ORY-1001	1
组蛋白甲基化酶抑制剂	DOT1L	NCT02141828	EPZ-5676	1
		NCT01684150	EPZ-5676	1
Bromodomain inhibitors	BET 蛋白	NCT02158858	CPI-0610	1
		NCT01943851	GSK525762	1
		NCT01713582	OTX015	1
		NCT02308761	TEN-010	1
代谢酶抑制剂	IDH1	NCT02074839	AG-120	1
	IDH2	NCT01915498	AG-221	1

发时的 DNA 甲基化改变和白血病细胞的化疗耐药有关。通过地西他滨或(和)HDAC 抑制剂伏力诺他(vorinostat)可以使基因表达重新编程,使得白血病细胞重新对化疗敏感。目前,地西他滨和伏力诺他联合化疗治疗儿童复发 ALL 的临床试验正在进行中。

这些已知的突变如 DNMT3A 和 IDH1/2 在儿童 AML 中发生率要较成人 AML 低得多。所以这些药物在儿童 AML 的应用价值还需要更多临床前研究。同样引起表观遗传学异常的 MLL 基因重排则相反,在儿童白血病尤其是婴儿白血病中高发。MLL 基因重排可见于 AML,也可见于 ALL,而且往往与不良预后有关。MLL 基因重排产物可以与 DOT1 等相互作用形成复合物参与组蛋白的甲基化,影响正常的基因表达,干扰造血细胞的正常生物学功能。最近发现 DOT1L 的抑制剂可抑制组蛋白的甲基化。并在临床前研究中发现 DOT1L 的抑制剂 EPZ-5676 和 EPZ-004777 均可以特异地杀伤所有受试的 MLL 重排 ALL 和 AML 细胞株,包括各种 MLL 融合基因和 MLL 部分串联重复突变(MLL-PTD),后者往往提示非常不良的预后。其中 EPZ-5676 已经进入临床试验。最近在 2014 年的美国血液学年会中 Stein 等报道了 EPZ-5676 的一期临床研究结果。研究总共招募了 37 例复发或耐药急性白血病和骨髓增生性疾病,其中大部分是 AML。对 28 例完成一个完整疗程的病例进行了疗效评价:1 例形态学缓解,1 例细胞遗传学缓解,2 例部分缓解,6 例血象好转。提示 EPZ-5676 很有希望成为治疗 MLL 重排白血病的治疗药物。因为体外实验研究发现 EPZ-5676 和 Ara-C

及 DNR 有协同杀伤 MLL 重排白血病细胞的作用,所以预期 EPZ-5676 与常规化疗联合可以获得很好的疗效。

四、其他

就第二类突变而言,全反式维 A 酸(ATRA)和砷剂治疗 APL 的成功是最典型的范例。ATRA 不但可以重新激活 PML-RARα 启动正常的髓系分化信号通路,同时也可以使融合基因发生降解。但单用 ATRA 最终会导致 APL 的复发,所以常常需要与细胞毒性药物联合应用。近年来,砷剂的作用愈来愈得到重视。砷剂可以直接与 PML-RARα 相互作用诱发其降解过程,因此可以与 ATRA 协同根治 APL。目前,ATRA 联合砷剂的治疗方案已经可以使 90% 以上的 APL 获得长期生存,疗效明显好于 ATRA 加化疗。而且,由于这两种药的不良反应小,对支持治疗的要求不高,完全可以在门诊接受治疗。唯一的小缺陷是常用的砷剂三氧化二砷必须静脉给药。所以,我国学者从中医药中挖掘了另一种砷剂——雄黄。雄黄的主要化学成分是四硫化四砷,Lu 等经过提纯后用于治疗 19 例初发 APL 和 7 例复发 APL,全部获得血液学缓解。最近,王小军、陈赛娟教授领衔的多中心临床研究通过随机试验对照了雄黄的复方制剂——复方黄黛片和三氧化二砷治疗 APL 的作用。发现前者可能比三氧化二砷更好。这为 APL 的治疗开辟了新的途径,尤其对儿童 APL 患者,口服肯定较静脉给药更加容易接受。

针对其他二类突变,至今未能发现合适的靶向治疗药物。但好在大部分常见的二类突变往往预示着良好的临床预后，如 *AML1-ETO*、*CBFB-MYH11*、*NPM1* 突变和 *CEBPA* 突变等。虽然在我国 *AML1-ETO* 阳性患者的预后不一定好，但也应该是由于其他伴发的基因突变导致的，如 *c-KIT* 突变。由于 AML 病例中 *AML1-ETO* 的高发生率，针对这一类白血病的潜在治疗靶点正在研究中。

除了针对各种突变基因及其相关信号通路的靶向治疗，利用针对白血病细胞表面抗原的单克隆抗体来靶向治疗 AML 也进行了 20 多年的临床研究。综上所述，儿童 AML 仍然是严重威胁儿童生命的恶性疾病，但近年在循证医学研究的基础上不断完善的化疗方案和 HSCT 已经可以治愈大部分患儿。但是这些进展均需要支持治疗的完善来支撑。从目前进展来看，化疗方案的改善潜力有限，通过遗传学分型和 MRD 监测结合的分级治疗可能进一步提高化疗的疗效。但对于不少难治性 AML 来说，靶向治疗可能是将来的唯一出路。可能是由于第一类突变涉及的基因往往是正常造血调控必需的信号分子，针对这一靶点的靶向治疗的特异性往往不尽如人意。如果能够发明只针对突变分子的 TKI，如只抑制 FLT3-ITD 活性而对野生型 FLT3 活性没有影响的小分子药物，这将会大大改善 TKI 对 AML 的治疗作用。目前正在临床试验的 AML 相关靶向药物还有 Aurora 激酶抑制剂、PI3K/Akt/mTORmTOR 通路抑制剂等。二期临床试验显示 Aurora 激酶抑制剂 Alisertib 对复发和耐药 AML 的有效率达 17%，另外还可以使 49% 的患者维持病情稳定。这些研究将会给儿童 AML 的治疗带来新的希望。

（沈树红）

参 考 文 献

［1］ David Barrett, Valerie I Brown, Stephan AGrupp, et al. TeacheyTargeting the PI3K/AKT/mTOR Signaling Axis in Children with Hematologic Malignancies. Paediatr Drugs, 2012, 14(5):299-316

［2］ Charles GMullighan. Genomic characterization of childhood acute lymphoblastic leukemia. Semin Hematol, 2013, 50(4):314-324

［3］ OrsolaVitagliano, RaffaeleAddeo, Velia D'Angelo, et al. The Bcl-2/Bax and Ras/Raf/MEK/ERK signaling pathways: implications in pediatric leukemia pathogenesis and new prospects for therapeutic approaches. Expert Rev. Hematol, 20, 136(5):587-597

［4］ Linda M. Scott. Lymphoid malignancies: Another face to the Janus kinases. Blood Reviews, 2013, 27:63-70

［5］ Zhong Y, Chen B, Feng J, et al. The associations of Janus kinase-2 (JAK2) A830G polymorphism and the treatment outcomes in patients with acute myeloid leukemia. Leuk Lymphoma, 2010, 51(6):1115-1120

［6］ LaFave LM, Levine RL. JAK2 the future: therapeutic strategies for JAK-dependent malignancies. Trends Pharmacol Sci, 2012, 33(11):574-582

［7］ Ichim CV. Kinase-independent mechanisms of resistance of leukemia stem cells to tyrosine kinase inhibitors. Stem Cells Transl Med, 2014, 3(4):405-415

［8］ Koch U, Radtke F. Notch in T-ALL: new players in a complex disease. Trends Immunol, 2011, 32(9):434-442

［9］ Voskas D, Ling LS, Woodgett JR. Signals controlling un-differentiated states in embryonic stem and cancer cells: role of the phosphatidylinositol 3′ kinase pathway. J Cell Physiol, 2014, 229(10):1312-1322

［10］ Babon JJ, Lucet IS, Murphy JM, et al. The molecular regulation of Janus kinase (JAK) activation. Biochem J, 2014, 462(1):1-13

［11］ Walker SR, Frank DA. Screening approaches to generating STAT inhibitors: Allowing the hits to identify the targets. JAKSTAT, 2012, 1(4):292-299

［12］ Bar-Natan M1, Nelson EA, Xiang M, et al. STAT signaling in the pathogenesis and treatment of myeloid malignancies. JAKSTAT, 2012, 1(2):55-64

［13］ Munoz J, Dhillon N, Janku F, et al. STAT3 inhibitors: finding a home in lymphoma and leukemia. Oncologist, 2014, 19(5):536-544

［14］ Kosan C, Ginter T, Heinzel T, et al. STAT5 acetylation: Mechanisms and consequences for immunological control and leukemogenesis. JAKSTAT, 2013, 2(4):e26102

［15］ Daver N, Cortes J. Molecular targeted therapy in acute myeloid leukemia. Hematology, 2012, Suppl 1:S59-62

［16］ Harrison CJ. Targeting signaling pathways in acute lymphoblastic leukemia: new insights. Hematology Am Soc Hematol Educ Program, 2013, 2013:118-125

［17］ Martelli AM, Lonetti A, Buontempo F, et al. Targeting signaling pathways in T-cell acute lymphoblastic leukemia initiating cells. Adv Biol Regul, 2014, 56:6-21

［18］ Sakamoto KM, Grant S, Saleiro D, et al. Targeting novel signaling pathways for resistant acute myeloid leukemia. Mol Genet Metab, 2015, 114(3):397-402

［19］ Gallipoli P, Giotopoulos G, Huntly BJ. Epigenetic regulators as promising therapeutic targets in acute myeloid leukemia. Ther Adv Hematol, 2015, 6(3):103-119

［20］ Wang QS, Wang Y, Lv HY, et al. Treatment of CD33-directed chimeric antigen receptor-modified T cells in one patient with relapsed and refractory acute myeloid leukemia. Mol Ther,2015,23(1):184-191

[21] Muppidi MR,Portwood S,Griffiths EA,et al. Decitabine and Sorafenib Therapy in FLT-3 ITD-Mutant Acute Myeloid Leukemia. Clin Lymphoma Myeloma Leuk,2015,15 Suppl:S73-79

[22] Wayne AS,Fitzgerald DJ,Kreitman RJ,et al. Immunotoxins for leukemia. Blood,2014,123(16):2470-2477

[23] Jabbour E,O'Brien S,Ravandi F,et al. Monoclonal antibodies in acute lymphoblastic leukemia. Blood,2015,125 (26):4010-4016

[24] Sasine JP,Schiller GJ. Emerging strategies for high-risk and relapsed/refractory acute myeloid leukemia:novel agents and approaches currently in clinical trials. Blood Rev,2015,29(1):1-9

[25] Khan I,Altman JK,Licht JD. New strategies in acute myeloid leukemia:redefining prognostic markers to guide therapy. Clin Cancer Res,2012,18(19):5163-5171

[26] Ai J,Advani A. Current status of antibody therapy in ALL. Br J Haematol,2015,168(4):471-480

[27] Liu K,Zhu M,Huang Y,et al. CD123 and its potential clinical application in leukemias. Life Sci,2015,122:59-64

[28] Chen CW,Armstrong SA. Targeting DOT1L and HOX gene expression in MLL-rearranged leukemia and beyond. Exp Hematol,2015,43(8):673-684

[29] Annesley CE,Brown P. The Biology and Targeting of FLT3 in Pediatric Leukemia. Front Oncol,2014,4:263

[30] Annesley CE,Brown P. Novel agents for the treatment of childhood acute leukemia. Ther Adv Hematol,2015,6 (2):61-79

[31] Knight T,Irving JA. Ras/Raf/MEK/ERK Pathway Activation in Childhood Acute Lymphoblastic Leukemia and Its Therapeutic Targeting. Front Oncol,2014,4:160

[32] Al-Hussaini M,Di Persio JF. Small molecule inhibitors in acute myeloid leukemia:from the bench to the clinic. Expert Rev Hematol,2014,7(4):439-464

[33] Maude SL,Frey N,Shaw PA,et al. Chimeric antigen receptor T cells for sustained remissions in leukemia. N Engl J Med,2014,371(16):1507-1517

[34] Lee DW,Kochenderfer JN,Stetler-Stevenson M,et al. T cells expressing CD19 chimeric antigen receptors for acute lymphoblastic leukaemia in children and young adults:a phase 1 dose-escalation trial. Lancet,2015,385(9967):517-528

第五章　儿童白血病的免疫治疗

从 20 世纪 50~60 年代以来,从单药治疗开始,逐步过渡到多种化疗药物的序贯联合使用,结合颅脑放疗和大剂量甲氨蝶呤预防中枢神经系统白血病,以及从 20 世纪 80 年代开始骨髓和外周造血干细胞移植成为挽救部分复发和难治儿童白血病的一种重要治疗手段,联合化疗、中枢神经系统白血病防治以及干细胞移植等"三驾马车"一度成为儿童白血病的标准治疗方式。21 世纪初开始出现的针对 Ph⁺ 儿童白血病采用伊马替尼等酪氨酸酶抑制剂,以及随着 CD20 单抗等分子靶向药物的逐步成熟,后者逐步成为治疗 Ph⁺ 儿童白血病的一种重要手段,从而儿童白血病的治疗手段逐步实现多元化。随着大剂量甲氨蝶呤在预防中枢神经系统白血病方面的巨大成功,头颅放疗有被完全替代的趋势。晚近,多药联合化疗、干细胞移植和分子靶向治疗已经逐步成为儿童白血病治疗的新的"三驾马车"。

近年来,随着世界范围内众多研究机构临床和科研人员的不懈努力,其临床远期疗效得以显著提升,这主要归功于疾病精细化分型的逐步完善,标准化疗方案的逐步实施,免疫分型和 MRD(Minimal residual disease,MRD)等检测技术的不断提高,多种支持治疗措施的不断改进,以及造血干细胞移植和分子靶向治疗措施的逐步成熟。当前,发达国家诊治机构儿童急性淋巴细胞白血病的 5 年无事件生存率(event-free survival,EFS)接近 80%,5 年总生存率(overall survival,OS)接近 90%。如意大利儿童肿瘤组织 AIEOP-95 方案入组患儿达到 1743 例,其 5 年 EFS 达到 75.9%,5 年 OS 达到 85.5%;德国柏林-法兰克福-明斯特协作组(BFM)对入组的 2169 例患儿的研究发现,其 5 年 EFS 为 79.6%,5 年 OS 为 86.3%;美国儿童肿瘤组织(CCG)白血病入组患儿达到 4464 例,其 CCG-1900 方案的 5 年 EFS 达到 76.0%,5 年 OS 达到 86.3%;北欧 NOPHO 协作组的 NOPHO-2000 方案入组病例达到 1023 例,其 5 年

EFS 达到 79.4%,5 年 OS 达到 89.1%。美国 St. Jude 儿童研究医院的疗效最好,其 SJCRH-13B 方案入组病例为 247 例,5 年 EFS 达到 80.1%,5 年 OS 达到 85.7%,而其 SJCRH-15 方案入组病例达到 498 例,其疗效更高,5 年 EFS 达到 85.6%,5 年 OS 达到 93.5%。国内由于经济社会发展水平与发达国家还有一些差距,部分患儿由于家庭经济等因素不能完成序贯化疗而失访,其 5 年 EFS 和 OS 相对较差,如国内多家单位报道,5 年 EFS 在 70%~75% 左右。尽管如此,即使国外先进机构仍有 1% 左右的儿童 ALL 无法获得诱导缓解,15%~20% 的儿童 ALL 不可避免地复发,复发难治儿童 ALL 成为儿童 ALL 治疗失败最为重要的原因。

毋庸置疑,当前儿童白血病真正成为一种完全可以治愈的疾病,面临最大的挑战是如何成功治愈那些复发和难治性病例,大体上儿童白血病可以分为两大类,一类是化疗可以治愈的疾病,该类疾病占整个疾病分布的 70%~75%,通过系统序贯化疗和有效的支持治疗这些儿童白血病均可以达到完全治愈,无需进行造血干细胞移植等其他治疗手段的介入;第二类是化疗无法治愈的疾病,这类疾病占 20%~25%,主要表现为天然耐药,单纯化疗根本无法获得缓解,或者表现为继发耐药,这类曾经达到疾病缓解,但缓解后一段时间内发生复发,即使部分病人可以二次获得缓解,其复发也很难避免,临床中二次、三次甚至多次复发病例并不少见,如果没有其他手段介入,这些患儿不可避免地死亡。针对第二类化疗无法治愈的疾病,骨髓和外周造血干细胞移植在一定程度上可以挽救部分生命,但绝大多数(80% 左右)患儿仍旧会发生移植后复发。因此,如何治愈第二类儿童白血病一直是国内外研究者研究的重点。

临床实践中的问题是研究的着力点,人们期待着儿童白血病治疗学方面的重大突破。纵观儿童白

血病的诊治规律,化疗是通过细胞毒等药物达到诱发肿瘤细胞凋亡或者通过分化诱导剂达到促进肿瘤细胞向成熟分化,抑或两者兼而有之。但无论何种药物,均是通过参与细胞内的分子事件达到杀死或者诱导肿瘤细胞成熟的目的,其药物作用的"靶标"是 DNA、RNA、蛋白合成中的某个环节,相当于对肿瘤细胞进行"代谢干预"。上述所谓的"代谢干预"虽然在多数儿童白血病中获得成功,但并不意味着可以完全治愈所有儿童白血病。由于生命自从在地球上诞生开始,经过单细胞生物向多细胞生物的进化过程,细胞内形成了错综复杂而又相当完美的代谢调控网络,上述参与"代谢干预"的化疗药物如果不能立刻奏效,往往会引发细胞自身的"代谢规避",从而导致耐药发生,肿瘤细胞从化疗药物的打击中获得了新生。骨髓和外周造血干细胞移植则是通过另外一种方式达到清除肿瘤细胞的目的,即利用供体的 T 淋巴细胞特有的移植物抗白血病作用(GVL)来杀死肿瘤细胞。打个形象的比方,人体比如一座城市,而造血系统如同这座城市中一座至关重要而又结构复杂的摩天大楼,白血病如同这座摩天大楼中发生了鼠患,化疗如同在摩天大楼中放置鼠药,这些鼠药可能根本没有作用(天然耐药),或者一度曾经控制(缓解),但随着众多老鼠中部分获得了对抗鼠药的能力而再次发生鼠患(复发),虽然鼠药也有一定程度的改进和增加投放剂量(化疗方案调整),但终究鼠患难除(二次或者多次复发);骨髓和造血干细胞移植如同对这座大厦进行拆除(化疗预处理),然后在原地重新建立一座大厦硬件结构(造血重建)和进行复杂的内部装修(免疫重建)。但由于对大厦进行拆除时有些老鼠暂时躲到别处(无法完全清除肿瘤细胞,或者带瘤移植),并逐步适应新的大厦内环境(躲过 GVL 作用),后期仍产生新的鼠患(移植后复发)。考虑到上述问题,大厦并没有结构性的问题,为什么不能在保证大厦结构的前提下向大厦中投放一些可以抓住老鼠的"猫"(细胞治疗)呢? 通过这些"猫"在不损伤大厦硬件结构和内部装修的前提下,对鼠患进行定点清除便是肿瘤免疫治疗建立的基础。随着近几年来嵌合抗原受体 T 细胞(chimeric antigen receptor-engineered T cell therapy,CAR-T)免疫治疗技术的突破,为复发难治儿童 ALL 的治疗带来了福音。

一、肿瘤免疫治疗的概述

肿瘤免疫治疗是通过主动或者被动的方式激活体内的免疫细胞(T 细胞、B 细胞和 NK 细胞),特异性地清除肿瘤组织以及化疗手术等剩余的 MRD 灶,达到明显抑制肿瘤细胞增殖和最终完全清除肿瘤细胞的目的。这种治疗方法具有作用期长和副作用小等优点,被称为现代肿瘤治疗中继手术、化疗和放疗之后的第 4 种模式。肿瘤的免疫治疗历史和化疗历史几乎一样长,最近几年,肿瘤免疫治疗获得了不少突破性进展,Science 杂志把肿瘤免疫治疗列为 2013 年的重大科学突破。诸如 LAK、CIK、TIL、DC-CIK、NK 等治疗手段曾经风靡一时,但由于这些"猫"根本没有或者欠缺抓住"老鼠"的本领,导致上述众多的治疗手段在儿童白血病的治疗中没有起到应有的作用。我们知道,肿瘤免疫治疗需要达到"特异性、全面性、有效性和持续性"等特征,如同用于杀死老鼠的猫需要只针对鼠患(特异性),不漏过任何一只(全面性),一定可以将老鼠消灭(有效性),且可以在一定时间内巡视可能没有杀死的老鼠(持续性)。从这个角度考虑,上述众多治疗手段或多或少的存在缺陷,无法满足临床需求。

二、肿瘤免疫逃逸的机制

肿瘤细胞是一种不正常的细胞,表现为基因突变后相应蛋白的异常表达,这些突变或异常表达的蛋白是免疫细胞赖以识别癌细胞的基础。理论上,免疫细胞可以随时清除不正常的细胞,从而把肿瘤消灭于萌芽状态,即所谓的"免疫监视"(immunosurveillance)。当机体免疫功能下降,"免疫监视"不能完全发挥作用,或者肿瘤细胞产生逃逸机体"免疫监视"的能力后,"免疫监视"作用就不能完全地避免恶性肿瘤的发生,而且肿瘤一旦产生就会迅速增殖,血液系统肿瘤可以随血液循环遍布全身和发生肝脏、脾脏、脑膜、皮肤等的浸润,实体瘤可以通过淋巴或者血液循环发生广泛转移。2002～2004 年期间,美国华盛顿大学医学院的肿瘤生物学家 Schreiber RD 提出了"免疫编辑"(immunoediting)理论。该理论认为免疫系统不但具有排除肿瘤细胞的能力,而且还具有促进肿瘤生长的作用。癌细胞在机体内发生、发展是一个免疫系统与癌细胞一系列动态复杂的相互作用过程。在这个过程中,免疫系统在清除一些肿瘤细胞的同时,也对另一些肿瘤细胞的生物学特性(如肿瘤的抗原性)进行重塑(reshape),即所谓的"免疫编辑"。被免疫编辑过的肿瘤细胞恶性程度越来越高,对免疫攻击的抵抗力越来越强,直至逃逸机体的免疫监视,造成肿瘤细胞的恶性生长和扩散转移。

免疫编辑理论又被称为 3E 理论,即免疫系统与肿瘤的相互关系可以分为三种不同的状态:清除(elimination)、平衡(equilibration)和逃逸(escape)。"清除"状态:新生的肿瘤具有较强的抗原性,较易被免疫系统识别并将其清除。非特异的天然免疫机制(如吞噬细胞、自然杀伤细胞等)和特异的获得性免疫机制(如 CD4$^+$T 细胞、CD8$^+$T 细胞)都参与这个肿瘤细胞的清除过程。免疫系统清除肿瘤细胞的这个过程具有经典的免疫监视理论的特点。如果清除过程彻底,肿瘤细胞被完全排除,免疫编辑过程就此结束。从理论上来讲,由于细胞分裂过程中可以不断产生新的突变,具有肿瘤潜质的"癌前细胞"或者"可能致癌细胞"在体内是时刻产生的,但这些细胞由于不能躲避免疫系统的清除,绝大多数止步于此,没有发展成肿瘤。极少数发生变异的肿瘤细胞逃过了免疫编辑的"清除"作用而存活下来,它们与免疫系统的关系就进入了第二种状态,即"平衡"状态。"平衡"状态:在这种状态下,肿瘤细胞的抗原性减弱,因而不会轻易被免疫系统识别和清除,但又时时处在免疫系统的清除压力下,因而不能过度生长,表现为检查不到可见的肿瘤。特异的获得性免疫是维持这种平衡状态的主要机制,一般认为天然免疫机制不参与这个过程。免疫系统和肿瘤细胞的这种平衡状态可以维持几年、十几年甚至终生都不发生变化。因此,免疫编辑的平衡状态实际上就是一种带瘤生存状态。但这种平衡状态是动态的,肿瘤细胞在免疫系统的压力下,其基因有可能会发生变化,这种基因突变产生的"积累效应"达到一定程度时,就可能打破平稳,使免疫系统与肿瘤的关系进入"逃逸"(escape)阶段。"逃逸"阶段:在这个阶段的肿瘤细胞可以产生一系列恶性表型,如 MHC 分子表达下调或者缺失表达,或不能产生肿瘤抗原多肽。由于 MHC+肿瘤抗原多肽是 T 淋巴细胞识别肿瘤细胞的靶标,肿瘤细胞的这种变化使 T 细胞失去了对它的识别能力,从而逃脱免疫杀伤。此外,肿瘤细胞会使自己的细胞凋亡信号通路发生变化,使免疫细胞诱导的肿瘤细胞凋亡机制失效。同时,肿瘤会产生一个抑制免疫细胞的微环境,在这个微环境中,肿瘤细胞会释放一些具有免疫抑制功能的分子,如转化生长因子 β、IL-10 等,并能诱导产生表达 CTLA-4 的调节 T 细胞,对其他免疫细胞产生抑制作用,导致免疫系统产生对肿瘤的免疫耐受。到这个阶段,免疫系统的抗肿瘤机制已全面崩溃,肿瘤生长完全失控并广泛转移。免疫编辑的终点也就是机体的死亡。我们所见到的肿瘤就是免疫逃逸的结果。肿瘤免疫治疗就是要克服肿瘤免疫逃逸的机制,从而重新唤醒免疫细胞来清除癌细胞。

三、肿瘤免疫治疗的分类

肿瘤的过继细胞免疫治疗主要包括非特异性免疫治疗和特异性免疫治疗。

(一) 非特异性免疫治疗

包括淋巴因子激活的杀伤细胞(lymphokine activated killer,LAK)和细胞因子介导的杀伤细胞(cytokine induced killer,CIK)。LAK 是利用白细胞介素 2(IL-2)刺激外周血淋巴细胞产生免疫活性细胞,这些细胞主要是由很多种淋巴细胞组成的混合体,包括 NK 细胞和 T 淋巴细胞,对肿瘤具有 MHC 非依赖型的杀伤作用,LAK 细胞杀伤靶细胞的机制与 NK 细胞类似,可以通过细胞与细胞接触识别靶细胞表面结构,也可以通过分泌细胞因子参与杀伤肿瘤细胞,对肾细胞癌、恶性黑色素瘤、鼻咽癌、非霍奇金淋巴瘤具有一定的作用,对控制微小残留灶及恶性胸腹水治疗效果比较显著。CIK 细胞由于来源于患者或健康人的外周血,培养扩增相对容易,目前已经进行了大量临床实验治疗多种肿瘤,如肾癌、霍奇金病和非霍奇金淋巴瘤以及肝癌等。与 LAK 细胞相比,CIK 细胞增殖速度更快,杀伤活性更高,杀瘤谱更广,且对多重耐药肿瘤细胞同样敏感,对正常骨髓造血前体细胞毒性小,能抵抗肿瘤细胞引发的效应细胞 Fas-FasL 凋亡等特点,广泛用于肿瘤的辅助治疗。

(二) 特异性免疫治疗

包括肿瘤浸润性淋巴细胞(tumor infiltrating lymphocytes,TIL)、T 细胞受体(T cell receptor,TCR)基因治疗、嵌合抗原受体治疗(chimeric antigen receptor,CAR)等。①TIL 细胞治疗:TIL 是从肿瘤组织中分离出来的淋巴细胞,经离体培养,由 IL-2 诱导而成,具有特异性肿瘤杀伤活性,其主要来源为手术切除所获得的实体肿瘤组织和浸润淋巴结等,癌性胸/腹水也可以分离出 TIL。由于 TIL 比 LAK 和 CIK 具有更强的肿瘤特异性,目前仍旧是国际上研究和应用的主要免疫疗法。②TCR 基因治疗:T 细胞对肿瘤抗原的识别主要是通过识别 TCR 肿瘤细胞表面的 HLA-肽复合物,因此,T 细胞对肿瘤抗原识别的特异性取决于 T 细胞表面的 TCR。利用分子生物学的手段克隆肿瘤特异性 TCR,并通过构建含 TCR 的病毒载体,把 TCR 转入正常的 T 细胞中,使这些 T 细胞因携带肿瘤特异性 TCR 而成为特异性肿瘤杀伤细胞。在已进行的临床试验中,TCR 基因转染的 T 细胞过继回输可以介导肿瘤的消退,这些回输的 T 细胞可以在体内存活 6 个月以上。TCR 基因治疗临床有效率相对较低,寻找有效的肿瘤靶抗原克隆高亲和性的 TCR 受体以及优化 TCR 的转化效率是目前的研究重点。③CAR-T 细胞治疗:主要特点是通过基因修饰获得携带识别肿瘤抗原特异性受体 T 细胞的个性化治疗方法。与传统的 T 细胞识别抗原相比,经 CAR 识别肿瘤抗原无需主要组织相容性复合体限制,同时 CAR 可以通过增加共刺激分子信号从而增强 T 细胞抗肿瘤的杀伤性,因此 CAR-T 细胞可以克服肿瘤细胞 MHC 分子下调和共刺激分子表达下调等免疫逃逸机制。

CAR-T 细胞技术已经发展出 3 代,第 1 代 CAR 在胞内只有 1 个 T 细胞 CD3ζ 受体的信号区;在此基础上第 2 代增加了 1 个共刺激分子信号;第 3 代增加了 2 个或多个共刺激分子信号。这些改进是基于一系列体外和体内的实验和临床探索。目前,用于临床治疗研究的主要为第 2 代 CAR-T 细胞技术,其中用来携带 CAR 的载体主要来源于反转录病毒和慢病毒。2013 年底的美国血液学会第 55 届年会上,CAR-T 细胞治疗获得了特别关注。斯隆凯特琳癌症中心、宾夕法尼亚大学癌症中心和国立癌症研究院的 3 个课题组,分别报道了抗 CD19 的 CAR-T 细胞在儿童和成人 B 细胞恶性肿瘤(包括慢性、急性淋巴细胞性白血病和 B 细胞淋巴瘤)的临床试验结果。根据他们的报道,尽管某些患者为难治性,或者多次复发和移植后复发,对化疗药物原发或继发耐受,但 CAR-T 细胞治疗反应的有效率仍能达到 60% ~ 80%。由于 CAR-T 技术在儿童白血病中取得的巨大成功,我们就 CAR-T 进行重点阐释。

四、嵌合抗原受体 T 细胞免疫疗法

(一) CAR-T 概述

嵌合抗原受体 T 细胞免疫疗法(chimeric antigen receptor-engineered T cell therapy,CAR-T)是近些年发展起来的一种最为有效的过继性细胞免疫治疗(adoptive cellular immunotherapy,ACI),该方法通过对自体或 HLA 相合供体来源的 T 细胞进行基因工程改造,使效应性 T 淋巴细胞产生针对肿瘤细胞的靶向细胞毒作用,以达到清除体内肿瘤细胞的作用。CAR-T 的靶向性取决于通过基因工程技术对 T 细胞进行的改造方式,使之表达可以识别自身肿瘤细胞相关抗原(tumor associated antigen,TAA)的特异性单链抗体(scFv),后者由 TAA 特异性单克隆抗体的轻链可变区(VL)和重链可变区(VH)组成,VL 和 VH 之间由柔软的铰链区组成,一般为 GGGS×4 或者 GGGGS×3。对复发难治儿童 ALL 而言,CD19 抗原在 B 系来源的正常淋巴细胞和肿瘤细胞表面表达,而造血干、祖细胞和其他组织不表达。针对 CD19 抗原的 CAR-T,虽然可以造成机体 B 淋巴细胞的完全缺失,但由于造血干、祖细胞没有受累,后者仍可分化产生正常的 B 淋巴细胞,且短期内还可以通过外源性球蛋白补充,从而 CD19 特异性 scFv 成为复发难治儿童 B-ALL 最为理想的靶点。除了在 T 细胞表面表达针对肿瘤细胞的特异性单链抗体外,在 T 细胞内同时表达可协同激活 T 细胞的共刺激分子,如 CD28、4-1BB 以及 OX40 等,从而一方面依靠 scFv 的特异性识别肿瘤细胞,一方面通过上述共刺激分子与 CD3ζ 协同激活 T 细胞产生靶向性细胞毒作用,相应的模式图如图 3-5-1 所示。

儿童急性 B 淋巴细胞白血病 CD19-CAR-T 的特异性靶向识别作用取决于 CD19 单链抗体的特异性,CAR-T 的细胞毒作用强弱取决于经基因工程技术改造的 T 细胞胞内“免疫受体酪氨酸活化基序(immunoreceptor tyrosine-based activation motifs,ITAM)”的激活能力。依据 ITAM 的组成特征,CAR-T 的构建经历了三代的改进:第一代 CAR-T 是通过基因工程技术使得 T 细胞表达 CD3ζ 或者 FcεRIγ,由于 CD3ζ 具有 3 个 ITAM,而 FcεRIγ 只有 1 个 ITAM,CD3ζ 更被广泛地使用。scFv 和 CD3ζ 之间由 CD8 或者 CD28 的跨膜区组成,便于 scFv-CD3ζ 融合蛋白固定在胞膜两侧。第一代 CAR-T 并没有取得满意的临床疗效,究其原因是由于 T 细胞活化依赖于双信号和细胞因子的作用。其中第一信号为特异性信号,由 T 细胞受体(TCR)识别抗原递呈细胞表面的抗原肽-MHC 复合物启动;第二信号为协同刺激信号,通过 CD28、4-1BB、OX40 等共刺激分子促进 IL-2 合成,并使 T 细胞充分活化和免于凋亡。因此,依照 T 细胞活化的双信号学说,第二和第三代 CAR-T 在第一代 CAR-T 构建的基础上增加了 CD28、OX40 和 4-1BB 等共刺激分子。其中,CD28 分子通过募集 PI3K、Grb2 和 Lck 等分子,调节转录因子如

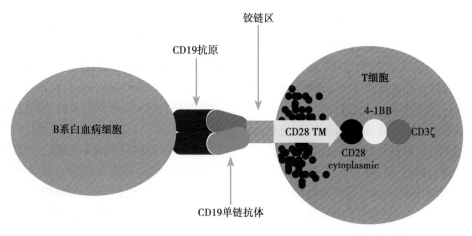

图 3-5-1　CAR-T 的作用原理

NFκB 的活性,增加 IL-2 和 Bcl-XL 的分泌;OX40 能使 Naïve T 细胞获得持久的体外增殖能力和较强的 IL-2 分泌;4-1BB 则为维持 T 细胞应答提供信号,在 T 细胞生存和 CD8$^+$ T 细胞记忆中起关键作用。因此,第二代和第三代 CAR-T 细胞的细胞毒性作用得以充分发挥、T 细胞增殖活性更强、T 细胞维持应答和体内存活时间更长。三代 CAR-T 构建策略如图 3-5-2 所示。

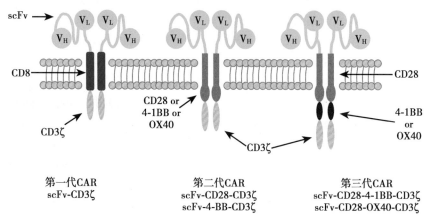

图 3-5-2　三代 CAR-T 构建策略

(二) CAR-T 临床疗效和相关副作用

最近《新英格兰医学杂志》报道了美国费城儿童医院利用第二代 CAR-T 进行的 30 例复发难治急性白血病的临床研究报告。其中入组的 30 例患者中,年龄介于 5～22 岁之间的 25 例,26～60 岁之间的 5 例;26 例患者为 1～4 次复发,3 例患者为难治性,另外一例 CD19 阳性的 T-ALL 患者;上述患者中 18 例为移植后复发,还有 2 例患者为采用双特异性抗体(BiTEs)治疗后复发;经过 CAR-T 治疗后,经一次 CAR-T 细胞输注后,90%(27/30)患者达到形态学完全缓解,无治疗相关死亡发生,2 例患者治疗前有中枢神经系统白血病(CNSL),治疗 6 个月后随访脑脊液正常。该组患者治疗 6 个月时的无事件生存率为 67%(95% 可信区间为 51%～88%),治疗 6 个

月时的总生存率为 78%(95% 的可信区间为 65%～95%),如图 3-5-3 所示。

伴随着 CAR-T 取得的巨大成功,其相关临床问题也亟待解决,主要包括 CAR-T 治疗引起的 B 细胞缺乏、细胞因子风暴、scFv 单链抗体的免疫原性和 MHC 的限制性等方面。①B 细胞缺乏:CAR-T 在杀伤 CD19 阳性白血病细胞的同时,使得正常 B 淋巴细胞被清除,造成机体存在发生严重感染的风险。虽然外源性免疫球蛋白的短期补充和造血干细胞定向分化重建体液免疫反应,在一定程度上减轻 CD19-CAR-T 的脱靶效应,但针对一例带 CD28-CD3ζ 刺激结构域的抗 CD19-CAR-T 治疗 B 细胞淋巴瘤患者的研究发现,病人虽出现 CD19$^+$ 淋巴瘤细胞清除,但是这种效果是通过持续清除外周血 B 细

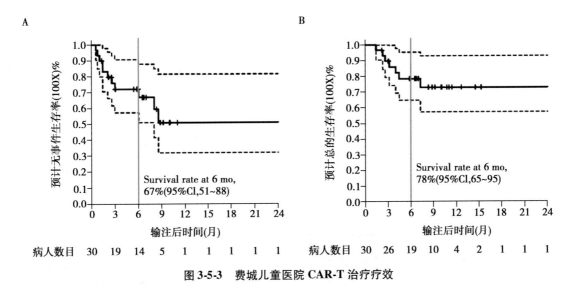

图 3-5-3　费城儿童医院 CAR-T 治疗疗效

胞达 39 周才得以实现的,说明对健康成熟 B 细胞的脱靶效应仍然是 CAR-T 细胞应用于临床的一个潜在的威胁。②细胞因子风暴:CAR-T 细胞激活后通过释放细胞因子杀伤靶细胞,同时引起本身增殖和持续激活,从而引起更大量的细胞因子释放,造成细胞因子风暴,引发类似巨噬细胞激活综合征样的临床表现。费城儿童医院采用 CAR-T 技术针对两例儿童 ALL 的治疗发现,其中 1 例患儿在输注 CAR-T 细胞后出现了严重的细胞因子风暴,表现为发热、呼吸窘迫、血压下降、血清铁升高和凝血机制障碍等。Morgan RA 等报道一例结肠癌合并肝和肺转移患者接受 CAR-T 细胞治疗 4 小时后血液就检测出有高水平的 IFN-γ、GM-CSF、TNF-α 和 IL-6 等细胞因子,并于治疗后 5 天死亡。此外,Brentjens R 等报道的 1 例接受第二代 CAR-T 细胞的 CLL 患者,治疗后出现低血压、呼吸困难和肾衰竭,于细胞治疗后 4 天死亡,考虑也是 CAR-T 细胞相关细胞因子风暴所致。这也是迄今为止公布的最为严重的 2 例 CAR-T 细胞相关的不良反应。③鼠源性单克隆抗体具有较高的免疫原性,由于 scFv 只包含轻链和重链的可变区,其分子量小,穿透力强,在保持较高抗原亲和性的基础上,其免疫原性相对较弱。但是,由于 CAR-T 细胞在体内存活时间可长达几个月甚至更长,即使在脑脊液中也可见到高水平的 CAR-T 细胞分布,其长期的免疫原性值得重视。④MHC 的限制性是当前基于 T 细胞的免疫疗法无法逾越的"障碍",由于机体可以识别自体和异体来源的 T 淋巴细胞,从而使得 CAR-T 疗法只能采用患者自身的 T 淋巴细胞进行基因工程改造,对于处于疾病终末期的患者而言,CAR-T 疗法的时效性存在一定问题。除此之外,

CAR-T 造成的肿瘤溶解综合征和来源于凋亡细胞产生的游离抗原引发的 CAR-T 无效激活等问题也值得关注。因此,寻找更为安全、高效和能够被广泛使用的 CAR 技术成为当前的研究热点之一。

（三）CAR-T 细胞治疗具体流程

CAR-T 细胞治疗临床开展主要包含以下几个关键环节:

1. 靶向治疗载体的构建和病毒包装　针对不同的白血病类型进行特异性靶点的确认,基因合成相应的抗体编码序列（scFv）和骨架序列（膜定位序列、跨膜肽、CD28 胞质区和（或）4-1BB、CD3ζ）,其中 scFv 处于膜定位序列和跨膜肽之间,而 scFv 的 VH 和 VL 之间使用 GGGS ∗ 4 或者 GGGGS ∗ 3 的多肽连接,便于 VH 和 VL 之间形成柔性连接。相应的病毒载体多选用慢病毒载体,以提高外源基因插入基因组的效率。另外,也有采用电穿孔和其他逆病毒载体,但相对而言采用慢病毒载体更为常见。纯化相应的载体和辅助质粒进行 293 细胞中病毒包装,经病毒浓缩和病毒感染复数值（MOI）的测定,用于后续的 T 细胞感染。

2. 外周血淋巴细胞采集和病毒感染　由于 CD8 是杂合性细胞毒性作用的效应细胞,CD8 细胞病毒感染效率决定着治疗的成败。同时,由于 CD8 细胞的增殖和细胞毒作用的发挥需要 CD4 细胞的辅助,从而一般选择 CD3 阳性细胞作为感染的靶细胞。通过淋巴细胞分离装置进行外周血分离获得,后者还需要进行 Ficoll 进一步分离纯化以及 CD3 细胞的阴选或者阳选。细胞计数后确定感染细胞的数目,一般细胞感染的密度为 $2×10^6/ml$,可以在六孔板或者 10cm dish 中进行。在细胞感染前需要进行

T淋巴细胞的激活,一般选择CD3/CD28磁珠或者OKT进行刺激24~48小时后可以达到充分激活。另外需要注意的是,进行原代细胞感染前需要根据MOI值进行一定范围不同病毒量的再次实验,以确定不同细胞具体感染的最佳MOI值。由于不同个体来源的T淋巴细胞活力不同,其对病毒的易感性差别很大,因而需要进行个体化预实验以确定最佳的感染效率。病毒感染后48~72小时可以进行感染效率的测定,可以通过RQ-PCR或者Flow的方法进行。病毒感染效率是细胞治疗成败的关键之一,如果病毒感染效率低下,很难富集足够的阳性CAR-T细胞用于后续的临床治疗。即使通过超大规模细胞扩增培养获得足够的细胞数目,由于细胞输注量太大会使得病人难以承受,且相应的细胞扩增费用大大增加,具体实施起来困难重重。笔者在摸索CAR-T细胞感染方面进行了大量的实验,感染效率从最初的不到10%,达到稳定感染60%~70%的水平,如图3-5-4所示。

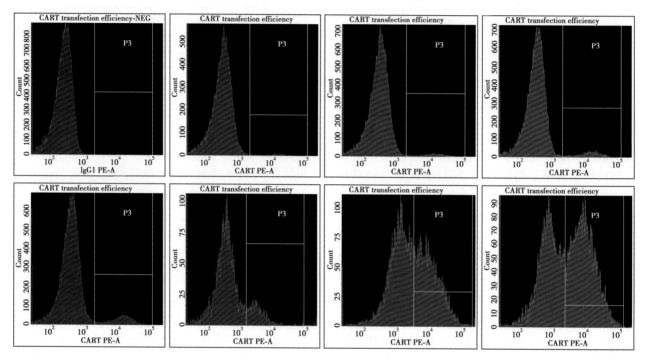

图3-5-4 CAR-T细胞阳性率变化

3. CAR-T细胞的体外扩增 一般采用CD3/CD28的抗体或者磁珠进行CAR-T细胞的体外扩增,根据说明书的要求进行操作,同时根据自己的经验和细胞生长状态进行一些细微调节,确保细胞高速增殖。细胞培养时需要在摇床上进行低速摇动,实验证实摇床上培养的细胞增殖速度要远高于经治培养。另外,不同个体来源的T淋巴细胞由于前期经受的化疗等的损伤,其体外扩增的倍数相差很大,状态好的T淋巴细胞可以在体外扩增1万倍以上,足以满足临床需求,如图3-5-5所示,起始细胞10^7,经过近2周的培养,可以达到10^{10}水平。而状态不佳的T淋巴细胞可能难以扩增或者只能扩增300~400倍。另外,我们发现病毒感染时T淋巴细胞的状态对于后续的扩增非常关键,因而我们需要在保证T淋巴细胞状态最佳的情况下,通过预实验确定最佳的感染病毒量,这样可以确保在病毒感染中淋巴细胞就出现大量扩增(4~10倍),利用细胞扩增增殖时病毒载体更容易整合的特点,在获得可以进行后续大量扩增的前提下,尽可能提高病毒感染效率。

4. 临床治疗 一般选择$(2~20)\times 10^6$/kg的细胞量进行输注,并根据患者体内的肿瘤负荷进行调节。由于CAR-T细胞在体内接触抗原后可以大量扩增,因而起始输注的细胞量不见得需要非常多。决定细胞输注量的关键因素是患者体内的肿瘤负荷和给予CAR-T细胞的增殖状况。如果输注的细胞量太少,难以达到治疗要求,如果输注的细胞量太多,短期发生严重的细胞因子风暴,可发生致死性的风险。我们在临床实践中体会到,降低患者体内肿瘤细胞的负荷是成功的另外一个关键因素,临床治疗中会非常安全。需要指出的是,患者体内的肿瘤细胞负荷随着肿瘤细胞比例的增加而呈指数性增

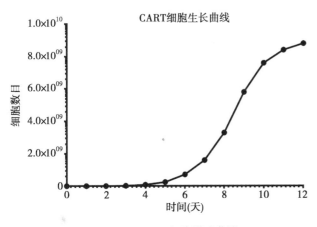

图 3-5-5　CAR-T 细胞增殖曲线

加,并非线性增加,严重的细胞因子风暴是造成患者治疗失败和死亡的最主要因素。为降低肿瘤细胞负荷,常用的化疗方案组合主要包含氟达拉滨、环磷酰胺、阿糖胞苷、依托泊苷等代谢半衰期相对较短的药物,而诸如培门冬、激素等药物是严禁使用,前者代谢周期非常长,对输注的 CAR-T 细胞具有毒性,而激素等药物会抑制免疫反应,降低 CAR-T 细胞的临床疗效。在整个治疗过程中激素并非绝对禁忌,其对于在一定程度上降低白血病负荷和减轻细胞因子风暴的烈度具有一定疗效。细胞因子风暴中最常见的为白介素-6(IL-6)的升高,严重的细胞因子风暴可有成百上千倍的升高,临床研究表明,托珠单抗(tocilizumab,商品名:雅美罗,罗氏公司生产,为 IL-6 受体的抗体)通过结合 IL-6 的受体,阻断 IL-6 的炎症反应效果极佳。另外,由于 IL-6 由单核巨噬细胞、Th2 细胞、血管内皮细胞、成纤维细胞产生,适当降低 CAR-T 细胞中 CD4 阳性细胞比例对于降低细胞因子风暴可能有效,同时增加 CD8 阳性细胞的比例,可提高输注细胞的靶向杀伤效果。CAR-T 细胞一般在 day0、day1、day2 时爬坡增加剂量,如果病人肿瘤负荷较低,也可以一次性输注较少的细胞,期间需要每天检测体内 CAR-T 细胞的数量和 CD4/CD8 细胞的比例,以及白血病细胞的残留,对细胞治疗的疗效进行动态评估,从而决定是否继续观察还是增加细胞输注剂量,抑或通过激素或者自杀基因(四代 CAR-T)降低 CAR-T 细胞数量,控制疾病进程,防治严重的细胞因子风暴的产生。总之,CAR-T 细胞免疫治疗涉及多个技术环节,相关的操作对实验室环境和人员的要求较高,其本身是一个完整的体系,包括上述的多个环节和多种临床检测技术的综合运用,因而相关临床单位需要进行周密的计划和完整

的质量体系确保整个过程中的每一个环节万无一失。另外,后期的临床观察、微小残留病的检测以及丙种球蛋白的定期补充作为临床常规,尽可能动态监测疾病的进展,防止可能的继发感染风险,至少使得病人在治疗的一年内处于疾病分子缓解。一旦发现有复发迹象,需要再次给予足量细胞,我们认为维持体内白血病分子缓解期达到或者超过一年是取得理想远期预后的关键。

（四）CAR-T 细胞治疗技术的应用范围和改进措施

CAR-T 细胞治疗无疑开辟了治疗难治复发儿童白血病的一片新天地,从某种意义上讲是传统化疗的终结者。当前限于伦理和远期临床疗效的不确定性,CAR-T 细胞治疗还不能成为一种治疗儿童白血病的首选治疗方案,其入组标准一般认为包括以下几个方面:①至少两次诱导化疗后不缓解,且无合适靶向药物或靶向治疗无效;②BM 复发后诱导不缓解;③首次非晚期(CCR<36 个月)BM 复发且无合适供体(非亲源性 allo SCT);④两次及以上 BM 复发,无合适供体(非亲缘异基因造血干细胞移植);⑤移植后 BM 复发。相关的排除标准为:①年龄>18 周岁,预计生存期<12 周。②肌酐>2.5mg/dl;ALT/AST>5 倍正常值;胆红素>2mg/dl。③无合适的静脉进行外周血淋巴细胞采集或采集数量不足。④不能控制的活动性感染。⑤乙肝、丙肝处于活动期、HIV 感染。⑥淋巴细胞采集后体外扩增效果不好,达不到临床使用剂量。⑦治疗后早期失访(<3 个月)。⑧CNS 受累(CNS-3)。⑨移植后复发病人处于嵌合体状态,有 GVHD,需要免疫抑制剂干预。⑩其他干扰 CAR-T 治疗的系统性疾病存在。

当前,从国内外报道和上海儿童医学中心血液肿瘤科的治疗经验来看,CAR-T 细胞治疗相关的风险可控,其副作用在很大程度上可以规避。如果其远期临床疗效满意,完全可以在现有的适应证基础上进行拓展。首先,治疗过程中出现复发的患者可能首先成为该方法的受益者,而不必等到两次或者更多次复发后再采用;其次,治疗过程中出现 MRD 多次升高(MRD>0.01%)或者单次升高(MRD>0.1%),从而 CAR-T 治疗成为动态全过程个体化治疗的重要干预手段;再次,针对高危组患儿,预计化疗效果欠佳的,可以在化疗过程中进行外周血 T 淋巴细胞的采集和体外预实验,明确其 CAR-T 治疗疗效,在没有复发或者 MRD 升高前就给予 CAR-T 治疗;最后,可以拓展到所有儿童白血病患者,成

为一种常规的首选治疗方案。当然,针对其他类型儿童白血病,如髓细胞白血病等,由于化疗效果相对于 B 系-ALL 较差,需要寻找其他可用的治疗靶点,使之逐步变为所有儿童白血病的一种有效治疗手段。

由于 CD19 的 CAR-T 细胞治疗仍然具有一定的缺点,比如细胞因子风暴和 B 细胞缺乏等,相应的改进措施包括:①其他可用的治疗靶点:比如美国国家癌症研究所已经开发出靶向 CD22 抗原的 CAR-T 细胞,CD22 也出现在大多数 B 细胞,但比 CD19 所占比例少。CD22 靶向 T 细胞可以与 CD19 靶向 T 细胞合用于急性淋巴细胞白血病和 B 细胞恶性肿瘤。另外,儿童急性白血病多有抗原表达的跨系表达,其他诸如 CD58、CD66c、CD99、CD56、CD73、CD86、CD200 等,也可以考虑在动物实验基础上,排除可能的偏靶效应后作为治疗的靶标。②可诱导的 CAR-T 激活调控:比如采用四环素诱导等诱导表达载体进行 CAR-T 载体构建方法,使得相应激活的 T 细胞可以被外源药物拮抗,防止细胞因子风暴过强。③联合多靶点 CAR-T 疗法:由于儿童白血病常有抗原的表达丢失等发生,采用两种或者多种靶向性 CAR-T 细胞治疗方法,有利于绕开上述脱靶效应,相当于通过"联合化疗"发挥作用。④CAR-T 自杀基因疗法(第四代 CAR-T 技术):在 CAR-T 的构建中同时表达某种自杀基因,如 TK 等,在细胞因子风暴剧烈时通过启动 CAR-T 细胞内的自杀基因而减轻细胞因子风暴的烈度。⑤诱导记忆 T 细胞产生:由于 CAR-T 发挥作用不仅是通过第一代阳性转染的 T 细胞发挥作用的,其体内长期的免疫杀伤作用有赖于部分 CAR-T 细胞转化为记忆 T 细胞发挥长期作用,通过寻找诱导记忆 T 细胞产生的措施,加强 CAR-T 细胞的体内作用时间,增强其远期临床疗效。⑥进一步提高 CAR-T 细胞的细胞毒作用:现在的二代或者三代 CAR-T 细胞已经具备较强的细胞毒作用,其体内长期的效应细胞/靶细胞(E/T)比值甚至可以达到 1:1000,然而上述 E/T 比值只在部分病人中看到,如何提高上述 E/T 比值仍然是一个研究热点。如果输注的 CAR-T 细胞均具备强烈的细胞毒作用,相应 CAR-T 细胞单次输注量和总剂量在目前 $10^6 \sim 10^7/kg$ 基础上可以进一步降低,从而可以节约制备时间和费用,减轻相关输注时的不良反应。⑦转染效率和整合效率的提升:体内发挥靶向杀伤白血病细胞的 CAR-T 细胞是那些转染阳性且发生基因组整合的细胞,如何在不影响细胞活力的基础上提高

转染阳性率和整合效率是 CAR-T 细胞治疗的关键,也是其在体内长期发挥抗白血病作用的前提。这涉及转染方法(电穿孔、胞吞作用和病毒载体介导)和病毒载体的选择(反转录病毒和慢病毒载体)等方面,由于考虑到 CAR-T 细胞需要在体内长期发挥作用,病毒载体介导的转染体系是最优选择,其可能的副作用包括潜在的病毒感染风险和随机整合造成的 T 细胞肿瘤发生等,因此寻找人类基因组定向高效整合病毒转染技术体系是研究的重点之一。⑧CAR-T细胞靶向拓展:Universal T,由于 T 细胞具有 MHC 的限制性,个体之间存在免疫排斥,一般不能在不同患者之间共享,建立具有人群中普遍适用的 CAR-T 治疗细胞就成为当前研究的热点和焦点。具体的方法是:在构建 CAR 的同时,将 T 细胞中的 TCR 基因进行敲除,使得 CAR-T 细胞不再具有 MHC 的限制性,不会攻击异体的组织细胞,从而达到普遍适用的目的。相应的技术包括采用 CRISPR-Cas9 技术进行目的基因的敲除,上海儿童医学中心血液肿瘤科实验室在此领域进行了一些探索,当前的问题是如何高效地敲除供体 T 细胞中的 TCR 基因,同时高效表达相应的 CAR。

(五) 嵌合抗原受体 NK 细胞免疫疗法——CAR-NK

NK 细胞作为一种自然杀伤细胞具有广泛、非特异的抗白血病作用,尽管 NK 细胞对啮齿类动物的杀伤作用已被认识有 25 年了,但直到 2000 年当人们认识了 NK 细胞的基因型、认识了 NK 细胞杀伤性免疫球蛋白样受体(killer immunoglobulin-like receptor,KIR)后才对 NK 细胞针对人类肿瘤细胞的杀伤作用有了更为深入的理解。近年来的研究表明,供、受者间某些 HLA-Ⅰ类位点错配,可以诱发供者移植物中的 NK 细胞成为同种反应性细胞,NK 细胞通过多种方式杀死受体内残留的白血病细胞,防止白血病复发。①通过杀死受体内残留的 T 淋巴细胞,减弱宿主抗移植物反应(host versus graft reaction,HVGR),有利于移植物的成功植入;②NK 细胞通过杀死受体内抗原递呈细胞(APC),减弱移植物抗宿主病(graft versus host disease,GVHD);③通过杀死体内残留的白血病细胞,发挥移植物抗白血病作用(graft versus leukemia,GVL)作用,提高移植的疗效(图 3-5-6)。相关研究结论在 2002 年的同一期 Science 杂志上就有 3 篇文章进行了详细报告。

KIR 在调节 NK 细胞功能方面发挥着重要的作用,它是位于染色体 19q13.4 区段,由 15 个紧密相

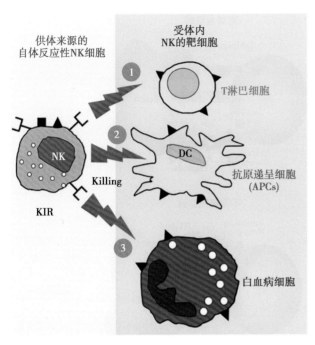

图 3-5-6　NK 细胞通过 KIR 受体协助植入，减低 GVHD 和增加 GVL

连的基因和 2 个假基因组成的家族。*KIR* 基因编码抑制性和激活性受体与配体结合，这些配体都是 HLA 分子。NK 细胞通过其细胞表面的 KIR 受体与靶细胞表面的相应配体（主要是 HLA 分子和 MIC、HA、CD16 等）结合，KIR 中既有激活性受体（2DS1 ~ 5 和 3DS1），也有抑制性受体（2DL1 ~ 5、3DL1 ~ 3）（图 3-5-7），NK 细胞对靶细胞发挥细胞毒作用取决于激活性受体和抑制性受体之间的平衡。

当激活性受体的作用超过抑制性受体时，NK 细胞通过分泌穿孔素和颗粒酶等对靶细胞发挥细胞毒作用。当白血病细胞被 NK 细胞识别后，由于靶细胞表面的 HLA 分子表达下调，而抑制性受体主要与 HLA 分子（如 HLA-Cw2、HLA-Cw4、HLA-Cw5、HLA-Cw6 结合 KIR2DL1 受体，而 HLA-Cw1、HLA-Cw3、HLA-Cw7、HLA-Cw8 结合 KIR2DL2 和 KIR2DL3 受体）结合，激活性受体只与少数 HLA 分子（HLA-C 和 HLA-E）结合，从而导致激活作用大于抑制作用，NK 细胞对靶细胞产生细胞毒作用。在外周造血干细胞移植时应首先检测患儿的 HLA 配型，针对这些

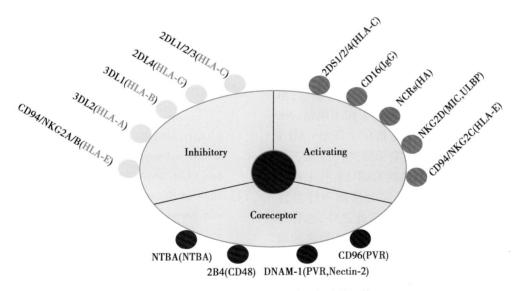

图 3-5-7　NK 细胞表面的受体及相应的配体

HLA 分子的特点（不同的 HLA 分子结合的 KIR 受体是不同的），有目的地选择 NK 细胞表达的 KIR 受体与供体 HLA 分子不合（KIR mismatch）的供体，由于这些 KIR 抑制性受体的相应配体（HLA 分子）在受体细胞表面不存在，因而供体 NK 细胞表达的抑制性受体不被靶细胞 HLA 类分子所识别，导致 KIR 激活性受体的作用大于抑制性受体的作用，从而诱发 GVL，这便是"受体-配体"模型。需要指出的是，由于肿瘤细胞表面 HLA 分子表达下调，从而供体的 NK 细胞对肿瘤细胞的杀伤作用远大于对正常细胞

的杀伤作用。图 3-5-8 中对 NK 细胞攻击受体细胞进行了形象的展示，A 图中 NK 细胞的抑制性受体和靶细胞表面的 HLA 分子结合，而激活性的受体在靶细胞表面没有相应的配体，导致 NK 细胞的抑制作用大于激活作用，NK 细胞不攻击靶细胞；B 图正好相反，由于 NK 细胞只有激活性受体和靶细胞结合，导致激活性作用大于抑制性作用，NK 细胞攻击靶细胞；C 图中 NK 细胞的激活性受体和抑制性受体在靶细胞上均有相应的配体与之结合，但是激活性作用要大于抑制性作用，因而 NK 细胞攻击靶细胞；D 图

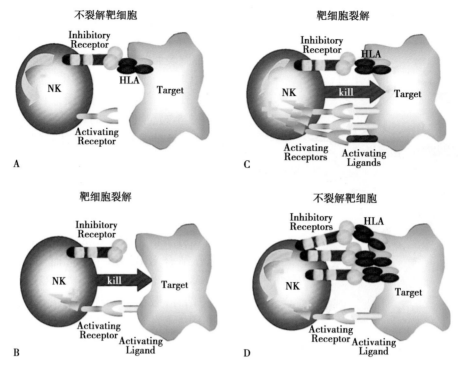

图 3-5-8　NK 细胞通过 KIR 受体裂解靶细胞的作用途径

中 NK 细胞的激活性受体和抑制性受体之间达到平衡,NK 细胞不攻击靶细胞。

　　供受体之间 KIR 不合对于 NK 细胞发挥靶向细胞毒作用意义重大,对于 B 系 ALL(B-ALL)而言,由于其细胞表面 MHC-Ⅰ类分子表达下调不明显,NK细胞一般不用于 B-ALL 的细胞治疗。借鉴 CAR-T细胞的靶向性细胞毒作用,将基于第二代或第三代CAR-T 技术用于 NK 细胞修饰的 CAR-NK 技术可以规避 KIR 受体不合的限制性,同时借助于特异性scFv 抗体产生靶向细胞毒作用。除此之外,也有研究者探讨利用 TRAIL、NKG2D 等用于 NK 细胞的激活。相对于 CAR-T,CAR-NK 虽然处于早期研究阶段,但其具有无可比拟的优势:①CAR-NK 细胞通过穿孔素、颗粒酶等的释放发挥裂解靶细胞的作用,大剂量 NK 细胞输注(使用剂量高达 $1 \sim 2 \times 10^8$/kg,较之 CAR-T 细胞高 $1 \sim 2$ 个数量级)研究发现,NK 细胞治疗一般不会产生严重的细胞因子风暴。②NK细胞不介导 GVHD,不存在 MHC 的限制性,因此不需要利用患者自身的 NK 细胞进行改造,对于处于疾病终末期病人而言意义重大。③CAR-NK 细胞在体内存活时间短,虽然疗效较 CAR-T 弱,但不易引起严重的 B 细胞缺失等风险。且由于 NK 细胞本身具有抗病毒作用,即使存在 B 细胞缺失,也不至于发生体液免疫缺乏后严重的病毒感染发生。④NK 细胞易于体外大量扩增,我们改造的 NK 饲养细胞可

以一次性达到上万倍的扩增,从而大大节约了所需要的病毒量。

(李本尚)

参 考 文 献

[1] Pui CH,Carroll WL,Meshinchi S,et al. Biology,risk stratification,and therapy of pediatric acute leukemias:an update. J Clin Oncol,2011,29(5):551

[2] Einsiedel HG,von Stackelberg A,Hartmann R,et al. Long-term outcome in children with relapsed ALL by risk-stratified salvage therapy:results of trial acute lymphoblastic leukemia-relapse study of the Berlin-Frankfurt-Münster Group 87. J Clin Oncol,2005,23(31):7942

[3] Conter V,Aricò M,Basso G,et al. Long-term results of the Italian Association of Pediatric Hematology and Oncology (AIEOP) Studies 82,87,88,91 and 95 for childhood acute lymphoblastic leukemia. Leukemia,2010,24(2):255

[4] Möricke A,Zimmermann M,Reiter A,et al. Long-term results of five consecutive trials in childhood acute lymphoblastic leukemia performed by the ALL-BFM study group from 1981 to 2000. Leukemia,2010,24(2):265

[5] Gaynon PS,Angiolillo AL,Carroll WL,et al. Long-term results of the children's cancer group studies for childhood acute lymphoblastic leukemia 1983-2002:a Children's Oncology Group Report. Leukemia,2010,24(2):285

[6] Schmiegelow K,Forestier E,Hellebostad M,et al. Long-

term results of NOPHO ALL-92 and ALL-2000 studies of childhood acute lymphoblastic leukemia. Leukemia, 2010, 24(2):345

[7] Pui CH, Campana D, Pei D, et al. Treating childhood acute lymphoblastic leukemia without cranial irradiation. N Engl J Med, 2009, 360(26):2730-2741

[8] Rivera GK, Zhou Y, Hancock ML, et al. Bone marrow recurrence after initial intensive treatment for childhood acute lymphoblastic leukemia. Cancer, 2005, 103(2):368-376

[9] Lee DW, Kochenderfer JN, Stetler-Stevenson M, et al. T cells expressing CD19 chimeric antigen receptors for acute lymphoblastic leukaemia in children and young adults: a phase 1 dose-escalation trial. Lancet, 2014, 6736(14):61403

[10] Dunn GP, Bruce AT, Ikeda H, et al. Cancer immunoediting: from immunosurveillance to tumor escape. Nat Immunol, 2002, 3(11):991

[11] Dunn GP, Old LJ, Schreiber RD. The three Es of cancer immunoediting. Annu Rev Immunol, 2004, 22:329

[12] Dunn GP, Old LJ, Schreiber RD. The immunobiology of cancer immunosurveillance and immunoediting. Immunity, 2004, 21(2):137

[13] Ramos CA, Savoldo B, Dotti G. CD19-CAR trials. Cancer J, 2014, 20(2):112

[14] Porter DL, Levine BL, Kalos M, et al. Chimeric antigen receptor-modified T cells in chronic lymphoid leukemia. N Engl J Med, 2011, 365(8):725

[15] Till BG, Jensen MC, Wang J, et al. Adoptive immunotherapy for indolent non-Hodgkin lymphoma and mantle cell lymphoma using genetically modified autologous CD20-specific T cells. Blood, 2008, 112:2261

[16] Ritgen M, Böttcher S, Stilgenbauer S, et al. Quantitative MRD monitoring identifies distinct GVL response patterns after allogeneic stem cell transplantation for chronic lymphocytic leukemia: results from the GCLLSG CLL3X trial. Leukemia, 2008, 22:1377

[17] Schetelig J, van Biezen A, Brand R, et al. Allogeneic hematopoietic cell transplantation for chronic lymphocytic leukemia with 17p deletion: a retrospective EBMT analysis. J Clin Oncol, 2008, 26(31):509

[18] Milone MC, Fish JD, Carpenito C, et al. Chimeric receptors containing CD137 signal transduction domains mediate enhanced survival of T cells and increased antileukemic efficacy in vivo. Mol Ther, 2009, 17:1453

[19] Khouri IF, McLaughlin P, Saliba RM, et al. Eight-year experience with allogeneic stem cell transplantation for relapsed follicular lymphoma after nonmyeloablative conditioning with fludarabine, cyclophosphamide, and rituximab. Blood, 2008, 111:5530

[20] James SE, Orgun NN, Tedder TF, et al. Antibody-mediated B-cell depletion before adoptive immunotherapy with T cells expressing CD20-specific chimeric T-cell receptors facilitates eradication of leukemia in immunocompetent mice. Blood, 2009, 114:5454

[21] Dossett ML, Teague RM, Schmitt TM, et al. Adoptive immunotherapy of disseminated leukemia with TCR-transduced, CD8 + T cells expressing a known endogenous TCR. Mol Ther, 2009, 17:742

[22] Dreger P, Stilgenbauer S, Benner A, et al. Prognostic factors for outcome of nonmyeloablative allogeneic stem cell transplantation (NST) in poor-risk chronic lymphocytic leukemia (CLL): final results from a prospective multicenter trial (GCLLSG CLL3X study). [Abstract] Blood, 2008, 112:212

[23] Maude SL, Frey N, Shaw PA, et al. Chimeric antigen receptor T cells for sustained remissions in leukemia. N Engl J Med, 2014, 371(16):1507

[24] Kochenderfer JN, Wilson WH, Janik JE, et al. Eradication of B-lineage cells and regression of lymphoma in a patient treated with autologous T cells genetically engineered to recognize CD19. Blood, 2010, 116(20):4099

[25] Grupp SA, Kalos M, Barrett D, et al. Chimeric antigen receptor-modified T cells for acute lymphoid leukemia. N Engl J Med, 2013, 368(16):1509

[26] Johnson LA, Morgan RA, Dudley ME, et al. Gene therapy with human and mouse T-cell receptors mediates cancer regression and targets normal tissues expressing cognate antigen. Blood, 2009, 114(3):535

[27] Morgan RA, Yang JC, Kitano M, et al. Case report of a serious adverse event following the administration of T cells transduced with a chimeric antigen receptor recognizing ERBB2. Mol Ther, 2010, 18(4):843

[28] Brentjens R, Yeh R, Bernal Y, et al. Treatment of chronic lymphocytic leukemia with genetically targeted autologous T cells: Case report of an unforeseen adverse event in a phase clinical trial. Mol Ther, 2010, 18(4):666

[29] Moretta L, Locatelli F, Pende D, et al. Killer Ig-like receptor-mediated control of natural killer cell alloreactivity in haploidentical hematopoietic stem cell transplantation. Blood, 2011, 117(3):764

[30] Moretta A, Pende D, Locatelli F, et al. Activating and inhibitory killer immunoglobulin-like receptors (KIR) in haploidentical haemopoietic stem cell transplantation to cure high-risk leukaemias. Clin Exp Immunol, 2009, 157(3):325

[31] Waldhauer I, Steinle A. NK cells and cancer immunosur-

veillance. Oncogene,2008,27(45):5932

[32] Ruggeri L,Capanni M,Urbani E,et al. Effectiveness of donor natural killer cell alloreactivity in mismatched hematopoietic transplants. Science,2002,295(5562):2097

[33] Kärre K. Immunology. A perfect mismatch. Science,2002,295(5562):2029

[34] Wang JW,Howson JM,Ghansah T,et al. Influence of SHIP on the NK repertoire and allogeneic bone marrow transplantation. Science,2002,295(5562):2094

[35] Campbell KS,Purdy AK. Structure/function of human killer cell immunoglobulin-like receptors:lessons from polymorphisms,evolution,crystal structures and mutations. Immunology,2011,132(3):315

[36] Verheyden S,Demanet C. NK cell receptors and their ligands in leukemia. Leukemia,2008,22(2):249

[37] Moretta L,Bottino C,Pende D,et al. Surface NK receptors and their ligands on tumor cells. Semin Immunol,2006,(3):151

[38] Re F,Staudacher C,Zamai L,et al. Killer cell Ig-like receptors ligand-mismatched,alloreactive natural killer cells lyse primary solid tumors. Cancer,2006,107(3):640

[39] Cho FN,Chang TH,Shu CW,et al. Enhanced cytotoxicity of natural killer cells following the acquisition of chimeric antigen receptors through trogocytosis. PLoS One,2014,9(10):e109352

[40] Shimasaki N,Fujisaki H,Cho D,et al. A clinically adaptable method to enhance the cytotoxicity of natural killer cells against B-cell malignancies. Cytotherapy,2012,14(7):830

[41] Klingemann H. Are natural killer cells superior CAR drivers? Oncoimmunology,2014,3:e28147

[42] Campbell KS,Hasegawa J. Natural killer cell biology:an update and future directions. J Allergy Clin Immunol,2013,132(3):536

[43] De Oliveira SN,Ryan C,Giannoni F,et al. Modification of hematopoietic stem/progenitor cells with CD19-specific chimeric antigen receptors as a novel approach for cancer immunotherapy. Hum Gene Ther,2013,24(10):824

[44] Kobayashi E,Kishi H,Ozawa T,et al. A chimeric antigen receptor for TRAIL-receptor 1 induces apoptosis in various types of tumor cells. Biochem Biophys Res Commun,2014,453(4):798

[45] Sentman CL,Meehan KR. NKG2D CARs as cell therapy for cancer. Cancer J,2014,20(2):156

[46] Pui CH,Carroll WL,Meshinchi S,et al. Biology,risk stratification,and therapy of pediatric acute leukemias:an update. J Clin Oncol,2011,29(5):551

[47] Möricke A,Zimmermann M,Reiter A,et al. Long-term results of five consecutive trials in childhood acute lymphoblastic leukemia performed by the ALL-BFM study group from 1981 to 2000. Leukemia,2010,24(2):265

[48] Gaynon PS,Angiolillo AL,Carroll WL,et al. Long-term results of the children's cancer group studies for childhood acute lymphoblastic leukemia 1983-2002:a Children's Oncology Group Report. Leukemia,2010,24(2):285

[49] Schmiegelow K,Forestier E,Hellebostad M,et al. Long-term results of NOPHO ALL-92 and ALL-2000 studies of childhood acute lymphoblastic leukemia. Leukemia,2010,24(2):345

[50] Lee DW,Kochenderfer JN,Stetler-Stevenson M,et al. T cells expressing CD19 chimeric antigen receptors for acute lymphoblastic leukaemia in children and young adults:a phase 1 dose-escalation trial. Lancet,2014,6736(14):61403

[51] Ramos CA,Savoldo B,Dotti G. CD19-CAR trials. Cancer J,2014,20(2):112

[52] Dreger P,Stilgenbauer S,Benner A,et al. Prognostic factors for outcome of nonmyeloablative allogeneic stem cell transplantation(NST)in poor-risk chronic lymphocytic leukemia(CLL):final results from a prospective multicenter trial(GCLLSG CLL3X study).[Abstract] Blood,2008,112

[53] Maude SL,Frey N,Shaw PA,et al. Chimeric antigen receptor T cells for sustained remissions in leukemia. N Engl J Med,2014,371(16):1507

[54] Kochenderfer JN,Wilson WH,Janik JE,et al. Eradication of B-lineage cells and regression of lymphoma in a patient treated with autologous T cells genetically engineered to recognize CD19. Blood,2010,116(20):4099

[55] Moretta A,Pende D,Locatelli F,et al. Activating and inhibitory killer immunoglobulin-like receptors(KIR)in haploidentical haemopoietic stem cell transplantation to cure high-risk leukaemias. Clin Exp Immunol,2009,157(3):325

[56] Re F,Staudacher C,Zamai L,et al. Killer cell Ig-like receptors ligand-mismatched,alloreactive natural killer cells lyse primary solid tumors. Cancer,2006,107(3):640

[57] De Oliveira SN,Ryan C,Giannoni F,et al. Modification of hematopoietic stem/progenitor cells with CD19-specific chimeric antigen receptors as a novel approach for cancer immunotherapy. Hum Gene Ther,2013,24(10):824

[58] Sentman CL,Meehan KR. NKG2D CARs as cell therapy for cancer. Cancer J,2014,20(2):156

第六章 国际主要儿童白血病协作组诊治方案

第一节 国内外主要的 ALL 诊治方案

一、ALL-XH-88 诊治方案(顾龙君等,1994)(表 3-6-1)

表 3-6-1 ALL-XH-88 诊治方案

	诱导治疗	巩固治疗	*庇护所治疗	早期强化治疗	维持治疗	强化治疗
SR-ALL	VPDL	CAM	HDMTX+CF 或 VM-26+Ara-C	VPDL	MTX+6-MP (3 周)-VP(1 周) 6-MP 序贯	VPDL 或 VM-26+Ara-C (每年 1 疗程)
HR-ALL	VPDL	CAM	HDMTX+CF	同上	MTX+6-MP (3 周)-VP(1 周)(共 2 个月) 接 COAP(1 疗程)	VPDL(每年第 6 个月) VM-26+Ara-C (每年第 12 月)

注:VDPL:长春新碱(VCR)1.5mg/m² 每周 1 次,共 4 周,Pred 每天 2mg/kg,共 28 天,DNR 20～30mg/m² 每天 1 次,共 3 次,L-L-Asp6000～10 000U/m² 共 10 次。CAM:CTX 600mg/m² dl,Ara-C 50mg/m² Q12h d1～d7,皮下注射,6MP 75mg/m² d1～d7。COAP:CTX、VCR(第 1 天)剂量同上,Ara-C100mg/m²,×5 天,Pred 每天 1mg/kg×7 天。VM-26+Ara-C:VM-26 160mg/m²,Ara-C 300mg/m²,每周 2 次,共 3～4 次。MTX+6-MP:MTX 每周 15～30mg/m²,共 3 周,肌注,6-MP 每天 75mg/m²,口服 3 周。* :在诱导治疗期间鞘注"三联"每周 1 次,共 4 次,MTX:<1 岁:5mg,1～3 岁:7.5mg,4～6 岁:10mg,>6 岁:12mg;Ara-C:1～1.5mg/kg;Dex5mg(<3 岁者 2mg)。CCR 6～12 个月(HR-ALL 者 6 个月)作头颅照射,HR-ALL 20Gy,SR-ALL18Gy。维持治疗期间每 3 个月鞘注 1 次"三联"(剂量同上)。HD-MTX+CF:见第五节"CNSL 的防治"

二、ALL-XH-99 方案

ALL-XH-99 方案(顾龙君等,2004)(图 3-6-1) 在 ALL-XH-88 方案的基础作了如下几个方面的调整:①诱导治疗用 VDLP,根据早期治疗反应(7 天 Pred 试验)和第 19 天骨髓象,再次划分危险程度,重新分组实施个体化化疗,若 Pred 试验反应差或第 19 天骨髓象原/幼淋细胞>5%,初诊时若是低、MR,则上升为 HR。在低、中、HR 组中 L-Asp 分别用 6、8、10 次(6000～10 000IU/m²,d9 起 Qod)。HR 组用长春地辛(VDS)替代低、MR 组所用的 VCR;用去甲氧柔红霉素(IDA),10mg/m²,d8、d10、d12,替代低、MR 组所用的 DNR。②在巩固治疗中采用 CAM:CTX LR 用 600mg/m²,MR、HR 用 800mg/m²。Ara-C 在 MR、HR 组采用中、大剂量 Ara-C,MR 组 Ara-C 1g/m² Q12h,d1～d3 静滴。HR 组 Ara-C 2g/m² Q12h,d1～2 静滴,LR 组 Ara-C 用 50mg/m² Q12h d1～d7。6MP 用 50mg/m² d1～d7 晚间顿服。③HDMTX 行髓外白血病预防,SR 组给予 3g/m²,中、HR 组 5g/m²,静滴 24 小时,在第 37 小时予 CF 进行解救,15mg/m²,Q6h 5～8 次,届时于治疗起第 44 小时和第 68 小时检测 MTX 血浆浓度(见本章第六节)。④早期强化治疗也较 ALL-XH-88 方案有所不同,SR、MR、HR 组中 L-ASP 分别为 4、6、8 次,HR 组患儿接受两剂 IDA;VM-26 或 VP-16 剂量加大至 300mg/m²。⑤维持治疗时间有所缩短,治疗的期限是女孩维持 2.5 年,男孩 3 年,MR-ALL 和 HR-ALL 延长 1 年。⑥ SR-ALL 和 MR-ALL 患儿不再进行头颅放疗,HR-ALL 患儿放疗剂量降至 18Gy。

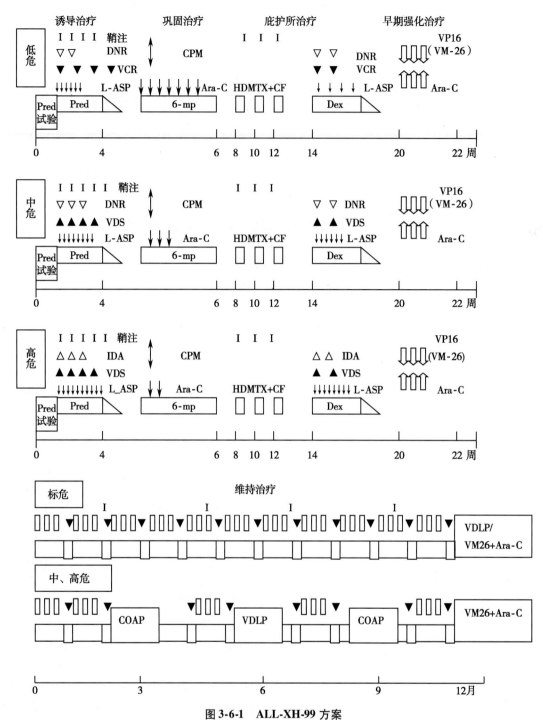

图 3-6-1 ALL-XH-99 方案

注:诱导治疗:Pred 60mg/(m²·天),分三次口服,第 1~28 天,第 1~7 天为 Pred 试验,第 29 天起 1 周内减停;VCR LR 组 1.5mg/(m²·周)×4 次,VDS MR、HR 组 3mg/(m²·周)×4 次;DNR 20mg/m²;LR 组第 1~2 天,MR 组第 1~3 天,HR 组 IDA 10mg/m²,隔天一次共 3 次;L-Asp 剂量为 6000~10 000IU/(m²·次),隔天一次,第 9 天开始,LR、MR、HR 组中分别为 6、8、10 次。巩固治疗:CPM 600~800mg/m²,第一天,Ara-C 在 LR 组 100mg/(m²·天),每 12 小时一次,皮下注射,第 1~7 天,MR 组为 Ara-C 1g/(m²·次)每 12 小时一次,第 1~3 天静滴,HR 组为 Ara-C 2g/(m²·次)每 12 小时 1 次,第 1~2 天静滴,6MP 50mg/(m²·天),第 1~7 天;髓外白血病防治,HDMTX 3 次,间隔 10 天,在 LR 组给予 3g/m²,MR、HR 组 5g/m²。早期强化:Dex 取代 Pred;LR、MR、HR 组中 L-ASP 分别为 4、6、8 次;HR 组用 IDA 替代 DNR;VP-16/VM-26+Ara-C:VM-26 或 VP-16 剂量为 300mg/m²,Ara-C 为 300mg/m²,每 3 天一次共 3 次。维持治疗时间:LR 组女孩维持 2.5 年,男孩 3 年,MR、HR 组延长 1 年。MTX 20~30mg/(m²·周)×3 次,肌注,6-MP 75mg/(m²·天)×21 天口服,第 22 天 VCR,第 22~28 天 Dex 口服,在每治疗年的第 3、第 9 个月用 COAP 作"小强化",第 6 个月用 VPDL,第 12 个月用 VM-26+Ara-C 作"大强化"治疗;LR、MR 组不再进行头颅放疗,HR 组放疗剂量降至 18Gy

上海交通大学医学院附属新华医院/上海儿童医学中心自1998年1月~2002年12月收治初治ALL患儿158例,全部患儿接受ALL-XH-99方案治疗。年龄在6个月~18岁,平均年龄6.5岁;男101例,女57例。随访时间截至2003年3月31日,中位随访时间26个月(1~60个月)。

诱导缓解情况:158例中5例未达CR,总CR率为96.8%;LR-ALL为100%,MR-ALL为97.6%,HR-ALL为92.9%;平均达到CR的时间为33天,最长是50天,最短21天。

远期疗效:本组患儿因经济或其他原因在获CR后失访者8例,其余患儿均接受该方案化疗。采用Kaplan-Meier方法进行评估患儿的EFS。结果表明150例ALL患儿2年pEFS为(85.9±3.1)%,3年pEFS为(83.0±3.6)%,4年pEFS为(80.9±4.1)%,5年pEFS为(72.4±7.8)%,见图3-6-2。2年DFS为(87.5±3.2)%,3年DFS为(85.9±3.5)%,4年DFS为(83.7±4.1)%,5年DFS为(75.3±7.8)%,见图3-6-3。60例LR患儿中失访1例,余59例患儿5年pEFS为(88.9±5.5)%,42例MR患儿中失访2例,余40例患儿5年pEFS为(78.5±8.0)%,56例HR患儿中失访5例,余51例患儿5年pEFS为(53.4±10.9)%,通过Log-rank检验三组间EFS有显著性差别($P<0.05$),见图3-6-3。

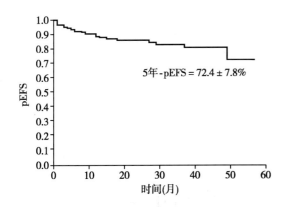

图3-6-2 150例ALL患儿的EFS曲线

随访:15例复发,总复发率为10.0%,其中8例HR、4例MR、3例LR。复发的中位时间为12个月(3~49个月)。其中13例初次单独复发部位是骨髓,骨髓复发率为8.7%;初次单独CNS复发2例,CNS复发率为1.3%。无TL复发。1例在CCR 29个月继发AML。

死亡:死亡21例,死亡率为14.0%。其中诱导治疗期间死亡4例。在CCR期间死亡4例,分别为

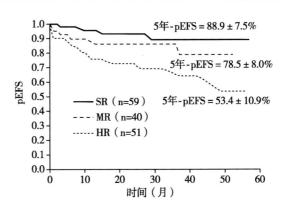

图3-6-3 SR、MR、HR三组间EFS比较

水痘肺炎1例、骨髓抑制后胃肠出血1例、骨髓抑制后败血症2例。13例死于白血病复发。化疗相关死亡7例,占4.7%(7/150)。

三、全国儿童ALL诊疗建议修改草案

全国儿童ALL诊疗建议第二次修改草案(《中华儿科杂志》1999年第五期)(顾龙君等,1999)。

(一)治疗原则

按型选方案,采用早期连续强烈化疗和长期治疗的方针。治疗程序是,依次进行诱导缓解、巩固治疗、髓外白血病预防治疗、早期强化、维持治疗和强化治疗。

(二)HR-ALL化疗

1. 诱导治疗

(1)方案1,VDLP4周:VCR 1.5mg/m²(每次最大量不超过2mg/m²)静脉注射,于d8、d15、d22、d28;DNR 30mg/m²,用5%葡萄糖液100ml稀释快速静脉滴注(30~40分钟),于d8~10,共3次;L-ASP 5000~10 000U/m²静脉滴注或肌注(根据不同产品的生物活性和特性选用剂量和施药途径),于d9、d11、d13、d15、d17、d19、d21、d23,共8次;Pred 60mg/(m²·d),d1~28(d1~7为Pred实验),一天量分3次口服,d29每2天减半,1周内减停。

(2)方案2,CVDLP4周:CTX 800mg/m²,稀释于5%葡萄糖液100ml在1小时内快速静脉滴注,d8(一次);DNR 30mg/m²,静脉滴注同上,d8~9,其余同VDLP方案。

(3)方案3,CODP4周;CTX 800~1000mg/m²,用法同上,d8,VCR、DNR和Pred剂量和用法同前。

不论用何方案,对于高WBC血症(WBC≥100×10⁹/L)者,若有条件做血浆置换1~2次,或Pred试

验(d1~7)后,WBC 仍>100×10⁹/L 者,DNR 推迟到WBC<50×10⁹/L 时开始连用 3 天。上述 3 个方案中,方案 1 或方案 2 为首选,因经济困难和缺乏 L-ASP 的地区可试用方案 3。于诱导缓解化疗的第 19天必须复查骨髓涂片,可能出现 3 种不同的结果:①M1:骨髓明显抑制,原淋+幼淋<5%,②M2:骨髓呈不同程度抑制,原淋+幼淋 5%~25%,③M3:骨髓抑制或不抑制,原淋+幼淋>25%。M1 者提示疗效和预后良好;M2 者提示疗效较差,用方案 2 者须加用 2 次 L-ASP 或 1 次 DNR,用方案 1 者加用 1 次CTX 800mg/m² 和 2 次 L-ASP;M3 者提示无效,属难治性白血病,必须及时更换更强烈的化疗方案。

2. **巩固治疗**　巩固治疗在诱导缓解治疗 28~35 天后达 CR 时,尽早在 d29~36 开始,以下方案,任选其一。

(1) 方案 1,CAM:CTX 800~1000mg/m²,快速静滴,d1;Ara-C 1g/m²,q12h×6 次,或 2g/m²,q12h×4次静脉滴注,d2~4;6-MP 50mg/(m²·d),晚间一次口服,d1~7。

(2) 方案 2,VP-16+Ara-C:VP-16 200mg/m² 静滴,接 Ara-C 300mg/m²,静滴,d1,d4,d7。

3. **髓外白血病预防性治疗**

(1) 三联鞘注(IT):于诱导治疗的第 1 天起仅用 Ara-C+Dex(剂量同下),此后 d8、d15、d22 用三联(剂量见表3-6-2),诱导期间共 4 次,早期强化治疗末用 1 次。

表 3-6-2　不同年龄三联鞘注药物剂量(mg)

年龄(月)	MTX	Ara-C	DEX
<12	5	12	2
12~24	7.5	15	2
25~35	10	25	5
≥36	12.5	35	5

(2) HDMTX+CF 疗法:于巩固治疗休息 1~3周后,视血象恢复情况,待中性粒细胞(ANC)>1.5×10⁹/L,WBC≥3×10⁹/L,肝、肾功能无异常时尽早开始,每 10 天 1 疗程,共 3 个疗程。每疗程 MTX 3.0/m²,1/6 量(不超过 500mg/次)作为突击量在 30 分钟内快速静脉滴入,余量于 12~24 小时内均匀滴入。突击量 MTX 滴入后 0.5~2 小时内,行三联 IT1 次。开始滴注 MTX36 小时后用 CF 解救,剂量为15mg/m²,每 6 小时 1 次,首剂静脉注射,以后 q6h,

口服或肌注,共 6~8 次。有条件者检测血浆 MTX浓度(<0.1μM 为无毒浓度),以调整 CF 应用的次数和剂量。HDMTX 治疗前、后 3 天口服碳酸氢钠1.0g,每天 3 次,并在治疗当天给 5% 碳酸氢钠 3~5ml/kg 静滴,使尿 pH≥7。用 HDMTX 当天及后 3天需水化治疗[3000ml/(m²·d)]。在用 HDMTX同时,每天用 6-MP 50mg/m²,共 7 天。

(3) 颅脑放疗:原则上适用于 3 岁以上患儿,凡诊断时 WBC 计数≥100×10⁹/L,t(9;22),t(4;11),诊断时有 CNSL,因种种原因不宜作 HDMTX 治疗者,于 CR(CR)后 6 个月内进行,总剂量 18Gy,分 15次于 3 周内完成,同时每周 IT 1 次。放疗第三周用VDex 方案,VCR 1.5mg/m² 静注一次,Dex 8mg/(m²·d)×7 天,口服。

4. **早期强化治疗**

(1) 强化方案 1:VDLDex:VCR、DNR 均于 d1、d8,剂量同前。L-ASP 5000~10 000U/m²,d2、d4、d6、d8,共 4 次;DEX 8mg/(m²·d),d1~14。第 3 周减停。休疗 1~2 周(待血象恢复,肝肾功能无异常),接 VP-16+Ara-C 3 次(剂量与用法同前)。

(2) 强化方案 2:COADex:CTX 800mg/m²,快速静滴,d1;VCR1.5mg/m²,静滴,d1;Ara-C 100mg/(m²·d),分 2 次,q12h,皮下或肌注,d1~7;Dex10mg/(m²·d),d1~7。待血象恢复后再用 VP-16+Ara-C,3 次(剂量和用法同上)。

5. **维持及加强治疗**

(1) 维持治疗:6-MP+MTX:6-MP 75mg/(m²·d),夜间睡前顿服,21 天;MTX 20~30mg/(m²·次),肌注,每周 1 次,连用 3 周。接着 VDex,如此反复序贯用药,遇强化治疗时暂停。在 6-MP+MTX 用药 3 周末保持 WBC 计数 3×10⁹/L 左右,ANC(1.0~1.5)×10⁹/L,根据 WBC 和 ANC 计数,调整 6-MP 和MTX 剂量。

(2) 加强治疗:COADex:自维持治疗起,每年第3、第 9 月各用 1 疗程(CTX 为 600mg,其余剂量和用法同前)。

(3) 加强强化治疗:维持治疗期每年第 6 个月用 VDLDex 或 COADex(用法同早期强化)。每年第12 个月用 VM-26 或 VP-16+Ara-C 1 疗程(同早期强化方案)1 疗程。

(4) 未作颅脑放疗者,维持治疗第 2 个月进行HDMTX+CF 治疗,每 3 个月一次或每 6 个月 2 次,共 8 次。然后,每 3 个月三联鞘注 1 次。作颅脑放疗者,不能再作 HDMTX+CF 治疗,只能采用三联鞘注每 12 周 1 次,直至终止治疗。

(5) 总疗程:自维持治疗算起,女孩 3 年,男孩 3.5 年。

(三) SR-ALL 化疗

1. **诱导缓解方案** 同 HR-ALL 方案,但 DNR 减为 2 次,30mg/m²,d8,d9。

2. **巩固治疗方案** CAM:CTX 剂量 800mg/m²,快速静滴,d1;Ara-C 100mg/(m²·d),分 2 次,q12h,皮下或肌注,d1~7;6-MP 75mg/(m²·d),晚间顿服,d1~7。

3. **髓外白血病预防** 三联鞘注及 HDMTX-CF 疗法同 HR-ALL,对 SR-ALL 原则上不用颅脑放疗,而采用定期重复 HDMTX-CF 疗法。如不宜用 HDMTX,也可酌情行颅脑放疗(剂量及用法同 HR-ALL)。

4. **早期强化治疗** 同 HR-ALL。

5. **维持治疗及加强治疗**

(1) 维持治疗:6-MP+MTX 及 VDex 序贯维持用药(用法及剂量同 HR-ALL)。

(2) 强化治疗:维持治疗期间每年强化 1 次,第 1、3 年末选用 VDLDex 或 CODDex(剂量和用法同 HR-ALL),VDLDex 首选。第 2 年末选用 VP-16 + Ara-C。

HDMTX-CF:同 HR-ALL,但比 HR-ALL 减少 2 次 HDMTX,共用 6 次。

总疗程时间:自维持治疗起算,女孩 2.5 年,男孩 3 年。

(四) 初诊时 CNSL 的治疗

在进行诱导化疗的同时,三联鞘注第 1 周 3 次,第 2、3 周各 2 次,第 4 周 1 次,共 8 次,一般在鞘注化疗 2~3 次后 CSF 常转阴。然后在完成早期强化治疗后(诱导、巩固、髓外白血病防治和早期强化后,第 6 个月),作颅脑放疗 18Gy,作完放疗后不能再作 HDMTX+CF 治疗,但三联鞘注必须每 8 周 1 次,直至终止治疗。CR 后发生 CNSL 复发的患儿也可按这一方法治疗,但在完成三联鞘注第 5 次后,必须用 VDLDex 和鬼臼噻吩苷(VM-26)+Ara-C 各一个疗程作全身强化治疗,以免由 CNSL 引发骨髓复发,并继续完成共 8 次鞘注。颅脑和脊髓放疗紧接全身强化治疗之后。此后三联鞘注每 8 周 1 次,直至终止治疗。

(五) 初诊时 TL 的治疗

在确诊 TL 后,若是双侧 TL,则作双侧睾丸放疗,总剂量为 24~30Gy;若是单侧 TL,也可作双侧睾丸放疗(因为目前尚无作单侧睾丸放疗的方法)或

病侧睾丸切除。在作 TL 治疗的同时继续进行巩固、髓外白血病防治和早期强化治疗。若 CR 后发生 TL 的患儿,先作上述 TL 的治疗,紧接着 VDLDex 和 VM-26+Ara-C 方案各一个疗程,作全身治疗,以免由 TL 引发骨髓复发。

儿童 ALL 诊疗建议第三次修订草案修改的要点:

1. 主要参考 BFM 2000 和 St. Jude XV 方案。

2. **B-ALL 免疫分型** 实际应用分为 3 个亚型。

第二次修订草案中 B 系 ALL 分为 4 个亚型,其中早期前 B 分为 2 期(早期前 B Ⅰ型和早期前 B Ⅱ型),但临床应用对这 2 期在治疗上已予以覆盖,处理上无明显差别,国际各研究中心大都将 B 系 ALL 分为 3 个临床亚型。

3. **危险程度分型** 分为 3 型:LR-ALL、MR-ALL 和 HR-ALL。

国际上几乎所有的儿童白血病治疗中心均将 ALL 危险程度分型分为 3 型(LR-ALL、MR-ALL 和 HR-ALL),这有利于用更适当强度的化疗分别治疗 3 种不同危险程度的 ALL,有利于提高长期无病生存率并减轻不必要的毒性,实施个体化治疗。

4. 除了在 HR-ALL 外,在 LR-ALL 和 MR-ALL 都不用 VP-16,以避免继发性白血病(第二肿瘤),20 世纪 80 年代中后期就开始报道由表鬼臼毒素引起的治疗相关白血病;20 世纪 90 年代各家都有更多的报告,发生率约 6%±3.2%,近几年国内也有越来越多的表鬼臼毒素导致的治疗相关白血病发生,目前,上海儿童医学中心的发生率约在 3% 左右,为了避免它的发生,国际上较普遍地尽量避免不必要地应用表鬼臼毒素,因此,除了 HR-ALL 及难治性白血病外,尽量回避应用表鬼臼毒素。

5. 修订了 HDMTX 在各型的应用,强调了 MTX 药物浓度监测的重要性。

HDMTX+CF 是有效治疗 ALL 的一种治疗方法,已被国内较大范围内应用。但应用的剂量及用法还存在较大差异,对 LR-ALL 应采用 2.5g/m² 或 3g/m²,对 MR-ALL 和 HR-ALL,在有条件的或有一定治疗经验的医院应采用 5g/m²,并目前主张采用 24 小时静脉持续点滴,治疗后第 37 小时用 CF 解救。

6. **缩短了总治疗时间** 总治疗时间 LR-ALL 和 MR-ALL 的女孩 2 年,男孩 2.5 年,HR-ALL 各延长 6 个月。只要严格地按规定的方案规则治疗,延长治疗时间对提高长期无病生存率无明显的积极意义。缩短不必要的治疗时间,可减轻治疗的经济负担,减

轻不必要的治疗毒性和痛苦。

7. 严格控制不必要的放射治疗　除了高 WBC 的 T-ALL 外,其余 ALL 的各亚型一般不主张作头颅放射治疗作为 CNSL 的预防性治疗。

四、儿童 ALL 诊疗建议第三次修订草案 (顾龙君等,2006)

(一) 临床危险度分型

1. 与小儿 ALL 预后确切相关的危险因素。

(1) 年龄在<12 个月的婴儿白血病或≥10 岁的年长儿童。

(2) 诊断时外周血 WBC 计数≥50×10⁹/L。

(3) 诊断时已发生 CNSL 或 TL 者。

(4) 免疫表型为 T 细胞白血病。

(5) 不利的细胞遗传学特征:染色体数目为<45 的低二倍体,t(4;11),MLL-AF4 融合基因或其他 MLL 基因重排,或 t(9;22),BCR-ABL 融合基因异常。

(6) PPG 者:Pred 诱导试验 60mg/(m²·d)×7 天,第 8 天,外周血幼稚淋巴细胞≥1×10⁹/L(1000/μl),定为 PPR,和(或)标准方案联合化疗(包括 Pred 诱导试验)第 19 天骨髓幼稚淋巴细胞>5% 者。

(7) 初治诱导缓解治疗失败(标准诱导方案联合化疗 6 周未获 CR)。

2. 根据上述危险因素,临床危险度分型分为三型:

(1) LR-ALL:不具备上述任何一项危险因素者。

(2) MR-ALL:具备以下任何 1 项或多项者。

1) 年龄在≥10 岁。

2) 诊断时外周血 WBC 计数≥50×10⁹/L。

3) 诊断时已发生 CNSL 和(或)TL。

4) 免疫表型为 T 细胞白血病。

5) 染色体数目为<45 的低二倍体,或 t(12;21)、t(9;22)核型以外的其他异常染色体核型,或 t(4;11)外的其他 MLL 基因重排。

(3) HR-ALL:具备以下任何 1 项或多项者:

1) 年龄<12 个月的婴儿白血病。

2) 诊断时外周血 WBC 计数≥100×10⁹/L。

3) 染色体核型为 t(9;22)且有 BCR-ABL 融合基因,t(4;11)且有 MLL-AF4 融合基因。

4) PPG 者。

5) 初治诱导缓解治疗失败。

(二) CNSL 诊断标准

1. CNSL 表现

(1) 诊断时或治疗过程中 CSF 中 WBC 计数≥5×10⁶/L(5/μl)。

(2) 同时在 CSF 沉淀制片标本中有形态学可确定的原、幼淋巴细胞。

(3) 有或无 CNS 症状或体征。

2. 排除其他病因引起的 CNS 病变。

(三) TL 诊断标准

睾丸单侧或双侧肿大,质地变硬或呈结节状缺乏弹性感,透光试验阴性,超声波检查可发现睾丸呈非均质性浸润灶,活组织检查可见白血病细胞浸润。

(四) 儿童 ALL 的治疗

治疗原则:按不同危险度分型选方案,采用早期连续适度化疗和分阶段长期规范治疗的方针。治疗程序依次是:诱导缓解治疗、巩固治疗、髓外白血病预防治疗、早期强化治疗、维持治疗和维持治疗期间的强化治疗。(为了使 ALL 患儿经治疗后能获得更好的远期疗效,提高长期存活儿率及存活质量,建议尽可能并尽早把患儿转送到有儿童血液肿瘤专业的大医院,以获得及时的、系统的规范诊治,不做无序的化疗)。

【HR-ALL 化疗】

1. 诱导缓解治疗

(1) VDLP 方案 4 周:VCR 1.5mg/m²(每次最大量不大于 2mg/m²)静脉注射,于 d8、d15、d22、d29;DNR 30mg/m²,用 5% 葡萄糖液 100ml 稀释快速静脉滴注(30 分钟),于 d8～10,共 3 次;L-ASP 6000～10 000U/m² 静脉滴注或肌注,于 d11、d13、d15、d17、d19、d21、d23、d25、d27、d29 共 10 次;Predd1～7 为 Pred 试验,60mg/(m²·d),分次口服,d8～28 为 40mg/(m²·d),分次口服,d29 起每 2 天减半,1 周内减停。

[说明]①对于高 WBC 血症(WBC≥100×10⁹/L)者,DNR 推迟到 WBC<50×10⁹/L 时开始连用 3 天。②于诱导缓解化疗的第 19 天必须复查骨髓涂片,可能出现 3 种不同的结果:M1:骨髓明显抑制,原淋+幼淋<5%;M2:骨髓呈不同程度抑制,原淋+幼淋 5%～25%;M3:骨髓抑制或不抑制,原淋+幼淋>25%。M1 者提示疗效和预后良好;M2 者提示疗效较差,即改用 CAM 方案,用法见下述;M3 或不缓解者提示无效,属难治性白血病,必须及时改换更为强烈的化疗方案,如 DAEL 方案等。

DAEL 方案:Dex 20mg/(m²·d)分次口服或静注 d1～6,Ara-C 2g/m² q12h×5 次,静滴 3 小时 d1～3,VP-16 100mg/m² q12h×5 次,静滴 3 小时,d3～5,

L-ASP 25 000U/m²,静滴 4 小时,D6。

（2）高 WBC 血症（外周血 WBC>100×10⁹/L）的治疗:用戊羟脲 20 ～ 30mg/（kg·d）,口服,至 WBC<50×10⁹/L 开始化疗。对有肺部低氧和（或）脑部症状者,有条件的单位应作血浆置换去除高 WBC,预防细胞溶解综合征,并服用别嘌呤醇 200 ～ 300mg/（m²·d）,预防高尿酸血症,并充分水化和碱化尿液。

2. 巩固治疗　在诱导缓解治疗达 CR 时,尽早在诱导缓解治疗 d36±7 开始用 CAM 方案。

CAM:CTX 1000mg/m²,置于 0.9% 氯化钠 100ml,快速静滴,d1;Ara-C 1g/（m²·次）,q12h×6 次,d2 ～ 4,或 2g/（m²·次）,q12h×4 次,d2 ～ 3,静脉滴注,6-MP 50mg/（m²·d）,晚间一次口服,d1 ～ 7。

3. 髓外白血病预防性治疗

（1）三联鞘注（IT）:于诱导治疗的第 3 天起仅用 MTX+Dex,此后 d8、d15、d22、d29 用三联（剂量见表3-6-3）,诱导期间共 5 次,早期强化治疗末用 1 次。HDMTX+CF 后三联鞘注每 8 周一次,共 22 次。初次鞘注时应避免损伤。

表3-6-3　不同年龄三联鞘注药物剂量

年龄（月）	MTX	Ara-C	DEX
<12	5mg/3ml	12mg/2ml	2mg
12 ～ 24	7.5mg/4ml	15mg/2ml	2mg
25 ～ 35	10.0mg/5ml	25mg/2ml	5mg
≥36	12.5mg/5ml	35mg/2ml	5mg

注:MTX 和 Ara-C 制剂均需有合适的冲配浓度,太浓时易引起化学性鞘膜炎

（2）HDMTX+CF:于巩固治疗休息 1 ～ 3 周后,视血象恢复情况,待中性粒细胞（ANC）>1.5×10⁹/L,WBC≥3×10⁹/L,肝、肾功能无异常时尽早开始,每 10 天 1 疗程,共 3 个疗程。每疗程 MTX 5.0g/m²,1/6 量（不超过 500mg/次）作为突击量在 30 分钟内快速静脉滴入,余量于 24 小时内均匀滴入。突击量 MTX 滴入后 0.5 ～ 2 小时内,行三联 IT 1 次。开始滴注 MTX 36 小时后用 CF 解救,剂量为 15mg/m²,每 6 小时 1 次,首剂静脉注射,以后 q6h,口服或肌注,共 6 ～ 8 次。有条件者检测血浆 MTX 浓度（<0.1μM 为无毒性浓度,不需 CF 解救）,以调整 CF 应用的次数和剂量。HDMTX 治疗前、后 3 天口服碳酸氢钠 1.0g,每天 3 次,并在治疗当天给 5% 碳酸氢钠 5ml/kg 静滴,保持尿 pH≥

7. 用 HDMTX 当天及后 3 天需水化治疗[4000ml/（m²·d）]。在用 HDMTX 同时,每晚顿服 6-MP 50mg/m²,共 7 天,HDMTX+CF 连续 3 疗程后每 12 周重复 1 疗程,共 6 疗程。如没有条件监测血浆 MTX 浓度的医院则建议用 3.0g/m² 的 HDMTX+CF。但应创造条件监测血浆 MTX 浓度,尽量争取做 5.0g/m² 的 HDMTX+CF,以提高 HRALL 的远期疗效。

（3）颅脑放疗:原则上适用于 4 岁以上患儿。凡诊断时 WBC 计数≥100×10⁹/L 的 T-ALL,诊断时有 CNSL,在完成 HDMTX+CF 4 个疗程后,于 CR 后 5 ～ 6 个月后进行;以及因种种原因不宜作 HDMTX 治疗者。总剂量 12Gy,分 15 次于 3 周内完成,同时每周 IT 1 次。放疗第三周用 VDex 方案,VCR 1.5mg/m² 静注一次;Dex 8mg/（m²·d）,d1 ～ 7,口服。

4. 早期强化治疗

（1）VDLDex 方案:VCR、DNR 均于 d1、d8,剂量和用法同诱导治疗方案;L-Asp 6000 ～ 10 000U/m²,d1、d3、d5、d7、d9、d11、d13 和 d15,共为 8 次;Dex 6mg/（m²·d）,d1 ～ 14。第 3 周减停。休疗 1 ～ 2 周（待血象恢复,肝肾功能无异常）,后用 VP-16+Ara-C 3 次（剂量与用法见下述）。

（2）VP-16 或 VM-26+Ara-C:VP-16（或 VM-26）200mg/m² 静脉滴注 3 小时 2;Ara-C 300mg/m² d1、d4、d8,静脉滴注 2 小时（每次均是 VP-16 在先,Ara-C 在后）。

5. 维持及加强治疗

（1）维持治疗:6-MP+MTX:6-MP 75mg/（m²·d）,夜间睡前顿服,d1 ～ 21;MTX 20mg/（m²·次）,肌注,每周 1 次,连用 3 周。接着 Vdex（VCR+Dex）用 1 周,如此反复序贯用药,遇强化治疗时暂停。在 6-MP+MTX 用药 3 周末 WBC 计数保持 3×10⁹/L 左右,ANC:（1.0 ～ 1.5）×10⁹/L,根据 WBC、ANC 计数和肝功能状况,调整 6-MP 和 MTX 剂量。

（2）加强治疗:COADex:自维持治疗起,每年第 3、第 9 个月各用 1 疗程（CTX 为 600mg/m²,d1;VCR 1.5mg/m²,d1;Ara-C 100mg/m² 分 2 次,q12h,皮下或肌注,d1 ～ 5;DEX 6mg/（m²·d）,d1 ～ 7。

（3）加强强化治疗:维持治疗期每年第 6 个月用 VDLDex（用法同早期强化治疗）。每年第 12 个月用 VP-16（或 VM-26）+Ara-C 1 疗程[用法同早期强化（2）]。

（4）在连续 3 个疗程 HDMTX+CF 后 3 个月重

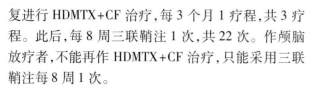

复进行 HDMTX+CF 治疗,每 3 个月 1 疗程,共 3 疗程。此后,每 8 周三联鞘注 1 次,共 22 次。作颅脑放疗者,不能再作 HDMTX+CF 治疗,只能采用三联鞘注每 8 周 1 次。

6. **总疗程时间**　女孩 2.5 年,男孩 3 年。

7. 有 t(9;22)/*BCR-ABL* 融合基因、t(4;11)/*MLL-AF4* 融合基因者,CR 后在有条件的情况下做 allo-HSCT。

【MR-ALL 化疗】

1. **诱导缓解治疗**　同 HR-ALL 的 VDLP 方案,但 L-ASP 减为 8 次。

2. **巩固治疗方案**　CAM CTX 1000mg/m²,快速静滴,d1;Ara-C 1g/(m²·次) q12h 静滴,共 6 次,d1~3;6-MP 50mg/(m²·d),晚间顿服,d1~7。

3. **髓外白血病预防**　三联鞘注及 HDMTX-CF 疗法同 HR-ALL,HDMTX+CF 每 3 个月 1 疗程,×2 个疗程,完成 HDMTX+CF 治疗后三联鞘注每 8 周一次,共 20 次。

4. **早期强化治疗**

(1) 除了 L-ASP 减为 6 次外,其余同 HR-ALL。

(2) DVL+HDAra-C(共 8 天为 1 个疗程):Dex 8mg/(m²·d)分次 tid 口服,d1~8;VCR 1.5mg/m²（最大量 2.0mg/次）,静注,d1、d8;L-ASP 6000~10 000U/m²,静滴 3~4 小时,d4、d5;Ara-C 1g/(m²·次)q12h,d1~3(共 6 次),静滴 3 小时。

5. **维持治疗及加强治疗**

(1) 维持治疗:6-MP+MTX 及 VDex 序贯维持用药(用法及剂量同 HR-ALL)。

(2) 强化治疗:维持治疗期间每年强化 1 次,第 1、3 年末选用 VDLDex。第 2 年末选用 DVL+HDAra-C。

(3) HDMTX-CF:同 HR-ALL,但比 HR-ALL 减少 1 个疗程 HDMTX,共用 5 疗程。

6. **总疗程时间**　女孩 2.5 年,男孩 3 年。

【LR-ALL 化疗】

1. **诱导缓解治疗**　同 HR-ALL 的 VDLP 方案,但 DNR 减为 2 次、d8、d9;L-ASP 从 d10 起,并减为 6 次。

2. **巩固治疗**　CAM:CTX 剂量 1000mg/m²,快速静滴,d1;Ara-C 75mg/(m²·d)每天分 2 次,q12h,肌注,d1~4、d8~11;6-MP 50mg/(m²·d),晚间顿服,d1~14。

3. **髓外白血病预防**　三联鞘注诱导治疗期间 4 次,HDMTX-CF 疗法,剂量是 3g/m²,(与 HR-ALL 相

比)总疗程减少 2 次,共为 4 次,HDMTX+CF 后三联鞘注每 8 周一次,共 18 次。

4. **早期强化治疗**

(1) VDLDex:VCR、DNR 均于 d1、d8,剂量同前,L-Asp 6000~10 000U/m²,d1、d3、d5、d7、d9、d11 共为 6 次,Dex 6mg/(m²·d),d1~14。第 3 周减停。

(2) DVL+HDAra-C(共 8 天为 1 个疗程):Dex 8mg/(m²·d),分三次口服,d1~8;VCR 1.5mg/m²（最大量 2.0mg/次）,静推,d1、d8;L-ASP 10 000U/m²,静滴 3~4 小时,d4、d5;Ara-C 1g/m² q12h,d1~3（共 6 次）,静滴 3 小时。

5. **维持及加强治疗**

(1) 维持治疗:6-MP+MTX:6-MP 75mg/(m²·d),夜间睡前顿服,d1~21,MTX 20mg/(m²·次),肌注,每周 1 次,连用 3 周。接着 VDex,如此反复序贯用药,遇强化治疗时暂停。在 6-MP+MTX 用药 3 周末保持 WBC 计数 3×10⁹/L 左右,ANC(1.0~1.5)×10⁹/L,根据 WBC、ANC 计数和肝功能状况,调整 6-MP 和 MTX 剂量。

(2) 加强强化治疗:CCR12 个月时用 VDLDex(用法同早期强化)。或 COADex 强化治疗 1 次。

6. **总疗程时间**　女孩 2.0 年,男孩 2.5 年。

【成熟 B-ALL】

按 Ⅳ 期 B-NHL 方案治疗。

【初诊时 CNSL 的治疗】

在进行诱导化疗的同时,三联鞘注第 1 周 3 次,第 2、3 周各 2 次,第 4 周 1 次,共 8 次,一般在鞘注化疗 2~3 次后 CSF 常转阴。然后在完成早期强化治疗后(诱导、巩固、髓外白血病防治和早期强化后,第 6 个月),作颅脑放疗 18Gy,作完放疗后不能再作 HDMTX+CF 治疗,但三联鞘注必须每 8 周 1 次,直至终止治疗。CR 后发生 CNSL 复发的患儿也可按这一方法治疗,但在完成三联鞘注第 5 次后,必须用 VDLDex 和 VM-26+Ara-C 各一个疗程作全身强化治疗,以免由 CNSL 引发骨髓复发,并继续完成总共 8 次的三联鞘注。颅脑放疗紧接全身强化治疗之后。此后三联鞘注每 8 周 1 次,直至终止治疗。

【初诊时 TL 的治疗】

在确诊 TL 后,若是双侧 TL,则作双侧睾丸放疗,总剂量为 24~30Gy;若是单侧 TL,也可作双侧睾丸放疗(因为目前尚无作单侧睾丸放疗的方法)或病侧睾丸切除,另一侧作睾丸活检,若阳性则再作放

疗。在作 TL 治疗的同时继续进行巩固、髓外白血病防治和早期强化治疗。若 CR 后发生 TL 的患儿,先作上述 TL 的治疗,紧接着 VDLDex 和 HDMTX+CF 方案各一个疗程,作全身治疗,以免由 TL 引发骨髓复发。

五、儿童 ALL-2005 诊断治疗方案(简化版)

上海交通大学医学院附属上海儿童医学中心自 2005 年起执行 2005-ALL 方案,该方案降低了 LR 和 MR-ALL 的化疗强度,并摒弃了表鬼臼毒素(VM-26/

VP-16),以避免治疗相关白血病(第二肿瘤)的发生;取消了以往方案中的维持治疗过程,再作定期强化治疗;缩短了整个治疗时间,男孩是 2.5 年,女孩是 2 年。经过 4 年的实践,明显减少了化疗的并发症和相关死亡,节约了治疗费用,其 30 个月的 EFS 为(81.6±4.52)%,与 ALL-XH-99 方案比较其差异无统计学意义。

【方案适应证】

1. 初发 ALL,年龄≤18y。

2. 除外成熟 B-ALL。

【危险度分组】

1. **分组标准**　见表 3-6-4。

表 3-6-4　ALL-2005 诊断治疗方案分组标准

危险度分组		
低危组	**中危组**	**高危组**
1. 必要条件	1. T-ALL	1. t(9;22)或 t(4;11)并早期治疗反应不良
(1) 年龄≥1 岁,但≤10 岁,并且外周血白细胞数≤50×10⁹/L 或	2. 非低、高危组 B-ALL	2. 诱导缓解治疗失败者
(2) 或染色体核型为高二倍体(≥50),同时具有 t(12;21)/TEL-AML1	3. 第一个 CAT 后 MRD	3. 第一个 CAT 后 MRD ≥1%
2. 必须除外下列情况	4. 0.01% ~0.999%	4. 后续治疗中 MRD > 0.1%
(1) CNS 3 和(或)睾丸白血病		
(2) t(9;22)/bcr-ab 或 t(4;11)/MLL-AF4		
(3) 染色体核型<45		
(4) 早期治疗反应不良:		
1) 泼尼松治疗第 8 天,外周血幼稚细胞数≥1000/μl		
2) 治疗开始第 19 天骨髓细胞学检查幼稚细胞比例>5%		
3) 诱导治疗未缓解		
4) CAT(Cs)后 MRD>0.01%		

2. **根据 MRD 的危险度分组修正**　见图 3-6-4。

【治疗方案】

(一) LR-ALL

1. **诱导缓解治疗**

(1) Pred 窗口治疗:Pred 片 40mg/(m² · d),potid d1 ~ 7。

(2) VDLP(Is):Pred(P)40mg/(m² · d),po,tid,d8 ~ 29,渐停 7 天 VCR(V)1.5mg/m²(最大剂量:2mg/m²),d8、15、22、29;DNR(D)25mg/m²,d8、d15;L-ASP(L)6000IU/m²,d8、10、12、14、16、18、20、22(im)。

(3) I/T(首次为 d3,第二次为 d14,总共 2 次,第一次仅鞘注 MTX。如首次 I/T 损伤(红细胞≥10

个/μl),则改为每周 1 次,共 4 次)。

2. **巩固治疗 CAT(Cs)**

(1) CAT 化疗前行骨髓细胞形态学检查以及 MRD 监测。

(2) CAT 化疗开始 d1 行 I/T。

(3) CAT:CTX(C)1000mg/m²,ivgttd1;Ara-C(A)100mg/(m² · d),q12h,H,d1 ~ 7;6-mp(M)75mg/(m² · d)po,d1 ~ 7,qn。

3. **庇护所预防**　HDMTX(M):共 4 次,每 2 周一次,分别在 d1、15、29 和 PDLD 再诱导后进行。

(1) d1 进行 I/T。

(2) d1 行 MTX 3g/(m² · 24h)静脉维持,在开始 MTX 42 小时起予以 CF 解救,剂量为 15mg/m²,

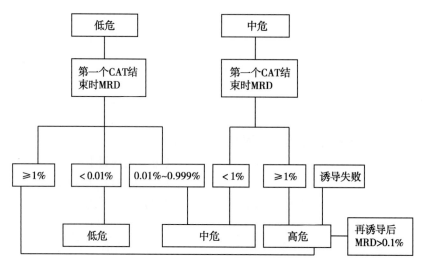

图 3-6-4 ALL-2005 诊断治疗方案 MRD 的危险度分组修正
CAT:CTX(C)1000mg/m², ivgtt, d1; Ara-C(A)100mg/(m²·d), q12h, H, d1~7;6-mp
(M)75mg/(m²·d), po, d1~7, qn

q6h×4。

（3）6-mp 25mg/m² d1~42（或 36）及第四次
HDMTX 的 d1~14qn, po。

4. 再诱导治疗 PVLD(Rs1)

（1）化疗开始前行骨髓细胞形态学检查及
MRD 监测。

（2）VDLD:VCR(V)1.5mg/(m²·dose)（最大
剂量:2mg/dose）, iv×3, d1、8、15;DNR(D)25mg/m²,
d1;L-ASP(L)6000IU/m², d1、3、5、7、9、11、13、15;
Dex 8mg/(m²·d), d1~d7, d15~21 potid。

（3）化疗 d1 行 IT。

5. 间期维持治疗(Mt)

（1）MTX 15~20mg/(m²·w)×8 周, 肌注。

（1）6-mp 50mg/(m²·d), qn×8 周。

6. 再诱导治疗 CAT(Cs2)

（1）CAT 化疗前行骨髓细胞学检查以及 MRD
监测。

（2）CAT 化疗 d1 行 I/T。

（3）CAT:CTX(C)1000mg/m², ivgtt, d1;Ara-C
(A)100mg/(m²·d), q12h, H, d1~7;6-mp(M)
75mg/(m²·d)po, d1~7, qn。

7. 维持治疗(Mt)

（1）MTX 20mg/(m²·w), 肌注。

（2）6-mp 50mg/(m²·d), qn。

（3）VCR 1.5mg/m² every d49。

（4）Dex 8mg/(m²·d)×7, every d49~56。

注:1. I/T 有关问题 每 2 个月一次, 共 16 次,
但对 CNS 2 型患者则需 20 次。剂量见后。

2. 维持治疗 每间隔 6 个月行骨髓细胞学检
查以及 MRD 监测。

3. 总疗程时间 女性患儿, 总疗程 24 个月;男
性患儿则总疗程为 30 个月。

（二）MR-ALL

1. 诱导缓解治疗

（1）泼尼松(P)窗口治疗:泼尼松片 40mg/
(m²·d), po, tid d1~7。

（2）VDLP(Ih):Pred(P)40mg/(m²·d), po,
tid, d8~29, 渐停 7 天;VCR(V)1.5mg/(m²·dose)
（最大剂量:2mg）, d8、15、22、29;DNR(D)25mg/m²,
d8、d15;L-ASP(L)6000IU/m², d8、10、12、14、16、18、
20、22(im)。

（3）I/T（首次为 d3、10、17、24, 共 4 次, 第一次
仅鞘注 MTX）。

2. 巩固治疗 CAT(Ch)

（1）CAT 化疗前行骨髓细胞形态学检查以及
MRD 监测。

（2）CAT 化疗开始 d1、22 行 I/T。

（3）CAT:CTX(C)1000mg/m², ivgtt, d1、22;
Ara-C(A)100mg/(m²·d), q12h, H, d1~7, d22~
29;6-mp(M)75mg/(m²·d)po, d1~7, d22~29, qn。

3. 庇护所预防 HDMTX(M):共 5 次, 每 2 周
一次, 分别在 d1、15、29 和 VDLD、CAT 再诱导(Rh1)
后进行第 4、5 次 HDMTX。

（1）d1 进行 I/T。

（2）d1 行 MTX 5g/(m²·24h)静脉维持, 在开
始 MTX 42 小时起予以 CF 解救, 剂量为 15mg/m²,

q6h×4。

（3）6-mp 25mg/m²d1～42（或36）及第4、5次的d1～28qnpo。

4. 再诱导治疗（Rh1）

（1）化疗开始前行骨髓细胞形态学检查及MRD监测。

（2）VDLD：VCR（V）1.5mg/（m²·dose）（最大剂量：2mg/dose），iv×3，d1、8、15；DNR（D）25mg/m²，d1、8；L-ASP（L）6000IU/m²，d1、3、5、7、9、11、13、15；Dex 8mg/（m²·d），d1～d7，d15～21 potid。

（3）CAT：CTX（C）1000mg/m²，ivgttd1；Ara-C（A）100mg/（m²·d），q12hH，d1～7；6-mp（M）75mg/（m²·d）pod1～7qn。

（4）VDLD、CAT化疗d1行IT。

5. 间期维持治疗（Mt）

（1）MTX 15～20mg/（m²·w）×8周。

（2）6-mp 50mg/（m²·d），qn×8周。

6. 再诱导治疗（Rh2）

（1）化疗开始前行骨髓细胞形态学检查及MRD监测。

（2）VDLD：VCR（V）1.5mg/（m²·dose）（最大剂量：2mg/dose），iv×3，d1、8、15；DNR（D）25mg/m²，d1、8；L-ASP（L）6000IU/m²，d1、3、5、7、9、11、13、15；Dex 8mg/（m²·d），d1～d7，d15～21potid。

（3）CAT：CTX（C）1000mg/m²，ivgttd1；Ara-C（A）100mg/（m²·d），q12hH，d1～7；6-mp（M）75mg/（m²·d）pod1～7qn。

（4）VDLD、CAT化疗d1行IT。

7. 间期维持治疗（Mt）

（1）MTX 15～20mg/（m²·w）×8周。

（2）6-mp 50mg/（m²·d），qn×8周。

8. 强化治疗（HAD）

（1）化疗前行骨髓细胞学、MRD监测。

（2）HAD：Dex 8mg/（m²·d）po/iv d1～4；VCR（V）1.5mg/m² d1；Ara-C 2g/m² q12h 4 次，ivgtt。

（3）化疗开始d1行IT。

9. 维持治疗（Mt）

（1）MTX 20mg/（m²·w）。

（2）6-mp 50mg/（m²·d），qn。

（3）VCR 1.5mg/m² every d49。

（4）Dex 8mg/（m²·d）×7，every d49～56。

注：1. I/T有关问题 每2个月一次，共20次，但对CNS 2型患者则需24次。剂量见后。

2. 维持治疗 每间隔6个月行骨髓细胞学检查以及MRD监测。

3. 总疗程时间 女性患儿，总疗程24个月；男性患儿则总疗程为30个月。ALL治疗计划见图3-6-5。

【说明】

（一）HR组建议方案

见下。

（二）化疗前要求

1. 强烈化疗前要求 Bpc>100 000，ANC>1000，ALT<正常的3倍，并且胆红素正常。

2. 维持治疗的标准 保持WBC 2000～3500，ANC 800～1200，Bpc 80 000；若WBC<1000，或者ANC<500，或者BPC<50 000则必须停止化疗。

（三）MRD指导的方案调整（凡不符合下列标准者，则进入个体化化疗方案）

1. 诱导结束时（d29-35），MRD<0.01%保留在原组别。如>0.01%则在第一个CAT结束后（约第21天）复查MRD，MRD<0.01%保留在原组别；LR组0.011%～0.999%者，则由LR组进入MR组继续化疗；MR组仍维持在原组；MRD≥1%者进入HR组。

2. 任何危险度分组的患者，在缓解后治疗中接受PVDL或DEAL化疗时，若MRD 0.011%～0.99%，则于3周后复查MRD；若MRD<0.01%，则继续按序化疗；若MRD仍然≥0.1%，则进入HR组治疗并需考虑接受HSCT；MRD维持在0.011%～0.099%者，则进入较HR险组继续化疗。

3. 治疗3个月后MRD≥1%者，需积极考虑进行造血干细胞移植。

（四）CNSL诊断标准及I/T药物及剂量（表3-6-5）

表3-6-5　各年龄组I/T药物剂量（mg）

age（m）	MTX	Ara-C	DEX
<12	6mg	15mg	2.5mg
12～36	9mg	25mg	2.5mg
≥36	12.5mg（max）	35mg	5.0mg

注：生理盐水稀释，溶剂最少需6ml

CNS-1：CSF中无幼稚细胞。

CNS-2：CSF中WBC<5个/μl，同时离心甩片找到幼稚细胞。

CNS-3：CSF中WBC≥5个/μl，同时离心甩片找到幼稚细胞。

（五）HDMTX+CF 化疗时 CF 解救方法及剂量（表3-6-6）

表3-6-6　HDMTX 化疗时 CF 解救方法及剂量

时间	[MTX]μM	CF（每剂剂量）
44~48 小时，当需要时则 24 小时后重复检测	≥0.1 and ≤1.0	15mg/m²
	1.0<[MTX]≤2.0	30mg/m²
	2.0<[MTX]≤3.0	45mg/m²
	3.0<[MTX]≤4.0	60mg/m²
	4.0<[MTX]≤5.0	75mg/m²
	>5.0	=[MTX]×体重（kg）
	<0.1	不需要 CF 解救

（六）头颅放疗（CRT）

1. 仅适用于年龄>4 岁的 CNSL 者。剂量：总剂量18Gy，同时 5 次 I/T，并且在24 及 30 小时后予 CF 解救剂量为 5mg/m²。

2. 治疗时间安排

（1）治疗期间出现 CSNL 者，每两天一次 IT，直到 CFS 转阴，然后每 3 天一次，共 2 次，然后每周一次，共 8 次在 CNS 转阴后，予 VDLD（MR-ALL）以及 DVL+HDAra-C 作为再诱导化疗，随后予 CRT 治疗。

（2）诊断时为 CNS3 者，在 HAD 后进行。ALL 治疗计划框架见图 3-6-5。

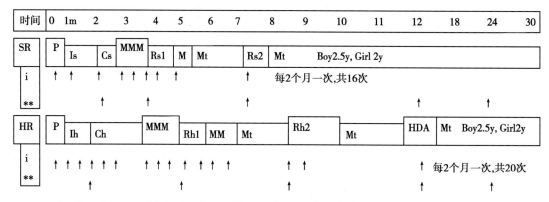

notice: P: prednison test; I: induction; C: consolidation; s,h: stantard risk, high risk; MM: HDMTX+6-MP; Mt: maintenance; R1: reinduction1; R2: reinduction2; i(I/T): intra-thecal chem otherapy; **: MRD test., not for St Jude project.

图 3-6-5　ALL 治疗计划框架

（七）HR-ALL-2005 治疗方案（表3-6-7）

1. P　Pred 诱导治疗试验 40mg/（m²·d），po，tid d1~7。

2. I　诱导治疗，Pred 40mg/（m²·d），po，tid，d8~29 渐停 7 天。VCR1.5mg/（m²·次）（最大剂量：2mg），d8、15、22、29。DNR25mg/m²，d8、d15。门冬酰胺酶 6000IU/m² d8、10、12、14、16、18、20、22。

3. C　巩固治疗，环磷酰胺 1000mg/m²，d1。阿糖胞苷 100mg/（m²·d），q12h，d1~7。6-巯基鸟嘌呤（6-mp）75mg/（m²·d），d1~7，qn。

4. M　每 14 天 1 疗程，MTX（LR：3g，MR：5g）/（m²·24h）静脉维持，在开始 MTX 42 小时起予以 CF 解救，剂量为 15mg/m²，q6h×4，以后根据个体 MTX 血浓度调整。6-mp 25mg/m²，d1~14qn，po。

5. RI　基本同 I，但泼尼松改为 Dex8mg/（m²·

d），tid d1~7，d15~21。低危组 DNR 只用 1 次 25mg/m²，d1。

6. had　Dex 8mg/（m²·d）po/iv d1~4。VCR1.5mg/m² d1。阿糖胞苷 2g/m² q12h×4。

7. Mt-1　间期治疗：共 56 天，WBC 维持在 2500~3000/mm³。MTX 20mg/（m²·w）。6-mp 50mg/（m²·d），qn。

8. Mt　维持治疗：56 天为 1 周期，周而始复。WBC 维持在 2500~3000/mm³。MTX 20mg/（m²·w），6-MP 50mg/（m²·d），qn。VCR1.5mg/m²，d49 Dex8 mg/（m²·d）×7，d49~56。

HR-ALL 定义：

1. t(9;22)并早期反应不良。

2. 诱导失败。

本组病人有骨髓移植指征，移植在 CR 后 3 个月左右进行。

表 3-6-7　高危型 HR-ALL-2005 治疗方案

HR-ALL	
泼尼松试验	Pred 60mg/(m² · d),po,tid d1～7
	Pred(P)40mg/(m² · d),po,tid×21,tape7
	VCR(V)1.5mg/(m² · 次)(MAX:2mg/次),iv×4,d8、15、22、29
	DNR(D)30mg/m²,d8～10
	L-ASP(L)10 000U/(m² · d),×10,d9、11、13、15、17、19、21、23、25、27(MAX:10 万/总)
	期间 I/T×5
巩固治疗	CTX(C)1000mg/m²
	Ara-C(A)2.0g/m² q12h,ivgtt,d1～2
	6-mp(M)75mg/(m² · d)po,d1～7,qn
HD-MTX	MTX5g/(m² · 24h),×3 疗,同时 IT
	(MAX:7.5g)CF 36h 起解救,15mg/m²×6
	6-mp50mg/(m² · d)×7,×3 疗
	2 个月后重复 q2m×3 次,共6次
I/T	MM 结束后,q2m×10,共 20 次
Re-induction	(1) VILD:
	VCR1.5mg/m²,d1、d8,iv(MAX:2mg/次)
	Idarubicin(I)10mg/m²,d1、d8,ivgtt
	L-ASP 10 000U/m²,d1、d3、d5、d7、d9、d11、d13、d15(MAX:10 万/总)
	Dex 8mg/(m² · d),d1～d14,po,tid
	(2) DAEL(也称 MRD 阳性转阴方案):
	Dex 20mg/(m² · d)po/iv d1～6
	Ara-C 2g/m² q12h×4 次,ivgtt,d1～3
	VP-16 100mg/m² q12h×5 次,ivgtt,d3～5(Ara-C 结束后 12h)
	L-ASP 25 000U/m²ivgtt,d6(MAX:3.75 万/次)
	维持中(1)与(2)每 6 个月交替强化共 3 次
Maintenance 至男 3 年,女 2.5 年	course 1
	MTX 20～30mg/(m² · w)
	6-mp 50mg/(m² · d),qd,qn(连续)
	VCR 1.5mg/m² d50
	Dex 8mg/(m² · d)×5,d50～56,
	每 8 周一轮,序贯治疗,有其他强化疗停
	course 2(COAP),首次再诱导 2 后的第 3 个月开始,每 6 个月 1 次
	CTX800mg/m²,iv,d1,
	VCR 1.5mg/m²,iv,d1(MAX:2mg/次)
	Ara-C 150/(m² · d)q12h,d1～5
	pred 1mg/kg,d1～7

五、BFM、Dana Farber、POG、CCG 和 St. Jude 治疗方案

(一) ALL-BFM 86-95 方案

ALL-BFM 86-95 方案见图 3-6-6。

(二) ALL-I-BFM-SG 2000(参照 MRD)方案

ALL-I-BFM-SG 2000(参照 MRD)方案见图 3-6-7。

(三) ALL non MRD(不参照 MRD)I-BFM-SG 2000 方案

ALL non MRD(不参照 MRD)I-BFM-SG 2000 方案见图 3-6-8。

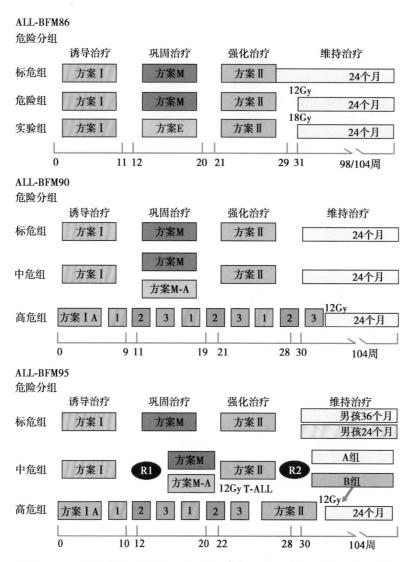

图 3-6-6　　ALL-BFM 86-95 方案（Hannover 等, 1998；Reiter 等, 1994；Schreppe 等, 2000）

注：诱导治疗方案Ⅰ，在阶段 A 为 PRED+VCR+DNR+L-ASP 联合，阶段 B 为 CTX+ARA-C+6-MP+IT-MTX；方案Ⅰ′在 d8、d15 增加两剂 DNR（30g/m²）。巩固治疗方案 M(-A)：6-MP+HD-MTX（5g/m²），在 ALL-BFM 90 又增加 HD-L-ASP（方案 M-A）。强化治疗方案Ⅱ/Ⅲ：阶段 A 为 DEX+VCR+DOX+L-ASP；阶段 B 为 CTX（只在方案Ⅱ）+ARA-C+6-TG+IT-MTX；ALL-BFM 90 中 1/2/3 三个冲击治疗包括 HD-MTX（5g/m²）+HD-ARA-C（2g/m²）与 DEX、VCR、MTX 等药物的不同组合，ALL-BFM 95 中 1′/2′/3′ 三个冲击治疗在 ALL-BFM 90 中 1/2/3 三个冲击治疗的基础上增加 CTX 与 Ifo。表示 G-CSF，在每个冲击性治疗结束后给予。维持治疗：MTX［20mg/(m²·w)po］+6-MP［50mg/(m²·d)po］。ALL-BFM 95：R₁ 即代表方案 M 与 MCA（HD-MTX+HD-ARA-C）的随机试验；R₂ 即代表 DEX+VCR 与标准维持治疗的比较，代表 DEX+VCR 的冲击治疗。代表 PRED 在诱导治疗第一周内剂量自 40mg/m² 逐渐增加至 60mg/m²。

（摘自：Trial ALL-BFM 95 Updated English version of the original study protocol（of Nov. 10, 1995）Hannover, May 28th 1998：21）

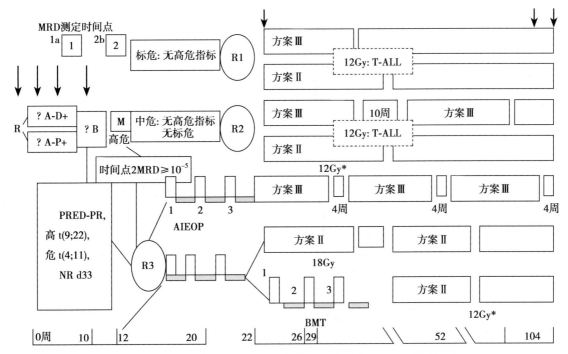

图 3-6-7　ALL-I-BFM-SG 2000（参照 MRD）方案（Prague 等,2001）

注：ALL-BFM 2000 方案为 ALL-BFM 协作组联合 AIEOP 提出,该方案采用新的危险分层体系,几乎全部基于患者对治疗的反应：①泼尼松反应：如果化疗 d8 外周血幼稚细胞>1000/μl(PPR)则归为高危。②诱导治疗 d33 骨髓缓解的程度：如果化疗 d33 骨髓为(M2 或 M3)归为高危。③用半定量克隆技术检测化疗 MRD 状态,在化疗第 33 天(时间点 1)和接受方案 M 化疗前(时间点 2)进行测定 MRD,以评价白血病细胞增殖动力学对治疗的反应。在这两个时间点 MRD 均≤10^{-4}(至少 2 种标记物)为标危；在时间点 2MRD≥10^{-3} 为高危；不符合标危或高危条件者为中危。Ⅰ A-D+表示 BFM 方案 Ⅰ +DEX,Ⅰ A-P+表示 BFM 方案 Ⅰ +Pred
（摘自：Protocols and Committees Progress reports of the 12th Annual meeting of the InternationalBFM Study Group. Prague,Czech Republic,May 6th,2001：152）

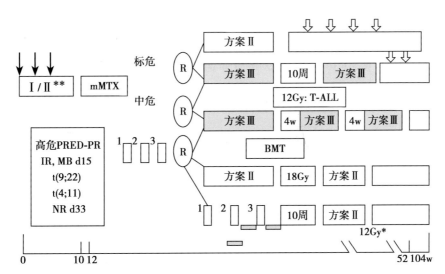

图 3-6-8　ALL non MRD（不参照 MRD）I-BFM-SG 2000 方案（Prague 等,2001）

注：ALL non MRD I-BFM-SG 2000 方案为国际 BFM 研究小组(主要由捷克、乌拉圭、以色列等国家组成,不包括德国)于 2001 年 1 月河内会议初步制定的。鉴于 MRD 检测需要较多的理论和技术支持,因此,国际 BFM 研究小组在该方案中主要依据年龄、WBC、d8 外周血白血病细胞计数、d15 和 d33 的骨髓缓解状况,将患者进行危险分组
Ⅰ 为 BFM 诱导治疗方案 Ⅰ,Ⅰ/Ⅱ ** 表示 PGR 者给予 DNR30mg/m^2×2,mMTX 为 2g/24h×4。为国际 BFM 2000 方案中方案Ⅲ,与原 BFM 方案相似,主要成分为 DEX、VCR、DOX、L-ASP、CTX、ARA-C、TG、MTX IT
（摘自：L Castillo Montevideo,J Stáry Prague,G MaseraMonza,et al. ALL non-MRD I-BFM-SG Study 2000. Proposal of January 18 th,2001：7
In Protocols and Committees Progress Reports of the 12 th Annual Meeting of the International BFM Study Group May. 4～6 2001 in Prague Czech Republic）

（四）AIEOP-BFM-ALL 2009 方案

AIEOP-BFM-ALL 2009 方案见图3-6-9。

（五）ALL-REZ BFM 90 的复发 ALL 方案

ALL-REZ BFM 90 的复发 ALL 方案见图 3-6-10、ALL-REZ BFM 90 的复发 ALL 方案的具体药物构成见表3-6-8。

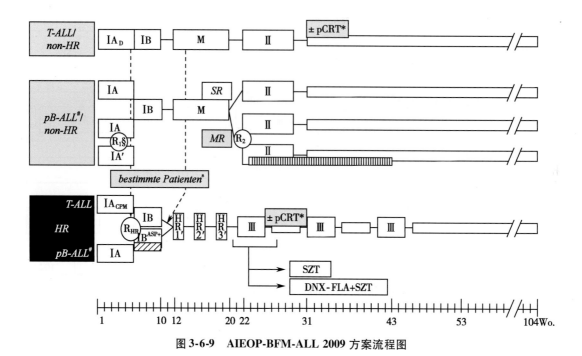

图3-6-9　AIEOP-BFM-ALL 2009 方案流程图

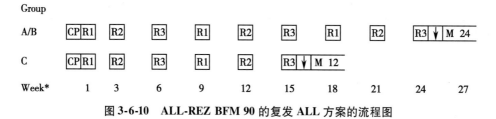

图3-6-10　ALL-REZ BFM 90 的复发 ALL 方案的流程图

表3-6-8　ALL-REZ BFM 90 的复发 ALL 方案的具体药物构成

药物	剂量	给药途径	用药时间点
Course R1			
地塞米松	$20mg/m^2$	口服	1~5
巯嘌呤	$100mg/m^2$	口服	1~5
长春新碱	$1.5mg/m^2$	静推	1,6
甲氨蝶呤	1 或 $5g/m^2$	静滴	1
甲氨蝶呤	12mg	鞘注	1
阿糖胞苷	30mg	鞘注	1
泼尼松	10mg	鞘注	1
阿糖胞苷	$2g/m^2$ q12h	静滴	5
左旋门冬酰胺酶	$25\ 000U/m^2$	肌注/静滴	6
Course R2			
地塞米松	$20mg/m^2$	口服	1~5
硫鸟嘌呤	$100mg/m^2$	口服	1~5
长春地辛	$3mg/m^2$	静推	1
甲氨蝶呤	1 或 $5g/m^2$	静滴	1

续表

药物	剂量	给药途径	用药时间点
甲氨蝶呤	12mg	鞘注	1,5
阿糖胞苷	30mg	鞘注	1,5
泼尼松	10mg	鞘注	1,5
柔红霉素	50mg/m²	静滴	5
异环磷酰胺	400mg/m²	静滴	1～5
左旋门冬酰胺酶	25 000U/m²	肌注/静滴	6
Course R3			
地塞米松	20mg/m²	口服	1～5
阿糖胞苷	2g/m² q12h	静滴	1,2
依托泊苷	150mg/m²	静滴	3～5
甲氨蝶呤	12mg	鞘注	5
阿糖胞苷	30mg	鞘注	5
泼尼松	10mg	鞘注	5
左旋门冬酰胺酶	25 000U/m²	肌注/静滴	6

（六）Dana-Farber 方案

Dana-Farber 方案（Silverman 等，2000）见表 3-6-9。Dana-Farber 方案的疗效见表 3-6-10。

（七）POG 方案

POG 方案（Maloney 等，2000）见表 3-6-11。POG 方案的疗效见表 3-6-12。

表 3-6-9　Dana-Farber 方案

方案	81-01	85-01	87-01	91-01
窗口研究（3～5天）	MTX×1 次（随机）	L-ASP（25 000U/m²氨酶）×1 次（随机）	L-ASP25 000U/m²×1 次（随机）	皮质激素×3 天（随机）
诱导（4 周）	长春新碱 泼尼松 40mg/m² 阿霉素 45mg/m² 鞘注 Ara-C（随年龄调整）	与 81-01 相似，除外：阿霉素 30mg/m²×2 次 MTX40mg/m²×1 次	与 85-01 相似，除外：MTX40mg/m² 或 4g/m²（随机）	与 87-01 相似，除外：所有方案均 MTX4g/m²
CNS 处理（3 周）	标危：放疗 1800cGy 高危：放疗 2800cGy 均鞘注 MTX/Ara-C*	标危：同 81-01 高危/超高危：放疗 2400cGy 均鞘注 MTX/Ara-C*	标危：鞘注 MTX/Ara-C 每 2 次×2 周，随后每 18 周重复 高危：放疗 1800cGy**，鞘注 MTX/Ara-C	标危（女孩）：同 87-01 标危 标危（男孩）：同 87-01 高危 高危/超高危：同 87-01
强化（约 6～9个月）	每 3 周序贯 标危：长春新碱 2.0mg/m² 静脉注射，每 3 周 1 次 6-MP50mg/（m²·d），口服 14 天 MTX30mg/m²，肌内/静脉注射，每周 1 次，泼尼松 40mg/（m²·d），口服 5 天 L-ASP 25 000IUmg/m²，肌注，每周 1 次 高危同标危，除外：泼尼松 120mg/（m²·d），阿霉素 30mg/m²，每 3 周 1 次直到剂量累计至 345mg/m²（无 MTX）	标危同 81-01 高危同 81-01，除外：阿霉素剂量累计至 360mg/m² 超高危同高危，加用 1 次 Ara-C#	标危同 85-01 高危同 85-01 超高危同 85-01	标危：与 87-01## 类似，用地塞米松 6mg/（m²·d），口服 5 天，替代泼尼松 高危同 87-01##，地塞米松 6mg/（m²·d），口服 5 天，替代泼尼松 超高危同 87-01

续表

方案	81-01	85-01	87-01	91-01
持续(维持)化疗（至CCR2年）	每3周1次 标危:同强化方案,无L-ASP 高危:同标危,泼尼松剂量加大	同81-01	同81-01	标危:同81-01,地塞米松替代泼尼松 高危:同标危,地塞米松剂量加大

注:1. 长春新碱最大剂量为 2.0mg/m²

2. 强化治疗中 L-ASP 使用次数为 20 周,除外 91-01 为 30 周

3. *:每周 2 次×2 周,随后每 18 周 1 次

4. **:180cGy/d 或 90cGy 2 次/d,共 10 天

5. #:诱导后即用 MTX 130mg/kg,静脉注射,持续 1 小时,第 1、2 周(同时解救);Ara-C 100~130mg/kg,12 小时 1 次×6 次,第 3 周;L-ASP 825IU/kg,肌注,第 2、3 周;长春新碱 0.05mg/kg,静注,每周 1 次×4 周;6-MP1.3mg/(kg·d),口服 14 天,鞘注 6mg/次,第 1、2 周

6. ##:L-ASP(大肠埃希菌蛋白酶制剂 25 000IU/m²,PEG 2500IU/m² 每周);6-MP50mg/(m²·d),口服 2 周;高危:阿霉素 30mg/(m²·次),48 小时均匀持续滴注

（摘自:LB Silverman, et al. Protocol results for children with ALL 1981-1995. Leukemia,2000,14:2249）

表 3-6-10　Dana-Farber 方案的疗效

方案	病人数	5 年生存率(%)	8 年生存率(%)	10 年生存率(%)
81-01	289	74±3	71±3	69±3
85-01	220	78±3	77±3	77±3
87-01	369	77±2	74±2	74±2
91-01	377	83±3	随访总数未够	随访总数未够

表 3-6-11　POG 方案

方案	早期前 B 细胞性			T 细胞性 8691/8704(86-92)	婴儿白血病		
	AlinC 14 (86-90)	AlinC 15(90-94)		8493 (84-89)	9107 (91-93)	8398 (86-90)	
	8602	9005	9006				
诱导	PV+L-ASP	PV+L-ASP	PV+DOX+L-ASP	PV+DOX+CTX,Ara-C+CTX+L-ASP	PV + Ara-C/CTX	同 8493	同 9006
强化	1. 中剂量 MTX,每 3 周×6 次 2. 中剂量 MTX 每 3 周×6 次+L-ASP 每周 1 次×24 次 3. 中剂量 MTX+Ara-C 每 3 周 1 次×6 次 4. 中剂量 MTX+Ara-C 每 12 周 1 次×6 次	1. 中剂量 MTX+6-MP 静注,每 2 周 1 次×12 次 2. 口服 MTX+6-MP 静注,每 2 周 1 次×12 次 3. 中剂量 MTX,每 2 周 1 次×12 次	1. 中剂量 MTX+6-MP 静注,每 2 周 1 次×12 次 2. VM-26+Ara-C,中剂量 MTX+6-MP 静注,PV+DOX+L-ASP+Ara-C,每 2~3 周×3 次,共 12 次	Ara-C 或 VM-26+PV+DOX	Ara-C/VM-26 MTX/6-MP PV + Ara-C/CTX	大剂量 Ara-C+DOX Ara-C +VP-16 MTX + 6-MP 静注 PV+CTX+Ara-C	同 9006

续表

方案	早期前 B 细胞性			T 细胞性 8691/8704（86-92）		婴儿白血病		
	AlinC 14 （86-90）	AlinC 15（90-94）			8493 （84-89）	9107 （91-93）	8398 （86-90）
	8602	9005	9006					
维持	MTX 肌注 6-MP 口服 PV	MTX 肌注 6-MP 口服	MTX 肌注 6-MP 口服	1. Ara-C/CTX+PV + DOX + 6-MP，Ara-C+VM-26 2. L-ASP 每周 1 次×20 次	MTX 肌注 + 6-MP 口服 PV+Ara-C 或 CTX	MTX 肌注 + 6-MP 口服 PV + Ara-C/CTX Ara-C+VP-16		
中枢神经系统浸润防治措施	三联鞘注(13 次) +头颅及脊髓照射（依据年龄及确诊时是否有 CNS 而定）	同左（15 次）	同左（17 次）	WBC<5 万/L 同左（17 次），WBC>5 万/L 加头颅照射，CNS 加脊髓照射	三联鞘注 23 次	三联鞘注 16 次	同 9006	

注:1. PV（长春新碱+泼尼松），6-MP（巯基嘌呤），MTX（甲氨蝶呤），L-ASP（左旋门冬酰胺酶），VM-26（替尼泊苷），VP-16（依托泊苷），Ara-C（阿糖胞苷），CTX（环磷酰胺），DOX（阿霉素）。

2. Alinc 14 方案中，标危患儿随机分到 A，B，C，D 组中；高危患儿随机分到 B，C，D 组中；中枢浸润患儿或 Ph+患儿分到 C 组。

3. Alinc 15 方案中，9005 为标危方案，9006 为高危方案；Ph+患儿用 9006 中的 A 方案。

（摘自:KW Maloney,et al. Long-term results of POG ALL studies. Leukemia,2000,14:2277）

表 3-6-12　POG 方案的疗效（Maloney 等,2000）

分型	数量	5 年生存率（%）	8 年生存率（%）	10 年生存率（%）
标危 B 细胞性	2697	77. 4±0. 9	75. 3±1. 3	74. 2±1. 9
高危 B 细胞性	1127	55. 3±1. 6	51. 7±2. 4	50. 8±3. 4
T 细胞性	439	51±2. 4	50. 2±2. 9	50. 2±3. 8
婴儿白血病	141	22. 4±3. 8	22. 4±4. 9	20. 9±7. 0
总计	4404	66. 6±0. 7	64. 3±1. 1	63. 4±1. 5

（八）St. Jude 儿童研究医院的方案

St. Jude 儿童研究医院的方案（Pui 等,2000）见表 3-6-13。

表 3-6-13　St. Jude 儿童研究医院的方案

方案组成	11 号方案		12 号方案	13 号方案	
	高危	低危		高危	低危
诱导	PV + DNR + L-ASP→VM-26+Ara-C	同左	同 11 号方案	大剂量 MTX→PV+DNR+L-ASP→VP-16+Ara-C	同左
巩固 维持	大剂量 MTX VP-16+CTX→6-MP+MTX→VM-26+Ara-C→PV，每周 1 次或每 6 周序贯治疗	大剂量 MTX 4 种药物选两种每周序贯使用或 6-MP + MTX3 周+PV 一周循环使用	6-MP + MTX 加 VM-26+阿糖，每 6 周循环使用，加用 5 次大剂量 MTX	大剂量 MTX+6-MP VP-16+CTX→6-MP+MTX → MTX + Ara-C→PV+L-ASP（维持 28 周停用），VP-16+CTX→6-MP+大剂量 MTX（维持治疗 1 年停用）→VP-16+Ara-C→PV+L-ASP，每周序贯使用	同左 6-MP + MTX → 6-MP+MTX→6-MP + MTX → PV → 6-MP+MTX→6-MP +MTX→6-MP+大剂量 MTX（满 1 年停用）→PV

续表

方案组成	11 号方案		12 号方案	13 号方案	
	高危	低危		高危	低危
再诱导	无	无	无	PV + DNR + L-ASP→ VP-16+Ara→大剂量 MTX，从第 32 治疗 周至 37 周	同左
脑白防治	三联鞘注 13 ~ 15 次，头颅放疗	三联鞘注 9 次	三联鞘注 13 ~ 20 次，头颅放疗	三联鞘注 22 ~ 26 次，头颅放疗	三联鞘注 15 次

注:1. PV（长春新碱+泼尼松），DNR（柔红霉素），6-MP（巯基嘌呤），MTV（甲氨蝶呤），L-ASP（左旋门冬酰胺酶），VM-26（替尼泊苷），VP-16（依托泊苷），CTX（环磷酰胺）。

2. 所有三联鞘注均在第一治疗年完成；伴中枢浸润者在诱导阶段完成 4 次鞘注，在头颅放疗阶段再加用 5 次鞘注；12 号方案中低危患儿予 13 次鞘注，高危者 18-20 次鞘注。

（摘自：C-H Pui, et al. Results of total therapy study for childhood ALL. Leukemia, 2000, 14:2286）

（九）St. Jude 儿童研究医院的 16 号方案

St. Jude 儿童研究医院的 16 号方案（Pui 等，2014）见表 3-6-14。St. Jude 儿童研究医院的历年来各方案疗效的无事件生存图见图 3-6-11。St. Jude 儿童研究医院方案的疗效见表 3-6-15。

表 3-6-14　St. Jude 儿童研究医院 16 号方案

	低危		中危/高危	
诱导化疗	泼尼松 40mg/(m²·d)	D1 ~ 28	泼尼松 40mg/(m²·d)	D1 ~ 28
	长春新碱 1.5mg/m²	D1,8,15,22	长春新碱 1.5mg/m²	D1,8,15,22
	柔红霉素 25mg/m²	D1,8	柔红霉素 25mg/m²	D1,8
	培门冬酰胺酶 3000U/m²	D3	培门冬酰胺酶 3000U/m²	D3,15
	三联鞘注		三联鞘注	
		D1,15	第 15 天 MRD>1% 但<5% 的患儿予 CAT：	D1,8,15,22
			环磷酰胺 1000mg/m²	D22
			阿糖胞苷 75mg/m²	D23 ~ 26,D30 ~ 33
			巯嘌呤 60mg/m²	D22 ~ 35
			达沙替尼（Ph⁺患儿）40mg/m²,bid	D22 至停药
			第 15 天 MRD>5% 的 CAT：	
			环磷酰胺 300mg/m²,q12h	D22
			阿糖胞苷 75mg/m²	D23 ~ 26,D30 ~ 33
			巯嘌呤 60mg/m²	D22 ~ 35
			达沙替尼（Ph⁺患儿）40mg/m²,bid	D22 至停药
巩固化疗 再强化	甲氨蝶呤 2.5g/m²,iv24h 维持	D1,15,29,43	甲氨蝶呤 5g/m²,iv24h 维持	D1,15,29,43
	巯嘌呤 50mg/m²	D1 ~ 56	巯嘌呤 50mg/m²,	D1 ~ 56
			地塞米松 20mg/(m²·d)	D1 ~ 6
			阿糖胞苷 2g/m²,q12h	D1 ~ 2
			VP-16 100mg/m²,q12h	D3 ~ 5
			培门冬酰胺 3000U/m²	D6
			（再强化用于高危组，MRD 若未转阴可以再重复一次）	
维持化疗 再诱导Ⅰ 维持治疗 再诱导Ⅱ 维持化疗	MTX+MP+Dex+VCR Dex+VCR+Adr+PEG-Asp MTX+MP+Dex+VCR Dex+VCR+PEG-Asp MTX+MP+Dex+VCR（到 101 周） MTX+MP（到 120 周停药）		MTX+Adr+VCR+MP+PEG-Asp Dex+VCR+Adr+PEG-Asp MTX+Adr+VCR+MP+PEG-Asp Dex+VCR+PEG-Asp+HDAra-c Dex+VCR+MP+PEG-Asp+CTX+ Ara-C（第 21 ~ 29 周） Dex+VCR+MP+MTX+CTX+ Ara-C（第 30 ~ 37 周，重复至 69 周） MTX+MP+Dex+VCR（到 101 周） MTX+MP（到 120 周停药）	

注:鞘注的次数从 13 ~ 27 次不等

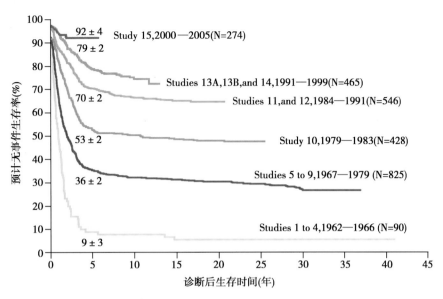

图 3-6-11　St. Jude 儿童研究医院的历年来各方案疗效的无事件生存图（Pui 等,2006）

表 3-6-15　St. Jude 儿童研究医院方案的疗效

| | 11 号方案 | | | | 12 号方案
（%） | | 13 号方案 | | | |
| | 高危（%） | | 低危（%） | | | | 高危（%） | | 低危（%） | |
	T 细 胞型	非 T 细 胞型	T 细 胞型	非 T 细 胞型	T 细 胞型	非 T 细 胞型	T 细 胞型	非 T 细 胞型	T 细 胞型	非 T 细 胞型
5 年生存率	51.9±6.8	64.7±4.7	40.0±13.9	85.2±2.6	60.0±19.0	78.8±4.1	65.0±10.7	50.0±25	70.4±6.2	88.1±3.6
8 年生存率	50.0±6.8	63.7±4.7	40.0±13.9	83.1±2.8	60.0±19.0	71.7±5.2				
10 年生存率	50.0±6.8	62.7±4.8	40.0±15.5	82.0±2.8	60.0±21.9	71.7±12.1				

（十）CCG1883 和 1882 方案

CCG1883 和 1882 方案见表 3-6-16。

表 3-6-16　CCG1883 和 1882 方案

	CCG-1883 方案	CCG-1882 拟定方案
诱导阶段 5 周	Pred 60mg/（m² · d）,PO,d0 ~ 27,14 天后逐渐减量 VCR 0.75（≤12m）或 1.5mg/m²（>12m）次,Ⅳ,每周 1 次 ×4 次 DNR 12.5（<6m）或 25mg（>12m）/（m² · 次）,Ⅳ,d0、7、14 L-ASP 6000U/（m² · 次）,IM,每周 3 次,d3 ~ 24 Ara-C IT 7.5（≤12m）或 15mg（>12m）d0 MTX IT 3mg（≤3m）或 6mg（4 ~ 11m）d14、d28 或 d7、d14、d21、d28 Ara-C Ⅳ 1500（<6m）或 3000mg（≥6m）/m² d0,3h 内输注完毕 q12h×4 L-ASP 6000U/m²,IM,d1,Ara-C 输注后 3h 6-mp 50mg/（m² · d）,PO d21 ~ 25,35 ~ 39,49 ~ 53	Pred 60mg/（m² · d）,PO,d0 ~ 28 VCR 1.5mg/（m² · 次）,Ⅳ,每周 1 次×4 次 L-ASP 6000U/（m² · 次）,IM,每周 3 次,共 9 次 DNR 25mg/（m² · 次）,Ⅳ,每周 1 次×4 次 MTX IT d1、14、28,（1 岁 8mg,2 岁 10mg,≥3 岁 12mg）

	CCG-1883 方案	CCG-1882 拟定方案
巩固阶段 10 周	VCR 0.75 或 1.5mg/m² IV d14,28,42 IV MTX 600mg/m²(1h); 1200mg/(m²·h)(23h),d14,28,42 CF 解救 200mg/m²(1h); 12mg/m²(3h×6 剂);12mg/m² q6h CTX 100mg/m² iv d56 Ara-C IT 7.5(≤3m)、15(4~11m)或 30mg(12~23m)d21、35、49 MTX IT 3、6 或 8mg,d7 或 d7,56,同 Ara-C IT 随年龄调整剂量	9 周 CTX 1000mg/(m²·d) IV d0,d28 Ara-C 75mg/(m²·d)SC/IV d1~4,d8~11,d29~32,d36~39 6-MP 60mg/(m²·d)PO d1-13,d28~41 VCR 1.5mg/(m²·d) IV d14,d21,d42,d49 L-ASP 6000U/m²/d IM d14,d16,d18,d21,d23,d25,d42,d44,d46,d49,d51,d53 MTX IT d1,d8,d15,d22(剂量同诱导治疗) 放疗无脑白者头颅放疗 1800cGy 合并脑白者头颅放疗 2400cGy 和脊髓放疗 600cGy 睾丸白血病者睾丸 2400cGy
中间维持阶段 4 周	IV MTX 100mg/m² d0、14 VCR 0.75 或 1.5mg/m²d0、14 L-ASP 15 000U/m² IM d1、15,IV MTX 后 24h Ara-C IT 7.5、15 或 30mg d0 MTX IT 3、6 或 8mg,d7、21(仅用于合并脑白者)	中间维持治疗阶段 I(6 周) VCR 1.5mg/(m²·d) IV d0,d10,d20,d30,d40 MTX 100mg/(m²·d) IV d0,d10,d20,d30,d40 L-ASP 15 000U/m²/d IM d1,d11,d21,d31,d41
强化阶段 10 周	再诱导阶段(4 周) Pred 60mg/(m²·d),PO d0~20,7 天后逐渐减量 L-ASP 6000U/次,IM,每周 3 次×6 剂,d3~20 VCR 0.75 或 1.5mg/m² IV d0、7、14、42 DNR 25mg/m²,IV,d0、7 MTX IT 3、6 或 8mg d0、7、14、49 再巩固阶段(6 周) Ara-C IV 1500 或 3000mg/m²d28,4 剂×3h,q12h L-ASP 6000U/m² IM d30,Ara-C 输注前 6h MTX IV 6000mg/m²(1h) 1200mg/m²(23h),d42 CF 解救 200mg/m²(1h); 12mg/m²(3h×6 剂);12mg/m² q6h	再诱导阶段(4 周) Dex 10mg/(m²·d)PO d0~20 VCR 1.5mg/(m²·d) IV d0,d14,d21 Dox 25mg/(m²·d) IV d0,d7,d14 L-ASP 6000U/(m²·d) IM d3,d5,d7,d10,d12,d14 MTX IT 3、6 或 8mg d0、7、14、49 再巩固阶段(4 周) VCR 1.5mg/(m²·d) IV d42,d49 CTX 1000mg/(m²·d) IV d28 TG 60mg/(m²·d)PO d28-41 Ara-C 75mg/(m²·d)SC/IV d29~32,d36~39 MTX IT d29,d36 L-ASP 6000U/(m²·d) IM d42,d44,d46,d49,d51,d53
维持阶段 12 周一个循环	CTX 100mg/m² IV d56 VCR 0.75 或 1.5mg/m² IV d0、28、56 Pred 40mg/(m²·d),PO d0~4、28~32、56~60 6-MP 75mg/(m²·d)PO d0~83 MTX20 mg/m²po d7、14、21、28、35 42、49、56、63、70、77 MTX IT 3、6、8 或 10mg,d0 维持治疗时间:男孩 3 年,女孩 2 年	中间维持治疗阶段 II 8(周) VCR 1.5mg/(m²·d) IV d0,d10,d20,d30,d40 MTX 100mg/(m²/d) IV d0,d10,d20,d30,d40 L-ASP15 000U/(m²·d) IM d1,d11,d21,d31,d41 MTX IT d0,d20,d40
		强化治疗同上 8(周)

续表

CCG-1883 方案	CCG-1882 拟定方案
	维持治疗 12(周)一个循环 VCR 1.5mg/(m²·d) IV d0,d28,d56 Pred 60mg/(m²·d) PO d0~4,d28~32, d56~60 6-MP 75mg/(m²·d) PO d0~83 MTX 20mg/(m²·d) PO d7,d14,d21,d28, d35,d42,d49,d56,d63,d70,d77 MTX IT d0(1 岁 8mg,2 岁 10mg,≥3 岁 12mg) 维持治疗时间:男孩 3 年,女孩 2 年

注:CCG-1883 方案是针对婴儿 ALL 制订的一个化疗方案,使其 4y-EFS 达 39%;中枢神经系统单独复发率 3%,从而说明该方案中鞘注治疗联合大剂量的全身化疗可有效预防 CNS 白血病。CCG-1882 拟定方案是针对早期化疗不敏感的高危 ALL 制订的,该方案加强了诱导治疗后的化疗强度,使得 5y-EFS 达 75%。

(摘自:New England Journal of Medicine,1998,338:1663-1671 Journal of Clinical Oncology,1999,17:445-455)

(十一) COG 的 AALL03B1 方案

COG 的 AALL03B1 方案见图 3-6-12。

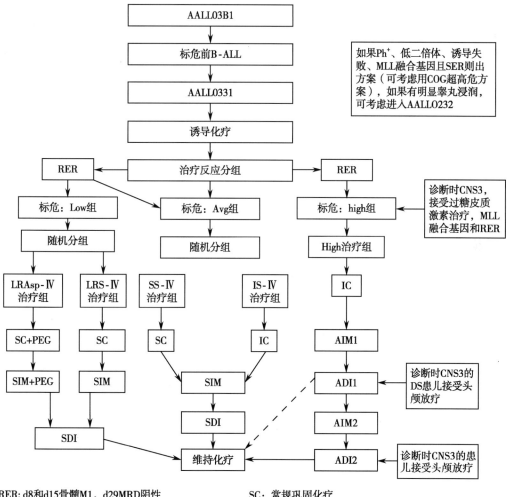

RER:d8和d15骨髓M1,d29MRD阴性
SER:d15骨髓M2或M3,或d29MRD阳性
Avg组:没有染色体三倍体或TEL-AML1
Low组:三倍体或TEL-AML1,RER,CNS1
High组:CNS3,SER,MLL,接受过激素治疗

SC:常规巩固化疗
IC:强化的巩固化疗
AIM:强化的维持化疗
ADI:增强的延迟强化化疗
SIM:常规的MTX化疗
SDI:常规的延迟强化化疗

图 3-6-12　COG 的 AALL03B1 方案流程图

AALL03B1 是 COG 在 2005 年基于前期 POG 和 CCG 在儿童 ALL 方案的统计结果,制订出的新的方案。改用了静脉维持使用 HDMTX,部分患儿使用 PEG-Asp,此外考虑到连续使用地塞米松带来的骨坏死而将其改为分段使用。到 2011 年的中期评价发现,该方案的 EFS 有明显的改善。

(十二) COG 在 2012 年针对高危和复发 ALL 的 AALL1131 化疗方案(图 3-6-13)

随着近年与 ALL 预后相关的分子遗传学因子越来越多的发现,ALL 的危险度分层更加的合理,更多的患儿能够在早期获得更合理的化疗方案,基于 BFM 的强化的治疗使很多患儿疗效较为理想,所以 COG 在 2012 年提出超高危组方案,该方案的高危组在 4 药联合诱导化疗后,随机进入 2 组,2 组在鞘注中有不同的用药,而超高危组则在诱导化疗后随机分成 3 组,采用了一些以前不作为 ALL 一线化疗的克罗拉宾等药物联合化疗,以期改善疗效。

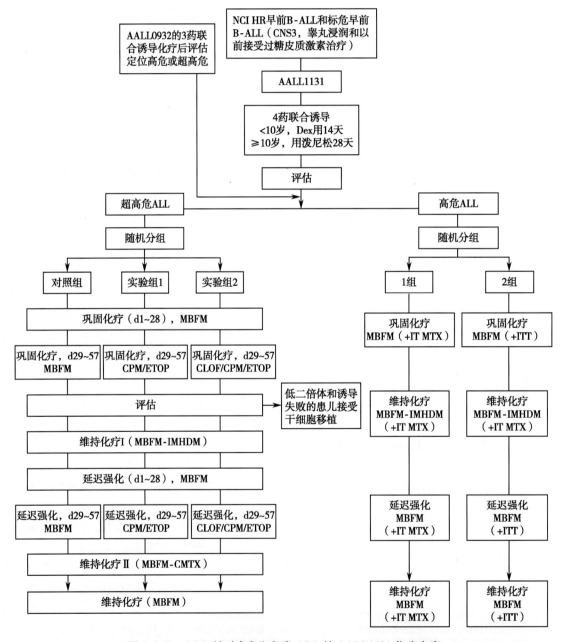

图 3-6-13　COG 针对高危和复发 ALL 的 AALL1131 化疗方案

第二节　国内外主要的 AML 诊治方案

一、英国医学研究委员会（MRC）的 AML 方案

从 1988 年到 2002 年，英国医学研究委员会（MRC）共收治了 758 名急性髓细胞白血病患儿，并将他们分为（MRC）AML10 和 AML12 两个试验组。

（一）MRC AML 10

1. 诱导阶段

（1）Course 1：随机分配：DAT vs ADE。

1）DAT 3+10：DNR 50mg/m² iv d1、3、5；Ara-C 100mg/（m²·12h）iv d1～10；6-TG 75mg/m² 12h orally d1～10。

2）ADE 10+3+5：Ara-C 100mg/（m²·12h）iv d1～10；DNR 50mg/m² iv d1、3、5；Etoposide 100mg/m² iv d1～5。

（2）Course 2：DAT 3+8 vs ADE 3+8+5：两组中的 Ara-C 都减少到 8 天而 DAT 中的 6-TG 减少到 8 天。

2. 巩固阶段

（1）Course 3：MACE（amsacrine 100mg/m² d1～5；Ara-C 200mg/m² 持续输注 d1～5；etoposide 100mg/（m²·d）iv d1～5）。

（2）Course 4：MIDAC（mitoxantrone 10mg/（m²·d）iv d1～5；Ara-C 1g/m² 12h iv d1～3）。

根据年龄调整剂量的鞘内三联化疗：methotrexate、Ara-C 和 hydrocortisone（×4 次）。

具有同胞供者的病人进行 allo-BMT，不具有同胞供者的病人随机分配到 A-BMT 和不再进行治疗两组。

（二）MRC AML 12

1. 诱导阶段

（1）Course 1：随机分配：ADE vs MAE。

1）ADE 10+3+5：Ara-C 100mg/m² 12h iv d1～10；DNR 50mg/m² iv d1、3、5；etoposide 100mg/m² iv d1～5。

2）MAE 3+10+5：mitoxantrone 12mg/m² iv d1、3、5；Ara-C 100mg/m² 12h iv d1～10；etoposide 100mg/m² iv d1～5。

（2）Course 2：ADE 8+3+5 vs MAE 3+8+5：两组中的 Ara-C 均减少到 8 天。

2. 巩固阶段

Course 3：MACE（amsacrine 100mg/m² d1～5；Ara-C 200mg/m² 持续输注 d1～5；etoposide 100mg/m² d1～5）。

低危组病人随机分配：MidAC vs CLASP-MidAC。

中危和高危组无同胞供者的病人随机分配：MidAC vs CLASP-MidAC。

中危和高危组有同胞供者的病人进行 allo-BMT 并随机分配：allo-BMT vs CLASP-allo-BMT。

MidAC：mitoxantrone 10mg/m² iv d1～5；Ara-C 1g/m² 12h iv d1～3。

CLASP：Ara-C 3g/m² 12h iv d1、2、8、9；asparaginase 6000U/m² sc d2、9。

（三）MRC AML10 和 MRC AML12 试验的结论

1. MRC AML10 的结论　93%（282/303）的患儿获得缓解，3% 的患儿对疾病抗药，4% 诱导死亡，其 5 年和 10 年的 OS、EFS 和 DFS 分别是 58、49、53 和 56、48，51%。

总共有 286 名患儿被随机分配到 DAT vs ADE，比较了依托泊苷和硫鸟嘌呤，在 CR 率上两者无显著差异（DAT 90% vs ADE93%，OR = 1.58，CI = 0.68～3.51，$P=0.3$），两者在诱导死亡数，获得 CR 所需的化疗疗程数，抵抗疾病分别是 DAT 4% vs ADE 3%，$P=0.7$。其 10 年的 OS、DFS、EFS 相近似（DAT 57% vs ADE 51%，HR = 0.83，CI = 0.59～1.17，$P=0.3$；DAT 53% vs ADE 48%，HR = 0.83，CI = 0.59～1.17，$P=0.3$；DAT 48% vs ADE 45%，HR = 0.89，CI = 0.65～1.23，$P=0.5$）。并没有证据显示 M4 和 M5 的患儿用 ADE 方案优于 DAT 方案。在这个亚小组中，DAT 的 CR 率是 83%（35/42），ADE 的 CR 是 94%（32/34）（$P=0.2$），7 年的存活率分别是 52% 和 55%（$P=0.9$）。

MRC AML10 将病人进行危险程度分级，分为低危（32%）、中危（49%）和高危（19%），危险程度分级的依据是：细胞遗传学和对第一次化疗的效应。

CR 后 10 年的 OS 在低危、中危和高危组分别是 77%、58% 和 30%（$P<0.0001$），而 10 年的 DFS 分别是 60%、52% 和 25%（$P<0.0001$），复发率 RR 在低危、中危和高危组分别是 35%、43% 和 72%（$P<0.0001$）。

2. MRC AML12 的结论　MRC AML12 的研究在 2002 年 5 月就结束了，所以其结果仍不成熟。总共有 92%（420/455）的患儿获得缓解，未获得缓解的原因主要是早期死亡（4%）和疾病抗药（4%），估计的 5 年 OS、EFS 和 DFS 分别是 66%、56% 和 61%。MRC AML12 比较了米托蒽醌和 DNA（ADE vs MAE），总共有 251 名患儿被随机分配到 ADE 和 MAE 组，CR 率（ADE 92% vs MAE 90%，$P=0.3$），疾病抗药（4% vs 4%），两组的比率相近似。诱导阶段的死亡率 MAE 比 ADE 组略高（MAE 6% vs ADE 3%）。然而，MAE 的 DFS 和 RR 都明显优于 ADE（ADE 59% MAE 68%，$P=0.04$；ADE 37%，MAE 29%，$P=0.06$）。估计的 5 年 OS 却没有显著差异（ADE 64%，MAE 70%，$P=0.1$）。

对于有利的、中间的及不利的染色体异常，其生存率分别是 76%、52% 和 40%；复发率分别是 34%、44% 和 61%（$P=0.0007$ 和 0.006）。

低危组病人的定义：染色体 t(8,21)，inv(16)，t(15,17)，或 FAB 分型是 M3 的，course1 治疗后骨髓无关的，或其他遗传异常缺失的；中危组的定义：既没有有利的也没有不利的遗传异常，或是 M3 的，但在 course1 治疗后骨髓中白血病细胞不超过 15% 的；高危的定义：在 course1 治疗后骨髓中白血病细胞大于 15% 的，或者有不利的染色体核型 5、−7、del(5q)、abn(3q)，有复杂的染色体核型。

对于中枢神经系统白血病，MRC AML10 采用了四次三联鞘注，MRC AML12 采用了三次三联鞘注（Ara-C，MTX，氢化可的松，剂量根据年龄调整）。MRC 的意见包括了大剂量的 ara-C，能承担额外的中枢神经系统保护作用。

（四）MRC AML15 方案

从 2002 年到 2009 年，MRC 推出了 AML15 方案（图 3-6-14），首先是为了比较 DAE、DA 和 FLAG-Ida 三个诱导化疗的疗效；其次，对以前使用的 MACE+MidAC 巩固化疗和新的国际上通行的大剂量阿糖胞苷（3g/m²）进行了比较，同时选择部分病例进行 1.5g/m² 的大剂量阿糖胞苷化疗；另外，部分患儿增加了第 5 个疗程的大剂量阿糖胞苷化疗，以了解疗程数对疗效的影响。

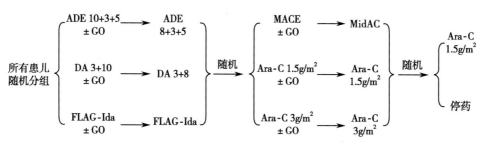

图 3-6-14　AML15 方案的流程图

在 3000 多例患者参与的 AML15 方案中，DA、ADE 和 FLAG-Ida 诱导缓解的总 CR 率分别为 84%、86% 和 85%，FLAG-Ida 组的复发率较低，无复发生存率较高，但骨髓抑制更为明显。MACE/MidAC 和大剂量阿糖胞苷的巩固化疗方案比较，对预后的影响没有显著性差异，但前者的骨髓抑制更为明显，需要更多的支持治疗。在高危组中分析发现，MACE/MidAC 方案的使用能够有更好的预后。而使用 1.5g/m² 和 3g/m² 的阿糖胞苷两组之间的预后也无显著性差异。是否增加一个阿糖胞苷的疗程对于预后没有明显影响。

二、CCG 的 AML 诊治方案

CCG2891 方案的流程图见图 3-6-15。CCG251、CCG213 和 CCG2891（包括标准和强化方案）的 OS 见图 3-6-16。

CCG 的几个重要的经验教训：

1. 大剂量阿糖胞苷和蒽环类药物是治疗儿童 AML 的有效药物，接受大剂量且强化进度诱导治疗的患儿预后较好（最重要）。

2. 治疗策略

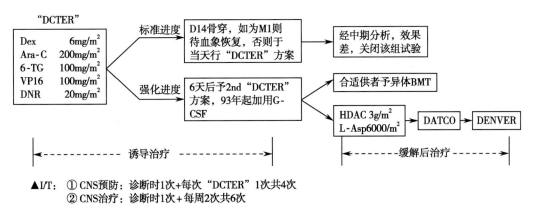

▲I/T：　①CNS预防：诊断时1次+每次"DCTER"1次共4次
　　　　　②CNS治疗：诊断时1次+每周2次共6次

图 3-6-15　CCG2891 方案的流程图

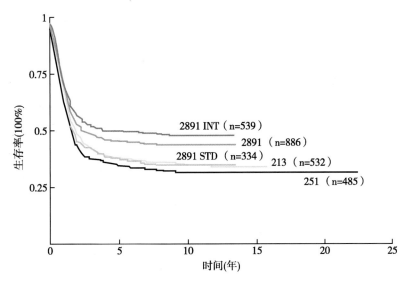

图 3-6-16　CCG251、CCG213 和 CCG2891（包括标准和强化方案）的 OS

（1）有关缓解后治疗的持续时间：CCG213 研究提示在接受强化疗的前提下，维持治疗是不必要的且可能有害。

（2）CCG 系列试验支持在首次临床缓解后给予以相合的有关供体做异基因骨髓移植有利于长期预后。

（3）CCG 系列试验未采用颅脑放疗。

3. 有关预后因素　诊断时 WBC 计数明显增高；D15 治疗反应差；单倍体7 等。

4. 大剂量阿糖胞苷和蒽环类药物是治疗儿童 AML 的有效药物，接受大剂量且强化进度诱导治疗的患儿预后较好（最重要）。

5. 治疗策略

（1）有关缓解后治疗的持续时间：CCG213 研究提示在接受强化疗的前提下，维持治疗是不必要的且可能有害。

（2）CCG 系列试验支持在首次临床缓解后给予以相合的有关供体做异基因骨髓移植有利于长期预后。

（3）CCG 系列试验未采用颅脑放疗。

6. 有关预后因素　诊断时 WBC 计数明显增高；D15 治疗反应差；单倍体7 等。

AML 的疗效至今尚不满意，复发和治疗相关并发症可以导致40% 的 AML 患儿死亡，而随着近年对 AML 分层治疗和支持治疗的加强，有望逐步改善这种情况。美国 COG 在近年把硼替佐米（bortezomib）和索拉非尼（sorafenib）应用于新的 AAML1031 方案治疗中（图 3-6-17）。通过该方案的研究来明确标危 AML 患儿随机加用硼替佐米后对疗效是否改善，而对于 FLT3-ITD$^+$ 的患儿则加用索拉非尼以了解其在 AML 治疗中的作用。

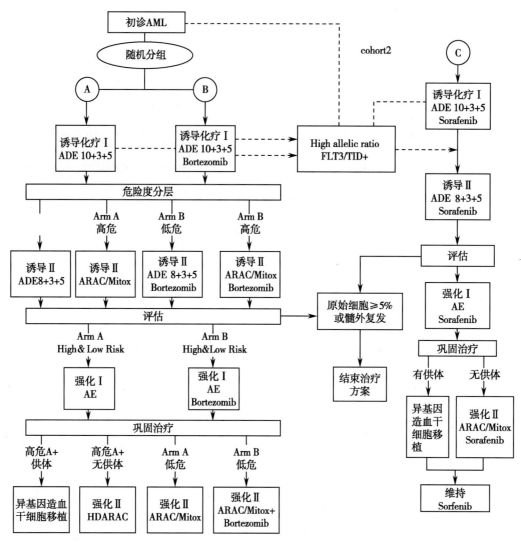

图 3-6-17　COG 的 AAML1031 方案流程图

三、欧洲癌症研究与治疗组织(EORTC)的 AML 诊治方案(图 3-6-18)

诱导：AraC 100mg/(m² · d)；持续 iv；d1,d2

　　AraC 100mg/(m² · 12h)；iv；d3 ~ 8

　　AraC 根据年龄；it；d1,d8

　　蒽环类随机化分组；iv；d3 ~ 5

　　MTZ 10mg/m²；iv；d3 ~ 5

　　IDA 10mg/m²；iv；d3 ~ 5

　　VP-16 150mg/m²；iv；d6 ~ 8

强化 I：HD-AraC 3g/(m² · 12h)；iv；d1 ~ 3 * 或 d1 ~ 4 * * 或 d1 ~ 6

　　已随机化分组的蒽环类；iv；d4 ~ 6 * 或 d5 ~ 7 * * 或 d6 ~ 8

　　MTZ 10mg/m²；iv

　　IDA 10mg/m²；iv

强化 II：DNR 20mg/(m² · d)；持续 iv；d1 ~ 4

　　AraC 200mg/(m² · d)；持续 iv；d1 ~ 4

　　AraC 根据年龄；it；d1,d4

　　VP-16 100mg/(m² · d)；持续 iv；d1 ~ 4

　　Thioguanine 100mg/(m² · d)(分 2 次)；po；d1 ~ 4

　　Dx 6mg/(m² · d)(分 2 次)；po；d1 ~ 4

强化 III：HD-AraC 2g/(m² · 12h)；iv；d1 ~ 3

　　VP-16 125mg/(m² · d)；iv；d2 ~ 5

维持：Thioguanine 40mg/(m² · d)；po；qd

　　AraC 40mg/(m² · d)；sc；4d/m

总剂量：AraC 23320mg/m² * 或 29320mg/m² * *

　　MTZ 60mg/m² 或 IDA 60mg/m²

　　DNR 80mg/m²

　　VP-16 1350mg/m²

177 例患儿中位随访时间 5.5 年；CR 84%,7 年

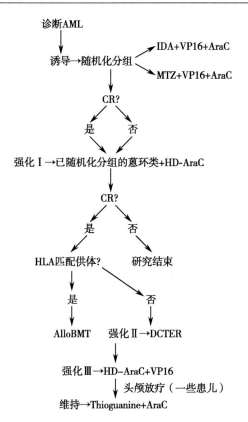

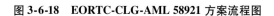

图 3-6-18　EORTC-CLG-AML 58921 方案流程图

EFS 49%（4%），7 年 OS 62%（4%）。145 例获 CR 并接受强化化疗 I 的患儿中有 39 例有 HLA 匹配的亲属供体（有供体组），106 例无 HLA 匹配的亲属供体（无供体组）。有供体组 39 例中，33 例在 CR1 行移植，1 例复发后行移植，5 例化疗后行移植。无供体组 104 例接受强化治疗 II，98 例接受强化治疗 III。有供体组 7 年 DFS 63%（8%），7 年 OS 78%（7%）；无供体组 7 年 DFS 57%（5%），7 年 OS 65%（5%）。

四、BFM 的 AML 诊治方案

BFM93 方案的流程图见图 3-6-19。BFM-AML 各方案的治疗措施及疗效比较见表 3-6-17。

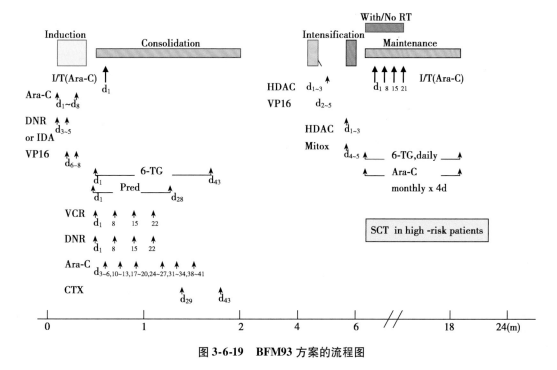

图 3-6-19　BFM93 方案的流程图

245

表 3-6-17　BFM-AML 各方案的治疗措施及疗效比较

结果	AML-BFM78	AML-BFM83	AML-BFM87	AML-BFM93
5y-OS	42%±4%	47%±4%	49%±3%	57%±2%
5y-EFS	38%±4%	52%±4%	41%±3%	50%±2%
5y-DFS	48%±5%	62%±4%	55%±3%	61%±3%
方案	诱导巩固治疗 8w（包括中枢放疗），随后维持治疗	1）增加 8d DE 诱导治疗，复发率 CR 无影响 2）确定 2 个不同的危险度分组	1）维持期设立 CNS 放疗与不放疗 2 组对照结果非放疗组复发率增加（主要为骨髓） 2）高危组可予 SCT	1）对高危患儿加用 IDA,可显著提高其 CR/5y-EFS/OS 2）可予 Allo-SCT
总疗程	2 年	2 年	18 个月	18 个月

五、St. Jude 的 AML 诊治方案

St. Jude 儿童研究医院 AML-2002 方案，根据治疗过程中 MRD 作个体化治疗,其 3 年 EFS 高达 62%±6.4%,3 年 OS 达 66.5%±6.0%。St. Jude AML 2002 方案的诊治流程图见图 3-6-20。

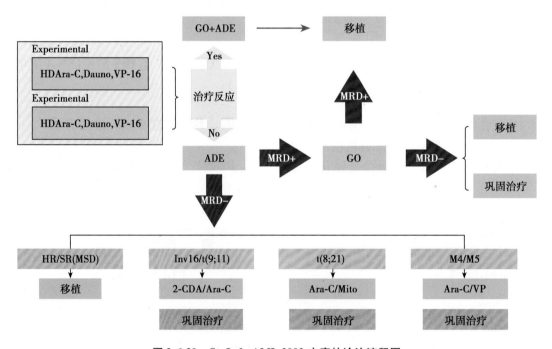

图 3-6-20　St. Jude AML 2002 方案的诊治流程图

六、国内的 AML 主要诊治方案

上海交通大学医学院附属上海儿童医学中心的 **AML-XH-99 方案**：

（一）急性非淋巴细胞白血病（AML）的诊断和 MIC 分型

1. FAB 形态分型（M）　M1～M7。

2. 免疫表型（I）

（1）髓系免疫标志：CD13,CD33,CD14,CD15,CD11,CD45,MPO。

（2）红系免疫标志：CD71,血型糖蛋白。

（3）巨核系免疫标志：CD41,CD42,CD68,PGP Ⅰb,Ⅱb/Ⅲa。

3. 细胞遗传学改变（C）

（1）染色体数量改变：高二倍体（≥47），低二倍体（≤45）:+21,-7,-8,-11 等。

（2）染色体核型改变:t(4;11),t(11;19),t(9;

22），t(8；21)，t(15；17)，t(11；17)等。

（二）危险因素

1. 发病年龄<1 岁。

2. 诊断时 WBC>100×10⁹/L。

3. 染色体核型−7，t(4；11)，t(9；22)。

4. MDS-ANLL。

（三）临床分型

1. 低危 APL(M3)，M2b。

2. 中危非低危型以及不存在上述危险因素者。

3. 高危存在上述危险因素中任何一项。

（四）AML 的治疗

第一线治疗方案

1. DAE

DNR 40mg/m² d1～3VD

Ara-c 200mg/m²　d1～7(q12h IH)

VP-16 100mg/m²　d1～3VD

2. HAD

HRT 4mg/m²　d1～7VD

Ara-c 200mg/m²　d1～7(q12h IH)

DNR 40mg/m²　d1～3VD

3. HAE(仅限于不宜用蒽环类药物者适用)

HRT 4mg/m²　d1～7VD

Ara-c 200mg/m²　d1～7VD

VP-16 100mg/m²　d1～3VD

4. IA

IDA　10mg/m² d1～3VD

Ara-c　200mg/m² d1～7(q12h IH)

ANLL 诱导缓解治疗：

1. 中危型及 M2b 的诱导缓解化疗

（1）首选顺序 DHE、HAD、HAE。

（2）力争1疗程达 CR，预计1疗程难达 CR 者追加 Ara-c 3 天。

2. APL 诱导缓解治疗

ATRA　25～30mg/m²　d1～60po

WBC≥20×10⁹/L 者，加用下述化疗

DNR　20mg/m²×3 天 d8～10VD

Ara-c 75mg/m²·d×7 天 d8～14 q12h IH

3. 高危型诱导缓解治疗

IDA+Ara-c(IA 方案)

IDA　10mg/m² d1～3 VD

Ara-c　200mg/(m²·d)d1～7 q12h IH

4. 低增生型 ANLL 诱导缓解化疗　先用 HRT 2～3mg/m²×7～14 天，VCR 1.5mg/m² QW×2 次，待骨髓象血象增生状态改善后再进入上述诱导缓解化疗。

缓解后治疗：

1. 巩固治疗　原诱导化疗达 CR 者用原方案一个疗程，APL 用 ATRA 加化疗达 CR 者用 DAE 巩固化疗 1 疗程。

2. 根治性缓解后治疗

（1）大剂量阿糖胞苷治疗：

1）HD-Ara-c+DNR(或 VP-16)：

DNR 40mg/m² d1～2 VD

或 VP-16　150mg/m² d1～2 VD

Ara-c 2g/m² q12h×6 次 VD

间歇 4～6 周接连做 3 个疗程

2）HA 方案：

HRT 3～4mg/m² d1～9 IM

Ara-c 200mg/m²·d 分 2 次 q12h d1～7 IH 或 IM

用药 1 周休疗 3 周

HA×2 疗程→HDAra-c+DNR(或 VP-16)×1 疗程

重复用 HA(2 疗程)→HDAra-c(1 疗程)共三轮

终止治疗

（2）异基因造血干细胞移植

1）Allo-BMT(见另订常规)。

2）Allo-PBSCT(见另订常规)。

3）Allo-CD34⁺细胞移植(见另订常规)。

3. 骨髓抑制性维持治疗　DA、HA、EA、AT、CO-AP、CE(CTX+VP-16)等选 3 个有效方案 CR 后第一年每 4 周一疗程，第二年每 6 周一疗程，第三年每 6～8 周一疗程，CCR3 年终止治疗。

4. CNSL 预防性治疗　ANLL 各形态亚型(除 M4、M5 外)CR 后作鞘注"三联" 2 次即可，M4、M5 患儿诱导化疗期做鞘注"三联" 3～4 次，CR 后每 3 个月鞘注"三联"一次，直至终止治疗。

中华医学会儿科学分会血液学组推荐的儿童急性髓细胞白血病诊疗建议草案

中华医学会儿科学分会血液学组中华儿科杂志编辑委员会

（2004 年 11 月成都）

（一）急性髓细胞白血病（AML）的诊断和 MIC 分型

AML 基本诊断依据

1. 临床症状、体征　有发热、苍白、乏力、出血、骨关节疼痛，肝、脾、淋巴结肿大等浸润灶表现。

2. 血象改变　血色素及红细胞降低，血小板减少，白细胞增高、正常或减低，分类可发现数量不等的原、幼粒（或幼单）细胞或未见原、幼粒（或幼单）细胞。

3. 骨髓形态学改变　是确诊的主要依据：骨髓涂片中有核细胞大多呈明显增生或极度增生，仅少数呈增生低下，均以髓细胞增生为主，原粒+早幼粒（或原单+幼单）细胞必须≥20%才可确诊为 AML。红白血病（M6）除上述外尚有红系≥50%且伴形态异常；急性巨核细胞白血病（M7）骨髓中原巨核细胞≥30%。除了对骨髓涂片作瑞氏染色分类计数并观察细胞形态改变外，应该做过氧化酶（POX）、糖原（PAS）、非特异性酯酶（NSE）和酯酶氟化钠（NaF）抑制试验等细胞化学染色检查，以进一步确定异常细胞性质并与 ALL 鉴别。

AML 的 MIC 分型：

除了临床及细胞形态学（M）诊断以外，还必须作免疫分型（I）及细胞遗传学检查（C），即 MIC 分型诊断，尽可能作分子生物学（M）融合基因检测，即 MICM 分型。

1. 细胞形态学分型　按照 FAB 分型标准分为 M0 和 M1～M7 型。

2. 免疫表型　髓系免疫标志：CD_{13}，CD_{33}，CD_{14}，CD_{15}，CDw_{65}，CD_{45}，MPO 等；红系免疫标志：CD_{71}，血型糖蛋白；巨核系免疫标志：CD_{41}，CD_{42}，CD_{62}，CD_{61}。免疫表型常伴有淋系抗原表达，较常见的有 CD_7、CD_{19} 等，则诊断为伴有淋系标记的 AML（Ly^+-AML）。

3. 细胞遗传学改变

（1）染色体数量改变：高二倍体（≥47），低二倍体（≤45），+21，-7，-8，-11 等。

（2）染色体核型改变：t（9；11），*MLL-AF9* 融合基因（儿童急性白血病中该融合基因阳性者 86% 为 AML，其中 75% 为 M5）；t（11；19），*MLL-ENL* 融合基因（该融合基因阳性者儿童可为 AML，也可为 ALL，成人则均为 AML）；t（8；21），*AML1-ETO* 融合基因（是 M2b 的特异标记，预后较好）；t（15；17），PML-RARα 融合基因［是急性早幼粒细胞白血病（APL，M3）的特异标记］；t（11；17），PML-PLZF 融合基因（是 APL 变异型的特异标记）；inv16（多见于 M4EO，预后较好）等。

（二）AML 的危险因素及临床危险度分型
1. 与小儿 AML 预后相关的危险因素

（1）诊断时年龄≤1 岁。

（2）诊断时 WBC≥$100×10^9$/L。

（3）染色体核型-7。

（4）MDS-AML。

（5）标准方案 1 个疗程不缓解。

2. 临床危险度分型

（1）低危 AML（LR-AML）：APL（M3）、M2b、M4EO 及其他伴 inv16 者。

（2）中危 AML（MR-AML）：非低危型以及不存在上述危险因素者。

（3）高危 AML（HR-AML）：存在上述危险因素中任何一项。

（三）AML 的治疗

由于儿童 AML 治疗强度需要完善的、有经验的支持治疗及监护，因此 AML 患儿应尽可能到条件较好的、有儿童血液肿瘤专业的医院进行诊断治疗。

基本治疗方案：

1. DAE 方案　柔红霉素（DNR）40mg/（m^2·d），d1～3，静滴 30 分钟；阿糖胞苷（Ara-C）200mg/（m^2·d），d1～7，分 2 次，q12h，皮下注射；依托泊苷（VP-16）100mg/（m^2·d），d1～3，静滴 3～4 小时。

2. HAD 方案　高三尖杉酯碱（HRT）3mg（m^2·d），d1～7，静滴 2～3 小时；Ara-C 200mg/（m^2·d），d1～7，分 2 次，q12h，皮下注射；DNR 40mg/（m^2·d），d1～3，静滴 30 分钟。

3. HAE 方案　仅限于不宜用蒽环类药物者。HRT 3mg（m^2·d），d1～7，静滴 2～3 小时；Ara-C 200mg/（m^2·d），d1～7，分 2 次，q12h，皮下注射；VP-16 100mg/（m^2·d），d1～3，静滴 3～4 小时。

4. IA 方案　去甲氧柔红霉素（IDA）10mg/（m^2·d），d1～3，静滴 30 分钟；Ara-C 200mg/（m^2·d），d1～7，分 2 次，q12h，皮下注射。

5. HA 方案　HRT 3mg（m^2·d），d1～7，静滴 2～3 小时；Ara-C 200mg/（m^2·d），d1～7，分 2 次，q12h，皮下注射。

6. DA 方案　DNR 40mg/（m^2·d），d1～3，静滴 30 分钟；Ara-C 200mg/（m^2·d），d1～7，分 2 次，q12h，皮下注射。

7. EA 方案　VP-16 100mg/（m^2·d），d1～3，静滴 3～4 小时；Ara-C 200mg/（m^2·d），d1～7，分 2 次，q12h，皮下注射。

8. CE 方案　环磷酰胺 200mg/（m^2·d），d1～5，静滴 30 分钟；VP-16 100mg/（m^2·d），d1～5，静滴 3 小时。

AML 诱导缓解治疗：

1. **中危 AML 及除 APL 以外的低危 AML** 首选 DAE 方案,次选 HAD 方案。

2. **APL** 以下方案任选其一:①方案 1:全反式维 A 酸(ATRA)25～30mg/(m²·d),d1～60,口服;DNR 40mg/(m²·d),d8～10,静滴 30 分钟;Ara-C 100mg/(m²·d),d8～14,分 2 次,q12h,皮下注射。②方案 2:ATRA 25～30mg/(m²·d),d1～30,口服;三氧化二砷(As₂O₃)0.3～0.5mg/(kg·d),d1～20,静滴。

3. **高危 AML** ①IA 方案;②DAE 方案(无经济条件用 IA 方案者,其缓解率较 IA 方案低)。

诱导化疗前 WBC 计数≥100×10⁹/L 者用 HRT 2mg/(m²·d),d1～7,VCR 1.5mg/m²,d1、d8,以减轻白血病细胞负荷,有效防止肿瘤溶解综合征,直至 WBC 计数<50×10⁹/L 时再进入 IA 方案或 DAE 方案。

4. **低增生性 AML** 先用 HRT 2～3mg/(m²·d),7～14 天,VCR 1.5mg/(m²·d)QW,1～2 次,待骨髓象、血象增生状态改善后再进入上述诱导缓解化疗。

缓解后治疗:

1. **巩固治疗** 诱导化疗达完全缓解(CR)者再用原方案 1 个疗程,APL 用 DAE 方案 1 个疗程。

2. **根治性缓解后治疗** 完成巩固治疗后选择化疗或造血干细胞移植。

(1) 化疗:中、大剂量 Ara-C 治疗可以提高长期无病存活率。化疗按以下顺序进行:

1)中大剂量 Ara-C+DNR(或 VP-16):DNR 40mg/(m²·d),d1～2,静滴 30 分钟或 VP-16 100mg/(m²·d),d1～2,静滴 3～4 小时;Ara-C 2g/m²,q12h×6 次,静滴 2～3 小时或 Ara-C 1g/m²,q12h×8 次,静滴 2～3 小时;间歇 3～4 周,连做 3 个疗程。

2)HA 方案,2 个疗程。

3)中大剂量 Ara-C+DNR(或 VP-16),1 个疗程。

疗程之间间歇 3～4 周。

总疗程约 12～15 个月。

(2) 异基因造血干细胞移植:应用指征:①HR-AML 第 1 次 CR 后;②复发 AML 第 2 次缓解后;③有充裕条件的 MR-AML,第 1 次缓解后(持续缓解 6 个月时);④APL 治疗 1 年后融合基因持续阳性者。

3. **骨髓抑制性维持治疗** 只限于因经济原因不能作上述治疗者。DA 方案、HA 方案、EA 方案、CE 方案中选 3 个有效方案轮替应用,CR 后第一年每 4 周 1 个疗程,第二年每 6 周 1 个疗程,第三年每 6～8 周 1 个疗程,持续缓解 3 年终止治疗。

CNSL 预防性治疗:

AML 各形态亚型(除 M4、M5 外)在诱导治疗期作 1 次三联鞘注,CR 后作 2 次三联鞘注,M4、M5 患儿诱导化疗期做三联鞘注 3～4 次,CR 后每 3 个月鞘注 1 次,至结束治疗。鞘注药物剂量参照表 3-6-18。

表 3-6-18 不同年龄三联鞘注药物剂量

月龄(岁)	甲氨蝶呤(MTX)	阿糖胞苷(Ara-C)	地塞米松
<12(～1 岁)	5mg/3ml	12mg/3ml	2mg
12～24(1 岁)	7.5mg/4ml	15mg/4ml	2mg
25～35(2 岁)	10mg/6ml	25mg/4ml	5mg
≥36(3～岁)	12.5mg/8ml	35mg/4ml	5mg

注:MTX 和 Ara-C 制剂均需有合适的配制浓度,高浓度易引起化学性鞘膜炎

CNSL 的治疗:

参照 ALL 合并 CNSL 的治疗。

治疗中注意事项:

1. 诱导缓解化疗中要用别嘌呤醇 10mg/(kg·d),d1～14。

2. 诱导缓解化疗力争 1 个疗程达到 CR,用药结束后 48 小时(d9)复查骨髓,观察:①若原、幼细胞≥15%,骨髓抑制不显著,预计 1 个疗程难获 CR

者,可追加 Ara-C 200mg/(m²·d)3 天;②原、幼细胞<15%,有明显骨髓抑制者不排除应用 G-CSF 或 GM-CSF。

3. 诱导缓解化疗 1 个疗程未达到 CR,应再作 1 个疗程。

4. 必要时加强支持治疗(成分输血和大剂量静脉丙种球蛋白等),积极防治感染。

上海儿童医学中心自 2009 年起执行的 SCMC-

AML-2009 方案

SCMC 中危 AML-2009 方案(2009.2.1)

(一) 适应证

1. 年龄<18 岁的未治中危 AML。

2. 无严重脏器功能不全。

3. 无先天性免疫缺陷病、器官移植史、第二肿瘤。

4. 不符合以上适应证者可借用本方案,但不列入统计范围。

(二) 治疗前检查

1. 全血象、外周血肿瘤细胞计数。

2. 正侧位胸片、腹部 B 超,选择性其他影像学检查。

3. 肝、肾功能(尿酸)、EEG、EKG 检查,血清铁蛋白、血清 LDH、电解质、CMV、EBV、肝炎三对半、出凝血全套(DIC)。

4. 特殊检查

(1) 骨髓涂片(包括 PAS、POX、NSE、MPO)。

(2) 免疫分型(流式细胞仪)。

(3) 染色体核型分析。

(4) 特殊相关基因检测 *AML-ETO*、*PML-RARα*、*WT1*、*FLT3*。

(三) 研究性检查

1. 治疗早期反应评估

(1) 治疗第 9 天外周血、骨髓肿瘤细胞量变化(骨髓早、幼粒细胞是否<15%)。

(2) 治疗第 28 天骨髓早期细胞比例。

(3) 治疗第 28 天 MRD 水平(FCM 或分子)。

2. 分子生物学特征对预后影响。

(四) 临床危险型分组标准

1. 高危组(有配型准备异体移植指征)　具备以下任何一条:

(1) MDS 转化的 AML。

(2) 复杂核型和第二肿瘤。

(3) 诱导治疗 1 疗程(d22~28)骨髓幼稚细胞>15%。

(4) 2 个疗程后 2 次 MRD >1%。

2. 中危组　不具备以上任何一条。

3. 低危组　M3(APL)或伴有 21-三体综合征(非本方案适应证)。

中危组治疗计划流程见图 3-6-21、表 3-6-19 和表 3-6-20。

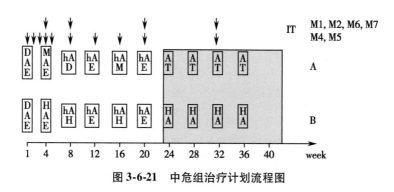

图 3-6-21　中危组治疗计划流程图

表 3-6-19　A 组化疗方案流程及用药安排

日期结果	方案名	药物	剂量	给药时间(第 X 天)
	DAE 诱导第 9 天外周血及骨髓幼稚细胞	柔红霉素 阿糖胞苷 依托泊苷 I/T	40mg/m², iv 100mg/m², q12h 100mg/(m²·2h)	1~3 D9 骨髓原幼粒≥15% 1~7,10~12 5~7,10~11 仅 M4,M5 第 8,15,22
	化疗前骨髓+MRD MAE	米托蒽醌 阿糖胞苷 依托泊苷 I/T	10mg/m², iv 100mg/m², q12h 100mg/(m²·2h)	1~3 1~7 5~7 1,M4、M5 另加第 8 天

日期结果	方案名	药物	剂量	给药时间（第 X 天）
化疗前骨髓+MRD hAD		阿糖胞苷 柔红霉素 I/T	$3000mg/(m^2 \cdot 2h)$,q12h $40mg/(m^2 \cdot 2h)$	1～3 1～2 1
hAE		阿糖胞苷 依托泊苷 I/T	$3000mg/(m^2 \cdot 2h)$,q12h $100mg/(m^2 \cdot 2h)$	1～3 1～2 1（仅 M4、M5）
化疗前骨髓+MRD hAM		阿糖胞苷 米托蒽醌 I/T	$3000mg/(m^2 \cdot 2h)$,q12h $10mg/m^2$,2h	1～3 1～2 1（仅 M4、M5）
hAE		阿糖胞苷 依托泊苷 I/T	$3000mg/(m^2 \cdot 2h)$,q12h $100mg/(m^2 \cdot 2h)$	1～3 1～2 1
化疗前骨髓+MRD AT		6-TG 阿糖胞苷	$75mg/m^2$,qn $75mg/m^2$,q12h	1～9 1～7
AT		6-TG 阿糖胞苷	$75mg/m^2$,qn $75mg/m^2$,q12h	1～9 1～7
化疗前骨髓+MRD AT		6-TG 阿糖胞苷 I/T	$75mg/m^2$,qn $75mg/m^2$,q12h	1～9 1～7 1
AT 化疗前骨髓+MRD		6-TG 阿糖胞苷	$75mg/m^2$,qn $75mg/m^2$,q12h	1～9 1～7
I/T		甲氨蝶呤 阿糖胞苷 地塞米松	<12 个月 6mg,12～36 个月 9mg,>36 个月 12.5mg <12 个月 15mg,12～36 个月 25mg,>36 个月 35mg <12 个月 2.5mg,12～36 个月 2.5mg,>36 个月 5mg	

表 3-6-20　B 组化疗方案流程及用药安排

日期结果	方案名	药物	剂量	给药时间（第 X 天）
DAE 诱导第 9 天外周血及骨髓幼稚细胞		柔红霉素 阿糖胞苷 依托泊苷 I/T	$40mg/m^2$,iv $100mg/m^2$,q12h $100mg/(m^2 \cdot 2h)$	1～3 D9 骨髓原幼粒≥15% 1～7,10～12 5～7,10～11 8,15,22（仅 M4,M5）
化疗前骨髓+MRD HAE		高三尖杉 阿糖胞苷 依托泊苷 I/T	$3mg/m^2$,iv $100mg/m^2$,q12h $100mg/(m^2 \cdot 2h)$	1～9 1～7, 5～7 1,M4、M5 另加第 8 天
化疗前骨髓+MRD hAH		阿糖胞苷 高三尖杉 I/T	$3000mg/(m^2 \cdot 2h)$,q12h $3mg/m^2$	1～3 1～5 1
hAE		阿糖胞苷 VP-16 I/T	$3000mg/(m^2 \cdot 2h)$,q12h $100mg/m^2$	1～3 1～2 1（仅 M4,M5）

续表

日期结果	方案名	药物	剂量	给药时间(第 X 天)
化疗前骨髓+MRD hAH		阿糖胞苷 高三尖杉 I/T	3000mg/(m²·2h),q12h 3mg/m²	1~3 1~5 1(仅 M4,M5)
hAE		阿糖胞苷 VP-16 I/T	3000mg/(m²·2h),q12h 100mg/m²	1~3 1~2 1
化疗前骨髓+MRD HA		高三尖杉 阿糖胞苷	3mg/(m²·d) 75mg/m²,q12h	1~9 1~7
HA		高三尖杉 阿糖胞苷	3mg/(m²·d) 75mg/m²,q12h	1~9 1~7
化疗前骨髓+MRD HA		高三尖杉 阿糖胞苷 I/T	3mg/(m²·d) 75mg/m²,q12h	1~9 1~7 1
HA 骨髓全套		高三尖杉 阿糖胞苷	3mg/(m²·d) 75mg/m²,q12h	1~9 1~7
鞘注		甲氨蝶呤	<12 个月 6mg,12~36 个月 9mg,>36 个月 12.5mg	
		阿糖胞苷	<12 个月 15mg,12~36 个 月 25mg,>36 个月 35mg	
		地塞米松	<12 个月 2.5mg,12~36 个 月 2.5mg,>36 个月 5mg	

注:
1. 无感染等特殊情况时第 22~29 天无论骨髓是否抑制应进行第二疗程。
2. 继续治疗时 WBC 需达 2500 以上或 ANC1200 以上,同时 BPC 在 10 万以上(特殊情况如 MDS 转化等例外)。
3. 2 个疗程未获缓解或复发制订个体性治疗方案

第三节　国内外 APL 的诊治方案

一、SCMC APL-2010 方案(2010-3-12)

(一)适应证

1. 年龄<18 岁的未治 APL。

2. 无严重脏器功能不全。

3. 无先天性免疫缺陷病、器官移植史。

(二)治疗前检查

1. 全血象、外周血肿瘤细胞计数。

2. 正侧位胸片、腹部 B 超,选择性其他影像学检查。

3. 肝、肾功能(尿酸)、EEG、EKG 检查,血清铁蛋白、血清 LDH、电解质、CMV、EBV、肝炎三对半、出凝血全套(DIC)。

4. 特殊检查

(1)骨髓涂片(包括 PAS、POX、NSE)。

(2)免疫分型(流式细胞仪)。

(3)染色体核型分析。

(4)融合基因检测(必须包括:*AML1-ETO*,*PML-RARα*)。

(三)诊断标准

1. 形态学符合 APL。

2. 具有 t(15;17)或(和)*PML-RARα* 融合基因或其他变异。

(四)研究性检查

1. 治疗早期反应评估

(1)治疗第 14 天外周血、骨髓肿瘤细胞量及诱导分化变化。

(2)治疗第 28 天骨髓早期细胞比例及 MRD(*PML-RARα* 融合基因定量检测)水平。

2. 分子生物学特征对预后影响(*WT1*、*FLT3*、*PML-RARα* 融合基因定量检测)。

（五）分组

1. 高危　WBC≥10 000/mm³。

2. 标危　WBC<10 000/mm³。

（六）说明

1. 无感染等特殊情况时第 22～29 天应进行下一疗程。

2. 继续化疗时 ANC1200 以上，同时 BPC 在 8 万以上。

3. 2 个疗程未获缓解、复发或维持治疗期连续 3 次 MRD 阳性制订个体性治疗方案，并有造血干细胞移植指征。

4. 维持治疗中 MRD 阳性者每疗程行 MRD 检测，如连续 2 次阳性加用下列方案并相应延长维持治疗时间：

（1）去甲氧柔红霉素 10mg/（m²·d），d1、3、5。

（2）Ara-C 200mg/（m²·d），q12h，d1～7。

SCMC APL-2010 方案见表 3-6-21。

表 3-6-21　APL 化疗方案流程及用药安排

日期	方案名	药物	剂量	给药时间（天）	备注
	诱导治疗	ATRA	25mg/（m²·d）	1～28	
	（d14 外周血、BM 幼稚）	As₂O₃	0.20mg/（kg·d）	1～28	
	高危组（起病时 WBC>=1 万）	Ara-C	100mg/m²，q12h	8～12	
	或第 8 天后 WBC>20 000 加用	DNR	40mg/（m²·d）	8～10	
	标准 DA（至少 ATRA3 天后）			或 WBC>20 000 时开始	
	巩固治疗 1	Ara-C	100mg/m²，q12h	1～7（I/T 第 1 天）	
	骨髓涂片+融合基因	DNR	40mg/（m²·d）	1～3	
	巩固治疗 2	ATRA	25mg/（m²·d）	1～28（I/T 第 1 天）	
		As₂O₃	0.20mg/（kg·d）	1～28	
	巩固治疗 3	Ara-C	100mg/m²，q12h	1～7（I/T 第 1 天）	
		DNR	40mg/（m²·d）	1～3	
	维持治疗第一轮	ATRA	25mg/（m²·d）	1～28（I/T 第 1 天）	
	骨髓涂片+融合基因	Ara-C	75mg/m²，q12h	1～5	
		三尖杉	3mg/（m²·d）	1～7	
		As₂O₃	0.20mg/（kg·d）	1～14（后休 14 天）	
		Ara-C	75mg/m²，q12h	1～7	
		6-TG	75mg/（m²·d）	1～7	
	维持治疗第二轮	ATRA	25mg/（m²·d）	1～28（I/T 第 1 天）	
	骨髓涂片+融合基因	Ara-C	75mg/m²，q12h	1～5	
		三尖杉	3mg/（m²·d）	1～7	
		As₂O₃	0.20mg/（kg·d）	1～14（后休 14 天）	
		Ara-C	75mg/m²，q12h	1～7	
		6-TG	75mg/（m²·d）	1～7	
	维持治疗第三轮	ATRA	25mg/（m²·d）	1～28（I/T 第 1 天）	
	骨髓涂片+融合基因	Ara-C	75mg/m²，q12h	1～5	
		三尖杉	3mg/（m²·d）	1～7	
		As₂O₃	0.20mg/（kg·d）	1～14（后休 14 天）	
		Ara-C	75mg/m²，q12h	1～7	
		6-TG	75mg/（m²·d）	1～7	

续表

日期	方案名	药物	剂量	给药时间(天)	备注
维持治疗第四轮		ATRA	$25mg/(m^2 \cdot d)$	1~28	
骨髓涂片+融合基因		Ara-C	$75mg/m^2,q12h$	1~5	
		三尖杉	$3mg/(m^2 \cdot d)$	1~7	
		As_2O_3	$0.20mg/(kg \cdot d)$	1~14(后休14天)	
		Ara-C	$75mg/m^2,q12h$	1~7	
		6-TG	$75mg/(m^2 \cdot d)$	1~7	
骨髓涂片+融合基因 CCR 18个月停药					
I/T 药物与剂量		MTX	<12个月6mg,12~36个月9mg,>36个月12.5mg		
		Ara-C	<12个月15mg,12~36个月25mg,>36个月35mg		
		Dex	<12个月2.5mg,12~36个月2.5mg,>36个月5mg		

注:有关 APL 详见第五篇第二章

二、COG 的 APL 诊治方案

意大利协作组在 AIDA0493 方案的总结中发现,107 例 APL 患者有 96% 获得 CR,10 年 EFS 和 OS 分别达 76% 和 89%。但该方案的设计主要是增加了蒽环类的剂量,COG 在 2009 年开始的 AAML0631 方案是在 AIDA0493 方案的基础上,减少了蒽环类的总剂量,并在方案中加入了亚砷酸的使用和增加了阿糖胞苷的剂量,根据患儿发病时的外周血白细胞数量分为标危和高危两组,在大剂量化疗后均需要接受 2 年的维持化疗,见图 3-6-22。诱

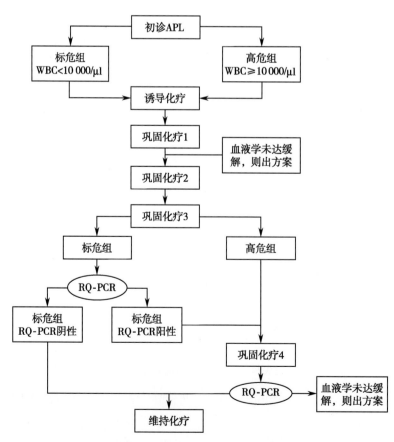

图 3-6-22 COG 用于 APL 的 AAML0631 方案诊治流程图

导方案包括 30 天 25mg/m^2 的全反式维 A 酸和 3 次 IDA,巩固 1 包括重复 2 次的 cycle1,每个 cyle1 由 5 周 0.15mg/kg 的亚砷酸(每周用 5 天)和 14 天 25mg/m^2 的 ATRA 组成,;巩固 2 包括 14 天 25mg/m^2 的 ATRA 和 3 天大剂量 Ara-C,1000mg/m^2,q12h;巩固 3 包括 14 天 25mg/m^2 的 ATRA 和 3 次 5mg/m^2 的

IDA;巩固 4 包括 14 天 25mg/m^2 的 ATRA、3 天大剂量 Ara-C(1000mg/m^2,q12h)和 d4 的 10mg/m^2 的 IDA;维持治疗由 9 个周期组成,每个周期 12 周,包括 14 天 25mg/m^2 的 ATRA、84 天 50mg/m^2 的 MP 和每周一次 25mg/m^2 的 MTX。

(叶启东　顾龙君)

第七章 儿童白血病支持治疗

第一节 儿童白血病感染的诊断处理

儿童白血病患儿因存在广泛免疫缺陷,条件性感染病原很广,包括革兰阳性和阴性细菌、真菌、病毒和原虫。各种病原体感染发生率随环境和病程不同而不一样。儿童白血病致命性感染的研究显示革兰阴性细菌为致病菌的50%,铜绿假单胞菌也是常见的病原体,白色念珠菌为25%。恶性肿瘤病人伴发感染的病原体的变化趋势为:①革兰阳性球菌增多(凝固酶阴性的葡萄球菌、链球菌和肠球菌);②大肠埃希菌减少而其他肠道细菌感染和真菌增加(克雷伯杆菌、肠杆菌、沙雷菌、念珠菌和曲霉菌);③多药耐药性细菌逐渐增多。白血病患儿伴发热时,其感染原随疾病阶段而异,早期(白血病确诊时)仅1/3的病例能找到发热的原因,其中1/3是细菌感染,2/3是病毒感染。诱导治疗期间,发热通常是细菌感染。缓解期间,大多数发热是病毒感染所致。复发期间,间隙发热最常见为病毒、细菌和真菌。发生细菌或真菌性败血症者,最终伴有严重的中性粒细胞减少。卡氏肺囊虫肺炎通常发生在儿童恶性疾病缓解期和复发期,而不是发病的早期。

一、病因

1. 机体免疫缺陷 肿瘤患儿存在体液免疫,细胞免疫的缺陷。化疗、放疗、皮质激素及各种免疫抑制剂的应用均造成机体免疫功能的减退。

2. 屏障防御功能破坏 肿瘤组织破坏皮肤和黏膜的正常屏障作用,抗肿瘤药物对宿主皮肤黏膜的损伤及各种治疗性操作(如穿刺术、插管术)破坏上述屏障的完整性。

3. 肿瘤本身引起水肿、糜烂、溃疡、坏死、压迫及梗阻均有利于感染的发生。

4. 粒细胞减少 大多数化疗药物可引起短暂性粒细胞减少,少数化疗药物具有延缓的骨髓毒性。肿瘤的骨髓浸润也会引起粒细胞的减少。

引起肿瘤病人感染单个最重要的原因是中性粒细胞减少。白血病病人伴中性粒细胞减少者,感染发生率明显增高,中性粒细胞低于 $500/mm^3$ 是一个危险信号。另外,粒细胞减少的持续时间与感染发生的危险直接有关(见表3-7-1)。

表3-7-1 粒细胞减少与严重感染的危险性关系

粒细胞计数($×10^9/L$)	严重感染发生率%
>2.0	2
1.5~2.0	5
1.0~1.5	10
0.5~1.0	19
<0.1	28

肿瘤病人粒细胞减少症可能与原发病有关,或者可能是化疗的结果。一些复发或缓解期白血病儿童中性粒细胞数量可正常,但其功能受损;已有报道霍奇金病和粒细胞性白血病病人中性粒细胞的趋化和杀菌功能降低。

癌症病人淋巴细胞减少或(和)T淋巴细胞功能缺陷可导致病毒和真菌感染。淋巴瘤病人特别易发生细胞内微生物感染,这些病人的巨噬细胞功能可能受损。

二、发病机制

对大多数正常人不致病的微生物,常引起先天和后天缺陷病人的感染。由于感染的发生是微生物、环境因素和宿主抵抗力相互作用的结果,肿瘤患儿免疫功能低下,感染常为机会感染。

肿瘤导致机体免疫功能低下的原因很多,这些因素从不同的水平破坏了机体抵御病原微生物的能力,可以是组织器官水平,如胸腺、皮肤结构发育不良或破坏;细胞水平,如 T、B 细胞等功能降低;分子水平,如 DNA、蛋白质分子异常。

各种原因引起的免疫缺陷往往不限于某一水平的异常,可以同时发生从分子到组织器官水平的变化。机体对病原微生物的抵抗是机体免疫系统综合状况的体现。当然也与细菌的毒力和数量有关。感染=毒力×病原微生物数量/宿主抵抗力。如果上述等式中宿主抵抗力下降,不需要微生物太多的量以及太大的毒力,机体就会发生感染,且感染严重而难以控制。

三、临床表现

临床表现决定于宿主对病原微生物的反应。正常儿童感染均伴有发热和急性炎症等基本应答反应。急性炎症反应是由于粒细胞浸润、充血和毛细血管通透性增强等所致。临床表现为皮肤蜂窝织炎、肺炎和脑膜炎等。

肿瘤患儿合并感染的临床症状和体征有时不典型,全身症状表现不明显(如中毒症状),感染局部变化也不显著(如肺炎、腹膜炎或腹部脓肿、皮肤蜂窝织炎和溃疡、软组织脓肿、关节炎和骨髓炎)。严重的中性粒细胞减少患者发生肺部细菌感染时,胸片可能没有明显的浸润影。蜂窝织炎可能没有局部的红肿,易于误诊。免疫功能低下是全身的局部炎症等临床表现不典型的原因。

肿瘤患儿免疫应答反应产生的内源性致热原是导致发热的原因,在免疫功能低下时的发热反应可能有所降低,但一般都存在。严重免疫缺陷患者除发热外,可能缺乏特征性症状和体征。低毒力微生物,甚至一些皮肤和黏膜的正常菌丛也可导致免疫缺陷患儿发生严重、致命的感染。一些病原体可因其特殊毒性产物而有特殊的表现,如卡氏肺囊虫肺炎、白色念珠菌引起的鹅口疮等。各种影响免疫功能的因素可能导致不同的感染特点。

四、恶性疾病患儿感染的病原体及其防治

	易单独感染的条件性病原体	感染的合理治疗	感染的预防
恶性疾病	细菌:铜绿假单细菌和其他假单胞菌属、大肠埃希菌、肠杆菌、克雷伯杆菌、不动杆菌属、变形杆菌属、沙雷菌属、其他革兰阴性杆菌、类杆菌属和其他厌氧菌、金黄色葡萄球菌、表皮葡萄球菌、链球菌、肠球菌、类白喉杆菌、李斯特菌属、流感嗜血杆菌、沙门菌属、结核分枝杆菌和其他分枝杆菌属;真菌:白色念珠菌和其他念珠菌属、曲霉菌属、新型隐球菌、组织胞浆菌、镰刀菌属、热带毛孢子菌、光滑球拟酵母属、毛霉菌属;病毒:水痘-带状疱疹病毒、巨细胞病毒、单纯疱疹病毒、肝炎病毒 B 和 C、EB 病毒、腺病毒、麻疹病毒、乳多空病毒;寄生虫:卡氏肺囊虫、弓形虫、隐孢子虫属、粪类圆线虫	1. 治疗前取合适的标本做革兰染色涂片和培养(血、尿、CSF、插管的静脉内部分、伤口),即便是很小的损伤伤口也应作培养 2. 可能的话,选择针对特异病原体的抗生素联合应用(首选杀菌剂,而不是抑菌剂) 3. 出现发热时(24 小时内 3 次口表温度为 38℃或单次体温≥38.5℃),即开始经验性抗微生物治疗。有几种方案都很有效;包括单独使用头孢他啶 4. 一旦治疗开始,应有足够的时间等待疗效的出现;治疗一般很少短于 7 天,对中性粒细胞减少的病人,需进行持续的治疗,直到其中性粒细胞绝对计数>500/mm³ 5. 对有发热的中性粒细胞减少的且对抗生素治疗没有反应的患者,可经验性地应用抗真菌药物	1. 预防性应用 TMP-SMX 以防止卡氏肺囊虫肺炎 2. 避免不必要的住院 3. 避免抗生素和插管,除非有特殊需要 4. 有规律地对培养标本(喉、粪、腋部)进行常规间断监测可能获益 5. 对接触过感染源者可使用 VZIG、ISG 或 IVIG 6. 接种肺炎球菌疫苗、流感嗜血杆菌 B 型疫苗和流感疫苗 7. 对血清单纯疱疹阳性、正在进行强化治疗的急性白血病患者应使用阿昔洛韦(250mg/m²) 8. 对没有患过水痘、处在缓解状态下的急性淋巴细胞性白血病患儿进行水痘疫苗接种

五、诊断方法

肿瘤患儿发生严重感染时,临床表现可不典型,引起的感染源非常广泛,包括常见的细菌、分枝杆菌、真菌、原虫和病毒。

（一）败血症

败血症是严重联合免疫缺陷病、恶性肿瘤使用免疫抑制的住院儿童最主要的并发症,发热是最常见表现。因此,一旦出现发热即应行血培养,并常多次血培养,除了血培养,所有其他可能感染的部位的标本也需做培养,如伤口部位、静脉导管及尿液培养等。肺部、尿道、脑脊液以及血标本的病毒培养也是必要的。

（二）肺炎

肺炎是免疫低下患儿第二个最常见的并发症,由于事先多已使用抗生素,而影响了培养结果。许多肺炎患儿的病原体是条件致病菌,并常引起败血症;反复血培养有助于明确病因。另外,也可作痰液涂片检查和培养。若发生胸腔积液,要进行胸腔穿刺,许多病例 X 线片仅提供胸膜增厚,但若胸腔穿刺抽得 1～2ml 液体,对诊断很有帮助。在特殊情况下,支气管镜检查、支气管肺泡灌洗法、肺叶活检和开胸活检也需进行。

（三）其他感染

关节炎、骨髓炎、蜂窝炎和脓肿部位在治疗前进行穿刺培养,通常用注射器放少量盐水获取标本进行培养。假如怀疑感染部位穿刺抽吸不到液体,可推一些生理盐水,然后再回抽。当怀疑中枢神经系统感染时,脑脊液检查是必需的。

六、肿瘤患儿感染的处理

机会性感染的诊断和治疗基本原则是预防感染的发生,及时发现感染的存在和找寻病原体,给予特异性治疗。应随时想到机会性感染的可能性,并从临床情况分析可能的微生物类型。临床医师也必须警惕化验室污染菌的可能。相反,也不要轻易将分离到的正常腐生微生物认为是污染,应重复采集标本寻找真实的病原体。

应强调微生物与宿主之间的动态关系,致病力是相对的,与宿主防御功能和微生物与人的接触程度有关。任何微生物都能引起疾病,所有病原体也都会引起疾病。静脉插管者,应定期进行血培养检查,插管插入部位应仔细检查,拔除插管的针头应做常规培养。气管切开以及接受吸入疗法的儿童应对痰液及气管吸出物进行反复培养,以便了解病人菌群的改变情况。这样能早期发现机会感染的可能性。一旦培养和血清学检查明确了感染病原体,应即刻开始治疗。最初的治疗必须根据疾病的临床表现。当有了特殊病原菌及其药物敏感性后,治疗应根据这些资料来决定。

（一）癌症患儿伴中性粒细胞减少发热时的经验性治疗

所有肿瘤患儿伴中性粒细胞减少出现不明原因发热时,在获得培养标本后,应该马上开始经验性抗生素治疗。2009-NCCN 建议的经验性治疗如下:

1. **静脉单药治疗**　建议首选广谱抗生素,如头孢他啶、瓜拉西林/他唑巴坦、头孢吡肟。

2. **静脉联合用药**　建议以下联合治疗:①氨基糖苷类+抗假单胞菌属青霉素,β-内酰胺酶抑制药;②氨基糖苷类+广谱头孢菌素(如头孢他啶、头孢吡肟);③环丙沙星+抗假单胞菌属青霉素;④应用万古霉素或利奈唑胺。

3. **口服药物**　低危组患者可选择口服环丙沙星+阿莫西林/克拉维酸钾 β-内酰胺类抗生素)。

当培养结果不能提示发热的细菌病原学,或应用单一头孢他啶的情况下仍有发热时,需再次进行培养,后加用氨基糖苷类或万古霉素。

若发热经以上治疗仍持续不退,经验性抗真菌治疗必须考虑。假如发热持续超过 7 天,两性霉素 B 应作为常规治疗。当病人临床情况恶化时应尽早加入两性霉素 B。

肿瘤伴中性粒细胞减少患儿抗生素治疗要持续至体温恢复正常后 3 天,以防反跳和再次感染。所以一旦治疗开始,不要轻易停药,直到患儿中性粒细胞回升(绝对值≥500/mm^3)。

（二）细菌感染

用抗生素治疗癌症患儿感染应遵循以下几点:①静脉给药;②用广谱抗生素;③杀菌性;④联合应用抗生素;⑤足够的治疗期限。肿瘤患儿严重细菌感染的抗生素应用见表3-7-2。严重感染的患儿,抗生素治疗必须在培养结果出来之前就开始应用。因为免疫低下患儿合并感染的致病菌主要为医源性革兰阴性菌,故常为耐药菌株。首选的抗生素覆盖面要广,以往庆大霉素应用很广泛,现已发现许多耐庆大霉素的菌株。此时其他氨基糖苷类(根据药物敏感试验结果)如丁胺卡那、立克菌星或妥布霉素可以使用。

表 3-7-2　免疫缺陷患儿伴严重细菌感染时抗生素的选择

药名	剂量	敏感细菌	建议
丁胺卡那霉素（阿米卡星）	每天 15～40mg/kg（420～1100mg/m²）q8h IM 或 IV（静脉 30 分钟）	肠杆菌,大肠埃希菌,肺炎克雷伯杆菌,变形杆菌,普罗菲登杆菌,沙雷菌,不动杆菌,假单胞菌,非结核分枝杆菌	在不至于引起毒性的前提下,应保证注药后 1 小时和 8 小时（峰值和谷值）有足够的血药浓度
氨苄西林	每天 100～300mg/kg（28～8.4g/m²）q4h IM 或 IV（静推 5 分钟）	肠杆菌,链球菌,李斯特杆菌,大肠埃希菌,奇异变形杆菌,沙门菌,志贺菌,流感嗜血杆菌	与氨基糖苷类抗生素合用有协同作用
氨曲南	每天 90～120mg/kg（2.6～3.4g/m²）q6～8h IM 或 IV	多数革兰阴性需氧菌;无抗革兰阳性需氧菌及厌氧菌活性	对头孢菌素、青霉素和氨基糖苷类耐药的革兰阴性需氧菌亦有效;尚不知对革兰阳性菌所致的严重感染是否有效
羧苄西林	每天 200～500mg（5.6～14.0g/m²）q4h IV（静推 5 分钟）	大多数类杆菌和其他厌氧菌;与庆大霉素、阿米卡星或妥布霉素联用可治疗铜绿假单胞菌和其他革兰阴性杆菌	一般应与一种氨基糖苷类抗生素合用
头孢唑啉	每天 25～50mg/kg（0.7～1.4g/m²）q6h IM 或 IV（静推 5 分钟）	金黄色葡萄球菌,表皮葡萄球菌,A 组 β 溶血性链球菌,肺炎球菌	与氨基糖苷类抗生素合用有协同作用
头孢哌酮	每天 100～150mg/kg（2.8～4.2g/m²）q6～8h IV（静滴 10～20 分钟）	大多数革兰阳性和革兰阴性需氧菌,除外李斯特杆菌、肠球菌（大多数厌氧菌敏感）	尤其适用于胆道感染
头孢噻肟	每天 100～200mg/kg（2.8～5.6g/m²）q6～8h IV（静滴 10～20 分钟）	大多数革兰阳性和革兰阴性需氧菌,除外李斯特杆菌和肠球菌	
头孢呋辛	每天 100mg/kg（2.8～6.7g/m²）q6～8h IV（静滴 10～20 分钟）	大多数革兰阳性球菌（除外肠球菌）、流感嗜血杆菌、脑膜炎球菌	
环丙沙星	每天 20～30mg/kg q12h IV 或 PO	粪肠球菌、链球菌、枸橼酸菌、阴沟肠球菌、大肠埃希菌、流感嗜血杆菌、副流感嗜血杆菌、肺炎克雷伯杆菌、摩根杆菌、变形杆菌、普罗菲登杆菌、铜绿假单胞菌、黏质沙雷菌	18 岁以下患者慎用
克拉霉素	每天 15mg/kg 均分为 2 次,每天 10～30mg/kg 均分为 2 次,用于治疗细胞内鸟型分枝杆菌	军团菌、沙眼衣原体、金黄色葡萄球菌（甲氧西林敏感）、葡萄球菌、肠球菌、淋病奈瑟菌、厌氧球菌、空肠弯曲菌、流感嗜血杆菌、类杆菌、麻风分枝杆菌、堪萨斯杆菌、细胞内鸟型分枝杆菌、棒状杆菌、单核细胞增多性李斯特杆菌、产气荚膜杆菌、消化球菌、消化链球菌、百日咳杆菌、莫拉卡他菌、多杀巴氏杆菌	尚不清楚是否适用于 12 岁以下患者

续表

药名	剂量	敏感细菌	建议
克林霉素	每天 10～40mg/kg（280～1120mg/m²）q6h IM 或 IV（静滴30分钟）	厌氧菌	
红霉素	每天 30～50mg/kg（840～1400mg/m²）q6h PO 或 IV（静滴1小时）	肺炎支原体、衣原体、军团菌、金黄色葡萄球菌、链球菌、百日咳杆菌	
乙胺丁醇	每天25mg/kg（700mg/m²）*2个月，然后每天 15mg/kg（420mg/m²）PO	结核分枝杆菌、非典型分枝杆菌	与异烟肼、利福平和丙硫异烟胺联合使用
亚胺培南-西司他丁	每天 40～60mg/kg（1.1～1.7g/m²）	对大多数革兰阳性球菌和革兰阴性杆菌有抗菌活性	儿童慎用。对耐头孢菌素、青霉素和氨基糖苷类病原体有效；一般与一种氨基糖苷类抗生素合用；有诱发抽搐的可能
异烟肼	每天 10～20mg/kg（280～560mg/m²）（最大剂量每天500mg/kg）PO 或 IM	结核分枝杆菌、非典型分枝杆菌	与乙胺丁醇、链霉素、利福平和丙硫异烟胺联合使用
卡那霉素	每天 15～20mg/kg（420～560mg/m²）q8h IM 或 IV（静滴30分钟）	肠球菌、大肠埃希菌、肺炎克雷伯菌、变形杆菌、普罗菲登杆菌、沙雷菌、不动杆菌	
甲硝唑	每天 15～50mg/kg（420～1400mg/m²）q6h IV 或 PO	大多数厌氧菌	
苯唑西林（新青霉素Ⅱ）	每天 100～200mg/kg（2.8～5.6g/m²）q4～6h IM 或 IV（静推5分钟）	金黄色葡萄球菌	
青霉素	每天 50 000～300 000U/kg（140万～480万 U/m²）q4h IM 或 IV（静推5分钟）	链球菌、奈瑟菌、梭芽胞杆菌、多杀巴氏杆菌、口咽部厌氧菌、串珠状链球菌	
哌拉西林	每天 200～300mg/kg（5.6～8.4g/m²）q4～6h IM 或 IV（静滴30分钟）	同羧苄西林,活性更强	应常与一种氨基糖苷类抗生素合用
利福平	每天 10～20mg/kg（280～560mg/m²）（最大剂量每天600mg）PO	结核分枝杆菌、非典型分枝杆菌	治疗结核病时与异烟肼、吡嗪酰胺、链霉素和乙胺丁醇连用
链霉素	每天 15～30mg/kg（420～840mg/m²）IM	结核分枝杆菌、非典型分枝杆菌	与异烟肼、利福平、吡嗪酰胺和乙胺丁醇三药或四药联用,在治疗细菌性心内膜炎时有协同作用
妥布霉素	每天 3～5mg/kg（84～140mg/m²）q8h IM 或 IV（静滴30分钟）	肠杆菌、大肠埃希菌、肺炎克雷伯杆菌、变形杆菌、普罗菲登杆菌、沙雷菌、不动杆菌、假单胞菌、枸橼酸菌	在不至于引起毒性的前提下,应保证注药后 1 小时和 8 小时（峰值和谷值）有足够的血药浓度
甲氧苄啶-磺胺甲噁唑	甲氧苄啶每天 10～20mg/kg（280～560mg/m²）磺胺甲噁唑每天 50～100mg/kg（1.4～2.8g/m²）q12h PO 或 IV	普罗菲登杆菌、沙门菌、沙雷菌、志贺菌、大肠埃希菌、克雷伯菌、肠杆菌、摩根杆菌、变形杆菌、流感嗜血杆菌、福氏志贺菌、宋内志贺菌	对氨基糖苷类抗生素耐药的病原体有效
万古霉素（稳可信）	每天 40～60mg/kg（1200～1800mg/m²）q6h IV（静滴30分钟）	金黄色葡萄球菌、表皮葡萄球菌、链球菌、肠球菌、难辨梭菌	治疗肠球菌感染时与一种氨基糖苷类抗生素合用；治疗难辨梭菌类感染时剂量为每天 50mg/kg,PO

表 3-7-2 列出了抗生素的剂量,按每平方米计算或按体重计算都可以。这对于青霉素和头孢菌素类不是很重要,但对氨基糖苷类抗生素来讲是非常重要的。对于达不到年龄标准体重的儿童相对血容量和细胞外液比正常范围儿童都增高,因此用体重计算药物剂量不够恰当。

氨基糖苷类有效剂量和毒性水平的间隙很小,应测定血液药物高峰浓度和进行体外该血浓度对病原菌的药物敏感试验。

治疗假单胞菌属感染时,抗假单胞菌属青霉素不要单药应用,其疗效不好,而且很快发生耐药。目前主张氨基糖苷类和抗假单胞菌属青霉素或头孢他啶联合使用,具有明显的协同作用。TMP-SMZ 偶尔对多耐药革兰阴性细菌感染效果很好。

当怀疑有厌氧菌感染时,可给予氯霉素、克林霉素或甲硝唑。肺部厌氧菌感染时,则应使用大剂量青霉素或羧苄西林。

万古霉素用于多耐药葡萄球菌、肠球菌和链球菌感染患儿和对其他抗生素过敏的严重链球菌或葡萄球菌感染患者。免疫低下患儿发生肺炎支原体感染时,常更严重,应采用红霉素给予积极治疗。

肿瘤伴免疫低下患儿发生结核病时,早期不易作出诊断,耐药性结核菌株的产生是当今主要问题。目前对早期抗结核经验性治疗推荐四药联用:异烟肼、利福平、吡嗪酰胺、链霉素或乙胺丁醇。

(三) 病毒感染

肿瘤伴免疫低下患儿的发病和死亡率与病毒感染有一定的关系。虽然特异抗病毒治疗与抗生素的治疗相比仍然处在初步发展阶段,但现已有许多临床可以应用的药物,常用的药物见表 3-7-3。眼科局部应用已表明阿昔洛韦、碘苷、三氟尿苷、阿糖腺苷对单纯疱疹病毒引起的急性角膜炎和复发性上皮角膜炎的治疗有效。而目前还没有用于皮肤复发性单纯疱疹感染的局部抗病毒制剂。

表 3-7-3　肿瘤患儿病毒感染时的药物选择

类型	药物	剂量和方法	敏感的病毒	建议
局部感染	阿昔洛韦	5% 软膏 q3～4h	单纯疱疹病毒,水痘-带状疱疹病毒	
	碘苷	0.1% 溶液 q1h;0.5%	单纯疱疹病毒软膏 q4h	
	三氟尿苷	1% 溶液 q2h(每天最大剂量:9 滴/眼)	单纯疱疹病毒	
	阿糖腺苷	3% 软膏,每天 5 次	单纯疱疹病毒,水痘-带状疱疹病毒	
全身感染	阿昔洛韦	每天 15～45mg/kg(420～1350mg/m^2) q8h IV(静滴 1 小时)	单纯疱疹病毒,水痘-带状疱疹病毒	
	金刚烷胺	1～9 岁:每天 4.4～8.8mg/kg(125～150mg/m^2) q12hPO(每天最大剂量:150mg)9～12 岁:100mg,PO,q12h	流感病毒 A	
	双去氧肌苷	每天 7～10mg/kg(200～300mg/m^2) q8～12hPO	人类免疫缺陷病毒(HIV)	如果不能耐受叠氮胸腺嘧啶或治疗失败时可用本药
	膦甲酸	每天 180mg/kg(5g/m^2)IV q8h 连用 14～21 天,然后每天 60～120mg/kg(1.7～2.4g/m^2)q24h 维持治疗	巨细胞包涵体病毒	
	更昔洛韦	每天 10mg/kg(300mg/m^2)IV q12h×14～21 天 每天 5mg/kg(150mg/m^2)IV q24h 用于长期控制感染 每天 10mg/kg(300mg/m^2)IV q12h×1 周,然后 5mg/(kg·d)[150mg/(m^2·d)]IV q24h 用于预防感染	巨细胞包涵体病毒	

续表

类型	药物	剂量和方法	敏感的病毒	建议
	三氮唑核苷	雾化吸入（300ml 无菌 USP 水中加入 6g），每天用药 12～18h	呼吸道合胞病毒	本药在体外实验研究中能有效抵抗流感副流感病毒和麻疹,本药用于治疗流感和副流感病毒的临床研究还在进行中
	拉曼替啶（ramantidine）	每天 5mg/kg（150mg/m^2）最大剂量:<10 岁每天 150mg≥10 岁每天 200mg	流感病毒 A	可用于预防性治疗
	阿糖腺苷	每天 15～30mg/kg（420～840mg/m^2）（静滴 12 小时）×1～14d	单纯疱疹病毒,水痘-带状疱疹病毒	
	叠氮胸腺嘧啶	<12 岁:每天 24mg/kg（720mg/m^2）PO（每天最大剂量 800mg）≥12 岁:每天 500～600mg 均分 3～6 次服用	HIV	

肿瘤伴免疫低下患儿常发生严重和迁延性皮肤黏膜单纯疱疹病毒感染和水痘-带状疱疹病毒感染。这些感染用阿昔洛韦治疗是有效的。阿昔洛韦还有预防单纯疱疹病毒反复感染的作用,但对预防免疫低下患儿巨细胞病毒感染无效。

（四）真菌感染

真菌感染是肿瘤患儿死亡的主要原因,许多大量使用抗生素治疗无效而死亡的病例中,尸解发现为广泛的真菌感染。免疫低下患儿接受抗生素治疗后,特别容易发生念珠菌过度生长,此时采用局部有效的药物治疗,可减少念珠菌的全身性播散。抗真菌药物的应用见表3-7-4。

表3-7-4　肿瘤患儿真菌感染时抗生素的选择

类型	药物	剂量和给药方法	敏感真菌	建议
局部感染	制霉菌素	霜剂,软膏,粉剂,口服片剂,阴道片剂 10 万～100 万 U,qid	念珠菌	
	克霉唑	1% 软膏或溶液 bid 至 qid	念珠菌,皮肤癣菌	
	咪康唑	霜剂 bid 至 qid	念珠菌,皮肤癣菌	
全身感染	两性霉素	0.8～1.5mg/（kg·d）[22～42mg/（m^2·d）] qd 或 qod IV（静滴 3～4 小时）	曲霉菌、牙生菌、念珠菌、粗球孢子菌、新型隐球菌、荚膜组织胞浆菌、毛霉菌、巴西芽生菌 phaeohyomycosis、zygomycosis	儿童:一般能耐受 0.25mg/kg 的首剂剂量,然后每天增加 0.25mg/kg,渐增至 1.0mg/kg;重症患者:前 4 剂用药可予每隔 6 小时进行 1 次,然后再调整至 qd 或 qod
	氟康唑	2～6mg/（kg·d）[84～168mg/（m^2·d）]IV 或 PO,每天 1 次	念珠菌黏膜炎、隐球菌脑膜炎、尿道念珠菌感染	
	伏立康唑		曲霉菌、念珠菌属、新型隐球菌、毛孢子菌、定放线病菌属	

类型	药物	剂量和给药方法	敏感真菌	建议
	米卡芬净		对多种念珠菌和曲霉菌有效	
	卡泊芬净		广谱对念珠菌、黄曲霉等曲霉菌有效	
	氟胞嘧啶	50～100mg/（kg·d）[1.4～4.2g/（m²·d）]q6h PO	念珠菌、新型隐球菌	与两性霉素 B 合用
	伊曲康唑	成人：200mg PO qd 或 bid 儿童：剂量未定	曲霉菌、皮炎牙生菌、粗球孢子菌、新型隐球菌	
	酮康唑	3.3～6.6mg/（kg·d）[100～200mg/（m²·d）]qd PO	皮炎牙生菌、念珠菌、粗孢子菌、荚膜组织菌病可选用本药胞浆菌、巴西芽生菌、新型隐球菌、波氏假阿利什霉菌	慢性皮肤黏膜念珠
	咪康唑	20～40mg/（kg·d）[600～1200mg/（m²·d）]IV q8h（静滴 30～60 分钟）	念珠菌	

　　对全身性真菌病,最有效的药物是两性霉素 B,使用时要考虑到它的副作用,但应用恰当,它是一个很有效的药物。儿童对该药的耐受性较成人好,即使有些肾功能方面的异常,也无碍大事。儿童剂量可较成人大,治疗疗程较成人长。使用两性霉素 B 时,应测定其血浓度和该浓度对真菌的敏感性。很多医院实验室未开展这个测试,应送到能开展此试验的医疗单位去作。两性霉素 B 治疗方案制订后,疗程至少 3 周,通常为 6 周。

　　氟胞嘧啶也是一个有效抗真菌药物,但当单独用药时,结果往往不理想。常两药合用(两性霉素 B 和氟胞嘧啶)治疗念珠菌感染。氟康唑、伊曲康唑和酮康唑是三个新的抗真菌药物,根据药物敏感试验,有时也能替代两性霉素 B。伊曲康唑对治疗曲霉菌属感染有效。氟康唑对弥漫性粗球真菌感染有效,有时也对新型隐球菌脑膜炎有效。

　　1. 抗真菌治疗时间　一般认为发热持续时间≥5～7 天,且粒细胞无恢复表现,可考虑经验性应用抗真菌治疗。同时需认真检查筛查是否有深部真菌感染,包括胸部、鼻窦部影像学检查,病灶部位的穿刺及活检,腹部 CT 检查是否有肝、脾、肾真菌感染等。值得注意的是,影像学检查的阳性特征通常都要在患者白细胞恢复后才能显现。侵袭性真菌感染的早期诊断:CT 可以早期发现真菌对肺部及深部脏器的侵袭,典型的影像学表现为"晕轮

征",那是一些圆形的低密度影,伴有增强的外圈。另外的早期诊断试验包括半乳甘露聚糖试验(GM 试验)和 β-(1,3)-D 葡萄糖试验(G 试验)。GM 试验可检测侵袭性曲霉菌,G 试验被用于检测各类真菌感染。

　　2. 药物选择　抗真菌治疗很大程度上为经验性治疗,当可能存在全身性真菌感染时,目前仍首推两性霉素 B,两性霉素 B 脂质体对肾和输注反应的不良反应明显低于两性霉素 B,因此有条件的地区,可以考虑选用脂质体。

　　伏立康唑、卡泊芬净、米卡芬净与两性霉素 B 具有类似的临床疗效,但与两性霉素 B 相比,其临床不良反应更少,卡泊芬净被推荐用于耐药的念珠菌属,具有良好疗效,但对新型隐球菌、毛孢子菌属无效,而伏立康唑对侵袭性曲霉菌感染具有明显优势,两性霉素 B 对该菌有效。

　　3. 停药原则　根据情况考虑停用抗真菌药。

　　(1) 粒细胞缺乏恢复者,临床经验用药而无真菌感染证据,则需继续应用抗真菌药物,同时于粒细胞恢复后 4～5 天停用抗生素。

　　(2) 持续粒细胞减少,临床稳定,无真菌感染证据,足量用药 2 周后停药,临床不稳定或高危人群(大量免疫抑制剂、异体骨髓移植),则需等粒细胞恢复后才能停药。

　　(3) 有明确的真菌感染依据,酵母菌在血培养

阴性后 2 周,曲霉菌至少用药 12 周。

（五）原虫感染

肿瘤伴免疫低下患儿原虫所致机会感染主要由卡氏肺囊虫、弓形虫和隐孢子虫属所致,偶尔溶组织内阿米巴、腹球形孢子虫和肠梨形鞭毛虫也是致病因素,治疗原虫感染的药物选择见表 3-7-5。

表 3-7-5　肿瘤患儿寄生虫感染时抗生素的选择

寄生虫类型	药物选择和剂量	建议
溶组织内阿米巴	甲硝唑 35～50mg/(kg·d)[1～1.4g/(m²·d)]q8h PO 连用 10 天,或去氢依米丁 1.0～1.5mg/(kg·d)[29～41mg/(m²·d)](最大剂量 90mg)q12h IM 连用 5 天 上述两药后接用 iodoquine 40mg/(kg·d)[1.1g/(m²·d)]q8h PO 连用 20 天,或如有肝脓肿时,用磷酸氯喹 10mg base/kg(最大剂量 300mg base)[290mg/(m²·d)]q24h PO 连用2～3 周	疾病控制和预防中心有去氢依米丁供应
蓝氏贾第鞭毛虫	Quinacrine HCL 6mg/(kg·d)[170mg/(m²·d)]q8h PO(最大剂量 300mg/kg)连用 7 天	交替疗法:甲硝唑,呋喃唑酮
贝氏等孢子球虫	甲氧苄胺嘧啶-磺胺甲噁唑(TMP/SMX)10g TMP-50mg SMX/(kg·d)[280mg TMP-1.4g SMX/(m²·d)]q6h PO×10 天,然后 5mg TMP-25mg SMX/(kg·d)q12h×3 周	
卡氏肺囊虫	同上	
粪类圆线虫	噻苯达唑 50mg/(kg·d)[1.4g/(m²·d)]q12h PO,最大剂量 3g/d×2 天(治疗疾病散播者 5 天或更长时间)	已证实克拉霉素对成人患者有效
兔弓形虫	乙胺嘧啶 2mg/(kg·d)[60mg/(m²·d)]q12h PO×3 天,然后 1mg/(kg·d)(最大剂量 25mg/(kg·d)]×4 周加磺胺嘧啶 100～200mg/(kg·d)[2.8～5.4g/(m²·d)]q6h PO×4 周	

第二节　骨髓造血功能严重抑制时的支持治疗

一、贫血

（一）输血

贫血原因为:①骨髓正常细胞被肿瘤细胞所取代;②化疗引起的骨髓抑制;③失血:由于血小板减少引起外出血如鼻出血或胃肠道出血,或为诊断需要反复抽血而致的慢性失血;④免疫性或机械因素引起的溶血。

当血红蛋白下降到 60～70g/L 时,组织供氧有困难,患儿出现不适乏力、活动减少、胃纳不佳、烦躁等表现,此时应给予红细胞少浆血输注,以迅速提高血红蛋白,增加对化疗的耐受性。标准输血量应是 10ml/kg 体重,可提高患儿血红蛋白 25～30g/L,一次输血的最大安全量为 15ml/kg。有严重贫血(血红蛋白<50g/L),特别伴有充血性心力衰竭或高血压时,应少量多次输血,即每次每千克体重给少浆血 3～5ml,每次输血持续 3 小时以上,间隔数小时再输血,以使心血管系统稳定,在 24 小时内恢复带氧能力,以避免迅速大量输血所致的肺水肿。严重贫血者,最好作部分交换输血术,即交替先抽出患者血液,然后输入少浆血 10～50ml,如此交替运行,其优点可迅速等容量地纠正贫血,这特别适合于严重贫血伴充血性心力衰竭者及白血病细胞超过 100×10⁹/L 者及伴肿瘤溶介综合征等者。为减少接触其他个体白细胞、血小板及血浆中的同种异体抗原,有必要输去除白细胞和洗涤红细胞的血液,因而减少输血后发生变态反应及发热性输血反应的机会。对接受强化疗、造血干细胞移植前预处理方案及免疫缺陷者,为防止输入的血液中淋巴细胞在受体内植活,因而产生移植物抗宿主病(graft-versus-host disease)应在输血前,将供体血经⁶⁰Co 或直线加速器照射 20～25Gy,破坏淋巴细胞的增殖能力,然后再输给受体。

（二）输血注意事项

把握输血指征时还应考虑以下方面,化疗后骨髓抑制即将恢复的患儿,输血指征适当从严,此外,下一疗程的化疗强度也是考虑是否输血的原因之一。若下一疗程不是比较强烈的化疗,则可考虑暂不输血支持。

另一种情况是轻中度贫血(血红蛋白80g/L),刚接受了一个很强烈的化疗,其后1～2周内一定会出现严重骨髓抑制,早期输注红细胞将改善全身缺氧状态,并作为因低血小板所致的鼻腔、消化道出血的血源储备。

许多肿瘤、白血病患儿病情呈慢性化,正常造血功能也会受到一定影响,常出现慢性贫血。理论上而言,可应用重组人促红细胞生成素。据报道每周3次用促红细胞生成素100～300IU/kg,可以升高血红蛋白10～20g/L,并可减少输血次数,提高生存质量。

初发病患儿合并贫血者,随着原发病的治疗好转,贫血也会逐渐纠正,对于贫血而言,原发病的治疗往往比输血更有效。此外,纠正患儿的饮食,均衡的营养对于纠正贫血也很重要。

（三）血小板减少

血液肿瘤病患儿最常见的出血病因为血小板减少,故主要靠输血小板来控制出血。血小板减少的原因:骨髓为肿瘤细胞所取代;化疗或放疗引起的骨髓再生障碍,此时常伴有其他细胞系列受累。

1. 血小板输注 对白血病或接受化疗者,若其血小板数<20×10^9/L,并有较广泛皮肤、黏膜或内出血者,应输血小板悬液,每24～72小时一次,直到出血停止及患者骨髓恢复,但对某些癌症患儿,即使仅有中度血小板减少(20～50×10^9/L),在损伤性操作,如:手术切口、腰椎穿刺或骨髓穿刺,有局部出血的危险时亦考虑输血小板。此外,疑有血小板功能异常者,亦应输血小板。

血小板来源可从多个随机供体中分离出,或通过细胞分离器,从单个供体中获得,后者由于接触供体较少,故同种异体免疫反应或血源性感染的机会可明显减少。为解决紧急情况下血小板的来源问题,目前有将供体血液通过3000r/min离心10分钟取得的富含血小板的血浆或通过血细胞分离器取得的血小板混悬在50～60ml血浆中(用CPP-腺嘌呤抗凝),然后放在24℃中贮存,在整个贮存期中应轻轻搅动,此血小板悬液需放在专门设计的、可允许氧气进入的塑料袋中(其目的是提高具有代谢活性仍

需氧代谢的血小板生存期,并防止乳酸的积聚)。这样血小板贮存期可达5天,但这样贮存方法有一缺点,即血小板可获得轻度"贮存性病损",即在输血后即刻,血小板凝聚能力很低。经数小时,才能恢复正常的止血功能,故应注意。

2. 血小板输注指征 输注血小板是最有争议的,一般而言,血小板<(15～20)×10^9/L是输注血小板的指征,伴有活动性出血时更应及时输注血小板。但对白血病患儿,如手术腰椎穿刺或骨髓穿刺等局部出血危险时,也应考虑预输血小板。虽然没有人认为血小板在多少上下行腰椎穿刺是安全的,但血小板>50×10^9/L不会引起损伤性出血为大家广泛接受。其实,在大多数情况下,血小板<(15～20)×10^9/L行腰椎穿刺或骨髓穿刺也不会引起出血。

3. 关于预防性血小板输注 白血病、肿瘤患儿血小板数量在(15～20)×10^9/L以上一般不会引起严重出血,因为无法预测颅内出血的发生。人们常常把血小板20×10^9/L定为临界值,低于此值是危险的。

4. 血浆制品的应用 由于血浆中含有大量凝血因子,故血浆制品可用于出血的治疗。癌症患儿应用血浆制品的指征:弥散性血管内凝血(DIC);肝功能衰竭而致的出血。通常输新鲜冷冻血浆的剂量为10～15ml/kg,在1～2小时内给予,每12～24小时输一次直到出血停止。癌症患儿通常不需要输含Ⅷ因子或凝血酶原复合物(Ⅱ、Ⅶ、Ⅸ、Ⅹ)专门提纯的血浆浓集物,对DIC伴有出血者,可推广应用含Ⅷ因子及纤维蛋白原的冷沉淀物,但最好还是用新鲜冷沉冻血浆,因含各种凝血因子。然而,为了纠正某些出血性疾病所并发的低纤维蛋白原血症,可应用血浆冷沉淀物。

（四）白细胞减少

现在已经知道,造血组织系由不同基因编码的造血生长因子及其受体来调控的,如:①白细胞介素-3(IL-3):直接刺激多能干细胞、祖细胞的增殖及发展,而致形成不同类型的成熟的粒系细胞;②单核细胞集落刺激因子(M-CSF)作用于单核及巨噬细胞祖细胞,而致产生单核细胞、巨噬细胞,偶尔中性粒细胞;③粒细胞-巨噬细胞集落刺激因子(GM-CSF)则促进中性粒细胞、巨噬细胞及嗜酸性粒细胞祖细胞的生长及分化;④粒细胞集落刺激因子(G-CSF),则优先刺激中性粒细胞的发育;⑤促红细胞生长素(EPO),则是红系祖细胞增殖,血红蛋白化及终末期成熟的生理性刺激因子。在骨髓内,造血与产生各

种细胞因子的基质细胞有关。基质细胞与造血细胞紧密接触并将其产生的细胞因子呈递给造血细胞，放疗由于可损伤基质细胞，因而对造血有明显抑制作用，已知许多细胞毒药物均可引起骨髓抑制、粒细胞的减少，其恢复期的长短与药物作用的水平有关。如对多能干细胞及粒细胞-单核细胞均有毒性的药物其骨髓恢复时间要相对较对干细胞损伤较小者为长，相反，优先对多能干细胞具有杀伤作用，而对粒细胞-单核细胞祖细胞作用较少的药物应用后，产生中性粒细胞减少的时间出现较迟、恢复也较慢。在标准化疗后，多能干细胞的增殖活性较正常时为高，因而对继后的化疗更敏感。

有研究发现危及生命的感染的发生率与中性粒细胞减少的严重度及持续时间密切相关。由于中性粒细胞减少者发生感染时没有典型的定位症状及体征，故当其发热时，即可考虑有致死性感染的可能性，并积极用有效的抗生素联合应用，以迅速控制感染，加用重组 GM-CSF（粒细胞-单核细胞集落刺激因子）或 G-CSF（粒细胞集落刺激因子）刺激中性粒细胞，单核细胞产生明显增加，从而可明显缩短中性粒细胞绝对值减少、抗生素应用及住院时间。剂量：常规量化疗者为 $5\mu g/kg$，皮下注射或短期静脉注射，并根据中性粒细胞绝对值减少的严重度及持续期，可再增加 $5\mu g/(kg \cdot d)$，若中性粒细胞绝对值 $>1 \times 10^9/L$，则可停用 G-CSF。

其他有益于骨髓功能恢复的因子，尚有：①重组人白细胞介素-3（rh-IL-3）：它可刺激多能祖细胞，从而可使外周血不仅有粒系细胞增加，亦可有红细胞、血小板及淋巴细胞增加，为提高疗效，最好 IL-3 与 GM-CSF 或 G-CSF 联合应用，则疗效更好；②重组人促红细胞生成素（rh-EPO）：能有效地用于治疗化疗后引起的红细胞减少，剂量为 $50 \sim 100U/(kg \cdot d)$、皮下注射。这些因子的应用，由于可较明显地缩短骨髓抑制期，从而减轻治疗相关的并发症（如：败血症）。③白细胞介素-11（IL-11）：可促进巨核细胞分化成熟，缩短血小板减少时间。但由于这些因子，均系通过基因工程由酵母菌及大肠埃希菌所产生，故常有下列反应：①发热寒战：可能系细菌毒素或代谢产生所致，通过同时应用激素及退热剂，即可迅速降温。②由于细胞因子可激活补体，故易产生"毛细血管漏出综合征"，表现为：气急、胸闷（血管内液体进入肺组织间隙）、血压下降、肢体肿胀，故用药后应尽量卧床休息 30 分钟左右。

二、恶心、呕吐的治疗

恶心、呕吐是接受化疗的患者最难以耐受的副作用。很多类型的癌症治疗均会引起恶心、呕吐；放疗，特别是上腹部的放疗，能致严重呕吐。但呕吐现象主要还是由细胞毒性药物所引起。不同药物诱发的呕吐症状的能力不同，某些药物（如：长春新碱）极少引起呕吐，但大多数患者在用环磷酰胺和阿霉素后会感到胃脘部不适，引起呕吐。最严重的是含铂类细胞毒药物及异环磷酰胺，除非采取充分的抑制呕吐反应的措施，则 100% 患儿都有严重呕吐。

关于化疗引起呕吐的原因，最近发现与 5-羟色胺（5-HT）有关。5-HT 在体内存在三种受体，每一种受体均与特定的生物效应有关，其中 5-HT3 受体已被证实与呕吐有关，在小肠上部，尤其是十二指肠部的肠嗜铬细胞中，有大量的 5-HT，当细胞毒性药物进入血管，尤其是含铂药物，可以观察到大量的 5-HT 从肠嗜铬细胞中释出，小肠具有大量的 5-HT3 受体，被激活后通过迷走神经传至大脑后支的化学感应诱发区，而化学感应诱发区本身已具有大量的 5-HT3 受体，因而也直接被 5-HT 激活，感应诱发区接着激活呕吐中心，从而引起反胃的生理效应。

目前已发现昂丹司琼（ondansetron）的结构与 5-HT3 的结构极相似，借模拟 5-HT3 这种自然肽与 5-HT3 受体相结合，从而达到"阻断"的效应。可静脉或口服用药，静脉用药则在化疗前 15 分钟，静脉推注，5 岁以下每次 4mg，5 岁以上每次 8mg，以后根据情况可每 8 ~ 12 小时一次，止吐效果好。若与地塞米松联合应用，则疗效更好。昂丹司琼也可口服，剂量与静脉同，但由于口服后一小时才达到高峰浓度，故需提早一小时用药。

止吐药物通过阻断各类受体达到止吐作用，它们可以通过静脉、口服、肛门、皮下及肌肉等各种途径给予。目前的研究显示，口服止吐药物与静脉止吐药相当，联合应用止吐药物可增加单个药物的效果，常见镇吐药物如下：

1. **5-HT3 受体拮抗药** 代表药物为多拉司琼、恩丹西酮、格拉司琼和帕洛诺司琼等。该类药物止吐效果好，不良反应轻，但多拉司琼、恩丹西酮和格拉司琼对迟发性呕吐效果欠佳，而帕洛诺司琼在该方面具有优势，恩丹西酮的剂量为 12 岁以下，每次 $5mg/m^2$（最大 8mg），2 ~ 3 次/d；>12 岁，每次 8mg，2 ~ 3 次/d，同时应用地塞米松可提高止吐效果。

2. **多巴胺受体拮抗剂** 甲氧氯普胺,具有外周和中枢的多巴胺受体的拮抗作用,麻醉镇痛药引起的恶心呕吐的主要中介是多巴胺受体,所以甲氧氯普胺在该类恶心呕吐中作为治疗的首选用药,剂量为每次 0.1mg/kg 一天三次,最大量为 0.5mg/kg·d,主要不良反应为锥体外系症状,与苯海拉明合用可减少锥体外系症状,禁忌证为完全性肠梗阻。

三、营养支持

白血病、肿瘤患儿多存在营养不良,当发生各种致命并发症时尤为严重。恶性肿瘤患儿的营养不良主要是宿主和肿瘤组织争夺营养素的结果,其明显的表现是恶性肿瘤患儿晚期出现的恶病质。恶病质一般有两种:①原发性恶病质:肿瘤和宿主间的斗争,而致脂肪和体蛋白的丢失;②继发性恶病质:由于摄食发生机械障碍或消化不良,也包括由于化疗、放疗所致的厌食、吸收不良和呕吐所致的恶病质。所有造成肿瘤患儿营养不良的因素中,厌食是最主要因素之一,其原因多种多样,如疼痛、感觉异常,尤其是味觉异常,大年龄儿童尚可出现心理状态失调。肿瘤造成机体内环境改变如生化功能紊乱、血和组织中氨基酸类型的变化、体内乳酸的堆积均可造成厌食。当然,化疗和放疗所致的厌食,临床上更为常见。此外,下丘脑、外丘脑释放某些因子亦与厌食有关。厌食是患儿体重下降的主要原因,且可促进病情的进展,故应重视。此外,消化功能障碍如患儿常伴有腹泻、腹胀、肠痉挛和吸收障碍及消化道出血均可影响营养素摄入。而腹部放疗致肠道损伤、肠痉挛、腹泻甚至肠梗阻、肠穿孔及化疗引起口腔和食道黏膜的损害均可造成进食困难,为了更好地进行营养支持,有必要简述以下肿瘤患儿的代谢特征:

(一)能量代谢

肿瘤早期患者身体组成还未发生可测得出来的变化前,就已开始有代谢改变和能耗增加,表现为脂肪的转换和水解显著增加,能耗增加的幅度在 10%~15%,几个月后患儿体重下降几千克,这种代谢改变的临床症状为心率加快和尿中应激素排泄增多。

(二)脂肪代谢

不管患儿体重降低如何、脂肪氧化升高,实验中发现血中游离脂肪酸和甘油的量增加,但甘油三酯的量并不增加,这说明脂质的水解整体是升高的。脂代谢发生改变,一方面是对胰岛素耐受,另一方面是厌食和交感肾上腺素活性增加,加速了脂肪的分解。

(三)氨基酸代谢

总的来说,蛋白质的合成与分解都是增加的。以分解代谢最为明显,恶病质患者的机体蛋白质代谢的升高,伴有能量的需要也增加了近 1/3。

(四)碳水化合物代谢

肿瘤患者的葡萄糖的转换是增加的,而氧化却是降低的。主因增加了葡萄糖碳原子的环合,从而加速丙酮酸、乳酸、甘油等的糖原异生。

四、肠道外营养支持对肿瘤生长的影响

(一)肠外营养(简称 TPN)对肿瘤生长的影响

研究发现:TPN 刺激肿瘤生长与氮摄入量关系密切。当氮量为正常需要量的 130%,热氮比为 102:1时 TPN 可刺激肿瘤生长。如果降低氮量,提高热卡摄入,则亦无刺激肿瘤生长,低氨基酸的 TPN 刺激肿瘤生长作用甚小、肿瘤含蛋白质量减少,而含有氨基酸为 133%、167% 的 TPN 明显加速肿瘤生长,肿瘤含有的蛋白质量也明显增加,宿主存活缩短,大部分死于癌肿。

(二)TPN 对肿瘤转移的影响

Torosian 等在大鼠实验中证实,增加脂肪可促进肿瘤转移,其机制可能为:①肿瘤细胞需要脂肪酸以合成细胞膜,以保证细胞生长和分化,提供外源性脂肪会加速转移肿瘤生长;②亚麻酸可诱导前列腺素合成,后者具有促进肿瘤转移作用;③外源性脂肪酸明显地改变肿瘤细胞膜结构和功能,使肿瘤细胞对高温和化疗敏感性增加,肿瘤转移能力明显发生改变。

(三)TPN 对肿瘤细胞动力学影响

TPN 刺激肿瘤生长、促进肿瘤转移的根本原因在于肿瘤细胞动力学发生变化,Farnk 等通过静脉注射 5-溴-2′脱氧尿苷更正地显示 TPN 对肿瘤细胞周期动力学的影响,应用 TPN 前 S 期细胞为 2.47%,应用 TPN 后上升到 4.52%,而正常黏膜的 S 期细胞 TPN 应用前后亦没有改变,表明 TPN 选择性刺激肿瘤细胞生长,同时肿瘤细胞对 S 期特异性化疗药物敏感性增加,其机制尚不明,可能与 TPN 液中某些氨基酸起作用。

五、TPN 在肿瘤患儿中的应用及展望

(一)营养成分的改变

1. **肿瘤患者专用氨基酸配方的研究** 试图在

专用氨基酸配方中,去掉蛋氨酸、谷氨酸、门冬氨酸、赖氨酸,减少胱氨酸、缬氨酸,增加亮氨酸、精氨酸量,可能有利于抑制肿瘤生长,减少转移,延长患儿生存期。

2. **碳水化合物与热卡**　主张低热卡,小儿一般209.2~251.04kJ/kg,碳水化合物中应减少葡萄糖量,用甘油或山梨醇等代替部分葡萄糖,有报道用酮体或酮酸类物质作为提供热卡,不会刺激肿瘤生长。

3. **脂肪**　只需满足必需脂肪酸的需要即可,不要过多应用脂肪,一般主张脂肪占总热卡1/4左右,且与化疗同步用。

(二) TPN加代谢调理剂

1. **异噁唑醋酸**　谷氨酰胺为肿瘤生长所必需的氨基酸,可优先为肿瘤摄取,且肿瘤与肠道竞争谷氨酰胺,使肠道重量减轻,绒毛高度减少。而异噁唑醋酸为谷氨酰胺代谢抑制剂,TPN中加用异噁唑醋酸后,能明显减缓肿瘤生长,其作用机制为阻断了谷氨酰胺转化酶,即氨基甲酰膦酸合成酶、磷酸核糖氨基转移酶、鸟苷酸合成酶以及ATP合成酶等,使谷氨酰胺不能转化为嘌呤和嘧啶核苷酸,动物和人类癌组织中上述酶活性较高,受到抑制后不能为肿瘤生长提供足够的DNA、RNA及蛋白质,使肿瘤生长受抑。其副作用是导致机体食欲降低,但如与胰岛素合用,则除可抑制肿瘤生长外,且使宿主体重增加,肌肉组织增加,胃肠道组织蛋白质含量增加、机体营养状况改善。

2. **β_2受体阻断剂**　恶病质患儿蛋白质分解代谢增加,β_2受体阻断剂具有多种合成代谢作用。包括增加肌肉蛋白、减少体内脂肪储存。

3. **TPN加化疗药物**　TPN可以刺激肿瘤生长和转移,改变细胞周期动力学,利用TPN这一特点,选择具有特异性细胞周期作用的化疗药物,可以得到意想不到的效果。如果在TPN和饮食同时加用甲氨蝶呤(MTX),则肿瘤生长明显减慢,机体是正氮平衡。其作用机制是:TPN改变肿瘤细胞周期动力学,S期细胞比例增加,G_0/G_1、G_2/M期肿瘤细胞数量减少,而MTX具有选择性作用于S期细胞的特点,能有效地杀伤肿瘤细胞减缓肿瘤生长。

此外,TPN与化疗药物合用还可改善机体营养状况,增加肿瘤对化疗敏感性,短时间应用TPN后肿瘤内化疗药物浓度增加。

六、癌痛的治疗

由于疼痛是癌症患者最常见的症状之一,它对癌症患儿的生活质量及对癌症治疗影响很大,WHO已将控制癌瘤列为第3种抗癌手段,制订了"癌痛治疗计划",此计划通过现有的医疗机构把全球的癌症患者从疼痛中解放出来为目标。

癌痛发生机制主要由癌本身引起,直接由癌肿压迫神经及邻近组织,引起周围组织的缺血、坏死,癌细胞浸润到淋巴组织产生炎症和化学致痛物质。癌细胞转移到邻近骨组织导致病理性骨折。癌细胞侵入内脏和血管引起内脏梗阻、动脉闭塞、静脉淤血、肿胀,刺激胸壁、腹壁、内脏包膜,血管壁层神经感受器而致痛;抗癌治疗引起,如肺癌、乳腺癌术后产生的神经痛,化疗药物引起的组织反应如黏膜炎、黏膜溃疡等;癌症病情恶化、营养不良引起的一系列病理生理的改变和复杂的生理、心理活动。常见的如便秘、压疮和肌肉痉挛等;与癌本身无关的伴发病引起如强直性颈、腰椎关节炎等。

(一) 治疗目标

1. 有效清除疼痛。

2. 把疼痛及治疗带来的心理负担降到最低。

3. 全面提高患者的生活质量。

4. 最大程度减少与群殴无不良反应。

(二) 疼痛控制的具体标准

1. 数字评估法疼痛强度<3或达到0。

2. 24小时内突发性疼痛(指突然加剧的疼痛)次数<3次。

3. 24小时内需要解救药(指突发性疼痛而需给的镇痛药)的次数<3次。

(三) 治疗策略

目前提倡多种形式的综合镇痛治疗,包括以下几个方面:

1. 原发病治疗手术、放疗、化疗或其他并发症的治疗。

2. 药物镇痛为镇痛主要手段。

3. 非药物性治疗包括心理、物理(按摩、热敷、冷敷、针灸、超声等),还有神经阻滞疗法及神经外科治疗。

WHO癌症疼痛药物治疗五项基本原则:

1. 首选无创途径给药。

2. 按阶梯用药。

3. 按时给药。

4. 个体化给药。

5. 密切观察。

(四) 癌痛的药物治疗

根据WHO制订的癌痛治疗计划分为三级阶梯

非激素抗炎镇痛药类(NSAIDs)→可待因等弱阿片样镇痛药类→吗啡等强阿片样镇痛剂,按序、按时治疗,90%左右的癌痛可以得到缓解,从而使患者信心增加,继续接受原发病变的治疗。

NSAIDs 是 WHO 三级阶梯药物治疗的第Ⅰ阶梯药物,临床常用于轻、中度痛的病人。此类药物主要抑制由于癌症浸润或转移导致的病理性产物如 PGE 的合成。Crook 等(1980)以体外抑制 50% PGE$_2$ 合成的阿司匹林剂量为"1",对这些药物进行比较,结果发现:布洛芬为 22,萘普生为 45,吲哚美辛为 257,氟双布洛为 5610,但这类药副作用较多,包括对胃黏膜刺激导致溃疡出血、过敏、出血时间延长、影响肾功能,故有胃肾疾病、血小板减少及过敏的病人应慎用。最近研究发现小剂量吲哚美辛 25mg/次肛栓,每天 2 次加少量双氢埃托啡每天 50μg,对重度癌痛,有效率可达 90% 左右。

第二阶梯药物为可待因和左旋丙氧吩(Dextro-propoxyphene)等弱阿片类药。单独用一次剂量 30mg 可待因约等于 650mg 阿司匹林。如两者同用则止痛作用可等于或超过 60mg 的可待因。通常可待因与一级阶梯消炎镇痛药同用,止痛作用较好,二级阶梯治疗时间延长。

三阶梯是以吗啡为代表的强阿片类药物,是用于治疗中、重度痛到酷痛的主要药物。国外严重癌痛治疗仍以吗啡为主,口服每天剂量 60 ~ 1200mg,口服 60mg 相当于肌内注射 10mg,国内常用哌替啶,口服 300mg 相当于吗啡 60mg,肌内注射 75mg 相当于吗啡 10mg。我国军事医学科学院发现:盐酸二氢埃托啡(DHE)在微克级剂量即能止痛,本药与吗啡相比,作用强而成瘾性小,对治疗重度癌痛病人,其有效率达 90% 以上,平均每周用量为 1032μg。重度癌痛病人,按时、按阶梯合理组合,绝大部分严重癌痛可以减轻。

(五) 在应用吗啡时,对以下方面特别需要注意

1. 吗啡的减量需采用逐渐减量法,先减量 30%,2 天后再减少 25%,继续减少 25% 剂量至 0.6mg/(kg·d),成人 30mg/d,续用 2 天后停用。

2. <1 岁或 10kg 的孩子,从剂量的 1/4 ~ 1/2 开始。

3. 如果出现不可控制的不良反应,疼痛强度<4,考虑将剂量下调 25%,严重不良反应(呼吸抑制),暂停一次,并在情况正常后将下次剂量减半。

4. 呼吸抑制、颅高压、支气管哮喘、肺源性心脏病,排尿困难,炎性肠梗阻,肝肾功能不全,休克尚未纠正控制前等患儿禁用。

(六) 其他止痛的治疗方法

1. **放射治疗止痛**　主要用于局部或区域性原发癌或转移灶治疗,特别对各种癌肿的骨转移痛、放射治疗效果最好。癌浸润或压迫神经引起的头颈痛、腰背痛放射治疗也有一定疗效。神经根痛伴脊髓压迫、神经丛压迫的癌浸润对放疗治疗不全部敏感,内脏癌顽固性痛呈局限性时也可用放射治疗止痛,但必须注意脏器之间有形成瘘管的危险。

2. **其他**　目前常用的方法有硬膜外、鞘内或脑室内放置导管;脊髓前侧柱切断术,以解除药物治疗无效的单侧下肢体疼痛;神经外科选择性切断或刺激,但这些手术疗效对每一具体病人来说也不尽相同,且有一定的危险性。通常这些手术仅限于生存期在 3 个月以内的病人和皮层功能紊乱的病人。

总之,癌痛治疗的关键是医师与患者间的良好关系。医师参与病人对痛的评估和制订按时、按阶梯用药计划。此外尚有补加用药:两次用药之间出现剧痛时用,故每天有 1 ~ 2 次灵活的用药;减少用量,与抗癌治疗交替应用后出现疼痛减轻时,可延长用药时间,或减少白天用药量;活动时痛剧,如压疮换药,大小便等痛加剧,则尽量安排用药时间在活动前 30 分钟内,再备 1 ~ 2 剂以灵活应用;夜间备用药,通常癌痛午夜加重,故睡床前应麻醉镇痛与安定类药联合应用。

七、免疫低下患儿的护理

免疫缺陷患儿在家里治疗时应减少对外界不必要的接触,患儿不宜与饲养宠物接触,避免到人群拥挤和容易接触潜在感染源的地方去。住院患儿应得到隔离,患儿、探望者和医护人员都应遵守隔离制度。不规范的保护措施有时比没有措施更糟糕。一般来讲,免疫低下患儿在预防感染方面应得到与其他病人一样的照顾。对这些儿童的照料,常规制度必须强调和严格执行。免疫低下患儿应与感染病人或有传染病可能的病人隔离开来,尽可能住在单独的房间。

洗手在预防交叉感染中非常重要,但在日常医疗工作中常被忽略或做得不够。有两种类型的洗手方法,第一种是外科式的洗手法,第二种是快速冲洗法,仅清除皮肤表面的细菌。除特殊情况外,大多数采用单纯的快速冲洗法。假如护理人员的手含有正常菌群,医院内耐药性革兰阴性菌就很少有可能过

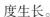
度生长。

　　用常规戴口罩来防止感染的方法,实际见效不大,由于长时间戴着口罩,口罩上含有大量的微生物,反而增加了医院内机会感染的可能性。保护性措施应直接针对引起医院内感染的原因,如涉及众多病人使用的设备,必须要仔细检查,这些设备包括呼吸机、检眼镜、输液泵、温度计等。其他能引起环境中革兰阴性菌感染的物品有花瓶内的水、肥皂缸和经水浸渍的肥皂、新鲜水果和蔬菜等亦应进行微生物学检查。

　　除洗手外,还要防止人群之间其他形式的交叉感染。所有患有呼吸道疾病和任何种类的皮肤病患者不应该进入到免疫低下患者的房间。

(薛惠良)

参 考 文 献

[1] Hughes WT,Armstrong D,Bodey GP. 2002 guidelines for the use of antimicrobial agents in neutropenic patients with cancer. Clin Infect Dis,2002,34(3):730-751

[2] Baden LR,Bensinger W,Angarone M,et al. Prevention and treatment of cancer-related infections. J Natl ComprCancNetw,2012,10(11):1412-1445

[3] 2012年中国中性粒细胞缺乏伴发热患者抗菌药物临床应用指南. 中华血液学杂志,2012,33(8):693-697

[4] Averbuch D,Cordonnier C,Livermore DM,et al. Targeted therapy against multi-resistant bacteria in leukemic and hematopoietic stem cell transplant recipients:guidelines of the 4th European Conference on Infections in Leukemia (ECIL-4,2011). Haematologica,2013,98(12):1836-1847

[5] Aguilar-Guisado M,Espigado I,Cordero E,et al. Empirical antifungal therapy in selected patients with persistent febrile neutropenia. Bone Marrow Transplant,2010,45(1):159-164

[6] Barnes RA,White PL,Bygrave C,et al. Clinical impact of enhanced diagnosis of invasive fungal disease in high-risk haematology and stem cell transplant patients. J Clin Pathol,2009,62(1):64-69

第八章　化疗相关合并症预防及处理

在儿童白血病的治疗中,应用强烈的化疗方案能使大部分患儿获得长期无病生存。但是强化疗后各种合并症的发生,如肿瘤细胞溶解综合征、感染、出血等往往是治疗失败的原因之一,因此化疗相关合并症的预防和治疗在临床上尤为重要。

一、肿瘤细胞溶解综合征

儿童白血病在初治过程中易出现肿瘤细胞溶解综合征,最初首先在尼日利亚的白血病病人身上发现的,19世纪70年代发现了数例白血病病人化疗后24~48小时后突然死于高钾血症、高磷血症、低钙血症。逐渐对于这个现象的认识,随后出现了肿瘤溶解综合征的表述。这是一种代谢异常综合征,多见于高细胞数的白血病病人、肿瘤负荷大及广泛转移的肿瘤病人,大多发生在化疗前和化疗后一周内。临床症状明显的肿瘤溶解综合征发生率约占6%,主要是由于治疗后恶性肿瘤细胞大量及快速地破坏,使细胞内的物质释放到血液导致体内大量代谢产物聚集(包括高尿酸血症、高磷血症、低钙血症、低镁血症、高钾血症及氮质血症)形成尿酸结晶,严重者堵塞肾小管导致急性肾衰竭。若能早期诊治,高灌注以及别嘌呤醇治疗可有效减低临床肿瘤溶解综合征的风险,大多数肿瘤溶解综合征可及时控制,若延误则可危及生命。

肿瘤溶解综合征的临床表现及其严重程度与释放入血内的肿瘤细胞内成分水平、起病急缓、基础疾病程度相关。轻度高尿酸血症仅表现为厌食、乏力、头晕、头痛和少尿等不适,随着尿酸浓度的升高,可以出现呕吐、腹泻及无尿等临床表现,低钙血症可导致指端感觉麻木、刺痛、面肌及手足痉挛,高钾血症可引起感觉异常、四肢无力、腱反射减弱或消失及呼吸肌麻痹而导致呼吸困难,重者可以引起心律失常,甚至意识障碍。

预防及处理原则:

1. 在治疗过程中,临床上需要进行持续心电监测,并通过每天体重监测、观察生命体征、记录患者出入量等进行监测评估。对急性肿瘤溶解综合征患者应至少每天2~3次监测血尿氮、肌酐、尿酸、血钾、血磷、血钙和乳酸脱氢酶等,这种监测应从开始化疗起持续7~10天。

2. 别嘌呤醇是一种黄嘌呤氧化酶抑制剂,它可以减少核酸代谢的副产物转化成尿酸,从而预防高尿酸血症。但由于抑制了黄嘌呤氧化酶导致次黄嘌呤的积聚,有时会导致肾内小管的栓塞。尿酸氧化酶及其重组体优于别嘌呤醇,它将尿酸转化为尿囊素,避免了由于别嘌呤醇导致黄嘌呤以及次黄嘌呤排出过多,帮助肾功能快速恢复。尿酸氧化酶有发生过敏反应的风险,但酶的重组体过敏反应已明显降低。

3. 血容量不足也是肿瘤溶解综合征的主要危险因素之一,因此必须静脉补液,使肾血流量、肾小球滤过率和尿量增加,因而使远端肾单位和肾髓质微循环浓度下降,减少尿酸盐的沉淀。静脉补液量应至少给予2000ml/m²,同时应碱化尿液,静脉给予碳酸氢钠碱化尿液,使尿液的pH值达7.0或以上,其目的可增加尿酸溶解度,减少尿酸在肾小管内沉淀。

4. 利尿剂　对血容量正常而尿量较少的患者应考虑应用利尿剂。对具有容量超负荷证据或血容量正常的高钾血症患者,可单用呋塞米治疗。

5. 纠正电解质紊乱

(1) 高钾血症:积极治疗和严密监测高钾血症,应立即限制食物中钾的含量和停止静脉补钾。当血钾水平>6.5mmol/L或心电图发生高钾改变时,紧急治疗措施包括:

1）静脉输注葡萄糖酸钙，能对抗高钾造成的心脏毒性，可给予 10% 葡萄糖酸钙 1ml/(kg·次)，加等量 5% 或 10% 葡萄糖稀释静脉缓慢推注，推注时间大于 20 分钟。

2）静脉注射碳酸氢钠，使细胞外液的 K^+ 暂时进入细胞内，剂量为 1~2mEq/kg，5% 碳酸氢钠用 5% 或 10% 葡萄糖稀释 2 倍，30 分钟输注，1 小时左右可有效降低血钾浓度。

3）静脉输注葡萄糖加胰岛素以促进钾的重新分布，即完成钾从细胞外向细胞内的转移，5% 葡萄糖 5~10ml/kg 每 4~5g 糖加入 1U 胰岛素，静脉点滴 30 分钟，1~2 小时后可降低血钾。

4）透析：如果经过上述措施治疗后仍为高血钾，应立即进行血液透析治疗。

（2）低钙血症：可静脉输注 10% 葡萄糖酸钙 1~2ml/(kg·次)，加等量 5% 或 10% 葡萄糖注射液在心电监测下大于 30 分钟静脉推注，注意应缓慢推注，若推注过快易造成心搏骤停，漏出血管外可引起局部组织坏死。

6. 肾功能不全　轻度肾功能不全通过水化碱化尿液及利尿措施可逐渐缓解，严重肾功能不全伴少尿、无尿、水肿及持续存在高钾或高磷血症和高尿酸血症等应考虑透析治疗，透析可避免不可逆性肾衰竭和其他危及生命的并发症的发生，在清除磷酸盐和尿酸方面，血液透析优于腹膜透析。持续性血液滤过也可有效地纠正电解质紊乱和液体超负荷，如有必要，应反复进行透析。

二、毛细血管渗漏综合征

常出现在发病时，部分由感染诱发，是一种突发的、可逆性毛细血管高渗透性使血浆迅速从血管渗透到组织间歇，造成快速进行性全身性水肿，同时伴有低蛋白血症、体重增加、血液浓缩，严重者可造成血压及中心静脉压降低，甚至多器官功能衰竭。

处理原则：

1. 密切监测体重、出入量、呼吸、血压等生命体征。

2. 应用糖皮质激素减轻血管渗透性，及时补充白蛋白纠正低蛋白血症，同时应用利尿剂排出体内大量的水分。

3. 若有感染诱发，应给予抗感染治疗。

三、抗利尿激素异常分泌综合征

抗利尿激素异常分泌综合征表现为垂体后叶持续分泌抗利尿激素，引起水潴留，造成少尿或无尿、水肿，血浆渗透压降低，尿渗透压升高，严重低钠时易引起惊厥。

处理原则：

1. 严格限制液体摄入，尽可能不予静脉输注，如必须使用静脉输注，则输注速度一定缓慢。

2. 应用利尿剂利尿，如呋塞米。

3. 严重低钠时血钠纠正不宜过快，24 小时内升高不能超过 2mol/L，否则易导致中枢神经系统脱髓鞘病变。

四、黏膜炎

（一）药物相关

阿糖胞苷、大剂量甲氨蝶呤均可导致细胞增殖较快的黏膜组织损伤，造成口腔、消化道及肛周黏膜炎，环磷酰胺、异环磷酰胺可造成膀胱黏膜的损伤，引起出血性膀胱炎。

（二）粒细胞缺乏相关

化疗后骨髓抑制引起粒细胞缺乏造成黏膜炎。表现为口腔和肛周黏膜的充血、溃疡和糜烂。

预防和治疗：

1. 刷牙　使用儿童专用软毛牙刷，建议每天早晚或进食后刷牙，尚未长牙的婴儿建议照护者使用纱布、指刷或棉签浸水后清洁婴儿口腔。

2. 漱口　建议每天进食后用生理盐水漱口，用 1%~2.5% 碳酸氢钠溶液含漱预防真菌感染，用 0.12%~0.2% 氯己定溶液含漱预防细菌感染。

3. 可局部用必奇+希舒霉外用起到收敛消炎作用，若疼痛明显或影响进食，可进食前用利多卡因稀释液口含或 1% 的丁卡因喷口腔缓解疼痛，外用成纤维细胞生长因子或表皮细胞生长因子，可促进创面愈合。

4. 患儿养成每天温水坐浴习惯，保持大便通畅，若出现便秘时可口服大便软化的药物，平时多吃粗纤维食物，多喝水。肛周黏膜炎时可用 1:5000 硼酸水坐浴或呋喃西林溶液外敷,同时外用新霉素或百多邦软膏消炎。

5. 化疗时加强水化,可口服或静脉输注,监测体重,保持出入量平衡,同时碱化尿液。

6. 若与大剂量甲氨蝶呤相关的黏膜炎则可用亚叶酸钙漱口或外敷解救。

7. 环磷酰胺、异环磷酰胺应用的同时加用美斯钠以保护膀胱黏膜,减少或避免出血性膀胱炎的发生。

五、中性粒细胞减少伴发热

骨髓抑制是多药联合化疗中最常见的与药物剂量相关的急性毒性作用,一般化疗后即进入骨髓抑制期,患儿往往会出现粒细胞缺乏合并感染,常规在留取各种培养后立即给予抗感染治疗。

(一) 卡氏肺囊虫病的预防

肿瘤患者化疗或放疗后、免疫低下者是发生卡氏肺囊虫病的高危因素,所以高危人群建议长期服用复方磺胺甲噁唑片(SMZco)预防治疗,SMZco:25~50mg/(kg·d),分 2 次服用,隔天口服或每周口服 3 天停 4 天(避免与大剂量 MTX 同时应用,以避免增加 MTX 毒性)。

(二) 抗感染治疗

粒细胞缺乏合并感染常常病情进展迅速,来势凶猛,所以及时处理至关重要,应立即给予经验性治疗,治疗 3~5 天重新评估,等病原体明确后进行针对性治疗,必要时加用抗真菌药物治疗。

1. 经验性治疗　第三代头孢如头孢他啶、马斯平或碳青霉烯类联合氨基糖苷类药物,必要时更换或加用万古霉素。

2. 针对性治疗　根据各种培养得到的病原体药敏结果选择敏感有效的抗生素,应足量、足疗程使用,常用抗生素药物有头孢他啶、马斯平、美平、万古霉素,抗霉菌药物有大扶康、两性霉素 B、伏立康唑、米卡芬净、卡泊芬净等。

(三) 支持治疗

化疗在杀灭白血病细胞的同时也损伤了大量正常造血细胞,导致贫血、出血及感染,严重者危及生命,所以化疗后应积极给予支持治疗,如红细胞输注、血小板输注、凝血因子输注、静脉注射免疫球蛋白以及细胞因子的应用。

1. 保证水电解质的补充,防止血容量不足和电解质紊乱。

2. 红细胞输注　有明显贫血症状,血红蛋白低于 65g/L,应及时给予输注红细胞 10~15ml/kg,输注速度不宜过快,每小时 2~3ml/kg,心功能不良的患儿应控制在每小时 1ml/kg,防止循环系统负荷过大。

3. 血小板输注　血小板低于 $20×10^9$/L,或伴有危及生命的严重活动性出血,给予输注单采血小板 1/2 或 1 个单位,为降低同种免疫反应,尽可能输注单采血小板。

4. 凝血因子输注　白血病本身及治疗相关的严重的肝脏损伤易造成凝血因子缺乏,继发弥散性血管内凝血(DIC),可给予新鲜冰冻血浆、纤维蛋白原、凝血酶原复合物等纠正 DIC。

5. 静脉注射免疫球蛋白　主要用于预防与治疗肿瘤患儿化疗后细菌、病毒及霉菌等感染,一般剂量为 300~500mg/kg,连用 2~3 天,输注时注意过敏反应的发生。

6. 细胞因子　粒细胞集落刺激因子(G-CSF)应用,使用剂量为 5~10μg/kg,皮下注射,目的是快速提升中性粒细胞,增加机体抗感染能力,又可避免延误化疗周期并保证了化疗强度。

六、弥散性血管内凝血

白血病初期和严重感染时往往合并亚急性弥散性血管内凝血,多见于急性早幼粒细胞性白血病,也常见于高白细胞等肿瘤负荷高的白血病以及治疗早期阶段。

处理原则:

1. 积极治疗原发病,一般轻度亚急性弥散性血管内凝血在化疗后随着原发病的控制可逐渐好转。

2. 及时补充血小板和凝血因子,血小板低于 50 $×10^9$/L 时给予血小板输注,通常应用单采血小板 0.5~1U,FIB 小于 1g/L 或进行性下降时可给予冻干 FIB 输注,通常给予 0.5~1g,也可输注新鲜冰冻血浆 10ml/kg 补充凝血因子。

3. 严重者应给予低分子肝素,预防量为 80~100U/(kg·d),分两次皮下注射,治疗量为 200U/(kg·d)分两次皮下注射或一天量加 50ml 生理盐水均匀泵注。

4. 密切监测血小板计数和 DIC 指标。

七、化疗药物对脏器功能的影响和损害

（一）消化道反应

化疗药物能刺激嗜铬细胞，使之释放 5-羟色胺（5-HT），刺激呕吐中枢，表现为恶心、呕吐、腹泻等胃肠道反应，一般在化疗前应用 5-HT3 受体阻断剂，短效制剂如昂丹司琼，长效制剂有盐酸格拉司琼注射液（枢星）、雷莫司琼等预防消化道反应，轻度的胃肠道反应可应用多潘立酮，饭前 30 分钟口服。胃肠道反应严重者可加用抑酸剂保护胃黏膜，如西咪替丁等。适当给予补液防止脱水和电解质紊乱。

（二）肝脏毒性

化疗药物所致的肝脏损害大多为可逆性，多数患者无症状，少数严重者出现黄疸、恶性呕吐、肝区疼痛及肝脏肿大。通常给予口服或静脉保护肝细胞的药物，如还原型谷胱甘肽、葡萄糖醛酸内酯、复方甘草酸苷等药物。密切检测肝功能，谷丙转氨酶或胆红素指数大于正常值 5 倍时需暂停化疗。

（三）心脏毒性

主要是蒽环类药物如柔红霉素对心肌细胞的直接损伤，包括急性心肌损伤和慢性心功能损害，急性心肌损伤大多为短暂而可逆的心肌局部缺血，往往表现为心悸、胸闷、气短、心前区不适等，慢性心功能损害一般均为不可逆的充血性心力衰竭，蒽环类药物相关的心肌病一般与女性、累积剂量大于 200 ~ 300mg/m^2、使用时年龄较小以及使用时间的延长呈正相关，超过 300mg/m^2 亚临床型心脏毒性的发生率为 15.5% ~ 27.8%，发生后负荷异常者为 19% ~ 52%，治疗累积剂量小于这一剂量者左心功能异常发生率仅 0 ~ 15.2%。

一般通常可给予果糖二磷酸钠、磷酸肌酸、左旋肉碱等心脏保护剂治疗，化疗前应用右丙亚胺，右丙亚胺是自由基清除剂，可预防蒽环类化疗药物相关性心脏毒性，同时化疗前应常规检查心电图，必要时检查血生化指标及超声心动图，以往有器质性心脏病患者应减少蒽环类药物剂量，制订个体化的方案，尽量选用高效低毒的其他蒽环类药物，完成化疗后推荐定期评价心脏功能。

（四）神经毒性

长春花生物碱如长春新碱是当代白血病多药联合强烈化疗方案的重要药物，最易发生外周神经病变，加巴喷丁可能有助于治疗严重及难治性疼痛或感觉异常等感觉性神经病变，运动性神经病变通常表现为一过性深反射消失，若治疗中出现进行性运动功能障碍，如足下垂或与声带麻痹相关的声嘶，则应暂时停用长春花生物碱直到神经系统功能恢复，再次应用时需考虑减少剂量，与植物碱相关的神经病变还可以引起严重的便秘。

（五）特殊药物——左旋门冬酰胺酶对机体的影响

1. **高血糖症**　左旋门冬酰胺酶可导致暂时性血糖升高，临床上称之为药物性高血糖症，表现为多饮、多尿、体重减轻，儿童的临床表现多数不典型，易漏诊。

处理原则：控制糖的摄入，补液禁用葡萄糖，严重者需应用胰岛素，密切监测血糖。

2. **药物性青光眼**　部分患者会出现眼压增高，表现为畏光、流泪、视物模糊、眼睛胀痛、前额痛等。

处理原则：轻者可给予降眼压的滴眼液，如噻吗心安；严重者应加用降颅压药物，如地塞米松、甘露醇等；密切监测眼压。

3. **血管出血或栓塞**　常表现为局部出血以及血管栓塞相关部位的临床表现。

处理原则：监测 DIC，若为出血，则及时补充血小板、凝血因子、FIB 等，若为栓塞则应用溶栓药物，如尿激酶。

4. **胰腺炎**　在使用左旋门冬酰胺酶中、后应常规检查血淀粉酶、脂肪酶和腹部 B 超，发生胰腺炎时常表现为恶心、呕吐、腹痛，腹痛可向腰背部放射，出血坏死型可有急腹症表现，严重者迅速出现休克、DIC 甚至危及生命。

处理原则：

（1）需禁食禁水，同时给予补液及肠外静脉营养，若有休克应积极抗休克治疗。

（2）密切监测血、尿淀粉酶、脂肪酶和腹部 B 超。

（3）及时应用抑制胰腺分泌的药物：654-Ⅱ 0.3mg/（kg·次）（最大量 10mg）2 ~ 3 次/天肌注或静脉注射，善宁（生长抑素八肽）0.05 ~ 0.1mg/次，

q12h～q8h皮下注射,严重者可给予0.3～0.6mg/d,加生理盐水泵注,24小时维持。

（4）出血性坏死性胰腺炎必要时需外科手术治疗。

（六）骨骼和身体组成成分的改变

糖皮质激素的应用使白血病儿童长期生存者骨矿物质密度降低的危险度明显升高,这一群体中骨折和骨坏死的发生率也较高,补充二磷酸盐、钙等可用于治疗这群病人骨矿物质密度减低的治疗。在过去的十年中已经试图降低糖皮质激素、烷化剂、甲氨蝶呤和颅脑放疗的剂量,但关于骨密度降低发生的危险度和发生率以及治疗目前尚未取得一致的研究结果。

（七）神经认知能力损害

神经认知毒性的发生率相对较低,主要是由于静脉或鞘内应用MTX以及颅脑放疗造成的。毒性作用主要包括整体IQ和注意力以及非语言性认知能力的障碍,这些毒副作用与静脉注射大剂量MTX和鞘内注射MTX以及颅脑放疗引起脑白质变性有关。有研究表明接受鞘内化疗伴或不伴颅脑放疗的白血病生存者需要接受特殊教育的危险性有轻度上升。

（八）生殖系统的损害

1. 男性性腺功能的影响　环磷酰胺是治疗ALL的常用化疗药物,精子的生成对环磷酰胺高度敏感,精子缺乏或无精症与药物剂量密切相关。一定的药物剂量可破坏精子细胞但并不影响性腺的内分泌功能,尽管接受了非常大剂量的烷化剂治疗,男孩仍能正常青春期发育,并且睾酮水平正常。在多药联合化疗中减少烷化剂的累积剂量可以降低男性患者不育症的发生率,有研究表明接受环磷酰胺累积总剂量4g/m²以下,未接受其他烷化剂和睾丸放疗的男性患者,可能保留生殖功能,若累积总剂量超过9g/m²患者发生不育症的危险性大大增加。

2. 女性性腺功能的影响　接受环磷酰胺等烷化剂治疗易造成闭经和卵巢功能过早衰退,一般多发生在成年女性,青少年少见,月经失调、卵巢功能减低以及不育症发生率是随着治疗时年龄增大而增加的,一般青春期前女性接受环磷酰胺总累积量不超过25g/m²为宜,降低烷化剂的总剂量可减少卵巢功能低下的发生率。

（九）心理异常的影响

化疗后的生存者中焦虑、恐惧复发及抑郁症的发生率有所增加,且随年龄而递增。

（十）继发肿瘤的风险

在儿童白血病的生存研究中发现发生第二肿瘤的风险明显上升,以继发实体瘤为多见。现研究表明过度治疗和免疫抑制剂等危险因素与治疗后继发第二肿瘤相关,需进一步研究如何调整治疗方案可以降低继发肿瘤的风险。

总之,现代最佳的治疗方法是根据儿童白血病的危险度选择相应适宜的化疗方案,着重于应用个体化治疗方案,达到应用最低强度的化疗从而获得最大限度的无事件生存和生存质量。

（陈静）（小）

参 考 文 献

[1] Oettgen HF, Clifford P, Burkitt D. Malignant lymphoma involving the jaw in African children; treatment with alkylating agents and actinomycin D. Cancer ChemRep, 1963, 28: 25-34

[2] Brereton HD, Anderson T, Johnson RE, et al. Hyperphosphatemia and hypocalcemia in Burkitt lymphoma. Complications of chemotherapy. Arch Intern Med, 1975, 135: 307-309

[3] Cohen LF, Balow JE, Magrath IT, et al. Acute tumor Lysis syndrome. A review of 37 patients with Burkitt's lymphoma. Am J Med, 1980, 68(4): 486-491

[4] Tsokos GC, Balow JE, Spiegel RJ, et al. Renal and metabolic complications of undifferentiated and lymphoblastic lymphomas. Medicine(Baltimore), 1981, 60: 218-229

[5] Stapleton FB, Strother DR, Roy S 3rd, et al. Acute renal failure at onset of therapy for advanced stage Burkitt lymphoma and B-cell acute lymphoblastic lymphoma. Pediatrics, 1988, 82: 863-869

[6] Hande KR, Garrow GC. Acute tumor lysis syndrome in patients with high-grade non-Hodgkin's lymphoma. Am J Med, 1993, 94(2): 133-139

[7] Patte C, Sakiroglu C, Ansoborlo S, et al. Urate-oxidase in the prevention and treatment of metabolic complications in patients with B-cell lymphoma and leukemia, treated in the Societe Francaise d'OncologiePediatrique LMB89 protocol. Ann Oncol, 2002, 13: 789-795

[8] Kremer IC, CartonHN. Anthracycline cardiotoxicity in children. N Engl J Med, 2004, 351: 120-121

[9] Kremer IC, van DalenEC, OffringaM, et al. Anthracycline-

induced clinical heart failure in a cohort of 607 children: long-term follow-up study. J Clin Oncol,2001,19:191-196

[10] LipshultzSE, et al. (2000). Abstract 172, 36th Annual Meeting of the American Society of Clinical Oncology, May 2000. Proc Am Soc Clin Oncol 19,580a

[11] Nysom K, Holm K, Lipsitz SR, et al. Relationship between cumulative anthracycline dose and late cardiotoxicity in childhood acute lymphoblastic leukemia. J Clin Oncol, 1998,16:545-550

[12] Sorensen K, Levitt GA, Bull C, et al. Late anthracycline cardiotoxicity after childhood cancer: a prospective longitudinal study. Cancer,2003,97:1991-1998

[13] EnriciRM, AnselmoAP, Donato V, et al. Avascular osteonecrosis in patients treated for Hodgkin's disease. Eur J Haematol,1998,61:204-209

[14] Hanif I, Mahmoud H, Pui CH, et al. Avascular femoral head necrosis in pediatric cancer patients. Med Pediatr Oncol,1993,21:655-660

[15] Thornton MJ, O'Sullivan G, Williams MP, et al. Avascular necrosis of bone following an intensified chemotherapy regimen including high dose steroids. Clin Radiol, 1997, 52:607-612

[16] Tombolini V, Capua A, Pompili E. Avascular necrosis of the femoral head after treatment of Hodgkin's disease. Acta Oncol,1992,31:64-65

[17] HillDE, CiesielskiKT, Sethre-Hofstad L, et al. Visual and verbal short-term memory dificits in childhood leukemia survivors after intrathecal chemotherapy. J Pediatr Psychol,1997,22:861-870

[18] WaberD, Tarbell N, Fairclough D, et al. Cognitive sequelae of treatment in childhood acute lymphoblastic leukemia: Cranial radiation requires an accomplice. J Clin Oncol, 1995,13:2490-2496

[19] WilliamsKS, OchsJ, WilliamsJM, et al. Parental report of everyday cognitive abilities among children treated for acute lymphoblastic leukemia. J Pediatr Psychol, 1991, 16:13-26

[20] Bleyer WA. Neurologic sequelae of methotrexate and ionizing radiation: a new classification. CancerTreatment Reports,1998,65(Suppl 1):89-98

[21] Bleyer WA, Fallavollita J, RobisonL, et al. Influence of age-esex, and concurrent intrathecal methotrexate therapy on intellectual function after cranial irradiation during childhood: a report from the Children's Cancer Study Group. Pediatric Hematology & Oncology,1990,7:329-338

[22] IuvoneL, Mariotti P, Colosimo C, et al. Long-term cognitive outcome, brain computed tomography scan, and magnetic resonance imaging in children cured for acute lymphoblastic leukemia Cancer,2002,95:2562-2570

[23] MitbyPA, Robison LL, WhittonJA, et al. Utilization of special education services and educational attainment among long-term survivors of childhood cancer: a report from the Childhood Cancer Survivor Study. Cancer,2003,97:1115-1126

[24] Ben, Arush MW, Solt I, LightmanA, et al. Male gonadal Function in survivors of childhood Hodgkin and non-Hodgkin lymphoma. Pediatric Hematology & Oncology, 2000,17:239-245

[25] Gerres L, Bramswig JH, Schlegel W, et al. The effects of etoposide on testicular function in boys treated for Hodgkin's disease. Cancer,1998,83:2217-2222

[26] CicognaniA, PasiniA, Pession A, et al. Gonadal function and pubertal development after treatment of a childhood malignancy. J Pediatr Endocrinol Metab,2003,16(Suppl 2):321-326

[27] Hill M, Milan S, Cunningham D, et al. Evaluation of the efficacy of the VEEP regimen in adult Hodgkin's disease with assessment of gonadal and cardiac toxicity. Comment in:J Clin Oncol,1995,13(5):1283-1284. J Clin Oncol 13:387-395

[28] Kulkarni SS, Sastry PS, Saikia TK, et al. Gonadal function following ABVD therapy for Hodgkin's disease. Am J Clin Oncol,1997,20:354-357

[29] Relander T, Cavallin-Stahl E, Garwics S, et al. Gonadal and sexual function in men treated for childhood cancer. Med Pediatr Oncol,2000,35:52-63

[30] Schellong G, Potter R, Bramswig J, et al. High cure rates and reduced long-term toxicity in Pediatric Hodgkin's disease: the German-Austrian multicenter trial DAL-HD-90. The German-Austrian Pediatric Hodgkin's Disease Study Group. J Clin Oncol,199917:3736-3744

[31] Bath LE, Hamish W, Wallace B, et al. Late effects of the treatment of childhood cancer on the female reproductive system and the potential for fertility preservation. BJOG: an International Journal of Obstetrics & Gynaecology, 2002,109:107-114

[32] Mayer EL, Dopfer RE, Klingebiel T, et al. Longitudinal gonadal function after bone marrow transplantation for acute lymphoblastic leukemia during childhood. Pediatric Transplantation,1999,3:38-44

[33] Thomson AB, Critchley HO, Kelnar CJ, et al. Late reproductive sequelae following treatment of childhood cancer

and options for fertility preservation. Best Practice& Research Clinical Endocrinology& Metabolism, 2002, 16: 311-334

[34] Kreuser ED, Felsenberg D, Behles C, et al. Long-term gonadal dysfunction and its impact on bone mineralization in patients following COPP/ABVD chemotherapy for Hodgkin's disease. Ann Onco, 1992, 13(Suppl 4):105-110

[35] Cuttini M, Da FreM, HauptR, et al. Survivors of childhood cancer: using siblings as a control group. Pediatrics, 2003, 112:1454-1455; author reply 1454-1455

[36] Mertens AC, Yasui Y, Neglia JP, et al. Late mortality experience in five-year survivors of childhood and adolescent cancer: the Childhood Cancer Survivor Study. J Clin Oncol, 2001, 19:3163-3172

第九章　髓外白血病防治

白血病源于骨髓但白血病细胞随着血液带至全身不同组织或器官，部分器官或组织会积聚较多，对器官产生临床症状或形成肿瘤，可称为髓外白血病，但界定髓外白血病的标准，不同报道采取不同标准。大多报道不包括一些常见的器官或组织，如淋巴结、肝、脾、胸腺等，较多报道的髓外白血病为中枢神经系统白血病（CNSL）、睾丸白血病（testicular leukemia，

TL）、皮肤白血病（leukemia cutis）。在文献报道中也有较罕见个案包括不同组织，如卵巢、乳房、眼、心脏等。

髓外白血病可于诊断时出现，但更多是在复发时才发生。急性淋巴细胞白血病（ALL）与急性髓性白血病（AML）的髓外白血病有不同临床表现，治疗及预后亦有不同。

第一节　急性淋巴细胞白血病髓外浸润

一、中枢神经系统白血病（CNSL）

（一）初次诊断

CNSL 于诊断时一般少于 5%，大多并无临床症状，在第一次脑脊液（CSF）检查时发现白血病细胞，只有少数病人出现头痛、呕吐、嗜睡或脑神经麻痹。国际公认的 CNSL 分为三级：CNS 1 为 CSF 中未见原始细胞；CNS 2 为 CSF 中白细胞数<5 个/μl 但可见原始细胞；CNS 3 为 CSF≥5 个/μl 而有原始细胞，或临床有脑神经麻痹，或影像学见颅内肿块。BFM 95 报告的 2169 例，CNS 1 占 79.5%，CNS 2 占 5.2%，CNS 3 占 3.0%。腰椎穿刺损伤会增加治疗后的 CNSL 复发，需小心处理减少穿刺损伤，在穿刺前输注血小板维持血小板>50×10^9/L，找有经验医师操作及给予适量镇静止痛药。高危病人出现 CNS3 的比例亦较高，BFM 95 报告诊断时 CNS 3 发生率，标危为 1.2%，中危 2.9%，高危 8.7%。其他 CNSL 的危险因素包括 T 细胞、高白细胞>100×10^9/L、低二倍体、t(4;11) 易位或 MLL-AF4、t(1;19) 易位或 E2A-PBX1 与 Ph ALL 等。婴儿 ALL CNSL 发生率也较高达 9%，标危与高危也差不多。

脑脊液细胞学对诊断 CNSL 非常重要，但有时诊断困难。CSF 采集后应作沉淀细胞学检查，离心

后涂片镜检（cytospin）可见幼稚细胞，但形态有时与非白血病引起的细胞增生不易分辨，如病毒感染亦可生类似白血病原始细胞的异常细胞，若有疑问可送外院专家再检。CSF 做 tdt（terminal deoxynucleotidyl transferase）检查有帮助，亦有提议 CSF 细胞作免疫分型。流式细胞分析细胞抗原，能检查到少于 0.2%。有研究以 PCR 查免疫球蛋白基因重排（V and J region）或 T-细胞受体基因，可以更敏感查到白血病细胞。磁共振检查颅内实体瘤比较敏感，影像学在 CNSL 的阳性率不高，即使有脑神经麻痹如面瘫，MRI 亦大多正常。CNSL 浸润脑膜时，CT 增强检查可见明显脑膜增强信号，但不能与其他病变分辨，没有中枢神经局部症状，磁共振检查帮助不大。脑电图检查一般无特异转变，不能作确诊 CNSL，通常不需进行。

CNS 2 与损伤性腰穿均会增高随后 CNSL 后发，美国 CCG 1952 方案报道 CNS 2 的患儿治疗后 CNS 复发率比 CNS 1 高 3.9 倍，应加强 CNSL 的预防，在诱导缓解阶段强化治疗，每周一次鞘内注射，比平常多加 2 次，而在巩固及维持治疗亦加 2~4 次鞘注。巩固治疗使用大剂量甲氨蝶呤（HD-MTX）有效减低骨髓及髓外复发。鞘注单用甲氨蝶呤与三联化疗（甲氨蝶呤、阿糖胞苷、地塞米松）在美国 CCG 1952 方案随机对照研究，CNS 2 三联鞘注组 CNS 复发率

7.7%而单用甲氨蝶呤组 CNS 复发率 23%（P = 0.004）。St. Jude 使用 HD-MTX 及强化鞘注化疗，将 CNS 2 的 CNS 复发率减至 6%。

预防性放疗有效降低 CNS 复发率，但后遗症严重，包括生长发育、内分泌失调、智力发展障碍、白质脑病，最严重为继发性第二脑肿瘤。BFM 方案采用较低 12Gy 预防，15 年发生继发性肿瘤还是 1.7%。现在很多方案都将放疗局限于非常高危病人，一般少于 10%。St. Jude 采用完全不放疗策略，辅以多次鞘注加大剂量甲氨蝶呤，也有效降低 CNS 复发率。

CNS 3 于诊断时大多并无症状，每周一次鞘注化疗亦已能在 2 ~ 3 周内清除 CSF 原始细胞，有提议每周 2 ~ 3 次，但并无数据显示其优越性，全身化疗的地塞米松亦有效加速清除 CSF 原始细胞。随后巩固治疗应包括 HD-MTX，5g/m² 4 次。大多数方案在完成巩固治疗后都施以头颅放疗，美国及英国提议 24Gy，分 10 次照射，BFM 方案则采用较低 18Gy，现在放疗都不包括脊髓，全身强化疗加多次鞘注，可有效保护脊髓。头颅放疗后不应再给 HD-MTX，因为毒副作用很大。St. Jude 最近报道 XV 方案结果，9 例 CNS 3 病例只以全身化疗及强化鞘注化疗，并无放疗，随访中位时间 4 年（1.2 ~ 8.4 年），只有 1 例 CNS 复发，在 CNSL 复发再经治疗仍有机会达到长期第二次缓解，提议 CNS 放疗在诊断时或不需要，但上述研究病例数少，需大病例及长期追踪研究肯定其结论。CNS 3 一般预后比 CNS 1/2 差，BFM95 方案采用 18Gy 放疗 CNS 3，6 年 EFS 与 CNS 1/2 无明显分别，St. Jude XV 方案 CNS 3 的 5 年 EFS 只 43.2%，治疗失败主要为骨髓复发。

（二）复发

随着化疗进步及对高危病人采用预防性放疗，CNS 白血病复发率已大大减低。BFM95 方案将放疗限于高危及 T-ALL，少于 20% 病例需放疗，单纯 CNSL 只有 1.8%，按危险因素分析，标危为 1.1%，中危为 2.2%，高危为 2.4%。合并骨髓与 CNS 复发率为 2.2%，以高危组较高（4.7%）。英国 UKALL2003 方案放疗仅局限 CNS 3 病例，3207 例随访，CNS 复发率为 1.9%，CNS 合并骨髓复发率为 3%，B 系 CNS 复发率为 1.8%，T 系 CNS 复发率是 3.2%，如果 T-ALL 加 WBC>200×10⁹/L，复发率高达 12.1%。

CNSL 复发可以无任何症状，只在定期鞘注时 CSF 发现原始细胞增加。CNSL 临床症状可表现为头痛、恶心、呕吐、疲乏或烦躁、颈项强直、视神经乳头水肿、抽搐等。脑神经麻痹以第 7、3、4、6 神经较

常见，浸润视神经可引致视力不清，听神经浸润影响听觉，耳鸣。有少部分浸润下丘脑-垂体，食欲中心受损，引致食欲亢进，体重急剧增加，亦可能引起内分泌紊乱出现尿崩症。白血病可引致脊髓浸润，出现下肢无力，大腿麻木，大小便失调。颅内肿块较罕见。中枢神经症状可多样化，故 ALL 病人若出现不能解释的神经症状，应考虑 CNSL。眼底检查可见视网膜浸润、出血或视神经乳头水肿，提示 CNSL 几率高。诊断 CNSL 需 CSF 检查，但病人若出现颅内压增高症状，需小心衡量是否适宜作腰椎穿刺。颅内压增高而需紧急治疗，可先用静脉地塞米松治疗，可有效进入 CNS 控制白血病，待颅内压降低才考虑作腰穿检查。

脑脊液细胞学对诊断 CNSL 非常重要，但有时诊断困难。病毒感染可产生类似白血病原始细胞的异常细胞，鞘注化疗有时亦可引起化学性反应而增加白细胞，若有疑问可送外院专家再检，初诊时骨髓细胞有 IgH 和 TCR 基因重排，在有疑问个案亦可尝试检测 CSF 中 *IgH* 与 *TCR* 基因重排，但注意假阳性结果。影像学检查一般不需要，CNSL 的影像阳性率不高，即使有脑神经麻痹如面瘫，MRI 亦大多正常。

CNSL 以往预后不好，大多随后伴有骨髓复发，或第二次 CNSL 复发。近年强化治疗 CNSL，预后已大为改善，总体单纯 CNS 复发，EFS 可达 70%。最重要预后因素为复发时间。美国 POG 报道单纯 CNS 复发，治疗后 4 年 EFS 为 77.7%，第一次缓解>18 个月以上复发，EFS 高达 83.3%，但第一次缓解<18 个月，即非常早期复发，EFS 仅 51%，德国 BFM 方案亦有类似结果，<18 个月复发 EFS 29%，18 ~ 30 个月复发 EFS 45%，>30 个月复发 EFS 67%。

复发后先以鞘注化疗达至 CSF 缓解，每周一次三联鞘注伴以全身性化疗，即使骨髓血液学缓解，但以微小残留病（MRD）检查骨髓，高达 80% 是 MRD 阳性，如只以局部治疗 CNSL，肯定骨髓复发很快出现，故必须配合以全身性化疗预防骨髓复发。髓外复发病例不多，较难进行科学性治疗研究，到现在还没有随机对照研究化疗方案，大多方案采用类似初诊时诱导缓解，巩固治疗包括 HD-MTX、HD-Ara C 等，在巩固治疗后施以中枢神经系统放疗。以往有提议 24 ~ 30Gy 头颅放疗，再 12 ~ 18Gy 脊椎化疗，脊椎化疗对骨髓抑制较严重，随后不能承受强化疗，只能接受维持治疗。HD-MTX 不应放在放疗后使用，对脑部毒副作用太强。有方案如 BFM 复发方案，提议只作颅内放疗，限于 18Gy。若病人在第一次治疗

时已接受过颅内放疗,之后再作第二次放疗,两次放疗的总剂量相当大(18Gy+12Gy),长远后遗症亦较严重,有提议只用 15Gy。在化疗停止 6 个月后单独 CNS 复发,化疗加放疗治愈高,EFS 高达 80%,所以不考虑干细胞移植。有提议认为诊断后 18 个月内复发或 T-ALL 复发预后差,应考虑作干细胞移植,但争论颇多。最近也有引入检查骨髓 MRD 作为干细胞移植指标,在治疗 12～15 周 MRD 阳性($>10^{-4}$),也考虑做移植。CNS 合并骨髓复发,应按骨髓复发方案治疗,但应包括中枢神经治疗,再完成巩固治疗施颅内放疗。有研究指出 CNS 合并骨髓复发预后较单纯骨髓复发好,大多不用进行干细胞移植。

难治性 CNSL 指每周一次鞘注化疗不能达至 CSF 缓解,可改以一周三次鞘注化疗(d1、3、5)。也有研究试用脂质性 Ara-C(liposomal cytarabine)治疗,有较长半衰期,但还在研究阶段。Thiotepa 是另外一个药物试验治疗,静脉注射但可有效进入 CNS。

二、睾丸白血病

(一)初次诊断

初诊断时睾丸有临床症状并不常见,约 1%～2% 男性有临床诊断睾丸白血病(testicular leukemia, TL),若作例行睾丸组织活检,可高达 25% 有病理浸润。以往报道 TL 复发率高,预后较差,5 年存活率只有 37%,与无 TL 男孩的 75% 存活率明显低。有中心曾作例行睾丸活检,如 20 世纪 70～80 年代 ALL 男孩在完成化疗时作例行活检,但活检的假阴性率高而预测复发的准确度低,故现今治疗方案均停止这检查。

初诊时睾丸浸润常伴肝脾浸润,睾丸复发早期并无任何症状,部分出现局部肿大,较多为单边,大多无疼痛但质硬。如临床表征明显,睾丸活检并非必需,影像学如超声波检查可帮助诊断。欧洲癌症研究及治疗组织(EORTC)报道 1159 例男性 ALL 13 例(1.1%)有临床 TL,与无 TL 病例比较,TL 组有较多高危因素:年龄 >10 岁(39% vs 17%),白细胞 >$100×10^9$/L(54% vs 15%),T-ALL(46% vs 19%),有 CNSL(15% vs 2%),皮肤浸润(23% vs 1%),第 8 天泼尼松反应差(46% vs 13%),临床高危组(54% vs 16%)。St. Jude 报道 811 例男性 ALL,共 19 例(2.3%)有临床 TL,亦多属高危组,发病中位岁数 8.7 岁,白细胞数 $118.2×10^9$/L,7 例(41%)为 T-ALL,部分曾作两侧活检,双侧浸润比例甚高。

大剂量甲氨蝶呤(HD-MTX,1～8g/m^2)对治疗睾丸白血病非常有效,亦可减低 TL 复发。采用强烈全身性化疗已有效治疗 TL,不需作睾丸局部放疗,大多方案也不需活检作肯定诊断。TL 病人在初诊时大多数已属于中危或高危,全身性化疗方案已是较强方案,通常已包括 HD-MTX,但需要何种高剂量,1g/m^2、2g/m^2 或 5g/m^2,并无肯定答案。若病人并无任何高中危因素,化疗方案也应予强化疗包括 HD-MTX。大部分病人在诱导缓解及早期巩固治疗后,TL 的临床症状均消失,睾丸恢复正常大小及软质,若仍然有肿大应考虑作活检,仍有白血病细胞者需考虑作放疗。

TL 病者通常有其他高危因素,故此复发率较高,但大部分复发是骨髓或其他髓外组织如 CNSL,极少病例于睾丸再复发。EORTC 报道 TL 患者的 8 年 EFS 为 59.3%,与并无 TL 的 67.5% 无明显差异,8 年存活率亦无分别(68.4% 和 79%)。而 St. Jude 报道早期(Total X-X1)方案,TL 与无 TL 的 EFS 及存活率有明显差异,30% vs 57% 及 30% vs 74.3%,但采取强化疗方案的 Ⅻ～ⅩⅣ组,TL 与无 TL 组疗效已无明显差异,EFS 为 55.6% 与 72.9%,OS 为 77.8% 与 82.8%。EORTC 58881 研究采用强化疗,高危组 HD-MTX 5g/m^2 共 10 次,高危 6 例 TL 只有 1 例复发。

(二)复发

在常规使用大剂量甲氨蝶呤(HD-MTX,1～8g/m^2)后,出现睾丸复发率已大大降低,只有 0.5%～2%,有报道使用中剂量 MTX 500mg/m^2,亦可减低 TL 复发。BFM95 方案 1226 例男性,只有 12 例 TL 复发,仅 1.0%,该方案所有病者均接受至少 4 次 5g/m^2 HD-MTX,相信是低 TL 复发率的重要因素。复发时可能完全无症状,故在治疗及停化疗后的常规体检应包括睾丸检查,亦可教育父母或患者在家中自我检查。

单独 TL 复发时,通常骨髓或其他器官亦可能有浸润,但白血病细胞数较低,一般不容易察觉,若只以局部治疗 TL,很短时间内骨髓随之复发。单独 TL 复发时间一般较晚,大多是诊断 30 个月后出现。最近国际 BFM 组一项单独髓外复发的研究,对骨髓作微小残留病(MRD)检测,以 IgH 及 TCR 基因重排 PCR 方法,敏感度为 10^{-4},64 例临床单独髓外复发的 59%,CNSL 的 33%,TL 伴 CNSL 复发的骨髓 MRD>10^{-4}(阳性)为 57%,复发时间与 MRD 水平并无明显关系。MRD>10^{-4} 的预后较差,EFS 只 30%,

而 MRD 阴性的 EFS 为 60%，而最明显差异为复发<30 个月，MRD 阳性与阴性的 EFS 为 11% 与 67%，但复发>30 个月者的 EFS 及 OS 均无明显分别。

TL 复发的治疗应先以全身性化疗作再次诱导缓解，德国 BFM 复发方案将早期及后期（>30 个月）复发分入不同危险组别，S1 组是晚期单独髓外复发，S2 是早期单独髓外复发。S1 组在缓解后再以 6 次巩固治疗及一年维持治疗，S2 组则 8 次巩固加 2 年维持治疗，BFM 95/96 方案 S1 与 S2 组的 EFS 为 79% 与 48%。睾丸局部治疗大多采用放射治疗两侧睾丸，若只放射肿大一侧，另一睾丸很快复发，两侧均应包括照射范围内。标准放射剂量为 24Gy，较低剂量可能有较高的第 2 次复发机会。24Gy 睾丸放疗对性腺伤害大，预期将来不育机会十分高，放疗对内分泌也有不同程度影响，成年后雄激素低，而 FSH 及 LH 高，部分青春期发展延迟，需接受替代治疗。德国 BFM 提议以手术配合放疗，手术切除临床肿大一侧睾丸，若另侧活检阴性，用较低 15Gy 放疗，大部分患者可保留内分泌功能，足够产生自发青春期，而手术切除后放入假体，在外观上比 24Gy 放疗后的缩小睾丸可能更易接受。

无论放疗或手术切除，远期后遗症较多且不能恢复功能，一些家长不能接受。荷兰曾报道 5 例 TL 复发患者，只以强烈全身性化疗而不作局部性放疗，5 例在追踪 8 年（1~15 年）均无复发，化疗均包括大剂量 MTX，6g/m² 或 12g/m² 6 小时输注，重复数次，随访追踪发觉睾丸发育正常，内分泌检测亦属正常水平，达青春期者并无发育延迟，2 例作精液检查而精子数量正常，上述 HD-MTX 及强化疗对性腺好像并无严重伤害，但注意病例数小，而该 5 例均是晚期复发，在停止第一次化疗后 8~71 个月，属预后较好一组。如上述 MRD 检测能在睾丸白血病复发时亦能应用上，能更准确预测其后复发率，若能避免放射睾丸，对男孩成长后的生活质量将大大提高。

三、其他位置髓外白血病

ALL 的白血病细胞随血液流至全身各器官，大多并无症状。女性卵巢受浸润可形成肿块但较罕见，经化疗后可达至缓解，未有证据对预后有影响。肾脏受白血病浸润颇普遍，但大多肾功能正常，并无任何症状，超声波下可见肿大，化疗后可恢复正常。肾功能不正常而白细胞数高，应考虑白血病浸润引起，若影像学有肾肿胀应小心，尤要预防肿瘤溶解综合征可能引致的肾衰竭。皮肤浸润在 ALL 较少出现，可表现为皮疹或肿块，婴儿白血病较常出现。心脏浸润可表现为心包积液，表现为心力衰竭及心脏扩大，较罕见为心肌浸润引致心衰。

眼球或神经浸润可引致视力不清，眼球其他组织浸润可表现为疼痛，怕光，红肿或突出眼球状，眼底检查可见出血、视神经乳头水肿，白血病浸润的棉花状转变，发生率约 1.2%~4.4%，而此种浸润可出现于初诊或复发，而大多数患者属高危组，CNSL 机会较高。全身性化疗为必需，若患者出现视力影响，必须尽快控制白血病，有报道在化疗时加上局部放疗，放疗剂量由 6~24Gy 不等，好处是能较快清除眼内白血病细胞，对保留视力有帮助。也有研究放疗>20Gy 患者，随后的眼球复发率较低，有一报道 25 例单独眼球复发，化疗加局部眼球放疗患者的长远存活率较高。眼球放疗的后遗症包括眼眶骨骼发展不全，白内障颇常见，眼晶状体能承受 10Gy，但清除眼球内白血病细胞可能需 20Gy 以上，放疗引起的白内障可以手术治疗，也可减低复发率。泪腺可承受较高放疗，达 20Gy，受损可引致泪水分泌不足而引致眼干症状。眼角膜及视神经可承受至 50Gy。

第二节　急性髓性白血病髓外浸润

AML 出现髓外白血病机会较高，同时较多有绿色瘤（chloroma）或髓性肉瘤（myeloid sarcoma，MS），实为白血病细胞积聚成肿块，因有 MPO 而出现蓝绿色，与 ALL 不同是睾丸白血病十分罕见。美国 CCG 一研究 1459 病例中，253 例（18%）出现髓外白血病，其中 154 例（11%）CNSL，19 例（1%）为 CNS-MS，23 例（2%）眼眶-MS，57 例（4%）为非 CNS-MS。日本报道 240 例新诊断 AML，髓外白血病 56 例（23.3%），而其中 13 例（5.5%）为单独皮肤，M4/M5 为主（11/13），白细胞较高（55.4×10⁹/L），最常见部位是皮肤、牙龈、CNS、骨头和眼眶。2008 年 WHO 对 MS 诊断是指肿块形成，可以在身体任何组织但不包括骨髓。有些时候 MS 出现时并没有骨髓浸润，只表现为肿块，骨髓发病可能是几年之后，但也可以同时出现。干细胞移植后，出现髓外白血病也较常见，20% 存活者可能出现髓外复发，睾丸、卵

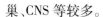
巢、CNS 等较多。

一、CNSL

约 10% AML 患者在病发时有 CNS 浸润,表现与 ALL 相似,大多并无症状,只在 CSF 见增高白细胞并有原始细胞,诊断标准亦如 ALL,分 CNS 1、CNS 2、CNS 3。1% 在脑部出现 MS,可引致头痛、恶心、呕吐、怕光、脑神经麻痹。CNSL 较常见于婴儿,45% 少于两岁。M4(44%)及 M5(18%),发病时 CNSL 的外周血白细胞比其他 MS 高,中位数为 $71×10^9$/L,大多数治疗方案是包括数次鞘注化疗,AML 方案都含大剂量阿糖胞苷(HD-Ara-C),可透过脑屏障进入脑部减少复发。BFM 方案包括预防性脑部放疗,从 18Gy 减低至 12Gy,但放疗功效主要是减低骨髓复发,对 CNSL 并非必需。诊断时 CNS 3 出现,CCG 方案是加强鞘注化疗,每周两次鞘注 Ara-C,共六次。如果 CSF 还没有清除白血病细胞,可加每周两次三联鞘注,最多共 8 次。假如还不能达缓解,应施头颅放疗 2400cGy。CNS 3 的 EFS 较没有 CNSL 低,34% vs 41%。CNSL 复发大多伴骨髓复发,治疗应以全身化疗加每周两次鞘注,在缓解后于头颅放疗 18~24Gy,随后亦应进行干细胞移植。

二、皮肤

CCG 从 1983~1995 年共 1832 例新诊断 AML,其中 109 例报告有皮肤髓外白血病(EML),病发率为 6%,男性占 52%,发病中位数 2.6 年,白细胞中位数 $28.8×10^9$/L,FAB 分型以 M4 或 M5 为主,共 63%,另 16% 为 M2,伴有 CNSL 比例偏高,共 19%。东方人与西方人皮肤 EML 十分相似,临床症状相近。细胞遗传学分析此组病例,11 号染色体异常(15%),t(8;21)(6%),正常(9%)。

皮肤浸润表现为丘疹、斑疹、肿块,色泽由深红至蓝紫色不等,通常无压痛。皮肤 EML 可在诊断或复发时出现。浸润位置并无固定,可小范围几粒肿块,或广泛性皮疹。若伴有骨髓白血病,临床诊断即可,但少数病例在发病时只见皮肤白血病,骨髓中原始细胞<5%,不能诊断为典型白血病,诊断需以皮肤病理决定,皮肤活检送病理科,光镜下可见髓性白血病细胞形态,细胞化学染色反应亦为 AML。在 CCG109 例皮肤 EML 中有 6 例为纯皮肤 EML 而无骨髓浸润,若不予治疗,在数周至 1~2 年内会发展

至骨髓及全身。皮肤 EML 的预后有争论性,有指为预后差,但亦有分析指单纯皮肤而无其他不良因素如高白细胞、CNSL 等,皮肤 EML 的预后与其他无 EML 分别不大。CCG 研究皮肤 EML 5 年 EFS 为 26%,与无皮肤 EML 组的 29% 比较无差异。日本报道有或无 EML 的存活率并无分别(77.3% vs 77.6%),分析 EML 与白细胞对 EFS 的影响,结果为:①EML+白细胞>$100×10^9$/L,EFS 23.8%;②EML +白细胞<$100×10^9$/L,EFS 61.9%;③无 EML 而白细胞>或<$100×10^9$/L,EFS 为 62.4%~63.5%。皮肤 EML 患者复发时,EML 为较常复发位置(43%)。

治疗以化疗为主,大多数皮肤肿块在化疗后均消化。局部放疗是否需要有争论,CCG 在以前数个研究中采用不同策略,曾单以化疗,亦有提议对有症状施以 30Gy,亦曾建议对所有 EML 施放疗,但各医院执行亦有差异,EML 接受放疗率为 59%,剂量为 4.5~30Gy,中位剂量 20Gy。放疗组与非放疗组的 EFS 并无分别(43% vs 41%),故现在大多数方案也不建议作常规放疗。

三、髓性肉瘤或绿色瘤

髓性肉瘤(myeloid sarcoma,MS)可在身体不同部位出现,较常报道位置:眼眶骨(40%),头颈部(21%),中枢神经如脑脊中枢神经(21%);亦有少数在睾丸、肠道、心脏、淋巴结。MS 可在骨髓白血病出现前长达 1~2 年。与皮肤 EML 比较,MS 发病年岁较大,平均 5.9 岁,白细胞数亦较低($14×10^9$/L),FAB M2 占 42%,而 M4/M5 占 39%。t(8;21)为最常见染色体异常(33%),11 号与 16 号染色体异常占 16% 及 11%。因 t(8;21)较常见,故预后亦较佳,5 年 EFS 为 46%。若单独 EML 而无骨髓 AML,预后更佳,EFS 达 76%。

临床症状因 MS 部位而异,眶骨浸润引起疼痛、眼球外突。中枢神经受累可引致神经症状,如下肢无力或大小便不正常。诊断可先作骨髓检查,肿瘤部位作 CT 或 MRI,骨髓正常者则应作肿瘤活检,活检除常规病理检查,亦应作细胞遗传学检查,如 FISH 或融合基因检测。治疗仍以全身化疗为主,在化疗后肿块仍不完全消退者,应再作活检以肯定是否有残留,残留肿块需加上局部化疗。复发病人如有绿色瘤出现在原发部位,亦应加上局部放疗 20Gy。在诊断时出现有严重症状如脊椎神经受压出现神经症状,局部放疗亦可更快及有效将椎内 MS

缩小,故应尽快安排作紧急治疗。

四、其他髓外白血病 EML

除上述器官受 EML 浸润亦有不少报道其他一些器官及组织 EML。牙龈浸润引致肿痛,最常见于 M4/M5,心脏浸润引起心包积液和心力衰竭,亦有报道传导阻滞引起心律失常。M7 AML 患者中小部分(22%)有 t(1;22),80% 发病小于一岁,可能是先天性,在出生时已有症状,病者多表现为器官肿大,尤其是肝大。肝脏质硬,肿大程度可引致腹胀及呼吸困难,骨髓病理检查有严重纤维化,白血病细胞浸润可不明显,有些病例不容易诊断,骨髓亦呈现纤维化,或需重复检查才能确诊,怀疑个案应作细胞遗传学查 t(1;22)(p13;q13),或融合基因 OTT-MAL。文献报道误诊率达 18%,如神经母细胞瘤、血管瘤或其他肉瘤。

青春期女性有报道乳房 AML 复发,尤其是干细胞移植后较常见,表现为乳房硬块,活检有 AML 原始细胞浸润,化疗可缩小,但预后不好,大多随后骨髓复发。

总之,髓外白血病表现多样化,可以在诊断时同时出现,在 AML 病人更可以是骨髓白血病发病前唯一病征,但更多是复发时出现。诊断一般需以病理确诊。治疗方法包括局部针对性治疗加全身化疗,单以局部治疗大多会随之出现骨髓复发。预后主要看是否同时有骨髓浸润、白血病基因转变等。

(李志光)

参 考 文 献

[1] Moricke AReiter A, Zimmermann Met al. Risk-adjusted therapy of acute lymphoblastic leukemia can decrease treatmentburden and improve survival; treatment results of 2169 unselected pediatric and adolescent patients enrolled in the trialALL-BFM 95. Blood,2008,111:4477-4489

[2] Pieters R, Schrappe M, De Lorenzo P, et al. A treatment protocol for infants younger than 1 year withacute lymphoblastic leukaemia(Interfant-99):anobservational study and a multicentre randomised trial. Lancet,2007,370:240-250

[3] Pui CH, Thiel E. Central Nervous System Disease in Hematologic Malignancies: Historical Perspective and Practical Applications. Semin Oncol,2009,36(Suppl 2):S2-S16

[4] Matloub Y, Lindemulder S, Gaynon PS, et al. Intrathecal triple therapy decreases central nervous system relapse but fails to improve event-free survival when compared with in-trathecal methotrexate: results of the Children's Cancer Group(CCG)1952 study for standard-risk acute lymphoblastic leukemia, reported by the Children's Oncology Group. Blood,2006,108:1165-1173

[5] Pui CH, Campana D, Pei D, et al. TreatingChildhood Acute LymphoblasticLeukemia without Cranial Irradiation. N Engl J Med,2009,360:2730-2741

[6] Vora A, Goulden N, Wade R, et al. Treatment reduction for children and young adults withlow-risk acute lymphoblastic leukaemia defi ned by minimalresidual disease (UKALL 2003):a randomised controlled trial. Lancet Oncol,2013,14:199-209

[7] Barredo JC, Devidas M, Lauer SJ, et al. Isolated CNS relapse of acute lymphoblastic leukemia treated with intensive systemic chemotherapy and delayed CNS radiation:a Pediatric Oncology Group study. J Clin Oncol,2006,24:3142-3149

[8] Hagedorn N, Acquaviva CF, ronkova E, et al. Submicroscopic bone marrow involvement in isolated extramedullary relapses in childhood acute lymphoblastic leukemia:a more precise definition of "isolated" and its possible clinical implications,a collaborative study of the Resistant Disease Committee of the International BFM study group. Blood,2007,110:4022-4029

[9] Locatelli F, Schrappe M, Bernardo ME, et al. How I treat relapsed Childhood acute lymphoblastic leukemia Blood,2012,120(14):2807-2816

[10] Sirvent N, Suciu S, Bertrand Y, et al. Overt Testicular Disease(OTD) at Diagnosis Is not Associated With a Poor Prognosis in Childhood Acute Lymphoblastic Leukemia: Results of the EORTC CLG Study 58881. Pediatr Blood Cancer,2007,49:344-348

[11] Hijiya N, Liu W, Sandlund JT, et al. Overt testicular disease at diagnosis of childhood acute lymphoblastic leukemia:lack of therapeutic role of local irradiation. Leukemia,2005,19:1399-1403

[12] van den Berg H, Langeveld NE, Veenhof CHN, et al. Treatment of Isolated Testicular Recurrence of Acute Lymphoblastic Leukemia without Radiotherapy. Report from the Dutch Late Effects Study Group. Cancer,1997,79:2257-2262

[13] Johnston DL, Alonzo TA, Gerbing RB, et al. Superior Outcome of Pediatric Acute Myeloid Leukemia Patients With Orbital and CNS Myeloid Sarcoma:A Report From the Children's Oncology GroupPediatr Blood Cancer,2012,58:519-524

[14] Kobayashi R, Tawa A, Hanada R, et al. Extramedullary Infiltration at Diagnosis and Prognosis in Children With Acute

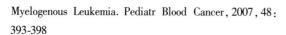
Myelogenous Leukemia. Pediatr Blood Cancer, 2007, 48: 393-398

[15] Ohanian M, Faderl S, Ravandi F, et al. Is acute myeloid leukemia a liquid tumor? Int J Cancer, 2013, 133:534-544

[16] Dusenbery KE, Howells WB, Arthur DC, et al. Extramedullary Leukemia in Children With Newly Diagnosed Acute Myeloid Leukemia, A Report From the Children's Cancer Group. J Pediatr Hematol Oncol, 2003, 25:760-768

[17] Taylor CW, Taylor RE. Leukemic infiltration of the Orbit: Report of three cases and Literature review. Pediatric Hematology and Oncology, 2005, 22:415-422

第十章 难治性白血病的诊治及其策略思考

现阶段小儿急性淋巴细胞白血病（ALL）和急性髓性白血病（AML）分别有 5% ~ 10% 和 20% ~ 30%（M3 型除外）对诱导治疗无效,20% ~ 30% 的 ALL 和 40% ~ 60% 的 AML 获得缓解后迟早仍要复发和死亡,这组病例统称为难治性急性白血病（refractory acute leukemia,RAL）或难治性白血病（RL）。这不属于白血病的分型,学者们把其单独提出来的目的就是为了引起重视。关于难治性 AL 的定义,Hiddemann 等于 1990 年提出:①诱导缓解治疗无效;②首次完全缓解（CR）6 ~ 1 个月内复发;③首次 CR 后 6 ~ 12 个月复发,原诱导方案再治疗无效;④2 次或 2 次以上复发。Estey 等于 1996 年提出:①诱导治疗 2 个疗程不缓解;②首次 CR<12 个月;③>2 次复发,再诱导治疗无效。GIMEMA 协作组于 1996 年提出:①绝对耐药（absolute resistance）:诱导治疗第 1 疗程的第 28 天,骨髓幼稚细胞比例仍超过诊断时的 50%;②低增生性耐药。

一、难治性白血病定义

综合上述论述,对难治性白血病（refractory acute leukemia,RAL）作以下定义:

1. 经标准诱导化疗 2 个疗程不获完全缓解（CR）。

2. CR1 后 6 个月内复发。

3. CR2 后 6 个月以上复发再用标准诱导方案治疗不能获 CR3。

4. 2 次或多次复发。

5. 持续的髓外白血病。

RAL 疗效差、预后差,RAL 的 CR 率低,而且 CR 期短,易复发。但是第一次持续完全缓解（CCR1）时间越长再诱导疗效相对较好,CCR1≥12 个月再诱导疗效优于 CCR1≤12 个月。早期复发（CCR1≤2 年）的 CR2 率为 18% ~ 41%,晚期复发 CR2 率为 20% ~

80%（Jackson,2001）。CR2 的 CR 率低,CR2 后长期生存率为 5% ~ 10%,接受 allo-HSCT 者 3 年 DFS 为 10% ~ 41%（Burnett,1998）。

二、RAL 的诊断

（一）治疗前（前瞻性）诊断的 RAL（根据疾病的危险因素判定）

1. ALL

（1）VHR-ALL（5 年 EFS < 20% ~ 30% 的群体）。

（2）≤12 个月的婴儿 ALL 伴 t(4;11)异常。

（3）t(4;11)/*MLL-AF4* 异常。

（4）高白血病细胞负荷 WBC≥$100×10^9$/L 多脏器巨大浸润。

（5）Ph 染色体/t(9;22)/*BCR-ABL* 伴高 WBC 血症/泼尼松窗口试验结果差。

（6）MDS 转化的 ALL。

（7）Ph like-ALL。

（8）早期前 T-ALL（ETP）。

2. AML

（1）复杂的异常染色体核型。

（2）混合系列（双克隆）AML。

（3）具有 FLT/ITD 异常。

（4）-7 染色体核型。

（5）M0 形态学。

（6）MDS 转化的。

（7）继发性 AML（sAML-MLL 异常）。

（二）治疗中认定的 RAL（根据早期治疗效应和治疗结果判定）

1. ALL

（1）泼尼松窗口试验 d8 外周血幼稚细胞>$1×10^9$/L,联合化疗 7 天外周血还见幼稚细胞,骨髓中原幼淋巴细胞>25%,d19 原幼淋巴细胞>5%,d35

不获 CR。

（2）早期复发（CCR≤2 年）的 ALL。

（3）d55-MRD≥1%；w12 时 MRD≥0.01%。

（4）治疗过程中反复发生或持续 MRD≥0.01%。

2. AML

（1）早期治疗反应差（d9，原/幼细胞≥15%）。

（2）2 个疗程 NR（d22-28 原/幼细胞≥15%）。

（3）早期复发（≤6 个月）。

（4）MRD 是预后的独立因素，MRD 2 个疗程后 2 次>1%者。

目前已有多种分子标志被用于 MRD 水平检测，和 ALL 类似，也可以通过流式细胞仪监测 AML 的 MRD，已在成人和儿童 AML 中得到应用，与 ALL 的 0.01% 监测阈值不同，目前普遍认为 AML 中 MRD 的监测阈值为 1%。有学者发现 MRD 监测在 CR1 患者和 CR2 患者中均有意义，MRD 阴性患者在 CR1 或 CR2 后接受清髓性造血干细胞移植均有较好的疗效，而 MRD 阳性的患者预后往往不佳，而且 MRD 的数值越高，患者的疗效也越差。

（5）治疗中时间强度差（2 个疗程间隙时间>4 周）。

（6）FLT3-ITD 异常的疗效和预后差者。

在所有存在 FLT3-ITD 突变的患儿中，NUP98-NSD1 融合基因阳性的患儿预后明显较差，NUP98-NSD1 融合基因阳性和阴性两组的 CR 率分别为 28% 和 69%，3 年总存活率（32% 比 55%）和无事生存率（16% 比 38%）明显较差，这两组的 MRD 阳性率为 76% 比 36.5%。均是高危的 AML，FLT3-ITD 异常者在 1 次/2 次诱导治疗后其 MRD 转阴率更差，见表 3-10-1。

表 3-10-1　FLT3-ITD 异常的高危患儿诱导治疗后 MRD 的结果

分组	1 次诱导治疗后 MRD 阴性率	2 次诱导治疗后 MRD 阴性率
所有高危组（n=47）	30%	50%
FLT3-ITD（n=14）	8%	25%
其他高危（n=33）	40%	62%

不同危险组有不同的治疗反应，见表 3-10-2。

MRD 是 AML 独立的危险因素，根据诱导化疗后 MRD 水平的危险度再分组见表 3-10-3、表 3-10-4，对 MRD 干预与否的治疗结果见图 3-10-1、图 3-10-2。

表 3-10-2　不同危险组的治疗反应

危险分组	1 疗程诱导 CR 率	2 疗程诱导 CR 率
低危（n=37）	100%	97%
标危（n=53）	88%	93%
高危（n=47）	57%	91%

表 3-10-3　MRD 对 AML 中期预后的关系

FCM-MRD	3 年 LFS	3 年 OS
<0.1%	85%±8%	95%±5
0.1%～0.5%	64%±10%	70%±10%
>0.5%	14%±9%	40%±13%

注：MRC-AML12/荷兰儿童癌症协作组（97 例）研究

表 3-10-4　根据诱导化疗后 MRD 水平不同的危险分组

危险度	极低危	低危	中危	高危
MRD	<10^{-4}	10^{-4}～10^{-3}	10^{-3}～10^{-2}	>10^{-2}
3 年复发率	0%	14%	50%	84%

San Miguel 等，2001

三、难治性 ALL 的治疗

初治的诱导方案—VDLP（VCR，DNR，L-Asp，Pred）

加强的诱导方案—VILP（VCR，Ida，L-Asp，Pred）

其他方案：DEAL（Dex，VP-16，Ara-C，L-Asp）

MIED（HD-MTX，IFO，VP-16，Dex）

超高危 VHR-ALL 方案……

目前尚无理想的治疗方案。

超高危型（VHR-ALL）治疗方案 ALL-SCMC—2005：

超高危定义：

（1）t（9；22）并早期反应不良。

（2）诱导失败。

（3）本组病人有骨髓移植指征，移植在 CR2 后 3 个月左右进行。

ALL-SCMC—2005——VHR-ALL 方案　泼尼松试验 Pred 60mg/（m² · d），po，d1～7，Pred 40mg/（m² · d），d8～21，tape7，VCR（V）1.5mg/（m² · W）（最大量 2mg/次），iv QW×4，d8、15、22、29，DNR（D）

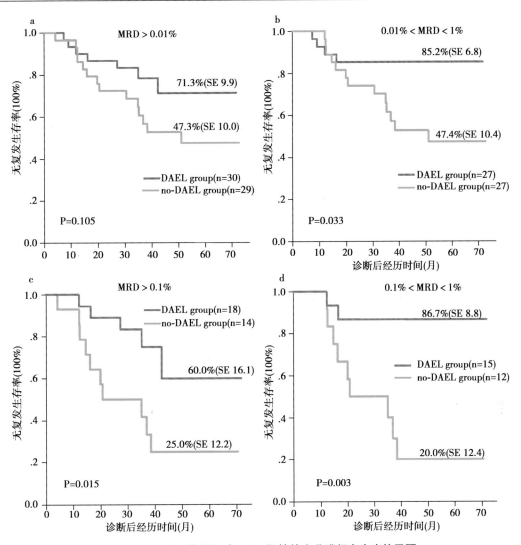

图 3-10-1 及时并尽早对 MRD 阳性的患儿进行有力度的干预

a. 对 MRD 阳性患儿进行 DAEL 方案治疗干预的预后比较；b. 对 MRD 阳性，且 MRD 阳性水平小于 0.1% 的患儿 DAEL 方案治疗干预的预后比较；c. 对 MRD 阳性，且 MRD 阳性水平大于 0.1% 的患儿 DAEL 方案治疗干预的预后比较；d. 对 MRD 阳性，且 MRD 阳性水平介于 0.1% 和 1% 之间的患儿 DAEL 方案治疗干预的预后比较

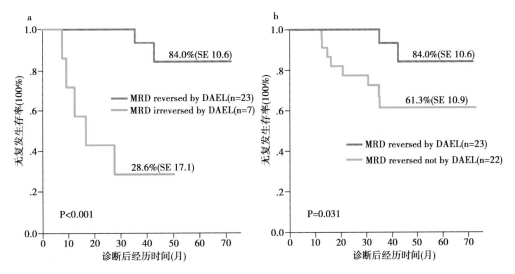

图 3-10-2 对 MRD 阳性干预能否转阴的预后比较

a. 30 例经 DAEL 干预的患儿，DAEL 干预转阴与无法转阴的患儿预后比较；b. 23 例经 DAEL 成功转阴的患儿与 22 例未采用 DAEL 方案转阴的患儿的预后比较

$30mg/m^2$，$d8 \sim 10$。L-ASP（L）10 000U/m^2，d9、11、13、15、17、19、21、23、25、27（最大量 10 万/总剂量），期间 I/T×5 次。

巩固治疗：

CTX（C）1000mg/m^2，Ara-C（A）2.0g/m^2 q12h，ivgtt，d1～2，6-mp（M）75mg/（m^2·d），po，d1～7，qn。

HD-MTX：MTX 5g/（m^2·24h）（MAX：7.5g）×3 疗程，同时 IT，CF 第 36 小时起解救，15mg/m^2×6 次，6-mp 50mg/（m^2·d）×7，×3 疗程，2 个月后重复 q2m×3 次，共 6 次 I/T。

再诱导：

（1）　VILD：VCR1.5mg/m^2，d1、d8、iv（MAX 2mg/次）；Idarubicin（I）10mg/m^2，d1、d8；L-ASP 10 000U/m^2，d1、d3、d5、d7、d9、d11、d13、d15（MAX 10 万/总）；Dex 8mg/（m^2·d），d1～d14。

（2）　DAEL（也称 MRD 阳性转阴方案）：Dex 20mg/（m^2·d），d1～6；Ara-C 2g/m^2 q12h×4 次，d1～3；VP-16 100mg/m^2 q12h×5 次，d3～5（Ara-C 结束后 12 小时）；L-ASP 25 000U/m^2，d6（MAX：3.75 万/次），维持治疗中（1）与（2）每 6 个月交替强化共 3 次。

维持治疗：MTX 20～30mg/m^2，qw；6-mp 50mg/（m^2·d），qn（连续）；VCR 1.5mg/m^2 d50；Dex 8mg/（m^2·d）×5 d50～56，每 8 周一轮，序贯治疗，有其他强化疗停 course 2（COAP），首次再诱导 2 后的第 3 个月开始，每 6 个月 1 次，CTX 800mg/m^2，d1；VCR 1.5mg/m^2，d1（MAX：2mg/次）；Ara-C 150/（m^2·d），q12h，d1～5；pred 1mg/kg，d1～7。

四、复发 ALL 化疗结果

（一）复发 ALL 化疗的结果

复发 ALL 的可望 CR2≥80%。有效方案巩固治疗 2 年，加强的持续化疗，骨髓复发（BMR）用现代强化疗 EFS 可争取达 30%～60%，CCR1 后18～24 个月骨髓复发者的 EFS 仅为 5%～10%，晚期骨髓复发者强化疗疗效较好，但第二次骨髓复发风险持续多年，有必要做造血干细胞移植（HSCT）治疗。

（二）复发 ALL 的 HSCT

晚期复发 ALL 作 HSCT 已有 30 年历史，但是 CR2 HSCT 仍无共识，CR2 时 HSCT 后复发率仍很高（>50%），CR2 后 HSCT 的 EFS 有关因素：

1. CCR1 时间越长越好。
2. 诊断时 WBC 计数<$50×10^9$/L。
3. 没发生过 CNSL。

（三）复发 ALL 治疗新方法

新方法探索：CAR-T（见第三篇第五章"儿童白血病的免疫治疗"）。

免疫毒素（单抗+细胞毒药物）提高疗效。

免疫调节方法改进降低移植风险。

五、难治性 AML 的治疗

目前尚无理想的治疗方案，见表 3-10-5～表 3-10-8。

（一）可用的化疗方案

IDA+ID-Ara-C

Mit/Acla+ID-Ara-C

Mit/Acla+SD-Ara-C

AMSA+VP-16

VP-16+HD-Ara-C

HAD/HAE

以下列举各研究组对难治/复发 AML 的化疗方案及疗效见表 3-10-5，表 3-10-6。

表 3-10-5　各研究组对难治/复发 AML 的化疗方案及疗效

研究组	年龄（岁）	病人数	诱导方案	CR 率	OS 率	文献
EORTC/LCG	不详	21	ID-Ara-C+IDA	52	–	Witte T 等,1996
GIMEMA	37(9～64)	97	ICE	43	–	Carella 等,1993
M. D. Anderson	52(17～76)	25	ID-Ara-C+Flu	40	–	Estey 等,1993
法国多中心	42(16～59)	72	EMA	61	16/4	Archimbaud 等,1991
意大利	37(4～69)	50	MEC	68	29/3	Vignetti 等,1996
法国多中心	43(15～70)	63	EMA	76	11/3	Archimbaud 等,1995
MRC AML	0～70	235	SDAE	54	12/3	Liu Yin 等,2001
SWOG	14～76	81	HD-Ara-C	32	–	Karanes 等,1999

研究组	年龄(岁)	病人数	诱导方案	CR 率	OS 率	文献
山东齐鲁医院	14~70	22	Acla+SD-Ara-C	59	–	宋强等,2002
中国人民解放军107 医院	32(14~66)	126	AMSA+VP-16	52.3	–	杨莉荣等,2005
北京大学血液病研究所	不详	74	Acla+SD-Ara-C	59.5	–	傅剑锋等,1994

表 3-10-6　G-CSF 预激的方案治疗难治/复发 AML 疗效

参考文献	病例数	病人类型	年龄(岁)	诱导方案	用法
Yamada 等,1995	18	复发	44(18~74)	CAG	Ara-C $10mg/m^2$,q12h,d1~d14 Acla $10~14mg/m^2$,qd,d1~d4 G-CSF $200\mu g/m^2$,qd,d1~d14
Saito 等,2000	8	难治	–	CAG	Ara-C $10mg/m^2$,q12h,d1~d14
	18	t-AML/MDS-RAEBt	–		Acla $14mg/m^2$,qd,d1~d4
	35	复发			G-CSF $200\mu g/m^2$,qd,d1~d14
Li 等,2005	62	难治	47(15~81)	CAG	Ara-C $10mg/m^2$,q12h,d1~d14 Acla $14mg/m^2$,qd,d1~d4(A)
	13	MDS-RAEBt			或 $7mg/m^2$,qd,d1~d8(B)
	18	复发			G-CSF $200\mu g/m^2$,qd,d1~d14
Zhang 等,2008	36	难治复发	46(18~75)	CHG	Ara-C $7.5mg/m^2$,q12h,d1~d14 HHT $1.5mg/m^2$,qd,d1~d14 G-CSF $150\mu g/m^2$,qd,d0~d14
Wu 等,2009	32	进展期 MDS 及 t-AML	68(17~88)	CHG	Ara-C $25mg/d$,d1~d14 HHT $1mg/d$,d1~d14 G-CSF $300\mu g/d$,d0~d14
钱红兰等,2000	25	难治/复发及 t-AML	52(29~82)	CAG/CHG	Ara-C $10mg/m^2$,q12h,d1~d14 Acla $5~7mg/m^2$,qd,d1~d8 或 HHT $1mg/d$,d1~d8 G-CSF $200\mu g/m^2$,qd,d1~d14

（二）FLAG 方案较普遍应用于治疗难治/复发 AML

FLAG 方案治疗难治/复发 AML 及高危 MDS 疗效列表见表 3-10-7,修改的 FLAG 方案治疗难治/复发 AML 及高危 MDS 疗效列表见表 3-10-8。

表 3-10-7　FLAG 方案治疗难治/复发 AML 及高危 MDS 疗效列表

参考文献	病例数	病人类型	年龄(岁)	诱导方案	CR 率(%)	MS
Visani 等,1994	28	难治/复发 AML t-AML	不详	FLAG	58	NA
Jacson 等,2001	44	难治/早期复发 AML	18~75	FLAG	81	1.4 年
	21	晚期复发			30	3 个月
	18	MDS-RAEBt			56	1.6 年
Montillo 等,1998	38	难治/复发 AML	41(11~70)	FLAG	55	9 个月
Carrila 等,2001	41	难治/复发 AMLt-AML	51(16~71)	FLAG	56	NA
程澍等,2007	127	难治/复发 AML	39(12~65)	FLAG	45.7	NA

表 3-10-8　修改的 FLAG 方案治疗难治/复发 AML 及高危 MDS 疗效列表

参考文献	病例数	病人类型	年龄	诱导方案	用法	CR 率(%)	MS
Kim 等,2008	29	难治 AML	40（18～57）	FLAG-IDA	Flu 25mg/m², d1～d5 Ara-C 1g/m², d1～d5 G-CSF, d1～d5(剂量不详) IDA 12mg/m², d1～d3	20.7	2.47 个月
De la Rubia 等, 2002	45	难治/复发 AML t-AML 高危 MDS	59（18～79）	FLAG-IDA	Flu 30mg/m², d1～d4 Ara-C 2g/m², d1～d4 G-CSF,300μg/m², d0～d5 IDA 10mg/m², d1～d3	53	NA
Pastore 等,2003	46	难治/复发 AML	41（15～60）	FLAG-IDA	Flu 30mg/m², d1～d5 Ara-C 2g/m², d1～d5 G-CSF,300μg/m², d6 至粒缺恢复 IDA 10mg/m², d1～d3	52.1	11 月
Steinment 等, 1999	57	难治/复发 AML t-AML	52（19～75）	FLAG-IDA	Flu 25mg/m², d1～d5 Ara-C 1g/m², d1～d5 G-CSF400μg/m² d1 至粒缺恢复 IDA 10mg/m², d1、d3、d5	52.6	20 周
Hanel 等,2001	29	难治/复发	59（18～75）	FLANG	Flu 30mg/m², d1～d3 Ara-C 1g/m², iv 或 100～150mg/m², ci,d1～d5 NVT 7mg/m², d1、d3、d5 G-CSF,5μg/kg,d0 至粒缺恢复	59	6.8 个月
孟凡义等,2006	65	难治/复发	34（11～60）	改变 Ara-C 量	Flu 30mg/m², d1～d5 Ara-C 200mg/m²～3g/m², d1～d5 G-CSF 300μg/m², d1～d5	52.3	NA

（三）国内常用儿童复发 AML 治疗方案

国内常用儿童复发 AML 治疗方案见表 3-10-9。

表 3-10-9　国内常用儿童复发 AML 治疗方案

方案	药物	剂量	
DAE	Ara-C	100mg/m²	q12h,d1～7
	IDA	10mg/m²	d1～3(DNR 或 Mitox)
	VP-16	100mg/m²	d5～7
HD-Ara-C	Ara-C	2～3g/m²	q12h,d1、3、5、7 或 d1～6
	IDA	10mg/m²	d2、4、6(DNR、Mitox 或 VP～16)
FLAG	Flu	30mg/m²	d1～5
	Ara-C	1～2g/m²	d1～5,Flu 用后 4 小时使用
	G-CSF	200μg/m²	d0～5
HAD	HHT	2mg/m²	d1-7
	Ara-C	100～200mg/m²	d1～7
	DNR	40mg/m²	d1～3
ME	Mitox	10mg/m²	d1～5
	VP-16	100mg/m²	d1～5

六、难治性白血病的造血干细胞移植治疗

10%～40%的新诊断 AML 患者接受侵袭性诱导疗法后未达到完全缓解,因此被归类为原发难治或耐药疾病。其中少数患者可以通过常规挽救疗法治愈。患者需要评估是否适合异体造血干细胞移植(HSCT),因为这是目前治愈率最高的疗法。CR1 后应积极准备做 HSCT,CR2 后应积极争取做 HSCT,CR3 时 BMT 比 CR2 时疗效差,对缺乏亲属供体而言,BFM 报告对 CR3 用非亲缘供体,仍有一定疗效(可争取长期 EFS)。见表 3-10-10。

表 3-10-10　儿童 ALL 第二次缓解时骨髓移植与化疗疗效比较

作者	骨髓移植 No 转归(SE)	化疗 No 转归(SE)	时间点(年)	建议	显著 P 值
Dopfer 等	24(E)56%(10)	115(E)22%(4)	7 年	早期复发<6 个月	<0.01
(1991)	27(L)47%(12)	165(L)41%(6)	7 年	晚期复发>6 个月	ns
Barrett 等	179(E)35%(4)	179(E)10%(3)	5 年	首次缓解<36 个月	0.001
(1994)	76(L)53%(7)	76(L)32%(6)	5 年	首次缓解>36 个月	<0.05
	255(all)40%(3)	255(all)17%(3)	5 年	所有的病人	<0.001
Uderzo 等	29(E)33.4%(8.6)[+]	142(E)16.1%(4.5)[+]	3 年	早期复发<30 个月	0.002
(1995)	28(L)54.7%(9.2)[+]	88(L)39.6%(5.9)[+]	3 年	晚期复发>30 个月	ns
	57(all)4.1%(6.6)[+]	230(all)21.7%(3.7)[+]	3 年		
Lawson 等	63(all)45%	123(all)48%	5 年	各组无差异	ns
(2000)	42(UD)47%				

注:SE:标准差;E:早期;L:晚期;UD:无关供者骨髓;+:无病生存

七、难治/复发 AL 的靶向治疗

(一) 格列威等

络氨酸激酶抑制剂,用于 BCR-ABL[+] 表达的 ALL-AML,BCR-ABL[-] 的 Ph like-ALL 疗效已肯定(见第四篇第二章第一节"Ph 阳性急性淋巴细胞白血病"、第三节"Ph-like 急性淋巴细胞白血病")。

(二) 美罗华

用于 CD20[+] 表达的 ALL 疗效已肯定(见第三篇第四章"儿童白血病靶向治疗")。

(三) 靶向 CD33,麦罗塔(GO)(表 3-10-11)

GO 显示为卡里奇霉素和抗 CD33 重组人源化 IgG4 抗体的联合。一些 1/2 期试验研究了 GO 治疗原发难治/复发疾病的疗效,但是没有较大型的 3 期试验。GO 联合化疗法的 CR 率为 32%～55%。MRC15 试验的数据显示,在诱导疗法中加入 GO 可使 CBF AML 患者显著获益。尽管 GO 在临床试验外不易获得,但是我们尽量根据已发表的证据(GO 治疗老年复发表达 CD33 的患者,原始细胞作为移植的桥梁)来使用这一药物。GO 与去甲基化药物联合使用,比如伏立诺他或 AZA。这些初始研究对不耐受加强化疗法的患者效果尤其较好,而且抗体的修饰和它的链接器可能导致进一步改善。对于接受 GO 且将要接受异体 HSCT 的患者,应当考虑肝静脉阻塞综合征(SOS)。HSCT 时不能鉴定 SOS 的明确风险因素,但是与 SOS 相关的死亡率较小。

此外,吉姆单抗和阿糖胞苷联合应用,吉姆单抗可以 $3mg/m^2$ 单次给药,也可以 $9mg/m^2$ 分次给药(第 1、4 和 7 天),还有部分患儿与氟达拉滨和柔红霉素脂质体联合应用(吉姆单抗在第 6 天应用,$4.5mg/m^2$),48% 的患儿在治疗第 32 天获得 CR,并随后进行巩固治疗等,1 年的总生存率达 26%,而那些复发的患儿保持 CR 的时间为 6～9 个月。

(四) FLT3 抑制剂:*FLT3-ITD* 异常表达的 AML(见表 3-10-11)

FLT3 是活化 FLT3 突变患者的一种重要靶点。尽管 30% 的年轻 AML 患者在诊断时显示有 *FLT3-ITD*,但是复发/难治疾病患者中的比例增加,因为 *FLT3-ITD* 与复发/难治疾病高度相关,尤其是它具有较高的等位基因比率。一些络氨酸激酶抑制剂

表 3-10-11　AML 临床试验中的靶向治疗新药

分组	制剂	标靶
抗体/免疫交联物 ozogamicin	gemntzumab	CD33
MDR 抑制剂	PSC838，zosuquidar	P-gp
FT 抑制剂	tipifamb（zamestra）	核纤层蛋白（Lamin）A，HJJ-2Rho B. CENP-E 和 CENP-F，核纤层蛋白 A 和 B
FLT3 抑制剂	PK-412，CEP-701 MLN518，SU11248	FLT3 ITD
组蛋白脱乙酰基酶 胞苷抑制剂	阿糖 valproic acid，SAHA （HDAC）缩酚酸肽（depsipeptide）	HDAC
血管新生抑制剂	贝伐单抗（bevacizumab）	VEGF
凋亡抑制剂	genasenseBcl-2	
去氧腺苷类似物	氯苯酚嗪（clofarabine）	DNA

注：MDR：多药耐药；P-gp：P-糖蛋白；FT：发泥酰基转移酶；A：阿糖胞苷；FLT3 1TD：核黄素-5'-单硫酸样和胺酸激酶-3 内部串联重复序列；SAHA suberoylanilide：异羟氧酸；VEGF：血管内皮生长因子

（TKIs）（比如索拉非尼、米哚妥林、quizartinib、crenolanib）已经被引入这些患者的治疗中。我们要记住，这些 TKIs 在特异性和抗 FLT3 耐药激酶域突变的活性显著不同。这可能造成它们临床疗效的差异。因此，在不久的将来要解决 TKIs 疗效的问题是不太可能的。FLT3 抑制剂作为单药疗法仅能导致短暂的缓解。国内外学者采用 G-CSF 联合小剂量 Ara-C、阿柔比星（Acla）和高三尖杉酯碱（HHT）组成的 CHAG 方案治疗难治复发性 AML 患者，其 CR 率达 85%，新近国内学者用索拉非尼作为 FLT3-ITD 及 TKD 突变的抑制剂，联合 CHAG 方案治疗 10 例 *FLT3-ITD* 突变的难治性 AML，8 例获得 CR，达 CR 的中位时间是 32（28~53）天，达到分子生物学缓解 [*FLT3-ITD* 突变转阴的中位时间是 62（48~76）天]，其中初诊患者 6 例中 5 例获 CR，难治复发患者 4 例中 3 例获 CR。

（五）　靶向 MLL

11q23 位点易位的 AML 新疗法，称为 MLL 重排（MLL-r）白血病是 DOT1L 抑制剂 EPZ-567689，而 palbociclib 为 CDK6 抑制剂。两者目前正在临床试验中。

（六）　表观遗传学调节剂：改变表观遗传学异常的难治性白血病疗效

1. **组蛋白去乙酰化酶抑制剂**　丙戊酸联合化疗对 AML-M2b 亚型有较好的疗效。

2. **DNA 甲基化酶抑制剂**　地西他滨，联合常规化疗可改善难治性 AML 的疗效，提高其缓解率（见第三篇第四章"儿童白血病靶向治疗"）。

（七）　血管新生抑制剂

贝伐单抗。

（八）　其他靶点

喹诺酮衍生物 vosaroxin 抑制拓扑异构酶 Ⅱ，而且独立于 p53 突变状态之外。目前正在 3 期研究中研究这种药物联合阿糖胞苷（第 1~5 天 1g/m²）治疗复发/难治 AML 的疗效。OS 获益为 1.4 个月（7.5 个月 vs 6.1 个月），并不显著。细胞分裂抑制剂比如 Polo 样激酶 1 抑制剂 volasertib 显示治疗 AML 疗效良好。口服氨基肽酶抑制剂托舍多特正在做一项研究治疗复发/难治 AML 的 2 期临床试验，其结果显示总缓解率为 22%。

日本学者试用克唑替尼（crizotinib）（只作鞘内化疗不伴全身化疗）治疗有 *ALK* 基因重排的难治性 AML，单用克唑替尼 51 天后就获细胞遗传学缓解（骨髓液作 FISH 显示-7 遗传学表现消失）。

八、儿童难治性白血病治疗策略探讨

（一）　根据危险因素作出前瞻性诊断

初治按 VHR-ALL（AML）施治。

（二）　MRD 监测及时发现（趋向）难治性白血病

1. 不同阶段 MRD 阳性的个体化干预力争 MRD 及时转阴。

2. 及时并尽早对 MRD 阳性的患儿进行有力度的干预（图 3-10-1）。

3. 对 MRD 阳性干预能否转阴的预后比较见图 3-10-2。

4. "预防" HR-ALL/HR-AML 进展为难治性白血病。

（三）RAL 靶向治疗的应用和研究（寻找关键的靶基因）

（四）选择合适时机作 allo-HSCT

1. VHR-ALL CR1 后 3 个月；MRD 持续或反复阳性；CR2 后完成巩固治疗后。

2. HR-AML CR1 后 3 个月；2 个疗程后 MRD2 次阳性；时间强度延缓。

3. CR2 后完成巩固治疗后。

（五）研究难治/复发白血病的发生机制

如新近发现并认识的 Ph-likeALL 和早期前 T 白血病（ETP），以及寻找其他新的危险因素。

（六）要及时并尽早对 MRD 阳性的患儿进行有力度的干预

有关复发的 AML 诊治详见第九篇第三章"复发性急性髓细胞白血病"，复发的 ALL 诊治详见第九篇第二章"复发性急性淋巴细胞白血病"。

（顾龙君）

参 考 文 献

［1］ W Hiddemann, T BuchnerW Plunkett. Acute Leukemias: Pharmacokinetics and Management of Relapsed and Refractory Disease. Springer, 1992:1

［2］ 中华医学会血液学分会. 急性髓系白血病（复发难治性）中国诊疗指南（2011 年版）. 中华血液学杂志 2011, 32(12):887-888

［3］ James K, Mangan, Selina M Luger. Salvage therapy for relapsed or refractory acute myeloid leukemia. Therapeutic Advances in Hematology, 2011, 2(2):73-82

［4］ Fabiana O, Megan O, Robert BG, et al. NUP98/NSD1 Translocation Further Risk-Stratifies Patients With FLT3/ITD In Acute Myeloid Leukemia: A Report From Children's Oncology Group and SWOG. Blood, 2014, 122(21):488

［5］ Thol F, Schlenk RF, Heuser M, et al. How I treat refractory and early relapsed acute myeloid leukemia. Blood, 2015, 126(3):319-327

［6］ Yoshida N, Sakaguchi H, Matsumoto K, et al. Successful treatment with low-dose gemtuzumabozogamicin in combination chemotherapy followed by stem cell transplantation for children with refractory acute myeloid leukaemia. Br J Haematol, 2012, 158(5):666-668

［7］ Alexander NM, Natalia NS, Uladzimir UF, et al. Prognostic value of MRD-dynamics in childhood acute lymphoblastic leukemia treated according to the MB-20022008 protocols. Leukemia Research, 2011(35):1312-1320

［8］ Goldman JM, Gale RP. What does MRD in leukemia really mean? Leukemia, 2014, 28(5):1131

［9］ Den Boer ML1, van Slegtenhorst M, De Menezes RX, et al. A subtype of childhood acute lymphoblastic leukaemia with poor treatment outcome: a genome-wide classification study. Lancet Oncol, 2009, 10(2):125-134

［10］ Coustan-Smith E1, Mullighan CG, Onciu M, et al. Early T-cell precursor leukaemia: a subtype of very high-risk acute lymphoblastic leukaemia. Lancet Oncol, 2009, 10(2):147-156

［11］ Alissa Martin, Elaine Morgan. Nobuko Hijiya Relapsed or Refractory Pediatric Acute Lymphoblastic Leukemia Current and Emerging Treatments. Pediatric Drugsr, 2012, 14, (6):377-387

［12］ James K, Mangan, Selina M Luger. Salvage therapy for relapsed or refractory acute myeloid leukemia. Therapeutic Advances in Hematology, 2011, 2(2):73-82

［13］ 陈琳, 魏旭东, 尹青松, 等. CHAG 与 CAG 预激方案治疗复发难治性急性髓系白血病的疗效比较. 中华血液学杂志, 2012, 33(6):484-486

［14］ 艾昊, 魏旭东, 张龚莉, 等. 索拉非尼联合 CHAG 方案诱导治疗 10 例 FLT3-ITD 突变阳性急性髓系白血病患者疗效观察. 中华血液学杂志, 2016, 37(5):419-421

［15］ A Hayashi, R Tanoshima S-I Tsujimoto et al. Crizotinib treatment for refractory pediatric acute myeloid leukemia with RAN-binding protein 2-anaplastic lymphoma kinase fusion gene. Blood Cancer Journal, 2016, 6, e456

［16］ Al-Hussaini M, Di Persio JF. Small molecule inhibitors in acute myeloid leukemia: from the bench to the clinic. Expert Rev Hematol, 2014, 7(4):439-464

［17］ Knight T, Irving JA. Ras/Raf/MEK/ERK Pathway Activation in Childhood Acute Lymphoblastic Leukemia and Its Therapeutic Targeting. Front Oncol, 2014, 4:160

［18］ Annesley CE, Brown P. The Biology and Targeting of FLT3 in Pediatric Leukemia. Front Oncol, 2014, 4:263

第四篇
儿童急性淋巴细胞白血病

第一章 急性淋巴细胞性白血病诊疗概述

儿童恶性肿瘤中白血病约占 32% ~ 37%,我国 14 岁以下的儿童约占总人口的 25% 左右,因此,估略每年我国新发病的儿童白血病为 15 000 例左右。我国儿童白血病中 95% 以上是急性白血病,其中 65% ~ 75% 是急性淋巴细胞白血病(acute lymphoblastic leukemia,ALL),25% 左右是急性髓系白血病(acute myeloid leukemia,AML),在发达地区的大城市中,恶性肿瘤已是儿童首位的致死疾病,而白血病又是首当其冲(Parkin 等,1988),因此,深入研究儿童白血病的防治有重要的科学意义和社会意义。

在过去的几十年间白血病的基础研究和临床疗效有了长足的进步和发展,由于分子生物学理论和技术的发展,尤其在白血病的发病的分子机制与药物遗传学方面的研究取得了很大进展,导致治疗策略的不断更新。儿童急性白血病,尤其是 ALL 已成为可以治愈的恶性肿瘤,儿童 ALL 的治疗根据危险程度分型实施分层治疗,使其完全缓解(complete remission,CR)率可达 95% 以上,5 年以上无事生存(eventfree survivalEFS)率可达 75% ~ 92%,儿童 ALL 是当今疗效最好、治愈率最高的恶性肿瘤性疾病之一。近几年来,化疗个体化、药物遗传学、分子靶向治疗和细胞免疫治疗成为研究的焦点,由于某些药物代谢关键酶的遗传多态性与药物耐受的相关研究以及第二肿瘤预防对策已取得很大的进展。宿主在化疗药物代谢存在明显的个体差异,从而提出化疗个体化的创见。微量残留白血病(minimal residual disease,MRD)的动态监测可反映动态的治疗强度的有效性,越来越多的证据表明它是一个极为重要的预后因素,因此,治疗过程中监测 MRD 日益成为评估治疗效应的一种有效手段,并以此重新修正临床危险度调整治疗方案,提高总体疗效。总之,根据白血病细胞的生物学特性(顾龙君等,1993)、宿主遗传的异质性和 MRD 等因素,实施化疗个体化,

将会大大提高儿童白血病的治愈率。为进一步提高治愈率,当今,儿童白血病工作者将以下几个问题作为研究的热点并予以努力探索:①深入研究预后因素,寻找尚未发现的危险因素,更为准确地进行危险程度分型以避免治疗过度或不及;②进一步探讨化疗药物的药代动力学与药物遗传学,实施化疗个体化;③进行白血病细胞的分子遗传学和宿主细胞药物基因组学的研究,并阐明白血病的发病及耐药机制;④检测早期治疗反应,监测治疗过程中的 MRD,修正临床危险度评估并调整治疗(强度)方案;⑤从各个方位探索更为特异的靶向治疗和免疫治疗。本章从以上几个方面研究的进展出发,阐明其精确分型、不断完善治疗观念、优化治疗方法及改善治疗结果的进展。

一、临床表现和诊断

儿童白血病是高度异质的疾病,其临床表现不尽一致,小儿急性白血病可表现缓慢起病,常呈现为进行性苍白、乏力、食欲减退、盗汗、虚弱、低热和轻微的出血症状,从起病到诊断可长达 2 ~ 6 个月;也可以骤然起病,以不规则高热、急速的进行性苍白、明显的出血症状和骨关节疼痛等症为首发表现,起病后数天至数周得以诊断,多数病人在起病后 2 ~ 6 周内得以明确诊断。其临床表现归结为贫血症、出血症、发热感染症和白血病细胞对全身各脏器、组织浸润所引起的症状和体征。

(一)主要症状

1. **贫血症** 常早期出现,轻重不等,表现为苍白、乏力、气促、心悸、颜面水肿等,这些征象呈进行性加重,与出血症和出血程度不成比例。

2. **出血症状** 患儿多有不同程度的、广泛的皮肤和黏膜出血,表现为皮肤紫癜、乌青和瘀斑,甚至

发生皮下血肿。齿龈出血、鼻出血、口腔黏膜渗血，严重者可出现眼底视网膜出血，导致视力减退、颅内压增高。耳内出血导致眩晕、耳鸣和听力减退，有时会有呼吸道、消化道和泌尿道出血，临床表现为咯血、呕血和尿血。颅内出血时表现为头痛、呕吐、抽搐和昏迷等。是儿童白血病致死的主要原因之一。

3. **发热**　多数患儿起病时有发热，可以是低热、不规则发热、持续高热或弛张热，暂时性热退时常大汗淋漓。低热时常伴盗汗。发热的原因有两个，一是白血病性发热（肿瘤热），这种发热用抗生素治疗无效，常用吲哚美辛（消炎痛）0.5mg/kg，每8小时一次口服，体温可降至正常，以此鉴别肿瘤性发热和感染性发热。发热的另一原因是感染，常见的感染是呼吸道感染，咽喉炎、气管炎、肺炎、齿龈炎、口腔溃疡等，皮肤疖肿、肠炎、肛周炎也颇为常见。临床常见无明显感染病灶的发热，它可由内源性细菌（肠道源性、口腔等）和外源性细菌侵入血液循环引起菌血症和脓毒血症所致。

4. **感染**　起病时常伴发或并发感染，常见的感染有呼吸道感染，如扁桃体炎、气管炎和肺炎等；消化道感染，如胃肠炎；少数患儿发病时就有较严重的感染，如脓毒血症。引起感染的细菌常见的是链球菌、肺炎球菌、大肠埃希菌和流感杆菌等。同时可感染常见的呼吸道病毒或肠道病毒。

在经过化疗的病人，治疗过程中由于白细胞低下和免疫抑制导致院内感染，引起感染的细菌常见的是大肠埃希菌、铜绿假单胞菌、副大肠埃希菌等革兰阴性杆菌和金黄色葡萄球菌，近年来表皮葡萄球菌的感染有增高趋势，其他还有粪链球菌、克雷伯杆菌、阴沟杆菌、硝酸盐阴性杆菌、黏质沙雷菌、弗氏枸橼酸杆菌、假单胞菌等条件性致病菌和厌氧菌。除了细菌感染外，还常见病毒感染，有巨细胞病毒（CMV）、腺病毒、EB病毒、疱疹病毒等引起多脏器损害，发生带状疱疹、单纯疱疹、水痘等。此外还有真菌感染，常见的真菌有白色念珠菌、曲霉菌、隐球菌等可引起鹅口疮、肛周霉菌症、霉菌性肠炎、肺炎及深部脏器真菌感染。在粒细胞低下时还可引起卡氏肺囊虫肺炎，表现为高热、气促、进行性呼吸困难、低氧、高碳酸血症，因缺乏呼吸系统疾病的物理体征，如不及时积极治疗常导致缺氧死亡。上述各种感染可单独发生也常见混合感染，临床常表现为不规则发热。

5. **白血病细胞浸润症状**　常见有单核-巨噬细胞系统的浸润，表现为肝、脾和淋巴结肿大（详见下节"体检"）。在ALL比AML（M5除外）更多见并更严重。骨关节浸润症表现为持续性并阵发性加剧的骨、关节疼痛或肿痛，行动受碍，多见于腕、肘、膝、踝、肩和髋关节处，常被误诊为风湿病或类风湿关节炎或骨髓炎。中枢神经系统（central nervus system，CNS）浸润时，常引起颅内压增高，如头痛、呕吐、视神经乳头水肿所致视力模糊，也可引起面瘫等脑神经损害症，甚至发生癫痫样发作、意识障碍等。其他脏器如胃肠道、肺、胸膜、泌尿系统和心脏浸润时，引起相应脏器功能障碍的症状。

（二）主要体征

各种亚型的急性白血病有其常见的共同体征。诸如贫血症（苍白）、出血症（紫癜、瘀斑、乌青等），尤其以多个脏器组织浸润性体征为其特征性表现。

1. **肝脾大**　急性白血病以轻～中度肝脾大为多见，肝脾多增大到肋下2～5cm，质地中等，表面多光滑，儿童ALL肝脾增大发生率与严重程度常超过AML。以中～重度肝脾大为其多见的体征。

2. **淋巴结肿大**　淋巴结肿大在ALL中表现更为显著，表现在全身各浅表淋巴结和深部淋巴结（纵隔、肠系膜、胃肠壁淋巴组织和腹膜后腹主动脉旁淋巴结），严重者可呈"淋巴瘤样"巨大淋巴结，其直径可超过2.5cm，质地较硬，多无压痛。可见多个肿大的淋巴结融合成团块。ALL时淋巴结肿大的范围和肿大程度往往大于AML和慢性髓性白血病（chronic myelogenous leukemia，CML）。

3. **腮腺肿大**　腮腺浸润性肿大在小儿ALL并不少见，常表现为两侧腮腺无痛性增大，质地较硬，表面高低不平，无压痛或轻度压痛。

4. **睾丸肿大**　ALL睾丸浸润时可见单侧或双侧睾丸无痛性肿大，质地多坚硬，可呈结节状高低不平，无压痛，透光试验呈阴性。超声检查可表现为非均质性回声区。

二、儿童ALL的MIC分型特点及其意义

不同类型及其亚型的白血病有其不同的生物学特征，从而对治疗有不同的效应，因此，从不同角度对其分型有重要的临床意义。

（一）细胞形态学分型

1976年，法、英、美三国（FAB）协作组提出的急

性白血病形态学分型标准已作为本病诊断分型的基本方法,以后又作了多次补充和修改。FAB 分型法是根据白血病细胞的形态学将白血病分为 ALL 和 AML 两大类型。ALL 根据细胞的大小和形态又分为 L1、L2 和 L3 三种亚型(Bennett 等,1976);AML 按细胞类型不同又分为 M0 ~ M7 八型。对急性白血病分型以形态学和细胞化学染色的方法最为简单易行,在临床上起重要作用。然而,由于白血病细胞的异质性,分化程度不一,使其在形态上也复杂多变,加之杂合细胞白血病等因素,均给分型带来困难。基于细胞水平的观察属于直观判断,其准确程度与个人的经验和主观因素有关。因而时常发生谬误,需要用其他方法予以佐证或鉴别(详见第二篇第一章)。

(二)　细胞免疫学分型

正常血细胞从造血多能干细胞分化、发育,最终成为功能各异的不同系列细胞,在此过程中伴随着细胞膜、细胞质或细胞核抗原表达的增多与减少,甚至消失。这个变化过程与血细胞的系列及分化发育阶段密切相关。这些细胞表面和胞质内随分化成熟过程而不断改变的抗原簇称为造血细胞分化抗原簇(cluster of differentiation,CD)。分化抗原的表达情况是鉴别和区分白血病细胞的来源及分化程度的基础。白血病免疫分型(immunophenotyping of leukemia)是利用单克隆抗体(单抗)(monoclonal antibody,McAb)检测白血病细胞的细胞膜和细胞质抗原,分析其表型,以了解被测白血病细胞所属细胞系列及其分化程度。它不但能客观地反映各类白血病的细胞来源及分化发育阶段(Borowitz 等,1993),而且大大提高鉴别白血病类型的准确性,还有助于指导治疗和判断预后。

细胞免疫学分型详见第二篇第二章“白血病免疫学诊断”。

白血病免疫分型的临床意义:形态学分型是白血病分型的基础,白血病免疫分型是形态学分型的重要补充。随着针对各系列分化抗原的 McAb 的发展以及免疫分型方案的逐步完善,白血病免疫分型起到越来越重要的作用。国际 MIC 分型协作组认为对于每一例急性白血病患者都有必要进行免疫分型,尤其在以下这些情况时,能起到更为重要的作用。对于细胞形态学和细胞化学染色不能确定系列来源的白血病、HAL,对 B 系-ALL 进行分期以评价

其预后,以及 MRD 用流式细胞术通过免疫分型检测能得到满意的结果。

(三)　细胞遗传学和分子遗传学表现

60% ~ 75% 的 ALL 患者,可被发现特征性的细胞遗传学异常,如染色体增减导致高二倍体和低二倍体,染色体易位形成融合基因,引起基因表达失调控和抑癌基因失活。常见儿童 ALL 染色体核型异常并形成融合基因的分布状况是:t(12;21)(p12-13;q22),ETV6-CBFA2(TEL-AML1)占 20% ~ 25%;t(1;19)(q23;p13)E2A-PBXI 占 5% ~ 6%;t(4;11)(q21;q23)MLL-AF4 和其他 11q23 易位,融合(MLL 重排)(Raimondi 等,1989)约占 4% ~ 8%;t(9;22)(q34;q11)BCR-ABL 融合占 3% ~ 4%;t(8;14)(q24;q32.3),t(2;8)(p12;q24)或 t(8;22)(q24;q11),伴 MYC 过度表达 IGH,IGK 或 IGL 重排占 2%;t(1;14)(p34;q11),TAL-SIL 重排占 3% ~ 4%,儿童 ALL 染色体数量异常中,多二倍体(染色体>50 条)者占 27% ~ 29%。

近年来,随着第二代测序技术的飞速发展,人们得以对肿瘤细胞的基因组和转录组进行全面检测,精确测出传统方法易于忽略的细胞遗传学和分子遗传学异常。最近,国家转化医学中心(上海)、上海交通大学医学院附属瑞金医院、上海儿童医学中心、上海血液学研究所、医学基因组学国家重点实验室联合国内外多家医院血液科对急性 B 淋巴细胞白血病(B-ALL)的基因组进行了全景式的第二代测序研究。该研究新发现了两种隐匿性染色体异常导致的融合基因,即 MEF2D 和 ZNF384 相关的融合基因。这两种融合基因分别可见于 3.5% 和 4.0% 的儿童 B-ALL 患者。同时,该研究还新发现了伴随 ERG 异常的 DUX4 相关融合基因。对基因表达谱进行深入分析发现,所有 B-ALL 患者可分成八组,每一组均对应于特异的致病融合基因或其他遗传学异常,并与免疫表型有较好的相关性(Yuan-Fang Liu 等,EBioMedicine,2016,04,038)。

(四)　ALL 的 MIC 分型

为了进一步提高白血病分型的水平,国际 FAB 协作组的大多数成员和免疫专家、细胞遗传学家组成 MIC(Morphology,Immunology,Cytogenetics)研究协作组。自 1985 年开始对 ALL 和 AML 提出分型方案。强调以细胞形态学为主,免疫学和细胞遗传学作补充,相互结合。随着分子生物学研究面的不断

拓宽,揭示了染色体核型变化与异常融合基因密切相关(Rubnitz 等,1998)。MICM(Morphology,Immunotyping,Cytogenetics,Molecular genetics)分型又将白血病的分型向更新、更精确的道路迈进一步。

三、儿童 ALL 的危险程度分型

不同危险程度的 ALL 亚型有不同的预后,为了改善高度危险程度 ALL 的疗效和减轻低度危险程度 ALL 的治疗毒副作用,应按不同危险程度采用不同强度的分层化疗方案。近 20 多年来,欧美的一些儿童白血病治疗中心分别对 ALL 制订并不断修正判断危险程度的因素,并对其作了危险程度分型,以指导治疗提高疗效。

目前人们对按疾病危险度进行 ALL 分层治疗已形成共识,但事实上要完全确定哪些是易复发因素还很困难,即便目前认为是低危(LR)的患者,其中仍有 15%~20% 的病例迟早要复发。危险因素评判系统中,是依据多种因素,如年龄、白细胞(WBC)计数、免疫表型染色体核型和融合基因改变进行综合评价。20 世纪 80 年代 ALL 临床试验中发现,超过 60 个预后因素有统计学意义。除了儿童肿瘤协作组(CCG)的报告外,大多数研究提示男性的预后不良。睾丸白血病(testis leukemiaTL)或 T-ALL 也不能完全解释为何男孩的预后较女孩差。随着治疗强度和治疗方案的不断完善,对诸多预后因素的统计学意义的评估及筛选,20 世纪 90 年代末确认以下 4 个预后因素有确定的统计学意义。

(一)年龄因素

70%~75% 小于 1 岁的婴儿白血病有 MLL(HRX)基因重排,尤其以 t(4;11),AF4-MLL 融合基因者(约占其中的 50%)预后不良。儿童中 t(4;11)等 MLL 基因重排异常者约占 ALL 的 5%~9%,这些基因型预后较差。在青少年和成人 ALL 中,预后不良的 t(9;22)BCR-ABL 融合基因的发生率达 25%~30%,儿童约只占 4%~5%。相反,高二倍体染色体(多于 50 条/细胞)和 t(12;21),ETV6-CBFA2 融合基因通常发生在 1~9 岁的儿童,其预后较好,这两种类型的大多数患者其外周血 WBC 计数也低。t(12;21)是预后好的标记。编码还原叶酸载体的基因(reduced folate carrierRFC)是在 21 号染色体上,与叶酸代谢有关。在高二倍体 ALL 中,21 号染色体增加是最常见的异常。B 系 ALL 患者的原始细胞中由于有多于 2 个拷贝的 21 号染色体,所以可以聚集更多的长链聚谷氨酸甲氨蝶呤(MTX polyglutamates,MTXPGs)。有 MLL 基因重排的患儿也有预后较好者,如有 t(11;19)AML 和 MLL-ENL 融合基因的 T-ALL。2~9 岁的 t(4;11)ALL 比<1 岁者预后明显要好。<2 岁、>9 岁、WBC>25×10^9/L、有 t(9;22)BCR-ABL 融合基因的 ALL,由于预后差,或可联合格列威靶向治疗明显提高 CR 率,或可在缓解后宜行造血干细胞移植,但年龄在 2~9 岁、诊断时 WBC<25×10^9/L、泼尼松(Pred)试验良好反应(PGR)的 t(9;22)BCR-ABL 的 ALL 患儿预后比前者要好。

(二)细胞遗传学异常

在儿童 ALL 中细胞遗传学异常是一个重要的预后因素,有 t(4;11)(q21;q23)MLL-AF4、t(9;22)(q34;q11)BCR-ABL 预后差,t(12;21)(p12-13;q22),ETV6-CBFA2、多二倍体(染色体>50 条)者预后较好(Hiddemann 等,1993)。另外,在最近新发现的两种新型 B-ALL 相关的融合基因中,具有 MEF2D 相关融合基因的患者预后相对较差,而 ZNF384 相关融合基因阳性患者则预后中等,而具有 DUX4 相关融合基因者则预后较好。这些结果也与国外学者的最新发现得到了相互验证。一般来说,无染色体畸变者比有染色体畸变者预后较好。

(三)诊断时 WBC 计数

诊断时 WBC 计数也是一个重要的预后因素,诊断时外周血 WBC>100×10^9/L,是一个预后不良的因素。

(四)早期治疗反应

在年龄、WBC、性别和染色体核型及其相应的分子遗传学表现等预后因素中,由于预测价值有限,提示需要更好的预后分类。Pinkel 称 ALL 真正唯一的预后因素是治疗。如果"极端"地说(这种观点应该是有理的),如果不接受治疗,ALL 是致命的;如对每位患者给予正确的治疗,假设可以进入好的营养和治疗状态以及有好的依从性,那么 ALL 就不一定是致命的。不幸的是,目前还没有对每位患者给予合理和正确的治疗。但是,尽管有不良预后标记,如 t(9;22)BCR-ABL 融合基因、t(4;11)等 MLL 基因重排的患儿,外周血 WBC 计数较低并且泼尼松试验呈 PGR 的患儿,通过强烈的化疗、靶向治疗也有可能治愈,其预后不是很坏。诱导缓解治疗中早期外周血幼稚细胞和骨髓反应观察是十分重要的,有助于指导治疗。即便患者起病时是年龄在 1~9 岁间、低 WBC、超过 50 条高二倍体染色体且有 ETV6-CBFA2 的早期前 B-ALL,若泼尼松试验呈 PPR,应重新划分(提高)危险程度予以治疗。早期治疗反应不良的评判系统见表 4-1-1。

表 4-1-1　ALL 早期治疗反应不良的评判标准(顾龙君等,2006)

细胞来源	诱导治疗	反应情况
外周血	泼尼松试验(治疗 7 天)加鞘注甲氨蝶呤一次	幼稚细胞>1×10⁹/L
	联合化疗 7 天	见幼稚细胞
骨髓	联合化疗 7 天	幼稚细胞>25%
	联合化疗 14 天	幼稚细胞>5%
	联合化疗 21 天	MRD>1%
	诱导缓解结束达 CR 时	MRD>0.01%

(五) 危险度分型

原上海第二医科大学附属新华医院上海儿童医学中心参考美国 St. Jude 儿童研究医院和 BFM-ALL-95 的 ALL 分级系统,制订了 ALL-XH-99 方案的临床分型和 ALL-SCMC—2005 方案危险度分型(表 4-1-2)。

原上海第二医科大学附属新华医院/上海儿童医学中心 ALL-XH-99 危险程度分型:

1. ALL-XH-99 方案的 ALL 临床危险度分型:

(1) 危险因素:

1) 诊断时外周血 WBC≥50×10⁹/L,<100×10⁹/L。

2) DNA 指数<1.16 或>1.60。

3) 染色体核型异常为 t(1;19),t(8;14)等或染色体为低二倍体<45。

表 4-1-2　St. Jude 儿童研究医院 ALL 疾病危险度分级系统

危险度	特　征
低危	早期前-B 伴 *ETV6-RUNX1* 融合基因,DNA 指数≥1.16,而≤1.60,或年龄在 1~9 岁且 WBC<50 ×10⁹/L 必须无下述临床表现: CNS 状态 3(脑脊液原始细胞>5WBC/μl 或伴有脑神经瘫痪者) 卵巢、睾丸白血病(TL,超声为依据) 无以下基因改变: t(9;22)(*BCR-ABL*);t(1;19)(*E2A-PBXI*) *MLL* 重排;低二倍体(<45 条染色体) 早期治疗反应差
标危	所有不存在低危或高危 ALL 的因素者的 T-ALL 或早前 B-ALL
高危	t(9;22)或有 *BCR-ABL* 融合基因并且诊断时 WBC 计数>25 ×10⁹/L 或早期治疗反应差者(在诱导缓解第 19 或 26 天原始细胞>5%);年龄小于 12 个月婴儿伴 *MLL* 重排;第 46 天诱导失败者,或在诱导缓解第 26 天原始细胞>5%

4) T-ALL。

5) 诊断或诱导治疗中并发中枢神经系统白血病(central nervus system leukemia,CNSL)和(或)TL 者。

6) 诊断时外周血 WBC 计数≥100×10⁹/L。

7) 染色体核型异常为 t(9;22),t(4;11)者。

8) 发病年龄<1 岁,>12 岁。

9) 治疗早期效应不佳:

①Pred 60mg/m² 治疗 7 天白血病细胞≥1×10⁹/L。

②诱导治疗第 19 天骨髓象呈原淋+幼淋>5% 者。

③诱导治疗第 35 天 NR 者。

(2) 危险度分型:

1) 低危型(LR-ALL):不存在上述危险因素中的任何 1 项者。

2) 中危型(MR-ALL):存在危险因素第 1~5 项中的 1 项或多项者。

3) 高危型(HR-ALL):存在危险因素第 6~9 项中任何 1 项者。

2. ALL-SCMC-2005 方案危险度分型　见表 4-1-3。

随着儿童 ALL 诊疗的进展其危险度分型条件和标准发生了较大改变,参考美国 St. Jude 儿童研究医院 Total-15 方案,中国儿童 ALL 诊治协作组的 CCCG-ALL-2015 方案的危险度分组标准见表 4-1-4。

表 4-1-3　ALL-SCMC-2005 诊治方案分组标准

危险度分组		
低危组	中危组	高危组
1. 必要条件	1. T-ALL	1. t(9;22) 或 t(4;11) 并早期治疗反应不良
(1) 年龄≥1 岁,但≤10 岁,并且外周血白细胞数≤50×10⁹/L 或	2. 非低、高危组 B-ALL	2. 诱导缓解治疗失败者
(2) 或染色体核型为高二倍体(≥50),同时具有 t(12;21)/TEL-AML1	3. 第一个 CAT 后 MRD	3. 第一个 CAT 后 MRD≥1%
2. 必须除外下列情况	4. 0.01% ~ 0.999%	4. 后续治疗中 MRD>0.1%
(1) CNS3 和(或)睾丸白血病		
(2) t(9;22)/bcr-ab 或 t(4;11)/MLL-AF4		
(3)染色体核型<45		
(4) 早期治疗反应不良:		
1) 泼尼松治疗第 8 天,外周血幼稚细胞数≥1000/μl		
2) 治疗开始第 19 天骨髓细胞学检查幼稚细胞比例>5%		
3) 诱导治疗未缓解		
4) CAT(Cs)后 MRD>0.01%		

表 4-1-4　CCCG-ALL-2015 方案的危险度分组标准

低危组	中危组	高危组
1. 必要条件(B-ALL 满足以下条件之一)	1. Ph+ALL	1. 46 天 MRD≥1%
(1) 年龄≥365 天,但≤10 岁,且 WBC≤50×10⁹/L	2. T-ALL	2. MLLr-ALL:年龄<6 个月且 WBC≥300×10⁹/L
(2) 染色体≥50 或 DNA 指数≥1. 16	3. MLLr:年龄≥6g 月或 WBC<300×10⁹/L	
(3) TEL-AML1 融合基因型	4. 染色体数<44	
2. 必须除外下列情况	5. 其他所有不符合低危和高危组的 ALL	
(1) CNS3 和(或)睾丸白血病		
(2) t(1;19)t(9;22),MLLr、染色体<44、iAMP21		
(3) 第 19 天 MRD≥1%		

3. **MRD 的危险度动态调整方案**　见图 4-1-1。

4. **CCCG-ALL-2015 方案危险度动态调整方案**
见图 4-1-2。

（六）新发现的儿童 ALL 的危险因素

1. **Ph-like 白血病**　*BCR-ABL1* 阳性白血病是一组以 Ph 染色体、白血病恶性程度极高、临床联合化疗预后极差和酪氨酸酶抑制剂治疗有效为特征的白血病亚型。在临床治疗中,我们也会发现有些白血病病例,虽然在细胞遗传学方面无 Ph 染色体,但其临床治疗中早期反应差,一个疗程不缓解或者缓解不彻底,表现为白血病微小残留病检测难以达到分子缓解,或者即使缓解,也非常容易再次升高,其临床恶性复发率高,预后非常差。Den Boer ML 等在 2009 年对 190 例新诊断的儿童 ALL 样本进行基因表达谱的聚类分析时发现,44 例 *BCR-ABL1* 阴性样本的基因表达谱和 *BCR-ABL1* 阳性急性淋巴细胞白血病非常接近,被称为 *BCR-ABL1* like,也称 Ph-like。在与 *BCR-ABL1* 阳性患者的临床预后进行比较分析发现,COALL 中的 44 例 *BCR-ABL1* like 患儿的 5 年无病生存率为 59.5%,且与 *BCR-ABL1* 阳性急淋没有显著差异,后者的 5 年无病生存率为 51.9%,而 *BCR-ABL1* 阴性,且基因表达谱与 *BCR-ABL1* 阳性 ALL 不一致的患儿的 5 年无病生存率为 84.4%。在对这类 *BCR-ABL1* like 病例的基因检测发现,这组患

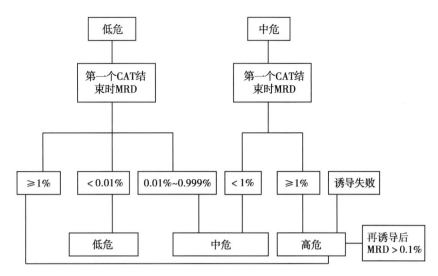

图 4-1-1　ALL-SCMC-2005 诊治方案 MRD 的危险度分组修正方案

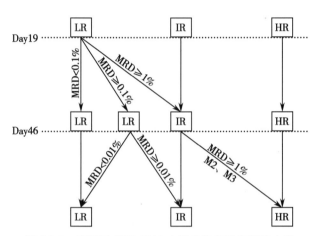

图 4-1-2　CCCG-ALL-2015 方案危险度动态调整方案

儿中 82% 的病例可见多种参与 B 细胞发育的基因出现异常，包括 *IKZF1*、*TCF3*、*EBF1*、*PAX5* 和 *VPREB1* 等。通过药敏实验发现，这组患儿的白血病细胞对左旋门冬酰胺酶的耐受性增加了 73 倍，对柔红霉素的耐受性增加了 1.6 倍，对泼尼松和长春新碱的耐受性没有发生变化。

对 *BCR-ABL1* like ALL 进行深入的研究，发现 *ABL1*、*JAK2*、*PDGFRB*、*CRLF2* 和 *EPOR* 等基因的重排，*IL7R* 和 *FLT3* 等基因的激活突变，以及编码 *JAK2* 阴性调节子 LNK 的 *SH2B3* 基因缺失等一系列遗传学变异，这些变异可导致白血病细胞中酪氨酸激酶活性增加，造成细胞因子受体信号通路持续激活。他们由此认为 Ph-like 急淋患者与 *BCR-ABL1* 阳性患儿一样，对酪氨酸酶抑制剂治疗有效，2014 年 Roberts KG 等又对 1725 例前 B 细胞儿童 ALL 进行了基因表达谱的分析，结果发现，Ph-like 儿童 ALL 约占总的 ALL 病例的 10% 左右，在青少年和成人 ALL

中占 27%，且预后极差。这类疾病共有的遗传学损伤包括 *ABL1*、*ABL2*、*CRLF2*、*EPOR*、*JAK2*、*NTRK3*、*PDGFRB*、*PTK2B*、*TSLP* 或者 *TYK2* 基因的重排，*FLT3*、*IL7R* 或 *SH2B3* 等基因的突变。上述基因变异导致不依赖细胞因子的细胞增殖加速和 STAT5 磷酸化激活。体外实验发现，表达 *ABL1*、*ABL2*、*CSF1R* 和 *PDGFRB* 等融合基因的细胞株和人原代肿瘤细胞对酪氨酸酶抑制剂达沙替尼敏感，*EPOR* 和 *JAK2* 重排对鲁索替尼（ruxolitinib）敏感，而 *ETV6-NTRK3* 融合对克唑替尼（crizotinib）敏感。（详见第一篇第三章）

2. 早期前 T 细胞白血病（ETPs-ALL）　T 系急性淋巴细胞白血病（T-ALL）的远期疗效不如 B 系 ALL，早前 T 细胞（early T-cell precursorsETPs）是一群从骨髓中新近迁移至胸腺的 T 细胞，其保留了早期 T 细胞的多向分化潜能，说明其起源于造血干细胞。为探讨 T 淋巴细胞白血病疗效差的原因，美国 St. Jude 儿童研究医院的 Elaine Coustan-Smith 和 DarioCompana 对 239 例 T-ALL 样本进行了基因表达谱系、细胞免疫表型和单核苷酸多态性的研究，提出了"早前 T 细胞白血病"的概念。他们的研究发现，入组的 239 例病人中 30 例（12.6%）病人具有独特的基因表达谱系，且其免疫表型具有相似的特征。这类病人的临床预后极差，其治疗后 2 年的复发率达到 57%，而非 ETP 白血病患儿治疗后 10 年的复发率只有 14%，其治疗后 10 年的复发率达到 72%，而非 ETP-ALL 患儿治疗后 10 年的复发率只有 10%。他们的研究结果发现，这群细胞中 CD44、CD34、KIT、GATA2、CEPBA、SPI1、ID2 和 MYB 等基因表达显著升高，而 CD1、CD3、CD4、CD8、RAG1、NOTCH3、PTCRA、LEF1、TCF12、LAT、LCK、TCF7 和 ZAP70 等基因表达显著降低；免疫表型方面，这群细胞 CD1a 和 CD8 不表达，而 CD5 表达呈连续分布，且表达程度较低，一般不超过 75%；另外，这群细胞中至少有 25% 的细胞还表达一些髓系抗原和早期抗原，如 CD117、CD34、HLA-DR、CD13、CD33、CD11b 和(或)CD65 等。

上述 ETPs-ALL 的概念经过了许多其他治疗中心的检验，国内上海儿童医学中心对 2002～2010 年收治的 74 例 T-ALL 的分析结果表明，其中 12 例病人符合上述 ETPs-ALL 的诊断标准，占总的 T-ALL 病人的 16.2%。该组病人的无事件生存率和总生存率(66.8 个月)分别是 11.1%±10.1% 和 13.3%±11.0%，而非 ETPs-ALL 病人的无事件生存率和总生存率(66.8 个月)分别是 57.6%±5.6% 和 64.7%±6.3%。参考其他机构的研究报告，这类疾病的发生率一般占总的 T 系 ALL 的 5.5%～16%，其基因表达谱更接近于造血干细胞和髓系早期细胞，其预后非常差，5～10 年的总生存率在 10%～19%，目前一般认为的免疫表型诊断标准如下：

（1）符合 T-ALL 的表型特征，如 CD7 阳性、cy-CD3 阳性。

（2）CD1a 和 CD8 不表达(阳性细胞<5%)。

（3）CD5 弱表达(荧光强度比成熟 T 细胞低一个数量级，阳性细胞<75%)。

（4）表达一种或者多种髓系或者早期抗原(阳性细胞 > 25%)：CD13、CD33、HLA-DR、CD117、

CD34、CD11b、CD64、CD65。

（5）MPO 不表达(<3%)。

这些儿童 ALL 的新的危险因素的发现为当今及今后对儿童 ALL 的治疗策略和治疗手段提供其进一步提高疗效的契机和方向。最近经过优化治疗后 ETPs-ALL 的疗效有较大改善。

四、治疗原则和策略

（一）治疗原则

迄今白血病的治疗仍以化学治疗(化疗)为主要手段，化疗的主要原则是，按型选方案分层治疗，强调早期连续适度化疗和分阶段坚持长期规则化疗。分阶段化疗包括诱导缓解治疗、缓解后治疗和髓外白血病防治。化疗过程中应周密地进行对症治疗和并发症的防治，包括出血和 DIC 的防治；积极防治感染；WBC 瘀滞和肿瘤溶解综合征的防治。使用 G-CSF 可以缩短骨髓抑制时间，但是不能改善白血病患者的长期无病生存(disease-free survivor, DFS)率。目前的 ALL 缓解概念不仅仅是形态学上的缓解，应该争取达到免疫学缓解和分子学缓解(Pui 等,2001)

（二）治疗策略

儿童 ALL 治疗策略的不断改进是儿童 ALL 疗效进展的重要原因，在 BFM 90 方案中，9 年预期 EFS 可达 78%。最近的 St. Jude 儿童研究医院报道 Total XV 方案其 ALL 5 年 EFS 达到 92%±4%。对其原因，他们作如下总结，见表 4-1-5。

表 4-1-5　St. Jude 儿童研究医院各阶段疗效总结与治疗策略

年代	研究编号	病例数	5 年生存率	治疗策略
1962～1966	Ⅰ～Ⅳ	90	9%±3%	联合化疗优于单药化疗，全量化疗优于半量化疗
1967～1979	Ⅴ～Ⅸ	825	36%±2%	中枢神经系统白血病预防
1979～1983	Ⅹ	428	53%±2%	使用大剂量甲氨蝶呤，阿糖胞苷+VP-16(EA)以克服耐药
1984～1991	Ⅺ～Ⅻ	546	70%±2%	缓解以后即行 HDMTX 和 EA 强化治疗，之后交替使用非耐药配对
1991～1997	ⅩⅢA,ⅩⅢB	366	81%±8%	对高危易复发的初发患者强烈联合化疗+早期强烈鞘注化疗
2000～2005	ⅩⅤ	274	92%±4%	根据治疗过程中 MRD 跟踪监测结果重新划分危险程度，实施个体化治疗

（三）儿童 ALL 长期无病生存的几个关键措施

1. 根据上述不同危险程度给予相应的不同强度的治疗。

2. 早期连续适度化疗是首要的关键：包括按不同危险程度给予不同强度的诱导缓解治疗、巩固治

疗、庇护所(髓外白血病)防治和早期强化治疗。

3. 长期规则的维持治疗和定期的强化治疗。

4. 积极长期的髓外白血病防治。

5. 积极的支持治疗和防治感染减少治疗相关死亡。

五、ALL 治疗的进展和国内外主要治疗方案(见第三篇第六章)

通过目前的联合化疗和支持治疗,95% 以上的儿童 ALL 可以获得 CR,对危险程度较高的 ALL,力争通过早期强烈化疗以尽快地减少白血病细胞的负荷、减少肿瘤细胞耐药机会。在诱导缓解中使用 4 个或更多的药物可以改善预后。Dex 比 Pred 容易进入血-脑屏障,在脑脊液(CSF)中的半衰期更长,故在诱导缓解、强化和维持治疗中使用 Dex 可以起到更好的防治 CNSL 的作用。以往认为成熟 B-ALL 的预后欠佳,但通过间断使用大剂量环磷酰胺(CTX)+大剂量甲氨蝶呤(MTX)($3 \sim 5g/m^2$)+阿糖胞苷(Ara-C),预后大大改善,治疗时间只需 8 ~ 12 个月,有些研究组建议在此基础上加上异环磷酰胺(IFO)和(或)VM-26,可以进一步提高治疗效果,法国一个研究组治疗 102 名患儿的治愈率达到 85%,如能完成以上方案,无须对成熟 B-ALL 进行长期维持治疗。

(一)治疗进展历程

40 年前 Aur 等对 35 例儿童 ALL 完成 Total Study V 治疗方案,其 20 年以上长期无病生存(LT-DFS)率达 50%。近 20 多年间多个治疗中心报道,经积极治疗,儿童 ALL 的缓解率可达 95% 以上,>5 年的 EFS 可达 75% ~ 90%(Pui 等,2001)。St. Jude 儿童研究医院 Pui(裴正康)教授领衔的 Total Study XV 方案其 5 年 EFS 是 93.6%±1.5%,而 2007 年起的 Total Study XVI 方案其 5 年 EFS 达到 94%±3%。国际主要儿童 ALL 协作组病例特点及其治疗结果见表 4-1-6。

原上海第二医科大学附属新华医院,1978 ~ 1988 年收治的 139 例儿童 ALL,其缓解率达 97.1%。其中缓解的 135 例中 105 例经系统正规治疗者,5 年以上持续完全缓解(CCR)率是 58.6%,5 年以上生存率达 71.9%。北京儿童医院 215 例 ALL 的 5 年 CCR 率和 5 年生存率也分别达 50.6% 和 69%。新华医院在 1988 ~ 1991 年,采用 XH-88 方案,进一步加强早期连续强烈化疗,57 例 ALL 的缓解率是 96.5%,其 5 年 CCR 率是 81.3%;1997 ~ 2003 年实施 ALL-XH-99 方案,158 例患儿 5 年 EFS 达 72.4%±7.8%。自 2005 年起的 ALL-SCMC-2005 方案 388 例的 5 年 EFS 是 78%(见图 4-1-2)。可见现代治疗儿童 ALL 的目的不再是获得缓解及延长生命,而是争取治愈。目前,经积极治疗至少 2/3 以上的儿童 ALL 是可以获得治愈。要达此理想目标,必须根据儿童 ALL 的不同危险程度,采用相应强度的分层化疗,并遵循早期连续适度化疗"前紧后松"的策略和长期规则的治疗。

上海交通大学医学院附属新华医院/上海儿童医学中心 ALL 长期生存率进展见图 1-1-1。

St. Jude 历年来 ALL 长期生存率进展见图 4-1-3。

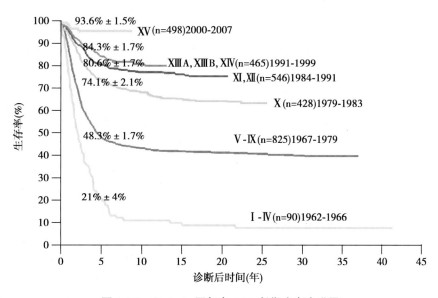

图 4-1-3　St. Jude 历年来 ALL 长期生存率进展

表 4-1-6 国际主要儿童 ALL 协作组病例特点及其治疗结果

study	Years of study	No. of patients	Age Range (years)	T Cell (%)	WBC Count ≥100×10^9/L (%)	DNA Index ≥1.16 (%)	ETV6-RUNX1 (%)	Ph+ (%)	Event-Free Survival at 5 years		Survival at 5 years		Cumulative CNS Relapse at 5 years		Cumulative Secondary Neoplasm at 10 years		Data Source (first author)
									%	SE	%	SE	%	SE	%	SE	
AIEOP-95	1995—2000	1.743	0~17	11	10.2	19.2	22.4	2.3	75.9	1.0	85.5	0.9	1.2	0.3	0.4	0.2	Conter
BFM-95	1995—2000	2.169	0~18	13.3	11.1	20.3	21.5	2.2	79.6	0.9	86.3	0.6	1.8	0.3	0.7	0.3	Monicke
CCG-1900	1996—2002	4.464	0~21	15.9	14.1	21.5	NA	2.9	76.0	0.7	86.3	0.6	4.6	0.3	1.0	0.2	Gaynon
COALL-97	1997—2003	667	0~18	14.1	12.0	NA	23.9	1.9	76.7	1.7	85.4	1.4	21	0.6	1.1	0.4	Eschench
CPH-95	1996—2002	380	0~18	14.8	12.6	NA	22.3	2.3	72.1	2.3	83	1.9	1.2	0.6	0.6	0.4	Stary
DCOG-9	1997—2004	859	1~18	11.4	12.4	21.5	15.0	1.6	80.6	1.4	86.4	1.2	2.6	0.6	0.1	0.1	Kamps
DFCI95-01	1996—2000	491	0~18	10.6	11.0	18.0	25.8	NA	81.6	1.8	89.6	1.4	0.7	0.4	0.6		Silverman
INS96	1998—2003	315	0~18	19.4	12.1	19.9	13.7	3.3	78.7	2.3	83.8	2.1	1.9	0.8	1.0	0.5	Strk
NOPHO-2000	2002—2007	1.023	1~15	11.3	11.5	NA	23.2	1.1	79.4	1.5	39.1	1.1	2.7	0.6	NA		Schmiegelow
SJCRH-136	1994—1998	247	0~18	17.4	15.4	18.6	15.8	4.0	80.1	2.6	85.7	2.2	1.7	0.8	3.3	1.2	Pui
SJCRH-15	2000—2007	498	1~18	15.3	12.7	24.3	19.3	2.0	85.6	2.9	93.5	1.9	2.7	0.8	0.3	0.3	Pui
TCCSG-95-14	1995—1999	597	1~15	9.7	11.8	22.3	NA	5.4	76.8	1.8	84.9	1.5	1.7	0.6	0.7		Tscuhida
TPCC-2002	2002—2007	766	0~18	9.7	14.0	NA	13.1	2.1	77.4	1.7	83.5	1.6	3.8	0.8	NA		Liang
UKALL-97/99	1999—2002	938	1~18	10.0	13.1	NA	NA	2.3	80	1.2	86	1.1	3.0	0.5	NA		Mitchell

Abbreviations: ALL, acute lymphoblastic leukemia; Ph+, Philadelphia chromosome positive; AIEOP, Associazioneltaliana di Ematologia ed OncologiaPediatrica; BFM, Belin-Frankfurt-Munster ALL Study Group; CCG, Children's Cancer Group; COALL, Cooperative ALL Study Group; CPH, Pediatric Hematology in the Czech Republic; DCOG, Dutch Childhood Oncology Group; DFCL, Dana-Farber Cancer Institute ALL Consortium; INS, Israeli Studies of Childhood ALL; NOPHO, Nordic Society of Pediatric Hematology and Oncology; SJCRH, St Jude Children's Research Hospital; TCCSG, Tokyo Children's Cancer Study Group; TPOC; Taiwan Pediatric Oncology Group; UKALL, UK Medical Research Council Working Party on Childhood Leukaemia; NA, not available Pui CH, et al. J Clin Oncol, 2011, 29(5):551-565

（二）治疗步骤

1. 诱导缓解治疗　20 世纪 60 年代，国外多数用 VP 方案诱导缓解治疗，CR 率可达 80%～85%，但 CCR 率较低，故 20 世纪 70 年代对 VP 作为诱导治疗产生疑虑，20 世纪 80 年代大多摒弃用 VP 作为诱导治疗（Rivera，1986 年）。近 20 年前，我国不少基层医院仍单纯采用 VP 方案作诱导治疗，在很大程度上影响远期疗效，极少有患者长期存活，值得引起基层县市级医院重视并纠正。

儿童 ALL 诱导缓解治疗的标准方案采用 VDLP：长春新碱（vincristineVCR，V）；柔红霉素（daunorubicin，DNR，D）；左旋门冬酰胺酶（L-asparaginase，L-Asp）；和 Pred（P）（剂量和用法见后述）。用 VDLP 可获 95% 以上的 CR 率，其中 DNR 和 L-Asp 不仅能提高 CR 率，而且是获得长期 EFS 关键的 2 个药物。原上海第二医科大学附属新华医院的新华 ALL-XH-88 方案（见表 4-1-8）用 VDLP 对标危（SR）和高危（HR）ALL 作诱导缓解治疗其 CR 率是 96.5%；ALL-XH-99 方案的 CR 率是 96.8%。

现在大多数治疗中心诱导缓解治疗，SR-ALL 多采用 VDLP 方案，HR-ALL 有用 VDLP±CTX（C）方案，他们的 CR 率都在 95% 以上。北京儿童医院曾用 CODP（CTX+DNR+Pred+VCR）方案作诱导缓解治疗，88 例患儿 CR 率达 98%。大多数用法是：VCR 1.5mg/m² 每周 1 次，共 4 次；Pred 每天 60mg/m²，共 28 天；L-Asp 6000～10 000U/m² 隔天 1 次，共 8～10 次；DNR 20～40mg/m² 每天 1 次，共 3 天（第 1～3 天）；CTX 600～1000mg/m² 第 1 天）。

原上海第二医科大学新华医院获得高 CR 率和高长期无病生存率（LTDFS），正是采纳了上述现代治疗的观点。21 世纪以来，国内多数儿童白血病治疗中心采纳了这个观念取得了近似的治疗结果。集国内外 30 多年来的临床经验，DNR 和 L-Asp（Otten 等，1996）是提高 CR 率和 LTDFS 的两个关键性药物。上述治疗方案的治疗过程中，绝大多数患儿在治疗的第 10～20 天骨髓象呈明显抑制，原淋+幼淋 0～5%，表明极大程度地杀伤了白血病细胞，从而能达到高质量的 CR，有效地防止继发性耐药发生所导致的早期复发。由于危险程度的不同，其 CR 率和 LTDFS 不同，因此，应该采用不同强烈程度的化疗。对 HR-ALL 采用更强烈的早期连续强烈化疗、维持治疗以及定期强化治疗可明显提高 CR 率和 LTDFS，力争缩小 HR-ALL 与 SR-ALL 远期疗效的差异。

2. 缓解后治疗　ALL-XH-88 和 ALL-XH-99 方案的缓解后治疗包括：巩固治疗、庇护所（髓外白血病）防治、早期强化治疗、长期规则的维持治疗和定期的强化治疗；目前一般总的治疗时间是：女孩 2 年，男孩 2.5 年。

（1）巩固治疗：强烈的巩固治疗是在 CR 状态下，最大限度地杀灭 MRD 细胞的有力措施，可有效地防止早期复发，并使在尽可能少的 MRD 状况下进入维持治疗。BFM（1983 年）、Gaynou（1988 年）、Hass（1983 年）、CCSG（1986 年）等采用 CTX+Ara-C+硫鸟嘌呤（6-MP）的 CAT 方案，新华医院 ALL-XH-88 方案中也用 CAT（M）作巩固治疗 CTX 600mg/m² 第 1 天，Ara-C 每天 100mg/m² 共 7 天或第 1～5 天、第 8～12 天，6-TG（或 6-MP）每天 75mg/m²，Ara-C 同步应用。有的治疗中心用中、大剂量 MTX（HD-MTX）+四氢叶酸钙（CF）既作全身巩固治疗，又作为庇护所治疗，St. Jude 医院用 2g/m² St. Louis 医院，St. Jude 儿童研究医院的 Total ⅩⅢB、上海儿童医学中心的 ALL-XH-99 对 SR-ALL 用 3g/m²，HR-ALL 用 5g/m² 巩固治疗和庇护所治疗。

（2）庇护所治疗：由于大多数化疗药物不能进入 CNS、睾丸和眼球等白血病细胞的庇护所，若不作积极的庇护所治疗，在化疗的 3 年期间 CNSL 发生率可高达 30%～50%，而在男孩中 TL 则可有 5%～20%。由 CNSL 和 TL 导致骨髓复发治疗失败。因此，强烈的庇护所治疗是 ALL 获长期无病生存的关键之一。

在诱导治疗期间每周鞘内注射 1 次，共 4 次，用 MTX、Ara-C 和 DEX，即称为"三联"鞘注。巩固治疗后的强烈庇护所治疗，首选 HDMTX+CF 方案，新华医院在 1983 年做了剂量为 1g/m² 对 HDMTX 的药代动力学研究（顾龙君等，1986），测定治疗过程中血清和 CSF 中 MTX 浓度的动态观察，其最高血清浓度可达 $3.7×10^{-5}$ mol/L，24 小时后仍可达 $(2.8～7.2)×10^{-6}$ mol/L，66 小时还有 $1.1×10^{-7}$ mol/L，这样在用药的 24 小时内可穿透身体各组织，消灭 MRD。CSF 中的 MTX 浓度，在静脉推注总量（1g）的 1/3 后 5 分钟，鞘注前，CSF 中的 MTX 浓度已达 $3×10^{-6}$ mol/L，鞘注 MTX 后最高浓度可达 $6.7×10^{-4}$ mol/L，24 小时后仍达 $(0.58～2.6)×10^{-6}$ mol/L（中位数 $0.7×10^{-6}$ mol/L），这个浓度在 24 小时内 MTX 可穿透 CNS 中各部位，有效地杀灭在 CNS 中的白血病细胞。1986 年起又做了剂量为 3g/m² 的 HDMTX 药代动力学试验。血清中最高的 MTX 浓度是 $5×10^{-5}$ mol/L，72 小时是$(2\sim3)\times10^{-6}$mol/L,而CSF中的浓度至少在12小时内达2×10^{-6}mol/L,24小时后仍有2×10^{-7}mol/L,MTX剂量3g/m²时比1g/m²更有效地杀灭全身组织和CNS中的MRD,对男孩ALL是最有效地防止TL复发的措施。MTX总量1~2g/m²的用法是:1/3量(极量为500mg)静脉推注其余量静脉滴注,持续24小时,在静脉滴注0.5~2小时间鞘注MTX 12.5mg/m²,DEX 5mg和Ara-C 1mg/kg,在用药开始后的第37小时肌注CF,15mg/m²,每6小时1次,共6~8次。为了减少HDMTX+CF治疗的毒性,必须做到:①肝肾功能必须正常;②用药之日起每天输入液体3000ml/m²,共4天(水化);③碱化尿液(尿pH须≥7),用药前、后3天口服碳酸氢钠1.5~3g/d,用药时先静脉滴注5%碳酸氢钠5ml/kg,每天1次,共4天;④按时按量用CF解救。20世纪80~90年代对高WBC的T-ALL在持续CR后6~12个月间(已完成4个疗程HDMTX+CF后)作头颅照射,剂量是12Gy;在20世纪80年代SR-ALL多作头颅照射,剂量是18Gy;在20世纪90年代发现放疗明显影响生存质量(主要是生长发育和智力发育)。因此,在20世纪90年代中期,对SR-ALL不作放疗,甚至HR-ALL尽可能不作放疗,而用每3个月一次HDMTX+CF全身化疗以及加强鞘内化疗来取代。放疗期间鞘注"三联"3次。绝对不能在头颅照射后再用HDMTX+CF治疗,否则将引起严重的脑白质变性。凡有用HDMTX反指征者(如肝功能损害等),或已有过CNSL者,则在巩固治疗后作头颅照射,剂量同上。不同的治疗方法,其CNSL发生率不同。

近年来MTX的研究表明,在相同胞外MTX浓度下,不同特征的ALL细胞形成的MTX长链聚谷氨酸盐(MTXPG)及其聚集量不同,在预后较好的高二倍体ALL患儿比非高二倍体者要高,T-ALL细胞要达到MTXPG 95%饱和所需的胞外浓度为48μM,而B-ALL细胞约为34μM(Galpin等,1997)。因此,有必要按型、按危险度使用不同剂量的HDMTX治疗儿童ALL。其意义是加强对MR、HR患儿的髓外白血病治疗以及巩固治疗。近20多年来,新华医院/上海儿童医学中心的研究表明对LR-ALL患儿HDMTX剂量应为3g/m²,MR、HR为5g/m²。HDMTX维持24小时比维持12小时起到更好的巩固治疗及髓外白血病防治作用。颅脑放疗是BFM协作组对HR儿童进行CNSL预防治疗并获良好疗效的有效措施,考虑放疗对长期生存质量的影响,St. Jude儿童研究医院则对儿童ALL颅脑放疗进行了严格的

限制。新华医院用HDMTX 3g/m²、1g/m²和头颅照射+鞘注的CNSL发生率分别是7.4%(1/27)、12.7%(10/79)和9.7%(3/31),HDMTX后追加头颅照射者则降低到4.2%(2/48)。用5g/m²的HD-MTX+CF以及加强鞘内化疗以来的10年中CNSL发生率<2%。而所有作HDMTX 5g/m²罕见有发生TL。在维持治疗期间每3个月鞘注"三联"1次,直至终止治疗为止,St. Jude儿童研究医院认为CNSL预防的主要作用还是早期强烈的鞘内化疗,他们在18个月内根据危险程度(低、中和高危)鞘注"三联"分别是18、20和22次。

(3)早期强化治疗:为了使MRD减少到尽可能少的程度,有些治疗中心采用早期强化(再诱导)治疗(James等,1998;Lange等,1997),他们多用VDLP或替尼泊苷(VM-26)+Ara-C方案。新华医院ALL-XH-88方案在庇护所治疗后紧接用VDLP和VM-26+Ara-C作早期强化治疗。经过上述早期连续强烈化疗,在5个月左右时间中,用9~10种药物,4个不同的方案相继积极治疗(见表4-1-8),可有效地避免继发性耐药的发生。根据儿童ALL长期DFS与"治疗积分"的关系来计算(顾龙君,1989),已完成达到长期DFS所需总积分的70%左右,有效地保障了长期DFS。

(4)规则的维持治疗和定期作强化治疗:国内外大多数治疗中心多采用每周MTX 15~20mg/m²+6-MP每天晚间顿服75mg/kg,共3周,VP 1周。ALL-XH-88方案对HR-ALL,在每治疗年的第3、9个月用COAP作"小强化",第6个月用VPDL,第12个月用VM-26+Ara-C作"大强化"治疗;SR-ALL则每年用VDLP或VM-26+Ara-C强化1次。HR-ALL总治疗时间3.5年,SR-ALL是3年。在1987年前新华医院收治的并坚持5年治疗的一组110例患儿,CCR5年后已按医嘱终止治疗者81例(74%),至今只有8例发生复发。ALL-SCMC-2005方案的维持治疗是:MTX 20mg/(m²·w),肌注,d1~d56;6-mp 50mg/(m²·d),qn,d1~d56;VCR 1.5mg/m²,每8周的d49;Dex 8mg/(m²·d)×7,每8周的d 49~56,每8周为一个轮回。

由于以往对SR-ALL的治疗有很高的LTDFS并积累了一定的经验,更多地考虑生存质量、避免远期毒性及继发性肿瘤,并节省治疗开支,近8~9年来,国际上一些治疗协作组,降低了SR-ALL的化疗强度。近来,国内的治疗中心正在对SR-ALL的治疗强度作一定的调整,根据这个原则原上海第二医科

大学附属新华医院/上海儿童医学中心在1998年1月~2005年4月实施ALL-XH-99方案。2005~2009年采用ALL-SCMC-2005方案以及2009~2014年的ALL-SCMC-2009优化方案其5年EFS分别是75%和78%。

（三）国内外儿童ALL的主要治疗方案（见第三篇第六章）

六、CNSL的防治

随着联合化疗方法的不断改进，对小儿急性白血病的治疗已不仅满足于获得CR，更应使病人的缓解时间延长，长期DFS乃之治愈率的不断提高。ALL缓解期CNSL的复发常引起骨髓复发，最终导致治疗失败，因此CNSL的防治已成为小儿急性白血病尤其是ALL患者长期无病生存的关键之一。在未作CNSL预防性治疗的年代（20世纪60年代中期以前），CNSL复发率高达50%左右；自20世纪60年代后期单用鞘内照射MTX预防性治疗后下降到23%左右；1971年起，Aur等采用^{60}Co头颅照射加鞘注MTX治疗，CNSL降至10%左右；1973年，Freeman等采用剂量为500mg/m²的中剂量MTX（ID-MTX）+CF作为CNSL预防性治疗，CNSL复发率是20%左右；目前，为了进一步降低CNSL发生率，提高长期DFS，特别是对HR型ALL病人采用强烈的鞘内化疗、多疗程HDMTX+CF疗法提高了疗效，摈弃了头颅放疗，明显地减少了CNSL的发生率，并保障了生存的质量。现就CNSL诊断和防治等有关问题阐述如下：

（一）发生CNSL的时间

AML病人的CNSL绝大多数发生在白血病进展期，以M2b和M3型较为多见，特别是疾病的晚期（未经治疗或治疗无效），急性单核细胞白血病在缓解期亦易有CNSL复发。ALL病人的CNSL可发生在任何时期，除了在全身广泛浸润时期以外，大多数病人见于CR期维持化疗期间。

（二）CNSL的诊断

我国1993年广西北海会议拟订的CNSL诊断标准是：凡有CNS症状和体征（脑膜刺激征、颅压增高、脑病变和脑神经受累症状等），且能排除其他病因者；CSF检查WBC计数>10×10⁶/L，蛋白>0.45g/L，以及CSF离心沉淀涂片中找到≥1个幼稚淋巴细胞，具备上述任何一项或一项以上表现者均可诊断为CNSL。1998年山东荣城会议修订的CNSL诊断

标准是：治疗前有或无CNS症状或体征，CSF中WBC计数>0.005×10⁹/L（5/μl），并且在CSF沉淀制片标本中其形态为确定无疑的原、幼淋巴细胞，可以确诊；能排除其他原因引起的CNS表现和CSF异常，临床可疑CNSL者，应暂时按CNSL处理，动态观察CNSL及CSF的变化。没有临床症状和体征者称为亚临床型。

在发生CNSL时，绝大多数病人的脑电图（EEG）表现为中~高度弥漫性慢波异常，甚至有局灶性分布和痫性放电等异常，但不作为诊断依据。当CNSL有一定范围的颅内浸润时，CT检查可见局灶性浸润阴影，并可作出精确的定位诊断，但CT检查阴性也不能排除颅内浸润的存在。用普通试管离心沉淀CSF，尽管加小牛血清涂片染色，但离心沉淀常使细胞团缩或白血病细胞形态结构破坏而易被漏检，用Cytospin装置作CSF涂片检查可获确切的检出率，近来有人作CSF铁蛋白测定，发现在CNSL时增高（目前CNSL诊断标准详见第三篇第九章）。

（三）CNSL的预防

1. 单纯鞘内化疗　鞘注（IT）"三联"（MTX+Ara-C+Dex）：在诱导化疗的第1周起用IT低危患儿于诱导治疗的d3和d15，中、低的患儿在d3（为了不干扰Pred窗口实验而不用Dex，单用MTX），此后"三联"鞘注（剂量见表4-1-7）：于d8、d15、d22，诱导期间共4次，早期强化治疗末用1次。

表4-1-7　不同年龄三联鞘注药物剂量（mg）

年龄（月）	MTX	Ara-C	Dex
<12	5	12	2
12个月24天	7.5	15	2
25~35	10	25	5
≥36	12.5	35	5

在HR-ALL者，建议诱导治疗期内鞘注4次为宜。在巩固化疗后随即作进一步强烈的CNSL预防性治疗，有下述方案可酌情选择：

若没有条件做头颅照射或HDMTX+CF治疗，可单纯用"三联"鞘内注射。剂量同前，每8周1次，直至完成18~22次（低、中、高危）为止。

2. HDMTX+CF　HDMTX+CF用于巩固治疗时CAT之后，肝、肾功能无异常时尽早开始，每10天1疗程，共3个疗程。每疗程MTX总量是3.0g/m²，1/6量（不超过500mg/次）作为突击量在30分钟内

快速静脉滴入,余量于 24 小时内均匀滴入。突击量 MTX 滴入后 0.5～2 小时内,行"三联"IT 1 次。开始滴注 MTX 42 小时后用 CF 解救,剂量为 15mg/m²,每 6 小时 1 次,首剂静脉注射,以后 q6h,口服或肌注,应监测血浆 MTX 浓度,理想的 MTX 血浆浓度是,用 MTX 后的第 44 小时为 ≤1.0μM,第 68 小时为 ≤0.1μM(≤0.1μM 为无毒性浓度),以调整 CF 应用的次数和剂量。在不具备检测血浆浓度的条件下,宜用每 6 小时一次,共用 4～6 次。HDMTX 治疗后 3 天口服碳酸氢钠 1.0g,每天 3 次,或给予 5% 碳酸氢钠 5ml/kg 置于水化的液体中 24 小时持续点滴;并在治疗当天用 HDMTX 前和治疗后 3 天每天水化前给予 5% 碳酸氢钠 5ml/kg 静滴,使尿保持 pH ≥7。用 HDMTX 当天及后 3 天需水化治疗 3000ml/(m²·d)(若 MTX 总量用 5g/m² 时,水化量须增大到 4000ml/m²)。在用 HDMTX 同时,每天用 6-MP 50mg/m²,共 7 天,若疗程中或疗程后外周血白细胞计数过低,则减少 6-MP 的剂量或用药天数。根据疗程中检测 MTX 血浆浓度,设置了预警浓度以调整水化、碱化强度和 CF 解救剂量和时间,见表 4-1-8、表 4-1-9 和表 4-1-10。

表 4-1-8　MTX 开始滴入后的正常浓度范围

时间	浓度
23 小时	≤150.0μM
44 小时	≤1.0μM
68 小时	≤0.1μM

表 4-1-9　根据 MTX 浓度调整 CF 用量

[MTX]<5.0μM	具体见表 4-1-10
[MTX]>5.0μM	1. CF 解救至[MTX]≤5.0μM 之后见表 4-1-14
	2. CF=[MTX]×体重(mg)

表 4-1-10　44 小时 MTX 浓度小于 5.0μM时 CF 剂量

即时浓度(μM)	即时 CF 用量(mg)
4～5.0	75
3～4.0	60
2～3.0	45
1～2.0	30
<1.0	15

在治疗前肝肾功能必须正常,在 2 个疗程后须作全身性早期强化治疗,以免治疗中发生骨髓复发。HDMTX+CF 疗法的主要毒性有口腔黏膜溃疡、皮疹、食欲缺乏、腹泻、肝功能损害、短暂的 WBC 减少等,亦可引起脑白质变性的远期毒性,治疗中应加强口腔护理,防治黏膜炎。若减毒措施和保肝措施恰当,毒性发生率在 30%～50% 左右,一般不影响下一疗程进行。早期强化治疗完成后在维持化疗期间作 HDMTX+CF 治疗 1 次。

3. 其他措施　近来普遍认为 HDMTX+CF 治疗替代头颅照射预防 CNSL,可取得类似疗效,并避免放射治疗引起的远期毒性(生长发育和智力障碍等)。若已做过头颅放疗,不宜再用 HDMTX 治疗,因为放疗破坏了血-脑屏障,将大大增加 HDMTX 对 CNS 的毒性,引起脑白质变性。医院 ALL-XH-99 方案用 3g/m² 的 HDMTX+CF 用于 LR-ALL,5g/m² 用于 MR 和 HR-ALL 治疗组,原则上不作头颅放疗,CNSL 发生率是 1.3%。

(四) CNSL 的治疗

1. 三联 IT 化疗　IT MTX+AraC+Dex,剂量同 CNSL 预防,每周 2 次,共 8 次。一般在 2～3 次后即可获得 CNSL CR。此后每 8 周一次,直至全身化疗终止或 CNSL 再次复发。

2. 放射治疗　对复发性 CNSL 患儿可作头颅放疗加三联鞘注化疗,以往做的脊髓照射因远期毒性太大现已摒弃。颅脑照射总剂量是 24Gy(近来把剂量减为 18Gy)分 15 次在 3 周内完成。放疗期间 IT "三联"4 次,从第 2 周起用 VCR 和 Pred 全身化疗,放疗完成后继续维持治疗。

(五) 复发性 CNSL 的治疗

多次复发的 CNSL 其预后不容乐观。原上海第二医科大学附属新华医院在 1988～1996 年间对 14 例复发性 CNSL 作新的治疗探讨(顾龙君等,1994)。其中 12 例采用全颅、全脊髓间歇照射联合鞘内化疗,具体做法是全颅 1.5Gy+脊髓 0.75Gy×3 天,照射的第 1 天 IT "三联"剂量同上。以后每 8 周照射 1 次头颅 1.5Gy,脊髓 0.75Gy,当天作 IT,药物及剂量同前,总照射剂量头颅是 24Gy,脊髓 12Gy,总治疗时间持续 2 年 2 个月。本组患儿中仅 1 例再次(第 3 次)复发 CNSL,他们 CCR3 的中位时间是 35 个月(19～85 个月)。以往仅接受过一次头颅照射者可选择此方案。另 2 例以往已接受过 2 次头颅照射,他们采用的治疗方案是:每 12 周口服一次环己亚硝脲(CC-NU)(130mg/m²),每 8 周 IT "三联"次,药物及剂量同上,该2例病人未再发生CNSL,其CCR分别长达51个月和65个月。在这两种方案执行过程中,全身维持化疗和定期全身强化治疗酌情进行。前一方案无明显不良反应,也无脱发反应,仅在初治时有恶心反应,但远期毒性表现为生长发育障碍。后一方案的主要毒副作用是在服用CCNU后3～4周有延期的骨髓抑制,有时并发感染和出血,因此在口服CCNU后2周应停止全身维持化疗,直至骨髓增生和血象恢复正常后再继续原维持治疗。

对多次复发CNSL的患儿有作者用CSF贮存器(Omaya),定期从Omaya中注入化疗药物。也有作异基因骨髓移植,或大剂量CCNU联合VM-26同时作自身骨髓移植治疗,但这两种治疗费用昂贵,有较大风险,难以推广使用。

(六) CNSL 复发的预后

一般单次CNSL复发者经积极治疗和预防仍可争取长期无病生存。但多次CNSL复发者,两次复发间隔时间常越来越短(即使定期作鞘注药物预防再次复发)。CNSL多次复发者至少有65%的病人在3年内引起骨髓复发并导致死亡。通过对CNSL增殖动力学的研究,得知CNSL时CSF中白血病细胞增殖缓慢,很难通过IT Ara-C、MTX等药物被完全杀灭,故难以根治。

七、TL 的诊断和治疗

(一) TL 的诊断

单侧或双侧肿大,质地变硬或呈结节状缺乏弹性感,透光试验阴性,睾丸超声波检查可发现非均质性浸润灶,睾丸活检可见白血病细胞浸润。

(二) 单纯 TL 治疗

在确诊不伴骨髓复发的TL后,若是双侧TL,则作双侧睾丸放疗,总剂量为24～30Gy;若是单侧TL,也可作双侧睾丸放疗(因为目前尚无法作单侧睾丸放疗)或病侧睾丸切除,另一侧作活检。在作TL治疗的同时继续进行巩固、髓外白血病防治和早期强化治疗。若CR后发生TL的患儿,先作上述TL的治疗,紧接着VDLDex和VM-26+Ara-C方案各一个疗程,作全身治疗,以免由TL引发骨髓复发。

八、MRD 检测及其意义

MRD是指白血病患者经诱导化疗达到临床

CR后体内残留的白血病状态。通常,诊断时ALL患者体内的白血病细胞数为$(1～4)×10^{12}(1～4kg)$,经诱导化疗取得临床CR后,残留的白血病细胞数为$10^4～10^8$(小于10^9),体内残存的白血病细胞和白血病干细胞,它是白血病复发的根源。研究表明,在临床诱导缓解治疗结束时,如果MRD检测阳性;或是在持续治疗期间,MRD有逐渐上升趋势,都预示着患者有复发风险。由此可见,一种可靠的MRD检测方法的建立必将有助于准确评估病人在缓解期间体内残余白血病细胞的数量,从而有利于对治疗方案的再选择以及预后的判断。由于目前表示MRD的特异标记及检测技术已能覆盖98%以上的ALL,故20世纪末起已临床应用于儿童ALL治疗过程中监测MRD(顾龙君等,1996),2005～2010年开始用于AML的MRD监测(有关白血病的MRD详见第二篇第四章"白血病微小残留病")。

九、靶向治疗的探索和应用

1986年,王振义院士等用全反式维A酸(AT-RA)诱导分化治疗急性早幼粒细胞白血病(APL),这是首个诱导分化治疗肿瘤,首个靶向治疗的思路和方法,获得理想的疗效。1990年末,Druker等用伊马替尼阻断ABL酪氨酸激酶活化治疗慢性髓性白血病(CML)和BCR-ABL阳性的ALL。现在已较广泛应用于临床的靶向治疗详见第三篇第四章儿童白血病的靶向治疗。

十、儿童 ALL 治疗策略和化疗个体化的探讨

(一) 关于远期疗效的预后因素

ALL临床实践中发现,在20世纪80年代至少60个预后因素有统计学意义(表4-1-11)。依据它们的起因,可分为宿主相关因素、疾病相关因素和治疗相关因素,这三者的相互关系的结果是最终的治疗疗效(图4-1-4),也是化疗个体化可参照的有关因素(顾龙君等,2001)。

1. 宿主相关因素　同一类型的白血病在不同的宿主产生不同的治疗效应。

(1) 种族和性别:女性白血病患者预后较男性佳,在儿童似乎更为明显。可能是由于内分泌因素和白血病细胞庇护所之差异所致。

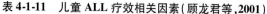

表 4-1-11　儿童 ALL 疗效相关因素（顾龙君等，2001）

宿主相关	疾病相关	治疗相关
•年龄	•白细胞计数（诊断时）	•治疗方案
•性别	CNS 浸润	•早期治疗效应
•种族	纵隔肿块	第 7 天骨髓
Down 综合征	脾大	第 14 天骨髓
免疫缺陷	* 肾肿大	第 28 天骨髓
	* 睾丸浸润	（第 7 天）外周血幼稚细胞数
营养	* Hb>100g/L	•微小残留病（MRD）
依从性	* 血小板<100×10⁹/L	CDR Ⅲ PCR
生长发育	* 淋巴结明显肿大	TCR PCR
	* FAB 形态学	免疫指纹
		PCR 接合免疫学方法
药物遗传学	* PAS 阳性	FISH
谷胱甘肽-S 转移酶变异性	* 标记（DNA）指数	白血病克隆形成单位
药物基因组学		泼尼松效应
	•T 细胞系列	RBC 巯鸟嘌呤核苷（TGNs）
	前 T 细胞系列	全身性巯基嘌呤暴露
	•B 细胞系列	全身性甲氨蝶呤暴露
	CD10 阴性	MTX 多聚谷氨酸（MTX-PG）
	* 髓系抗原阳性	
	•染色体核型	MTT 检测
	高二倍体	
	低二倍体	
	+4,+10	
	Del9p	
	+10,+17,+18	
	13q 12-14	
	15（q13-15）	
	•t（9;22）	
	•t（4;11）	
	其他的 t（11q23）	
	t（1;19）	
	•balanced t（1;19）	
	•TEL/AML1	
	MLL 重排	
	LDH	
	糖皮质素受体数	

注：•大多数研究被确认为是与转归相关的预后因素
　　* 一般不再被认为是预后因素
　　（摘自：Hematology 2000 American Society of Hematology. Education Program Book）

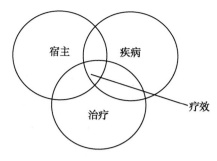

图 4-1-4　预后相关 3 因素与疗效间的关系

不同种族有不同的预后和不同的治疗结果，在 SJCRH 和北美的一些研究中心的研究结果充分显示这一要素。从 CCG 1983～1992 年的研究中发现，在包括 8762 名儿童和青春期白血病患者中，显示治疗效应与种族相关：167 例亚裔患者 5 年的 EFS 是 89%，总的 6703 例白人是 84%，1071 例西班牙裔白人是 78%，506 例非洲裔美国人 74%（$P<0.001$），在有限的样本中，排除了他们的治疗结果与社会经济地位和教育相关性。这可能是细胞素 P450（CYP）酶基因遗传多态性与治疗反应特异的相关性。尚不清楚欧洲裔美国白人和非洲裔美国人不同的 CYP3A4 的基因型能否说明他们的药物效应和治疗结果的差异。

现在几乎可以肯定种族和性别与影响治疗结果的基因有关。在种族和性别中均提示 N-酰基转移酶和黄嘌呤氧化酶的活性不同。谷胱甘肽-S 转移酶（GSTs）降解环境中和内环境毒素，可能与细胞毒性化疗药物耐药有关（顾龙君等，2001）。Chen 等发现在非洲美国 ALL 人群中 GST 缺失频率高于白人，但 GST 基因型与治疗结果无关。但 Stanulla 等研究则提示与 GST 多态性相关，在以白人为主的患者队列研究中发现，其与早前-B ALL 复发相关（Stanulla 等，2000）。

细胞色素 P450（CYP）酶基因遗传多态性与治疗反应相关。CYP 酶组成了降解蒽环类抗生素反应和代谢的巨大系统。它们存在 *CYP1A2*、*CYP2D6* 和 *CYP3A4* 的基因变异。*CYP2D6*（B）突变在非洲裔美国人的突变发生率为 8.5%，白人为 23%；该基因在前两者中的缺失频率分别为 5.5% 和 2.4%。CYP3A4 是人肝脏微粒体中含量最丰富的细胞色素酶（Lin 等，1995）。CYP3A4 催化许多抗肿瘤药物 VCR、长春碱、CTX、表鬼白毒素和许多常见的支持治疗药物的代谢，如对乙酰氨基酚、红霉素、利多卡因等。药物诱导和抑制肝脏 CYP3A4 活性可以改变 VCR 的性质（Lin 等，1995）。DEX 是 CYP3A4 活性有力的诱导剂,至少是氢化考的松的 2 倍。CYP3A4 启动子 Nifedipine 特异元件的等位基因频率变异,在非洲裔美国人是 0.53,白人为 0.09,中国台湾人为 0。此等位基因变异与增加前列腺癌发生和减少伴有 MLL 融合基因的治疗相关白血病有关。男性 CYP3A4 的活性是女性的 2 倍(顾龙君等,2001)。

(2)年龄因素:年龄是重要的危险因素,因为许多小于 1 岁或超过 9 岁的 ALL 儿童提示预后不良。超过 50% 的婴儿 ALL 有 t(4;11),该染色体核型是一种具有明显不良临床预后的分子标记。10 岁以后,费城染色体(Ph⁺)阳性的 ALL 开始增多,Ph⁺ ALL 也是一种预后不良的因素。但在 Ph⁺ 的 ALL 患者人群中,年龄的变异很大,小于 10 岁和早期治疗反应良好的患儿预后相对较好。

(3)遗传性素质:如 Down 综合征的白血病预后较佳,他们对化疗药物敏感性佳,这是由于与药物转运相关的功能基因在第 21 号染色体,Dwon 综合征又称 21-三体综合征,他们具备了 3 条 21 号染色体,对化疗药物运转极为有利。

(4)营养和免疫状态:白血病患者,病前营养状态不佳,细胞免疫和抗体免疫低下者很难经受强烈化疗,他们往往因不能如期按计划完成预定的化疗方案,不能获缓解。早期复发,或发生治疗相关的死亡。

(5)宿主的药物代谢遗传多态性:细胞色素 P450(CYP),谷胱甘肽-S 转移酶(GST)变异性和药物基因组学(一系列化疗药物关键代谢酶基因遗传多态性)的差异,对同一药物、同一剂量产生完全不一致的临床疗效和毒副作用。宿主因有化疗药物诸如 6-mp,代谢关键酶 TPMT,Ara-c 代谢关键酶 CDA、DCK,L-ASP 作用相关的 AS,CTX 作用相关的 DNA 修复酶系列,表鬼臼毒素(VP-16、VM-26)相关的 TOPO Ⅱ 等酶活性及其相关基因的遗传多态性决定了宿主对这些药物的临床效应(疗效和毒副作用)(顾龙君等,2001)。

2. 疾病相关因素 目前被确认为与预后和疗效相关的疾病因素是:

(1)诊断时 WBC 计数:一般认为诊断时外周血 WBC 计数>100 ×10⁹/L 者预后较差。在儿童 ALL 和 AML 中定为 HR 型。>50 ×10⁹/L 者是 MR 型,<50 ×10⁹/L(有些研究中心定为<25 ×10⁹/L)者是 LR(或 SR 型),治疗的转归和预后较佳。

(2)免疫表型:一般认为 T-ALL 对化疗强度的要求比 B 系列 ALL 要高,如用同样相对足够强度的化疗,则 T-ALL 的疗效较 B 系列 ALL 要差,例如 HDMTX 治疗,T-ALL 者用 5g/m²,B 系 ALL 者无其

他预后不利因素则用 2.5 ~ 3g/m²。

(3)细胞遗传学(染色体核型):

1)染色体数目<40 条的低二倍体核型疗效差,CR 率低,5 年 EFS 低,>50 条的高二倍体核型疗效差,CR 率高,5 年 EFS 高。

2)异常核型变化:t(9;22),即 Ph 染色体(Schlieben 等,1996)和 t(4;11)即 MLL 重排的异常核型疗效极差。但这两种核型在不同年龄,诊断时不同的外周血 WBC 计数又有不同的差别,<1 岁的 t(9;22)(Schlieben 等,1996)和 t(4;11)者疗效最差,5 年 EFS<20%,2 ~ 9 岁的 t(9;22)和 t(4;11)WBC 计数<50 ×10⁹/L 者疗效稍好,PGR 者则 5 年 EFS 可达 50%。t(12;21)即 TEL-AML1 核型者疗效佳,其 5 年 EFS 可达 85 ~ 90%。

3. 治疗相关因素 治疗相关因素是最重要的预后因素(Pinkel 等,1996),其中又有 3 个方面与疗效密切相关。

(1)治疗方案:不同治疗方案对同类白血病患者疗效不同,一般来说,化疗强度较强者 CR 率和 5 年 EFS 较高,对 T-ALL、HDMTX+CF 治疗,MTX 剂量为 5g/m² 者其 5 年 EFS 比 3g/m² 者高(叶辉等,2001)。格列威对 Ph⁺-ALL 作靶向治疗明显改善其预后。

(2)早期治疗效应:ALL 早期治疗反应不良的评判标准见表 4-1-1,对 ALL 的 Pred 试验。60mg/m² Pred ×7 天,第 8 天白血病细胞从>1×10⁹/L 减到≤1×10⁹/L 者疗效明显比仍然>1×10⁹/L 者要好。第 7 天骨髓象(幼淋细胞≤5%,第 15 ~ 19 天骨髓象(幼淋细胞≤1% CR 率和 5 年 EFS 明显为高,第 28 ~ 35 天 CR 者其 5 年 EFS 比达不到 CR 者明显要高。

(3)按治疗过程中 MRD 结果重新评价并再分型:当前,ALL 缓解的概念不仅仅是形态学的缓解,因为形态学的缓解白血病细胞仅<5%,尚存相当的 MRD 细胞,应该要达到免疫学和分子学的缓解(MRD≤1% ~ 0.01%。MRD 阳性与已知的危险因素密切相关,它可作为一个独立的预后因素,在化疗过程中 MRD 检测有助于进一步的危险分型,St. Jude 儿童研究医院的研究结果是,在诱导缓解过程中,第 15 天时 MRD>1%(10⁻²)或第 43 天时 MRD>0.01%(10⁻⁴)的患儿有较高的复发率,如果病人 MRD 水平在开始治疗起超过 4 个月持续≥0.01%,据统计其累计复发率达 70%;而病人在治疗的 4 个月时 MRD 水平≥0.1%,则治疗结果更不令人乐观。故他们将根据 MRD 结果再重新评价,并将患者重新分型至 HR 型,并加强强化治疗。BFM 则是诱导治疗第 15 天时 MRD>5%、第 33 天时 MRD>0.01% 将患者再

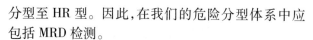

分型至 HR 型。因此，在我们的危险分型体系中应包括 MRD 检测。

（二）治疗策略和强度的调整

1. 调整不同危险程度的化疗强度　近 10 年来，在不断完善 ALL 危险分型的基础上调整化疗的强度，只有是真正属于 HR 型的 ALL，才进一步加强化疗的强度（Nachman 等，1998）。如：婴儿 ALL 尤其带有 11q23/ALL 重排者仍旧是目前治疗的难题。各种治疗方案结果相近，其 5 年 EFS 为 20% ~ 35%。最近的几项临床试验研究表明，大剂量的 Ara-C+DNR，大剂量的 MTX（5.0g/m²），和强烈的巩固/再诱导治疗可以提高治疗效果。强烈的全身化疗和鞘注治疗，而不行头颅放疗，可以有效预防 CNSL，这种方法亦适用于诊断时有 CNSL 的婴儿 ALL。多数研究者认为婴儿白血病为一个特殊的亚群，应给予大剂量多种药物联合化疗，而不行头颅放疗（详见第七篇第二章婴儿白血病章节）。此外，<1 岁或>9 岁、诊断时 WBC 计数>25×10⁹/L，PPR 的 Ph 染色体阳性的 ALL；早期治疗反应不佳（PPR）；诱导治疗中，MRD 水平第 15 天>1%，第 43 天>0.01% 的 ALL，宜采用 HDAra-C 和多疗程 HDMTX（5.0g/m²），强烈的鞘内化疗等，以提高 5 年 EFS。然而，对 LR-ALL，应降低其原来所作的治疗强度并缩短治疗时间。因此，检测和判断危险因素显得特别重要。

2. 关于诱导缓解治疗强度的再认识　治疗的首要目标是达 CR。诱导方案各异，基本包括糖皮质激素（pred、DEX）VCR 和至少一种其他药物（L-Asp 或蒽环类药物）。随着支持治疗和化疗水平的提高，现在的 CR 率达 96 ~ 99%。由于快速降低白血病细胞负荷可减少耐药的发生，因此，许多研究者试图加强诱导治疗的强度，尤其在 HR 和超高危病人中实施。St. Jude 儿童研究医院的几项研究表明，过分强烈的诱导治疗并不必要，应当保证骨髓正常的造血储备，接受进一步的强化治疗，而且过分强烈的诱导治疗，其早期的治疗相关死亡率增加。因此，诱导缓解治疗应尽量避免过分强烈的化疗，以防止发生过高的治疗相关死亡。ALL-2005 方案的实施就是出于对诱导缓解治疗强度的再认识。

（三）关于头颅放疗

头颅放疗是针对 CNS 的有效治疗手段。但是，研究者们已经注意到它可以引起潜在的神经毒性，偶尔可继发脑瘤；因此，对于绝大多数病人采用鞘注化疗和强烈的全身化疗。多数研究发现：对高位或超高危病人使用这种方法联合头颅放疗，可将其 CNS 复发率降低至 5% 以下。如果给予全身的强化疗，放疗剂量可降至 12Gy 而不引起 CNS 复发几率

增加（Schrappe 等，2000）。关于 CNS 放疗能否降低血液复发尚有争议。在一项研究中发现，对高 WBC 计数（>100×10⁹/L）的 T-ALL 病人不行 CNS 放疗，可导致 CNS 和血液学复发率增加。但是这项研究只有少数病例，复发几率增加可能由不足够的全身化疗所致。在最近一项回顾性研究中发现，对高 WBC 计数（>50×10⁹/L）或有 CNSL 的 T-ALL 病人，头颅放疗可减少 CNS 复发，但不能提高 EFS（Reiter 等，2000）。

St. Jude 儿童研究医院和荷兰的研究结论，不论病人的危险分型如何，只进行强烈的全身化疗和鞘注化疗，不行头颅放疗。

（四）化疗药物代谢酶的遗传多态性和个体化治疗

药物代谢酶（drug-metabolizing enzymesDMEs）广泛存在于原核及真核生物中，随着生命进程的演化，不少 DMEs 表现出遗传多态性（genetic polymorphism）现象。所谓遗传多态性是指由一个或多个等位基因（allele）发生变异而产生的遗传差异，在人群中呈现不连续的多峰曲线分布。对于不表达的 GSTM1 或 GSTT1 和 GSTP1 Val105/Val105 基因型研究发现他们的复发率较低，这可能与他们减轻细胞毒化疗的解毒作用有关。由于药物代谢酶遗传多态性，患同一类型疾病的不同个体对同一药物甚至相同剂量可以发生完全不同的效应（包括疗效和毒副作用）。这就提出了化疗个体化的概念。St. Jude 儿童研究医院和上海儿童医学中心的研究已经发现，巯基嘌呤甲基转移酶（TPMT）的遗传多态性与他的临床相关性，该酶的纯合子及杂合子缺陷者 EFS 较高，这可能与它们能够有较高剂量强度的巯基嘌呤的细胞毒作用有关；但是 TPMT 遗传多态性亦与药物的毒性反应，放疗后脑瘤的发生，继发性急性髓系白血病（AML）有关，因此对 TPMT 酶纯合子及杂合子缺陷者应调整 6-MP 药物剂量（顾龙君等，2003；Pui 等，1999）。

原上海第二医科大学附属新华医院/上海儿童医学中心对 6-MP 和 Ara-c 的初步研究，发现 371 例中国汉族人 TPMT 的平均活性是（16.64 ±4.69）U/ml pRBCs，<10U/ml pRBCs，介于美国白人 16.8U/ml pRBCs 和黑人 14.4U/ml pRBCs 之间（Mcleod 等，1994），作为低活性（Gu 等，2001；顾龙君等，2003），汉族人与黑人更容易出现对 6-MP 不耐受的毒副作用。在 30 例 TPMT 低活性者中其基因型 TPMT＊2 型 5 例，TPMT＊3A 型 4 例，TPMT＊3B 型 6 例，TPMT＊3C 型 10 例（另 5 例基因型未定）。我国汉族人以 TPMT＊3C 型为主，这与欧美国家不同种族

不同,白人以 TPMT＊3B 或 TPMT＊3A 型不一样,因此,对 6-MP 的临床效应也不一样。6-MP 发挥细胞毒作用的主要代谢产物是硫鸟嘌呤核苷酸(TGNs),本研究证实 6-MP 代谢酶 TPMT 活性与其代谢产物 TGNs 浓度存在负相关性,但研究中仍有一患者虽有较高的 TPMT 活性,却表现出很强的毒副作用,即使在服用 50mg/m² 的 6-MP 时,其红细胞内蓄积的 TGNs 稳态浓度仍为 313pmol/L×10⁸ RBCs,高于国外认为的 TGNs 稳态浓度中位数(275pmol/L×10⁸ RBCs)(Gu 等,2001;顾龙君等,2003;Ye 等,1999),原因可能是此类患者体内的另一嘌呤类药物代谢酶黄嘌呤氧化酶(XO)活性较低。所以,测定 TGNs 浓度能使我们及时发现这部分患者,及时调整剂量,保持 6-MP 化疗的连续性。

国外研究发现,当患者 TGNs 稳态浓度范围为 275~1000pmol/L×10⁸ RBCs 时,患者将有较好预后并且不易出现严重毒副作用,美国 St. Jude 儿童研究医院认为,当 TGNs 浓度>1000pmol/L×10⁸ RBCs 时,可调整 6-MP 剂量为标准剂量的 70%;上海儿童医学中心的临床观察,当 TGNs 浓度>700pmol/L×10⁸ RBCs 时,应减少 6-MP 剂量至标准量的 60%~70%。研究中发现 TGNs 浓度低于 275pmol/L×10⁸ RBCs 的 ALL 患儿可能要增加其 6-MP 用量。研究对象中,根据维持治疗阶段经验,7 例患儿在本研究前由于对 6-MP 不耐受,已分别调整 6-MP 至 50%~75% 的标准剂量,在服用 6-MP 第 21 天时 WBC 计数已在 3×10⁹/L 左右的适度范围,这些患者在服用 75mg/m² 时,曾产生严重的 WBC 低下且并发感染。若测定其 6-MP 治疗第 4 天的红细胞内 TGNs 浓度可初步判断其对 6-MP 的敏感性,而测定第 7~14 天的 TGNs 浓度则将会比目前更早地发现其对 6-MP 的敏感性和耐受性,从而能更早地调整剂量,保持 6-MP 化疗的连续性提高疗效。实验发现 TGNs 浓度与测定后第 14 天的 WBC 计数呈负相关,由于 ALL 患儿在维持治疗阶段的 MTX 使用剂量较稳定,6-MP 剂量为影响 WBC 计数的主要药物,提示我们以 TGNs 浓度作为 ALL 患儿对 6-MP 敏感性的指标,将能更早地预防毒副作用的发生。今后,对初发的 ALL 患儿通过测定 TPMT 活性和实行在 TGNs 监测下的 6-MP 给药,将会增强 ALL 化疗剂量个体化的科学性。

此外,Ara-C 代谢酶 DCK 活性高者其 CR 率明显高于 DCK 活性低者,CDA/DCK 比值低者 CR 率高。L-ASP 代谢酶门冬酰胺酶(AS)活性低者疗效明显,但 AS 活性越低,低蛋白血症明显,AS 活性高者则疗效不佳。还原性叶酸载体(RFC)功能佳者对

MTX 疗效好,反之,疗效则差;甲氨蝶呤多聚谷氨酸(MTXPGs)饱和度越高,其细胞毒作用越强(Galpin 等,1997)(详见第三篇第二章"白血病相关药理学和药物遗传学")。

(五)化疗个体化的客观参数和实施对策

1. 化疗过程中药物代谢活性产物的检测和药物血浆浓度监测　用 6-MP 10 天后 TGNs 的检测,用 MTX 时白血病细胞中 MTXPGs 的检测,用 Ara-C 时 DCK 和 CDA 等酶的检测,这将对这些药物有效性的预测和重新测算和选择药物的剂量具有重要意义和参考价值。

2. 化疗个体化客观指标(参数)的重要性　在上述 3 大相关因素中,最为重要的是:①宿主的药物遗传学;②染色体核型;③早期治疗效应;④MRD。这些都是难以改变的客观因素,在很大程度上明显地影响近期和远期疗效,化疗个体化的措施应主要针对这些因素采取对策。

3. 化疗个体化目前的对策和措施　根据上述的一系列因素分析有 2 个方面对策可能作为化疗个体化的依据并采取相应措施。

(1)精确并重新修正疾病危险程度采用适度的化疗:根据不同年龄、性别;不同疾病相关因素中不良的因素(高白细胞血症,T-ALL,不良染色体核型及融合基因);不良的早期治疗反应和治疗早期较高的 MRD。在诊断时精确评价疾病危险程度(LR、MR、HR),在治疗过程中不断修正危险程度(诸如 15 天、43 天 MRD 较高者应从 LR 升为 HR,以免 NR 或早期复发)。

(2)根据或参照药物遗传学和(或)化疗药物基因组学的参数:根据药物遗传学和(或)化疗药物基因组学的研究结果对每个患者检测相关药物代谢关键酶表型、基因型以选用最合适的制剂、剂型、剂量,施药时间和施药方式,真正做到循证医学原则下以客观参数指导化疗个体化,以最小的毒副作用达到最大的治疗疗效,明显提高白血病患者的长期 EFS 率。

(3)根据药代动力学参数选择药物剂量或间隔时间:根据 L-Asp 应用过程中 L-Asp 的活性或门冬酰胺浓度来调整 L-Asp 或培-门冬酰胺酶(PEG-L-Asp)的一个疗程总剂量或 PEG-L-Asp 的间隔时间,根据门冬酰胺的浓度来调节门冬酰胺酶的应用剂量。

4. 个体化治疗可能采用的新模式　见图 4-1-5。

十一、并发症的防治及其支持治疗

详见第三篇第七章"儿童白血病支持治疗"、第

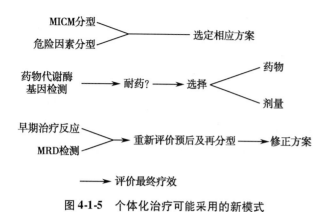

图 4-1-5 个体化治疗可能采用的新模式

八章"化疗相关合并症预防及处理"。

十二、关于耐药和复发

Adolfo Ferrando 和 William L Carroll 的研究小组利用二代测序技术对耐药复发的白血病患者的样本进行检测,发现复发的 ALL 细胞中的 5′-核苷酸酶 Ⅱ (NT5C2)基因存在突变,该基因负责编码与核苷酸及核苷酸类似药物 6-巯基嘌呤(6-MP)和 6-巯鸟嘌呤(6-TG)的代谢有关的酶,在 ALL 耐药复发中的突变比例约为 10%。上海交通大学附属上海儿童医学中心领衔的研究团队通过全外显子组测序技术,对 16 组儿童 ALL 的初发、缓解和复发样本测序,发

现嘌呤合成限速酶 PRPS1(phosphoribosyl pyrophosphate synthase Ⅰ)基因存在多个位点的复发特异性突变,在初发与缓解样本中均为野生型。通过对 144 例复发样本进行了 PRPS1 测序,又发现 16 例复发样本中出现了 PRPS1 基因的突变,突变频率为 13%(18/138)。德国的夏里特医学院(Charité-Universitätsmedizin Berlin)儿童血液肿瘤中心的 Renate Kirschner-Schwarb 博士也证实了在德国儿童 ALL 中 PRPS1 存在复发特异性突变,突变比例为 2.7%(6/220)。这些 PRPS1 突变都发生在早期复发病人中(中国病人,$P < 0.001$;德国病人,$P < 0.001$),预示具有缓解期诊断复发意义。临床结果与功能分析结合表明 PRPS1 基因突变在儿童 ALL 耐药复发过程中具有重要的驱动作用。其突变的耐药机制主要是变构调节的失控,如 D183H、A190V 和 D52H 等均是逃逸了 ADP/GDP 的反馈抑制;在肿瘤中,PRPS1 的突变是第一次发现,这预示着嘌呤代谢在肿瘤发生发展中具有重要作用。更进一步,研究人员利用代谢组学的方法,发现 PRPS1 基因突变后,细胞内嘌呤代谢通路活性升高,代谢产物次黄嘌呤异常积累(图 4-1-6),通过竞争性抑制的机制影响了化疗药物 6-MP 的活化,最终导致了疾病的耐药复发(详见第九篇第一章"白血病耐药复发机制")。

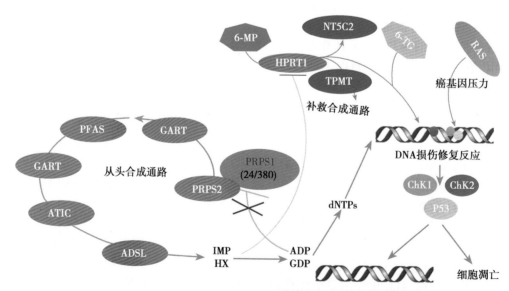

图 4-1-6 嘌呤核酸代谢、肿瘤信号转导与基因损伤反应的相互作用

(顾龙君)

参 考 文 献

[1] Parkin DM, Stiller CA, Draper, et al. International incidence of childhood cancer. Lyon, France: International Agency for Research on Cancer(IARC scientific publication No 87). 1988

[2] 顾龙君.进行科学的规范治疗提高小儿急性白血病长期无病生存率.中华血液学杂志,1999,20:341-342

[3] Pui CH. Recent advance in the biology and treatment of childhood acute lymphoblastic leukemia. Curr Opin Hematol,1998,5:292-301

[4] Reiter A, Schrappe M, Ludwig WD, et al. 1994. Chemotherapy in 998 unselected childhood acute lymphoblastic leukemia patients. Results and conclusions of the multicenter trial ALL-BFM 86. Blood,1994,84:3122-3133

[5] Pui CH, DarioCampana, William E Evans. Childhood acute lymphoblastic leukemia-current status and future perspectives. Lancet Oncol,2001,2:597-607

[6] 顾龙君,陈赛娟,钱珠兹,等.小儿急性淋巴细胞白血病的生物学多因素研究.中华儿科杂志,1993,31:262

[7] Bennett JM, Catovsky D, Daniel MT, et al. Proposal for the classification of the acute leukaemia. French-American-British cooperative group. Br J Haematol,1976,33:451-458

[8] Borowitz Mj, Guenther KL, Shults KE, et al. Immunophenotyping of acute leukemia by flow cytometric analysis. Use of CD45 and right-angle light scatter to gate on leukemia blasts in three-color analysis. Am J Clin Pathol,1993,100:534-540

[9] Yuan-Fang Liu, Bai-Yan Wang, Wei-Na Zhang, et al. Genomic Profiling of Adult and Pediatric B-cell Acute Lymphoblastic Leukemia E Bio Medicine 2016 Jun,8:173-83 doi:10.1016/J. ebiom. 2016.04.038. Epub 2016 May 13

[10] Rubnitz JE, Thomas Look A. Molecular basis of leukemogenesis. Curr Opin Hematol,1998,5:264-270

[11] Hiddemann W, Womann B, Ritter J, et al. Frequency and clinical significance of DNA aneuploidy in the BFM trials. Rec Res Cancer Res,1993,131:123-132

[12] Den Boer ML, van Slegtenhorst M, De Menezes RX, et al. A subtype of childhood acute lymphoblastic leukaemia with poor treatment outcome: a genome-wide classification study. Lancet Oncol,2009,10(2):125-134

[13] Coustan-Smith E, Mullighan CG, Onciu M, et al. Early T-cell precursor leukaemia: a subtype of very high-risk acute lymphoblastic leukaemia. Lancet Oncol, 2009, 10(2):147-156

[14] Ma M, Wang X, Tang J, et al. Early T-cell precursor leukemia: a subtype of high risk childhood acute lymphoblastic leukemia. Front Med,2012,6(4):416-420

[15] Haydu JE, Ferrando AA. Early T-cell precursor acute lymphoblastic leukaemia. Curr Opin Hematol,2013,20(4):369-373

[16] Rivera GK, Pinkel D, Simone JV, et al. Treatment of acute lymphoblastic leukemia:30 years' experience at St. Jude Children's Research Hospital. J Clin Oncol,1993,329:1289-1295

[17] 顾龙君,姚慧玉,薛惠良,等.儿童急性淋巴细胞白血病早期连续强烈化疗:新华(XH)-88 方案 57 例疗效分析.中华血液学杂志,1994,15:76

[18] 顾龙君,李娟,薛惠良,等.ALL-XH-99 方案治疗儿童急性淋巴细胞白血病 158 例疗效分析.中华血液学杂志,2004,25(1):1-4

[19] 顾龙君,应大明,刘红,等.大剂量甲氨蝶呤对急性淋巴细胞白血病庇护所治疗的探讨. 中华血液学杂志,1986,7:277-280

[20] Galpin AJ, Schuetz JD, Masson E, et al. Differences in folylpolyglutamatesynthetase and dihydrofolate reductase expression in human B-Lineage versus T-Lineage leukemia lymphoblastic: mechanisms for lineage differences in methotrexate polyglutamylation and cytotoxicity. Mol Pharmacol,1997,52:155-163

[21] James BNachman, Harland N Sather, Martha, et al. Augmented post-induction therapy for children with high-risk acute lymphoblastic leukemia and a slow response to initial therapy. New England J Med,1998,338:1663-1671

[22] Lange BJ, Sather H, Weetman R, et al. Double delayed intensification improves outcome in moderate risk pediatric acute lymphoblastic leukemia(ALL): A Children's Cancer Group Study, CCG-1891. Blood,1997,90:559a

[23] 叶辉,顾龙君,陈静,等.大剂量甲氨蝶呤静滴后 CF 解救方案的探讨.中华血液学杂志,2000,20:92-93

[24] 叶辉,顾龙君,陈静,等.大剂量甲氨蝶呤静滴后四氢叶酸钙解救方案的探讨.中华血液学杂志,2000,20:92-93

[25] 叶辉,顾龙君,陈静,等.儿童急性淋巴细胞白血病大剂量甲氨蝶呤治疗研究.中华血液学杂志,2001,22:385-386

[26] 顾龙君,孙红,赵雅.复发性中枢神经系统白血病治疗的探讨.中华血液学杂志,1994,15:98

[27] 顾龙君,况少青,董硕,等.用多种特异性基因标志跟踪检测儿童微量残留白血病的研究.中华血液学杂志,1996,17:227-232

[28] Pui CH, William EEvans. Treatment of Acute lymphoblastic Leukemia. N Engl J Med,2006,354:166-178

[29] 顾龙君.儿童白血病化疗个体化的探讨.中国当代儿科杂志,2001,3:613

[30] Stanulla M, Schrappe M, Brechlin AM, et al. Polymor-

phisms within glutathione S-transferase genes（GSTM1，GSTT1，GSTP1）and risk of relapse in childhood B-cell precursor acute lymphoblastic leukemia：a case-control study. Blood,2000,95:1222-1228

[31] Lin AP,Kaminski DL,Rasmussen A. Substrates of human hepatic cytochrome P450 3A4. Toxicology,1995,104:1-8

[32] Schlieben S,Borkhardt A,Reinisch I,et al. Incidence and clinical outcome of children with BCR/ABL-positive acute leukemia（ALL）. A prospective RT-PCR study based on 673 patients enrolled in the German pediatric multicenter therapy trials ALL-BFM90 and CoALL-05-92. Leukemia,1996,10:957-963

[33] Nachman JB,Sather HN,Sensel MG,et al. Augmented post-induction therapy for children with high-risk acute lymphoblastic leukemia and a slow response to initial therapy. N Engl J Med,1998,338:1663-1671

[34] Schrappe M,Reiter A,Ludwig WD,et al. Improved outcome in childhood ALL despite reduced use of anthracyclines and of cranial radiotherapy：results of trial all-BFM 90. Blood,2000,95:3310-3322

[35] Reiter A,Schrappe M,Ludwig WD,et al. Intensive ALL-type therapy without local radiotherapy provides a 90% event-free survival for children with T-cell lymphoblastic lymphoma：a BFM group report. Blood,2000,95:416-421

[36] 顾龙君,叶启东,梁爱斌,等.巯基嘌呤甲基转移酶活性和硫鸟嘌呤核苷酸浓度检测在 6-MP 个体化化疗中的意义.中华血液学杂志,2003,24:18-21

[37] Pui CH. Acute lymphoblastic leukemia. In：Childhood Leukemia Cambridge University Press,1999:322-335

[38] Mcleod HL,Lin JS,Scott EP,et al. Thiopurine methyltransferase activity in American white subjects and black subjects. Clin Pharmacol Ther,1994,55:15-20

[39] 顾龙君,叶启东,梁爱斌,等.巯基嘌呤甲基转移酶活性和硫鸟嘌呤核苷酸浓度检测在 6-MP 个体化化疗中的意义.中华血液学杂志,2003,24:18-21

[40] Long-Jun Gu,Qi-Dong Ye,Ai-Bin Liang,et al,Thiopurine methyltransferase（TPMT）activity and its relation to thioguanine nucleotide level in Chinese children with acute lymphoblastic leukemia. Blood,2001,98:310a

[41] Qi-Dong Ye,Jin-Cai Zhao,Ai-Bin Liang. Hereditary polymorphism of thiopurine s-methyltrasferase activity in a Chinese Han population in Shanghai area. Blood,1999,96:199b

[42] Galpin AJ,Schuetz JD,Masson E,et al. 1997. Differences in folypolyglumatate synthetase and dihydrofolate reductase expression in human B-Lineage versus T-Lineage leukemia lymphoblastic：mechanisms for lineage differences in methotrexate polyglutamylation and cytotoxicity. Mol Pharmacol,1997,52:155-163

[43] 顾龙君,马志贵,李筱骏,等. 婴儿白血病 HRX 基因重排及其意义.中华儿科杂志,1995,33:261-263

[44] 顾龙君,马志贵,董硕,等. 婴儿急性白血病的临床和分子生物学特点.中华血液学杂志,2000,21:349-351

[45] Meyer JA. Relapse-specific mutations in NT5C2 in childhood acute lymphoblastic leukemia. Nature genetics,2013:290-294

[46] Meyer JA,Carroll WL,Bhatla T. Screening for gene mutations：will identification of NT5C2 mutations help predict the chance of relapse in acute lymphoblastic leukemia? Expert review of hematology,2013:223-224

[47] Li B,Li H,Bai Y,et al. Negative feedback-defective PRPS1 mutants drive thiopurine resistance in relapsed childhood ALL. Nat Med,2015,21(6):563-571

[48] Yuan-Fang Liu,Bai-Yan Wang,Wei-Na Zhang,et al. Genomic Profiling of Adult and Pediatric B-cell Acute Lymphoblastic Leukemia. EBioMedicine,2016,8:173-183

第二章 特殊类型急性淋巴细胞性白血病

第一节 Ph 阳性急性淋巴细胞白血病

费城染色体是由于 9 号染色体和 22 号染色体间的移位[t(9;22)(q34;q11)]造成的。这一染色体移位同时造成了 *BCR-ABL1* 融合基因,后者可以表达一个融合蛋白 BCR-ABL1。费城染色体首先是在慢性髓细胞白血病中发现的,后来在急性淋巴细胞白血病(ALL)中也被发现。存在费城染色体的 ALL,简称 Ph⁺ALL。Ph⁺ALL 约占儿童 ALL 的 3% ~ 5%,但在成人可以高达 25%。在酪氨酸激酶抑制剂(TKI)应用于 Ph⁺ALL 治疗以前,即便应用造血干细胞移植,其预后仍然非常差。TKI 的应用是 Ph⁺ALL 治疗革命性的进步,第一代 TKI 伊马替尼联合常规化疗,即便不做 HSCT 也可以获得和其他 ALL 相当的治疗效果。近年来,对 Ph⁺ALL 的分子机制研究也有了很大进展。尤其是随着近年来基因组学研究的深入,BCR-ABL1 融合蛋白的下游信号通路被梳理得更加清晰。这些进展包括 *IKZF1*、*PAX5*、*EBF* 等 B 细胞发育主要调节基因突变的发现,对 Ph⁺ALL 复杂的克隆演变过程的认识以及 Ph⁺ALL 复发、难治病例基因组学、表观遗传学以及异常信号通路的阐明等。但是至今仍然有基础的以及临床的问题没有得到很好的回答。

一、费城染色体阳性急性淋巴细胞白血病的生物学基础

(一) Ph 染色体和 *BCR-ABL1* 融合基因

1960 年,坐落于美国费城的宾夕法尼亚大学的 Hungerford 教授首次描述了在 CML 中发现的变异染色体并将它命名为费城染色体(Ph 染色体)。1973 年,Janet Rowley 证实 Ph 染色体是 9 号染色体和 22 号染色体间移位造成,即 t(9;22)(q34;q11)。这一移位造成 9 号染色体上的 *ABL1* 基因的大部分(第 2 外显子到第 11 外显子)和 22 号染色体上的 *BCR* 基因融合。*BCR-ABL1* 融合基因根据 *BCR* 基因的断裂位置不同主要有两种不同融合方式:发生在外显子 12 ~ 16 间的 M-BCR,和发生在外显子 1 ~ 2 间的 m-BCR。CML 中多为 M-BCR,表达蛋白约 210kD,即 BCR-ABL1 p210;ALL 中多为 m-BCR,表达蛋白约 190kD,即 BCR-ABL1 p190。BCR-ABL1 p190 和 p210 都可以引起白血病。

BCR-ABL1 融合基因和两种完全不同的白血病相关:慢性髓细胞白血病(chronic myeloid leukemia, CML)和急性淋巴细胞白血病(ALL)。CML 的发展过程可以分为 3 个阶段:慢性期、加速期和急变期。*BCR-ABL1* 融合基因造成的基因组不稳定性可以使 CML 的发展过程中基因组异常逐渐积累:8 号染色体三体、*P53* 基因及其信号通路成员的突变、*P16^{INK4A/ARF}* 的丢失以及 *BCR-ABL1* 下游的自发性活化等。这些基因组的变异可能和 CML 的进展和急变有关。在 CML 最终急变以后,其中约 30% 病例是 B-ALL,所以认为 CML 是造血干细胞的异常造成的而非祖细胞异常所致。这种假设也可以解释为何既往通过化疗获得的疾病缓解总是暂时的,最终还会进展。只有通过异体造血干细胞移植(allogenic haemopoietic stem cell transplantation, HSCT)才能获得治愈。

除了 CML,*BCR-ABL1* 融合基因也见于 ALL,简称为 Ph⁺ALL。除了预后不良,Ph⁺ALL 的临床表现和其他类型无法区别,必须通过细胞遗传学(常规染色体核型分析或原位荧光杂交,FISH)或分子诊断(PCR)发现特定的染色体变异、染色体移位和基因融合才能明确鉴别。既往 Ph⁺ALL 的化疗预后很差,所以,HSCT 曾被认为是唯一可以治愈的手段。

Ph⁺ ALL 的发生率随着年龄的增加而增加,儿童 ALL 中平均的占比大概是 3% ～ 5%,而成人可以高达 1/4 ～ 1/2。

确定 *BCR-ABL1* 是 CML 发病的关键驱动基因的最早证据是人为地在小鼠造血干细胞中表达外源性的 *BCR-ABL1* 可以造成 CML 样的血液学改变。通过定点突变技术,对外源性的 *BCR-ABL1* 进行改造,发现破坏 *BCR-ABL1* 酪氨酸激酶活性的突变没有类似的恶性转化作用,因此确定 *BCR-ABL1* 造成的 ABL1 激酶活性的持续活化是 *BCR-ABL1* 引起 CML 的关键。从而也为通过抑制 ABL1 活性靶向治疗 CML 提供了理论基础。Brian Druker 为第一个酪氨酸激酶抑制剂(tyrosine kinase inhibitor,TKI)伊马替尼靶向治疗 CML 的临床应用作出了巨大贡献。伊马替尼也改变了 CML 的治疗历史,CML 再也不需要 HSCT 就可以使 CML 通过伊马替尼的单药治疗而长期维持在慢性期状态。

早期,伊马替尼也是以单药来治疗 Ph⁺ ALL,结果虽然可以获得短期的缓解,但最终很快发展为对伊马替尼耐药。但是,当伊马替尼和常规化疗联合应用以后,情况就完全不同了:总体生存率(OS)几乎是既往常规化疗的 2 倍,所以 HSCT 再也不作为常规推荐的治疗手段。虽然 TKI 加上常规化疗的疗效已经接近其他儿童 ALL 的疗效,但是还是落后一些,尤其是对 TKI 不敏感的病例预后仍然不理想。所以更加深入地了解 Ph⁺ ALL 的生物学特性将有助于我们更好地治疗这些病人。

(二) *BCR-ABL1* 融合基因的致病机制

野生型的 ABL1 基因是广泛表达但受到严格调控的非受体酪氨酸激酶。在造血系统发育的整个过程都有 ABL1 的表达,在髓系成熟时逐渐降低。ABL1 大部分情况下是胞质内表达的蛋白,但也可以进入细胞核。ABL1 主要和肌动蛋白结合在一起行使信号转导和细胞骨架的调节功能。细胞核内的 ABL1 和细胞周期的调控有关。ABL1 的 N 端对 ABL1 的酪氨酸激酶活性有抑制作用,使 ABL1 的活性可以根据细胞所处的生理环境受到严格的控制。*BCR-ABL1* 融合基因的形成使得 ABL1 激酶失去 N 端的抑制作用而持续活化,这也是 *BCR-ABL1* 基因致白血病的主要机制。

BCR 基因是一个比较复杂的基因位点,可以表达两种主要的蛋白,它们都含有多种功能结构域行使不同的重要生物学功能。这些功能包括 G 蛋白信号通路、细胞骨架组装、细胞生长和发育等。在所有不同的 *BCR-ABL1* 融合方式中,*BCR* 基因的第一外显子总是被保留下来。这一部分的基因序列编码了

一个卷曲螺旋结构域,它和分子间的二聚化以及自身磷酸化有关(氨基酸 1 ～ 63),一个接头蛋白 GRB-2 的结合位点(磷酸化相关的第 177 位酪氨酸残基)以及一个酪氨酸激酶功能域(氨基酸 289 ～ 413)。BCR 部分的酪氨酸激酶功能域作用还不清楚,但通过病毒转导的小鼠实验中显示在 p210 中对 CML 的发病并非必需。但其在 p190 引起 ALL 中的作用有待进一步研究。

所有的 *BCR-ABL1* 融合都可以造成 ABL1 激酶的活性增高,并使其靶蛋白的磷酸化程度增高。ABL1 激酶 N 端抑制性片段的缺失、BCR 卷曲螺旋结构域造成的自发性同源二聚化以及自身磷酸化造成了 BCR-ABL1 融合蛋白的高激酶活性。通过小分子变构抑制剂在体外抑制 BCR-ABL1 融合蛋白的同源二聚体形成可以明显抑制其激酶活性,这说明了 BCR-ABL1 融合蛋白同源二聚体的自发形成以及自身磷酸化的重要性。BCR-ABL1 融合蛋白的激酶活性可以直接或间接地活化多个信号通路:PI3K-AKT-mTOR,RAS-MEK-MAPK,JNK/SAPK,JAK-STAT 以及 SRC 家族激酶、NF-kB、PLC 等。这些信号通路的结果大部分通过研究 CML 得出的,但这些分子在 p190 BCR-ABL1 上的结合位点是很保守的。JAK1/2/3 以及 STAT1、STAT3、STAT5、STAT6 的活化也已经通过实验在 p190 BCR-ABL1 中得到证实。一般认为在 CML 中 JAK1/2/3 的激活和 BCR-ABL1 与细胞因子受体间的相互作用有关而不是被 BCR-ABL1 直接磷酸化。另一方面,JAK2 可以磷酸化 BCR-ABL1 的第 177 位酪氨酸,增加 BCR-ABL1 的稳定性,从而加强 BCR-ABL1 的信号转导。PI3K-AKT-mTOR 信号通路是 BCR-ABL1 激活的另外一个重要通路。敲除 PI3K 可以抑制 p190 BCR-ABL1 的致病作用,而且和伊马替尼有协同作用。AKT 和 mTOR 也和 ALL 对糖皮质激素的耐药有关。这里 GRB-2 似乎更加重要,它可以和上述的所有信号通路相互作用并参与它们的活化。GRB-2 可以和 BCR-ABL1 中磷酸化的第 177 位酪氨酸相互结合,一旦这一位置的酪氨酸发生突变,p210 BCR-ABL1 不能和 GRB-2 结合,也不能诱发白血病。GRB-2 的基因变异也可以抑制 p210 BCR-ABL1 的致病作用。用 GRB-2 的 SH3 结构域的抑制肽可以抑制 K562 细胞生长、诱导其凋亡。BCR-ABL1 可以激活 SCR 家族激酶 LYN、HCK 和 FGR,并在 BCR-ABL1 的致病作用中有重要意义。抑制 SRC 活性可以抑制 BCR-ABL1 阳性细胞细胞生长并诱导其凋亡。被 BCR-ABL1 活化的 SRC 家族激酶 LYN 和 HCK 可以反过来磷酸化 BCR-ABL1 上多个位点的酪氨酸,其中也包括第 177

位酪氨酸,进一步增强 BCR-ABL1 和 GRB-2 以及 GAB-2 的相互作用。在 Lyn⁻ᐟ⁻Hck⁻ᐟ⁻Fgr⁻ᐟ⁻ 小鼠几乎可以完全防止小鼠发生 BCR-ABL1 诱发的 ALL。实验还提示,这三个激酶是相互互补的,只有至少敲除其中两个基因后才可以防止白血病的发生。虽然 SRC 抑制剂可以在体外抑制 CML 细胞株的生长,但这几个基因对小鼠体内的 CML 发生并不重要,是否还有其他补偿机制目前尚不清楚。但对于 Ph⁺ALL,SRC 抑制剂可以延长患病小鼠的生存期。在 p210BCR-ABL1 诱导的 ALL 模型中,同时能够抑制 ABL 激酶和 SRC 激酶活性的达沙替尼的疗效好于只能抑制 ABL 激酶活性的伊马替尼,其内在的机制可能就在于此。所以,治疗 Ph⁺ALL 时达沙替尼可能也比伊马替尼更加有效(见表4-2-1 和图4-2-1)。

表 4-2-1　*BCR-ABL1* 的下游信号通路及相应抑制剂

基因	*BCR-ABL1* 所致白血病中的作用和证据	药物
BCR-ABL1	通过 GNF2 和 GNF5 抑制其同源二聚体的形成和自身磷酸化可以阻止 *BCR-ABL1*(包括 T315I 突变体)反转录病毒载体诱发小鼠发病,联合 TKI 时作用更加明显	GNF2、GNF5
GRB-2	抑制 GRB-2 和 p210 的 BCRTyr117Phe 的相互作用可以完全阻止 *BCR-ABL1* 反转录病毒载体诱发小鼠发病,敲低其表达也可以降低转导 *BCR-ABL1* 的人 CD34 细胞的增殖。确认的治疗靶点 *RAS*、*MAPK*、*AKT*	
GAB-2	配体模拟抑制肽可以诱导 K562 细胞的凋亡	
RAS	转导了 *p210BCR-ABL1* 的 CD34⁺ 细胞中 RAS 被活化,这一活化作用和 Tyr177 有关	
MAPK/MEK	MEK 抑制剂可以增强伊马替尼对 *p210BCR-ABL1* 的 CD34⁺ 细胞的增殖抑制作用	Trametinib、Selumetinib、MEK162、PD325901
PI3K/AKT	转导了 *p210BCR-ABL1* 的 CD34⁺ 细胞中 PI3K/AKT 信号通路被活化,这一活化作用和 Tyr177 有关。*p210BCR-ABL1* 的 CD34⁺ 细胞的体内实验、Ph⁺ALL 的小鼠模型以及 Ph⁺ALL 的病人细胞体外实验中 PI3K 抑制剂有明显抑制作用	Perifosine、IPI145、Idelalisib、PX866、BAY80-6946、SF1126 等等
mTOR	*BCR-ABL1* 可以激活 PI3K-AKT-mTOR 信号通路;雷帕霉素以及 PI3K/mTOR 双效抑制剂可以在体外有效抑制 Ph⁺ALL 原代细胞并且和 TKI 有协同作用;mTOR 可介导细胞对糖皮质激素的耐药	雷帕霉素、依维莫司、替西莫司、TORC1/2 抑制剂
JAK1/2/3	在 p190 转导的细胞中 JAK1、2、3 和 STAT1、3、5、6 被激活;JAK2 可以直接磷酸化 BCR-ABL1;敲低 JAK2 表达或用 JAK/BCR-ABL1 的双效抑制剂可以抑制 CML 细胞株在体外和异种移植模型中的生长,也可以影响 CML 原代细胞在体外的生长	鲁索利替尼(JAK1/2 抑制剂)ONO44580(JAK2/BCR-ABL1 抑制剂)
FRG	Src 激酶家族成员,在 p210 致淋巴细胞白血病的小鼠模型中显示它是必需的,但和其他家族成员之间有互补关系	达沙替尼(Src 家族/BCR-ABL1 抑制剂)
HCK	Src 激酶家族成员,在 p210 致淋巴细胞白血病的小鼠模型中显示它是必需的,但和其他家族成员之间有互补关系	达沙替尼(Src 家族/BCR-ABL1 抑制剂)
Lyn	Src 激酶家族成员,在 p210 致淋巴细胞白血病的小鼠模型中显示它是必需的,但和其他家族成员之间有互补关系	达沙替尼(Src 家族/BCR-ABL1 抑制剂)
ERBB	在 Ph⁺ALL 细胞中高表达,拉帕替尼对 Ph⁺ALL 的作用和伊马替尼以及尼洛替尼有协同作用,但和达沙替尼没有协同作用	拉帕替尼(ERBB/HER2/NEU 抑制剂)
BCL6	在 TKI 处理 Ph⁺ALL 时表达上调,敲除 BCL6 或者用显性负作用或抑制剂可以在小鼠模型中和伊马替尼以及尼洛替尼协同作用	RI-BPI、C79-6
MDR1	其基因启动子的甲基化和 Ph 染色体的存在负相关	
LRP	和正常骨髓细胞相比,BCR-ABL1⁺ 细胞的 LRP 表达增加	

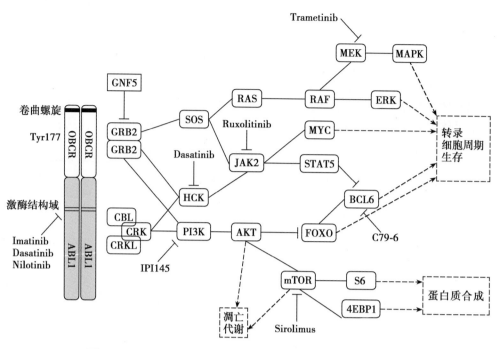

图 4-2-1　BCR-ABL1 融合蛋白的致病机制以及潜在的治疗靶点

（三）p210BCR-ABL1 和 p190BCR-ABL1 的区别

在成纤维细胞株和小鼠模型中，p190BCR-ABL1 的转化活性比 p210BCR-ABL1 更强。这可能是由于前者的激酶活性更强，作用的底物更多。在转基因小鼠模型中，p190BCR-ABL1 只诱发 ALL，而且潜伏期短；p210BCR-ABL1 则可以诱发 ALL，也可以诱发髓系白血病，潜伏期较长。当把这两种融合基因分别导入小鼠骨髓造血干祖细胞却导致骨髓增殖型疾病，粒系、单核系以及淋系细胞均高度增生，但 p190BCR-ABL1 的潜伏期还是也要短一点。在 Baf3 细胞中，p190BCR-ABL1 对 STAT1 和 STAT5 的磷酸化作用更强，而且还能磷酸化 STAT6。

（四）和 BCR-ABL1 同时存在的其他遗传学异常

基因组学研究显示，Ph⁺ALL 和其他类型白血病不同，基因组更为不稳定，常伴有其他基因变异。这些伴发的基因变异和 BCR-ABL1 协同促进白血病的发生。在伴发突变中，最常见的是淋巴细胞发育特异的转录因子 IKZF1、PAX5 以及 EBF 的缺失。此外，还有 CDKN2A/B 的缺失也比较常见。

1. Ph⁺ALL 中的 IKZF1 突变　BCR-ABL1 和 IKZF1 突变密切相关：70% ~ 80% Ph⁺ALL 有 IKZF1 的突变，其中 90% 是缺失，10% 是点突变，其发生率明显高于 Ph⁻ALL。IKZF1 突变有三种功能类型：单倍体

不足、近似单倍体不足（单个等位基因的功能丧失：点突变造成功能丧失或提前出现终止密码子、缺失）、完全不表达（双等位基因的缺失）和产生显性负作用的突变体 IK6。IK6 是由于 IKZF1 基因读框内缺失第 4 ~ 7 外显子后的表达产物。这一突变体缺失了 DNA 结合结构域，但仍然可以和野生型 IKZF1 结合，从而使得野生型表达产物也不能和 DNA 结合而在胞质内积聚。其生物学作用较单纯的单等位基因功能丧失更加严重。IK6 和双等位基因缺失在 Ph⁺ALL 中更加常见。通过双胞胎的追踪研究提示，一般来说，在 Ph⁺ALL 中 Ph 染色体的形成要遭遇 IKZF1 的突变。IKZF1 和 BCR-ABL1 在白血病发生中的相互协作非常复合 Gilliand 提出的两类突变学说：BCR-ABL1 是一类突变，引起细胞的无节制的生长；IKZF1 突变是二类突变，引起细胞分化的阻滞。为何 IK6 突变在 B-ALL 中高发可能和重组激活基因 RAG 的脱靶有关，因为在 IKZF1 基因第 4 ~ 7 外显子两侧的序列正好具有 RAG 靶序列的同源性。除了 IKZF1 突变可以造成 B 细胞的分化阻滞，IKZF1 的缺失同时解除了它对 MYC 的负调控作用，使 MYC 活性增加，细胞增殖增加。此外，IKZF1 突变也可以和 JAK-STAT 信号通路协同，因为在 Ph-like ALL 中常有 IKZF1 的突变，而且往往也有引起 STAT5 活化的基因突变。IKZF1 突变无论在 Ph⁺ALL 中还是

Ph⁻ALL 都是不良的预后因素。

2. Ph⁺ALL 中的 PAX5 突变　在 B-ALL 中 1/3 的病例有 PAX5 的突变,在 Ph⁺ALL 中 PAX5 突变高达 50%。PAX5 特异地在 B 细胞发育过程中表达,调节 B 的分化。和 IKZF1 一样,PAX5 缺失也可以造成 B-ALL 的分化受阻,同时可以使细胞发生跨系分化并保留一定的自我更新能力。和 IKZF1 不同,PAX5 生理状态下只在前体 B 细胞中表达,对造血干细胞没有作用,这可能可以解释为什么在 ALL 中 PAX5 突变并不影响预后。

3. Ph⁺ALL 中的 EBF1 突变　EBF1 也和 B 细胞的定向分化有关。它和 PAX5 一起调节靶基因的表达。在小鼠模型中敲除 EBF1 可以将 B 细胞发育阻滞在 Pre-B 和 Pro-B 之间。与 IKZF1 和 PAX5 不同,敲除 EBF1 的小鼠并不能自发血液系统肿瘤。但一旦转入 STAT5 的活化突变体便可以使所有小鼠发生白血病。

4. Ph⁺ALL 中的 CDKN2A/B 突变　CDKN2A/B 位点经常在 ALL 中发生突变。CDKN2A 和 CDKN2B 分别表达细胞周期素依赖激酶(CDK)的抑制蛋白 p16^{INK4A} 和 p15^{INK4B}。此外,这个位点还可以表达另外一种选择性剪接体 p14^{ARF},后者可以拮抗 HDM2 对 P53 的泛素化。在造血干细胞中 CDKN2A/B 位点是沉默的,这和造血干细胞的自我更新有关。在 ALL 中 CDKN2A/B 突变很少见于 E2A 重排病例,但在 Ph⁺ALL 和其他 Ph⁻ALL 中分别可见于 50% 和 30% 的病例。CDKN2A/B 缺失很少见于 CML 的慢性期,但在 ALL 变时却非常常见。和 IKZF1 相似,ALL 中 CDKN2A/B 的缺失也和 RAG 介导的 DNA 重组有关。过表达 BCR-ABL1 可以诱导 ARF 的表达,假如没有拮抗机制,高表达的 ARF 将导致细胞的凋亡。而将 p190BCR-ABL1 导入 ARF 失活的小鼠骨髓细胞并进行骨髓移植其发病潜伏期比导入野生型细胞缩短,而且发生的 ALL 对伊马替尼的耐受性更高。在成人 ALL 中 CDKN2A/B 的缺失或失活可导致预后不良,但在儿童 ALLCDKN2A/B 的缺失或失活并不能预测预后。用成人 Ph⁺ALL 细胞在小鼠体内研究其克隆演变发现,CDKN2A/B 的缺失克隆具有更强的竞争优势,致病性更强。无论是儿童 ALL 还是成人 ALL,相比初发时的白血病细胞,复发时 CDKN2A/B 的缺失以及其启动子区的甲基化更加常见,提示这一现象和 ALL 的复发有关。

5. Ph⁺ALL 中的表观遗传学异常　除了上述遗传学上的异常,Ph⁺ALL 有着特有的 DNA 甲基化特征。在所有主要的 ALL 类型间定量比较白血病细胞和正常 B 细胞前体的差异甲基化区域发现 Ph⁺ALL 中有 350 个差异区域,而 CRLF2 重排的 ALL 仅有 50 个差异区域。这种 DNA 甲基化上的差异是 BCR-ABL1 造成的还是由伴发的基因突变所引起,是否和白血病发生有关,是否影响复发和耐药现在并不是很清楚。但在 ALL 中表观遗传学异常肯定和白血病的发生有关,当今针对 DNA 甲基化和组蛋白修饰的表观遗传学调节剂正在进行治疗复发、难治白血病的临床研究。

二、Ph⁺ALL 的临床特征和诊断

在儿童中,Ph⁺ALL 以年长儿为多,且发病时外周血白细胞计数高,贫血较少,形态学分型多为 L2 型,免疫学表现主要为 B 系 ALL,其原始淋巴细胞经常共表达髓系抗原,伴有 CD34 表达是一个预后不良的表现。Heerema 等报道在儿童 Ph⁺ALL 中超二倍体(>50)的发生率为 13%,具有超二倍体的染色体核型常常提示预后良好。Ph⁺ALL 的诊断同样需要常规的 MIC 诊断过程,其中主要依靠形态学确定的 ALL 诊断以及遗传学检查发现 Ph 染色体或发现 *BCR-ABL1* 融合基因。根据现行 WHO 的 ALL 诊断标准,骨髓涂片中超过 25% 幼稚淋巴细胞即可诊断 ALL。但如果已经发现 Ph 染色体或 *BCR-ABL1* 融合基因,幼稚细胞比例可以不受此比例限制。

三、Ph⁺ALL 的治疗

(一) TKI 联合化疗

在 TKI 引入之前,无论是否采用 HSCT,儿童 Ph⁺ALL 的预后总是很差。尽管起病时的白细胞计数、年龄、早期治疗反应可以很好预测预后,但即便在所谓预后较好的病人中生存率也不足 50%。在 TKI 引入以前,在第一次缓解后进行 HSCT 是最好的治疗手段。但 HSCT 对生存率提高的作用也相当有限。随着伊马替尼在 CML 中获得的成功,人们也开始尝试用它来治疗 Ph⁺ALL,发现伊马替尼单药可以使复发或耐药 Ph⁺ALL 获得短暂的治疗反应。而紧接着在成人临床试验中发现伊马替尼和化疗联合

可行有效的。2002 年美国儿童肿瘤协作组（COG）开始了 AALL0031 临床试验。在这个临床试验中，伊马替尼从巩固治疗开始以 $340mg/m^2$ 的剂量以 5 种不同的方式给药。很快发现第五种方式最好：从巩固治疗的第一天开始不间断服用伊马替尼，到维持治疗的最后一年开始改为每两周停药两周的间断给药。同时在 Ph⁻ 的另外一组高危病例中进行相同的化疗方案，但不加 TKI。结果显示增加 TKI 并没有明显增加毒副作用。初期评估三年无事件生存（EFS）高达 80%，明显好于以前没有 TKI 的治疗方案。而后来的随访发现这一生存率一直非常稳定地保持着，最近的报道显示，AALL0031 临床试验中 TKI 联合常规化疗可以获得 71% 的 7 年 EFS。同时这一临床试验显示 HSCT 并不能额外再增加生存率。尽管这个临床试验的规模不大，但对于儿童 Ph⁺ALL 的治疗却是有着革命性的意义。现在，化疗联合 TKI 已经作为 Ph⁺ALL 的常规治疗方法，HSCT 再也不作为第一次缓解预后的首选治疗手段。最近我们在回顾性分析 Ph⁺ALL 的资料时发现诱导早期给予 TKI 治疗要比缓解以后给药好。诱导缓解治疗结束时微小残留病大于 1% 者预后不良应该考虑加用其他治疗方法。

在欧洲也有一个临床试验和 COG 的 AALL0031 平行，即 EsPhALL 的 3 期临床试验。在 AIEOP-BFM ALL 2000 方案的基础上，也是诱导缓解治疗结束后对治疗反应良好的病人随机分为 TKI 组和非 TKI 组，并且把所有治疗反应不良的全部纳入 TKI 组。所有病人均建议行 HSCT，最后实际上 77% 的病人进行了 HSCT。TKI 组中伊马替尼是间歇给药，总的暴露剂量较 AALL0031 小得多。尽管如此，仍然可以看到 TKI 和化疗联合明显优于单纯化疗。对于诱导缓解治疗反应良好者 TKI 组的 4 年 EFS 为 75.2% 而化疗组为 55.9%。对于早期治疗反应不良者，TKI 同样获得了较好的疗效，4 年 EFS 为 53.5%。虽然这是唯一的一个比较 TKI 联合化疗和单纯化疗的随机对照试验，但基于其试验结果以及 AALL0031 的结果已经不可能再有类似的临床试验。2014 年开始，EsPhALL 对试验方案进行了修正：伊马替尼从诱导缓解治疗的第 15 天开始持续使用，而且 HSCT 也将减少。当前主要的儿童 Ph⁺ALL 治疗方案中，TKI 均和化疗联合使用一直到全部化疗结束。从现有的数据看，这种治疗策略是可行的，在获得预后的大幅度好转的同时并没有明显增加治疗相关不良事件的发生。但问题是，是否通过进一步延长 TKI 疗程可以进一步减少复发还不得而知。此外，这种治疗策略的远期效应又是如何也并不清楚。

虽然已经知道治疗 Ph⁺ALL 必须联合常规化疗，但是这些常规的化疗应该如何设计至今仍然没有定论。由于既往的临床试验均是在高危治疗方案的基础上增加 TKI，所以治疗相关的副作用以及治疗相关死亡率很大程度上会影响总体疗效。而且，强烈的化疗造成的副作用有可能影响 TKI 的正常给药。所以 COGAALL1122 方案采用 AEIOP-BFM ALL 2000 方案作为化疗骨架，在这个方案中，和 AALL0031 相比明显降低了环磷酰胺、异环磷酰胺、VP-16 以及大剂量甲氨蝶呤的累积剂量。尽管如此，治疗副作用以及治疗相关死亡仍然非常显著。是否需要进一步降低化疗强度以进一步减少治疗副作用和治疗相关死亡，而且降低常规化疗的治疗强度后是否会影响总体疗效仍然需要进一步的临床试验加以验证。在现有治疗方案中，在发生毒副作用时，为了保证 TKI 的用药，一般先调整常规化疗剂量。对于非造血系统毒性，一旦发生严重毒副作用时暂停 TKI 直到毒性作用明显减轻后减量 1/4，若能耐受可逐渐恢复到原剂量。若仍不能耐受可考虑换用其他 TKI 制剂（达沙替尼和伊马替尼的互换）。对于造血系统毒性，若有明显血液系统毒性表现，如果同时使用 DNR、Ara-C、CTX、MTX、6-MP 等骨髓抑制性药物，应先停这些骨髓抑制性药物，若血液学毒性持续存在或进一步加重可考虑暂停 TKI；若有明显血液系统毒性表现同时又有发热而不能排除感染者，应暂停包括 TKI 在内的所有化疗；若有严重血液系统毒性表现应暂停包括 TKI 在内的所有化疗（诱导缓解治疗阶段只要没有明显感染，可以继续使用皮质激素、VCR 和 L-Asp）；长期粒细胞或血小板低下者，且通过减少其他骨髓抑制性药物剂量仍然不能改善者可以适当减少 TKI 剂量。

（二）第二代 TKI

尽管伊马替尼使得 Ph⁺ALL 的疗效有了大幅度的提高，但是和其他预后良好的亚型相比预后还是要差一些。所以人们没有停止对 Ph⁺ALL 的研究，第二代 TKI 达沙替尼和尼洛替尼与化疗药物合用是否可以提高疗效的临床研究也在进行中。理论上，有几个理由可以预期第二代 TKI 的疗效会比伊马替尼更好。首先在体外它们对 CML 的作用更强；其次，对于 ALL 的庇护所，达沙替尼对血-脑屏障的透过性明显好于伊马替尼，并且可以达到对白细胞的杀伤浓度；除了 T315I 突变，其他 BCR-ABL1 的已知突变对达沙替尼和尼洛替尼敏感;在 Ph$^+$ALL 中往往有其他激酶被 BCR-ABL1 激活,这些激酶包括 PI3K/AKT、EGFR、MAPK、JNK/SAPK、JAK1/2/3 以及 SRC 家族激酶 LYN、HCK 和 FGR 等,而达沙替尼恰恰对其中最重要的 SRC 家族激酶同样具有抑制作用。在早期,达沙替尼对成人 Ph$^+$ALL 的单药治疗中显示较为理想的疗效。在 GIMEMA LAL1205 试验中,55 例病人用达沙替尼加糖皮质激素诱导缓解治疗同时用甲氨蝶呤鞘内注射,此后在不同的中心采用不同的缓解后治疗:2 例不再治疗,19 例继续 TKI 治疗(20 个月内 69.6% 复发),14 例继续 TKI 加化疗(21.7% 复发),18 例进行了 Allo-HSCT(11.1% 复发)。这个试验中可以看到达沙替尼和糖皮质激素就可以获得很高的缓解率,但同时也看到缓解后治疗继续化疗加 TKI 的重要性。这些结果使人们相信达沙替尼联合化疗可能会获得更好的疗效。最近有人报道一例儿童 Ph$^+$ALL 经伊马替尼治疗后 MRD 持续阳性并在缓解 1 年以后 BCR-ABL1 拷贝数开始升高,更换达沙替尼后 BCR-ABL1 拷贝数很快减少并最后消失。可见确实存在对伊马替尼耐药但对达沙替尼敏感的病例。COG 的 AALL0622 临床试验用达沙替尼取代 AALL0031 中的伊马替尼,并在诱导缓解第 15 天开始 TKI 治疗。从早期治疗反应看要比 AALL0031 好,缓解率高达 98%,两疗程后的 MRD 转阴率 89%,明显好于 AALL0031。但由于更早的 TKI 介入也可能是 AALL0622 的优势,很难说明达沙替尼就比伊马替尼好。最近由中国抗癌协会儿童肿瘤专业委员会主持的儿童 ALL 多中心临床试验 CCCG-ALL2105 中正在进行达沙替尼和伊马替尼的随机对照临床试验可能可以得出明确的结果。达沙替尼在临床应用会有一个特有的副作用:浆膜腔积液。这种副作用随着年龄的增加而增多,但在儿童病人较为罕见。而且 AALL0622 临床试验也证实达沙替尼是安全的。

在第二代 TKI 中,另外一个主要的药物是尼洛替尼,和达沙替尼一样可以抑制伊马替尼耐药的 BCR-ABL1 突变体。但尼洛替尼不能抑制 SRC 家族激酶,理论上这个家族的激酶对 Ph$^+$ALL 很重要,但其临床意义至今未能得到证实。此外,尼洛替尼的血-脑屏障透过性是否也像达沙替尼那样可以在脑脊液中达到治疗浓度也没有相关研究报告。但在成人 Ph$^+$ALL 复发/耐药病例的临床试验中获得的结果还是令人鼓舞的。韩国的一项临床试验的初步结果显示尼洛替尼联合化疗可以获得 90% 的缓解率。

达沙替尼可以有效抑制大部分 BCR-ABL1 的突变体,但是对于 T315I 却无能为力。在普纳替尼发现以前 T315I 对所有 TKI 耐药。普纳替尼在对有 T315I 突变的 CML 病例的治疗中获得了 70% 的治疗反应。对 Ph$^+$ALL,普纳替尼可以使 41% 病例获得血液学缓解,47% 获得细胞遗传学的缓解。但研究也发现普纳替尼的心脏毒性相当突出,所以它在 CML 和 Ph$^+$ALL 治疗中的地位还未能确定。

(三)造血干细胞移植

在 COG 的 AALL0031 研究中,HSCT 并不能在 TKI 的基础上进一步提高 Ph$^+$ALL 的疗效。但在 Es-PhALL 研究中,HSCT 还是可以使更多的 Ph$^+$ALL 获益。笔者最近对上海儿童医学中心历年来的 Ph$^+$ALL 资料进行了回顾性分析,发现 HSCT 同样可以使 Ph$^+$ALL 预后改善。但分析原因发现其中可能和 TKI 的剂量以及累积剂量较低有关。但这些临床资料的病例数均有限,很难得出可靠的结论。现在,大部分临床试验,包括 COG 的 AALL0622、AALL122,以及 ESPh ALL 和我国的 CCCG-ALL 2015 都将 TKI 提前到诱导缓解阶段,并且把间歇性用药改为持续给药,药物暴露剂量都明显增加,这样 HSCT 的作用可能更为有限。所以这些研究中均将 HSCT 作为第二线治疗手段,对于第一次缓解的病例仅仅在早期治疗反应不理想时(比如在 CCCG-ALL2015 中把第 46 天的 MRD≥1%)才作 HSCT。这实际上和其他 Ph$^-$ALL 相似。尽管 HSCT 对于第一次缓解病人的意义仍有争论,但对于第二次缓解选用 HSCT 作为挽救性治疗的一部分还是大家一致公认的共识。对于 Ph$^+$ALL,HSCT 以后继续使用 TKI 可以提高疗效已经在较多的临床试验中得到证实。但是,HSCT 后需要继续 TKI 治疗多长时间仍然没有达成一致的认识。成人的临床试验 GMALL,随机将病人分成两组:一组移植后常规给予 TKI 进行维持治疗;另一组仅做定期随访,并在发现 MRD 后再给予 TKI。结果后者发生 MRD 阳性者明显较前者多。

(四)Ph$^+$ALL 的耐药性

在 CML 中 BCR-ABL1 的突变可以造成融合蛋白对伊马替尼没有反应或反应降低。其中很多突变仍然对第二代 TKI 达沙替尼和尼洛替尼有反应。但 T315I 却对第一代和第二代 TKI 都耐药,但对普纳替尼有反应。在 Ph$^+$ALL 中 TKI 单药治疗更加容易诱发 ABL1 激酶结构域的突变。在 Ph$^+$ALL 的复发病例中 80% 有 ABL1 激酶结构域的突变,最常见的是 T315I、Y253H 和 E255K/V。这些突变到底是发病时就已经存在然后被 TKI 筛选出来,还是发病时并不存在而是由 TKI 诱导出来的,至今仍然有很大争论。有人发现 40% Ph⁺ ALL 在发病时就存在 BCR-ABL1 的耐药性突变。但当 TKI 和常规化疗联合治疗 Ph⁺ ALL 时很少发生 ABL1 的激酶结构突变。AALL0031 方案(伊马替尼加上强烈化疗)治疗的儿童 Ph⁺ ALL 复发病例中发现 2 个 BCR-ABL1 耐药突变 M244V 和 H396P 却在初发标本中并没找到。而在 GIMEMA LAL1205 临床研究中(达沙替尼加上糖皮质激素作为诱导缓解治疗、TKI 加上强化疗和造血干细胞移植作为巩固治疗),7 个复发病例发现 4 个有 T315I 突变 TKI 联合常规化疗可能可以降低 TKI 对耐药克隆的选择压力。但 TKI 和常规化疗在 Ph⁺ ALL 治疗中的作用以及相互关系仍然需要进一步的研究。同时,由于 TKI 治疗后复发的 Ph⁺ ALL 中高发的 BCR-ABL1 突变率提示我们应该对 Ph⁺ ALL 在 TKI 治疗过程中筛查突变克隆。但如何检测这些突变以及如何解读这些突变仍然是值得研究的课题。

除了激酶结构域的突变,白血病细胞内 BCR-ABL1 含量也可以造成它们对 TKI 的耐药性。这种融合蛋白含量的增加和 *BCR-ABL1* 基因在 Ph 染色体中的扩增有关,这种现象可见于 10% Ph⁺ ALL 病例。而且 *BCR-ABL1* 基因的扩增也特别多见于 CML 的 ALL 变。

药物出胞通道蛋白的过表达是另一个 Ph⁺ ALL 发生耐药的机制。ABCB1/MDR1 和 ABCG2/BCRP 这些药物出胞通道蛋白的过表达在 CML 的耐药中起作用,但在 Ph⁺ ALL 的作用尚未见报道。有人研究过 LRP、MRP 和 ABCB1/MDR1/PGP 在 Ph⁺ ALL 中的表达发现只有 LRP 有过表达。

很多证据表明 SRC 家族激酶和对伊马替尼和尼洛替尼耐药有关。SRC 家族激酶是 BCR-ABL1 的下游分子,在 ALL 变 CML 以及 Ph⁺ ALL 中有重要作用。在对没有 BCR-ABL1 突变的伊马替尼耐药 CML 中发现 HCK 和 LYN 激酶的持续活化。在伊马替尼耐药的细胞中,LYN 和 BCR-ABL1 以及 GAB-2 可以形成复合物。LYN 和 HCK 还可以被 BCR-ABL1 激活而无需依赖它的激酶活性,而激活的 LYN 和 HCK 可以反过来磷酸化 BCR-ABL1 从而增强 BCR-ABL1 的活性。过表达 SRC 家族激酶的 CML 细胞株和小鼠模型只对同时可以抑制 BCR-ABL1 和 SRC 激酶活性的达沙替尼有反应。

另一个可能和 TKI 耐药的平行通路是 JAK-STAT 信号通路。p190BCR-ABL1 可以激活 JAK1/2/3、STAT1/3/5/6,从而有正反馈的信号放大作用。可以同时抑制 ABL 激酶活性和 JAK 激酶活性的双料抑制剂 ON044580 可以有效克服 CML 细胞对 TKI 的耐药。STAT5 是 BCR-ABL1 最主要的下游分子,激活后可以抑制 BCL6 的表达。而且 PI3K/AKT 信号通路可以抑制 FOXO4 并通过后者抑制 BCL6 的表达。所以,在 TKI 治疗时通过 STAT5 和 PI3K/AKT 造成的 BCL6 表达抑制可以被解除。BCL6 是一种 B 细胞恶性肿瘤的原癌基因,在弥漫大 B 细胞性淋巴瘤中常常有引起 BCL6 活化的染色体移位存在。BCL6 还可以抑制 ARF 以及 P53 介导的细胞凋亡。所以,同时抑制 BCL6 可以解除 TKI 诱发 BCL6 上调造成的影响,这一假设已经在动物实验中得到证实:敲除 BCL6、共表达 BCL6 的显性负突变体或应用 BCL6 的抑制药物可以和伊马替尼或尼洛替尼协同杀伤 Ph⁺ 细胞。

RAS-RAF-MEK-MAPK 信号通路也同样在 TKI 耐药中发挥作用。在 BCR-ABL1 转导的人 CD34⁺ 细胞中用伊马替尼处理可以看到 MAPK 活性的代偿性增高。MEK 抑制剂可以很好地和伊马替尼协同抑制这些细胞的增殖。此外,在 Ph⁺ ALL 中常常看到 ERBB/HER2/NEU 高表达。已经证实这些表皮生长因子和 ALL 的耐药有关,其抑制剂拉帕替尼可以和伊马替尼或尼洛替尼协同杀伤高表达 ERBB 的 Ph ALL细胞,但达沙替尼没有这种协同作用。

IKZF1 突变对 Ph⁺ ALL 非常重要,不仅仅在初发时可以有相当比例的 Ph⁺ ALL 可以有 IKZF 的突变,在复发时 IKZF1 突变进一步增加。这种复发病例中 IKZF1 突变的进一步增加包括两个方面:一个是真正的获得性突变,另一个可能是原有亚克隆的筛选。这也提示 IKZF1 突变与药物的耐受性有关。IKZF1 如何介导耐药目前仍然不清楚,可能和这些突变细胞往往更加具有干细胞特性有关。

CDKN2A/B 缺失及其启动子的甲基化是 Ph⁺ ALL 中的常见现象,这可以导致 CDKN2A/B 转录产物的选择性剪接产物 P14^ARF 不能表达从而通过 HDM2 使得 P53 泛素化增加,P53 功能丧失。在 Ph⁺ ALL,伊马替尼不仅可以增加 BCL6 的表达,也可以下调 P53。而敲除 BCL6 可以增加 P53 表达水平,使得 BCR-ABL1 不能致病。同时抑制 BCR-ABL1 和 BCL6 可以协同杀伤 Ph⁺ ALL 细胞。BCR-ABL1 对 P53 及其下游的有效抑制作用可以解释为何在 Ph⁺ ALL 中很少发生 P53 的突变和缺失。

上述的各项对 TKI 的耐药机制也适用于对常规化疗的耐药发生。研究中发现在复发病例中会出现对某一种化疗药物抵抗的基因突变。比如 *MSH6* 的突变和巯基嘌呤、烷化剂、泼尼松耐药有关，*MSH2* 的表达量减少和嘌呤拟似物耐药有关，*NR3C1* 以及 *CREBBP* 突变和糖皮质激素耐药有关。但所有这些突变对药物的耐受并非只出现于 Ph⁺ ALL。此外，除了白血病细胞自身的耐药机制，白血病细胞也和其所处的微环境以及免疫系统相互作用。这些相互作用可能也和耐药以及复发有关。

（沈树红）

参 考 文 献

[1] Bernt KM, Hunger SP. Current concepts in pediatric Philadelphia chromosome-positive acute lymphoblastic leukemia. Front Oncol, 2014, 4:54

[2] Nowell PC, Hungerford DA. Chromosome studies on normal and leukemic human leukocytes. J Natl Cancer Inst, 1960, 25:85-109

[3] Rowley JD. Letter: a new consistent chromosomal abnormality in chronic myelogenous leukaemia identified by quinacrine fluorescence and Giemsa staining. Nature, 1973, 243(5405):290-293

[4] de Klein A, van Kessel AG, Grosveld G, et al. A cellular oncogene is translocated to the Philadelphia chromosome in chronic myelocytic leukaemia. Nature, 1982, 300(5894):765-767

[5] Daley GQ, Van Etten RA, Baltimore D. Induction of chronic myelogenous leukemia in mice by the P210bcr/abl gene of the Philadelphia chromosome. Science, 1990, 247(4944):824-830

[6] Heisterkamp N, Jenster G, tenHoeve J, et al. Acute leukaemia in bcr/abl transgenic mice. Nature, 1990, 344(6263):251-253

[7] Li S, Ilaria RL Jr, Million RP, et al. The P190, P210, and P230 forms of the BCR/ABL oncogene induce a similar chronic myeloid leukemia-like syndrome in mice but have different lymphoid leukemogenic activity. J ExpMed, 1999, 189(9):1399-1412

[8] He Y, Wertheim JA, Xu L, et al. The coiled-coil domain and Tyr177 of bcr are required to induce a murine chronic myelogenous leukemia-like disease by bcr/abl. Blood, 2002, 99(8):2957-2968

[9] Wertheim JA, Miller JP, Xu L, et al. The biology of chronic myelogenous leukemia: mouse models and cell adhesion. Oncogene, 2002, 21(56):8612-8628

[10] Maru Y, Witte ON. The BCR gene encodes a novel serine/threonine kinase activity within a single exon. Cell, 1991, 67(3):459-468

[11] Zhang J1, Adrián FJ, Jahnke W, et al. Targeting Bcr-Abl by combining allosteric with ATP-binding-site inhibitors. Nature, 2010, 463(7280):501-506

[12] Million RP, Van Etten RA. The Grb2 binding site is required for the induction of chronic myeloid leukemia-like disease in mice by the Bcr/Abl tyrosine kinase. Blood, 2000, 96(2):664-670

[13] Modi H1, Li L, Chu S, et al. Inhibition of Grb2 expression demonstrates an important role in BCR-ABL-mediated MAPK activation and transformation of primary human hematopoietic cells. Leukemia, 2011, 25(2):305-312

[14] Chu S, Li L, Singh H, et al. BCR-tyrosine 177 plays an essential role in Ras and Akt activation and in human hematopoietic progenitor transformation in chronic myelogenous leukemia. Cancer Res, 2007, 67(14):7045-7053

[15] Sattler M, Mohi MG, Pride YB, et al. Critical role for Gab2 in transformation by BCR/ABL. Cancer Cell, 2002, 1(5):479-492

[16] Chu S1, Holtz M, Gupta M, et al. BCR/ABL kinase inhibition by imatinib mesylate enhances MAP kinase activity in chronic myelogenous leukemia CD34+ cells. Blood, 2004, 103(8):3167-3174

[17] Kharas MG, Janes MR, Scarfone VM, et al. Ablation of PI3K blocks BCR-ABL leukemogenesis in mice, and a dual PI3K/mTOR inhibitor prevents expansion of human BCR-ABL+ leukemia cells. J Clin Invest, 2008, 118(9):3038-3050

[18] Yang X, He G, Gong Y, et al. Mammalian target of rapamycin inhibitor rapamycin enhances anti-leukemia effect of imatinib on Ph+ acute lymphoblastic leukemia cells. Eur J Haematol, 2014, 92(2):111-120

[19] Soverini S, Vitale A, Poerio A, et al. Philadelphia-positive acute lymphoblastic leukemia patients already harbor BCR-ABL kinase domain mutations at low levels at the time of diagnosis. Haematologica, 2011, 96(4):552-557

[20] Samanta A, Perazzona B, Chakraborty S, et al. Janus kinase 2 regulates Bcr-Abl signaling in chronic myeloid leukemia. Leukemia, 2011, 25(3):463-472

[21] Hu Y1, Liu Y, Pelletier S, et al. Requirement of Src kinases Lyn, Hck and Fgr for BCR-ABL1-induced B-lymphoblastic leukemia but not chronic myeloid leukemia. Nat Genet, 2004, 36(5):453-461

[22] Irwin ME, Nelson LD, Santiago-O'Farrill JM, et al. Small molecule ErbB inhibitors decrease proliferative signaling and promote apoptosis in philadelphia chromosome-positive acute lymphoblastic leukemia. PLoS One, 2013, 8

（8）：e70608

[23] Duy C，Hurtz C，Shojaee S，et al. BCL6 enables Ph+ acute lymphoblastic leukaemia cells to survive BCR-ABL1 kinase inhibition. Nature，2011，473（7347）：384-388

[24] Mullighan CG，Miller CB，Radtke I，et al. BCR-ABL1 lymphoblastic leukaemia is characterized by the deletion of Ikaros. Nature，2008，453（7191）：110-114

[25] Iacobucci I，Storlazzi CT，Cilloni D，et al. Identification and molecular characterization of recurrent genomic deletions on 7p12 in the IKZF1 gene in a large cohort of BCR-ABL1-positive acute lymphoblastic leukemia patients：on behalf of Gruppo Italiano Malattie Ematologiche dell' Adulto Acute Leukemia Working Party （GIMEMA AL WP）. Blood，2009，114（10）：2159-2167

[26] Georgopoulos K，Bigby M，Wang JH，et al. The Ikaros gene is required for the development of all lymphoid lineages. Cell，1994，79（1）：143-156

[27] Iacobucci I，Lonetti A，Paoloni F，et al. The PAX5 gene is frequently rearranged in BCR-ABL1-positive acute lymphoblastic leukemia but is not associated with outcome. A report on behalf of the GIMEMA Acute Leukemia Working Party. Haematologica，2010，95（10）：1683-1690

[28] Schaniel C，Gottar M，Roosnek E，et al. Extensive in vivo self-renewal，long-term reconstitution capacity，and hematopoietic multipotency of Pax5-deficient precursor B-cell clones. Blood，2002，99（8）：2760-2766

[29] Heltemes-Harris LM，Willette MJ，Ramsey LB，et al. Ebf1 or Pax5 haploinsufficiency synergizes with STAT5 activation to initiate acute lymphoblastic leukemia. J Exp Med，2011，208（6）：1135-1149

[30] Park IK，Qian D，Kiel M，et al. Bmi-1 is required for maintenance of adult self-renewing haematopoietic stem cells. Nature，2003，423（6937）：302-305

[31] Maloney KW，McGavran L，Odom LF，et al. Different patterns of homozygous p16INK4A and p15INK4B deletions in childhood acute lymphoblastic leukemias containing distinct E2A translocations. Leukemia，1998，12（9）：1417-1421

[32] Soverini S，Colarossi S，Gnani A，et al. GIMEMA Working Party on Chronic Myeloid Leukemia. Contribution of ABL kinase domain mutations to imatinib resistance in different subsets of Philadelphia-positive patients：by the GIMEMA Working Party on Chronic Myeloid Leukemia. Clin Cancer Re，2006，12（24）：7374-7379

[33] Ozvegy-Laczka C，Hegedus T，Várady G，et al. High-affinity interaction of tyrosine kinase inhibitors with the ABCG2 multidrug transporter. Mol Pharmacol，2004，65（6）：1485-1495

[34] Aricò M，Schrappe M，Hunger SP，et al. Clinical outcome of children with newly diagnosed Philadelphia chromosome-positive acute lymphoblastic leukemia treated between 1995 and 2005. J Clin Oncol，2010，28（31）：4755-4761

[35] Thomas DA，Faderl S，Cortes J，et al. Treatment of Philadelphia chromosome-positive acute lymphocytic leukemia with hyper-CVAD and imatinib mesylate. Blood，2004，103（12）：4396-4407

[36] Yanada M，Takeuchi J，Sugiura I，et al. Japan Adult Leukemia Study Group. High complete remission rate and promising outcome by combination of imatinib and chemotherapy for newly diagnosed BCR-ABL-positive acute lymphoblastic leukemia：a phase II study by the Japan Adult Leukemia Study Group. J Clin Oncol，2006，24（3）：460-466

[37] de Labarthe A，Rousselot P，Huguet-Rigal F，et al. Group for Research on Adult Acute Lymphoblastic Leukemia （GRAALL）. Imatinib combined with induction or consolidation chemotherapy in patients with de novo Philadelphia chromosome-positive acute lymphoblastic leukemia：results of the GRAAPH-2003 study. Blood，2007，109（4）：1408-1413

[38] Schultz KR，Bowman WP，Aledo A，et al. Improved early event-free survival with imatinib in Philadelphia chromosome-positive acute lymphoblastic leukemia：a children's oncology group study. J Clin Oncol，2009，27（31）：5175-5181

[39] Schultz KR，Carroll A，Heerema NA，et al. Children's Oncology Group. Long-term follow-up of imatinib in pediatric Philadelphia chromosome-positive acute lymphoblastic leukemia：Children's Oncology Group study AALL0031. Leukemia，2014，28（7）：1467-1471

[40] Biondi A，Schrappe M，De Lorenzo P，et al. Imatinib after induction for treatment of children and adolescents with Philadelphia-chromosome-positive acute lymphoblastic leukaemia （EsPhALL）：a randomised，open-label，intergroup study. Lancet Oncol，2012，13（9）：936-945

[41] Rives S，Estella J，Gómez P，et al. Intermediate dose of imatinib in combination with chemotherapy followed by allogeneic stem cell transplantation improves early outcome in paediatric Philadelphia chromosome-positive acute lymphoblastic leukaemia （ALL）：results of the Spanish Cooperative Group SHOP studies ALL-94，ALL-99 and ALL-2005. Br J Haematol，2011，154（5）：600-611

[42] Porkka K，Koskenvesa P，Lundán T，et al. Dasatinib crosses the blood-brain barrier and is an efficient therapy for central nervous system Philadelphia chromosome-positive

leukemia. Blood,2008,112(4):1005-1012

[43] Ottmann O,Dombret H,Martinelli G,et al. Dasatinib induces rapid hematologic and cytogenetic responses in adult patients with Philadelphia chromosome positive acute lymphoblastic leukemia with resistance or intolerance to imatinib:interim results of a phase 2 study. Blood,2007,110(7):2309-2315

[44] Lilly MB,Ottmann OG,Shah NP,et al. Dasatinib 140 mg once daily versus 70 mg twice daily in patients with Ph-positive acute lymphoblastic leukemia who failed imatinib: Results from a phase 3 study. Am J Hematol,2010,85(3):164-170

[45] Foà R,Vitale A,Vignetti M,et al. GIMEMA Acute Leukemia Working Party. Dasatinib as first-line treatment for adult patients with Philadelphia chromosome-positive acute lymphoblastic leukemia. Blood, 2011, 118 (25): 6521-6528

[46] Ravandi F,O'Brien S,Thomas D,et al. First report of phase 2 study of dasatinib with hyper-CVAD for the frontline treatment of patients with Philadelphia chromosome-positive (Ph +) acute lymphoblastic leukemia. Blood, 2010,116(12):2070-2077

[47] Benjamini O,Dumlao TL,Kantarjian H,et al. Phase Ⅱ trial of hyper CVAD and dasatinib in patients with relapsed Philadelphia chromosome positive acute lymphoblastic leukemia or blast phase chronic myeloid leukemia. Am J Hematol,2014,89(3):282-287

[48] Zwaan CM,Rizzari C,Mechinaud F,et al. Dasatinib in children and adolescents with relapsed or refractory leukemia:results of the CA180-018 phase Ⅰ dose-escalation study of the Innovative Therapies for Children with Cancer Consortium. J Clin Oncol,2013,31(19):2460-2468

[49] Aplenc R1,Blaney SM,Strauss LC,et al. Pediatric phase Ⅰ trial and pharmacokinetic study of dasatinib:a report from the children's oncology group phase Ⅰ consortium. J Clin Oncol,2011,29(7):839-844

[50] Gioia R,Leroy C,Drullion C,et al. Quantitative phospho-proteomics revealed interplay between Syk and Lyn in the resistance to nilotinib in chronic myeloid leukemia cells. Blood,2011,118(8):2211-2221

[51] Ottmann OG,Larson RA,Kantarjian HM,et al. Phase Ⅱ study of nilotinib in patients with relapsed or refractory Philadelphia chromosome—positive acute lymphoblastic leukemia. Leukemia,2013,27(6):251.

[52] Cortes JE,Kim DW,Pinilla-Ibarz J,et al. PACE Investigators. A phase 2 trial of ponatinib in Philadelphia chromosome-positive leukemias. N Engl J Med, 2013, 369(19):1783-1796

第二节　*MLL* 基因重排相关白血病

一、前言

混合谱系白血病(mixedlinageleukemia,MLL)基因位于11q23,*MLL* 基因重排是造血系统恶性肿瘤中常见的遗传学改变,约占急性白血病的5%～10%,是婴儿急性淋巴白血病发生的主要原因。MLL 相关的白血病具有独特的临床和生物学特征,大多数外周血白细胞计数高,对常规化疗不敏感,完全缓解率低,生存期短。目前 WHO 在对白血病的重新分类中将其单独列为11q23/MLL 白血病。

二、机制

(一) MLL 结构和功能

MLL 基因全长约为100kb,包括37 个外显子,编码产物为具有3969 个氨基酸序列的核蛋白,与果蝇 Trithorax 蛋白高度同源。MLL 蛋白在细胞质内被苏氨酸冬氨酸酶水解为分子量为320kD 的包含 N 端结构域的多肽链(MLLN)及分子量为180kD 的包含 C 端结构域的多肽链(MLLC)。经苏氨酸冬氨酸酶水解后 MLLN 与 MLLC 通过非共价键结合,C 末端通过与 N 末端苯丙氨酸-酪氨酸聚集结构域(N terminal of phenylalanine tyrosine rich domain,FYRN)、C 末端苯丙氨酸-酪氨酸聚集结构域(C terminal of phenylalanine tyrosine rich domain,FYRC)相互作用形成异二聚体后,转移至细胞核内发挥其功能。MLLN 含有 3 个 AT 钩(AT hook)、1 个转录抑制区(repression domain,RD)及 PHD 锌指结构,MLLC 包括 1 个反式激活区与 1 个 SET 区。

MLL 蛋白于髓系、淋巴系细胞及组织中广泛表达,通过 H3K4 甲基转移酶活性调节 *Hox* 基因表达。*Hox* 基因编码产物为转录因子,其于胚胎发育及细胞分化过程中发挥重要作用。MLL 蛋白可启动具有发育阶段特异性 *Hox* 基因表达,但无法维持其持续表达。MLL 蛋白亦可通过调节细胞周期蛋白及细胞周期依赖性激酶抑制因子调控细胞周期进程。

（二）MLL 重排基因的致病机制

MLL 重排常发生在 *MLL* 基因的第 9 和第 12 外显子之间（按照最新的参考序列应该是在第 8 外显子和第 11 外显子之间，但为了文献间比较的一致性，本文仍以旧的参考序列为准）。MLL 重排的发生机制目前还不清除，但可能和凋亡所致的 DNA 断裂有关。

1. MLL 激活 *Hox* 基因转录　*Hox* 基因家族因为其在发育过程中的时空特异性表达被称为细胞记忆基因家族，MLL 基因对 *Hox* 基因表达的启动不是必需的，但可以维持其在发育过程中的持续表达。和其他序列特异转录因子不同，MLL 基因可以在有丝分裂中一直保持在染色质以便在下一个 G1 期活化靶基因的表达。所以可以维持记忆基因家族在多次细胞分裂后仍能持续表达。*HoxA* 基因在多能造血祖细胞等原始造血细胞中高表达，随着造血细胞的分化其表达逐渐降低。*HoxA* 基因可促进原始造血祖细胞的增殖，这提示 MLL 通过进一步活化 *HoxA* 基因的表达来促进原始造血细胞的增殖。MLL 通过依赖 MENIN 的机制或者通过 PHD 指蛋白 3 和 H3K4me2/3 相互作用来维持细胞记忆基因家族的表达，从而维持未成熟造血祖细胞的扩增。

2. MLL 融合蛋白持续激活 HSC 程序基因　MLL 融合蛋白持续激活促进 HSC 自我更新的基因。基因表达谱分析发现发育阶段特异性 *HoxA* 基因和 *Meis1* 基因等在 MLL 重排白血病细胞中高表达，活体内造血组细胞上 *Hox9A* 和 *Meis1* 基因的程序性表达可以诱发白血病。

3. MLL 融合蛋白识别靶点　和野生性 MLL 一样，MLL 融合蛋白的转录活性依赖 hMBM 和 CXXC 结构域。MLL 融合蛋白和 MENIN 的复合物可以进一步和 LEDGF 相互作用，后者拥有 PWWP 结构域，可以和核小体结合。通过对 MLL-ENKL 融合蛋白的研究发现 PWWP 和 CXXC 两个结构域是 MLL 融合基因识别靶基因的必需最小要求。LEDGF 的 PWWP 结构域可以识别二甲基化（H3K36me2）和三甲基化（H3K36me3）的组蛋白 H3；同时也可以非特异性结合 DNA。由于 H3 的甲基化多见于基因的启动子区，所以，MLL 融合基因更容易结合基因的启动子区。CXXC 结构域和 DNA 的结合则多在去甲基化的 CpG 岛。拥有去甲基化的 CpG 岛和 H3K36me2/3 是活化基因的特征，可见 MLL 融合蛋白和它们的相互作用可以进一步活化它们的表达。在造血干细胞中活化的基因因此可以被 MLL 融合基因进一步活化，从

而保持其干细胞特性，并导致白血病的发生。

4. 融合蛋白对靶基因的活化机制　融合基因中，靶基因的识别依赖 MLL 部分，而对靶基因的转录活化则由融合伙伴负责。

尽管 MLL 基因融合伙伴非常多，但大部分是由 AF4 家族、ENL 家族和 P-TEFb 复合物（AEP）的成员。AF4 家族由 AF4、AF5q31、LAF4 和 FMR2 组成，其中前三个已经在白血病中和 MLL 形成融合基因。ENL 家族由 ENL 和 AF9 组成，都在白血病中发现和 MLL 形成融合基因。PTEFb 复合物由 CDK9 和周期素 T1/2 组成。由于 AEP 复合物同时有 P-TEFb 和 ELL 家族蛋白，具有超强的延伸功能，因此被叫做超级延伸复合体。AEP 复合物在多种生物学过程中有重要作用。

MLL 融合伙伴中另外一类较多见的是 AF10 家族，占 MLLr 白血病病例的 8% 左右。AF10 还有一个同源蛋白叫 AF17，也可以和 MLL 形成融合基因。AF10 可以和 DOT1L、ENL 家族蛋白以及 TRRAP、SKP1 和 β-catenin 形成复合物。其中 DOT1L 在白血病转化中作用重大，但和它的组蛋白甲基化功能关系不大。尽管 DOT1L 如何在白血病转化中的机制并不清楚，但其在 MLL 融合蛋白的白血病转化作用地位已经被证实，DOT1L 的抑制剂也已经开始进入临床试验。

MLL-AF6 占 MLLr 白血病病例的 4% 左右。通过 AF6 部分的 RA1 结构域，融合蛋白可以形成二聚体。已经证实二聚体的形成是 MLL-AF6 白血病转化作用所必需的，可能和 MLL 复合体中 MLL 分子增加了 1 倍有关。和二聚化有关的其他 MLL 融合伙伴还有 SEPT6、GPHN、GAS7 和 AF1p。此外，MLL-PTD 也存在 CXXC 结构域的重复，可能也有相似的作用机制。

（三）MLL 相关白血病的分子流行病学

MLL 重排约占儿童 ALL 病例的 5%，但占婴儿 ALL 病例的 70%～80%。在儿童 AML 中，MLL 重排约占 15%～20%，在婴儿组中约占 50%。特定 MLL 重排是一个独立预后不良因素，病人通常都按照高危方案治疗。现在诊断 MLL 重排的主要手段包括细胞遗传学分析、FISH 试验、RT-PCR 以及基因组 PCR 等。新的手段是长距离反向 PCR（LDI-PCR），利用少量基因组 DNA 在分子水平上发现所有 *MLL* 基因重排类型，包括染色体易位、复杂的染色体重组，11 号染色体长臂上基因内部复制、缺失或倒置和 MLL 基因插入到其他染色体，或反之，其

他染色质材料插入 MLL 基因等。而随着下一代测序技术的发展,MLL 融合基因的发现也更加便捷,特别是 RNA 测序可以发现几乎所有融合基因,包括所有 MLLr 和其他已知和未知的融合基因。

1. **免疫表型** Pro-BALL 常见 MLL-AFF1 重排,71.1% t(4;11) 易位病人可见 MLL-AFF1 和 AFF1-MLL 融合转录本共存,且 80.7% 有高白细胞计数。诊断为 MLL 重排和 T-ALL 共存亚型的病例只与 *MLL-MLLT1* 融合基因相关。AML 病例中最常见的融合伙伴基因是 *MLLT3*,约占所有 AML 阳性病例的 44.5%。ALL 病例中最常见的是 AFF1,所有的 MLL 重排病例都与高白细胞计数相关,MLL-MLLT1 有更高的几率出现高白细胞血症。

2. **MLL 重排和融合伙伴基因** 诊断年龄小于 6 个月的病例出现 MLL 重排的几率显著高于年龄大于 1 岁的病例,大多数 MLL 重排病例表现为 Pro-B-ALL。MLL 重排在 ALL 病人中出现的几率高于 AML 病人。女性病例出现 MLL 基因重排的几率更高,且在 AML 病例中更显著,在 ALL 病人中不太明显。ALL 患者中 MLL 重排的病例相比 AML 更易出现高白细胞血症。主要有 9 种融合伙伴基因和 *MLL* 基因重排相关:AFF1/AF4、MLLT3/AF9、MLLT1/ENL、MLLT10/AF10、MLLT4/AF6、ELL、EPS15/AF1P、MLLT6/AF17、SEPT6,不同分型的白血病中这 9 种有不同的比例。

3. **MLL 断裂点分布** 诊断年龄小于 6 个月的儿童 MLL 重排主要出现在 MLL11 号内含子,7～12 个月的儿童重排事件最多出现在 MLL9 号内含子。男性病人重排出现 9 号和 11 号内含子的几率相近,而女性病人出现 11 号内含子重排的几率则显著升高。ALL 病人染色体断裂点主要位于 MLL11 号内含子,AML 重排出现 9 号和 11 号内含子的几率相近。高白细胞计数有更高的几率出现 11 号内含子重排。

4. **伴随的基因变异** 和经典的白血病致病机制不同,MLL 融合基因往往不需要其他基因的突变便可造成造血细胞的白血病转化。这也是为什么 MLLr 白血病发病年龄偏小的原因。近年来的高通量基因组研究发现儿童 MLLr 白血病中非静默基因变异的发生频率只有 1.3/例左右,而在成人病例可以高达 6/例左右。儿童病例中基因变异中重现最高的是 RAS-PI3K 信号通路相关基因的变异。而且这一基因的变异往往和不良预后相关。而在成人病例中,表观遗传学相关基因的变异更多一些。虽然

FLT3 的高表达是 MLLr 白血病表达谱的特点之一,但通过基因组研究发现这种高表达和 FLT3 的突变无关,而且,FLT3 的突变在 MLLr 白血病中也并不常见。但和 RAS-PI3K 通路相关基因的变异一样,FLT3 高表达也和不良预后有关。

三、临床特征及与预后的关系

(一) *MLL* 基因重排在儿童急性白血病中的发病率

在儿童 ALL 中发病率约为 5%,其中 70%～80% 是婴儿 ALL(<1 岁),且 55% 为 t(4;11),18% 为 t(11;19),12% 为 t(9;11),7.5% 为 t(10;11),其他类型为 7.5%。在 pro-B 细胞 ALL 中的发生率大于 50%。在儿童 AML 中,发病率约为 15%～20%,其中 50% 是婴儿 AML,且 50% 为 t(9;11),15% 为 t(11;19),20% 为 t(10;11)。在 AML 中,约有 25%～30% FAB 分型中为 M4 或 M5,10% 是 M0 或 M1。此外,MLL 重排阳性还可见于应用拓扑异构酶 II 抑制剂治疗相关的白血病,主要是 AML。

(二) 发病年龄

诊断年龄小于 6 个月的病例出现 MLL 重排的几率显著高于年龄大于 1 岁的病例,婴儿白血病更易发生 MLL 重排。Pui 等报道的 497 例 MLL 重排阳性儿童和婴儿 ALL 中,年龄是重要的预后因素。<1 岁的预后差于 1～9 岁和>10 岁的患儿,不同亚型间 5 年 EFS 为 19%～38%;而后两组患儿的预后相当,不同亚型间 5 年无事件生存(EFS)率分别为 43%～67% 和 39%～60%。日本 54 例 MLL 重排阳性婴儿 ALL 中,年龄小于 6 个月的婴儿组预后差于 6～12 个月年龄组,3 年 EFS 率分别为 28% 和 63.2%。在 MLL 重排阳性 AML 中,年龄对预后的影响尚无明确结论。

(三) 不同亚型对预后的影响

在 MLL 重排阳性婴儿 ALL 中,不同亚型间的预后无差异,均很差。在>1 岁的 ALL 中,t(4;11) 患儿的预后比 t(11;19) 和其他 MLL 重排阳性者差,和 t(9;11) 相似。Balgobind 等对 756 例 MLL 重排阳性儿童 AML 的研究发现,不同亚型预后差别极大,5 年 EFS11%～92%。其中 t(1;11)、t(6;11) 和 t(10;11) 预后不良,未得出 t(9;11) 预后良好的结论。

(四) 初诊时白细胞计数、泼尼松治疗反应与预后的关系

NOPHO 协作组对 1425 例儿童 ALL 研究发现,

高白细胞计数与 MLL 重排相关。在>1 岁儿童 ALL 中,MLL 重排阳性者白细胞计数比阴性者高,预后也差。Pui 等报道 t(4;11) 和 t(11;19) ALL 患儿白细胞计数较高,而 t(9;11) 和其他 MLL 重排阳性者较低。在 t(4;11) 婴儿 ALL 中,白细胞计数虽不是独立预后因素,但 WBC<$50×10^9$/L 者 5 年 EFS 率要高于 WBC≥$50×10^9$/L 者,分别为 30% 和 16%。对泼尼松的治疗反应也与患者预后密切相关。在 t(4;11) 婴儿 ALL 中,泼尼松反应差者 5 年 EFS 率为 0,而反应好者为 23%;在>1 岁患儿中,反应差与反应好的 5 年 EFS 率分别为 33% 和 80%。

(五) 性别与预后的关系

Pui 等研究显示,MLL 重排阳性 ALL 患者中,性别仅对 t(11;19) 婴儿 ALL 有影响,女孩 5 年 EFS 率低于男孩,两者分别为 17% 和 44%。

(六) 免疫表型的特点

许多研究显示 MLL 重排阳性的 B 前体细胞 ALL 具有独特的不成熟的免疫表型,表现为 CD10$^-$ CD24$^-$,常可同时伴有髓系标志 CDw65 和 CD15 以及 NG2 的表达。通常认为 CD10$^-$ 是白血病细胞不成熟的一个标志。此外,CDw65 和 CD15 的共表达也说明这类白血病细胞起源于早期的具有淋系和粒-单核系双向分化潜能的干祖细胞。

(七) 免疫基因型的特点

Jansen 等和 Mann 等分别分析了 98 例 MLL 重排阳性婴儿和 32 例 1~18 岁的 MLL-AF4 患者的 Ig/TCR 重排特点,研究结果相似。MLL 重排阳性者 IgH 不完全重排发生率高,而 IgH 完全重排、TCRβ、TCRγ、TCRδ 发生率低。其中 MLL-AF4 阳性组 IgH 不完全重排发生率高,MLL-AF4 与 MLL-ENL 阳性者寡克隆的频率与水平也较高,而 MLL-AF9 阳性组 IgH 完全重排,Igκ、Igλ、TCRβ 不完全重排和 Vδ2-Jα 的发生率高,且 TCRδ 基因寡克隆性较低。但各组间 Ig/TCR 基因片段的使用没有差别。总之,MLL-AF4 和 MLL-ENL 阳性婴儿 ALL 中,不成熟的重排形式占优势,TCR 基因重排发生较少;而 MLL-AF9 阳性者成熟的重排形式占优势,TCR 基因重排发生较多。此外还发现>1 岁的 MLL-AF4 患儿 TCRγ 重排发生率较高,达到 50%,主要涉及 Vγ1 或 V 与 Jγ1.3/2.3 基因片段,此种类型的重排方式在 B 前体细胞 ALL 中并不常见。

(八) 微小残留病(MRD)检测对临床治疗的指导作用

由于 MLL 基因重排在婴儿白血病中阳性率高,因此多个临床协作组开展大样本多中心的临床研究,探讨这类患儿 MRD 的预后价值。VanderVelden 等采用检测 MLL 融合转录本和(或)Ig/TCR 基因重排的方法,研究婴儿 ALL 的 MRD 水平与预后相关性:高危患者(巩固治疗结束时 MRD>$10×10^{-4}$,占 26%)全部复发;低危患者(诱导治疗结束时和巩固治疗结束时 MRD 均<$10×10^{-4}$,占 44%)中仅有 13% 复发;其余中危患者(占 30%)中 3% 复发。

(九) 野生型 MLL

婴儿 ALL 中,MLL 野生型的占 20%,诊断年龄通常大于 6 个月。这类病人预后好于 MLL 重排婴儿白血病,但比非婴儿儿童 B-ALL 预后差。其 DNA 拷贝数变化和 B 淋巴细胞发育过程中的基因分子遗传病变的频率比年长儿童 ALL 患儿低,且白细胞计数更高,免疫表型更不成熟,一般对泼尼松 7 天单药治疗反应好。MEIS1 高表达提示预后不良。

四、诊断

(一) AML 伴有 11q23(MLL)异常

在 AML 中占 5%~6%,多见于儿童。拓扑异构酶 Ⅱ(ToPo Ⅱ)抑制剂治疗相关 AML 可有 11q23 异常。此型患者可有 DIC 和单核细胞肉瘤,或牙龈增生及皮肤浸润。细胞形态学以 FAB 的 M5、M4 及 M1、M2 多见。NSE 强阳性,POX 弱阳性或阴性。免疫表型为 CD14$^+$、CD4$^+$、CD13$^+$、CD33$^+$、CD11b$^+$、CD11c$^+$、CD64$^+$、CD36$^+$,溶菌酶阳性,但 CD34 一般为阴性。细胞遗传学涉及 11q23 易位的有 t(9;11)(p21;q23);t(11;19)(q23;p1311);t(11;19)(q23;p1313)。具有 11q23 异常者预后较好,但部分 MLL 串列复制,见于 +11 及正常核型者预后较差。

(二) pre-B ALL 伴有 MLL 异常

前体 B 细胞急性淋巴细胞白血病的具体细胞形态学、基本细胞化学不再赘述。早期前体 B-ALL 的免疫表型为 CD19$^+$、cCD22$^+$、cCD79a$^+$、TdT$^+$;中期普通型 CD10$^+$;最成熟则表达胞质 μ 链,细胞表面 Ig 常阳性。t(4;11)(q21;q23)(AT4/MLL)融合基因阳性。

五、治疗

(一) 化疗

1. 阿糖胞苷 通常认为对化疗耐受的 MLL 重排阳性的婴儿 ALL 细胞,对具有活性的三磷酸阿糖胞苷(AraCTP)高度敏感。白血病细胞的体外实验结果显示,与 MLL 重排阴性的年长 ALL 患者相比,婴儿 ALL 白血病细胞对 Ara-CTP 的敏感度是其 3.3 倍,细胞内 Ara-CTP 的浓度是其 2.3 倍。寡核苷酸芯片研究显示,MLL 重排阳性白血病细胞人核苷转运蛋白 1(hENT1)的表达水平是阴性者的 2.7 倍,而 hENT1 的表达水平与 Ara-CTP 敏感性高度相关。这些结果提示 MLL 重排阳性的婴儿 ALL 细胞由于 hENT1 的高表达、Ara-CTP 的摄入增加,导致对 Ara-C 的敏感性提高。这些重要发现为婴儿 ALL 使用 Ara-C 提供了科学依据,还提示 hENT1 的表达水平可预示 ALL 患者对 Ara-C 的敏感性。

2. **全反式维 A 酸(ATRA)和维生素 D(VitD)** ATRA 类似物 9-顺式维 A 酸可诱导髓系白血病细胞系 SN-1(MLL-CBP 融合基因阳性)分化,而 SN-1 细胞系的成熟过程与 MLL-CBP 融合蛋白的下调相联系。ATRA 或 1,25-(OH)D$_3$ 可以促使 MLL-AF9 的 MOLM-14 细胞系发生分化。

(二)造血干细胞移植(HSCT)

对接受 Interfant-99 方案的 MLL 重排 ALL 婴儿的回顾性研究表明,有不良预后因素的患儿(如小于 6 个月,初诊白细胞计数≥300×10^9/L 及第八天类固醇激素反应不佳等)在首次达到完全缓解后接受 HSCT 比单纯接受化疗预后更好。对这种高危组婴儿 ALL 患者,推荐应用 HSCT。

(三)靶向治疗

1. **酪氨酸激酶抑制剂** MLL 重排阳性白血病患者基因表达谱研究显示,FMS 样酪氨酸激酶 3(FLT3)的表达显著增高。FLT3 是酪氨酸激酶受体,在不成熟的造血细胞中表达,对造血干细胞和免疫系统正常发育具有重要作用。已发现 FLT3 激活突变是白血病发病的重要机制之一,包括激酶结构域的串联重复或"激活环"点突变。在进行中的 COG 临床试验 AALL0631 首次应用新的分子药物作为 MLL 重排阳性婴儿 ALL 治疗的一线用药,其具有持续的 FLT3 抑制活性,正在验证其治疗活性。

2. **BRD4 抑制剂** BRD4 是一组表观遗传"识别"蛋白之一,它们可结合乙酰化组蛋白,促进 MYC 和其他致癌基因的下游转录。BRD4 选择性小分子抑制剂结合到特定的 MLL 重排及 MYC 靶基因上,诱导凋亡和分化。在小鼠模型、白血病细胞系以及一部分 MLL 重排婴儿 ALL 细胞中证实具有抑制白血病生存活性。将 BRD2/3/4 抑制剂(OTX015)应用于成人恶性血液肿瘤患者的 1 期临床试验正在进行中。

3. **HDAC 抑制剂** CpG 去甲基化以及浓缩状态染色质的逆转,证明表观遗传上沉默的基因可协同再表达。组蛋白标志如 H3K9/14 去甲基化和基因沉默相关,且可被组蛋白去甲基化 HDAC 抑制剂调节。最近进行的两项研究表明它可以逆转与化疗耐药相关的表观遗传基因表达谱。将地西他滨和伏立诺他与再诱导缓解化疗结合的治疗方案应用于儿童复发 ALL 的研究正在 Therapeutic Advances in Childhood Leukemia(TACL)组织进行,有可能为后续的婴儿 ALL 药物试验打下基础。

4. **DOT1L 抑制剂** 前面我们提到 DOT1L 在 MLL 融合基因致病中具有重要作用。通过 RNA 干扰技术抑制 DOT1L 表达可以抑制 MLL-AF10 阳性细胞的生长。EPZ004777 是 DOT1L 的特异性抑制剂,对 DOT1L 抑制作用的 IC50 是 400pM。在体外和实验动物体内可以抑制已知的所有 MLLr 细胞株的生长。但由于 EPZ004777 的药理特性不适合临床应用。新的 DOT1L 抑制剂被发明,如 EPZ-5676 和 SGC0946。其中 EPZ-5676 已经进入临床试验:一期临床试验中对 42 例 MLLr 病人进行单药治疗,没有发现剂量限制性的毒副作用。其中发现 8 例病人出现骨髓改善,其中 2 例完全缓解,1 例部分缓解,2 例皮肤病灶消失,一例骨髓中的 t(11;19)消失。

六、小结

MLLr 白血病是儿童中高发的白血病尤其在婴儿,MLL 融合基因的阳性率可以高达 80%。MLLr 的白血病转化作用和表观遗传学有关。大多数情况下,MLLr 白血病的预后相对较差。造血干细胞移植也只能对其中预后不良患者受益。因此,以 DOT1L 为代表的靶向治疗是今后发展的方向。

(沈树红)

参 考 文 献

[1] Meyer C,Kowarz E,Hofmann J,et al. New insights to the MLL recombinome of acute leukemias. Leukemia,2009,23(8):1490-1499

[2] Gole B,Wiesmüller L. Leukemogenic rearrangements at the mixed lineage leukemia gene(MLL)-multiple rather than a single mechanism. Front Cell Dev Biol,2015,3:41

[3] Sanjuan-Pla A,Bueno C,Prieto C,et al. Revisiting the biology of infant t(4;11)/MLL-AF4+ B-cell acute lymphoblastic leukemia. Blood,2015 Dec 17,126(25):2676-85

[4] Stein EM,Tallman MS. Mixed lineage rearranged leukaemia:pathogenesis and targeting DOT1L. Curr Opin Hematol,2015,22(2):92-96

［5］ Akihiko Yokoyama. Molecular mechanisms of MLL-associated leukemia. J Hematol ,2015,101:352-361

［6］ Chen CW, Armstrong SA. Targeting DOT1L and HOX gene expression in MLL-rearranged leukemia and beyond. Exp Hematol,2015,43(8):673-684

［7］ Emerenciano M, Meyer C, Mansur MB, et al. Brazilian Collaborative Study Group of Infant Acute Leukaemia. The distribution of MLL breakpoints correlates with outcome in infant acute leukaemia. Br J Haematol,2013,161(2):224-236

［8］ Cerveira N, Lisboa S, Correia C, et al. Genetic and clinical characterization of 45 acute leukemia patients with MLL gene rearrangements from a single institution. Mol Oncol, 2012,6(5):553-564

［9］ Brown P1. Treatment of infant leukemias:challenge and promise. Hematology Am Soc Hematol Educ Program, 2013,2013:596-600

［10］ de Boer J, Walf-Vorderwülbecke V, Williams O. In focus: MLL-rearranged leukemia. Leukemia,2013,27(6):1224-1228

［11］ van der Linden MH, Boer JM, Schneider P, et al. Clinical and molecular genetic characterization of wild-type MLL infant acute lymphoblastic leukemia identifies few recurrent abnormalities. Haematologica, 2015 Dec 17. pii: haematol. 2014. 122119. ［Epub ahead of print］

［12］ Mann G, Attarbaschi A, Schrappe M, et al. Interfant-99 Study Group. Improved outcome with hematopoietic stem cell transplantation in a poor prognostic subgroup of infants with mixed-lineage-leukemia (MLL)-rearranged acute lymphoblastic leukemia:results from the Interfant-99 Study. Blood,2010,116(15):2644-2650

［13］ Rao RC, Dou Y. Hijacked in cancer:the KMT2 (MLL) family of methyltransferases. Nat Rev Cancer, 2015, 15 (6):334-346

［14］ Lavallée VP, Baccelli I, Krosl J, et al. The transcriptomic landscape and directed chemical interrogation of MLL-rearranged acute myeloid leukemias. Nat Genet, 2015, 47 (9):1030-1037

［15］ Andersson AK, Ma J, Wang J, et al. St. Jude Children's Research Hospital-Washington University Pediatric Cancer Genome Project. The landscape of somatic mutations in infant MLL-rearranged acute lymphoblastic leukemias. Nat Genet,2015,47(4):330-337

［16］ Coenen EA, Raimondi SC, Harbott J, et al. Prognostic significance of additional cytogenetic aberrations in 733 de novo pediatric 11q23/MLL-rearranged AML patients:results of an international study. Blood, 2011, 117 (26): 7102-7111

第三节　Ph-like 急性淋巴细胞白血病

随着治疗方案的不断完善,急性淋巴细胞白血病这一儿童中最常见的恶性肿瘤疗效不断提高,但仍有约15% ~ 20%病人化疗反应不佳或缓解后复发。初发时的白细胞计数、年龄、染色体异常、基因表达等具有个体差异的因素在疾病危险度分组评估中起着重要作用,以便于为不同危险组的患者选择更有针对性的治疗方案:伴有 *TEL-AML* 融合基因、高二倍体的个体有相对好的预后,治疗强度可以适当减弱;但急性 T 淋巴细胞白血病(T-ALL)、伴有 *MLL* 基因重排、BCR-ABL1 的急性 B 淋巴细胞白血病(B-ALL)提示着预后不佳,其中伴有 *BCR-ABL* 融合基因的患儿针对性地加用伊马替尼可明显改善预后。在对白血病细胞的表达谱做聚类分析时发现一类标本虽然不存在 *BCR-ABL* 融合基因,却有与 BCR-ABL⁺ALL 患者相似的基因表达谱,而且也像 Ph⁺ALL 一样具有不良预后,便被称为 BCR-ABL like 或 Ph-like ALL。其发生率在儿童 ALL 中较 BCR-ABL1 阳性 ALL 更为常见(3 ~ 4:1)。进一步分析显示除涉及与淋巴细胞发育相关基因外,Ph-like ALL

常常涉及细胞因子受体及酪氨酸激酶信号通路。而后者,同样可以作为伊马替尼等酪氨酸激酶抑制剂(TKI)治疗的靶点。

一、Ph-like ALL 的临床特征

Ph-like ALL 是由 Den Boer 等人于 2009 年第一次提出,利用双环交叉法在德国 ALL 协作组(COALL)、荷兰儿童肿瘤协会(DCOG)的两组初发病人中交叉验证,发现了一种预后差的亚型,缺乏我们所熟知的与预后相关的融合基因如 *E2A-PBX1*、ERG 或 MLL 重排,也没有 *BCR-ABL1* 融合基因,而有与 Ph⁺/BCR-ABL1⁺ ALL 相似的基因表达谱,其 5 年无病生存率(EFS)明显低于其他急淋患儿,而与 Ph⁺ALL 相近。

这一类白血病患者在全部急淋患者中约占 14% ~ 15%,往往有以下临床特征:

1. 发病年龄大,虽然 Den Boer 等的研究中 Ph-like 急淋组与其他急淋患者在发病年龄上并无明显

差异,但年龄大的患儿中,Ph-like 所占比例更高;而 COG AALL0232 研究中,Ph-like ALL 患儿年龄普遍大于非 Ph-like ALL 患儿(12.4vs9.5,$P<0.0001$)。

2. 发病时白细胞计数高(106 000/mm³ vs 59 000/mm³,$P<0.001$)。

3. 早期治疗反应不佳,诱导治疗后微小残留病(MRD)水平高;部分患儿表现出对门冬酰胺酶、柔红霉素耐药性,诱导治疗结束后 MRD 水平偏高。

4. 预后差,Ph-like ALL 患儿在 5 年无事件生存率上明显低于其他急淋患者(62.6% ±6.9% vs 85.8% ±2.0%;$P<0001$),且复发比例更高。

二、Ph-like ALL 遗传学特征

根据 Ph-like ALL 中基因突变涉及的细胞因子受体或激酶分为下列几个亚组:

(一) JAK 通路相关

1. *CRLF2* 基因异常表达(伴 *JAK* 突变) *CRLF2* 基因异常表达在 Ph-like 群体占47% ~51%,其中约半数(55%)伴随着 *JAK* 基因突变。CRLF2 位于性染色体 Xp22.3 或 Yp11.3 上,是 I 型细胞因子受体家族成员,其编码的蛋白为胸腺基质淋巴细胞生成素受体,与白介素-7 受体(IL-7R)共同作用,激活 STAT3、STAT5、JAK 通路。该基因的异常表达在 B 系急淋患者中约占 7%,其中超过 50% 为伴有唐氏综合征的患儿。*CRLF2* 基因异常包括:①易位:*P2RY8-CRLF2*、*IGH@-CRLF2*;②点突变:*F232C*(第 232 个氨基酸由苯基氨基酸被替换为半胱氨酸);③过表达。这些异常常常导致 *CRLF2* 基因的过度活化,从而导致下游信号通路的高度活化,影响白血病细胞的增殖能力。有意思的是,这类病人往往同时伴有 *JAK* 家族基因突变。有报道称约 55% 的 CRLF2 异常者可伴有 *JAK* 突变,而 *JAK* 突变多只出现在 CRLF2 异常的 ALL。还有少数 CRLF2 异常者可伴有 FLT-ITD。就预后而言,唐氏综合征急淋患者中,CRLF2 表达异常不提示预后差,而非唐氏中,CRLF2 意味着预后不佳。

2. 激活 JAK 通路的其他融合基因 JAK 通路与细胞增殖、造血系统发育息息相关,除上述与 CRLF2 相伴的 *JAK* 家族突变外,JAK2 相关的融合基因也在 Ph-like ALL 中占了 20%,已经发现包括 *BCR-JAK2*、*STRN3-JAK2*、*PAX-JAK2* 等融合基因。这些融合蛋白均保留了 *JAK2* 基因中的酪氨酸激酶域,破坏了假激酶域,使其对前者的抑制解除,以至致

JAK2 持续活化。

除此之外,促红细胞生成素受体(EPOR)与免疫球重链(IGH)形成的融合蛋白亦能激活 JAK 通路,且其作用能被 JAK 通路抑制剂所抑制。另外,*SH2B3* 基因编码蛋白 LNK 是 JAK2 通路的一个负调节因子,*SH2B3* 基因的缺失可以解除其对 JAK 活化的抑制作用从而影响 JAK 通路。

(二) ABL 通路相关

所有涉及 ABL 通路激活的基因改变均为 ABL 家族相关的融合蛋白,如 NUP214-ABL1、EBF1-PDG-FRB、CSF1R-ABL2、ETV6-ABL1、RANBP2-ABL1、RCSD1-ABL1。这些融合蛋白在结构上与 BCR-ABL1 相似,均激活了 ABL 激酶活性。

NUP214-ABL1 在早前的研究文献中主要出现在 T-ALL 中,而在 B-ALL 中的存在则是由 Roberts KG 等人发现,ABL1 的断裂位点在 T-ALL、B-ALL、Ph⁺CML 中具有一致性,均在 SH2、SH3 及激酶区。

伴 *EBF1-PDGFRB* 融合基因的患儿约占 Ph-like ALL 患者的 8%。两个基因均位于 5 号染色体(5q)上,EBF1 是调节 B 细胞发育的一个重要转录因子,而 PDGFRB 则是细胞表面的一种酪氨酸激酶受体,可促进细胞分裂。EBF1-PDGFRB 融合蛋白的形成破坏了 EBF1 的功能,也增强了 PDGFRB 的表达,使得一方面淋巴细胞出现发育停滞分化障碍及恶性增殖,另一方面也激活了致癌相关的下游通路,如 STAT、AKT、ERK1/2。

CSF1R 是 M-CSF 受体的编码基因,其变异常见于粒-单核细胞白血病。但在 Ph-like ALL 中,也有其相关融合基因 *SSBP2-CSF1R* 的报道,可能和 SSBP2 与 ABL1 上游细胞因子受体共磷酸化后激活相关。

(三) 细胞发育相关

IKZF1 突变在 Ph 表达阳性急淋患者中十分常见。而研究还发现在 Ph 阴性个体中,*IKZF1* 突变或缺失也是 ALL 患儿预后的独立的危险因素:即伴 *IKZF1* 突变的患儿不良事件发生率和复发率均高于不伴突变者。*IKZF1* 编码的蛋白 IKAROS 隶属于锌指 DNA 结合蛋白家族,是淋巴细胞发育、分化过程中的一种重要转录因子。正常的 IKAROS 蛋白包括 4 个与 DNA 结合相关的 N 端锌指结构、2 个调节蛋白间二聚作用的 C 端锌指结构。常见的基因改变有:①外显子 3~6 的缺失,其表达产物 IK6 蛋白丢失了全部 N 端锌指结构,DNA 结合能力减弱而保留了二聚化能力;②移码、错义突变,G158S 是常见的

一种影响蛋白功能的突变。功能异常或缺失的蛋白使 B 细胞发育停滞,并增强了其激酶依赖的细胞增殖、自我更新能力,提高了其对于 IL-7 的敏感性,从而激活了 JAK-STAT 通路激活。

GATA3 蛋白具有两个 GATA 序列结合相关的高度保守的锌指结构,是一种转录因子,以往认为,GATA3 主要与 T 系急淋、霍奇金病发生相关,Perez-Andreu V 在生殖系基因组中发现了两个有意义的 SNP:rs3824772、rs3781093,往往伴有更高的 GATA3 mRNA 表达。同时这些病人早期治疗反应相对不佳,不良事件发生率更高。GATA3 的这两个 SNP 在伴有 CRLF2 和 JAK 突变、IKZF1 缺失的个体中更常见,调整模型除外上述基因损伤的影响后,仍与 Ph-like ALL 预后相关。GATA3 的这两个 SNP 以及伴随的 GATA3 高表达为何和 Ph-like ALL 发生相关,目前仍然机制不明。

三、Ph-like ALL 的诊断

按照现行的疾病危险度分组标准,部分 Ph-like 白血病可能被分入标危、中危组,而无法获得相应的治疗影响患儿预后。此外,Ph-like ALL 往往伴有受体酪氨酸激酶基因或 JAK 基因的活化性突变,它们中很多可以被相应的 TKI 所抑制而产生治疗作用。所以,在初发时便能准确地筛查诊断这一类病人有重要意义。但与 Ph⁺急淋具有特征性的 BCR-ABL 融合基因不同,到目前为止,Ph-like ALL 尚无明确的诊断标准。

从最早被发现以来,Ph-like ALL 是一类基因表达谱水平的术语。一直以来是通过基因表达谱来界定。通过基因芯片上的上百个或者几十个基因的表达类型和 Ph⁺ALL 的相似性来确定。但不同研究者发现的所谓指纹行的基因往往各不相同,使得至今没有一个统一的标准。近几年来基因组学的研究发现了 Ph-like ALL 和一些基因的突变有关,但这些基因变异涉及的基因种类繁多,很难以目前临床常用的检测方法全面检出。高通量的新一代测序技术可以同时展示基因表达谱和发现基因突变,所以应该是目前最为可靠的检测技术。但是目前仍然比较昂贵的费用以及对生物信息学技术的高度依赖,使得目前还不能广泛推广。最近,美国新墨西哥大学的 Richard 博士把特征性的指纹基因简化到了 15 个,并利用低密度阵列技术对 Ph-like ALL 进行诊断获得了较好的结果。但推广可能性尚待进一步验证,同时该诊断技术并不能确定活化的酪氨酸激酶,不

能指导靶向药物的应用。更重要的是,低密度阵列技术仍然并非是大部分诊疗单位开展的技术。

鉴于上述现状,当前阶段对 Ph-Like ALL 的诊断可以借助大部分 Ph-Like ALL 病例具有 CRLF2 高表达这一特性发现部分病例。而且这些病人中半数以上具有 JAK2 的突变,也可以通过 Sanger 测序加以确诊。CRLF2 的高表达可以通过 PCR 方法检测其 mRNA 水平的表达,也可以通过流式细胞术检测细胞内蛋白水平的表达加以明确。此外,CRLF2 的高表达往往和 P2RY8-CRLF2、IGH@ CRLF2 有关,所以也可以通过荧光原位杂交(FISH)技术来检测。除此之外,以下方法也有助于确定 Ph-like ALL:①通过流式细胞术检测相应蛋白的磷酸化(PhosphoFlow)检测激酶通路中特定蛋白如 STAT5、CRKL 的磷酸化水平,来推测活化的酪氨酸激酶;②通过细胞遗传学方法如核型分析、FISH 技术,检出 Ph-like ALL 特有的染色体移位。而 Roberts KG 等人提出结合分析激酶通路磷酸化水平和 CRLF2 过表达水平,根据 Ph-like 患者的基因表达谱特征设计诊断用基因芯片可作为识别 Ph-like 急淋的一种方法,这都需要进一步的深入研究。

四、Ph-like ALL 的治疗

早期的临床数据显示,Ph-Like ALL 的预后较差,但最近美国 St. Jude 儿童研究医院的回顾性研究显示,在基于微小残留病(MRD)检测的分层治疗策略下,Ph-Like ALL 的治疗效果并不差。在可以通过基因诊断确定的 344 例 B-ALL 病例中有 40 例病人(11.6%)最后诊断为 Ph-Like ALL。这些 Ph-Like ALL 同样可以获得90%以上的 5 年无事件生存率和总生存率,和其他病人比生存率没有显著的统计学差别。但前者有更多治疗反应不良病例,因此有较多病人进行了造血干细胞移植治疗,这在一定程度上影响了 Ph-Like ALL 的预后。

鉴于 Ph-like ALL 与 Ph⁺ ALL 患者有着相似的基因表达谱,其相关的基因改变多与 JAK、ABL 通路激活相关,ABL 激酶抑制剂达沙替尼(dasatinib)、伊马替尼(imatinib)对 Ph⁺患者有效也提示我们这些酪氨酸激酶抑制剂(TKI)能否加入到 Ph-like ALL 的治疗中以改善患者预后。

有研究发现,在高表达 CRLF2 并伴有 JAK2 融合基因的细胞中,JAK1/2 激酶抑制剂鲁索利替尼(ruxolitinib)可减少其下游 STAT 通路底物的磷酸

化。在体外实验和动物实验中，鲁索利替尼可以有效杀伤具有 JAK 融合基因的 Ph-like ALL 细胞，尤其是和 mTOR 抑制剂联合使用可以产生很好的协同作用。

最早利用 ABL 抑制剂成功治疗 Ph-like ALL 病例的首例报道来自美国 St. Jude 儿童研究医院。一个 10 岁患了 B-ALL 的男孩，经 4 周常规化疗后，骨髓中仍然 70% 有幼稚细胞。同时发现存在 EBF1-PDGFRB 融合基因，即给予伊马替尼治疗，一周后达到骨髓的形态学缓解，两周后 MRD 降低到 0.017%，而且直至报道时已经持续缓解（CCR）超过一年。最近日本的一个研究组报道了一例 ATF7IP-PDGFRB 融合基因阳性的复发 Ph-like ALL 病例，同样经另一个 Abl1 抑制剂达沙替尼的治疗而获得快速而且持久的缓解，目前已经 CCR 超过一年。最近上海儿童医学中心对一例连续三个常规联合化疗不能缓解（幼稚细胞一直不低于 40%）的病例进行了 RNA 测序，并发现融合基因 NUP214-ABL1，给予达沙替尼后很快获得 MRD 转阴，并持续缓解接近一年。虽然这些都是零星的个案报道，至少我们可以从中看到提高这些预后不良类型疗效的希望。而且，大样本的临床试验已经开始。我国最新的临床试验已经把 TKI 治疗 Ph-like ALL 作为一个研究目标进行大样本的研究。最近启动的中国儿童癌症协作组急性淋巴细胞白血病 2015 研究方案（CCCG-ALL-2015）已经把通过 FISH 等手段发现 Ph-like ALL 作为常规诊断项目，一旦发现相应融合基因便给予 TKI 治疗。

在 Ph-like ALL 病例中，根据累及的信号通路的不同可以把各种融合基因进行分类。这些分类往往和一定的 TKI 对应（表4-2-2）。

表 4-2-2 Ph-like ALL 常见受累基因
和已经上市的相应抑制剂

分类	常见受累基因	抑制剂
ABL	ABL1,ABL2,CSF1R,PDGFRB	达沙替尼、伊马替尼
JAK-STAT	EPOR,JAK2,CRLF2,TSLP,JAK1,IL2RB	鲁索利替尼
RAS	KRAS,NRAS,PTPN11,NF1,BRAF,NTRK3	克唑替尼、司美替尼
其他	DGKH,PTK2B,DYRK1A	其他

（沈树红）

参 考 文 献

[1] Mullighan CG, Hunger SP, Larsen E, et al. Tyrosine kinome sequencing of pediatric acute lymphoblastic leukemia

[2] Perez-Andreu V, Roberts KG, Harvey RC, et al. Inherited GATA3 variants are associated with Ph-like childhood acute lymphoblastic leukemia and risk of relapse. Nature genetics,2013,45(12):1494-1498

[3] Den Boer ML, van Slegtenhorst M, De Menezes RX, et al. A subtype of childhood acute lymphoblastic leukaemia with poor treatment outcome:a genome-wide classification study. The lancet oncology,2009,10(2):125-134

[4] Roberts KG, Li Y, Payne-Turner D, et al. Targetable kinase-activating lesions in Ph-like acute lymphoblastic leukemia. New England Journal of Medicine,2014,371(11):1005-1015

[5] Li Y, Payne-Turner D, Harvey RC, et al. Genomic characterization and experimental modeling of BCR-ABL1-like acute lymphoblastic leukemia. Blood,2013,122(21):232-232

[6] Chen IM, Harvey RC, Mulligan CG, et al. Outcome modeling with CRLF2, IKZF1, JAK, and minimal residual disease in pediatric acute lymphoblastic leukemia:a Children's Oncology Group study. Blood,2012,119(15):3512-3522

[7] Buitenkamp TD, Izraeli S, Zimmermann M, et al. Acute lymphoblastic leukemia in children with Down syndrome:a retrospective analysis from the Ponte di Legno study group. Blood,2014,123(1):70-77

[8] Roberts KG, Morin RD, Zhang J, et al. Genetic alterations activating kinase and cytokine receptor signaling in high-risk acute lymphoblastic leukemia. Cancer cell, 2012,22(2):153-166

[9] Izraeli S. Beyond Philadelphia:'Ph-like' B cell precursor acute lymphoblastic leukemias-diagnostic challenges and therapeutic promises. Current opinion in hematology,2014,21(4):289-296

[10] Graux C, Cools J, Melotte C, et al. Fusion of NUP214 to ABL1 on amplified episomes in T-cell acute lymphoblastic leukemia. Nature genetics,2004,36(10):1084-1089

[11] Aikawa Y, Katsumoto T, Zhang P, et al. PU. 1-mediated upregulation of CSF1R is crucial for leukemia stem cell potential induced by MOZ-TIF2. Nature medicine,2010,16(5):580-585

[12] Mullighan CG, Su X, Zhang J, et al. Deletion of IKZF1 and prognosis in acute lymphoblastic leukemia[J]. New England Journal of Medicine,2009,360(5):470-480

[13] Harrison CJ. Genomic analysis drives tailored therapy in poor risk childhood leukemia. Cancer cell,2012,22(2):139-140

［14］Weston BW,Hayden MA,Roberts KG,et al. Tyrosine Kinase Inhibitor Therapy Induces Remission in a Patient With Refractory EBF1-PDGFRB-Positive Acute Lymphoblastic Leukemia. Journal of Clinical Oncology,2013,31 (25):e413-e416

［15］Maude SL,Tasian SK,Vincent T,et al. Targeting JAK1/2 and mTOR in murine xenograft models of Ph-like acute lymphoblastic leukemia. Blood, 2012, 120 (17): 3510-3518

［16］Churchman ML,Low J,Qu C,et al. Efficacy of Retinoids in IKZF1-Mutated BCR-ABL1 Acute Lymphoblastic Leukemia. Cancer cell,2015,28:343-356,

［17］JRoberts KG,Pei D,Campana D,et al. Outcomes of children with BCR-ABL1-like acute lymphoblastic leukemia treated with risk-directed therapy based on the levels of minimal residual disease. J Clin Oncol,2014,32(27): 3012-3020

第四节　早期前体 T 细胞性白血病

分化障碍是急性白血病的共同特性,血液淋巴细胞在致病基因的作用下分化过程停滞在某一特定阶段不再继续分化。因此,对绝大部分白血病细胞来说,往往都可以找到分化阶段与其相对应的正常细胞。以前认为所有淋巴细胞是从共同淋巴祖细胞(CLP)分化而来,而 CLP 从多能祖细胞(MPP)分化而来。但最近发现 MPP 向 T 细胞分化时虽然丧失了 B 细胞分化潜能但仍然保留了髓系分化的潜能。后来人们把仍然保留髓系潜能的 T 细胞前体称为早期 T 细胞前体(early T-cell precursorETP)。这是一类由骨髓迁移至胸腺的胸腺细胞。美国 St. Jude 儿童研究医院的 Campana 教授以正常 ETP 的基因表达谱为线索在儿童 T 细胞性急性淋巴细胞白血病中发现了一种新的亚型:早期 T 前体细胞白血病(ETP-ALL)。并确定了它们的免疫表型:胞质或细胞表面 CD3[+]、髓过氧化酶(MPO)<3%、CD1a[-]、CD8[-]、CD5<75%,同时伴有至少一个阳性的髓系标记或干细胞标记。

一、ETP-ALL 的生物学基础

在 ETP 定义以前,通过基因表达谱芯片研究发现在 T-ALL 中存在一类早期未成熟 T-ALL。这类 T-ALL 高表达 LYL1 和 LMO2。这类白血病细胞不但基因表达谱上和癌基因 *TLX1* 和 *TAL1* 所致的白血病细胞不同,而且也反映了白血病细胞的分化被阻滞在 T 细胞分化早期。TLX1 阳性白血病和早期皮质胸腺细胞比较接近,*CD1* 基因的表达较高。而 TAL1 阳性白血病和晚期皮质胸腺细胞比较接近,*CD3* 和 *TCR* 基因的表达明显上调。而 LYL1 阳性白血病总是表达 CD34 以及髓系抗原 CD13 或 CD33,大部分不表达 CD4 和 CD8。而且这一类白血病常常有 5q、13q 或 11q 的缺失,但从不发生肿瘤抑制基因 *CDKN2A/B* 缺失,后者可在 70% T-ALL 病例中存在。自从正常 T 细胞发育中的 ETP 被定义后,美国 St. Jude 儿童研究医院的 Campana 教授以正常 ETP 的基因表达谱为线索通过聚类分析定义了 ETP-ALL。ETP-ALL 同样高表达 LYL1。

除了不发生肿瘤抑制基因 *CDKN2A/B* 缺失这一遗传学特征,在做核型分析时往往可以发现 ETP-ALL 有较多大片段的基因组异常,提示 ETP-ALL 存在基因组的不稳定性。*MEF2C* 基因的重排是 ETP-ALL 中最早发现的特异性遗传学异常。这种异常很少见,但和 ETP-ALL 的发生有着直接关系。基因的重排造成 *MEF2C* 基因的表达上调。MEF2C 是淋巴细胞发育中重要的转录调控因子。它在正常 ETP 有很高表达,此后很快下调。MEF2C 可以直接调控 LYL1、LMO2、HHEX 的表达。但从遗传学角度来看,ETP 是一类不均一的群体。Zhang 等对 12 例 ETP 进行了全基因组测序发现平均每一例 ETP 有 1140 个序列变异,12 个结构变异,提示 ETP 存在基因组不稳定性的同时也提示 ETP 是一个不均一的疾病。通过扩大样本的验证,发现 67% 病例有细胞因子受体或 RAS 信号通路的活化性突变,包括 *NRAS*、*KRAS*、*FLT3*、*IL7R*、*JAK3*、*JAK1*、*SH2B3* 和 *BRAF* 基因突变;58% 病例有造血系统发育相关基因的失活性突变,包括 *GATA3*、*ETV6*、*RUNX1*、*IKZF*1 和 *EP300*;48% 病例有组蛋白修饰基因的变异,包括 *EZH2*、*EED*、*SUZ12*、*SETD2* 和 *EP300*。这些基因变异和髓系白血病更加相似。此外还发现有几例 ETP-ALL 发生 DNA 错配修复机制的异常(*MLH3* 和 *MAH5* 基因变异),造成多处基因组重排。

二、ETP-ALL 的临床特征

发病时 ETP-ALL 在年龄、性别以及髓外浸润等临床特点上和其他 T-ALL 并没有太多的差别。但大部分研究显示 ETP-ALL 发病时的外周血白细胞计数相对其他 T-ALL 要低。笔者曾分析 12 例 ETP-ALL 和 62 例非 ETP-ALL，前者白细胞计数为 $16.8 \times 10^9/L \pm 18.1 \times 10^9/L$，而后者为 $125.8 \times 10^9/L \pm 107 \times 10^9/L$。骨髓细胞学以及细胞化学检查 ETP-ALL 和其他 T-ALL 也没有什么不同，均为 L1 或 L2 型。

ETP-ALL 主要依靠白血病细胞的免疫表型得到诊断。根据 Campana 的标准，ETP-ALL 的诊断应该符合以下标准：胞质或细胞表面 $CD3^+$、髓过氧化酶（MPO）<3%、$CD1a^-$、$CD8^-$、CD5<75%，同时伴有至少一个阳性的髓系标记或干细胞标记（CD13、CD33、CD34、CD117、CD11b、CD65 和 HLA-DR）。

一般认为 ETP-ALL 的预后比其他 T-ALL 差，St. Jude 的 T-ⅩⅢ 和 T-ⅩⅣ 中 ETP-ALL 的 10 年总生存率（OS）为 19%，而其他 T-ALL 的 OS 为 84%。笔者分析了上海儿童医学中心的 XH-ALL-99 和 SCMC-ALL-2005 方案收治的 T-ALL，ETP-ALL 的无事件生存率为 11.1%，而其他 T-ALL 为 57.6%。但是否把 ETP-ALL 作为预后因素直接应用于 ALL 的危险度分型，现在还没有统一的意见。但是，由于 ETP-ALL 往往对糖皮质激素等 ALL 治疗药物有较高的耐受性，在诱导缓解治疗阶段 ETP-ALL 发生治疗反应不良的可能性较高，往往表现为治疗早期的微小残留病（MRD）较高。所以通过 MRD 的监测基本上可以把预后不良的 ETP-ALL 调整到合适的危险度分组中接受相应强度的治疗。从这个角度来看，只要 MRD 监测准确，ETP-ALL 可以不作为预后因素来区分 ALL 的危险度。

三、ETP-ALL 的治疗展望

ETP-ALL 的发现还只有不到十年的时间，而且发病率很低，所以至今尚没有特别的治疗方案或临床试验结果可供参考。由于 ETP-ALL 的遗传学研究显示 ETP-ALL 往往伴有 FLT3 等细胞因子受体信号通路的活化性突变。在细胞因子信号通路中，JAK-STAT 信号通路至关重要。研究发现，ETP-ALL 细胞往往伴有 IL-7 受体（CD127）的高表达，而且和 IL-7 的高反应性相关。JAK 抑制剂鲁索利替尼可以抑制 ETP-ALL 细胞对 IL-7 的反应，而且在异种移植模型中鲁索利替尼可以明显减少 ETP-ALL 的肿瘤负荷，是一个比较有前景的靶向药物。此外，由于 RAS 信号通路的活化突变在 ETP-ALL 中有较高的发生率，因此针对 RAS 信号通路对 ETP-ALL 进行靶向治疗也是一个可行的方案。但是有研究显示，对 RAS 信号通路的抑制可能会由于 PTEN 的失活或 RAS 的继发性突变而失效。但是这种耐药性对 PI3K 抑制剂和 AKT 抑制剂没有作用。今后，靶向治疗和化疗的联合使用可能是进一步提高 ETP-ALL 疗效的有效方法。

（沈树红）

参 考 文 献

[1] Patrick K, Wade R, Goulden N, et al. Outcome for children and young people with Early T-cell precursor acute lymphoblastic leukaemia treated on a contemporary protocol, UKALL 2003. Br J Haemato, 2014, 166(3):421-424

[2] Neumann M, Heesch S, Gökbuget N, et al. Clinical and molecular characterization of early T-cell precursor leukemia: a high-risk subgroup in adult T-ALL with a high frequency of FLT3 mutations. Blood Cancer J, 2012, 2(1):e55

[3] Inukai T, Kiyokawa N, Campana D, et al. Clinical significance of early T-cell precursor acute lymphoblastic leukaemia: results of the Tokyo Children's Cancer Study Group Study L99-15. Br J Haematol, 2012, 156(3):358-365

[4] Neumann M, Heesch S, Schlee C, et al. Whole-exome sequencing in adult ETP-ALL reveals a high rate of DNMT3A mutations. Blood, 2013, 121(23):4749-4752

[5] Maude SL, Dolai S, Delgado-Martin C, et al. Efficacy of JAK/STAT pathway inhibition in murine xenograft models of early T-cell precursor (ETP) acute lymphoblastic leukemia. Blood, 2015, 125(11):1759-1767

[6] Shieh A, Ward AF, Donlan KL, et al. Defective K-Ras oncoproteins overcome impaired effector activation to initiate leukemia in vivo. Blood, 2013, 121(24):4884-4893

[7] Jain N, Lamb AE, O'Brien S, et al. Early T-cell precursor acute lymphoblastic leukemia/lymphoma (ETP-ALL/LBL) in adolescents and adults: a high-risk subtype. Blood, 2016 Jan 8. pii: blood-2015-08-661702. [Epub ahead of print]

[8] Haydu JE, Ferrando AA. Early T-cell precursor acute lymphoblastic leukaemia. Curr Opin Hematol, 2013, 20(4):

369-373

[9] Neumann M,Coskun E,Fransecky L,et al. FLT3 mutations in early T-cell precursor ALL characterize a stem cell like leukemia and imply the clinical use of tyrosine kinase inhibitors. PLoS One,2013,8(1):e53190

[10] Coustan-Smith E,Mullighan CG,Onciu M,et al. Early T-cell precursor leukaemia:a subtype of very high-risk acute lymphoblastic leukaemia. Lancet Oncol, 2009, 10(2): 147-156

[11] Zhang J,Ding L,Holmfeldt L,et al. The genetic basis of early T-cell precursor acute lymphoblastic leukaemia. Nature,2012,481(7380):157-163

[12] Bell JJ,Bhandoola A. The earliest thymic progenitors for T cells possess myeloid lineage potential. Nature,2008,452 (7188):764-767

[13] Wada H,Masuda K,Satoh R,et al. Adult T-cell progenitors retain myeloid potential. Nature,2008,452(7188): 768-772

第五节 成熟 B 淋巴细胞白血病

免疫系统细胞具多样性,发育过程中细胞分化为不同功能的多种细胞,以履行各种机体防御的职责。细胞恶变可发生在这些功能截然不同的细胞及其前体细胞之中,儿童成熟 B 淋巴细胞白血病起源于已分化发育相对成熟的 B 淋巴细胞,其临床和免疫表型特征有别于其他白血病,其治疗也与急性淋巴母细胞白血病(ALL)不同,在 WHO 2008 淋巴系肿瘤分类中将之归类于成熟 B 细胞淋巴瘤(B-NHL)。在临床上将成熟 B-NHL 骨髓肿瘤细胞大于 30%者和 ALL 中符合成熟 B-NHL 免疫表型和分子生物学特征者称为"成熟 B 淋巴细胞淋巴瘤(B-NHL)/白血病"。

儿童 B-NHL/白血病治疗的进步是过去二十年中最为成功疾病之一。超过 70%的患儿可经现代疗法治愈。值得注意的是,疗效的明显进步并非源自新型有效药物的开发,而是基于对 ALL生物学、免疫学及分子生物学更深刻的认识、更合理的分类系统和相适应的治疗方案的进步和支持治疗的进展。

一、流行病学及发病机制

儿童淋巴瘤的发病率依年龄不同,在世界不同地区也有显著差异。在美国和发达国家,恶性淋巴瘤(包括 NHL 及霍奇金病)是继白血病和脑肿瘤之后第三个常见的儿童恶性肿瘤,2002~2005 年上海市肿瘤登记系统统计结果表明上海市 0~14 岁组儿童淋巴瘤年发病率为 9.9/1 000 000,在儿童肿瘤中占第三位,仅次于白血病和颅内肿瘤,B-NHL 约占所有 NHL 的 55%,其中最为常见的类型是伯基特淋巴瘤,大约 10%的病例初诊即存在骨髓转移,进入白血病期。而在诊断 ALL 的病例中,约 2%的病例其免疫表型和分子生物学特征符合成熟 B-NHL 的特征,也可称为成熟 B 细胞性白血病,甚至有人称之为伯基特白血病。

成熟 B 细胞白血病的病因尚不明确。经流行病学研究评估,迄今为止产前及产后的暴露研究并未发现各种暴露与患淋巴瘤风险增加明确相关。遗传或获得性免疫缺陷综合征或接受免疫抑制治疗的病人中,NHL 的发病率增高。

Burkitt 淋巴瘤/成熟 B 淋巴细胞白血病的发病机制在癌症中最早明确:编码于 14 号染色体 q32 的免疫球蛋白基因正常重排程序发生错误,并通过易位激活并上调 8 号染色体 q24 的 c-myc 基因,使细胞最终进入不受调控的增殖,并失分化,最终细胞发生癌变。

二、病理(细胞学)、生物学特征

成熟 B 细胞 NHL/白血病无论从细胞形态学、免疫表型,还是细胞遗传学/分子生物学,他们特征相似。根据 WHO2008 分类标准中成熟 B 细胞肿瘤中包括 Burkitt 淋巴瘤/成熟 B 细胞性白血病,两者的治疗相似。

成熟 B 细胞白血病在显微镜下肿瘤细胞弥漫性浸润,细胞小,含圆或卵圆形细胞核、1~3 个强嗜碱性核仁,含有脂泡的嗜碱性胞质。从免疫学上来说,成熟 B 细胞肿瘤,细胞膜表达重链(H)或 κ 或 λ 轻链相关的表面免疫球蛋白(常为 sIgM),并可表达 B系相关抗原 CD19、CD20、CD22、CD79a 及 CD10,但常不表达末端脱氧核苷酸转移酶(TdT),是否表达表面免疫球蛋白/轻链或 TdT 有助于鉴别成熟 B 细胞白血病与 ALL。绝大多数 Burkitt 淋巴瘤存在非随机染色体易位[t(8;14)(q24;q32)],结果是 8 号染色体上的 MYC 原癌基因与位于 14 号染色体的免疫球蛋白重链基因融合。15% 的 Burkitt 淋巴瘤病例存在变异型易位 t(2;8)(p11.1;q24.1)或 t(8;22)(q24.1;q11.2)。

三、临床表现

成熟 B-NHL/白血病临床表现差异大,部分病人临床表现完全与白血病相似。而另一部分病例与伯基特淋巴瘤表现相似,如颌面部肿块、脊柱或椎管内浸润病灶。局部浸润(肿块)原发于腹部较为常见,可有腹痛、腹围增大、恶心、呕吐、大便习惯改变、肝脾大、腹水。有时可表现为肠套叠、胃肠道出血、阑尾炎样表现,甚至少数病人发生肠穿孔等急腹症。右下腹肿块较多见,需与炎性阑尾包块、阑尾炎鉴别。鼻咽部也是较多见的原发部位,可表现为鼻塞、打鼾、血性分泌物及吸气性呼吸困难。

在诊断时和病程中可出现中枢神经系统浸润,并有相应症状与体征,各型 NHL 均可发生,与骨髓浸润同时存在较为多见,包括脑膜、脑神经、脑实质、脊髓、脊髓旁硬膜外及混合性浸润,临床上出现头痛、呕吐等颅高压症状,或面瘫、感觉障碍、肌力改变、截瘫等神经受损症状。如不给予中枢浸润预防性措施,病程中中枢浸润机会很高,眼神经与面神经受累机会较多。少数病人因中枢浸润所致的临床表现而首诊。

四、诊断与鉴别诊断

在治疗前应完成诊断和鉴别诊断,其主要依据是临床表现、影像学依据和病理/细胞学诊断。

(一)全身的影像学检查

评估肿瘤浸润范围,肿块常无钙化、无明显包膜。

(二)实验室检查

1. 血清乳酸脱氢酶(LDH)水平与肿瘤负荷成正相关,并和预后相关,因此在治疗前应进行评估。

2. 高肿瘤负荷者可发生心、肝、肾等重要脏器的浸润而致功能不全,治疗前应仔细评估。

3. 高负荷 NHL 在治疗前、初始治疗的一周内易发生肿瘤细胞溶解综合征,因此在这段时间内应定时进行肾功能、血电解质的监测。

4. 进行增强 CT 检查前应先核实肾功能情况,有肿瘤细胞溶解综合征或肾功能不良时应避免增强 CT,因造影剂可能加重肾功能不全。

5. 外周血常规检查如存在贫血、血小板减少常提示为晚期或有骨髓浸润。

6. 骨髓涂片明确骨髓浸润比例。

7. 浆膜腔液体沉渣涂片检查结合免疫表型检查有助于诊断、鉴别诊断和肿瘤浸润状态的评估。

(三)诊断标准

成熟 B 细胞性白血病的诊断必须依据于细胞形态学、免疫学和细胞/分子遗传学。细胞形态学满足淋巴系白血病的基本诊断,通常由流式细胞术鉴定肿瘤细胞的免疫表型,主要特点是肿瘤细胞除了表达 B 系特征的 CD20、19 外,还表达表面免疫球蛋白 sIgM 或 κ/λ 链,但不表达 Tdt。免疫学特征是诊断成熟 B-ALL 的必要手段。同时分子生物学特征检测也十分重要,检测到 t(8;14)及其变异,或 *c-myc* 基因断裂,使诊断更为可靠。

五、治疗

整体治疗原则及目标:

治疗的目标是使疾病获得完全缓解并长期无病生存,同时获得正常的远期生命质量。治疗原则上以化疗为主,化疗原则和强度与 B-NHL Ⅳ 期(通常为高危组)相同。

1. **急诊处理** 部分成熟 B-ALL 临床进展极快,应尽快完成各项检查明确诊断。大量胸腔积液或心包积液时可引流改善症状。伴有巨大肿瘤、肿瘤负荷较大的患儿,应尽早给予 3~7 天低强度(如激素)治疗,同时充分水化[2000~3000ml/(m^2·d)],别嘌呤醇 10mg/(kg·d)抑制过多的尿酸形成,密切监测并维持水电解质酸碱平衡,保证尿量不少于 3ml/(kg·h),如有少尿给予利尿剂呋塞米 1mg/(kg·次)。预防和积极处理肿瘤细胞溶解综合征。刚开始治疗时,因输入液体多可致原有的胸腹腔积液增多,必要时可留置引流。如有肾脏浸润或肾功能不全应禁止在 CT 时使用造影剂,以免加重肾功能不全。对有椎管内硬膜外肿块压迫造成截瘫者,应及时化疗,如瘫痪在 2 周内无好转,可考虑局部放疗或减压性手术。术前应仔细评估,脊髓实质性浸润造成截瘫时不宜手术。

2. **成熟 B 细胞性 ALL 的化疗原则(方案)** 与 B-NHL Ⅳ 期相同,原则是短程、强烈,以烷化剂和抗代谢性药物(主要是甲氨蝶呤和阿糖胞苷)为主,具体方案见后供参考。

成熟 B 细胞性 NHL 的化疗方案原则是短程、强烈,以烷化剂和抗代谢性药物(主要是甲氨蝶呤和阿糖胞苷)为主,化疗强度根据临床分组或分期而定。而对前驱 T 或 B 淋巴母细胞型 NHL 的化疗方案原则与急性淋巴母细胞型白血病(ALL)一致。

3. 支持治疗

（1）治疗期及治疗结束后 1 个月 TMP-SMZ 50mg/(kg·d)分 2 次口服,每周用 3 天,以预防肺孢子虫感染。大剂量 MTX 前 24 小时至 MTX 血浓度降至<0.1μmol/L 期间停用。

（2）当外周血白细胞<1000 个/cm³ 或粒细胞绝对计数<500 个/mm³ 时应用 C-CSF 或 GM-CSF 5μg/(kg·d)至外周血白细胞>2000 个/mm³。

（3）血小板减少并有活动性出血,或血小板<1 万/cm³,或血小板<2 万/mm³ 伴发热时输注血小板。

六、疾病状态评估标准和影响预后因素

通常在治疗 42～60 天时需要评估肿瘤对治疗的反应,以评价治疗的有效性并根据疗效反应对治疗方案作适当的修正。疗效评价标准包括:

（一）完全缓解(CR)

CT/MRI、骨扫描、脑脊液及体检均未发现残留肿瘤迹象,骨髓涂片<5%幼稚淋巴细胞或经病理证实残留病灶无肿瘤细胞,并维持 1 个月以上。

（二）部分缓解(PR)

肿瘤缩小>50%,但未达 CR,无新发或重新进展病灶,骨髓涂片<5%幼淋巴细胞、脑脊液必须无肿瘤细胞,并维持在 1 个月以上。

（三）无进展(PF)

所有可检测病灶减少<50%,无新发病灶或重新进展。

（四）进展(DP)

原有疾病状态基础上的进展或出现新病灶。

影响 B-NHL/ALL 预后的主要因素是初诊时肿瘤的负荷。LDH 水平超过正常值 2 倍特别是大于 4 倍者、存在中枢浸润时提示肿瘤负荷高,预后相对不良,需要更强烈的治疗。肿瘤对治疗早期的反应也常预示着预后,治疗反应不佳,治疗 42～60 天未能获得完全缓解者预后不良。但影像学水平残留病灶并不一定代表残留病灶内存在活性肿瘤细胞,部分病例残留病灶内仅为坏死组织、纤维组织等非肿瘤性成分,因此有必要进行再次病理活检,以明确残留灶内是否存在肿瘤细胞,对后续治疗方案的确定十分重要,以避免过度治疗或治疗不足。当然,病人是否接受了与疾病分型、分期相合适的治疗方案和有效的支持治疗是治疗成败的另一个关键因素。

表 4-5-1　成熟 B 细胞型非霍奇金淋巴瘤/白血病治疗方案供参考

COP 先期肿瘤减负治疗,7 天后接 AA 方案			
药物	剂量	用法	时间(第 X 天)
CTX	300 mg/m²	IV over 2h	1
长春新碱	1.5mg/m²(max 2mg)	IV	1
泼尼松	40mg/m²	分 2 次口服	1～7

AA 方案(第二个 AA 疗程起,可在化疗前 1 天加美罗华 375mg/m²)			
药物	剂量	用法	时间(第 X 天)
CTX	800mg/m²	IV over 2h	1
	200mg/m²	IV over 1h	2,3,4
长春地辛	3mg/m²(max 5mg)	IV	1
阿霉素	25mg/m²	IV over 2h	2,3
阿糖胞苷	2000mg/m²	IV over 3h	4(×--×)[b]
泼尼松	60mg/m²	分 2 次口服	1～7
阿糖胞苷	35mg[a]	IT	1,8
MTX	12.5mg[a]	IT	1,8
Dex	5mg[a]	IT	1,8

BB 方案(可在化疗前 1 天加美罗华 375mg/m²)			
异环磷酰胺	1200mg/m²	IV over 2h	1,2,3,4,5
VP-16	100mg/m²	IV over 2h	3,4,5
MTX[c]	5000mg/m²	IV over 24h	1
长春地辛	3mg/m²	IV	1
泼尼松	60mg/m²	分 2 次口服	1～7
阿糖胞苷	35mg[a]	IT	1,8
MTX	12.5mg[a]	IT	1,8
Dex	5mg[a]	IT	1,8

注:IV,静脉;IT,鞘注。除了长春碱类和鞘注外,所有药物剂量根据体表面积调整。AA 与 BB 方案交替使用,每疗程 21 天,一般总治疗为 AA 与 BB 交替共 6 个疗程

[a]3 岁以下,根据年龄调整剂量(剂量见表 4-5-2)

[b]12 小时间隔

[c]10% 剂量 30 分钟内滴注,90% 剂量 23.5 小时内滴注。MTX 开始滴注后 42h,48h,54h 和 60h 四氢叶酸钙解救 15mg/m²。如果 42 小时或以后 MTX 浓度>1.0μmol/L,需要增加解救次数(每 6 小时间隔)或剂量,直至 MTX 浓度≤0.25μmol/L[或依据各临床中心的实验室标准值]

表 4-5-2　鞘内化疗剂量

年龄	甲氨蝶呤	阿糖胞苷	地塞米松	生理盐水
<12 个月	6mg	15mg	2.5mg	6ml
12～36 个月	9mg	25mg	2.5mg	8ml
≥36 个月	12.5mg(max)	35mg	5.0mg	10ml

第六节　淋巴母细胞性淋巴瘤/白血病

淋巴母细胞性淋巴瘤(LBL)和急性淋巴细胞型白血病(ALL)在 WHO 分类中为同类疾病,尤其是当淋巴母细胞型淋巴瘤有大于 25% 的骨髓肿瘤细胞时,也可将它视作伴有局部浸润的 ALL,本文将之称为 LBL/ALL,诊断方法和治疗的原则相同,可参考急性淋巴细胞白血病章节,本节主要阐明两者之间的关系和与普通 ALL 的不同之处。

一、临床表现

LBL/ALL 时肿块原发于纵隔最为多见,肿块常位于前或中纵隔,巨大肿块可压迫气管、上腔静脉、心脏和肺,有时还合并大量胸水。临床出现胸痛、刺激性咳嗽、气促、平卧困难,重者有呼吸困难、发绀、颈头面部及上肢水肿,称为上腔静脉气道压迫综合征。胸部 X 线平片可见中、前纵隔巨大肿块,可伴有不等量胸水。

少数病人仅有无痛性外周淋巴结肿大,以颈部较为多发,男孩也可原发于睾丸,可几乎无全身症状。

除局部占位表现外,也可有非特异性全身症状,如发热、消瘦、贫血、出血、肝脾大、盗汗等,与白血病表现相同。

二、诊断与鉴别诊断

当临床怀疑为淋巴瘤时,应先行骨髓涂片检查,如骨髓肿瘤细胞达到白血病诊断标准(肿瘤细胞 30% 以上)时应进行与白血病相同的实验室检查,包括染色体、ALL 常见基因突变检查、脑脊液检查,如与 ALL 相符合,无需再行肿块活检。反之,如病理明确诊断为 LBL,则应该进行骨髓检查。从疾病的病理(细胞形态学)、生物学特征、对治疗的敏感性、预后等各项因素判断,至今仍无法将 LBL 与 ALL 区分,因此 WHO 将前驱 T 或 B 淋巴母细胞型白血病/淋巴瘤归为同一类,当发生骨髓转移时并无必要将两者进行绝对的鉴别区分。前驱 T 细胞起源者约 60% 临床表现为淋巴瘤,40% 表现为白血病。而前驱 B 细胞起源者 95% 临床表现为白血病,仅 5% 临床表现为淋巴瘤。85% 原发于纵隔的 LBL/ALL 为前驱 T 细胞型,约 15% 为前驱 B 细胞型。T 系相关抗原表达通常包括 UCHL1(CD45RO)、CD1、CD2、CD3、CD4、CD5、CD7、CD8、CD56;B 系表达 CD19、CD20、CD22、CD79a 及 CD10,不表达细胞膜 κ 或 λ 轻链相关的表面免疫球蛋白(常为 IgM)。前驱 T 和 B 淋巴细胞均表达 TdT。

三、治疗

1. **策略和方案**　与 ALL 相同,LBL/ALL 应同样按 ALL 的危险因素进行评估,临床危险度分组后进入相应的 ALL 治疗方案(见 ALL 章节)。治疗过程中 ALL 早期治疗反应通常以糖皮质激素治疗反应、诱导第 14~19 天的骨髓幼稚细胞比例、第 14~45 天的微小残留病(MRD)水平来评估治疗敏感性,并进行临床危险组修正。对 LBL/ALL 而言,原发肿块是否和骨髓 MRD 一样有效缓解十分重要,诱导治疗后肿块与骨髓同时获得缓解者预后好,局部肿块未能与骨髓同时获得缓解者,可考虑残留肿块活检,病理确定有肿瘤残留时应和 MRD 大于 1% 具有同样预后意义。

2. **纵隔 LBL/ALL**　临床可出现不同于普通 ALL 的重危急诊状况,如有巨大纵隔肿块伴有气道及上腔静脉压迫症状,常需要包括化疗在内的紧急处理,一般紧急给予糖皮质激素治疗,12~24 小时后多数病人的压迫症状可得到有效缓解,大量胸腔积液或心包积液时可引流改善症状。同时应充分水化[2000~3000ml/(m^2·d)],给予别嘌呤醇 10mg/(kg·d)抑制过多的尿酸形成,密切监测并维持水电解质酸碱平衡,保证尿量不少于 3ml/(kg·h),如有少尿给予利尿剂呋塞米 1mg/(kg·次)。预防和积极处理肿瘤细胞溶解综合征。治疗初始时,因输入液体多可致原有的胸腹腔积液增多,必要时可留置引流。如有肾脏浸润或肾功能不全应禁止在 CT/MR 检查时使用造影剂,以免引起或加重肾功能不全。对有椎管内硬膜外肿块压迫造成截瘫者,应及时化疗,如瘫痪在 2 周内无好转,可考虑局部放疗或减压性手术。但脊髓实质性浸润造成截瘫时不宜手术。

（汤静燕）

参 考 文 献

［1］Mann G，Attarbaschi A，Steiner M，et al. Early and reliable diagnosis of non-Hodgkin lymphoma in childhood and adolescence：contribution of cytomorphology and flow cytometric immunophenotyping. Pediatr Hematol Oncol，2006，23（3）：167-176

［2］Swerdlow SH，Campo E，Harris NL，et al. WHO Classification of Tumours of Haematopoietic and Lymphoid Tissues（4th ed）. Lyon，France：IARC Press，2008

［3］Carl EAllen，Kala YKamdar，Catherine Mbollard，et al. Malignant Non-Hodgkin lymphoma in children. Principle and Practice of Pediatric Oncology. Philip A Pizzo，David G Poplock. 7th ed. Wolters Kluwer，2016：587-601

［4］Woessmann W，Seidemann K，Mann G. The impact of the methotrexate administration schedule and dose in the treatment of children and adolescents with B-cell neoplasms：a report of the BFM Group Study NHL-BFM95. Blood，2005，105（3）：948-958

［5］Patte C，Auperin A，Gerrard M. Results of the randomized international FAB/LMB96 trial for intermediate risk B-cell non-Hodgkin lymphoma in children and adolescents：it is possible to reduce treatment for the early responding patients. Blood，2007，109（7）：2773-2780

［6］Magrath IT，Adde M，Shad A，et al. Adults and children with small non-cleaved cell lymphoma have a similar excellent outcome when treated with the same chemotherapy regimen. J Clin Oncol，1996，14：925-932

［7］Brugières L，Le Deley MC，Rosolen A，et al. Impact of the methotrexate administration dose on the need for intrathecal treatment in children and adolescents with anaplastic large-cell lymphoma：results of a randomized trial of the EICNHL Group. J Clin Oncol，2009，27（6）：897-903

［8］Seidemann K，Tiemann M，Schrappe M，et al. Short-pulse B-non—Hodgkin lymphoma-type chemotherapy is efficacious treatment for pediatric anaplastic large cell lymphoma：a report of the Berlin-Frankfurt-Munster Group Trial NHL-BFM 90. Blood，2001，97（12）：3699-3706

［9］Reiter A，Schrappe M，Ludwig WD，et al. Intensive ALL-type therapy without local radiotherapy provides a 90% event-free survival for children with T-cell lymphoblastic lymphoma：a BFM group report. Blood，2000，95（2）：416-421

［10］John TSandlund，Ching-Hon Pui，Yinmei Zhou，et al. Effective treatment of advanced-stage childhood lymphoblastic lymphoma without prophylactic cranial irradiation：Results of St Jude NHL13 study. Leukemia，2009，23（6）：1127-1130

［11］Burkhardt B，Woessmann W，Zimmermann M，et al. Impact of cranial radiotherapy on central nervous system prophylaxis in children and adolescents with central nervous system-negative stage III or IV lymphoblastic lymphoma. J Clin Oncol，2006，24（3）：491-499

［12］Karen RRabin，Maria MGramatges，Judith FMargolin，et al. Acute lymphoblastic luekemia. Principle and Practice of Pediatric Oncology. Philip A Pizzo，David G Poplock. 7th ed. Wolters Kluwer，2016：463-493

［13］Philip A Pizzo. Principle and Practice of Pediatric Oncology. 7th ed. Wolters Kluwer，2016：498-533

第七节　青少年急性淋巴细胞白血病

青少年急性淋巴细胞白血病包含少年组和年轻成人组，又称为青少年及年轻成人（adolescents and young adults，AYAs）急性淋巴细胞白血病（AYAs-ALL）。AYAs 的年龄范围国际上未明确规定，多数学者认为少年（15～18/20 岁）和年轻成人（18～25/30 岁），又有认为 AYAs 在 15～39 岁。AYAs-ALL 发病率约占儿童 ALL 1/3～1/4，占成人 ALL 2～3 倍。美国资料显示：AYA 占所有急性白血病 7%（每年 70 000 例）。

AYAs 作为一组特殊群体的患者，无论是生物学特性、治疗策略、治疗效果和对化疗耐受性，还是社会心理学和医疗护理等问题，与儿童和成人之间有着错综复杂的牵制和独特的特征。以往 AYAs-ALL 的诊治归属未明确限定，在儿童专科和成人专科都可以治疗。随着近年来越来越多的研究显示，AYAs-ALL 接受经典或借鉴儿童 ALL 治疗模式的疗效明显优于接受成人 ALL 治疗模式，明显地提高了长期无病生存率。

一、AYAs-ALL 的生物学特征与临床特点

（一）细胞免疫学

儿童 ALL 以 B 细胞为主，T 细胞仅占 10%～15%。而 AYAs-ALL 中 T 细胞 ALL 比例远远大于

儿童,约占25%。这类患者初始症状中白血病细胞浸润严重(肝脏、脾脏、淋巴结肿大),外周血高白细胞多见,血红蛋白和血小板降低相对缓慢。白血病细胞多脏器浸润,导致化疗反应慢,是预后不良因素。

(二) 细胞遗传和分子生物学

儿童 ALL 染色体检查以超二倍体居多,而 AYAs-ALL 则以亚二倍体及复杂核型较常见。AYAs-ALL 组中显示预后不良的融合基因明显高于儿童组,如 *BCR-ABL* 融合基因异常(15% ~ 25%);而预后良好的融合基因较儿童少见,如 *TEL-AML1* 融合基因和 *E2A-PBX1* 融合基因(AYAs-ALL 7%,儿童急淋 20%);MLL 的基因异常与年龄无显著的相关性,然而检测到 MLL 的异常提示预后不良。以上生物学特征是判断预后的独立因素。

二、AYAs-ALL 的治疗策略和预后

(一) 儿童方案和成年人方案的区别

儿童在诱导化疗方案中使用国际普遍认同的 VPDL 方案[长春新碱(V),泼尼松(P)、柔红霉素(D)和左旋门冬酰胺酶(L-Asp)]。相对于成人 Hyper-CVAD A/B 方案中所选择的药物和剂量明显不同。芬兰的一组数据显示当激素、VCR、ASP 的量无显著差异时,225 例 10 ~ 25 岁 ALL 患者,应用儿童方案的 5y-EFS 为 67%,成人方案为 60%,两者无显著差异;提示激素、VCR、ASP 的剂量与长期缓解有直接相关性,也预示成人方案中增加这几种用量可使预后转好。Hyper-CVAD A/B 方案中 A 方案:CTX 300mg/m²,q12h×6 次,阿霉素 50mg/(m²·d),d4,VCR 1.4mg/(m²·d),d4,d11,Dx 40mg/d,d1 ~ 4,d11 ~ 14;B 方案:MTX 1000mg/(m²·d)d1(甲酰四氢叶酸钙解救),Ara-C 1.5 ~ 2.0/m²,q12h×4 次,d2 ~ 3;一般治疗 6 个疗程为完成治疗,整个方案不用 L-Asp,认为它对脏器的损害较大,特别是并发胰腺炎和血栓。近几年成人重视了 L-Asp 在 ALL 中的益处,部分方案也增加 L-Asp 组合,但由于成人对 Asp 耐受欠佳,使用剂量远不及儿童。与成人方案比较,儿童累积 Asp 用量常是成年人的数倍至数十倍,同样长春新碱用量也高于成年人。

以美国为例,儿童 CCG 协作组和成年人 CALGB 协作组的患者在年龄和免疫分型(非 T 和非前 B

组)有差异外,其他生物学特征相同,诱导缓解率相同,均为 90%。CCG 组在诱导期接受至少 1680mg/m² 的泼尼松,而 CALGB 患儿为 1260mg/m²。值得注意的是,CCG 的患者在诱导期接受了 54 000IU/m² 的 L-Asp,比 CALGB 组高了 44%。相反,CALGB 组柔红霉素和环磷酰胺分别为 135 ~ 240mg/m² 和 1200mg/m²,CCG 组的柔红霉素仅为 100mg/m² 及未用环磷酰胺。在强化阶段,CALGB 相对于 CCG 仅使用了 33% 的地塞米松,31% 的长春新碱和 15% 的 L-Asp,CCG 组的 L-Asp 达 318 000IU/m²,地塞米松达 420mg/m²,长春新碱为 45mg/m²。而柔红霉素、环磷酰胺、6-硫代鸟嘌呤/6-巯基嘌呤和甲氨蝶呤在强化阶段差异不大。

(二) 庇护所及中枢神经系统白血病(CNSL)的早期预防治疗

儿童 ALL 成熟的方案中,在治疗缓解后强调庇护所和 CNSL 的早期以及连续预防,在大剂量甲氨蝶呤(HDMTX 5g/m²+鞘注,完成 4 ~ 5 次)庇护所预防治疗以及后期鞘注每 2 个月 1 次,整个疗程满 16 ~ 20 次,以此治疗获得庇护所和 CNSL 预防,大大减少髓外复发的机会。而成年组中,对庇护所和 CNSL 预防及治疗的观念薄弱,HDMTX 剂量仅占儿童 10%,特别在治疗后期已无针对 CNSL 的鞘注治疗。同样以美国为例:CCG 研究组 197 例中仅有 2 例 CNSL 复发,而 CALGB124 例中有 9 例复发。CALGB 组在治疗 5 周后才开始针对 CNS 的治疗,并且在维持阶段不将鞘内注射作为常规治疗手段。儿童组的化疗方案证实,预防 CNSL 的治疗不仅能减少 CNSL 复发,并能减少系统复发。口服地塞米松与泼尼松相比,能更有助于减少 CNSL 复发。

(三) 化疗进程的控制和理念的区别

儿童和成年人血液学家的治疗观念或经验的不同,也可能影响最终结果。儿童化疗强调强烈紧凑化疗,一般达到 CR 的时间 1 个月左右,而成年人方案达到 CR 的时间约 2 个月左右。延迟缓解在儿童方案中视为高危的因素,并且柔和的化疗可能引起耐药的发生。而在成年人的医疗中心,初次 CR 后行化疗的时间往往大于 7 天,儿童方案通常在 2 天以内。在后续巩固和强化治疗中,儿童较成年人具有更好的骨髓和脏器恢复能力,使得儿科医疗中心强调的紧凑化疗得以进行。儿童方案通常包括再诱导,而成年人方案中通常被省略了。但在维持治疗

时,及时或延迟维持治疗对于最终预后有显著影响。另外,自体/异体干细胞移植在成年人作为一线治疗。甚至在标危患者也开展,移植相关性死亡(20%)也使得其 EFS 下降。而在儿童 ALL 异基因骨髓移植仅用于极高危患者。

(四)儿童方案在成年人 ALL 患者中的应用效果

儿童 ALL 的疗效显著好于成年人,而青少年有机会接受两者之一的方案,在两组具备基本相同生物学特征的条件下,多国的研究结果显示:进入儿童组的青少年治疗效果较成年人组好。成年人方案在 13 ~ 18 岁青少年中,3 年 EFS 为 47.4%,5 年 EFS 为 21.9%。虽然统计年龄段略有不同,但仍可见儿童组的疗效好于成年人组。国外协作组研究显示:儿童组 CR 率在 90% ~ 99%,成年人方案 CR 率在 80% ~ 94%。儿童组 5 ~ 7 年 EFS 在 65% ~ 75%,而成年人组只有 35% ~ 50%。如美国 16 ~ 20 岁青少年 ALL 治疗中,儿童组方案 7 年 EFS 63%,而成年人组方案为 34%。英国 ALL97 和 UKALLⅫ方案在 15 ~ 17 岁青少年研究中,儿童组方案 5 年 EFS 为 65%,成年人方案为 49%。瑞士 NOPHO-92 方案在 15 ~ 18 岁青少年中,5 年 EFS 为 74%,而成年人方案在 15 ~ 20 岁患者中的 5 年 EFS 为 39%。法国 FRALLE-93 儿童方案的 5 年 EFs 为 67%,LALA-94 成年人方案为 41%。国内研究显示儿童方案 5 年 EFS(60.2±4.8)%,5 年 OS 分别为(64.1±4.7)%;中、高危患儿的 5 年 EFS 率分别为(73.8±5.5)%和(31.6±8.3)%,5 年总生存率分别为(78.5±5.1)%和(35.9±8.0)%(P<0.01)。

(五)AYAs-ALL 的治疗方案的改革

鉴于大多数的国家的研究,儿童方案对同年龄段青少年的疗效具有明显的优越性,多个协作组逐渐将儿童方案引入成年人方案,成为"改良"后的成年人方案。芬兰在 1990 ~ 2004 年,对 ALL 患者分别采用 NOPHO 和成年人 ALL 的方案治疗,CR 相近,分别为 96% 和 97%,5 年 EFS 为 67% 和 60%,不具显著性差异。分析两组的方案组成,主要差异在儿童 MTX 的累积剂量大于成年人,如 NOPHO2000IR 中甲氨蝶呤累积剂量为 42 000mg/m²,ALL2000(A)为 9100mg/m²,柔红霉素累积量低于成年人,为 1/2。而激素累积量、长春新碱、L-Asp 用量已无差异,L-Asp 在 NOPHO 组为 52 000 ~ 42 000mg/m²,成年人

组为 30 000 ~ 60 000mg/m²。结果可能预示成年人方案中增加 Asp、长春新碱、激素可使预后好转。

西班牙将方案统一为 ALL96 应用于青少年(15 ~ 18 岁)和标危组青年(19 ~ 30 岁),其主要药物组成:长春新碱 19.5mg/m²,泼尼松 5150mg/m²,地塞米松 175mg/m²,L-Asp 320 000U/m²,柔红霉素 240mg/m²,环磷酰胺 2200mg/m²,与儿童方案基本接近。纳入研究病人的生物学特性仅免疫分型有差异,两组的 CR 率相似,6 年 EFS 青少年组 60%,青年组 63%,6 年总生存率青少年组 77%,青年组 63%。比传统成年人方案预后好。这是成年人向儿童方案转换成功的一步。其不良反应,仅在巩固和强化阶段骨髓抑制程度较严重。

法国 GRAALL-2003 计划将改革年龄扩至 60 岁,增加了泼尼松(8.6 倍),长春新碱(3.7 倍),L-Asp(16 倍)用量,统计年龄小于 45 岁时,CR、EFS 都较原方案提高,CR 达 93.5%,42 个月 EFS 达 55%。但年龄大于 45 岁后,其化疗相关病死率(23% 比 5%),诱导病死率(22% 比 5%)都较前增加。

三、AYAs-ALL 治疗相关毒副作用

由于年龄的不同,AYAs-ALL 患者机体状况、脏器功能、代谢能力也发生着改变,年龄越大,所承担的毒副风险也越大。例如 L-Asp 后出现肝毒性、血栓形成的风险加大;糖皮质激素的应用尤其是地塞米松的应用,可以更好地控制中枢神经系统症状和全身症状(可能与地塞米松中枢系统渗透性强、半衰期长有关),然而长期激素应用,可使患者出现骨质疏松等并发症,甚至是骨坏死,尤其是 10 ~ 15 岁女性和 16 ~ 20 岁男性中发生率高;大剂量甲氨蝶呤(HD-MTX)后肝肾毒性导致药物排泄延迟,严重毒性危及生命。在维持治疗中,6-巯基嘌呤需长期应用,然而由于遗传多态性的存在,部分病人巯嘌呤甲基转移酶的活性降低,甚至缺失,使得 6-巯基嘌呤代谢出现障碍,药物体内蓄积,引起相应的毒副作用,尤其是中性粒细胞减少。

因此,对青少年大剂量化疗,有必要检测患者药物代谢基因,相关药物浓度监测等。L-Asp 的不良反应确实是成年人化疗中的难点。年龄大于 30 岁后,其药物相关不良反应比儿童或青少年明显增多。但通过当今的临床技术还是可控的。长期随访结果

已肯定此次改革的可行性,并将改善成年人 ALL 的最终预后。儿童专科有相对应急处理的丰富经验,以确保医疗安全。

四、身心健康与预后的关系

青少年及年轻成人,尤其是青少年,处于青春期这一特殊时期,有着特殊的心理需求。他们具有反抗性及情绪波动性,虽具有一定的自我认知,但认知程度不深,且当青少年得知自己患有白血病后,心中压力也越来越大,对未来的恐惧,加之不良情绪无法正确宣泄,他们往往以冷漠、暴躁的形式来发泄,也使得依从性变差,对于规律治疗是不利的。年轻成人得知自己患病后,压力只增不减,父母子女家庭的负担,经济的压力让他们绝大多数无暇顾及自己的疾病,尤其是后期维持治疗,对于他们来说,定期门诊随访调整口服药剂量是困难的,这对于治疗是不利的。

这就需要来自医务工作者、家人、朋友、心理学家、社会公益机构、社会保障机构的支持,使他们不仅获得躯体疾病的治疗,同时获得心理、家庭、社会的支持,有信念战胜病魔!儿童病区有着舒畅轻松的就医环境,充满童趣的图案和活动,以及医护人员习惯性的举止就如家庭长辈般的呵护;在这里得到完善的健康护理,增强了患儿坚持治疗的信心,这也是改善预后的关键。

(蒋　慧)

参 考 文 献

[1] Shaw PH, Reed DR, Yeaqer N, et al. Adolescent and Young Adult (AYA) Oncology in the United States: A Specialty in Its Late Adolescence. J Pediatr Hematol Oncol, 2015, 37(3):161-169

[2] Sender L, Zabokrtsky KB. Adolescent and young adult patients with cancer: a milieu of unique features. Nat Rev Clin Oncol, 2015, 12(8):465-480

[3] Ribera JM, Oriol A. Acute lymphoblastic leukemia in adolescents and young adults. Hematol Oncol Clin North Am, 2009, 23(5):1033-1042

[4] Curran E, Stock W. How I treat acute lymphoblastic leukemia in older adolescents and young adults. Blood, 2015, 125(24):3702-3710

[5] Boissel N, Auclerc MF, Lhéritier V, et al. Should adolescents with acute lymphoblastic leukemia be treated as old children or young adults? Comparison of the French FRALLE-93 and LALA-94 trials. J Clin Oncol, 2003, 21(5):774-780

[6] Rytting ME, Thomas DA, O' Brien SM, et al. Augmented Berlin-Frankfurt-Münster therapy in adolescents and young adults(AYAs) with acute lymphoblastic leukemia(ALL). Cancer, 2014, 120(23):3660-3668

[7] Usvasalo A, Räty R, Knuutila S, et al. Acute lymphoblastic leukemia in adolescents and young Adults in Finland. Haematologica, 2008, 93(8):1161-1168

[8] Goldstone AH, Richards SM, Lazarus HM, et al. In adults with standard-risk acute lymphoblastic leukemia, the greatest benefit is achieved from a matched sibling allogeneic transplantation in first complete remission, and an autologous transplantation is less effective than conventional consolidation/maintenance chemotherapy in all patients: final results of the International ALL Trial(MRC UKALL XII/ECOG E2993). Blood, 2008, 111(4):1827-1833

[9] Ram R, Wolach O, Vidal L, et al. Adolescents and young adults lymphoblastic leukemia have a better outcome when treated with pediatric-inspired regimens: systematic review and meta-analysis. Am J Hematol, 2012, 87(5):472-478

[10] 孔园, 江滨, 王德炳, 等. 80 例青少年急性淋巴细胞白血病 MICM 分型及临床预后分析. 中华血液学杂志, 2004, 25(7):421-424

[11] 傅明伟, 秘营昌, 邱录贵, 等. 成人急性淋巴细胞白血病的化疗及预后因素分析. 中华血液学杂志, 2008, 29(3):435-440

[12] Stock W, La M, Sanford B, et al. What determines the outcomes for adolescents and young adults with acute lymphoblastic leukemia treated on cooperative protocols? A comparison of Children's Cancer Group and Cancer and Leukemia Group B studies. Blood, 2008, 112(5):1646-1654

[13] Ramanujachar R, Richards S, Hann I, et al. Adolescents with acute lymphoblastic leukaemia: outcome on UK national paediatric(ALL97) and adult(UKALL XII/E2993) trials. Pediatr Blood Cancer, 2007, 48(3):254-261

[14] Hallböök H, Gustafsson G, Smedmyr B, et al. Treatment outcome in young adults and children >10 years of age with acute lymphoblastic leukemia in Sweden: a comparison between a pediatric protocol and an adult protocol. Cancer, 2006, 107(7):1551-1561

[15] 蒋慧, 汤静燕, 张娜, 等. 年长儿童急性淋巴细胞白血病多中心疗效分析. 中华血液学杂志, 2013, 24(7):581-586

[16] Vrooman LM, Stevenson KE, Supko JG, et al. Postinduc-

tion dexamethasone and individualized dosing of Escherichia Coli L-asparaginase each improve outcome of children and adolescents with newly diagnosed acute lymphoblastic leukemia：results from a randomized study—Dana-Farber Cancer Institute ALL Consortium Protocol 00-01. J Clin Oncol,2013,31(9):1202-1210

［17］ Csordas K,Hegyi M,Eipel OT,et al. Comparison of pharmacokinetics and toxicity after high-dose methotrexate treatments in children with acute lymphoblastic leukemia. Anticancer Drugs,2013,24(2):189-197

［18］ Veal GJ,Hartford CM,Stewart CF. Clinical pharmacology in the adolescent oncology patient. J Clin Oncol,2010,28 (32):4790-4799

第五篇
急性髓细胞白血病

第一章 原发性急性髓细胞白血病

急性髓系细胞白血病（acute myeloid leukemia, AML），占小儿白血病发病率的 25% 左右，近十多年来，由于对 AML 的细胞形态学、免疫表型、细胞遗传学乃至分子生物学特性的逐步深入了解；治疗策略和方法的不断改进及创新，化疗强度的增强，大剂量阿糖胞苷（MD、HD Ara-c）在缓解后的应用，造血干细胞移植的开展；支持治疗的不断完善，在强烈化疗后骨髓极度抑制状态下有力的支持治疗，细胞因子（G-CFS、GM-CFS 等）的应用，大剂量静脉丙种球蛋白防治感染以及成分输血的合理应用，儿童 AML 的完全缓解（CR）率已高达 80% ~ 90%，5 年以上无病生存率可达 45% ~ 60%。然而，儿童 AML 的疗效远不及 ALL，儿童 AML 的某些生物学特性和临床诊断及治疗中的某些问题还亟待解决和阐明。

一、AML 发病机制

（一）白血病细胞的异常增殖及信号分子的作用

在慢性髓性白血病发现了 BCR-ABL 酪氨酸激酶与之相关，由此推测 AML 的发病也可能被其他活化的激酶所诱发。FLT3 酪氨酸激酶几乎在所有白血病患者中都有表达。在大约 30% AML 患者中，FLT3 酪氨酸激酶通过如下两条途径被内在性激活：近膜区的内部重复序列或该激酶的催化环内的突变。这一发现促发了 FLT3 抑制因子的临床试验，并产生了一些临床效应。C-KIT 酪氨酸激酶在 60% ~ 80% 的患者中有表达。激活的 JAK2 诱导增殖，部分原因是通过转录激活因子中的 STAT 家族而导致。在 AML 中 RTK（受体酪氨酸激酶）途径通过功能获得性突变而被激活。可以推测所有急性髓性白血病均与遗传异常相关，从而导致增殖信号转导调控异常。目前多个研究中心进行基因组测序工作以期发现相关突变。

信号转导途径异常的特征使得研究焦点集中在细胞增殖过程，并将其作为潜在的 AML 治疗靶点。但是，由于在 AML 中激酶信号转导激活方式多样，其不确定性阻碍了治疗方案的制订。因此，激酶介导的靶向治疗面临两个选择：基于特定的突变检测后而采取个体化方案治疗，或选择足够强烈的治疗方案使所有传导途径均被干预。

（二）白血病细胞分化受阻：转录因子在急性髓性白血病中的作用

在急性髓性白血病中，无论染色体易位导致的融合或点突变均可使转录因子功能被打乱。染色体重排影响的因子包括：核结合因子复合物（CBFC），视黄酸受体（RAR）、MLL 蛋白以及 Hox 蛋白。而由点突变引起的影响髓系分化的转录因子包括 C/EBP 和 PU.1。嵌合转录因子常常作为起始因子的显性阴性形式，最常见的例子就是 CBF 和 RAR 的融合。

PML-RARα 可将 DNA 甲基转移酶募集到启动子，增加启动子抑制效率和作用持续时间。FLT3 突变在 APL 中很普遍，小鼠模型显示骨髓细胞 FLT3 和 PML-RAR 共同表达加速了疾病发展。FLT3 介导的信号转导可能对肿瘤分化阻滞和增殖能力所起作用。维 A 酸和砷剂是早幼粒白血病治疗主导药物，两者被认为是通过再活化 RAR 靶基因和降解 PML-RAR 融合而发挥作用，最终导致早幼粒的终末分化。对 AML 其他亚型进行尝试性诱导分化治疗后，发现所取得的疗效有限。组蛋白脱乙酰基酶抑制因子——丙戊酸，在单独使用或联合维 A 酸共同治疗患者时，提供了一些关于分化和原始细胞计数减少的原始证据。

MLL 重排为白血病基因表达调控异常提供了另一个范例。P53 蛋白是凋亡信号转导调控和细胞周期调控的焦点蛋白。伴有 P53 内在突变的 AML 患者对化疗反应差。核磷蛋白（NPM）与 ALK 蛋白酪氨酸激酶融合，调控 P53 的稳定性。在 35% 新诊断的 AML 病例中,NPM 编码区内在突变同 NPM 的胞质定位相关。

正常的祖细胞朝特定的造血系统方向分化,然而 AML 白血病细胞可以经历自我更新而无限增殖,而不是朝定向细胞系发展分化。此外,急性白血病干细胞群具有不同的异质性,具备很强的自我更新能力。新诊断的 AML 患者中约 1/3 存在 NPM 突变,胞质中 NPM 变异体的表达同一些基因的表达相关,而这些基因被认为有助于维持白血病干细胞表型。AML 的 FLT3-ITD 突变激活了增殖和存活途径,同时还参与人 CD34 阳性细胞的自我更新。NPM 隔离 MDM234 能力的表失均使 P53 的水平和活力降低以及对 G1 关卡控制能力的丧失。

(三) 白血病发病的 2 次打击学说

AML-M2b 的发病,其第一次打击是形成 *AML1-ETO* 融合基因,此后,当发生第二次打击引起 *C-Kit* 的过表达或突变就发生 AML-M2b 髓系白血病。唐氏综合征患儿发生 AML-M7 是经过 3 次打击,第一次是在胎内打击,形成 21 号染色体 3 体(唐氏综合征),经受第二次打击后,发生新生儿 TMD(暂时性骨髓异常增生征,类似 AML-M7),第三次打击发生 *GATA1* 基因突变,于是就发生 AML-M7(TMD 患儿的 20% 发生 M7),见图 5-1-1 和图 5-1-2。

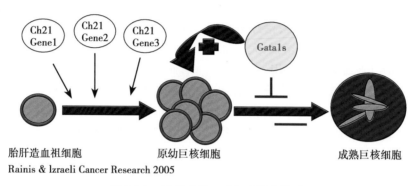

胎肝造血祖细胞　　　　原幼巨核细胞　　　　成熟巨核细胞

Rainis & Izraeli Cancer Research 2005

图 5-1-1　AML-M7 二次打击发病模式

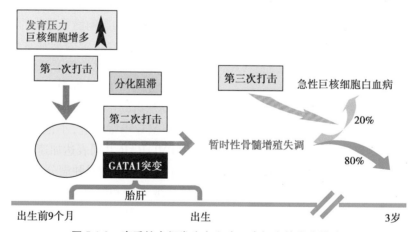

图 5-1-2　唐氏综合征发生白血病三次打击的发病模式

二、儿童 AML 的生物学特点

(一) 髓系祖细胞的分化和急性髓系白血病各亚型的关系

造血细胞的增殖、分化和凋亡是根据机体生理的需要处于一个动态的平衡状态,是受相关的基因调控的,由于某些致病因素使基因突变,调控失调,某一系列的干细胞分化阻滞,凋亡延迟,在造血干细胞分化停滞的阶段发生异常的、非生理需要的恶性增殖,并且改变了所增殖细胞的生物学特性,形成了某一系的白血病细胞,当这些白血病细胞增殖到一定数量值时,就发生临床的该系白血病。多能造血祖细胞分化为定向干细胞分别形成淋巴系干细胞和髓系干细胞,由髓系干细胞分化成:①髓系-单核细胞系定向干细胞,又分化成:原始单核细胞、幼单核细胞;原始粒细胞、早幼粒细胞。②红系定向干细胞。③形成血小板定向干细胞、巨核细胞。在上述髓系干细胞分化过程中,任何一个方向的定向干细胞或原始细胞、早幼细胞的分化发生阻滞并恶性增殖,就导致该停滞分化阶段的细胞系白血病。这样就形成急性髓系白血病的 8 个 FAB 亚型(图 5-1-3)。

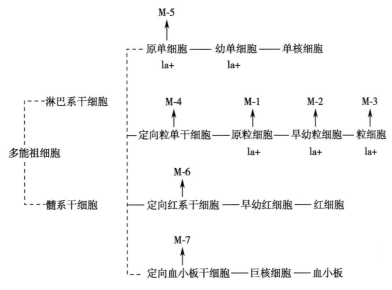

图 5-1-3　髓系细胞分化过程及 AML 各亚型的形成

（二）细胞形态学特征

根据 FAB 的 AML 形态学分型把 AML 分为 M0、M1、M2、M3、M4、M5、M6 和 M7 八型。

1. **M0(原粒细胞微分化型)**

2. **M1(原粒细胞白血病未分化型)**　骨髓中原粒细胞≥90%(非红系细胞),早幼粒细胞很少,中幼粒细胞以下阶段不见或罕见。

3. **M2(原粒细胞白血病部分分化型)**

（1）M2a:骨髓非红系有核细胞中原粒细胞大于 30% 至小于 90%,单核细胞小于 20%,早幼粒细胞以下阶段大于 10%。

（2）M2b:骨髓中异常的原始和早幼粒细胞明显增多,以异常的中性中幼粒细胞增生为主,其胞核常有核仁,有明显的核浆发育不平衡,此类细胞大于 30%。

4. **M3(颗粒增多的早幼粒细胞白血病)**　骨髓中以颗粒增多的异常早幼粒细胞增生为主,大于 30%(占非红系有核细胞),其胞核大小不一,胞质中有大小不等的颗粒,可分为二型:

（1）M3a(粗颗粒型):颗粒粗大,密集甚或融合的嗜苯胺蓝颗粒。

（2）M3b(细颗粒型):嗜苯胺蓝颗粒密集而细小。

5. **M4(粒-单核细胞白血病)**　按粒和单核细胞系形态不同,再可分为下列四种类型:

（1）M4a:原始和早幼粒细胞增生为主,原幼单核细胞大于 20%(占非红系有核细胞)。

（2）M4b:原单核细胞增生为主,原始和早幼粒细胞大于 20%(占非红系有核细胞)。

（3）M4c:原始细胞既具粒系又具单核系特征大于 30%(占非红系有核细胞)。

（4）M4Eo:除上述特点外,有嗜酸颗粒粗大而圆,着色较深的嗜酸性细胞占 1%～30%。

6. **M5(单核细胞白血病)分型**

（1）未分化型(M5a):骨髓非红系有核细胞中原始单核细胞≥80%。

（2）部分分化型(M5b):骨髓非红系有核细胞中原始和幼稚单核细胞大于 30%,原单核细胞小于 80%。

7. **M6(红白血病)**　骨髓中红系大于 50%,且常有形态异常,骨髓非红系有核细胞中原粒细胞(或原始+幼单核细胞)大于 30%,若血片中原粒(或原单)细胞大于 5%,骨髓非红系有核细胞中原粒细胞(或原始+幼单核细胞)大于 20%。

8. **M7(巨核细胞白血病)**　外周血有原巨核(小巨核)细胞;骨髓中原巨核细胞大于 30%;原巨核有电镜或单克隆抗体证实;细胞少,往往干抽,活检有原始和巨核细胞增多,网状纤维增加。

（三）AML 的细胞化学的特征

AML 的细胞化学有异质性表现,但其 7 个亚型的细胞化学尚有一定的特征性表现。急性粒细胞白血病(M1,M2)和 APL(M3)白血病的细胞化学染色特征:过氧化酶(POX)和苏丹黑(SB)染色对分化较差的原粒细胞呈阴性反应,而分化相对较好的则呈阳性反应,M1以阴性或弱阳性反应为多,M2a和M3以强阳性反应为多(Auer小体呈阳性反应);氯化醋酸AS-D萘酚酯酶(AS-D-CE)染色呈特异性阳性反应;非特异性酯酶(NSE)可部分呈阳性反应,但不被NaF抑制或抑制率<50%,中性粒细胞碱性磷酸酶(NAP)明显减少甚或消失;糖原(PAS)染色多呈阴性反应,M3时呈弥漫性淡红色反应。急性单核细胞白血病的细胞化学特征:POX和SB染色原、幼单核细胞呈阴性或弱阳性反应,NSE染色呈阳性或强阳性反应,但可被NaF抑制,抑制率>50%,NAP积分增高;急性粒-单细胞白血病细胞化学的特征兼具粒、单两系白血病细胞的特征;红白血病的幼红细胞PAS染色可是阳性反应,多呈颗粒或块状分布表现。

这些细胞化学的特征结合细胞形态学特点可以作为AML各亚型的诊断和鉴别诊断的依据(详情见第二篇第一章"白血病形态学诊断")。

(四) AML的免疫表型

从20世纪80年代初单克隆抗体(McAb)问世以来,至今已制备了140余种各系列分化阶段的白细胞单克隆抗体,在20世纪80年代这些McAb命名较混乱,1994年国际上统一以CD(细胞分化抗原)命名,通过免疫分型不仅可较精确地了解细胞的系列属性,同时也可以认识细胞的分化阶段及其多态性表现,特别是ALL的免疫分型(见ALL章节),然而在目前已发现的McAb中较少对AML是特异性的,特别是还不能用已知McAb对AML的FAB亚型进行分析。目前已认识的与AML相关的McAb是:

髓系:CD33、CD13、CD14、CD15、CD16、CD11、CD45、MPO、CD117。

红系:CD71、血型糖蛋白。

巨核系:CD41、CD42、CD68。

(五) 细胞遗传学特点

随着细胞遗传学和染色体分带技术的进展,80%~90%的AML可发现有克隆性的细胞遗传学异常,具体表现在染色数量的异常和构型的异常,这种染色体异常的改变是获得性的,仅发生在白血病细胞中,并成为白血病性质的标记,某些AML的亚型在高质量的CR期间,这些染色体异常可以消失(可称之为染色体完全缓解),一旦临床复发时这种克隆性的异常又可复现。某些白血病如M2b、M3,特别是CML。在CR时其特异的染色体异常t(8;21)(q22;q22)、t(15;17)(q22;q12)和t(9;22)(q34;q11)仍可长期存在。年幼的小儿AML较年长

儿更容易发现相应的细胞遗传学异常变化。AML的染色体构型异常是与其FAB形态学亚型相关的,于是FAB提出AML的MIC分型。MIC分型还是以细胞形态学为主,免疫学和细胞遗传学则补充形态学分型的不足。AML的染色体构型异常,按其发生率高低排列分别是:t(15;17),t(8;21),inv(16q22),5q,del(7q),t(9;11),del(11q),del(12p)和del(20q),此外还可见+8、-7和M2型的性染色体(男女分别为Y、X)缺失。某些染色体异常的类型提示在AML中预后较好的标记如M2b的t(8;21)和M3的t(15;17)和inv(16q22)等。有MLL(HRX)基因重排的第11号染色体异常,t(9;11)的M4和M5比不存在此异常的预后相对较好。

(六) 急性髓系细胞白血病时的染色体异常和癌基因

在某些类型的AML中发现特征性的染色体异常,这种异常在AML的发病中起重要的作用,用分子生物学技术可发现某些细胞癌基因在染色体的特定位点上,不同亚型的AML有不同的染色体断裂点并涉及相关的癌基因,迄今为止与AML相关的染色体异常及其涉及的癌基因见表5-1-1。

表5-1-1　AML涉及的染色体异常及其相关的癌基因

AML亚型染色体异常涉及的癌基因		
M1	t(4;11)(q21;q23)	AF4-HRX
M2	t(8;21)(q22;q22)	mos,MyC
	t(10;11)(p12-14;q23)	AF10-HRX
M3	t(15;17)(q22;q21)	fes,erbA
	t(11;17)(q23;q25)(q23;q21)	PML/ZF
M5,M4	t(9;11)(p21-22;q23)	ets
	t(11;19)(q23;p13)	HRX-ENL,HRX-EEN
M1,M2	t(9;22)(q34;q11)	BCR-ABL
M7(婴儿)	t(1;22)(p13;q13)	OTT-MALL
AML	非随机改变:-7,5q-	fMS

细胞的原癌基因与肿瘤病毒的癌基因有同源序列,原癌基因中有内含子或碱基插入序列,而病毒癌基因没有这种序列,前者用C-onc,后者用V-onc来表示。细胞的原癌基因是正常状态的细胞基因,它表达的产物与细胞的正常增殖、分化和生长过程密切相关,但若被某些因子(物理、化学、生物)激活后就突变成异常的癌基因,它使细胞异常增殖、停止分化、凋亡延迟和失控的生长,

染色体易位使位于在特定位点上的原癌基因发生重排,形成新的融合基因——癌基因。在癌基因的调控下细胞发生停滞分化、凋亡延迟并恶性增殖,从而发生临床白血病和肿瘤。这些融合基因或癌基因在诊断时可被检测和鉴定,并可作为该患者的肿瘤特异标志,用 PCR 等分子生物学技术来追踪检测该分子标记,可用于检测微小残留白血病,以指导化疗并作为评估化疗和骨髓移植疗效的客观指标。

(七) MIC 分型

AML 的 MIC 分型正在逐步认识和发展过程中,详见表 5-1-2。

表 5-1-2　急性髓系细胞白血病 MIC 分型

核型	FAB 形态学	MIC 建议名称
t(8;21)(q22;q22)	M2	M2/t(8;21)
t(15;17)(q22;q21)	M3	M3/t(15;17)
t/del(11)(q23)	M5a(M5b,M4)	M5a/t(11q)
inv/del(16)(q22)	M4E6	M4E0 (inv)(16)
t(9;22)(q34,q11)	M1(M2)	M1/t(9;22)
t(6;9)(p21-22;q34)	M2 或 M4 伴嗜酸性粒细胞增多	M2/t(6;9)
inv(3)(q21;q26)	M1(M2,M4,M7)伴血小板增多	M1/inv(3)
t(8;16)(p11;p13)	M5b 伴吞噬细胞增多	M5b/t(8;16)
t/del(12)(p11-13)	M2 伴嗜碱性粒细胞增多	M2Baso/t(12p)
+4	M4(M2)	M4/+4

(八) AML 的危险因素(表 5-1-3)

表 5-1-3　AML 的预后因素分型

预后良好	中等预后	预后不良
唐氏综合征	t(8;21)?	复杂核型
APL	正常核型	FLT3/ITD
M5 with t(9;11)	M7	MDS/-7
Inv(16)	婴儿 AML	M0
t(8;21)		混合系列

儿童 AML 的危险因素决定其预后,也就是其预后因素。

1. 年龄<1 岁的婴儿,年龄更小的儿童具有较高的 11q23 异常的发病率(35%)。有较好的染色体核型 t(8;21)或 t(15;17),inv(16)。其 5 年的 EFS 可达 58%。和年龄较大的患儿相比,并没有显著差异(P=0.2);≥12 岁的患儿预后相对较差。NOPHO 协作组的研究,诊断时的年龄:年龄≥10 岁的儿童(n=79)相比较于年龄更小的儿童(n=164)预后更差。其 EFS(41%±6% vs 51%±4% P=0.05)。在 10 岁以上的 79 名患儿中,12 例诱导失败(15%),而小于 10 岁的诱导失败率是 8/164(5%)。诊断时年龄大于 10 岁有 6/9 在缓解期间死亡。而对于这两组患儿在复发率上没有显著区别。诊断时年龄小于 2 岁的和年龄大于 2 岁的其 EFS 相似(54%±7% vs 46%±4%;P=0.2),<1 岁的婴儿 AML 预后较好。

2. 细胞遗传学因素　有利的细胞遗传学类型如 t(15;17)、t(8;21)、inv(16)和唐氏综合征(DS)等,其预后较好。MRC AML12 系列中有利的细胞遗传学类型的 5 年 OS 是 76%(n=84),不利的细胞遗传学类型如-7、t(9;22)等 5 年 OS 是 40%(n=20),中间类型 5 年 OS 是 52%(n=164)。

NOPHO 协作组的研究,最有特异性的一个亚组是具有 11q23/MLL 基因重排的患儿(n=37),最常见的是 t(9;11)(p22;q23)(n=19)。尽管在每个亚组中病人的数目比较少,但有两个亚组具有较好的结果,这两个亚组是 t(9;11)(p22;q23),其 EFS 77%±10%。14 例具有 16 号染色体畸变的患儿 inv(16;16)(p13q22)或 t(16;16)(p13;q22),其 EFS 是 71%±12%。17 例具有染色体 t(8;21)(q22;q22)其 EFS 是 59%±12%。具有正常染色体核型和具有 11q23/MLL 基因重排的患儿似乎比 t(9;11)差,但其实两者无统计学显著区别。

3. 早期治疗反应　对化疗的早期反应:NOPHO-AML 93 中对预后最重要的影响因素是对第一次诱导化疗的反应。第一个 ATEDox 后即获得缓解的患儿(67%)与对第一个 ATEDox 反应差的患儿相比有较好的 EFS(54%±4% vs 34%±6%,P<0.01)和 DFS(56%±4% vs 42%±7% P=0.02)。上海儿童医学中心应用的早期治疗反应指标之一还用 DAE(3-7-3)的 d9(第 9 天),即化疗完成后 48 小时骨髓象原+幼稚细胞<15%者其第一疗程 CR 率明显高于

原+幼稚细胞>15%者。

4. 诊断时白细胞计数 NOPHO-AML 93 中,诊断时的白细胞:诊断时 WBC≥50×10⁹/L 与较高的诱导失败率相关,与诊断时 WBC<50×10⁹/L 相比,诱导失败率(18% vs 5%),EFS(40%±9% vs 49%±4%,$P=0.02$)。对于获得 CR 的患儿,WBC 不是预后的影响因素。

所有预后因素中以细胞(分子)遗传学因素和早期治疗反应最为重要,根据预后(危险)因素将 AML 分为低、中、高危 3 个亚型,并根据早期治疗反应予以分层治疗及个体化治疗。

三、临床表现

急性髓系细胞白血病一般起病较急,它与急性淋巴细胞白血病有相似的共同表现,由于各系列正常造血干细胞生长受抑故导致红细胞和血小板和正常的白细胞生成障碍,引起临床贫血、出血和继发感染,由于大量的白血病细胞广泛浸润,引起肝、脾和淋巴结肿大以及各脏器(如腮腺、睾丸、肾脏、中枢神经系统等)的肿瘤浸润症状和功能障碍。

(一)贫血

AML 患者的贫血症状常是发病时的首发症状,苍白出现得早和严重并呈进行性加重。AML 确诊时至少有 60%~70% 以上的患者有贫血症且血红蛋白低于 60g/L。贫血呈正细胞、正色素性,有时可见有柱红细胞出现在周围血中。由贫血引起临床表现苍白、乏力、气促耳鸣和食欲明显减退,严重的贫血可导致贫血性心力衰竭。心前区收缩期杂音,心率加速,心脏增大,不能平卧,行动困难等。

(二)出血

95% 以上的 AML 有血小板减少,这是导致临床出血症的主要原因,周围血中减少的血小板又发生形态改变和功能障碍,血小板大小不一,小型血小板居多,颗粒减少,凝聚和黏附功能明显低下,还可发生血小板第 3 因子等血小板因子缺陷,血浆凝血因子 Ⅰ、Ⅱ、Ⅴ、Ⅶ、Ⅷ、Ⅸ、Ⅹ 等均可有不同程度的减少,由于组织纤溶酶原激活物的增多,常有纤溶亢进,纤维蛋白原和纤维蛋白的降解产物(FDP)增多,此外还发生血液循环中抗凝物质增多,抗凝血酶(特别是抗凝血酶Ⅲ)的异常等抗凝系统异常,在病程中常由于白血病细胞浸润,感染源性毒素以及化疗药物的作用,致使血管内皮损伤,导致局部出血,还可激活凝血系统,尤其是急性早幼粒细胞白血病(acute promyelocytic leukemia,APL)细胞胞质中的嗜苯胺蓝颗粒释放可触发弥散性血管内凝血(disseminated intravascular coagulation,DIC),APL 出血的发生率几乎达 100%,在发生 DIC 前常可有纤溶亢进现象。除了 APL 外,M5 患者也可见发生 DIC。出血症状常见有鼻出血,齿龈出血,皮肤紫癜、乌青,消化道出血,血尿等。

(三)感染和发热

急性髓系细胞白血病患儿常有不规则发热,它可以是肿瘤性发热,但长时间、持续 38℃ 以上的发热常提示有感染存在,感染病灶常隐匿,1/3 左右病人为脓毒血症,1/3 左右为肺炎等呼吸道感染,其他 10% 左右为皮肤黏膜。感染还可见泌尿感染、消化道感染等。这些感染中约 60%~70% 可查明感染病原体,其中 70% 为革兰阴性需氧菌,5%~10% 为革兰阳性球菌,10% 左右为真菌感染,还有 10%~15% 患儿为多种病原体混合感染。在进行化疗时,由于化疗药物的强烈免疫抑制作用以及药物和其代谢产物对黏膜和脏器的直接损害,又因经常接受多种广谱抗生素治疗,其真菌感染率似越来越高,主要是白色念珠菌、隐球菌和曲霉菌等。在免疫极低下状态下易发生各种病毒(巨细胞病毒、痘疹类病毒、乙型和丙型肝炎病毒等)感染以及原虫(卡氏肺炎虫)感染,在急性白血病化疗时骨髓极度抑制时卡氏肺炎虫感染不可忽视,它常先表现为发热,刺激性干咳,气促、进行性缺氧,肺部物理体征除了呼吸音减低外很少有啰音出现,血气分析低氧,高二氧化碳分压和呼吸性酸中毒并进行性进展,短时间动态连续胸部 X 线摄片,结合血气分析常有助及时诊断,皮肤免疫反应及肺活检可直接作出病原学诊断。

(四)白血病细胞浸润症状

常表现为单核-巨噬细胞系统增殖浸润,临床表现为不同程度的肝脾淋巴结肿大,ALL 比 AML 的发生率高且严重,但 M4 和 M5 与 ALL 相仿。此外,还常见骨关节肿痛、腮腺增大和肺浸润,眼眶及眶周组织浸润形成绿色瘤(chloroma),表现为单侧甚或双侧眼球凸出,外观为紫绿色,以婴幼儿 M2、M1、M4 和 M5 时多见。齿龈浸润引起齿龈肿痛出血,以 M5 时多见。肺浸润引起刺激性干咳、气促,以 M1、M2 和 M4、M5 为常见,与外周血高白细胞数相关,肺浸润常在肺间质,位于分级支气管和小血管周围,其X线表现呈弥浸性网状结节样改变,肺纹增生且肺纹线条硬直,合并感染时可呈片状密度增深之阴影。在高白细胞血症时常可导致肺部血管被白细胞瘀滞,临床导致呼吸窘迫综合征,常引起急骤死亡。在新生儿AML和M4、M5还可见白血病性皮肤浸润,表现为无色、暗红色或紫色的白血病性皮损和病灶。AML的中枢神经系统白血病(CNSL)发生率明显比ALL少,前者仅5%~15%而后者高达30%以上,AML中以<2岁的婴儿白血病以及M4、M5和M3型时易发生CNSL。当CNSL时常表现为剧烈头痛、呕吐、抽疭甚至昏迷,严重者引起中枢性呼吸和循环衰竭。当脑脊液检查压力增高,白细胞数>10/mm,可见幼稚细胞,以及生化检查蛋白>450mg/L,其中任何一项或多项异常,而临床缺乏中枢神经系统症状(颅压增高症和脑功能障碍症)时称为亚临床型CNSL,常在预防性鞘内化疗作常规的脑脊液检查时发现,CNSL诊断标准同ALL。AML的睾丸白血病远比ALL少,但多见于M4和M5,睾丸白血病时,单侧或双侧无痛性睾丸增大,变硬呈硬结节状肿块。M5、M4与ALL一样可引起较少见的眼球浸润,浸润部位主要在虹膜睫状体,引起结膜充血、眼压增高和视力进行性减退。

(五)代谢异常

高尿酸血症是急性白血病中最常见的代谢异常,尤其是高白细胞血症以及化疗时大量杀伤白血病细胞时,临床可出现尿痛,少尿,尿流断续,甚至发生肾衰竭。在M4和M5时,常因尿溶菌酶增高导致肾小管损害,钾离子排出增多引起低钾血症,在诱导缓解化疗时,尤其是高白细胞血症又对化疗十分敏感时,常可发生溶瘤综合征,表现为高尿酸血症、高钾血症、高磷血症和低钙血症,严重者少尿,无尿,发生肾衰竭。

四、诊断和鉴别诊断

小儿AML根据临床症状体征和实验室表现诊断并不困难,但外周血三系减低并肝脾淋巴结肿大明显时须与再生障碍性贫血相鉴别。骨髓涂片检查是决定性的客观依据,前者绝大多数骨髓有核细胞增生明显且原幼细胞>30%,后者骨髓有核细胞增生减低或极度减低,无相关系列的原幼细胞增多。但两者巨核细胞均可明显减低或消失。外周血白细胞

增高者须与类白血病相鉴别,类白血病时除了白细胞计数增高外,外周血可有不同程度的幼稚细胞和过渡期细胞比率增高(类似于慢性粒细胞白血病)。鉴别诊断主要依据:①寻找病因,类白血病反应常可由严重感染和溶血等引起,应寻找感染源和溶血的依据;②作NAP检查,类白血病反应时NAP积分增高,而白血病细胞则NAP积分减低甚至消失;③骨髓涂片和活检可助鉴别诊断;④病因治疗抗感染等治疗后类白血病反应可较快消失。

五、治疗

目前儿童AML的治疗还是以化疗为主,随着化疗的不断加强和完善,儿童AML的CR率可达80%~90%。20世纪80年代中期以来,全反式维A酸对APL的分化诱导治疗的CR率可90%左右,为AML的治疗开辟了崭新的途径。20世纪90年代后发现的三氧化二砷通过诱导凋亡(apoptosis)的机制使难治的和复发的APL CR达90%左右,更是为AML的治疗开辟了第三条治疗途径,近10多年来用全反式维A酸联合三氧化二砷治疗初治和复发的APL取得更好的疗效,其CR率可达95%以上。干细胞移植(异基因和自身的)对高危和复发的AML争取提高其长期无病生存乃至治愈提供有效和较可靠的方法,因此,近10余年来AML的治疗在提高CR率的基础上,长期无病生存率也有可喜的提高(可达50%~70%)。然而,目前AML的主要和可实现的治疗方法还是联合化疗,AML的联合化疗分为两个阶段:①诱导缓解治疗;②缓解后治疗。

(一)AML的联合化疗(AML化疗的回顾与进展)

国内在20世纪70~80年代初期,儿童AML的诱导缓解化疗用DA(DNR+Ara-C)2~5(DNR2天,Ara-C5天)或HOAP(HRT,VCR,Ara-C,Pred),而且DNR的剂量用30~40mg/m²,Ara-C的剂量用100mg/m²,其CR率在60%~80%。20世纪70~80年代初期多用DA 3~7,CR率有所提高,我国20世纪90年代诱导方案改用国际"DAE标准方案"或HAD方案(HRT,Ara-C,DNR),CR率在80%~85%,缓解后治疗在1990年前在用诱导治疗方案作巩固治疗后就进入强度不大的维持治疗,5年DFS不超过20%,1990年后采用中剂量Ara-C 1g/m², q12h×4 天,20 世纪 90 年代中期改用 2g/m²(只能属于中剂量 Ara-C),q12h×6 次并以 DNR 或 VP-16 予以联合,共用 5～6 个疗程,其 5 年 EFS 提高到 40%～45%,与当今国际先进水平还有一定差距,其关键问题还是治疗策略和治疗强度的差异。国内的诱导治疗,Ara-C 剂量 100～200mg/(m²·d)×7 天,DNR 30～40mg/(m²·d)×3 天,VP-16 100mg/(m²·d)×3 天,与国际上著名的治疗中心的治疗强度还有较大差距,他们 DNR 的剂量是 50mg/(m²·d)×3～4 天,VP-16 的剂量是 100～150mg/(m²·d)×4～5 天,Ara-C 200mg/(m²·d)×7～10 天(英国 MRC,Ara-C 用 10 天),甚至用大剂量 Ara-C(HDAra-C) 3g/(m²·12h)×6 次,联合 DNR 50mg/(m²·d)×3 天或 Mitx(米托蒽醌)10～12mg/(m²·d)×3 天作诱导治疗,St. Jude 儿童研究医院的 CR 率可达 92%～95%,缓解后治疗也多用 HDAra-C 3g/(m²·12h)×6 次,联合 DNR 50mg/(m²·d)×3 天或 Mitx(米托蒽醌)10～12mg/(m²·d)×3 天至少 3 个疗程,其 5 年 EFS 可达 60% 以上。

(二) 国内 AML 化疗现状

现阐述国内以上海儿童医学中心的 SCMC-AML-2009 方案为代表的 AML 化疗方案:

上海儿童医学中心自 2009 年起执行 SCMC-AML-2009 方案

SCMC 中危 AML-2009 方案(2009. 2. 1)

1. 适应证

(1) 年龄<18 岁的未治中危 AML。

(2) 无严重脏器功能不全。

(3) 无先天性免疫缺陷病、器官移植史、第二肿瘤。

(4) 不符合以上适应证者可借用本方案,但不列入统计范围。

2. 治疗前检查

(1) 全血象、外周血肿瘤细胞计数。

(2) 正侧位胸片、腹部 B 超,选择性其他影像学检查。

(3) 肝、肾功能(尿酸)、EEG、EKG、血清铁蛋白、血清 LDH、电解质、CMV、EBV、肝炎三对半、出凝血全套(DIC)检查。

3. 特殊检查

(1) 骨髓涂片(包括 PAS、POX、NSE、MPO)。

(2) 免疫分型(流式细胞仪)。

(3) 染色体核型分析。

(4) 特殊相关基因检测:AML-ETO,PML-RARa,WT1,FLT3。

4. 研究性检查

(1) 治疗早期反应评估:

1) 治疗第 9 天外周血、骨髓肿瘤细胞量变化(骨髓早、幼粒细胞是否<15%)。

2) 治疗第 28 天骨髓早期细胞比例。

3) 治疗第 28 天 MRD 水平(FCM 或融合基因)。

(2) 分子生物学特征对预后影响。

5. 临床危险型分组标准

(1) 高危组(有 HLA 配型准备异基因造血干细胞移植指征),具备以下任何一条:

1) MDS 转化的 AML。

2) 复杂核型和第二肿瘤。

3) 诱导治疗 1 个疗程(D22～28)骨髓幼稚细胞>15%。

4) 2 个疗程后 2 次 MRD>1%。

(2) 中危组:不具备以上任何一条。

(3) 低危组:M3(APL)或伴有 21-三体综合征(非本方案适应证)。

SCMC-中危 AML-2009 方案见图 5-1-4。

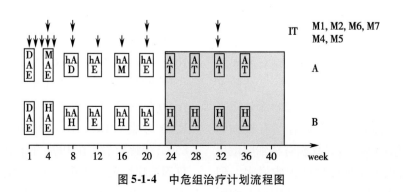

图 5-1-4　中危组治疗计划流程图

A 组化疗方案流程及用药安排

日期结果	方案名	药物	剂量	给药时间（第 X 天）	
DAE 诱导第 9 天外周血 及骨髓幼稚细胞		柔红霉素 阿糖胞苷 依托泊苷 I/T	$40mg/m^2/iv$ $100mg/m^2/q12h$ $100mg/m^2/2h$	d 1 ~ 3 d 1 ~ 7,10 ~ 12 d 5 ~ 7,10 ~ 11 仅 M4、M5，第 8、15、22	D9 骨髓原 幼粒≥15%
化疗前骨髓+MRD MAE		米托蒽醌 阿糖胞苷 依托泊苷 I/T	$10mg/m^2/iv$ $100mg/m^2/q12h$ $100mg/m^2/2h$	d 1 ~ 3 d 1 ~ 7 d 5 ~ 7 1,M4、M5 另加第 8 天	
化疗前骨髓+MRD hAD		阿糖胞苷 柔红霉素 I/T	$3000mg/m^2/2h/q12h$ $40mg/m^2/2h$	d 1 ~ 3 d 1 ~ 2 1	
hAE		阿糖胞苷 依托泊苷 I/T	$3000mg/m^2/2h/q12h$ $100mg/m^2/2h$	d 1 ~ 3 d 1 ~ 2 1（仅 M4、M5）	
化疗前骨髓+MRD hAM		阿糖胞苷 米托蒽醌 I/T	$3000mg/m^2/2h/q12h$ $10mg/m^2/2h$	d 1 ~ 3 d 1 ~ 2 1（仅 M4、M5）	
hAE		阿糖胞苷 依托泊苷 I/T	$3000mg/m^2/2h/q12h$ $100mg/m^2/2h$	d 1 ~ 3 d 1 ~ 2 1	
化疗前骨髓+MRD AT		6-TG 阿糖胞苷	$75mg/m^2/qn$ $75mg/m^2/q12h$	d 1 ~ 9 d 1 ~ 7	
AT		6-TG 阿糖胞苷	$75mg/m^2/qn$ $75mg/m^2/q12h$	d 1 ~ 9 d 1 ~ 7	
化疗前骨髓+MRD AT		6-TG 阿糖胞苷 I/T	$75mg/m^2/qn$ $75mg/m^2/q12h$	d 1 ~ 9 d 1 ~ 7 1	
AT 化疗前骨髓+MRD		6-TG 阿糖胞苷	$75mg/m^2/qn$ $75mg/m^2/q12h$	d 1 ~ 9 d 1 ~ 7	
I/T		甲氨蝶呤 阿糖胞苷 地塞米松	<12 个月 6mg,12 ~ 36 个月 9mg, >36 个月 12.5mg <12 个月 15mg, 12 ~ 36 个月 25mg,>36 个月 35mg <12 个月 2.5mg, 12 ~ 36 个月 2.5mg,>36 个月 5mg		

B 组化疗方案流程及用药安排

日期结果	方案名	药物	剂量	给药时间(第 X 天)
	DAE 诱导第 9 天外周血 及骨髓幼稚细胞	柔红霉素 阿糖胞苷 依托泊苷 I/T	$40mg/m^2/iv$ $100mg/m^2/q12h$ $100mg/m^2/2h$	d 1~3 d 1~7,10~12　　D9 骨髓原 d 5~7,10~11　　幼粒≥15% 8、15、22(仅 M4、M5)
	化疗前骨髓+MRD HAE	高三尖杉 阿糖胞苷 依托泊苷 I/T	$3mg/m^2/iv$ $100mg/m^2/q12h$ $100mg/m^2/2h$	d 1~9 d 1~7 d 5~7 1,M4、M5 另加第 8 天
	化疗前骨髓+MRD hAH	阿糖胞苷 高三尖杉 I/T	$3000mg/m^2/2h/q12h$ $3mg/m^2$	d 1~3 d 1~5 1
	hAE	阿糖胞苷 VP-16 I/T	$3000mg/m^2/2h/q12h$ $100mg/m^2$	d 1~3 d 1~2 1(仅 M4,M5)
	化疗前骨髓+MRD hAH	阿糖胞苷 高三尖杉 I/T	$3000mg/m^2/2h/q12h$ $3mg/m^2$	d 1~3 d 1~5 1(仅 M4、M5)
	hAE	阿糖胞苷 VP-16 I/T	$3000mg/m^2/2h/q12h$ $100mg/m^2$	d 1~3 d 1~2 1
	化疗前骨髓+MRD HA	高三尖杉 阿糖胞苷	$3mg/m^2/d$ $75mg/m^2/q12h$	d 1~9 d 1~7
	HA	高三尖杉 阿糖胞苷	$3mg/m^2/d$ $75mg/m^2/q12h$	d 1~9 d 1~7
	化疗前骨髓+MRD HA	高三尖杉 阿糖胞苷 I/T	$3mg/m^2/d$ $75mg/m^2/q12h$	d 1~9 d 1~7 1
	HA 骨髓全套	高三尖杉 阿糖胞苷	$3mg/m^2/d$ $75mg/m^2/q12h$	d 1~9 d 1~7
	鞘注	甲氨蝶呤 阿糖胞苷 地塞米松	<12 个月 6mg,12~36 个月 9mg,>36 个月 12.5mg <12 个月 15mg,12~36 个月 25mg,>36 个月 35mg <12 个月 2.5mg,12~36 个月 2.5mg,>36 个月 5mg	

注:
1. 无感染等特殊情况时第 22~29 天无论骨髓是否抑制应进行第二疗程。
2. 继续治疗时 WBC 需达 2500 以上或 ANC1200 以上,同时 BPC 在 10 万以上(特殊情况如 MDS 转化等例外)。
3. 2 个疗程未获缓解或复发制订个体性治疗方案

SCMC 中危 AML-2009 方案:

2009 年~2014 年 12 月上海儿童医学中心收治的初发 AML(除外 APL)采用 SCMC(中危)AML-2009 方案,随访至 2015 年 12 月,中位随访时间 24 个月。采用国际的儿童肿瘤网络数据库(POND)系统登记统计在 2009 年 5 月 1 日~2014 年 12 月 31 日,共计 206 例,其中 196 例符合条件者入组,男性 120 例,女性 79 例(1.65 : 1),中位年龄 5.5 岁(0.5~15.58 岁)。复发 54 例,难治性 AML6 例,其中 24 例行造血干细胞移植(13 例为 n 疗程缓解或大年龄 M4/M5 在 CR 状态下 BMT）。A 组 96 例，B 组 100 例，一疗程获 CR 者 160 例（80.4%）A、B 方案比较（剔除 3 例一疗程后即死亡或失访未入第二疗程患儿）：共 196 例，196 例总的 5 年 EFS 是 58.3%±3.7%（图 5-1-5a），5 年总生存率（OS）是 80.7%±3.6%，A 组 96 例，B 组 100 例，其 5

年 EFS 分别为 61.5%±5.2% 和 55.6%±5.4%，$P=0.446$，两组差别无统计学意义（图 5-1-5b）。该方案比 XH-AML-99 方案的疗效明显优越。A 组复发 25 例，无复发 71 例；B 组复发 29 例，无复发 71 例，$P=0.749$，差异无统计学意义。

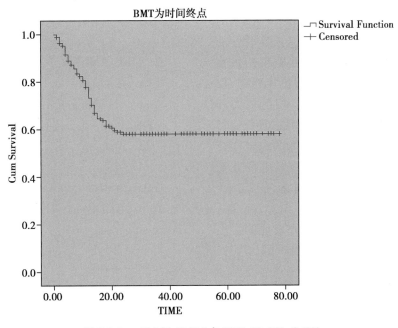

图 5-1-5a　196 例 AML5 年 EFS：58.3%±3.7%

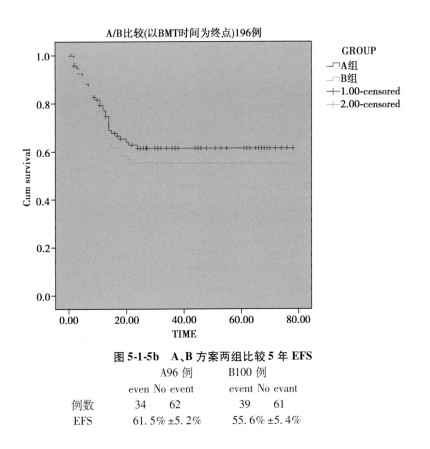

图 5-1-5b　A、B 方案两组比较 5 年 EFS

	A96 例		B100 例	
	even	No event	event	No evant
例数	34	62	39	61
EFS	61.5%±5.2%		55.6%±5.4%	

（三）急性早幼粒白血病的治疗

儿童急性早幼粒细胞白血病的治疗在我国落后于成人的治疗，目前多数中心还是采用全反式维A酸（ATRA）、亚砷酸与化疗联合的治疗，如下列出的SCMC-APL-2010方案，上海儿童医学中心自2010年起开始SCMC-APL-2010方案治疗儿童APL，长期EFS 86.9%，明显好于以前的ATRA+化疗的72.7%，但不及成人的疗效（92%），该方案中化疗的细胞毒药物的比例太高，治疗药物毒性太强，应借鉴成人应用的方案，低危的APL可不用化疗药物，仅用ATRA和亚砷酸，只有高危的APL用蒽环类和Ara-C等化疗药物加强联合治疗，目前我国还没有形成儿童APL治疗协作组，故尚无有共识的协作方案。该处罗列的SCMC APL-2010方案是上海儿童医学中心2010~2015所执行的治疗方案，在其执行的后阶段在维持治疗期化疗部分去除Ara-C+6-TG，从而减弱了细胞毒毒性，降低了化疗并发症的发生率。欧洲的协作组多用ATRA加Idarubicin。

APL的诊治详见第五篇第二章"儿童急性早幼粒细胞白血病"。

（四）主要国际儿童 AML 治疗中心的化疗方案

下面列举以MRC的AML10和AML12及St. Jude的AML2002为代表的主要国际儿童AML治疗中心的治疗方案及其疗效（表5-1-4~5-1-12，图5-1-5~5-1-8）。可以概括了解近10多年来儿童AML化疗的策略及其方案。

1988~2002年，英国医学研究委员会（MRC）共收治了758名急性髓细胞白血病患儿，并将他们分为（MRC）AML10和AML12两个试验组。

1. MRC AML 10

（1）诱导阶段：

Course 1：随机分配：DAT vs ADE。

DAT 3+10+10：DNR 50mg/m²，iv，d1、d3、d5；Ara-C 100mg/m²，q12h，iv，d1~d10；6-TG 75mg/m²，q12h，口服，d1~d10。

ADE 10+3+5：Ara-C 100mg/m²，q12h，iv，d1~d10；DNR 50mg/m²，iv，d1、d3、d5；etoposide 100mg/m²，iv，d1~d5。

Course 2：DAT 3+8+8 vs ADE 3+8+5：两组中的Ara-C都减少到8天，而DAT中的6-TG减少到8天。

（2）巩固阶段：

Course 3：MACE：amsacrine 100mg/m²，d1~d5；Ara-C 200mg/m²持续输注d1~d5；etoposide 100mg/

（m²·d），iv，d1~d5。

Course 4：MIDAC：mitoxantrone 10mg/（m²·d），iv，d1~d5；Ara-C 1g/m²，q12h，iv，d1~d3。

根据年龄调整剂量的鞘内三联化疗：methotrexate、Ara-C 和 hydrocortisone（×4次）。

具有同胞供者的病人进行allo-BMT，不具有同胞供者的病人随机分配到A-BMT和不再进行治疗两组。

2. MRC AML 12

（1）诱导阶段：

Course 1：随机分配：ADE vs MAE。

ADE 10+3+5：Ara-C 100mg/m²，q12h，iv，d1~d10；DNR 50mg/m²，iv，d1、d3、d5；etoposide 100mg/m²，iv，d1~d5。

MAE 3+10+5：mitoxantrone 12mg/m²，iv，d1、d3、d5；Ara-C 100mg/m²，q12h，iv，d1~d10；etoposide 100mg/m²，iv，d1~d5。

Course 2：ADE 3+8+5 vs MAE 3+8+5：两组中的Ara-C均减少到8天。

（2）巩固阶段：

Course 3：MACE：amsacrine 100mg/m²，d1~d5；Ara-C 200mg/m²，持续输注，d1~d5；etoposide 100mg/m²，d1~d5。

低危组病人随机分配：MidAC vs CLASP-MidAC。

中危和高危组无同胞供者的病人随机分配：MidAC vs CLASP-MidAC。

中危和高危组有同胞供者的病人进行allo-BMT并随机分配：allo-BMT vs

3. MRC AML 10 和 12 试验的结论：

（1）MRC AML10 的结论：

93%（282/303）的患儿获得缓解，3%的患儿对疾病耐药，4%诱导死亡，其5年和10年的OS、EFS和DFS分别是58%、49%、53%和56%、48%、51%。

总共有286名患儿被随机分配到DAT vs ADE，比较了依托泊苷和硫鸟嘌呤，在CR率上两者无显著差异（DAT 90% vs ADE 93% OR=1.58CI=0.68~3.51，P=0.3），两者在诱导死亡数，获得CR所需的化疗疗程数，抵抗疾病分别是DAT 4% vs ADE 3%，P=0.7。其10年的OS、DFS、EFS相近似（DAT 57% vs ADE 51%，HR=0.83，CI=0.59~1.17，P=0.3；DAT 53% vs ADE 48%，HR=0.83，CI=0.59~1.17，P=0.3；DAT 48% vs ADE 45%，HR=0.89，CI=0.65~1.23，P=0.5）。并没有证据显示

M4 和 M5 的患儿用 ADE 方案优于 DAT 方案。在这个亚小组中,DAT 的 CR 率是 83%(35/42),ADE 的 CR 是 94%(32/34)(P=0.2),7 年的存活率分别是 52% 和 55%(P=0.9)。

MRC AML10 将病人进行危险程度分级,分为低危(32%)、中危(49%)和高危(19%),危险程度分级的依据是:细胞遗传学和对第一次化疗的反应。CR 后 10 年的 OS 在低危、中危和高危组分别是 77%、58% 和 30%(P<0.0001),而 10 年的 DFS 分别是 60%、52% 和 25%(P<0.0001),复发率 RR 在低危、中危和高危组分别是 35%、43% 和 72%(P<0.0001)。其不同危险因素的治疗结果见表 5-1-4。

表 5-1-4　MRC AML10 方案不同危险因素的治疗结果

Presenting features 表现特征	5 年总生存率	病例数
s 细胞遗传学		
良好的	84	76
t(8;21)	38	76
t(15;17)	31	77
inv(160)	15	73
细胞遗传学		
中等的	164	52
Cytogenetics		
不利的	20	40
FAB 分型		
M0	4	50
M1	52	48
M2	65	108
M3	27	82
M4	49	43
M5	41	61
M6	5	40
M7	14	64
Status after course 1		
Complete remission	67	186
Partial remission	51	65
Resistant disease	47	23
Age(years)		
0～1	59	63
2～9	57	136
10～14	108	56
Risk group		
Good	85	79
Standard	60	127
Poor	49	25

NB:data on status after course after 1 and risk group is survival from start of course 2

(2) MRC AML12 的结论:

MRC AML12 的研究在 2002 年 5 月就结束了,所以其结果仍不成熟。总共有 92%(420/455)的患儿获得缓解,未获得缓解的原因主要是早期死亡(4%)和耐药(4%),估计的 5 年 OS、EFS 和 DFS 分别是 66%、56% 和 61%。MRC AML12 比较了米托蒽醌和 DNA(ADE vs MAE),总共有 251 名患儿被随机分配到 ADE 和 MAE 组,CR 率(ADE 92% vs MAE 90%,P=0.3),疾病耐药(4% vs 4%),两组的比率相近似。诱导阶段的死亡率 MAE 比 ADE 组略高(MAE 6% vs ADE 3%)。然而,MAE 的 DFS 和 RR 都明显优于 ADE(ADE 59% MAE 68%,P=0.04;ADE 37% MAE 29%,P=0.06)。5 年 OS 却没有显著差异(ADE 64% MAE 70%,P=0.1)。

对于好的、中间的及不好的染色体异常,其生存率分别是 76%、52% 和 40%;复发率分别是 34%、44% 和 61%(P=0.0007 和 0.006)。

低危组病人的定义:染色体 t(8,21),inv(16),t(15,17),或 FAB 分型是 M3 的,course1 治疗后骨髓无幼稚细胞或其他遗传学异常;中危组的定义:既没有好的也没有不好的遗传学异常,或是 M3 的,但在 course1 治疗后骨髓中白血病细胞不超过 15% 的;高危的定义:在 course1 治疗后骨髓中白血病细胞大于 15% 的,或者有不好的染色体核型-5,-7del(5q)abn(3q),有复杂的染色体核型。

对于中枢神经系统白血病,MRC AML10 采用了四次三联鞘注,MRC AML12 采用了三次三联鞘注(Ara-C,MTX,氢化可的松,剂量根据年龄调整)。MRC 的意见包括了大剂量的 Ara-C,能承担额外的中枢神经系统保护作用。

MRC AML10 和 AML12 的 5 年生存率见图 5-1-6、图 5-1-7。

关于 St. Jude 儿童研究医院 AML-2002 方案:St. Jude 儿童研究医院 AML-2002 方案,根据治疗过程中 MRD 作个体化治疗(图 5-1-8、图 5-1-9),其 5 年 EFS 高达 62%±6.4%,5 年 OS 达 66.5%±6.0%。

有关 MRC AML10 中 DAT 与 DAE 诱导治疗效应比较、M4 和 M5 用 DAE 和 DAT 疗效比较、MRC AML12 比较 DNR 与 Mitx 的疗效与毒性、MRCAML10 与 AML12 的 4 个疗程与 5 个疗程疗效比较、MRC AML12 不同危险程度定义及疗效、MRC AML12 婴儿 AML 的预后及治疗结果以及 MRC AML10 的 61/286 例 Allo-BMT 与无供体(化疗)疗效比较,见表 5-1-5～表 5-1-12。

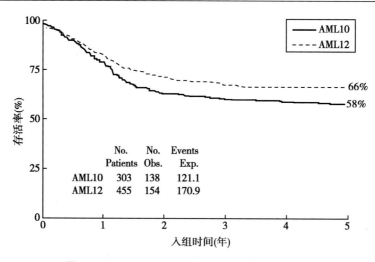

图 5-1-6 MRC AML10 和 AML12 的 5 年生存率

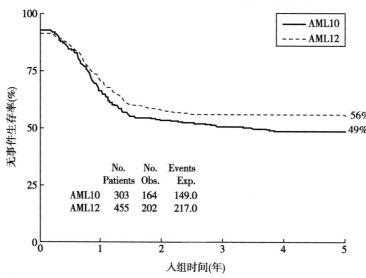

图 5-1-7 MRC AML10 和 AML12 的 5 年 EFS

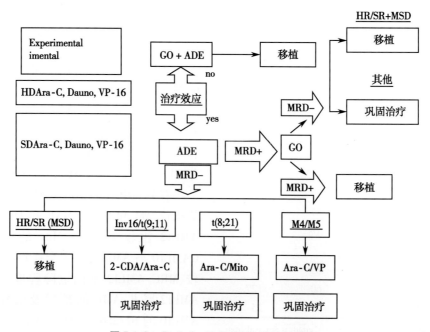

图 5-1-8 St. Jude AML-2002 治疗流程图

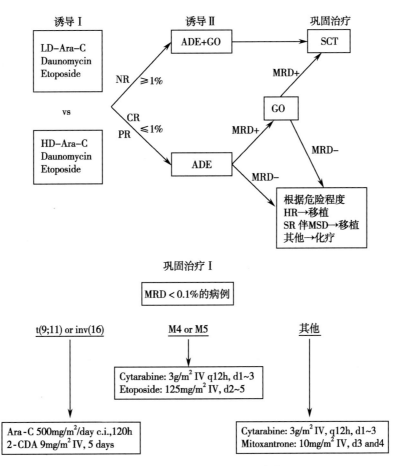

图 5-1-9 St. Jude AML-2002 方案

表 5-1-5 MRC AML10 DAT 与 DAE 诱导治疗效应比较

方案	CR 率（%）	诱导死亡（%）	抗药率	P 值
DAT	90	4	3	≥0.3
DAE	93	4	4	

表 5-1-6 MRCAML10 与 AML12 疗效比率

方案	CR 率	5 年 OS	5 年 DFS	5 年 EFS	P 值
MRC10	90	58	53	49	0.3
MRC12	93	66	61	56	

表 5-1-7 MRC AML10 M4 和 M5 用 DAE 和 DAT 疗效比较

方案	CR 率	P	7 年 OS	P
DAT	83	0.2	52	0.9
DAE	94		55	

表 5-1-8 MRC AML12 比较 DNR 与 Mitx 的疗效与毒性

方案	CR 率	无效率	诱导时死亡	5 年 DFS	5 年 RR	OS
DAE	92	4	3	59	59	64
MAE	90	4	6	68	68	70

注:251 例随机作 DAE 或 MAE

表 5-1-9 MRCAML10 与 AML12 的 4 个疗程与 5 个疗程疗效比较

疗程数	5 年 OS	5 年 DFS	5 年 RR	CR 中死亡
4 疗程	81	65	33	2
5 疗程	78	66	32	1

表 5-1-10 MRC AML12 不同危险程度定义及疗效

	低危	中危	高危
染色体核型	t(15;17)	noLR	del(5q)
	t(8;21)	noHR	-7
	Inv(16)		abn(3q)
早期治疗反应	1 疗程 CR	1 疗程后 BC<15%	1 疗程后 BC>15%
5 年 OS	76%	52%	40%
复发率	34%	44%	61%

表 5-1-11 MRC AML12 婴儿 AML 的预后及治疗结果

11q23 异常		预后佳的核型	5 年 EFS	5 年 DFS	11q23EFS	RR	诱导相关死亡
<1 岁	35%	较高	58%	65%	55%	31%	12%
>1 岁	5% ~10%	较<1 岁低	56%	61%		32%	3%

表 5-1-12 MRC AML10 的-61/286 例 Allo-BMT 与无供体疗效比较

组别	例数	10 年 PR	RDR	10 年 OS	P
Allo-BMT	61	30		68	
			11		>0.5
无供者	225	45		59	

（五）AML 髓外白血病的治疗

随着 AML 持续缓解期的延长，中枢神经系统白血病（CNSL）的发生率也随之增高，但是 AML 总的 CNSL 发生率不及 ALL 高，在 AML 中 M5、M4 的 CNSL 发生率较其他亚型高，因此在 AML 诱导和巩固治疗期间，也应作鞘内化疗（甲氨蝶呤、阿糖胞苷和地塞米松，简称鞘注三联）3～4 次，剂量与方法同小儿 ALL。大多数作者认为，由于头颅放疗有不少远期副作用，故不将头颅放疗作为常规治疗的方法来预防 CNSL 的发生。根据我们的经验，M5、M4 的患儿在维持治疗期间或用 HD-Ara-C 治疗期间应定期（10～12 周一次）作鞘注三联。其他亚型的 AML 不必作长期定期的鞘内化疗。凡 AML 发生 CNSL 时则其治疗方法同 ALL 一样。AML 发生睾丸白血病者也明显比 ALL 患儿少见，尤其作 HD-Ara-C 治疗后，其发生率更为罕见，但一旦发生睾丸白血病，则治疗方法与 ALL 相同。

（六）对症治疗

1. 出血 AML 的出血原因和治疗方法如下：

（1）血小板减少：AML 在发病时，特别在强化疗后骨髓抑制时血小板计数常低下，若血小板<20×10⁹/L 时，即可有较显著的临床出血症状，颅内出血及多脏器出血常可危及生命，可以积极应用输注浓缩的血小板悬液，最好用单采血小板浓缩悬液。

（2）弥散性血管内凝血（DIC）：M3 型（APL）特别易发生 DIC，若诱导治疗用化疗则几乎均会发生 DIC 并加剧其临床出血症状。若发生 DIC，应在补充凝血因子（常用新鲜血浆或新鲜全血）条件下，用小剂量肝素 25～50U/kg 体重，每 6 小时静脉滴注 1 次，同时可用低分子右旋糖酐每天 10～20ml/kg，分 2 次，和双嘧达莫每天 5～10mg/kg 静脉滴注，来予以防治 DIC。

2. 发热和感染 将近半数的 AML 患儿在诊断时有发热症状，多为不规则发热或弛张热型。其中半数病人发热由感染引起。其余患儿则多属肿瘤性发热。若考虑感染性因素的发热应在做血培养后，经验性地应用抗生素，由于大多数感染系由革兰阴性杆菌引起，其次是革兰阳性球菌（金黄色葡萄球菌或表皮葡萄球菌）引起，故常选用第三代头孢菌素如头孢他啶、头孢曲松（菌必治）、福特欣或第四代头孢菌素马斯平与氨基糖苷类抗生素联合应用，必要时可用碳青霉素联合去甲万古霉素/替考拉宁等。若考虑系非感染性因素，则可试用吲哚美辛，每天 0.5～1mg/kg 分三次口服，若是肿瘤热，则大多数可有明显的退热效应。

3. 白细胞瘀滞 当 AML 患儿外周血白细胞计数达 200×10⁹/L 时则可产生该征候，临床表现为白血病细胞堵塞血管的组织器官缺血、缺氧、梗死发生功能障碍,脑梗死、肺梗死常可引起昏迷、惊厥、呼吸困难等累及生命的体征。较好的方法是用血细胞分离器置换血浆以去除过度增多的白细胞,降低白细胞计数。这是短暂的方法,口服羟基脲急速杀灭较多量的白血病细胞是行之有效的方法。

4. 肿瘤溶解综合征 肿瘤溶解综合征(tumor lysis syndrome)是凋亡或被化疗杀死的白血病细胞内成分释放所致,引起高尿酸血症导致肾衰竭,同时引起高钾血症和高磷酸血症,并由此发生低钙血症。该综合征可在化疗前和化疗中应用碱化尿液(5%碳酸氢钠每天 5 ~ 8ml/kg)水化(输液量每天 2500 ~ 3000ml/m² 体表面积)以及口服别嘌呤醇(每天 5mg/kg)。化疗中密切注意尿量和水电解质酸碱平衡及血清肌酐浓度。

(七)提高我国 AML 的 CR 率和 5 年 EFS 率的思考

1. 如何选择 AML 诱导治疗的强度

根据我国国情,DAE(3-7-3):DNR、Ara-C 和 VP-16 的剂量分别为 40mg/(m²·d)、200mg/(m²·d)和 100mg/(m²·d),作为诱导治疗的标准方案还是合适的,上海儿童医学中心根据早期治疗反应,d9

时骨髓象幼稚细胞如果 ≥15%,则 d9 ~ d11 加用 Ara-C 3 天,同时 VP-16 加用 2 天作个体化处理,这时 DAE 就变化为 3-10-5,与英国的 MRC AML12 相似。作为争取第一疗程就获得 CR 的干预措施。

2. 缓解后治疗强度的考虑 对有条件的单位可采用 HD-Ara-C 剂量为 3g/m² q12h×6 次,联合应用 DNR 或 VP-16 或 Mitx,共 4 ~ 5 疗程。也可参考北欧 NOPHO 的 Ara-C 剂量递增的做法,1g/m²、2g/m²、3g/m²共 5 个疗程。可望提高 5 年 EFS。

3. 根据早期治疗反应给予干预 根据早期治疗反应及其 MRD 重新划分危险程度,决定加强强度化疗或作造血干细胞移植治疗,以争取提高高危 AML 的 5 年 EFS。

4. 关于造血干细胞移植在 AML 的应用 AML 作自身干细胞移植无实际意义,与化疗组疗效的差异无统计学意义。

异基因造血干细胞移植在低危和中危 AMLCR1 后做,与化疗组疗效的差异也无统计学意义。只用对高危 AML CR1 后或 AML 复发后再获 CR2 时做异基因造血干细胞移植,可提高其 5 年 EFS(表 5-1-13 和图 5-1-9)。

表 5-1-13 异基因、自体造血干细胞移植和强化疗的 8 年无病生存率比较

	异基因造血干细胞移植	自身造血干细胞移植	强化疗
No. (537)	181	177	179
DFS	55% ±9%	42% ±8%	47% ±8%
Chemo(336)	113	115	108
DFS	66% ±9%	48% ±9%	53% ±10%

摘自:Woods W. allogeneicbone marrow transplantation,autologous bone marrow transplantation,aggressivechemotherapy acutemyeloid leukemia remission Blood,2001,97:56-62

异基因、自体造血干细胞移植和强化疗的复发率比较见图 5-1-10。

(八)AML 的靶向治疗及其新药应用

根据 AML 发病及其白血病细胞增殖、分化和凋

亡异常过程中信息通路分子的关键点,以及白血病细胞表面抗原表达,设计研究分子或抗原作为靶点的靶向治疗新药,单独应用或与化疗联合应用,作为 AML 治疗的新的手段和方法,这些新药见表 5-1-14。

表 5-1-14 AML 临床试验中的靶向治疗新药

分组	制剂	靶标
抗体/免疫交联物	gemtuzumab ozogamicin	CD33
MDR 抑制剂	PSC838,zosuquidar	P-gp
FT 抑制剂	tipifarnib(zarnestra)	核纤层蛋白(Lamin)A,HJJ-2 Rho B,CENP-E 和 CENP-F,核纤层蛋白 A 和 B
FLT3 抑制剂	PKC-412,CEP-701,MLN518,SU11248 索拉非尼	FLT3 ITD

续表

分组	制剂	靶标
组蛋白脱乙酰基酶	valproic acid，SAHA	HDAC
阿糖胞苷抑制剂（HDAC）	缩酚酸肽（depsipeptide）	
血管新生抑制剂	贝伐单抗（bevacizumab）	VEGF
凋亡抑制剂	genasense	BCL-2
去氧腺苷类似物	氯苯酚嗪（clofarabine）	DNA

缩写：MDR，多药耐药；P-gp，P-糖蛋白；FT，法尼酰基转移酶；A，阿糖胞苷；FLT3 1TD，核黄素-5'-单硫酸样酪胺酸激酶-3 内部串联重复序列；SAHA suberoylanilide，异羟氧酸；VEGF，血管内皮生长因子

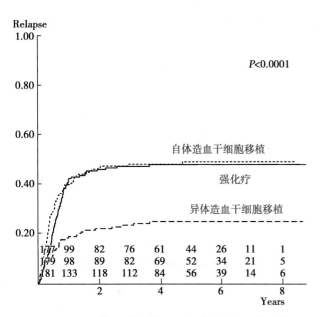

图 5-1-10　异基因、自体造血干细胞移植和强化疗的复发率比较（Woods W. Blood 97：56-62，2001）

1. 吉姆单抗（gemtuzumabozogamicin，GO）吉姆单抗是抗 CD33 抗体的免疫偶联物，以化学方法连接强效的细胞毒药物——刺孢霉素。该药物已通过美国 FDA 认证，应用于初次复发又不适于强烈化疗的老年患者。该药物在日本也已经许可应用，偶有患者发生静脉闭塞性疾病相关综合征（化疗时首先使用此药，发生率约 1%）。最近三项研究表明吉姆单抗和强烈化疗联合使用时可以获得高完全缓解率（在年轻患者约为 85%）。有多个协作组正在进行三期研究，将吉姆单抗作为标准诱导化疗的一部分，应用于新诊断的 AML 患者。西南肿瘤学研究组（SWOG）正在开展一项随机临床研究，将吉姆单抗随机加入常规的阿糖胞苷和柔红霉素化疗方案中。然后再将患者随机分为给予或不给予吉姆单抗进行维持治疗两组。医学研究委员会（MRC）也在进行试验，将吉姆单抗随机加入常规的三药诱导方案中。该试验中患者随机分为接受或不接受吉姆单

抗进行巩固化疗。荷兰比利时血液肿瘤协作组（HOVON）正在对吉姆单抗用于维持治疗的益处进行试验。二期试验中观察治疗效果得以改善，如果能在随机的临床试验中对此加以肯定，将是一个重大治疗进展，30 余年来将首次改变 AML 常规诱导方案。此外，数据显示同时应用的 p-糖蛋白抑制剂可增强吉姆单抗的疗效，该结果为多个新制剂联合应用提供依据。

2. 多药耐药抑制因子　p-糖蛋白是细胞膜蛋白的一种，由 *MDR1* 基因编码，作为流出泵将肿瘤细胞内化疗药物排到胞外。在老年患者以及复发或难治性的 AML 患者，该蛋白表达尤其旺盛，并同多药耐药形成相关。抑制或阻断流出泵是一个有发展前景的治疗策略。体外试验中发现有数个制剂抑制 P-糖蛋白。将环孢霉素 A 同阿糖胞苷和输注用的柔红霉素应用于复发和难治性患者，其他临床实验并未显示出孢霉素 A 和 PSC-833 在抑制耐药的优势。更有效的第二代调节因子如 zosuquidar（原 LY335979）正进一步研究中，使用该药时不需要降低同时应用的其他化疗药物的剂量，而其他多药耐药抑制因子如 PSC-833 则需要减少同时应用的化疗药物的剂量。

3. 法尼酰基转移酶抑制因子　髓性白血病的发展同 *RAS* 基因突变相关。法呢酰基转移酶抑制因子（口服 tipifarnib）通过阻碍 RAS 的法尼基化，同时抑制信号向胞质逆转。然而，除外 RAS，其他法尼基化蛋白如小 GTP 酶蛋白 RhoB、着丝粒蛋白 CENP-E 和 CENP-F 以及核膜结构性核纤层蛋白 A 和 B 也成为法尼酰基转移酶抑制因子作用靶标。法尼酰基转移酶抑制因子对于难治性和新发 AML 患者均有效。该类抑制因子的疗效不受 *RAS* 突变的出现所影响。

4. 组蛋白脱乙酰基酶和蛋白体阻滞剂致白血病融合蛋白导致的胞核共阻遏物复合物的异常募集是 AML 复发的机制之一。染色质重塑及接连发生

的转录沉默累及了翻译后组蛋白修饰,该修饰是通过组蛋白乙酰转移酶对组蛋白进行乙酰化完成的。组蛋白脱乙酰基酶促进上述修饰的反效应致使染色质重塑难以完成。组蛋白脱乙酰基酶抑制因子诱导恶性肿瘤细胞分化,该类抑制因子包括 SAHA(suberoylanilidehydroxamicacid)、丙戊酸、缩酚酸肽以及 MS275A,这些因子可单独使用或联合多种其他制剂共同用于治疗。

5. **血管生成抑制因子**　来自于 AML 患者的骨髓活检同正常骨髓相比发现前者的微血管密度显著增加,说明了 AML 患者骨髓新生血管增多。此外,血管内皮生长因子刺激白血病细胞的生长和增殖,表明升高的内源性血管内皮生长因子表达同 AML 预后不良有联系。因此,血管内皮生长因子受体酪氨酸激酶抑制因子的使用是积极研究中的另一个治疗方向。SU5416 是 VEGF 受体 1 和 2、CKIT、SCF 受体以及 FLT3 磷酸化的小分子抑制物,原始数据表明 SU5416 在 AML 治疗中有效。贝伐单抗是抗 VEGF 单抗,现已安全地应用于 AML 患者的化疗。贝伐单抗的二期研究中,难治性和复发性 AML 患者应用大剂量的阿糖胞苷($2g/m^2$)和米托蒽醌后,在第 8 天给予该药治疗,结果显示完全缓解率为 33%(总反应率为 48%),诱导死亡率为 15%。

6. **FLT3 和其他酪氨酸激酶抑制因子**　突变导致 FLT3 受体酪氨酸激酶构成性激活出现在 30% 的 AML 中,意味着预后不良。此现象使得 FLT3 选择性定向酪氨酸激酶抑制因子的研制,该抑制因子在体外对白血病细胞具有细胞毒性。四个 FLT3 抑制因子:PKC-412(Novartis)、CEP-701(Cepha-Ion)、MLN518(Millennium)和 SUll248(SuGen)目前正在临床试验中。患者在给予有效抑制靶标 FLT3 的剂量治疗时,可以很好耐受。这些抑制因子对复发的伴有活化性突变的 AML 患者有效,然而临床反应一般,因为观察发现患者外周血中和骨髓中原始细胞仅是暂时性的减少。目前临床试验主要集中在对 FLT3 抑制因子索拉非尼联合应用其他化疗时的评估。有初步研究表明酪氨酸激酶抑制因子——imatinib(格列卫)可能对 C-KIT 阳性的 AML 患者治疗有效。

7. **凋亡抑制因子**　凋亡抑制蛋白 BCL2 的过度表达使得肿瘤细胞对凋亡诱导产生抵抗。AML 中 BCL-2 的高水平表达意味预后不良。体外试验应用反义的寡核苷酸后,BCL-2 水平下调,使得 AML 细胞株中白血病细胞对化疗敏感。

8. **脱氧核糖核酸类似物**　氯法齐明是人工合成的制剂,专用来开发其他几种活性的核酸类似物的优势特性,尤其是氟达拉滨和克拉屈滨。以 AML 为主的难治和复发白血病的 II 期试验中,氯法齐明同阿糖胞苷联合应用,目的是为了调整阿糖胞苷三磷酸酶的聚集,总体反应率为 38%,完全缓解率为 22%。以 AML 为主的难治和复发白血病的 II 期试验中,氯法齐明同阿糖胞苷联合应用,目的是为了调整阿糖胞苷三磷酸酶的聚集,总体反应率为 38%,完全缓解率为 22%。另一个药物曲沙他滨是核酸类似物的左旋对应异构体,对脱氧胞苷脱氨酶的降解耐受。在对难治和复发的 AML 患者中,初步研究发现该制剂反应率为 26%。

(九)　AML 的细胞免疫治疗

1. **AML 的抗体治疗**　CD33 单抗和抗肿瘤抗生素 calicheamicin 的偶联物 mylotarg(gemtuzumabozogamicinGo)治疗 AML 已经成功应用于临床(见上述)。

2. **过继免疫治疗 AML**

(1)　NK 细胞治疗 AML。

(2)　细胞因子诱导的杀伤细胞(CIK)治疗 AML。

3. **白血病疫苗治疗**　有白血病多肽或核酸疫苗、WT1 疫苗、BCR-ABL 融合疫苗等。

4. **AML 的细胞治疗**　目前研究主要有树突状细胞(DC)为主,有 AML-DC 细胞治疗的应用。大量报道显示各类 AML 细胞体外均可以诱导分化生成 DC(AML-DC),AML-DC 带有白血病细胞本身固有的大部分白血病抗原,激活初始型 T 细胞功能的抗原呈递细胞(APC),从而激活特异性 T 杀伤细胞,发挥抗白血病治疗的作用。DC-CIK 生物免疫疗法是在体外将单个核细胞诱导分化为树突状细胞(DC),再用经抗原刺激的树突状细胞(DC)诱导 CIK 细胞产生特异性肿瘤杀伤作用的治疗技术,即将树突状细胞(DC)与 CIK 细胞进行共同培养而成的杀伤性细胞群体(DC-CIK)。其实,人的体内本身就拥有一些具有杀伤肿瘤细胞功能的免疫细胞,但肿瘤患者体内本身免疫细胞由于没有符合相关的标准要求,无法有效地抵抗肿瘤细胞的疯狂增长。因此,DC-CIK 生物免疫疗法技术正是通过从患者体内抽取部分免疫细胞,然后在其体外进行培养、诱导、激活等一系列操作,使其抗肿瘤的活性大大提高后,再把这些本来就来源于病人自身并在体外激活了的抗肿瘤细胞回输到病人体内,让这支经过特殊训练的

"特种部队"去杀灭肿瘤细胞。中国人民解放军总医院第一附属医院(原 304 医院)(肿瘤生物治疗中心)临床研究表明,在临床应用中特别是对于手术后肿瘤病人清除残留微小的转移病灶,防止癌细胞的扩散和复发,提高患者的自身免疫力等具有重要作用。现已有 DC-CIK 联合应用治疗 AML 的报告。

(顾龙君)

参 考 文 献

[1] 李娟,顾龙君,薛惠良,等. AML-XH-99 方案治疗儿童急性髓系白血病 82 例疗效分析. 中华血液学杂志,2004,25(6):351-354

[2] N Entz-Werle,S Suciu,J Van der Werff Ten Bosch,et al. Results of 58872 and 58921 Trials in acute myeloblastic leukemia and relative value of chemotherapy vs allogeneicbone marrow transplantation in first complete remission:the EORTC Children Leukemia Group report. Leukemia,2005:2072-2081

[3] BES Gibson,K Wheatley,IM Hann,et al. Treatment strategy and long-term results in pediatric patients treatedin consecutive UK AML trials. Leukemia,2005:2130-2138

[4] So Lie,J Abrahamsson,N Clausen,et al. Long-term results in children with AML:NOPHO-AML Study Group report of three consecutive trials. Leukemia,2005:2090-2100

[5] FO Smith,TA Alonzo,RB Gerbing,et al. Long-term results of children with acute myeloid leukemia:a report of three consecutive phase IIItrials by the Children's Cancer Group:CCG 251,CCG 213,CCG 2891. Leukemia,2005:2054-2062

[6] RC Ribeiro,BI Razzouk,S Pounds,et al. Successive clinical trials for children acute myeloid leukemia at St,Jude Children's Research Hospital from 1980-2000. Leukemia,2005:2125-2129

[7] U Ceutzig,M Zimmermann,J Ritter,et al. Treatment strategies and long-term results in paediatric patients treated in four consecutive AML-BFM trials. Leukemia,2005:2030-2042

[8] Fabiana O,Megan O,Robert BG,et al. NUP98/NSD1 Translocation Further Risk-Stratifies Patients With FLT3/ITD In Acute Myeloid Leukemia:A Report From Children's Oncology Group and SWOG. Blood,2014,122(21):488

[9] Sweetser DA,Chen CS,Blomberg AA,et al. Loss of heterozygosity in childhood de novo acute myelogenous leukemia. Blood,2001,98(4):1188-1194

[10] Kosmider O,Moreau-Gachelin F. From mice to human:the "two-hit model" of leukemogenesis. Cell Cycle,2006,5(6):569-570

[11] AVempati S,Unterhalt M,Feuring-Buske M,et al,AML1-ETO meets JAK2:clinical evidence for the two hit model of leukemogenesis from a myeloproliferative syndrome progressing to acute myeloid leukemia. Leukemia,2007,21(10):2199-2201

[12] Bennett JM,Catovsky D,Daniel MT,et al. Proposal for the classification of the acute leukaemia. French-American-British cooperative group. Br J Haematol,1976,33:451-458

[13] 顾龙君,帖利军,蒋黎敏,等. 儿童急性髓系白血病的免疫学特征与预后的关系. 中国当代儿科杂志,2009,11(4):241-245

[14] La Starza R,Matteucci C,Gorello P,et al. NPM1 deletion is associated with gross chromosomal rearrangements in leukemia. PLoS One,2010,21,5(9):e12855

[15] Sweetser DA,Chen CS,Blomberg AA,et al. Loss of heterozygosity in childhood de novo acute myelogenous leukemia. Blood,2001,98(4):1188-1194

[16] 顾龙君,贴利军,薛惠良,等. 儿童急性髓系白血病预后因素分析. 中华血液学杂志,2006,27(1):10-13

[17] Martin S Tallman. New Strategies for the Treatment of Acute Myeloid Leukemia Including Antibodies and Other Novel Agents. ASH Education Book,2005,2005(1):143-150

[18] Sievers E,Larson R,Stadtmauer E,et al. Efficacy and safety of gemtuzumabozogamicin in patients with CD33-positive acute myeloid leukemia in first relapse. Journal of Clinical Oncology,2001,19:3244-3254

[19] Wadleigh M,Richardson PG,Zahrieh D,et al. Prior gemtuzumabozogamicin exposure significantly increases the risk of veno-occlusive disease in patients who undergo myeloablative allogeneic stem cell transplantation. Blood,2003,102:1578-1582

[20] Kell WJ,Burnett A,Chopra R,et al. A feasibility study of simultaneous administration of gemtuzumabozogamicin with intensive chemotherapy in induction and consolidation in younger patients with acute myeloid leukemia. Blood,2003,102:4277-4283

[21] Cripe L,Tallman M,Karanes C,et al. A phase II trial Zosuquidar (LYSS5979),a modulator of P-glycoprotein (P-gp),plus daunorubicin and high-dose cytarabine in patients with newly-diagnosed secondary acute myeloid leukemia (AML) refractory anemia with excess blasts in transformation (RAEB-t) or relapsed (refractory) AML [abstract]. Blood,2001,98:595a

[22] Karp J,Lancet J,Kaufmann SH,et al. Clinical and biologic activity of the farnesyltransferase inhibitor R115777 in adults with refractory and relapsed acute leukemias:a

phase 1 clinical laboratory correlative trial. Blood, 2001, 97:3361-3369

[23] Lancet J, Gotlib J, Gojo I, et al. Tipifarnib (Zarnestra) in previously untreated poor-risk AML of the elderly: updated results of a multicenter phase 2 trial [abstract]. Blood, 2004, 104:249a

[24] Yu C, Rahmani M, Courad D, et al. The proteosome inhibitor bortezomib interacts synergistically with histone deacetylase inhibitors to induce apoptosis in Bcr/Abl + cells sensitive and resistant to STI571. Blood, 2003, 102: 3765-3774

[25] Karp JE, Gojo I, Pili R, et al. Targeting vascular endothelial growth factor for relapsed and refractory adult acute myelogenous leukemias: therapywith sequential 1-beta-d-arabinofuranosylcytosine, mitoxantrone, and bevacizumab. Clin Cancer Res, 2004. 10:3577-3585

[26] Stone RM, DeAngelo DJ, Klimek V, et al. Patients with acute myeloid leukemia and a deteriorating mutation in FLT3 response to a small molecule FLT3 tyrosine kinase inhibitor, PKC412. Blood, 2005 (E-pub Ahead of Print)

[27] Marcucci G, Byrd J, Dai G, et al. Phase I and pharmacokinetic studies of G3139, a Bcl-2 antisense oligonucleotide, in combination with chemotherapy in refractory or relapsed acute leukemia. Blood, 2003, 101:425-432

[28] Faderl S, Gandhi V, O'Brien S, et al. Results of a phase 1-2 study of clofarabine in combination with cytarabine (ara-C) in relapsed and refractory acute leukemias. Blood, 2005, 105:940-947

[29] Kantarjian H, Gandhi V, Cortes J, et al. Phase 2 clinical and pharmacologic study of clofarabine in patients with refractory or relapsed acute leukemia. Blood, 2003, 102: 2379-2386

[30] Nabil Ahmed, Helen E, Heslop Crystal L. Mack all T-cell-based therapies for malignancy and infection in childhood. Pediatric clinics of North America, 2010, 57(1):83-96

[31] Cliona M, Rooney. Can Treg elimination enhance NK cell therapy for AML? Blood, 2014:3848-3849

[32] Zhou Dongfeng, Cai Hehua, Pan Feng, et al. Efficacy of auto-DC-CIK adoptive immunotherapy in childhood acute leukemia. Acta Medicinae Universitatis Scientiae et Technologiae Huazhon, 2011, 40:733-736

[33] U Keilholz, A Letsch, A Asemissen, et al. Clinical and immune responses of WT1-peptide vaccination in patients with acute myeloid leukemia. J Clin Oncol (Meeting Abstracts), 2006, 24, no. 18_suppl2511

[34] K, Rezvani. Peptide vaccine therapy for leukemia. International Journal of Hematology, 2011, 93(3):274-280

[35] Song QL, Xia RX. DC-CIK 方案治疗 41 例急性白血病清除微小残留病变的疗效. Chinese Journal of Practical Medicine, 2014:32-34

第二章 儿童急性早幼粒细胞白血病

急性早幼粒细胞白血病（acute promyelocytic leukemia，APL），是有着特有细胞遗传学、形态学特点以及突出的出凝血异常等临床特点的特殊类型白血病。APL 约占成人急性髓系细胞白血病的 10% ~ 15%，占儿童急性髓系细胞白血病的 4% ~ 8%。APL 过去是白血病中最凶险、最易致死的亚型之一。但在全反式维 A 酸（all-trans retinoid acid，ATRA）和三氧化二砷（ATO）的治疗作用相继被中国医学科学家发现并迅速推广以后，APL 已经成为预后相对较好的急性白血病类型。在这发展历程中，以王振义、陈竺、陈赛娟院士为首的上海血液学研究作出了最为关键的贡献。

一、APL 的病理生理

（一）ATRA 及其受体

ATRA 受体的发现得益于全反式 ATRA 治疗 APL 的成功。它的配体 ATRA 是维生素 A 的氧化产物。ATRA 有好几种异构体，最常见的是全反式 AT-RA。维 A 酸受体至少有 3 种维 A 酸受体 α（RARA）、维 A 酸受体 β（RARB）和维 A 酸受体 γ（RARG）。首先被克隆和描述的是 RARA，它是全反式 ATRA 的受体，基因定位于染色体 17 长臂。维 A 酸受体是核受体家族的成员，直接调节靶基因的转录。通过核受体和叫做激素反应元件（HRE）的 DNA 序列的特异结合激活或抑制基因表达。核受体一般由四个部分组成：不依赖配体的激活功能域（AF-1）、DNA 结合机构域、配体结合机构域（LBD）以及配体依赖活化功能域（AF-2）。后者在受体结合配体后启动对靶基因的转录。

大部分 ATRA 的功能是通过维 A 酸受体介导的。结合 DNA 时 RARA 总是和维 A 酸 X 受体 α（RXRA）结合在一起。RARA/RXRA 异二聚体可以识别维 A 酸反应元件（RARE）。RARE 可以在绝大多数 ATRA 反应基因的启动子区中找到。在没有激动剂，即不结合 ATRA 时，RARA 通过招募 ANRT 和 NCOR 等共抑制因子以及表观遗传学调节蛋白抑制靶基因的转录。后者可以染色质保持在无活性的状态。ATRA 结合 RARA 的 LBD，引起受体分子的构象改变，使得共抑制因子解离并招募共激活因子，从而打开染色质吸引转录机制启动对靶基因的转录。与此同时，激活泛素-蛋白酶体通路降解 RARA。RARA 被激活的过程是严格调控的，其中最直接的调控是负反馈自身调节作用：RARA 基因本身的启动子区就存在 RARE，RARA 被激活后，RARA 本身的转录水平也被提高，从而竞争性抑制和 ATRA 结合的 RARA。此外，ATRA 的功能和稳定性也可通过受体蛋白的修饰加以调节，比如丝氨酸、苏氨酸的磷酸化以及 SUMO 化。除了受体介导的转录调控，ATRA 在不同的细胞类型和生理状态下可以直接在胞质内激活 MAPK、PI3K-AKT。这种调节功能比通过转录调控发生的生物功能更加迅速。

ATRA 在细胞层面主要是通过调节靶基因的表达发挥作用，这种调节作用和 ATRA 的剂量有关。ATRA 的靶基因涉及 Hox 基因家族、FGF 信号通路、WNT 信号通路、Hedgehog 信号通路和 TGFβ 信号通路。在造血系统发育早期，ATRA 可以通过暂时性关闭 WNT 信号来调控生血内皮细胞产生造血干细胞。在后期则和血细胞的分化有关，造血干细胞为了维持期自我更新能力必须包围在基质细胞组成的微环境中。不同的维 A 酸受体在功能上有一定程度的重叠，所以敲除单一维 A 酸受体导致的发育异常很少。RARA 敲除后可以看到髓系造血的轻度异常。在 RARA 不结合配体时，髓系分化会延迟。RARG 缺失可以造成造血干细胞的明显减少。可见 RARG 和造血干细胞自我更新有关。RARB 的功能至今仍不清楚。

（二）PML-RARA 融合蛋白

约 98% APL 患者中可以发现 *PML-RARα* 融合基因：5'端的早幼粒细胞白血病基因（*PML*）和 3'端的 *RARA* 基因发生重排。通过细胞遗传学检查可以发现 t（15；17）易位。还有一些是 RARA 和其他基因融合，如 *PLZF* 基因。我们最近在对 *PML-RARα* 融合基因阴性但形态学上却又典型 APL 表现的病例进行 RNA 测序发现一例 RARG 重排。由于在绝大多数 APL 中都可以发现 *PML-RARα* 融合基因，所以可以肯定它就是 APL 发病的驱动基因。最近通过全基因测序也验证了这种假设：APL 标本中平均只有 3 个基因突变发生在编码区。唯一的重现突变是 FLT3 的活化性突变。通过转基因技术把 *PML-RARA* 融合基因转入小鼠中，并使其能在髓系细胞中特异表达，结果可以发生和人类 APL 非常相似的造血系统改变。而当它和 FLT3-ITD 共同表达时，白血病的发生率更高，潜伏期更短。这也和临床上看到的相似，伴有 FLT3-ITD 的 APL 往往进展迅速，表现为外周血白血病细胞计数高亢。

PML-RARA 保留了所有 RARA 的功能结构域。所以它可以识别和野生型 RARA 同样的 DNA 序列，并且调控相应的靶基因。因为，RARA 的显性负突变体做基因转到小鼠造血干细胞中后，可以发生和 *PML-RARα* 融合基因相似的诱导分化阻滞、增殖增加。可见 PML-RARA 融合蛋白也有类似的显性负作用并通过抑制靶基因的表达而导致 APL 发生。PML-RARA 融合蛋白对靶基因的组成性抑制作用和 PML 介导的同源二聚体形成有关。PML-RARA 可以牢牢地结合 AMRT、NCOR 等共抑制因子以及 HDAC、DNMT 等表观遗传学调节蛋白。此外，PML-RARA 和野生型 RARA 一样可以和 RXRA 形成异二聚体。这样加上 PML-RARA 自身形成的同二聚体，在 APL 细胞中 PML-RARA 可以识别的 DNA 序列可以远超过野生 RARA/RXRA 二聚体在生理条件下所识别的 RARE，而且往往结合的亲和力也比野生型的二聚体高。所以，PML-RARA 还可以控制较野生 RARA 更多的靶基因，参与额外的信号通路的调控。

PML 是一种核蛋白，从 N 端到羧基端包括脯氨酸丰富区、核小体定位所需的胱氨酸丰富区、形成同/异二聚体所需的螺旋环结构、核定位信号 NLS 以及丝氨酸、脯氨酸丰富区。PML 可以调节多种细胞功能，包括增殖、凋亡、衰老以及自我更新。这些功能一部分和核小体的形成有关。核小体是 PML 通过卷曲折叠在细胞核内相互聚集形成的一种球状结构。核小体的组装和一些应激反应有关，比如 DNA 损伤、病毒感染以及氧化应激。通过核小体结构可以将参与共同生物学功能的分子聚集在一起，行使蛋白质的翻译后修饰、降解等功能，使得许多信号通路能够得到精细调节。比如 P53 以及 P53 的修饰酶 CBP、HDM2、HIPK2 和 HAUSP 就定位在核小体，这样一旦受到相应刺激有利于迅速激活 P53。通过免疫荧光可以看到核小体在核中呈斑点状，数目 15~20 个。PML-RARA 的形成可以使 PML 定位异常，形成上百个细小颗粒分布在核及胞质中，使核小体结构破坏。从而使 PML 正常的抑制增殖和促凋亡功能发生障碍导致细胞增殖，凋亡减少。

（三）ATRA 的治疗作用

PML-RARA 和野生型 RARA 一样可以和 ATRA 相结合并发生构型改变，释放共抑制因子，募集共激活因子，启动靶基因表达。但是这一作用并不能被生理浓度的维 A 酸启动。必须给予更高的剂量才能解除 PML-RARA 对靶基因的抑制作用，驱动 APL 细胞分化并在临床上看到疾病的缓解。转录抑制的解除、细胞的分化以及临床的缓解相继出现提示三者存在直接的因果关系。但是，尽管几乎所有病例可以看到单用 ATRA 后总是能使 APL 细胞发生分化，却很少有病例可以持续缓解。而是将 ATRA 用脂质体包裹后给药使其维持较高的胞内浓度就可以使得相当一部分病人最终治愈。这一发现提示 ATRA 引起转录抑制的解除、细胞的分化以及临床的缓解这三种结果以外肯定还触发了其他反应。

研究发现，要解除转录抑制，小剂量 ATRA 就可以奏效，而持续高浓度的 ATRA 还可以触发 PML-RARA 的降解。PML-RARA 的降解作用需要配体依赖活化结构域 AF-2。由于 PML-RARA 和 ATRA 以及蛋白酶体亚基 SUG1 的亲和力较低，且 ATRA 通过负反馈机制触发的 RARA 表达增加，竞争性抑制了酶解作用。另外还有文献报道，研究者用另外一种 ATRA 衍生物阿维 A 酯治疗 APL 小鼠模型，发现虽然它可以和 ATRA 一样解除转录抑制，但不能触发 PML-RARA 降解，结果虽然阿维 A 酯可以使 APL 细胞完全分化，但不能影响 APL 的克隆形成能力，最终不能清除白血病克隆。从这些实验看,RA 对 APL 的治疗作用除了转录调控作用,对 PML-RARA 的降解作用是最终治愈白血病的重要机制。

ATRA 能通过干扰素反应明显上调 PML 的表达,在 PML-RARA 降解后迅速触发核小体的重新形成。敲除小鼠的 pml 基因并不能完全阻止 ATRA 诱导的 APL 细胞分化,但 ATRA 对 APL 细胞自我更新能力的影响以及 ATRA 治疗带来的生存优势等治疗效应却被完全阻止了。这些作用应该和 P53 的稳定性以及经典 P53 通路的活化有关。

(四)砷剂的治疗作用

PML-RARA 是 APL 的驱动基因,不但导致造血细胞的恶性转化,同时也使其拥有自我更新能力。所以仅仅部分 APL 细胞分化并不能完全清除白血病干细胞。要根治 APL 必须使 PML-RARA 融合蛋白降解。三氧化二砷可以触发蛋白酶体降解 PML-RARA。砷和融合蛋白中 PML 部分的半胱氨酸残基结合并使其相互聚合。然后 PML-RARA 的一些赖氨酸残基被 SUMO 化修饰,继而是泛素化最后募集蛋白酶体并降解融合蛋白。和 ATRA 不同,砷并不直接激活靶基因的转录。但是低浓度三氧化二砷也可以在体外实验中诱导 APL 细胞部分分化,诱导表达的基因也和 ATRA 有部分重叠。而且在单药治疗 APL 时也可以看到 APL 细胞向终末细胞的分化。这可能是融合蛋白降解后部分解除了对靶基因的转录抑制,靶基因的 RARE 重新被野生型 RARA 占据并接受正常的 ATRA 调控。正是因为砷剂可以触发融合蛋白的降解,所以在临床应用中比 ATRA 更具疗效。单药使用三氧化二砷也可以做到 70% 的治愈率。当砷剂和 ATRA 合用,两药呈现出良好的协同作用。这两个药的协同作用在分子水平的表现是融合蛋白的降解增加;在细胞水平的表现是 APL 的克隆形成能力彻底丧失,而且这种协同作用可以被蛋白酶体抑制剂阻止;在临床上两药合用后不加常规化疗药物也可以达到 95% 的治愈率。

(五)PLZF-RARA

PLZF-RARA 由 t(11;17)所致。和 PML 不同,PLZF 本身是转录因子,可以通过其 N 端的锌指结构直接抑制靶基因的转录。通过锌指结构,PLZF 和 PLZF-RARA 可以形成同源或异源二聚体并造成靶基因的完全抑制。PLZF 通过招募 SMAT、NCOR 以及 HDAC 等共抑制因子,所以 PLZF-RARA 比 PLM-RARA 有更强的转录抑制作用。而 PLZF-RARA 招募共激活因子的能力比 PML-RARA 弱,而且可以上调 ATRA 结合蛋白(CRABPI)导致游离 ATRA 减少。这些特点导致临床上 PLZF 阳性 APL 对 ATRA 的诱导作用产生抵抗。但在动物模型中 PLZF-RARA 和 PML-RARA 诱导的两种 APL 在 ATRA 诱导后可以有相同水平的靶基因表达;也可以有融合蛋白的完全降解。并且,不管在体外还是体内实验中都可以看到 ATRA 促使 PLZF-RARA 阳性 APL 细胞向粒细胞终末分化。但在临床上 ATRA 很少能够让 PLZF-RARA 阳性 APL 获得缓解。这些研究结果提示药理剂量的 ATRA 仍然可以解除 PLZF-RARA 对靶基因的转录抑制,恢复正常的基因表达,因此临床上这类病人对 ATRA 的耐药可能还有其他原因。首先,PLZF-RARA 并不影响核小体的形成;其次,PLZF-RARA 阳性 APL 往往有 MYC 的过表达;第三,PLZF-RARA 可以募集 Polycomb 抑制复合体导致染色质的不可逆修饰;第四,t(11;17)易位所致的另一个 RARA-PLZF 可以和 PLZF 的靶序列结合参与 APL 的发病,而 RARA-PLZF 并不能在 ATRA 的诱导下发生降解。

除了 PML-RARA 和 PLZF-RARA 融合基因,还有其他的 RARA 以及 RARG 的融合基因可以导致 APL 表型,它们对 ATRA 以及 ATO 的敏感性各不相同(表5-2-1)。

表 5-2-1 RARA 以及 RARG 的融合基因对 ATRA 以及 ATO 的敏感性

融合基因类型	细胞遗传学	频率	ARTA 敏感性	ATO 敏感性
PML-RARA	t(15;17)(q22;q21)	98%	+	+
PLZF/RARA	t(11;17)(q23;q21)	0.8%	−	−
OBFC2A/RARA	t(2;17)(q32;q21)	罕见	+	?
NPM/RARA	t(5;17)(q35;q21)	罕见	+	?
NUMA-RARA	t(11;17)(q13;q21)	罕见	+	?
FIP1L1/RARA	t(4;17)(q12;q21)	罕见	+	?

续表

融合基因类型	细胞遗传学	频率	ARTA 敏感性	ATO 敏感性
BCOR/RARA	t(X;17)(p11;q21)	罕见	+	−
PRKAR1A-RARA	der(17)	罕见	+	?
STAT5b-RARA	der(17)	罕见	−	−
IRF2BP2-RARA	t(1;17)(q42;q21)	罕见	?	?
GTF2I-RARA	t(7;17)	罕见		?
NUP98-RARG	t(11;12)(p15;q13)	罕见	+	?

(六) APL 的凝血功能障碍

凝血功能障碍是 APL 突出的临床特征之一，也是导致治疗失败的最主要原因。尽管 ATRA 以及砷剂的应用已经使 APL 的疗效有了根本性的改善，但出血尤其是颅内出血仍然是 APL 最重要的死亡原因。APL 的凝血功能障碍和 DIC 相似，同样有高凝、纤溶亢进和凝血因子消耗，但是和经典的 DIC 仍然有很大不同。经典 DIC 是内皮细胞的损伤和高凝状态共同作用的结果，其纤溶亢进是继发于高凝的过程，所以可以同时有凝血亢进和纤溶亢进的表现，凝血因子和血小板都被消耗，导致血栓形成、组织灌注不足以及出血。而 APL 的凝血功能障碍却维持一定的蛋白 C 和抗凝血酶Ⅲ水平。

APL 细胞表达高水平的组织因子(TF)和肿瘤促凝物质(CP)。TF 是一种膜糖蛋白，生理状态下 TF 是外源性凝血系统重要的启动因子，也是恶性肿瘤疾病中激活凝血系统重要的激活因子。在被磷脂激活前 TF 是隐藏起来的，一旦发生细胞凋亡或坏死时细胞膜内侧的磷脂、磷酯酰丝氨酸外翻，TF 和凝血因子Ⅶ相互作用，并激活后者形成Ⅶa-TF 复合物，启动凝血链式反应。此外，TF 也可以被氧自由基激活。化疗加速 APL 细胞死亡同时也可以产生更多的氧自由基，所以 TF 活化增多，凝血酶生成增多，引起高凝状态。CP 是很多肿瘤细胞上存在的促凝物质，在白血病细胞上也存在，APL 细胞为最多。CP 同样可以触发凝血异常。

除了高凝状态，APL 的原发性纤溶亢进尤为突出，表现为纤维蛋白原的降低和纤维蛋白降解产物的增多(如 DD-二聚体、纤维蛋白肽 A、凝血酶原片段 1+2 以及凝血酶-抗凝血酶复合物)、组织型纤溶酶原激活物(tPA)和尿激酶型纤溶酶原激活物(uPA)增多、Ⅰ型纤溶酶原激活剂抑制物(PAI-1)降低以及 α2 抗纤维蛋白溶酶降低。后者可能是由于白细胞弹性蛋白酶的抑制作用。APL 表现出的纤溶亢进不仅仅是继发于高凝状态，还和 APL 细胞本身高表达的 uPA 和 tPA 有关。在 ATRA 诱导 APL 细胞分化的同时，uPA 的表达随之升高(tPA 并不增加)。同时细胞表面的 uPA 受体(uRAR)也表达增加，将 uPA 固定在细胞表面。此外，在 APL 被诱导分化的同时，uPA 抑制物 PAI-1 和 PAI-2 都明显上调。它们和 uPA-uPAR 复合体相互作用，PAI 与 uPA 以 1∶1 结合形成稳定的复合体从而抑制 uPA 的活性。此复合体可被细胞内吞，再降解为 uPAR 及 PAI，uPAR 则回到细胞表面被循环再利用，而 uPA 在胞内被降解。所以，尽管在 ATRA 诱导下 uPA 表达增加，但最终的纤溶活性并不增加。而且在 48 小时后 uPA 的表达再次回到基线水平。另外有研究表明在 ATRA 应用同时应用地塞米松可以抑制 uPA 的上调。

APL 细胞表面的 tPA 增多和 annexin Ⅱ 有关。annexin Ⅱ 在 APL 细胞上高表达，它和纤溶酶原以及 tPA 都有很高的亲和力，并可以作为辅因子使 tPA 对纤溶酶原的激活作用增加 60 倍。所以，annexin Ⅱ 是引起 APL 的凝血异常的重要原因。此外，研究还发现 annexin Ⅱ 在脑内微血管内皮细胞上的表达远高于身体其他部位内皮细胞上的表达，所以可以解释 APL 病人颅内出血的发生率高于其他部位的出血。由于 annexin Ⅱ 在 APL 细胞上有很高的表达，并引起原发性纤溶亢进，所以可以解释 APL 病人的凝血障碍中纤溶亢进较高凝状态更为突出。而且，临床出血表现的轻重和血浆的出凝血检查指标之间的相关性并不高，而发病时外周血白细胞计数的高低却能很好地预测出血症状的轻重。在 ATRA 作用 24

小时后,annexin Ⅱ 的表达就开始降低,72 小时便达到最低点。所以 APL 的出血症状可以通过 ATRA 的应用很快被纠正。由于纤溶酶原和 annexin Ⅱ 的相互作用发生在赖氨酸残基,因此 6-氨基己酸的竞争性抑制可以降低纤溶酶的产生。

二、APL 的临床表现和诊断

(一) 临床表现

APL 患者除具有急性白血病常见的表现如贫血、出血、感染、白血病细胞浸润等之外,还具有一些特殊表现,严重而明显的出血倾向是其主要的临床特点,如皮肤瘀斑、鼻出血、牙龈出血、咯血、消化道出血、颅内出血,偶有血栓引起的突然失明和血管栓塞表现。往往同时有血小板异常造成的浅表性出血以及凝血功能异常的大片出血和深部出血。对于这样的病例应该抓紧时间诊断,以便及时处理。APL 初诊时发生白血病细胞髓外浸润者少见。

(二) 实验室检查

1. 血常规、血生化和出凝血检查

(1) 血常规:可以有白细胞计数的升高或降低,降低或正常多见,升高者预后相对较差;血红蛋白可以正常或降低;血小板计数多减少。

(2) 血生化:常规生化电解质、肝肾功能有助于疾病状态的判断,肌酐升高者发生诱导综合征 DS 的可能性较高。

(3) 出凝血检查:由于 APL 极易发生出血,因此应积极检测出凝血指标,常常可以发现纤维蛋白原(FIB)降低、凝血酶原时间(PT)延长、活化的部分凝血活酶时间(APTT)延长、纤维蛋白原降解产物(FDP)增多、DD-二聚体增多。

2. 骨髓细胞形态学

(1) 细胞形态学:以异常的颗粒增多的早幼粒细胞增生为主(比例>30%,即可诊断为 APL),且细胞形态较一致,胞质中有大小不均的颗粒,常见呈柴捆状的 Auer 小体。

FAB 分类根据颗粒的大小将 APL 分为:①M3a(粗颗粒型):颗粒粗大,密集或融合染色深紫色,可掩盖核周围甚至整个胞核;②M3b(细颗粒型):胞质中嗜苯胺蓝颗粒密集而细小,核扭曲、折叠或分叶,易与急性单核细胞白血病混淆;③M3c(微颗粒型):

少见,易与其他类型 AML 混淆。

(2) 细胞化学:APL 的细胞化学具有典型特征,表现为过氧化酶强阳性,非特异性酯酶强阳性,且不被氟化钠抑制,碱性磷酸酶和糖原染色(PAS)呈阴性或弱阳性。通过 PML 抗体的免疫荧光检查可以看到正常核小体结构消失,PML 荧光信号呈细小颗粒状。

(3) 组织病理学:对于高凝状态下的 APL 患者可通过骨髓活检,在 HE 染色和组织化学染色下诊断。

(4) 免疫分型:多参数流式细胞仪(MPFC)检测,典型的 APL 表达 CD13、CD33、CD117 和 MPO,不表达或弱表达 CD3、CD7、CD14、CD64、HLA-DR、CD34、CD56。部分治疗后和复发的患者部分免疫表型发生改变,如 CD2、CD34 和 CD56 等。由于 MPFC 检测快速、特异、敏感,其可与实时定量 PCR(RQ-PCR)检测结合用于 APL 患者的诊断和微小残留病(MRD)的检测。

(5) 细胞遗传学和分子遗传学:常规染色体核型分析大部分可以发现 t(15;17)、t(11;17)、t(5;17)、15q24 异常和 17q21 等。通过荧光原位杂交(FISH)的融合探针可以直接看到 15 号染色体信号和 17 号染色体信号的融合;也可以通过 RARA 断裂点两侧的分离探针发现 RARA 基因的断裂。rtPCR 可检出 99% APL 患者的 PML-RARα 融合基因,通过 PML-RARα 融合基因的定量 PCR 可以评估治疗反应。未能发现 PML-RARα 融合基因者可以尝试检测 PLZF-RARA、NuMA-RARA、NPM-RARA、STAT5b-RARA、F1P1L1-RARA、PRKAR1A-RARA、BCOR-RARA 等融合基因。部分 APL 患者可伴有 FLT3-ITD 突变,可以通过 PCR、高分辨熔解曲线、直接测序等方法检测。伴有 FLT3-ITD 突变者发病时常常有较高的白细胞计数,发生 DS 的可能性较高,预后相对较差。

三、APL 的治疗

早在 20 世纪 70 年代初期,Bernard 研究发现 APL 细胞对柔红霉素(daunorubicin)敏感,能使 55% APL 达到完全缓解。另外一个早期研究中蒽环类抗生素与阿糖胞苷联合使用可以提高新诊断 APL 的 CR 率。然而,以上治疗相关并发的凝血障碍和严重出血导致较高的死亡率。1986 年,王振义教授领导

的研究小组开始用 ATRA 诱导分化治疗 APL 取得了举世瞩目的成功。原上海第二医科大学附属新华医院也在 1986 年起开始用 ATRA 治疗儿童 APL,第一批儿童 APL 11 例,其中 10 例获 CR,CR 率达 90.9%。尽管早期的 ATRA 单药治疗的研究显示出可喜的高 CR 率,但治疗完全缓解 3~6 个月后有较高的复发率。到 20 世纪 90 年代初期,通过随机临床试验证实 ATRA 和化疗联合治疗 APL 明显优于单独化疗或单独 ATRA 治疗,长期无事件生存率(EFS)可达到 70%~80%。

在迄今为止最大的儿童临床试验中,Testi 报道 107 例接受 AIDA(ATRA 加 idarubicin)诱导治疗和 3 个疗程巩固治疗。研究显示,有 96% 的患儿获得 CR,10 年的 OS 和 EFS 分别达到 89% 和 76%。西班牙 PETHEMA 协作组报道 66 例患儿接受 AIDA 诱导治疗,3 个疗程蒽环类巩固治疗以及 ATRA、6-MP 和 MTX 维持治疗的结果。该研究提示 92% 的患儿获得 CR,5 年的 EFS 和 OS 分别为 77% 和 87%。

砷剂是西医和我国中医中使用的一种古老的药物。20 世纪 70 年代,我国哈尔滨医科大学第一附属医院韩太云和张亭栋教授尝试静脉注射含有砒石、微量氯化汞及蟾蜍的"癌灵 1 号"结合辨证论治多种癌症。20 世纪 90 年代,该团队回顾性地报道了这种联合治疗方法对 APL 特别有效,可使 60% 病人达到完全缓解,5 年生存率为 50%(32 例中 16 例生存达到 5 年),10 年生存率为 30%。随后,韩太云将砒石提纯,最终精制成亚砷酸注射液。1995 年始,上海血液学研究所陈竺、陈国强等在细胞和分子生物学方面的大量研究表明,三氧化二砷在较高剂量时诱导 APL 细胞凋亡,而在较低剂量但较长时程作用下则诱导 APL 细胞分化。在体外研究取得突破同时,联合团队开展了纯三氧化二砷(亚砷酸注射液,不含氯化汞和蟾蜍等成分)治疗复发性 APL 的临床试验,发现该药在 80% 的经过 ATRA 加化疗治疗后复发的 APL 患者仍有明确疗效,可取得再次临床完全缓解。上海血液学研究所的陈竺、陈赛娟、陈国强、沈志祥等与张亭栋等通力合作,在 1996 年尝试用三氧化二砷注射液治疗对 ATRA 或化疗药物耐药的 APL 患者,1997 年报道三氧化二砷治疗复发 APL 15 例,其中 14 例患者获得了 CR。1999 年,上海血液学研究所又报道了扩大临床试验结果:三氧化二砷不仅在 47 例复发

APL 患者取得 85.1% 再次缓解,而且在一组 *PML-RARα* 融合基因阳性的初发 APL 可获得 70% 以上完全缓解。上述研究成果为三氧化二砷作为治疗 APL 的有效药物提供了分子细胞药理学和临床药效学的充分证据。

2000 年始,陈竺和陈赛娟团队应用系统生物学方法,应用蛋白质生化和基因组学技术平台对 AT-RA 和三氧化二砷在 APL 细胞的靶点及分子调控网络进行了系统研究,初步揭示 PML-RAR 融合蛋白的 PML 部分可能是三氧化二砷的作用部位。在结合动物实验及随机临床对照研究结果的基础上,又开展了较大规模应用 ATRA 和三氧化二砷联合治疗初发 APL 的单中心随机临床试验。于一组 85 例初发 APL 患者,两药联合治疗方案显示出很好的协同靶向作用,患者的临床完全缓解率达到 90% 以上,5 年无病生存率达到 90% 以上。沈志祥等在 2004 年 ATO 联合 ATRA 治疗初发 APL 临床疗效观察中发现,两药联合应用不但可以获得血液学缓解,同时可以做到分子遗传学缓解。上海交通大学医学院附属上海儿童医学中心自 2010 年起开始 ATAR+ATO+化疗治疗儿童 APL27 例,其 5 年 EFS 为 86.9%,明显好于以前的 ATRA+化疗的 72.7%。上海市儿童医院血液科 APL 临床资料显示 ATRA+化疗组(15 例)5 年 EFS 和 OS 分别为 60% 和 72.2%;ATRA+ATO 为主的治疗组(17 例)5 年 EFS 和 OS 分别为 82% 和 94%。Lo-Coco 等对中低危 APL 进行的随机对照临床试验进一步明确了 ATRA 联合 ATO 治疗 APL 明显好于 ATRA 联合化疗,2 年 EFS 分别是 97% 和 86%。而且 ATO 组中血液学副作用明显比化疗组少。可见对于中低危 APL 化疗完全可以从治疗方案中删除。但对高危 APL,化疗仍然是不可或缺的。一方面,高危病人的复发率较高需要化疗来最大限度地减少体内残留的白血病克隆;另一方面,对于高危病人需要化疗来减少白细胞计数以降低 DS 的发生率和严重程度。大多数治疗方案中 ATO 需要 2~4 周的静脉输注,这对病人来说是非常不方便的,尤其对于儿童病人。因此有人在尝试用口服 ATO 来替代静脉途径的给药。药物动力学研究显示口服制剂的生物利用度非常接近静脉给药可以达到治疗作用。初步的临床试验也证明无论作为初发病例或复发病例的诱导治疗以及缓解后治疗都是可行的。

As₄S₄是另外一种被证实可以治疗APL的砷剂，粗制品雄黄或者是纯品均可以很好地治疗APL。中药复方制剂白血康的主要成分就是雄黄，王晓军等在随机对照临床试验中在缓解后治疗中比较白血康替换ATO后的疗效。结果虽然没有统计学的显著性差别，但白血康组要较ATO组稍好一些，至少可以说明用白血康替换ATO同样可以获得很好的疗效。对儿童病例白血康是否同样有效还是有待临床试验的验证。

四、并发症的治疗

（一）凝血功能障碍的治疗

由于所有APL的凝血障碍和APL细胞的病理生理直接相关，因此，解决APL相关凝血功能障碍的根本治疗是针对APL的诱导分化治疗。所以，一旦怀疑APL，不必等细胞遗传学和分子遗传学的确诊，就应该急诊给予ATRA治疗。这是降低APL死亡率重要的措施。此外，临床观察显示，积极的血制品替代治疗对APL度过治疗开始阶段的凝血障碍期非常重要。通过血小板输注尽量使血小板计数维持在 $30×10^9/L$ 以上；通过冷沉淀输注维持纤维蛋白原在 $0.1g/L$ 以上。大样本的临床观察发现，71%APL发生出血的病例当天的血小板计数小于 $30×10^9/L$。回顾性研究显示肝素治疗并没有好处，所以已经不再主张常规使用。小分子量肝素的作用还需要进一步研究。抗纤溶治疗也对APL没有好处，而且有报道抗纤溶治疗可引起严重的血栓症，因此不再常规使用抗纤溶治疗。重组凝血因子Ⅶa在非APL的大出血时有效，也有报道称可以有效治疗APL砷剂治疗期间伴发的肺出血。但是，由于凝血因子Ⅶa是通过在血小板表面对凝血因子X的激活发挥作用的，因此，APL早期血小板计数很低的情况下凝血因子Ⅶa也很难发挥作用。同时输注血小板可能更能发挥凝血因子的作用。活化蛋白C（APC）可以抑制血栓和炎症、促进纤溶，在严重脓毒症时使用重组APC可以降低死亡率。但对APL病人，由于血小板减少、PT延长、APTT延长等出血倾向的存在，重组APC可能增加严重出血的危险性，至今尚没有临床试验对其在APL中的作用加以研究。VEGF可以刺激组织因子的产生，有一些间接证据提示APL存在VEGF的高表达，所以抗VEGF治疗

可能对APL凝血功能障碍有利，但尚没有临床试验的报道。

综上所述，针对APL的凝血障碍，临床上应该注意：

1. 一旦怀疑APL，不必等细胞遗传学和分子遗传学的确诊，就应该急诊给予ATRA治疗。

2. 积极的血制品替代治疗，通过血小板输注尽量使血小板计数维持在 $30×10^9/L$ 以上。

3. 冷沉淀输注维持纤维蛋白原在 $0.1g/L$ 以上。

4. 颅内出血是APL最主要的致死原因，因此一旦出现头痛及其他可疑颅内出血的表现应立即做影像学检查以排除颅内出血。

5. APL病人诊断时发生脑膜白血病非常罕见，疾病早期应避免腰椎穿刺。

6. 不主张常规使用肝素和抗纤溶药。

7. 对于起病时外周血细胞超过 $10×10^9/L$，可以在ATRA治疗时同时化疗，但其他病人的化疗应该在ATRA应用1~3天后开始。

（二）诱导综合征的防治

诱导综合征（DS）是APL诱导分化治疗过程中常见的并发症，可见于包含ATRA或砷剂的治疗，发生率有时可以高达30%以上。诱导综合征的发生机制还不是太清楚，可能和APL细胞诱导分化过程中炎性细胞因子和细胞黏附分子释放有关，导致组织间液的渗出和细胞的浸润。

DS最早可以在ATRA或（和）砷剂诱导治疗2天后出现，最迟到治疗开始46天后发生，平均在治疗开始后的10天左右出现。但发生率呈双峰分布，第一个发生高峰在治疗的第一周（占47%）；第二高峰在第三周（25%）。在治疗的第二周发生率反而较低（只有5%），第四周以后的发生率仅3%。就严重程度而言，第一个高峰的DS往往较为严重，常常需要呼吸支持，死亡率也较高。而且肺部浸润和体液潴留所致的体重增加较为多见。而后期的DS常常表现为发热、低血压、心包积液和肾功能不全。

DS常见的临床表现见表5-2-2，至今还没有特异的诊断标准，一般当同时有3~4个表现时即可诊断DS。其中发热、呼吸困难、体液潴留、体重增加较常见，可见于80%以上的DS病例。其他50%病例可以有肺部浸润，30%有胸腔积液或心包积液，10%可发生急性肾功能不全。

表 5-2-2　诱导综合征常见临床表现

外周血白细胞增高	短期内体重增加
呼吸困难	骨痛
呼吸窘迫	头痛
发热	低血压
肺水肿	充血性心力衰竭
肺部浸润	急性肾功能不全
胸腔积液或心包积液	肝功能异常
周围性水肿	

由于重症 DS 预后凶险,因此不应该过分强调 DS 的确诊,对怀疑 DS 的病例,有时只有一种临床表现就应该尽早给予药物治疗。常用的药物是地塞米松 10～15mg/m² 分两次静脉给药,直到 DS 表现消失后在 2 周以上的时间内逐渐减量到停药。重症病例只有在伴有脏器功能障碍时,如肾衰竭、呼吸窘迫需要 ICU 监护和支持时,以及 DS 对皮质激素治疗无反应或明显加重时可考虑暂时停用 ATRA 和砷剂。DS 症状完全消失后重新开始诱导缓解治疗。偶尔,DS 会再次发生,但大多数对糖皮质激素有效。除了糖皮质激素,对于伴有体液过多的病人应该给予呋塞米利尿;伴有肾衰时应该考虑用透析治疗;对高流量氧疗不能维持必要的氧合状态时应该给予无创或有创辅助呼吸。当发生血管渗漏综合征时容易并发低血压和肾前性肾功能不全,此时应该在仔细观察的基础上进行液体治疗和血管活性药物,同时可以经验性地使用抗生素,因为很难和感染性并发症鉴别。对于浆膜腔积液,建议通过超声诊断,避免诊断性穿刺。

糖皮质激素的预防性给药是否有益目前尚未定论,主要因为没有有力的证据说明预防是否有益。但很多临床试验中已经将糖皮质激素预防性给药作为常规之一。但如何使用目前也没有指南可循:地塞米松、泼尼松龙还是甲泼尼龙? 持续多长时间? 每一个病人都用还是仅仅对白细胞计数超过 5×10^9/L 或 10×10^9/L 的病人才用? 这些问题还需要较大样本的研究才能得出结论。PETHEMA 协作组做过糖皮质激素预防 DS 的回顾性对照研究,发现糖皮质激素预防确实可以降低严重 DS 的发生率,但并

不能降低 DS 相关死亡率。但同时也发现严重的 DS 往往同时伴有凝血功能的异常,包括出血倾向、血栓倾向。而这些凝血功能异常所致的死亡并没有归为 DS 相关死亡,如果重新分析可能会有不同的结果。而且,前面本章提到 ATRA 诱导同时合用地塞米松可以抑制 uPA 的早期上调,从这个角度看,地塞米松的预防性应用应该是有益的。此外,临床资料分析糖皮质激素的预防性使用并没有增加感染的发生率和死亡率,因此至少目前没有看到糖皮质激素预防的反指征。对于发病时白血病能较高的病人在 ATRA 诱导的同时应用细胞毒性药物可以明显减少 DS 的发生率和致死率,但在用三氧化二砷做诱导治疗时细胞毒性药物对 DS 的发生率和致死率的影响并不明确。此外,PETHEMA 协作组研究显示血肌酐升高者容易发生重症 DS。因此,就 DS 的预防可以参照 PETHEMA 协作组的方案:白细胞 $<5 \times 10^9$ 而且血肌酐 $<120\mu mol$/L 者可以不预防;这两个指标中至少有一个不符合时可以给地塞米松 2.5mg/m² q12h,连用 15 天。

五、APL 的耐药和复发

APL 的复发率大约 10%,大部分病例通过 ATRA、砷剂再诱导以及细胞毒性药物的使用仍然可以达到缓解,但其中大部分仍然不能获得长期生存。所以,一旦 APL 复发并达到第二次缓解后应该进行造血干细胞移植。对 APL 复发病例自身造血干细胞移植和异体移植同样有效,甚至有报道自体移植的总体生存率还更高一些。这是因为异体移植的治疗相关死亡比例较高。近年来,由于移植技术的提高,情况可能有所改观,但还没有见到相应的报告。

APL 的复发常常和 APL 细胞对 ATRA 和(或)砷剂的耐药有关。正如表 5-2-1 所示,不同的融合基因对 ATRA 和(或)砷剂的敏感性不同。这些耐药变异在 APL 中所占的比例非常低,而且即使在 PML-RARA 阳性 APL 中耐药以及复发也并非少见。就 RARA 耐药而言,耐药机制有不少假设:RARA 的配体结合结构域突变、ATRA 降解增多、血浆中 ATRA 结合蛋白的增多等,但只有 RARA 的配体结合结构域突变已经被证实。这些突变一般集中在 207K～238K、272R～287M 以及 391G～414L 这三个片段突变造成 RARA 和 ATRA 的亲和力明显下降以至于在

药理浓度的 ATRA 存在下 RARA 和共抑制物不能解离,也不能募集共激活物。所以增加配体和 RARA 突变体的亲和力是克服耐药的一个可行的方法。早期,人们试图通过用 ATRA 的脂质体来改变 ATRA 的药物动力学性质来增加 ATRA 在 APL 细胞内的浓度,以克服 ATRA 和 PML-RARA 突变体亲和力不足造成的耐药,但在临床试验中证实无效。tamibarotene 和 PML-RARA 的亲和力比 ATRA 大得多。而且 tamibarotene 和 RARA 的亲和作用更特异,它并不能结合 RARG,和 ATRA 结合蛋白的结合也很少。在体外 tamibarotene 对 APL 细胞株的诱导作用是 ATRA 的 10 倍左右。最近,在美国血液学年会中报道了 tamibarotene 联合 ATO 治疗复发 APL 的初步结果,显示其优越于 ATRA。此外,通过 HDAC 抑制剂,直接解除共抑制物对靶基因转录的抑制作用也是一种值得尝试的解决办法。相对于 ATRA 的耐药,ATO 的耐药要少一些,一般和融合基因的 PML 部分的突变有关。突变改变 PML 的蛋白质构象,影响和 ATO 的结合。

APL 病例中,尤其是高危病人中,FLT3-ITD 突变的发生率较高。联合 ATRA、ATO 以及化疗以后,FLT3-ITD 对最终预后的影响到底如何目前仍有争论。但鉴于针对 FLT3 突变的酪氨酸激酶抑制剂在 AML 中取得较好疗效,对 FLT3-ITD 病人同时使用靶向药物可能有助于进一步改善 APL 的预后。

六、小结

因为 ATRA 对 APL 的惊人疗效让我们认识了 RARA 和 PML-RARA。而对 RARA 和 PML-RARA 深入的生物学研究,促进了对 APL 发病和并发症发生的进一步了解,也为临床诊疗的发展提供了理论依据。现在我们可以说 APL 是为数不多的预后良好的白血病类型之一。但是 APL 的治疗早期死亡仍然需要更加深入的基础研究和临床试验。此外,如何治疗耐药病例、减少复发仍然需要我们不懈努力。

（沈树红）

参 考 文 献

[1] Zeinab IS,Soudeh GF. Promyelocytic leukemia gene functions and roles in tumorigenesis. Asian Pac J Cancer Prev, 2014,15:8019-8026

[2] Naval D,Jorge C,Farhad R,et al. Secondary mutations as mediators of resistance to targeted therapy in leukemia. Blood,2015,125:3236-3243

[3] Arteaga MF,Mikesch JH,Fung TK,et al. Epigenetics in acute promyelocytic leukemia pathogenesis and treatment response:A transition to targeted therapies. British Journal of Cancer,2015,112:413-418

[4] Bernard J,Weil M,Boiron M,et al. Acute promyelocytic leukemia:results of treatment by daunorubicin. Blood, 1973,41:489-496

[5] Cunningham I,Gee TS,Reich LM,et al. Acute promyelocytic leukemia:treatment results during a decade at Memorial Hospital. Blood,1989,73:1116-1122

[6] Sanz MA,Jarque I,Martin G,et al. Acute promyelocytic leukemia. Therapy results and prognostic factors. Cancer, 1998,61:7-13

[7] Huang CH,Chen Y,Reid ME,et al. Rhnull disease:the amorph type results from a novel double mutation in RhCe gene on D-negative background. Blood,1990,76:1704-1709

[8] Anna Maria Testi,Mariella D'Angiò,Franco Locatelli,et al. Acute Promyelocytic Leukemia (APL):Comparison Between Children and Adults. Mediterr J Hematol Infect Dis,2014,6(1):e2014032

[9] Ji Li,Hai-Ying Zhong,Yang Zhang,et al. GTF2I-RARA is a novel fusion transcript in a t(7;17) variant of acute promyelocytic leukaemia with clinical resistance to retinoic acid. British Journal of Haematology,2015,168:902-919

[10] Akihiro Tomita,Hitoshi Kiyoi,TomokiNaoe. Mechanisms of action and resistance to all-trans retinoic acid (ATRA) and arsenic trioxide (As2O3) in acute promyelocytic leukemia. Int J Hematol,2013,97:717-725

[11] Junmin Li,Hongming Zhu,Jiong Hu,et al. Progress in the treatment of acute promyelocytic leukemia:optimization and obstruction. Int J Hematol,2014,100:38-50

[12] Julia Adams,MehdiNassiri. Acute Promyelocytic Leukemia,A Review and Discussion of Variant Translocations. Arch Pathol Lab Med,2015,139:1308-1313

[13] CC Coombs,M Tavakkoli,MS Tallman. Acute promyelocytic leukemia:where did we start,where are we now,and the future. Blood Cancer Journal,2015,5:e304

[14] Miguel A Sanz,Pau Montesinos. How we prevent and treat differentiation syndrome in patients with acute promyelocytic leukemia. Blood,2014,123:2777-2782

[15] PallawiTorka,Omar Al Ustwani,MeirWetzler,et al. Swallowing a bitter pill-oral arsenic trioxide for acute promye-

locytic leukemia. Blood Rev,2015:201-211

[16] Eytan Stein, Brandon McMahon, HauKwaan, et al. Tallman. The coagulopathy of acute promyelocytic leukaemia revisited. Best Practice & Research Clinical Haematology, 2009,22:153-163

[17] Lo-Coco F,Avvisati G,Vignetti M,et al. Gruppo Italiano MalattieEmatologiche dell'Adulto; German-Austrian Acute Myeloid Leukemia Study Group; Study Alliance Leukemia. Retinoic acid and arsenic trioxide for acute promyelocytic leukemia. N Engl J Med,2013,369(2): 111-121

第六篇
慢性髓细胞白血病

慢性髓细胞白血病(chronic myelogenous leuke-mia,CML)是一种起源于造血干细胞的恶性增殖性疾病。病变细胞以携带Ph染色体为特点,在DNA水平表现为9号染色体上ABL1基因与22号染色体上BCR基因断裂重排形成BCR-ABL1融合基因。此融合基因所表达的异常升高的ABL1酪氨酸激酶(tyrosine kinase,TK)活性是致细胞恶变的原因。患者主要表现为髓系细胞过度增殖。自然病程分为慢性期(chronic phase,CP)、加速期(accelerate phase,AP)和急变期(blastic crisis,BC)。不经治疗,患者终将发生急变而死亡。但自酪氨酸激酶抑制剂伊马替尼的出现,CML的预后得到了根本的转变。

一、流行病学和历史回顾

CML是骨髓增殖性疾病(myeloproliferative dis-ease,MPD)中最常见的类型。儿童MPD中,也以CML与幼年型粒单核细胞白血病(juvenilemy-elomonocytic leukemia,JMML)最为多见。CML多发生在成年人,仅不到10%的患者为儿童;成人CML发病中位年龄是67岁,在所有白血病中约占15%~20%;在儿童中,CML发病率也随年龄增长而升高,1~14岁年发病率百万分之0.7,14岁以上青少年百万分之1.2,发病中位年龄是11岁,在所有儿童白血病约占2%~3%左右。儿童CML在肿瘤细胞形态学、遗传学和临床表现方面与成人无明显差别。

CML症状早在18世纪中期被描述和记载。1960年,Peter Nowell和David Hungerford从CML患者骨髓细胞制备的中期核中发现了Ph染色体,开启了现代对CML的研究认识和治疗历史。Ph染色体是人们有史以来认识的第一个与癌症有关的遗传学异常。显带技术发明后,Ph染色体被确定是一条截短的9号染色体,1973年明确是由t(9;22)(q34;q11)易位所形成。20世纪70~80年代,对反转录病毒的研究使人们对肿瘤发生机制的认识深入到分子水平,认识到肿瘤发生与正常细胞基因突变有关。期间很多致癌和抑癌基因被发现,其中Abelson Mu-rine Leukemia反转录病毒中的致癌基因v-ABL被发现后不久,人类细胞中的同源基因c-ABL也被克隆和被定位于9号染色体。在CML细胞中,c-ABL基因被发现易位到22号染色体上一段长度5.3kb很小区域,这段区域因断裂点集中被命名为breakpoint cluster region(BCR)。用ABL探针在CML患者细胞中进行Northern杂交可以发现一条较正常c-ABL

mRNA明显加长的条带,该条带后来确定为融合基因BCR-ABL的转录产物;同时,比正常ABL蛋白分子量大的具有酪氨酸酶活性且含ABL序列的蛋白分子也在CML患者中被测到,并被证实是BCR-ABL mRNA的表达产物。据此,BCR-ABL被确定为CML的分子遗传学特征,其产物可能是CML患者细胞转化的原因。1990年,Baltimore等在Science上发表实验结果,将携BCR-ABL表达序列的病毒转染小鼠骨髓细胞,再将被转细胞植入同基因小鼠体内,在受体小鼠中发生了数种造血系统肿瘤,其中多数为CML样的骨髓增生异常的表现。由此证明BCR-ABL确实是导致CML发生的直接原因和分子基础。此后便开始寻找能够抑制BCR-ABL的药物以期治疗CML。通过大量筛选,酪氨酸激酶抑制剂(tyrosine kinase inhibitor,TKI)之一的STI571(imatinib,伊马替尼)由于其在体外对CML细胞的特异抑制活性和适合制药的化学特性被选为临床试验的药物。Ⅰ期临床开始于1998年6月,伊马替尼安全、使用方便,在干扰素治疗失败患者中显示卓越的疗效。2001年,根据随后的Ⅱ期临床研究结果,美国FDA破例快速批准伊马替尼进入临床,作为CML二线治疗。2000年6月起始的Ⅲ期临床研究(International Random-ized Study of Interferon and STI571,IRIS)共招募1106例新诊断的CML-CP患者,对干扰素和伊马替尼在CML-CP中的疗效进行随机对照研究。在第18个月随访资料中,伊马替尼显示其快速强有力地诱导CML-CP的遗传学缓解(伊马替尼组553例患者的主要遗传学缓解率(major cytogenetic remission,MCyR)和完全遗传学缓解率(complete cytogenetic remission,CCyR)分别达到87%和76%,而干扰素组的这两项分别是35%和15%;而在药物不良反应方面,伊马替尼组仅3%无法耐受而中断治疗,干扰素组有30%患者不能耐受。此项结果又使美国FDA在2002年底批准伊马替尼作为CML-CP的一线治疗。因此CML的治疗常被分为2000年的TKI前时代和2000年后的TKI时代。

二、病因和发病机制

与急性白血病的异质性(heterogeneity)不同,CML的类型和发病机制单一。BCR-ABL主要表达2种长度的蛋白产物:P210$^{BCR-ABL}$和P190$^{BCR-ABL}$,前者主要表达于CML,后者多见于Ph阳性的急淋。正常ABL基因编码一种非受体酪氨酸激酶,该激酶在细胞内广泛分布,参与执行多种细胞功能,包括细胞周期调控、基因损伤应激、整合素家族的信号转导等。生理情况下,ABL激酶的活性发挥受到严格调控。ABL分子结构中的酪氨酸激酶域(kinase domain,TD)上游包括2个Src同源域(SH2和SH3),其

5'NH端被十四烷酰修饰(myristoylation)。这三个结构(SH2、SH3、十四烷酰基修饰)为ABL激酶处于非活性状态所必需,ABL与BCR重组后,5'端结构丢失导致ABL组成性的激活,细胞增殖相关的信号通路呈不依赖性生长因子的持续激活,如图6-1所示。

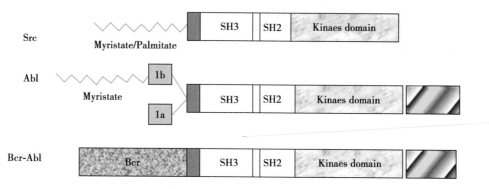

图6-1　Src、Abl、Bcr-abl激酶结构

虽然TKIs在CML治疗中的效果,无可争辩地支持 *BCR-ABL* 所表达的异常酪氨酸激酶活性是CML发生和进展的根本原因,但是导致 *BCR-ABL* 重排的因素和ABL酪氨酸激酶活性升高以致细胞转化的具体机制和途径并未完全被阐明。迄今为止,只有电离辐射是被明确的致CML因素,因为在二战原子弹爆炸后幸存者中CML和其他恶性肿瘤发生大幅增加,体外用高剂量辐射在造血细胞株中可以诱导 *BCR-ABL* 重排的发生。

BCR-ABL所编织的细胞内信号网络非常复杂,虽经长期大量研究但仍未能彻底理清。BCR-ABL众多的底物在三条细胞增殖通路(RAS-MAPK、PI3K-AKT、JAK2-STAT5)均有涉及,这些通路活性增高又能引起 *Bcl-2* 上调;另外,在细胞分裂S期和G2/M期,BCR-ABL通过诱导ROS产生引起DNA损伤和断裂,同时又抑制细胞周期监测点相关蛋白功能。因此,在CP期,细胞特性的改变包括增殖过度、凋亡能力下降、黏附性下降和整个基因组的不稳定,但细胞的分化途径尚不受影响。黏附性下降使得细胞逃避免疫监视,基因组不稳导致新的突变不断累积,其中有些引起细胞逐渐丧失分化能力(如粒细胞分化相关的转录因子CEBPα和淋巴系分化调控因子IKZF1在BC期细胞中表达被抑制),有些导致细胞自我更新能力增加(如β-catenin通路活性升高),最终引起疾病向类似急性白血病方向进展。

三、临床表现和诊断标准

CML的自然病程经历三个阶段:90%~95%的

初诊患者为慢性期(CP)。如果不治疗,一般经过3~5年时间,患者疾病会发生进展,通过加速期(AP)进展至急变期(BC)。

CML-CP主要表现是骨髓内造血细胞的过度分裂增殖,但细胞基本分化正常,并且子代细胞被提前释放至外周血。患儿通常是因各种原因就诊时发现外周血白细胞计数明显增高,体检肝脾特别是脾脏的肿大。部分病人同时或单独表现血小板增高。骨髓形态学特点是骨髓内有核细胞增生极度活跃,但各阶段的细胞比例无明显改变。染色体核型分析证实有Ph染色体或 *BCR-ABL* 融合基因的存在。

BC相当于疾病终末期,患者存活时间以周计算。临床表现与初发的急性白血病相似,70%左右急变呈急性髓系白血病表型(MyBC),20%~30%为急性淋巴细胞白血病表型(LyBC),还有极少数呈双表型;如果患者初诊时已处急变期,免疫表型呈急淋样,则无法与Ph阳性的初发急淋鉴别。

由于儿童CML在肿瘤生物学特性和临床表现上与成人基本一致,而儿童本身的发病数低,因此多参考成人的标准和指南。CML临床分期诊断标准主要有WHO标准(2008)、欧洲白血病网ELN(2006)、Sokal等(1988)、国际骨髓移植登记IBMTR(1997)、MD Anderson癌症中心(1993)等。iBFM研究组CML委员会制定的《18岁以下儿童青少年CML诊治推荐》(2014)中推荐采用ELN(2006)标准。表6-1根据对上述标准进行总和后列出。这些标准中主要的差异在于WHO标准(2008),根据其在急性白血病中的标准,将CML急变的幼稚细胞比

例定为≥20%，其他的标准在 ELN 标准和 MDACC 定义幼稚细胞比例≥30%；另外，WHO 标准还增加了白细胞计数和脾脏增大作为 AP 标准之一；增加骨髓活检原始细胞集聚作为 BC 标准之一。

表 6-1　CML 临床分期诊断标准

慢性期 CP-CML	未达到加速期和急变期标准
加速期 AP-CML	出现下列任何一项： 1. PB 或 BM 中原始细胞 15%～29% 2. PB 或 BM 中原始加早幼粒>30%，但原始<30% 3. PB 嗜碱性粒细胞≥20% 4. 与治疗无关的持续血小板减少（<100×10^9/L） 5. 对治疗无反应的进行性脾大和 WBC 计数升高 6. 发现克隆演变
急变期 BC-CML	出现下列任何一项： 1. PB 或 BM 中原始细胞≥30% 2. 髓外原始细胞浸润 3. 骨髓活检原始细胞集聚

以上各种分期标准，对 CML-BC 定义都基本一致。CML-BC 的标志是：①骨髓细胞中幼稚比例达到急性白血病标准；②髓外浸润的表现。而作为 BC 前过渡的 AP，出现于约 2/3 的发生进展的患者。AP 标准作为可能发生急变的警示表现，一般是通过对进展至 BC 患者的资料进行多因素统计分析得出，因此对 CML-AP 的界定标准在各个治疗中心有着很大差异。在比较 CML-AP 预后的报道时，需要注意其所采用的 AP 定义标准。

四、治疗

TKIs 前时代对 CML 的治疗主要包括化疗（白消安、羟基脲等）、α-干扰素和异体造血干细胞移植（allo-SCT）。化疗药物能使患者达到血液学缓解，即外周血白细胞数和患者的症状体征得到控制，骨髓幼稚细胞比例小于 5%，但是不能清除 Ph$^+$ 的克隆，以致患者最终仍然进展而死亡。所以，改变 CML 预后的关键在于使 Ph$^+$ 克隆转阴，也就是遗传学的缓解。α-干扰素是第一个达此目标的非移植治疗手段。但是患者对干扰素的耐受性太差。自 TKIs 出现后，因 TKIs 在清除 Ph$^+$ 克隆和药物不良反应/耐受性方面明显超出 α-干扰素，使得 α-干扰素在 CML 治疗中的位置基本被 TKIs 完全取代。

另一方面，由于迄今为止尚未有明确结论可以

中断 TKIs 使用而持续保持遗传学缓解，Allo-SCT 则仍是唯一治愈 CML 的手段。并且一代 TKI 治疗的患者约有 1/3 发生治疗失败（包括原发性耐药、继发耐药、药物不耐受），二代 TKIs 也有一定比例的治疗失败。而在 CML-BC 期患者中，TKIs 只能维持短暂血液学和（或）遗传学缓解。因此，allo-SCT 在 CML 治疗中的位置仍无法取代。在儿童患者，由于脏器功能完整和相对移植并发症轻，allo-SCT 在儿童的适用性更大。

（一）酪氨酸激酶抑制剂

第一代 TKIs 以甲磺酸伊马替尼为代表。伊马替尼是 ATP 类似物，通过与 ATP 竞争结合 ABL 酪氨酸激酶中的 ATP 结合位点，抑制后者对底物的磷酸化。除对 BCR-ABL 抑制外，伊马替尼还低水平抑制其他 TK 活性，如 c-ABL、PDGFR、c-Kit 的 TK 活性。伊马替尼与 BCR-ABL 的结合具有构象依赖性，即它只和处于非活化构象的 TK 结合。第二代 TKIs 被目前批准用于临床的包括达沙替尼（dasatinib）和尼洛替尼（nilotinib）。二代 TKIs 的研发是为了克服肿瘤对一代 TKIs 的耐药。尼洛替尼是伊马替尼的甲基哌嗪基（methylpiperazinyl）经过修饰以增加其与 TK 的结合，对 TK 的抑制活性是伊马替尼的 10～30 倍，它对 TK 的抑制谱与伊马替尼一致，但对 BCR-ABL 的特异性更高。此外，尼洛替尼与伊马替尼一样与 TK 结合时有构象依赖性。达沙替尼的化学结构与伊马替尼和尼洛替尼不同，它与活化和非活化状态的 BCR-ABL 都能结合，因此达沙替尼能够抑制 ABL 和 SRC 两种激酶。体外达沙替尼对 BCR-ABL 的抑制活性是伊马替尼的 300 多倍。

1. 一代 TKIs 在成人和儿童 CML 中疗效　始于 2000 年的 IRIS 研究，提供了最大病例数的关于伊马替尼在 CML-CP 患者中的疗效报道和长期随访资料。该研究共有 553 例使用伊马替尼治疗的新诊断的 CML-CP 成人患者。在随访 18 个月时，伊马替尼在对患者血液学、遗传学缓解率以及耐受性上显示突出优越性，与对照组（干扰素联合阿糖胞苷）比较，两组病人在主要遗传学缓解（MCgR）、完全遗传学缓解（CCgR）、无进展率（FFP）分别为 87% vs. 35%、76% vs. 15%、97% vs. 92%。随访 5 年时，伊马替尼组患者 382/553（69%）仍维持原治疗，而对照组仅 16/553（3%）维持原治疗。由于对照组病例基本流失，接下来的统计只能限于伊马替尼组。但与历史上含干扰素的治疗（CCyR 率 20%～30%，5 年以上 OS 最高 50%～60%）比较，伊马替尼一线

治疗的 5 年中,最好的 MCyR 和 CCyR 率分别达到 89% 和 82%,FFP 达到 93%,EFS 达 83%(events 定义为:任何原因的死亡、疾病进展和丧失已有治疗反应),OS 为 89%(除去无关死亡病例的 OS 为 95%)。中位随访 8 年时,304/553 例(55%)维持伊马替尼治疗。伊马替尼为一线治疗组的 553 例患者中,CCyR 率为 83%,FFP 率为 92%,EFS 为 81%;8 年 OS 为 85%(排除无关死亡,8 年 OS 为 93%)。研究发现已达到 CCgR 者,如果最初 3 年疾病无进展,或无明显不良反应,则以后的事件发生几率很低,对伊马替尼的治疗反应在第四年达到平台期,第 1~8 年间,进展发生率分别为 1.5%、2.8%、1.6%、0.9%、0.5%、0%、0% 和 0.4%。

由于 IRIS 报道中 EFS 和 OS 来自意向性治疗分析结果,而近 1/2 患者改变了原来的治疗,因此未能得知伊马替尼全程单药治疗结果。Vigano 报道的一组 102 例 CML-CP 患者对伊马替尼的治疗结果则明晰地反映了全部病例的最终情况。该报道中位 6 年随访中,停止伊马替尼者为 19.6%(20/102),其中 8 例不耐受,8 例为原发或继发耐药,4 例因为获得深度分子学缓解而参加停止伊马替尼的临床试验;不耐受和出现耐药的 16 例转用 2 代 TKIs。这样中位 6 年随访后,100% 病例无进展,OS 为 95.1%(病例死亡均与 CML 原发病和治疗无关)。而 de Lavallade 等报道一组 204 例 CML-CP 患者对伊马替尼的治疗反应不及 Vigano 的报

道的疗效,该组患者 5 年总体 OS 和无进展生存(PFS)分别是 83.2% 和 82.7%,其中 54 例(26%)中断治疗,中断原因不耐受(n=7),继发耐药(n=29),原发耐药(n=18)。这些停伊马替尼者中,18 例接受 allo-SCT,其余 36 例接受羟基脲、干扰素和 2 代 TKIs 等治疗。跟 Vigano 比较,de Lavallade 组病人预后明显低,疾病进展率高,可能与两组病人在停用伊马替尼后所采用的二线治疗不同有关。但总体而言,伊马替尼在 CML-CP 患者的一线治疗中,能快速而高效地获得遗传学缓解(Vigano 组病例中 60% 在 3 个月内达 CCyR,86% 在治疗 1 年达到 CCyR;在 Lavallade 组中 77% 病例在中位 7 个月内达到了 CCyR),最佳的长期的生存达到 95%。

伊马替尼在儿童 CML 治疗中的报道例数非常有限(表 6-2),且多为包括移植在内的综合报道。但是儿童患者很少有与疾病进展和(或)治疗无关的死亡,因此可以相对完整地看到伊马替尼的治疗结果。总体来说,伊马替尼所诱导的遗传学缓解速度和比例接近成人,PFS 和 OS 接近 100%。在法国 Ⅳ 期临床中的 44 例患儿中仅 1 例在治疗 11 个月失去血液学反应后进展为 ALL 死亡,其余均存活,但其中 13 例(30%)停止了伊马替尼治疗,除 2 例是根据医师决定接受 allo-SCT(已经处于 CCyR),其余 11 例中,6 例原发耐药,3 例继发耐药,2 例无法耐受治疗。由此可见,儿童在伊马替尼疗效、耐药和药物不耐受方面的情况也与成人大致相仿。

表 6-2　伊马替尼在儿童 CML 中的疗效报道

	病例数	伊马替尼剂量每天	CCyR	MMR	中位随访	PFS	OS
埃及 2003~2006	30 CP	340mg/m²	57%	36%	6 年		87%
韩国 ~2010	12 CP	260mg/m²	83%(13 个月)	67%(35 个月)	60 个月	82.5%	91.7%
日本 2001~2007	12	329mg/m²	55% 12 个月 90% 36 个月	36.4%(36 个月)	51 个月	100%	100%
COG Ⅱ期 2002~2004	20~46 CP		72%(5.6 个月)	27%	3.8 年		100%
法国 2005~2008	44 CP	259mg/m²	77%(6 个月)	57%	31 个月	98%	98%
印度 1998~2011	43 95% CP	260mg/m²	58.1%(15 个月)	41.9%(21 个月)	43 个月	100%	100%

注:(　)中为达到相应治疗反应的中位时间;第一列中的年份指病例入组和开始治疗时间

2. **二、三代TKIs**　达沙替尼和尼洛替尼均被获准作为一线治疗用于新诊断CML-CP患者,和作为二线治疗用伊马替尼治疗失败的各期CML患者和Ph⁺的急淋(尼洛替尼尚未获准在CML-BC患者中使用)。三代TKIs包括bosutinib和ponatinib,这两种药仅限于对其他TKIs治疗失败的二线治疗,ponatinib主要被推荐用于伴有TKDT315I突变的患者。

与一代比较,二代TKIs能更快地诱导更深度的遗传学缓解。然而,作为一线治疗,达沙替尼和尼洛替尼对新诊断的CML-CP患者的长期生存较伊马替尼并无有明显优势。在比较达沙替尼和伊马替尼作为一线治疗的Ⅲ期临床(DASSION)中,达沙替尼组(259例)和伊马替尼组(260例)患者分别有77%和66%在治疗12个月时获得CCyR,两组的MMR分别是46%和28%。但在随访4年时两组PFS均为90%,OS分别是93%(达沙替尼)和92%(伊马替尼)。比较尼洛替尼和伊马替尼一线治疗的Ⅲ期临床ENESTnd中,也见到类似情况,即尼洛替尼在诱导CCyR和MMR上优于伊马替尼,但两组5年OS没有明显差别。

在二线治疗中,二代TKIs则取得令人鼓舞的结果。在观察达沙替尼二线疗效的Ⅱ期临床START-C研究中,387例伊马替尼治疗失败的CML-CP患者给予达沙替尼70mg Bid,随访15个月这些患者中获得91% CHR、59% MCyR、49% CCyR。在一项Ⅲ期临床研究(CA180-034)中,670例伊马替尼治疗失败CML-CP患者接受不同剂量达沙替尼治疗,患者中3/4为伊马替尼耐药患者,各剂量组预后无统计学差异,总体的估计6年PFS达到78%。达沙替尼在伊马替尼治疗失败的CML-AP患者中获得39%的MCyR和32% CCyR,患者1年的PFS为66%。然而,在CML-BC期患者的二线治疗中,虽然1/3～1/2的患者获得遗传学缓解,但是为时不长,患者中位PFS仅3～6个月。尼洛替尼在各期伊马替尼治疗失败患者中的二线治疗情况与达沙替尼相似。

上述现象说明,对于低风险的CP患者,一代TKIs足够应付,因此在新诊断CML-CP患者,首选仍可为伊马替尼。

3. **关于TKIs耐药**　前面伊马替尼的报道中可见,不管在成人还是儿童,约20%～40%患者因各种原因停用伊马替尼。停药原因中与药物有关者包括:①药物副作用;②达不到预期治疗反应(参考表6-3和表6-4的治疗反应定义和定期评价);③丧失已达到的治疗反应。这3项原因即为多数CML治疗推荐或指南中对TKI治疗失败的定义。其中②和③属于耐药范畴。②即原发TKIs耐药,③为继发耐药。NCCN指南对伊马替尼原发耐药定义为:3～6个月未能达CHR;12个月未能达MCyR;18个月未能达CCyR。在伊马替尼治疗中,极少有血液学不缓解的患者,而遗传学无反应者约有15%～25%,继发耐药约7%～15%。IRIS研究的8年随访资料中,37%的患者发生伊马替尼治疗失败,其中17%始终未达到CCyR,15%达到CCyR后又丧失这一治疗反应,其余5%对伊马替尼不能耐受。进展期患者耐药明显高于CP,每年伊马替尼耐药在CML-CP中发生率为4%,而在CML-AP达40%,在BC为90%,这主要与ABL激酶域的单个氨基酸突变(kinase domain mutation,KD mutation)在进展期患者中的发生率明显增高有关。

表6-3　CML疗效定义

治疗反应	定　义
完全血液学反应(CHR)	1. 异常症状体征完全消失
	2. BPC<450×10⁹/L
	3. WBC<10×10⁹/L
	4. PB分类无幼稚,嗜碱<5%
	5. BM中幼稚细胞<5%
细胞遗传学反应(CyR)	
完全CyR(CCgR)	Ph⁺细胞0%
部分CyR(PCgR)	Ph⁺细胞1%～35%
次要CyR(minor CgR)	Ph⁺细胞36%～65%
微小CyR(minimal CgR)	Ph⁺细胞66%～95%
无CyR	Ph⁺细胞>95%
分子学反应(MR)	
完全MR(CMR)	BCR-ABL检测不到
主要MR(MMR)	BCR-ABLIS≤0.1%(IS)

注:IS,international scale(国际计分)

表 6-4 儿童 TKIs 治疗反应评价标准

开始 TKI / 治疗反应	良 好	次 佳	失 败
3 个月	达 CHR 且达次要 CyR(Ph⁺≤65%)	达 CHR 且达微小 CyR(Ph⁺66% ~95%)	无 CHR 或无任何 CyR(Ph⁺> 95%)
6 个月	达 MCyR(Ph⁺≤35%)	达次要 CyR(Ph⁺ 36% ~65%)	未达次要 CyR(Ph⁺> 65%)
12 个月	达到 CCyR(Ph⁺ 0)		未达 CCyR(Ph⁺> 0%)
18 个月	达到 MMR	未达 MMR	
任何时间点	持续 CCyR 和(或)MMR	丧失 MMR	丧失除 MMR 以外的治疗反应出现克隆演变

ABL 激酶本身通过与 ATP 结合,将 ATP 中的 PO_4 基团转移给底物的酪氨酸残基来使底物磷酸化,从而发挥信号调控作用。伊马替尼通过与 ATP 竞争结合 ABL 激酶中的 ATP 结合位点,阻止 ATP 与 ABL 激酶的结合,从而消除 ABL 的 TK 活性。伊马替尼耐药的发生机制常由于 BCR-ABL 激酶活性不被抑制或者重新升高。在原发耐药者中,如多药耐药基因(MDR1)的过度表达使得细胞内伊马替尼的浓度降低;伊马替尼与血浆蛋白 AGP(α-1-Glycoprotein)结合以致减少伊马替尼进入细胞;hOCT-1(human organic cation transporter-1)是主要负责转运伊马替尼进入细胞的膜转运蛋白,患者治疗前的 hOCT-1 活性高低与伊马替尼耐药有关。White 等报道对 56 例患者测定其治疗前 hOCT-1 活性,随访 5 年时高 hOCT-1 活性和低 hOCT-1 的患者主要分子遗传学缓解率(MMR)分别是 89% 和 55%($P = 0.007$),两组患者 OS 分别是 96% 和 87%($P = 0.028$),EFS 为 74% 和 48%($P = 0.03$)。加大伊马替尼剂量可以克服低活性患者的耐药。此外,二代 TKIs 的跨膜转运不需要 hOCT-1,因此低 hOCT-1 活性患者可使用二代 TKIs。

伊马替尼继发耐药多由于被抑制的 ABL 激酶重新激活,其中患者 ABL-KD 突变是最常见的耐药机制,ABL-KD 突变发生在 50% ~80% 的伊马替尼耐药患者中,而在 AP/BC 患者中,治疗前就有高比例的检出,导致 AP/BC 患者中出现大量原发耐药者。此外,BCR-ABL 基因启动子区表观遗传改变导致 ABL 高表达;还有,其他 TK 信号通路的代偿激活(SRC 家族的 SFK 活性增高)也可能引起耐药。

在 TKIs 研发过程中曾使用两种酪氨酸激酶——ABL 激酶和 SRC 激酶——来检验 TKI 的抑制活性。ABL 和 SRC 的蛋白序列高度同源,但伊马替尼只能抑制 ABL,不能抑制 SRC。后来发现是由于两种 TK 的空间构象在非活性状态时存在差异。而伊马替尼只能与非活化状态 TK 结合。晶体构象分析明确了伊马替尼与 ABL 结合的空间构象和两者接触的关键部位,只有 ABL 非活化时的空间构象允许伊马替尼进入 ABL 的 ATP 结合位点。突变该部位中的单个氨基酸(如 315 位苏氨酸被替换为异亮氨酸影响 ABL 与伊马替尼之间氢键形成)导致伊马替尼无法与 ABL 激酶结合。临床上在很多复发患者中也检出 T315I 突变。目前已经发现 90 多处 ABL-KD 突变,但与耐药有关的仅为分布于 P 环(phosphate binding loop)、ATP 结合位、C 区(catalytic domain)和 A 环(activation loop)四个位置中的 20 处突变。(图 6-2)。突变引起的耐药机制主要有两种:一是如 T315I 和 F359V 等位于药物与 ABL 空间结合的关键结构处,直接阻止药物与 ABL 激酶结合;另一种是如 P 环内突变,导致 BCR-ABL 激酶空间构象发生改变,使 ABL 激酶始终处于活性状态而无法与伊马替尼结合。这些突变除 T315I 以外,大部分可以通过使用二代 TKIs 来克服(图 6-2 中 IC50 低的 TKIs),比如达沙替尼与 ABL 激酶的结合不需要依赖空间构象,因此对 P 环突变患者的耐药有效。

4. 危险度评估和治疗反应评价 CML 预后评估包括:①治疗前的危险度评分系统;②治疗后的定期随访中的治疗反应评价。此外,还包括:③患者 TKD 突变情况;④诊断时出现除 Ph 染色体以外的其他核型紊乱(additional cytogenetic aberrations, ACAs),常见的 ACAs 有第二条 Ph 染色体、+8、+19、17q 等臂染色体。

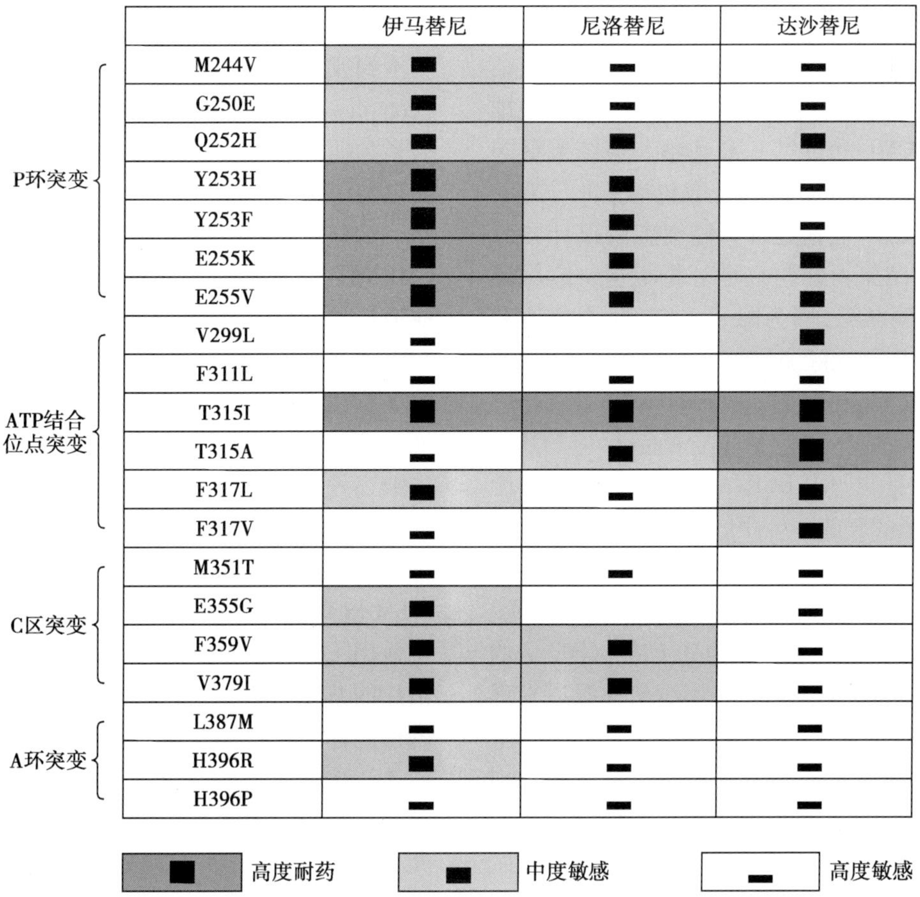

		伊马替尼	尼洛替尼	达沙替尼
P环突变	M244V			
	G250E			
	Q252H			
	Y253H			
	Y253F			
	E255K			
	E255V			
ATP结合位点突变	V299L			
	F311L			
	T315I			
	T315A			
	F317L			
	F317V			
C区突变	M351T			
	E355G			
	F359V			
	V379I			
A环突变	L387M			
	H396R			
	H396P			

图例：■ 高度耐药　　■ 中度敏感　　▬ 高度敏感

图 6-2　TKD 突变分布及伊马替尼、达沙替尼、尼洛替尼对其抑制活性
（引自：Quintás-Cardama A. Molecular biology of bcr-abl1-positive chronic myeloid leukemia. Blood，2009，113：1619-1630.）

危险度评估：CML 进展可能性和治疗反应的预测系统主要有 Sokal 评分（1984 年）、Hasford 评分（1998 年）以及 2011 年 EUTOS（European Treatment and Outcome Study）评分。前 2 项在干扰素和化疗时代提出，第 3 项提出于 TKIs 时代。但 Sokal 评分在伊马替尼的多项临床实验中显示仍具预后预测价值，故在 TKIs 时代广泛采用。EUTOS 评分很简单，但有人报道指其预后判断不如前 2 个评分系统。

Sokal 积分 = exp｛0.0116［年龄（岁）－43.4］｝+ 0.0345［脾脏（肋下 cm）－7.51］+0.188×［（血小板计数（×10^9/L）÷700）2－0.563］+0.0887×（原始细胞比例－2.1）

结果判读：<0.8 低危，0.8～1.2 中危，>1.2 高危。

EUTOS 积分 = （7×嗜碱细胞%）+［4×脾脏大小（肋下 cm）］

结果判读：>87 代表高危，≤87 为低危。

治疗反应评价：TKIs 治疗使得大部分患者避免了疾病进展和 allo-SCT，但是在伊马替尼中有相当比例的原发和继发耐药患者，早期遗传学复发如给予及时干预避免进展到血液学复发，可以避免疾病发生进展。为此在 TKI 治疗时必须对患者进行遗传学水平跟踪，及时发现复发或耐药，对控制患者预后至为重要。为此 ELN-2006 最早推出 CML 患者伊马替尼的治疗反应评判标准，此标准于 2009 年更新以期 CML-CP 达到 100% 治愈。

CML 的疗效评价包括血液学缓解（hematologic remission，HR）、细胞遗传学缓解（cytogenetic remission，CyR）和分子学缓解（molecular remission，MR）三个层面。相应的定义或标准见表 6-3。

血液学反应（hematologic response，HR）：TKI 时代的治疗几乎全部 CML-CP 患者都能在治疗 1～3 个月达到血液学缓解，血液学反应标准主要是 AP/BC 患者的评价标准。

细胞遗传学反应（cytogenetic response，CyR）：是目前最普遍采用的 CML 治疗反应和预后判断标准。完全细胞遗传学反应（CCgR，Ph 0%）和主要细胞遗传学反应（MCyR：major CyR，Ph ≤35%，包括 CCgR 和 PCgR 的这两部分病人）是有关 TKIs 疗效报道中最常采用的评价指标。CyR 通过骨髓细胞的染色体核型分析判断结果,至少需要计数 20 个骨髓细胞分裂象。如果无法得到骨髓细胞,可以用原位荧光杂交(FISH)检测外周血有核细胞中的 BCR-ABL 重排细胞数来诊断 CML 和定量 CyR 比值。但结果可能与核型分析不一致,因为 FISH 计数包括了非分裂象的细胞,除非用秋水仙素处理骨髓细胞后仅计数分裂象细胞核,其结果可能与核型分析相当。应尽量获得染色体核型结果,因为除了确定 Ph 染色体存在,还用于追踪探测克隆演变。

分子遗传学反应(molecular response,MR):当患者达到 CCyR 后,应该用定量聚合酶链反应(QRT-PCR)来测定标本中 BCR-ABLmRNA(灵敏度 1/100 000 个细胞)来进一步评估患者遗传学的深度缓解。有少部分 CML 患者,染色体分析 Ph 阴性,而 BCR-ABL1 为阳性。目前常用主要分子学反应(major molecular response,MMR)作为分子遗传学反应的评价终点。另外,在后期随访中,不少研究报道发现骨髓和外周血两种标本的 BCR-ABL 的 mRNA 水平具有良好相关性,以致于患者可无需骨穿而用外周血 BCR-ABL 的 mRNA 水平来监测患者耐药。但是 QRT-PCR 结果有赖于实验室操作和技术的可靠性,而在不同实验室之间由于采用不同 PCR 体系而使各实验室治疗的结果缺乏可比性。为此 NIH 提出一项用以使各实验室的分子学监测结果达到统一的国际标准(international scale,IS),在此 IS 中,以 30 例患者治疗前 BCR-ABL mRNA 数据的平均值作为基础值(100% IS),MMR 定义为患者治疗后 BCR-ABL mRNA 较基础值降低 3 次方 0.1% IS,降低 2 次方为 1% IS,降低 1 次方为 10% IS。BCR-ABL 水平测不到或低于 4.5 次方定义为完全分子遗传学反应(complete molecular response,CMR)。因此这里治疗后指数的下降不是每位病人自己治疗前后的对比,而是与统一的标准基础值比较。

治疗期间的定期治疗反应评价:遗传学缓解对 CML 预后具有重要意义,但比之更重要的是达到相应遗传学反应的速度,早期达到特定 CyR 或者 BCR-ABL 下降斜率越陡,患者预后越好。为此 2006 年 ELN 推出定期治疗反应评价为参考,将患者根据定期随访时所达到的治疗反应分为良好、次佳和治疗失败三种。治疗反应良好表示原治疗无需调整,失败表示治疗需要改变,次佳反应需要观察,定期再评价。我国以此为基础制定了成人的疗效标准。iBFM 研究组关于 18 岁以下儿童青少年 CML 推荐中采用了修订的 ELN 标准用来评价跟踪伊马替尼治疗的儿童(表 6-5)。然而,由于分子遗传学反应的检测标准化未能在所有治疗机构实现,不少地方尚无法评价分子学反应,或者未能获得可信的分子学反应结果。因此本文参照有关标准制定适合国内儿童 CML 的暂用疗效标准(见表 6-4)。本标准对判断治疗失败的范围放宽更倾向于 allo-SCT 干预。与 iBFM 标准(表 6-5)相比,表 6-4 除了较少使用分子遗传学结果外,第 12 个月要求达到 CCyR,否则就考虑改变治疗;第 18 个月时,是否达到 MMR 仅作为警示,因为在已达到 CCyR 者,MMR 与否和丧失 MMR 对预后的差异并不明显。

表 6-5　iBFM(2014)儿童 TKIs 治疗反应评价标准

治疗反应 开始 TKI	良好	次佳	失败	警告
诊断时				有 Ph⁺ 外的异常核型
3 个月	达 CHR 且 BCR-ABL<10%	无 CyR BCR-ABL>10%	无 CHR	
6 个月	至少 PCyR(Ph⁺ ≤ 35%)	未到 PCyR(Ph⁺ > 35%)	无 CyR (Ph⁺>95%)	
12 个月	达到 CCyR (Ph⁺ 0)	达到 PCyR(Ph⁺ 36%~65%)	未到 PCyR(Ph⁺>35%)	未到 MMR
18 个月	达到 MMR	未达 MMR	未到 CCyR	
任何时间点	持续 MMR	丧失 MMR 出现 TKD 突变	丧失 CHR 或 CCyR 出现 TKD 突变 出现克隆演变	BCR-ABL 转录子水平波动 ≥ 0.05% Ph 阴性细胞中发生异常核型

治疗反应与预后的关系：

早期达 CCgR 是预后良好的金标准已经没有争议。80% 患者在 1 年内达到 CCyR。IRIS 研究 5 年随访中，12 个月内达到 CCgR 者、PCgR 者和未达 CCyR 者的 5 年 FFP 分别为 97%、93% 和 81%（$P<0.001$）。而 MMR 对患者预后影响有限，其中 18 个月达到 MMR 的患者显示 100% 的 5 年 PFS。然而，在已达到 CCyR 者，18 个月未获 MMR 者的 5 年 PFS 也达到 98%，两组比较无差异（$P=0.11$）。同一报道中，Sokal 评分低、中、高危患者达 CCyR 分别 89%、82% 和 69%（$P<0.001$），与之相应的 3 组 5 年进展率分别是 3%、8% 和 17%；然而在已达 CCyR 的患者中 Sokal 评分则没有预后意义，低、中、高危 3 组的 5 年 FFP 分别是 99%、95% 和 95%（$P=0.2$）。de Lavallade 等报道也支持早期 CCyR 对预后的影响，该组患者 1 年达到 CCyR 者与未达 CCyR 者比较，5 年 OS 分别是 98% 和 74.1%（$P=0.03$），5 年 PFS 分别为 96% 和 74%（$P=0.007$），但是在 CCyR 者中是否 MMR 则没有预后上的区别。

MMR 与患者持续 CCyR 的时间有关。IRIS 研究 7 年随访中，治疗 18 个月内达和未达 MMR 的患者失去 CCyR 的几率分别是 3% 和 26%（$P<0.001$）。在 Cortes 等报道中，早期达 CMR、MMR 和未达 MMR 者，失去 CCyR 的几率分别是 4%、5% 和 37%（$P<0.0001$）。Palandri 报道的患者中，MMR 稳定、MMR 不稳定和从未达到 MMR 三种患者丧失 CCyR 的几率为 4%、21%、33%（$P<0.0001$）。然而 MMR 与预后的关系则在各家的研究结果并不统一。前面 IRIS 研究 5 年和 Lavallade、Marin 等报道显示在达到 CCyR 的患者，MMR 与否对预后没有指示作用。但另一些报道认为达 MMR 及 BCR-ABL 在治疗后下降的水平与是否发生进展具有相关性。最近在德国 CML 研究组根据患者治疗 12 个月时 BCR-ABL 转录水平对患者预后分组后发现，达到 MMR（BCR-ABL ≤0.1% IS）的患者与 BCR-ABL>1% IS 的患者预后存在差异，然而与 BCR-ABL 0.1%～1% IS 的患者预后并无差异。而目前的研究同意 BCR-ABL 1% IS 和 10% IS 分别与 CCyR 和 MCyR 相当，因此，仍说明在达 CCyR 者，MMR 与否没有预后意义。但是最近发现，TKIs 治疗早期快速的 BCR-ABL 下降，即治疗 3 个月时 BCR-ABL 较治疗前下降 1-Log（3 个月时达 10% IS），6 个月下降 2-Log（6 个月达 1% IS）与患者预后相关。据此，iBFM 治疗反应标准（表 6-5）中将 BCR-ABL 的下降水平列入 3 个月时随访的评价内容中。

5. TKIs 的不良反应　在所有 CML 治疗中，TKIs 在患者中耐受性是最好的。多数不良反应及其发生率在儿童与成人相仿。但是，由于 TKIs 对儿童患者来说，意味着超长时间的用药，药物的远期副作用仍有待确定，对于一些在生长发育阶段呈现特殊功能的器官组织，比如骨骼、下丘脑-垂体性腺轴等组织器官在 TKIs 长期作用下是否受影响，在儿童应该给予进一步的调查和关注。

TKIs 最常见的不良反应为骨髓抑制，在 Millot 等报道的儿童病例中，88% 发生粒缺，其中 3～4 度粒缺发生率为 22%，32% 发生血小板降低，3～4 度者占 5%，贫血发生在 23%，3～4 度者 2.5%。绝大多数血液学副作用发生在治疗早期，可能是由于疾病初期患者正常造血干细胞贮备不够所致，随着疾病缓解正常造血可重新补充，因此通过停药可以恢复，重新开始用药后通常不再发生。在 AP/BC 患者血象抑制更多见且严重，暂停药物也较难恢复，因此在这些患者中，遗传学缓解率可能高于血液学缓解率。

非血液学不良反应最多见消化道反应，如恶心、呕吐、腹泻等。其他不良反应还有肝酶升高、发疹、肌痉挛、骨痛、头痛、浆膜腔积液等。伊马替尼会引起胃肠道激惹，在治疗初期部分患儿出现呕吐不适，可建议其在进餐时服用，每片药片至少以 50ml 送服，小年龄儿童可将药物溶于苹果汁中服用。以上其他非血液不良反应均可暂停药物或对症治疗解决。

关于 TKIs 是否有心脏毒性，Kerkelä 报道在成人伊马替尼治疗过程出现充血性心衰患者，在小鼠实验中药物通过抑制 ABL1 激酶损害心肌细胞。但其他Ⅲ期临床和儿童中未见类似报道。但 QT 延长是 TKIs 中比较严重的不良反应，尤其在使用尼洛替尼的患者中需要监测 QTc 间期，对有心脏疾病者应尽量避免使用尼洛替尼，有电解质异常（低钾、低钙、低镁）治疗前应予纠正。

TKIs 对骨骼代谢和纵轴生长的影响正在引起越来越多的关注。伊马替尼对其他 TK 的抑制，比如抑制破骨细胞上的巨噬细胞集落刺激因子受体（c-Fms/CSF-1R）和 c-Kit，成骨细胞上的血小板衍化生长因子受体（PDGF-R）和 c-ABL1，可能导致它对骨代谢环境的稳定产生影响。伊马替尼在成人报道中会引起低钙和低磷血症，而测定成人患者髂骨活检标本中的骨小梁体积（trabecular bone volume，TBV）发现使用伊马替尼的患者 TBV 较正常增加 2 倍以上，因此认为在成人中伊马替尼通过抑制骨质吸收，将钙磷扣留在骨骼里，并促进骨质形成增加。然而，在儿童，特别是青春发育前期的儿童，伊马替尼对于生长中的骨骼所产生的最终结果则是骨质吸收大于骨质形成，研究发现服用伊马替尼患儿与骨质吸收相关的标志（C-terminal telopeptides of type Ⅰ collagen，CTX）检测值高于正常对照，骨矿物质密度（bone mineral density，BMD）较正常降低。还有报道提示伊马替尼影响生长激素/胰岛素样生长因子轴影响患儿的生长发育相对于数量有限的关于儿童伊马替尼使用报道，已经有不少报道显示伊马替尼的使用在青春前期的儿童中确实引起了身高发育的落后。因此，在青春期以前的儿童中使用伊马替尼应该监测身高的生长和骨骼发育情况。第三代 TKIs-bosutinib 相较伊马替尼，对 c-Kit 和 PDGFR 的抑制很小，将来对于这群生长发育明显受影响的患儿或可能用 bosutinib 代替以减少骨骼发育的不良反应。

TKIs 有潜在的致畸性，因此女性患者服用 TKIs 时须避免怀孕，或者在已获 MMR 患者在孕期暂停 TKIs。iBFM 研究组推荐 18 岁以下 CML 推荐方案中建议，如果可能对月经初潮后的女孩和相应发育阶段的男孩在开始治疗前冻存生殖细胞。

（二）异基因造血干细胞移植（allo-SCT）

allo-HSCT 是唯一治愈 CML 的手段。CML 曾经在所有移植病例中占据首位，但是随着 TKIs 的出现，CML 的移植例数明显下降。在成人 allo-SCT 的应用仅限于 TKIs 治疗失败的 CML-CP 患者和进展期患者。在儿童，不同国家和地区就是否移植存在不同选择，发达国家多基本上与成人 CML 处理相同。

儿童移植的并发症和耐受性好于成人，TKIs 出现以前，只要有合适供体，所有儿童 CML 均接受 SCT。表 6-6 列出 3 项移植例数超过百例的报道。根据这些报道，患儿移植后长期生存率约在 60% ~ 80%。同胞 HLA 相合（MSD）移植预后 OS 为 75% ~ 85%，好于无关供体或 HLA 不合的亲缘供体移植（OS 为 50% ~ 70%）。供体类型（同胞还是无关供体）和移植时疾病分期是两大主要预后影响因素。其次有包括 HLA 匹配度和 GvHD 预防措施、自诊断到移植的时间、移植前是否达到 MCyR、供受体 CMV 血清学类型（供 CMV 抗体阴性/受体 CMV 抗体阳性组合的，预后明显差于其他组合类型）、移植前 IFN 的使用等（在 Cwynarski 报道病例中 IFN 使用增加死亡相关，而 Suttorp 等在患儿移植前 3 个月停止 IFN，因此对预后无影响）。

表 6-6 CML 患儿接受移植预后的报道

		Cwynarski 等（1985 ~ 2001）n = 314	Muramatsu 等（1993 ~ 2005）n = 125 UD	Suttorp 等（1995 ~ 2004）n = 176
OS		3 年总 OS 66%	5 年总 OS 59.3%	5 年 OS
	CP1	MSD 75%	CP1 70.7%	按供体类型（$P<0.05$）
		MUD 65%	非 CP1 32.4%	MSD 87%±11%（n=50）
	非 CP1	MSD 46%		MUD 52%±9%（n=71）
		MUD 39%	♀:疾病分期、受体年龄、供体细胞数、移前是否 MCgR、移前使用 IM、诊断至移植时间	MMD 45%±16%（n=55）
		♀:供体类型、疾病分期、+MTX(S)		
LFS		3 年总 55%	5 年总 55.5%	按疾病分期
	CP1	MSD 63%	CP1 65.2%	CP1 64%±11%（n=144）
		MUD 56%	非 CP1 32.4%	CP2 72%±27%（n=14）⎱ $P>0.05$
	非 CP1	MSD 35%	♀:疾病分期、受体年龄、移植细胞数、是否 MCgR	AP 48%±34%（n=9）
		MUD 34%	死亡时间:	BC 23%±24%（n=9）⎰ $P<0.05$
		♀:供体类型、疾病分期、TCD(Ⅰ)、诊断至移植时间	13（2 ~ 28）个月	CP1 根据诊断至移植时间
				<6m 79%±9%（n=49）
				6 ~ 12m 62%±15%（n=52）
				>12m 62%±17%（n=43）

续表

	Cwynarski 等（1985～2001）n=314	Muramatsu 等（1993～2005）n=125 UD	Suttorp 等（1995～2004）n=176
CIR	3 年总 19% CP1　MSD 17% 　　　MUD 13% 非 CP1 MSD 49% 　　　MUD 20% ∮：疾病分期、供体类型、+TCD（I）	5 年总 19.7% CP1　12.5% 非 CP1 16.2.4% ∮：疾病分期、受体年龄、供体细胞数、移前是否 MCgR 复发时间 7（1～97）个月	5 年总 20%±12% RD　18%±11% UD　21%±7% 复发时间 11（1～137）个月
TRM	3 年总 26% CP1　MSD 20% 　　　MUD 31% 非 CP1 MSD 16% 　　　MUD 46% ∮：供体类型 +MTX（S）	5 年总 36.8% ∮：疾病分期、受体年龄、供体细胞数、移前是否 MCgR、诊断至移植时间、HLA 匹配度 死亡时间： 4 个月（8 天～10 年）	5 年总 32% MRD　7/50　（14%） MMFD　37/108　（32%） UD　10/19　（52%）
GvHD	Ⅱ～ⅣaGvHD 　　　MSD 37% 　　　MUD 52% cGvHD 广泛 20% 局限 24%	aGvHD Ⅱ～Ⅳ　40.7% Ⅲ～Ⅳ　22.6% cGvHD 总 50.1%（CI 45～55.2%） 广泛 16.8% 局限 24%	MRD　MUD aGvHD Ⅱ～Ⅳ　54%　69% Ⅲ～Ⅳ　28%　49% cGvHD 广泛　21% 局限　26%
其他	1）CMV 抗体组合：（R/D-/+）OS 最低 2）移前 IFN 使用降低复发但增加 TRM	移前是否达到 MCgR 独立预后因素	1）移植前是否用过 IFN 对预后无影响 2）TBI 和 BuCY 两种预处理预后无差别
结论	1）预后相关因素： 疾病分期 供体类型 GVHD 预防（MTX） 诊断至移植时间 CMV 抗体组合 2）复发相关因素： 疾病分期 供体类型 是否 TCD 移前是否用 IFN	UD-SCT 预后相关因素： 移前是否达到 MCgR 疾病分期 HLA 匹配程度 供体细胞数 诊断至移植时间	预后相关因素： HLA 匹配程度 疾病分期 诊断至移植时间

注：∮影响因素；（S）改善预后；（I）降低预后
OS：总生存率；LFS：无白血病生存率；CIR：复发累积发生率；TRM：移植相关死亡率；GvHD：移植物抗宿主病；TCD：T 细胞去除；MSD：同胞供体；MUD：HLA 相合无关供体；MMD：HLA 不相合供体；MMFD：HLA 不合家庭成员供体

　　CML 移植失败率约为 30%～40%。其中治疗相关死亡（20%～30%）要高于复发死亡（10%～20%）。进展期的移植、去 T 淋巴移植（TCD）和未获遗传学缓解的移植，移植后复发几率增高。在治疗相关死亡中，GvHD 发生是首要的原因，因此，供受体 HLA 匹配程度和 GVHD 预防手段是主要的影响因素。另外，在未使用 TKIs 的患儿，诊断到移植的时间越长也引起移植相关死亡数的增加。MSD 和 MUD 比较，虽然前者的复发风险稍高，但总生存率好于后者。同样，在无关供体移植中采用 TCD 虽在多因素分析中显示增加复发几率，但对总体长期生存并无影响。说明复发在 CML 移植中对患儿的长期生存相对影响小于治疗并发症,这部分可能由于CML移植后复发有多种挽救措施使得患儿仍获得长期的生存。因此,在 CML 移植前的各项考虑中,对并发症的避免应该高于对复发的考虑。

CML 的移植后复发和移植相关死亡均可能在移植后相当长的时间发生,患儿生存曲线看不到平台。在 Muramatsu 等前一则报道 16 例接受移植的患儿中,共有 5 例死亡,其中 2 例复发和 1 例 cGvHD 分别在移植后 10～12 年间死亡。

CML 移植中,Ⅲ～Ⅳ度的急性 GvHD 发生率高达 28%～49%,可能与 CML 的预处理清髓强度大,组织损伤严重和炎症反应增高,导致 T 淋巴细胞活化阈值降低而患儿自身造血和免疫功能相对完整有关。然而,在 CML 移植中,供体淋巴细胞对受体组织的异体反应(alloreactivity)所产生的移植物抗白血病效应(GVL)也是所有白血病移植中最明确和显著的。首例(1990 年)供体淋巴输注治疗移植后复发是在 CML 患者中由 Kolb 等人报道。在单纯遗传学复发的患者,供体淋巴输注能获得 90%～100% 缓解率,在血液学复发但仍处于 CP 的患者达到近 75% 的缓解,在 AP/BC 获得 36% 反应,并且所获缓解是长期的,首例 DLI 患者缓解时间已经超过 20 年。

另外,值得注意的是上述报道中的大部分移植进行于 1990～2000 年左右,这段时间控制 GVHD 的药物有限,供体 HLA 配型多用血清学方法,推测相关的移植并发症可能高于现在。另外,早期移植后随访缺乏对 BCR-ABL1 分子水平的监测手段,以至于无法在分子水平复发时给予 DLI 等干预。再有,根据 Muramatsu 报道中移植前获 MCyR 的患儿 5 年 OS 和 EFS 达到 91% 和 81%,未获 MCyR 的患儿 5 年 OS 和 EFS 则仅为 53% 和 51%。而在 TKIs 治疗的条件下,大部分的患者能够在短时间内达到 CCyR。因此,目前在高分辨 HLA 配型、GvHD 干预手段明显增多、分子水平的残留病灶监测手段,绝大多数患儿在移植前获得 CCyR 甚至 MMR 的多种条件改善下,我们有理由期待 TKIs 时代的 CML 移植的预后应该较以往进一步提高。

（三）allo-SCT 和 TKIs 在 CP 中的比较

有关 allo-SCT 和 TKIs 在 CML 患儿中的同期对照报道很少。allo-SCT 的治疗相关死亡在客观上是无法避免的,即使在 MSD 移植中。而 TKIs 的治疗在儿童中,到目前为止的报道中,治疗相关的死亡基本为零。

至于两者对疾病进展率的影响,伊马替尼在成人中 5 年以上的无进展率在 90% 以上,在儿童中韩国等报道的 5 年 PFS 为 82%,而另一些随访 3～4 年的 PFS 均在 98%～100%。相对应 allo-SCT 后复发率则累积达到 10%～20%。因此,总体生存率来说 TKIs 在儿童中是高于 allo-SCT。El-Alfy 等报道了其在 2003～2006 年诊治的 30 例 CP-CML 患儿,其中 18 例有 MSD 者接受 allo-SCT,30 例无 MSD 者接受伊马替尼 340mg/(m²·d),同步随访这些儿童中位 6 年后,在伊马替尼组 OS 和 EFS 分别是 87% 和 66%,而接受 allo-SCT 组患儿两者分别为 61% 和 50%,两组 P 值均<0.01。在日本 Muramatsu 等报道中,12 例在 2001～2007 年间诊断的患儿接受伊马替尼,16 例(其中 10 例为 CP)在 1984～2000 年间诊断后进行 allo-SCT。伊马替尼组中位随访 51 个月,除一例诊断 4 个月后接受 allo-SCT,所有患儿均存活。在 allo-SCT 组中,全部患儿观察时间都在 10 年以上,5 例发生 aGvHD,1 例Ⅲ aGvHD,3 例发生广泛性 cGvHD,最后 2 例 GvHD 死亡,3 例复发死亡。在韩国的报道中,提供了 4 组不同治疗方式的预后数据:①Hu、VP-16±IFN 等无移植和无伊马替尼治疗的患儿(n=12,OS 为 17%);②移植但未用伊马替尼的患儿(n=15,OS 为 79%);③伊马替尼后接受移植的患儿(n=10,OS 为 86%);④单独伊马替尼治疗患儿(n=12,OS 为 92%)。但此项报道的病例数有限,并且随访时间长度从①到④依次缩短的,因此各组之间可比性存有缺陷。

虽然目前为止,TKIs 的治疗耐受性和总体预后好于 allo-SCT。但有几点需要引起关注的:①TKIs 中有 10%～20% 的继发耐药,其中由 ABL1 TKD 突变 T315I 引起者,对多数 TKIs 无效;②儿童 TKIs 的远期副作用、更远期预后目前仍不明确。而随着前面所述多项与移植相关的技术和条件的改善,移植患儿的长期预后可能不断接近 TKIs 治疗患儿。因此,对于 CP 儿童究竟是否应该 allo-SCT,争议仍在持续,新的 TKIs 不断出现也不断地改变和影响着对 CML 患者治疗的决策。现阶段多数同意应该根据疾病本身的危险度、移植的风险高低、患者家庭状况、治疗者对不同治疗方式的熟悉掌握程度来加以取舍是否移植。

另一方面,TKIs 由于在儿童的副作用和需要长期服用,目前也引起医师和患儿家属对长期治疗后期情况不确定性和花费上的顾虑。有关停药的临床正在 CMR 达 2 年以上的成人患者中进行,初步观察显示 60% 的患者(多在停药 6 个月内)复发。TKIs 是否能在这些患者中达到治愈?或者能否间歇和如何间歇服药,何种患者可以中断或间断服药,有关的研究结果或可使儿童患儿避免长期连续服用 TKIs。

(四) 进展期的治疗

TKIs 的使用使绝大多数 CML-CP 患者避免了疾病的进展,成人统计资料显示每一年的进展发生率由 TKIs 前时代的 20% 降至 TKIs 时代的 1% ~ 1.5%。然而有 5% 患者初诊即为 AP/BC,并且儿童中初诊 AP/BC 比例还略高于成人,极少数患者在 TKIs 治疗中仍发生进展。

总体而言,CML-BC 患者对各种治疗反应都很差,患者中位生存时间在 TKIs 前时代约为 3 ~ 4 个月和 TKIs 治疗的 7 ~ 12 个月。allo-SCT 在 BC 患者是唯一可能获得长期生存的治疗,但前提是移植前患者恢复 CP 状态。TKIs 在 BC 患者只是作为一种窗口治疗,是为 allo-SCT 创造条件,使患者或回到 CP,或达到 HR,甚至是 CyR。伊马替尼(600mg Qd)使 50% ~ 70% 的 BC 患者达 HR,12% ~ 17% 达到 CyR,1 年 OS 为 22% ~ 36%。二代 TKIs 尼洛替尼(400mg bid)和达沙替尼(140mg Qd)则在 30% ~ 80% 的患者中获得 HR,35% ~ 60% 的患者达 MCyR,1 年 OS 达到 40% ~ 50%。但是所有获得的治疗反应的维持时间均很短,患者中位生存在一代 TKIs 为 6 ~ 10 个月,二代 TKIs 为 8 ~ 10 个月。在 Suttorp 等报道的儿童移植病例中,移植时为 BC 的患儿移植后 5 年的生存率为 23%,明显低于 AP 移植的 48% 和 CP 移植的 70%。因此,治疗关键乃是防止进展的发生。在初诊即为 CML-BC 的患儿,或确实发生了进展的患儿,需要直接用二代以上的 TKIs[根据 TKD 突变检测结果(图 6-2)选择合适的二代 TKIs],并联合相应白血病免疫表型的化疗方案,使患儿尽快回到 CP,并在诊断后 2 ~ 3 个月内获得最高的治疗反应条件下尽早进行 allo-SCT。

对于 CML-AP 患儿的治疗目前没有统一的标准。对于有合适供体者,可在 TKIs 治疗达到最佳治疗反应后进行移植。没有合适供体的患儿,可采用二代 TKIs,并密切随访。能获得良好治疗反应的患儿,可以继续 TKIs。对于非良好治疗反应者,仍应予移植。

五、CML 患儿处理流程

(一) 初诊病人检查登记内容

1. 病史体征。

2. 血常规、白细胞分类。

3. 骨髓形态学检查　根据幼稚细胞比例判断疾病分期。

4. Ph 和 BCR-Abl 的遗传学检查　通过染色体核型分析和(或)荧光原位杂交(FISH)检查 Ph 染色体和其他异常核型,QRT-PCR 检查 BCR-Abl mRNA。

5. 白血病免疫表型　形态学提示 BC 时须作。

6. 骨髓活检　怀疑有疾病进展时排除骨髓纤维化。

7. 生化检查　电解质、肝肾功能。

8. HLA 配型。

9. 心电图、心脏彩超。

诊断:典型的临床表现,加上 Ph 阳性或 BCR-ABL1 阳性,即可诊断。

(二) 初始治疗

1. 高 WBC 者在遗传学结果得到前,羟基脲 25 ~ 50mg/(kg·d);如 WBC 大于 2 万,别嘌呤醇 10mg/(kg·d)(最大 300mg/d);必要时适当水化碱化。

2. 有白细胞瘀滞的急诊表现如肺浸润、视神经乳头水肿等时可考虑进行白细胞除滤。

得到 Ph 阳性和(或)BCR-ABL1 阳性结果后,即开始伊马替尼 300mg/m²(260 ~ 340mg/m²)。

3. 骨髓形态学或外周血提示为 AP/BC,须:①TKD突变检测;②免疫分型;③选择合适的二代 TKIs;④根据免疫表型联合相应的急性白血病化疗。

(三) 确诊后治疗

1. CML-CP 患儿治疗　由于对伊马替尼的治疗经验较其他 TKIs 更充分,且在初诊 CML-CP 患者中一代 TKIs 和二代 TKIs 远期预后并无差异,因此初诊 CML-CP 患儿当首选伊马替尼 300mg/m² Qd(260 ~ 340mg/m²),也可用达沙替尼(60 ~ 80mg/m² Qd)、尼洛替尼(170 ~ 230mg/m² Bid)。并定期评价治疗反应(见表 6-4)。如果定期随访结果始终为治疗反应良好,则维持 TKIs 治疗。如果是次佳或治疗失败,需要先进行服药依从性评估并排除,而后调整治疗,选择二代 TKIs 或者移植。治疗反应良好者如果综合考虑仍选择移植,可在达到 CCyR 后进行。

2. AP/BC 患儿治疗　明确 AP/BC 后需要排查 ABL1 TKD 突变,可根据检测的结果选择合适的二代 TKIs,达沙替尼(60 ~ 80mg/m² Qd)、尼洛替尼(170 ~ 230mg/m² Bid),如果无条件用二代

TKIs,在 CML-AP 患儿伊马替尼剂量为 $400mg/m^2$ Qd,BC 患儿用 $500mg/m^2$ Qd。除非突变类型适合用尼洛替尼(见图 6-2),通常情况下尽量首选达沙替尼,因为达沙替尼作用机制与伊马替尼和尼洛替尼不同,相应的临床试验资料较尼洛替尼完善,在中枢浸润的患者中报道达沙替尼可以透过血-脑屏障。

开始 TKIs 同时根据白血病免疫分型结果采用相应化疗诱导。在 BC 患儿回到 CP,或者在 2~3 个月内达到最好的治疗反应后尽快移植。CML-AP 患儿有合适供体,应在回到 CP 后移植。无合适供体,可密切随访,如果能定期获得良好治疗可以继续随访和维持 TKIs 治疗,否则应在达最佳治疗后接受移植。

(四) 随访监测

1. **血常规**　获得 CHR 前或治疗开始 3 个月内,每周一次。获 CHR 或治疗 3 个月以后,可以每月一次。

2. **骨髓穿刺检查**　骨髓形态学、染色体核型分析、FISH(BCR-ABL1)、QRT-PCR(BCR-ABL)每 3 个月一次,直到获得 CCyR。以后可以每 3~6 个月以外周血检测 QRT-PCR(BCR-ABL)。当血常规或外周血 QRT-PCR(BCR-ABL)有波动时,可间隔 1~2 个月复查,确有上升超过 1-Log 时应复查骨穿。

3. **ABL1 TKD 突变分析**　AP/BP 患儿;定期随访中,评价治疗反应为次佳和失败时应予该项检查。

4. **其他监测项目**　生化检查、心脏超声、心电图(应在 TKI 开始前和治疗后 1~2 周后各检查 1 次,排除药物引起的 QT 延长)、身高体重、骨密度等。

(罗长缨)

参 考 文 献

[1] Hasle H. A pediatric approach to the WHO classification of myelodysplastic and myeloproliferative diseases. Leukemia, 2003,17:277-282

[2] Suttorp M. Treatment of Pediatric Chronic Myeloid Leukemia in the Year 2010:Use of Tyrosine Kinase Inhibitors and Stem-Cell Transplantation. Hematology Am Soc Hematol Educ Program,2010,2010:368-376

[3] NCCN Clinical Practice Guidelines in Oncology TM,Chronic Myelogenous LeukemiaV.2.2013

[4] Druker BJ. Translation of the Philadelphia chromosome into therapy for CML. Blood,2008,112:4808-4817

[5] O'Brien SG. Imatinib compared with interferon and low-dose cytarabine for newly diagnosed chronic-phase chronic myeloid leukemia. N Engl J Med,2003,348:994-1004

[6] Deininger MW. The molecular biology of chronic myeloid leukemia. Blood,2000,96:3343-3356

[7] Quintás-Cardama A,et al. Molecular biology of bcr-abl1-positive chronic myeloid leukemia. Blood,2009,113:1619-1630

[8] Baccarani M. European LeukemiaNet. Evolving concepts in the management of chronic myeloid leukemia:recommendations from an expert panel on behalf of the European LeukemiaNet. Blood,2006,108:1809-1820

[9] de la Fuente J. International BFM Group(iBFM)Study Group Chronic Myeloid Leukaemia Committee. Managing children with chronic myeloid leukaemia(CML):recommendations for the management of CML in children and young people up to the age of 18 years. Br J Haematol, 2014,167:33-47

[10] Druker BJ. Five-year follow-up of patients receiving imatinib for chronic myeloid leukemia. N Engl J Med,2006, 355:2408-2417

[11] Santos FP. Evolution of therapies for chronic myelogenous leukemia. Cancer J,2011,17:465-476

[12] Viganò I. First-line treatment of 102 chronic myeloid leukemia patients with imatinib:a long-term single institution analysis. Am J Hematol,2014,89:E184-187

[13] de Lavallade H. Imatinib for newly diagnosed patients with chronic myeloid leukemia:incidence of sustained responses in an intention-to-treat analysis. J Clin Oncol,2008, 26:3358-3363

[14] El-Alfy MS. Management of CML in the Pediatric Age Group:Imatinib Mesylate or SCT. J Egypt Natl Canc Inst, 2010,22:227-232

[15] Oh HJ. Efficacy of imatinib mesylate-based front-line therapy in pediatric chronic myelogenous leukemia. Korean J Pediatr,2013,56:343-350

[16] Muramatsu H. Excellent outcomes of children with CML treated with imatinib mesylate compared to that in pre-imatinib era. Int J Hematol,2011,93:186-191

[17] Champagne MA. Higher dose imatinib for children with de novo chronic phase chronic myelogenous leukemia:a report from the Children's Oncology Group. Pediatr Blood Cancer,2011,57:56-62

[18] Millot F. Imatinib is effective in children with previously untreated chronic myelogenous leukemia inearly chronic phase:results of the French national phase IV trial. J Clin Oncol,2011,29:2827-2832

[19] Lakshmaiah KC. Chronic myeloid leukemia in children and adolescents:results of treatment with imatinib mesylate.

Leuk Lymphoma,2012,53:2430-2433

[20] Bixby D,Talpaz M. Mechanisms of resistance to tyrosine kinase inhibitors in chronic myeloid leukemia and recent therapeutic strategies to overcome resistance. Hematology Am Soc Hematol Educ Program,2009:461-476

[21] White DL. Functional activity of the OCT-1 protein is predictive of long-term outcome in patients with chronic-phase chronic myeloid leukemia treated with imatinib. J Clin Oncol,2010,28:2761-2767

[22] Eri Yamamoto. European Treatment and Outcome Study score does not predict imatinib treatment response and outcome in chronic myeloid leukemia patients. Cancer Science,2014,105:105-109

[23] Baccarani M. European LeukemiaNet. Chronic myeloid leukemia:an update of concepts and management recommendations of European LeukemiaNet. J Clin Oncol, 2009,27:6041-6051

[24] Hughes TP. IRIS investigators. Long-term prognostic significance of early molecular response to imatinib in newly diagnosed chronic myeloid leukemia:an analysis from the International Randomized Study of Interferon and STI571 (IRIS). Blood,2010,116:3758-3765

[25] Hanfstein B. SAKK and the German CML Study Group. Velocity of early BCR-ABL transcript elimination as an optimized predictor of outcome in chronic myeloid leukemia (CML) patients in chronic phase on treatment with imatinib. Leukemia,2014,28:1988-1992

[26] 中华医学会血液学分会. 中国慢性髓性白血病诊断和治疗指南(2013年版). 中华血液学杂志,2013,34:464-470

[27] Cortes J. Molecular responses in patients with chronic myelogenous leukemia in chronic phase treated with imatinib mesylate. Clin Cancer Res,2005,11:3425-3432

[28] Palandri F. Treatment of Philadelphia-positive chronic myeloid leukemia with imatinib:importance of a stable molecular response. Clin Cancer Res,2009,15:1059-1063

[29] Marin D. European LeukemiaNet criteria for failure or suboptimal response reliably identify patients with CML in early chronic phase treated with imatinib whose eventual outcome is poor. Blood,2008,112:4437-4444

[30] Hehlmann R. Tolerability-adapted imatinib 800 mg/d versus 400 mg/d versus 400 mg/d plus interferon-α in newly diagnosed chronic myeloid leukemia. J Clin Oncol,2011, 29:1634-1642

[31] Branford S. Imatinib produces significantly superior molecular responses compared to interferon alfa plus cytarabine in patients with newly diagnosed chronic myeloid leukemia in chronic phase. Leukemia,2003,17:2401-2409

[32] Hanfstein B. Early molecular and cytogenetic response is predictive for long-term progression-free and overall survival in chronic myeloid leukemia (CML). Leukemia, 2012,26:2096-2102

[33] Marin D. Assessment of BCR-ABL1 transcript levels at 3 months is the only requirement for predicting outcome for patients with chronic myeloid leukemia treated with tyrosine kinase inhibitors. J Clin Oncol,2012,30:232-238

[34] Andolina JR. How I treat childhood CML. Blood,2012, 119:1821-1830

[35] Kerkelä R. Cardiotoxicity of the cancer therapeutic agent imatinib mesylate. Nat Med,2006,12:908-916

[36] Fitter S1. Long-term imatinib therapy promotes bone formation in CML patients. Blood,2008,111:2538-2547

[37] Jaeger BA. Changes in bone metabolic parameters in children with chronic myeloid leukemia on imatinib treatment. Med Sci Monit,2012,18:CR721-728

[38] Giona F. Bone metabolism,growth rate and pubertal development in children with chronic myeloid leukemia treated with imatinib during puberty. Haematologica,2013,98:e25-27

[39] Narayanan KR. Growth failure in children with chronic myeloid leukemia receiving imatinib is due to disruption of GH/IGF-1 axis. Pediatr Blood Cancer,2013,60:1148-1153

[40] Shima H. Distinct impact of imatinib on growth at prepubertal and pubertal ages of children with chronic myeloid leukemia. J Pediatr,2011,159:676-681

[41] Bansal D. Imatinib has adverse effect on growth in children with chronic myeloid leukemia. Pediatr Blood Cancer, 2012,59:481-484

[42] Millot F. Growth deceleration in children treated with imatinib for chronic myeloid leukaemia. Eur J Cancer,2014, 50:3206-3211

[43] Cwynarski K. Stem cell transplantation for chronic myeloid leukemia in children. Blood,2003,102:1224-1231

[44] Muramatsu H. Outcome of 125 children with chronic myelogenous leukemia who received transplants from unrelated donors:the Japan Marrow Donor Program. Biol Blood Marrow Transplant,2010,16:231-238

[45] Suttorp M. Allogeneic stem cell transplantation for pediatric and adolescent patients with CML:results from the prospective trial CML-paed I. KlinPadiatr,2009,221:351-357

[46] Roddie C,Peggs KS. Donor lymphocyte infusion following allogeneic hematopoietic stem cell transplantation. Expert Opin Biol Ther,2011,11:473-487

[47] Mahon FX,Rea D. Discontinuation of imatinib in patients with chronic myeloid leukaemia who have maintained com-

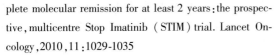

plete molecular remission for at least 2 years：the prospective，multicentre Stop Imatinib（STIM）trial. Lancet Oncology，2010，11：1029-1035

［48］Hehlmann R. How I treat CMLblast crisis. Blood，2012，120：737-747

［49］Saubele S，Silver RT. Management of chronic myeloid leukemia in blast crisis. Ann Hematol，2015，94（Suppl 2）：S159-165

第七篇
其他类型白血病

第一章　混合表型急性白血病

当代急性白血病通常是通过形态学、免疫表型、染色体核型分析以及特定的分子遗传学分析来进行诊断和分型的。通过这一综合分析途径，大多数白血病可以分为髓系、B淋巴系和T淋巴系。但是也经常可以看到有些病例在主要表达一系特征的同时还表达其他一到两系的标记。这种抗原表达的异常包括两种类型：ALL同时表达髓系相关抗原（My$^+$ALL）和AML同时表达淋系相关抗原（Ly$^+$ALL）（图7-1-1）。研究发现这种系别抗原的不专一性并不明显影响病人的治疗预后。

A 经典模型

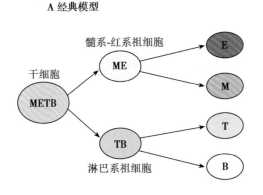

B 基于髓系的模型

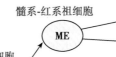
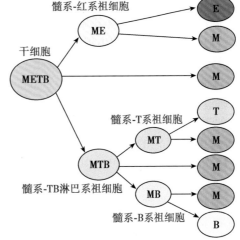

图7-1-1　ALL同时表达髓系相关抗原（My$^+$ALL）（A）和AML同时表达淋系相关抗原（Ly$^+$ALL）（B）

但也有一些少见的病例表现出分化明显不良，同一例病人同时具有淋系和髓系特征，其中更少的有同时表达T系和B系或者三系标志。这一类白血病有很多叫法：混合表型急性白血病（acute mixed lineage leukemia）、双表型白血病（biphenotypic leukemia）、杂合白血病（hybrid leukemia）、未分化白血病（undifferentiated leukemia）以及最近所谓的系别不明的白血病（leukemia of ambiguous lineage）。这些形态学和免疫表型的分歧可以同时在同一群白血病幼稚细胞上一致地表达（双表型白血病，biphenotypic leukemia），也可以在同一个病人中同时存在完全不同的白血病幼稚细胞群分别表现为不同形态学和免疫学特征（双系列白血病，bilineal leukemia）。而且也有一些病例在化疗过程中出现系别的转换或变成分化不良或不分化。2008版WHO白血病分类中有一类疾病叫系别不明的白血病，其中包括了混合表型急性白血病（mixed-phenotype acute leukemia，MPAL）（表7-1-1）。本章就MPAL的诊断、可能的病理生理、遗传学分析、治疗以及儿科病例特点进行讨论。

表7-1-1　2008版WHO白血病分类：急性系别不明白血病

分　类
急性未分化性白血病
伴有t(9;22)(q34;q11.2)；*BCR-ABL1*的混合表型急性白血病
伴有t(v;11q23)；*MLL*重排的混合表型急性白血病
混合表型急性白血病B-髓（非特定类型）
混合表型急性白血病T-髓（非特定类型）
混合表型急性白血病-少见类型（非特定类型）

一、诊断

儿童急性淋巴细胞白血病和急性髓系白血病的系列不专一性是非常普遍的。早在 1998 年，美国 St. Jude 儿童研究医院对 334 例 ALL 病例的免疫表型进行了分析。发现 13.7% 有 CD13 表达，1.0% 有 CD14 表达，6.6% 有 CD15 表达，16.0% 有 CD33 表达，9.7% 有 CD65 表达。这些抗原在将近 1/3 的病例（31.4%）中至少表达一种抗原（B-ALL 31.9%，T-ALL 6.1%）。B-ALL 中髓系抗原的表达明显和 *ETV6* 或 *MLL* 的重排相关，但在高二倍体病例中极少见。髓系抗原的表达和无事件生存没有相关性。有意义的是利用抗原表达的不专一性可以很好地通过流式细胞技术检测白血病的微小残留病（MRD）。有一项应用 AML BFM-87 治疗 267 例儿童 AML 的研究中，111 例（42%）白血病同时表达淋系抗原，其中大部分是 T 细胞的标记（CD2、CD4、CD7）。同样 AML 细胞上的淋系抗原表达并不影响疾病预后。

（一）白血病免疫特征欧洲小组的诊断标准

白血病免疫特征欧洲小组（The European Group for the Immunological Characterization of Leukemias，EGIL）提出通过积分法诊断双表型急性白血病。按照表 7-1-2，如果淋系和髓系标记的积分超过 2 分便可诊断。列表中各标记的阳性判断标准分别为：MPO、CD3、CD79a 和 TdT 为 10%，其余均为 20%。检测技术可以是流式细胞技术、间接免疫荧光技术，也可以是免疫细胞化学技术。WHO2001 版的白血病分类中就有了"急性系别不明白血病"的分类，其中诊断标准就是采用了 EGIL 的积分系统。

表 7-1-2　白血病免疫特征欧洲小组双表型
急性白血病诊断积分法

Points	B 系	T 系	髓系
2	cyt CD79a	CD3（cyt/m）	anti-MPO
	cyt IgM	anti-TCR α/β	anti-lysozyme
	cyt CD22	anti-TCR γ/δ	
1	CD19	CD2	CD13
	CD10	CD5	CD33
	CD20	CD8	CD65
		CD10	CD117
0.5	TdT	TdT	CD14
	CD24	CD7	CD15
		CD1a	CD64

注：cyt，胞质性；m，包膜性；MPO，髓过氧化酶；TCR，T 细胞受体；TdT，末端脱氧核苷转移酶

（二）2008 WHO 分类系统

2008 WHO 分类系统靶双系性白血病和双表型白血病归在同一类急性白血病中：急性系别不明白血病。该分型系统取代了 EGIL 的积分系统，而且所用的标记更少（表 7-1-3）。假如白血病细胞符合 B-ALL 或 T-ALL，同时通过流式细胞技术、免疫组化或细胞化学能够检测到 MPO 的表达就可以确定髓系特征。如果 MPO 是通过流式细胞术确定的，那么应该是在白血病特征的细胞群上发现 MPO 表达。如果是通过细胞化学确定，那么至少要有 3% 的幼稚细胞是阳性的。如果 MPO 阴性，幼稚细胞有弥漫性的非特异性脂酶（NSE）阳性或至少有 2 种单核细胞标记阳性：CD11C、CD14、CD64 或溶菌酶。

表 7-1-3　2008 版 WHO 白血病分类：系列确定

系列	标记
髓系	髓过氧化酶（流式细胞术、免疫组化、细胞化学）或
	单核细胞标志：非特异性脂酶、CD11c、CD14、CD64、溶菌酶中的两个阳性
T 系	胞质 CD3 或细胞表面 CD3
B 系	CD19 强表达同时至少有 CD79a、胞质 CD22、CD10 中一个强表达或
	CD19 弱表达同时至少有 CD79a、胞质 CD22、CD10 中两个强表达

T 系特征可以通过细胞表面或胞质 CD3 的表达来确定，但细胞表面表达 CD3 的可能性较小。B 系特征需要 CD19 的强表达，同时至少要有 CD79a、胞质 CD22 或 CD10 中的一种标记的强表达。如果 CD19 只有弱表达，那么需要有 CD79a、胞质 CD22 或 CD10 中的两种标记的强表达才能确定 B 系特征。阳性细胞的比例应该占不少于幼稚细胞的 20%（并非所有有核细胞的 20%）。

MPAL 中常有 t(9；22)（q34；q11.2）/*BCR-ABL1* 或 *MLL* 基因的重排。前者多见于老年病人，后者多见于儿童尤其是婴儿且以 t（4；11）/MLL-AFF1（MLL-AF4）为主。WHO 2008 分类中，这两种作为独立的类型。假如 MPAL 的幼稚细胞没有上述两类遗传学异常，那么这些病例就按照幼稚细胞的标记来进行特异性不是很高的分类：混合表型急性白血病 B-髓（非特定类型），混合表型急性白血病 T-髓（非特定类型），混合表型急性白血病-少见类型（非特定类型）。同时存在 T、B 标记或三系同时表达的病例非常少见。

二、病理生理和遗传学研究

一般认为，MPAL起源于多能造血干细胞，这些细胞既可以向髓系祖细胞分化，也可以向淋系祖细胞分化。大多数血液学和免疫学教科书都这样描述：在造血干细胞分化的第一个分支产生两种祖细胞，一个是髓-红系祖细胞，另一个是淋巴祖细胞（包括T和B细胞）。但也有其他假设模型。Kawamoto等提出了以髓系为基础的模型，他们认为髓系祖细胞一直具有向红系、T系和B系分化的潜能直到终末分化。在MPAL中髓-B和髓-T类型比较常见，但T-B类型以及三系型很少见。用髓系为基础的模型似乎更能解释MPAL起源于髓-B或髓-T祖细胞。比如，当髓-T祖细胞发生白血病性转化时，髓系和T细胞相关的调节基因保持在活化状态，从而发展为髓-T类型MPAL。

从遗传学角度看，造血过程中的血细胞的成熟和分化是被多步骤的、复杂的过程所严密调节。这一过程被决定分化系列的转录因子网络所驱动，如C/EBPα决定髓系分化，PAX-5决定B细胞分化。特定分化系列的确定和转录因子间的竞争有关，它们通过相互制约从而促进特定系列相关基因的表达。例如，B细胞的发育需要高水平的PAX5表达，而低水平的表达可以导致混合表型。通过C/EBPα抑制共同淋巴祖细胞（CLP）的PAX5表达可以促进它们向髓系分化。

NOTCH受体信号通路对T系分化非常重要，没有NOTCH的表达可以使得细胞向髓系分化。曾有报道发现在AML向T-ALL转换的病例中NOTCH1的活化性突变。T-髓MPAL和早期前体T细胞白血病（ETP-ALL）非常相似，后者预后凶险，免疫表型上有T细胞的特征（常常是cCD3）和髓系或干细胞特征。诊断时，ETP-ALL和MPAL的唯一区别是前者没有髓过氧化酶的表达。最近通过基因组研究发现了ETP-ALL细胞的基因变异。对12例ETP-ALL的全基因组研究以及另外94例ETP和非ETP T-ALL的验证性测序研究显示3个在AML中经常受累的信号通路在ETP-ALL中也常有突变，但也有一些突变仅见于ETP-ALL。这些突变累及的基因包括：作用于造血和淋巴细胞发育的基因（包括GATA3、ETV6、RUNX1、IKZF1）；细胞因子受体基因和Ras信号通路基因（NRAS、KRAS、FLT3、JAK1、JAK3、IL7R）；染色质调节基因，其中主要是polycomb复合体2的

成员（EZH2、EED、SUZ12）。其中有一些突变也可以在MPAL中发现。此外也有一些被诊断为AML的病例却有和ETP-ALL相似的基因表达谱。

对13例按照EGIL/WHO 2001的诊断标准的MPAL和ALL及AML进行基因表达谱比较研究发现，其中8例MPAL具有独特的表达谱。通过对候选基因的靶向测序和基于芯片的比较基因组杂交研究发现MPAL中常有IKZF1、CDKN2A、EZH2和ASXL1的突变或缺失；却没有AML和ALL中常见的基因突变如CBL、DNMT3A、FBXW7、FLT3、IDH1、IDH2、KIT、NPM1、PHF6、RUNX1和WT1。这些都提示MPAL和其他类型的白血病有着不同的分子机制。19例成人MPAL（20～74岁，12例T-髓，6例B-髓）的全外显子测序发现12例（63%）具有表观遗传学调节基因的突变。其中DNMT3A突变最为常见（6例），其他还有EZH2（3例）、IDH1（2例）、IDH2（3例）、TET1（3例）和TET3（3例）。其中还发现一些其他突变：PRPF40B（6例）、TP53（5例）、BRAF（4例）和NOTCH1（4例）。

至今，2008版的WHO分类标准和分型标准仍然是通行标准，但澄清MPAL发病的分子机制建立更加精确的分类和诊断标准更为重要。

三、儿童MPAL的诊疗

关于儿童MPAL已经有几个系列的报道。1998～2006年，BFM协作组治疗了92例根据EGIL和WHO 2001标准诊断的MPAL（包括78例双表型白血病，6例双系性白血病以及8例系列转换白血病）。中位年龄8.9岁，白细胞计数较高（中位数14.9×10⁹/L），24.1%有中枢神经系统受累。免疫表型显示45例（57.5%）为B-髓类型，27例（34.6%）为T-髓类型，6例（6.5%）为三系列。最多见的细胞遗传学异常是ETV6-RUNX1（16%，检测81例中有13例阳性），8号染色体三体（14.6%，检测52例中有7例阳性），11q23重排（10.9%，检测46例中有5例阳性）。

MPAL的完全缓解率比ALL显著低（91.8%比99.1%）而和AML相似（87.9%）。5年EFS 62%±5%显著低于ALL的80%±1%（P<0.001），但比AML的49%±2%好（P=0.027）。MPAL的EFS和标准危险度的AML或高危的ALL相仿。尽管没有做随机对照，但最终结果显示，对于这些MPAL使用ALL方案的预后要比使用AML方案的要好，5年

EFS 分别是 81%（n=46）和 41%（n=19），P<0.001。7 例采用 ALL 方案未能获得完全缓解的病人最终通过 AML 治疗方案获得 5 例完全缓解，而 4 例 AML 方案未能缓解的病人全部通过 ALL 方案获得缓解。假如形态学上可以看到幼稚淋巴细胞，应用 ALL 方案（42 例）可以获得较好的 EFS（84%），而其他治疗（8 例）只能有 42% 的 EFS。免疫分型中发现胞质 CD22 或胞质 CD79a 的病例应用 ALL 方案可以有较好的 EFS（91% 比 28%，P<0.001）。Ph 染色体和 11q23 重排与不良预后有关，前者 4 例只有 2 例生存，后者 5 例只有 1 例生存。MPAL 的总生存率（OS）为 62%±5%，显著低于 ALL 病人的 88%±1%（P<0.001），和 AML 相似（63%±2%）。

St. Jude 儿童研究医院报道 35 例同样采用 EGIL 和 WHO 2001 标准诊断的 MPAL（占急性白血病的 1.9%）。其中 T-髓类型 20 例（57%），B-髓类型 10 例（34%），三系类型 2 例（6%）。MLL 基因重排 4 例（11%），5 号或 7 号染色体异常 9 例（26%），12 号染色体短臂异常 6 例（17%）。B-髓和 T-髓类型的 OS 没有显著差异，均和 AML 相似，但低于儿童 ALL。采用 AML 方案治疗 23 例中 12 例获得完全缓解（52%），其中 5 例持续缓解，2 例部分缓解，8 例无治疗反应，1 例死于化疗毒性。这 10 例部分缓解或治疗无反应的病人最终通过 ALL 方案治疗获得缓解，其中 7 例持续缓解中。12 例病人应用 ALL 方案治疗 10 例病人获得缓解（83%），5 例持续缓解中。2 例治疗未缓解的病人经 AML 方案治疗 1 例完全缓解，1 例部分缓解，但没有一例持续缓解。100 例按照 WHO 2008 方案诊断的 MPAL 病人（32 例儿童，38 例女性），90 例有形态学记录：39 例（43%）诊断为 ALL，38 例（42%）诊断为 AML，13 例（14%）为双系列。免疫分型显示其中 T-髓类型 35 例（35%），B-髓类型 59 例（59%），B-T 类型 4 例（4%），三系类型 2 例（2%）。76 例细胞遗传学分析显示 15 例 Ph 染色体阳性（20%，大部分是成人），6 例 11q23 重排（8%，大部分是儿童），24 例复杂核型（32%），其他异常核型 21 例（27%），核型正常 10 例（13%）。有治疗反应记录和最终疗效评价的分别是 67 例和 70 例。27 例接受 ALL 方案治疗 23 例完全缓解（85%）。34 例接受 AML 治疗方案治疗 14 例（41%）获得完全缓解。5 例病人接受联合方案，3 例获得完全缓解。5 年 OS 为 37%，大年龄、Ph⁺ 以及接受 AML 治疗方案者预后较差。

所以，总的来说，对 MPAL 来说给予 ALL 方案要比 AML 方案好。大多临床医师也倾向于先给予 ALL 方案，然后对治疗反应不良者尝试 AML 方案。但这些治疗的选择并非随机的，可能或多或少地受到形态学和免疫学表现的影响。今后对 MPAL 的遗传学分析可能更能给正确选择治疗方案提供指导。

小 结

当前，MPAL 可根据 WHO 的 2008 分类标准进行诊断。大部分临床医师倾向于先给 ALL 方案来治疗这些病人。但支持这种治疗策略的临床研究的病例样本均较小。最近，iBFM 协作组正在进行一个合作研究来揭示 MPAL 的临床特征和遗传学特征。通过这些研究将建立 MPAL 的分子诊断标准并为 MPAL 提供靶向治疗。

[Inaba Hiroto 沈树红（译）]

参 考 文 献

[1] Inaba H, Greaves M, Mulligan CG. Acute lymphoblastic leukaemia. Lancet, 2013, 381:1943-1955

[2] Rubnitz JE, Inaba H. Childhood acute myeloid leukaemia. Br J Haematol, 2012, 159:259-276

[3] Pui CH, Rubnitz JE, Hancock ML, et al. Reappraisal of the clinical and biologic significance of myeloid-associated antigen expression in childhood acute lymphoblastic leukemia. J Clin Oncol, 1998, 16:3768-3773

[4] Pui CH, Behm FG, Singh B, et al. Myeloid-associated antigen expression lacks prognostic value in childhood acute lymphoblastic leukemia treated with intensive multiagent chemotherapy. Blood, 1990, 75:198-202

[5] Creutzig U, Harbott J, Sperling C, et al. Clinical significance of surface antigen expression in children with acute myeloid leukemia: results of study AML-BFM-87. Blood, 1995, 86: 3097-3108

[6] Wolach O, Stone RM. How I treat mixed-phenotype acute leukemia. Blood, 2015, 125:2477-2485

[7] Steensma DP. Oddballs acute leukemias of mixed phenotype and ambiguous origin. Hematol Oncol Clin North Am, 2011, 25:1235-1253

[8] Weinberg OK, Arber DA. Mixed-phenotype acute leukemia: historical overview and a new definition. Leukemia, 2010, 24:1844-1851

[9] Gerr H, Zimmermann M, Schrappe M, et al. Acute leukaemias of ambiguous lineage in children: characterization, prognosis and therapy recommendations. Br J Haematol, 2010, 149:84-92

[10] Rubnitz JE, Onciu M, Pounds S, et al. Acute mixed lineage leukemia in children: the experience of St Jude Children's

Research Hospital. Blood,2009,113:5083-5089

[11] Matutes E,Pickl WF,Van't Veer M,et al. Mixed-phenotype acute leukemia: clinical and laboratory features and outcome in 100 patients defined according to the WHO 2008 classification. Blood,2011,117:3163-3171

[12] Bene MC,Castoldi G,Knapp W,et al. Proposals for the immunological classification of acute leukemias. European Group for the Immunological Characterization of Leukemias(EGIL). Leukemia,1995,9:1783-1786

[13] Kawamoto H,Ikawa T,Masuda K,et al. A map for lineage restriction of progenitors during hematopoiesis: the essence of the myeloid-based model. Immunol Rev,2010,238:23-36

[14] Borghesi L. Hematopoiesis in steady-state versus stress: self-renewal, lineage fate choice, and the conversion of danger signals into cytokine signals in hematopoietic stem cells. J Immunol,2014,193:2053-2058

[15] Orkin SH. Priming the hematopoietic pump. Immunity,2003,19:633-634

[16] Simmons S,Knoll M,Drewell C,et al. Biphenotypic B-lymphoid/myeloid cells expressing low levels of Pax5: potential targets of BAL development. Blood,2012,120:3688-3698

[17] Hsu CL,King-Fleischman AG,Lai AY,et al. Antagonistic effect of CCAAT enhancer-binding protein-alpha and Pax5 in myeloid or lymphoid lineage choice in common lymphoid progenitors. Proc Natl Acad Sci U S A,2006,103:672-677

[18] De Obaldia ME,Bell JJ,Wang X,et al. T cell development requires constraint of the myeloid regulator C/EBP-alpha

by the Notch target and transcriptional repressor Hes1. Nat Immunol,2013,14:1277-1284

[19] Wada H,Masuda K,Satoh R,et al. Adult T-cell progenitors retain myeloid potential. Nature,2008,452:768-772

[20] Palomero T,McKenna K,O-Neil J,et al. Activating mutations in NOTCH1 in acute myeloid leukemia and lineage switch leukemias. Leukemia,2006,20:1963-1966

[21] Coustan-Smith E,Mullighan CG,Onciu M,et al. Early T-cell precursor leukaemia: a subtype of very high-risk acute lymphoblastic leukaemia. Lancet Oncol,2009,10:147-156

[22] Zhang J,Ding L,Holmfeldt L,et al. The genetic basis of early T-cell precursor acute lymphoblastic leukaemia. Nature,2012,481:157-163

[23] Ntziachristos P,Tsirigos A,Van Vlierberghe P,et al. Genetic inactivation of the polycomb repressive complex 2 in T cell acute lymphoblastic leukemia. Nat Med,2012,18:298-301

[24] Van Vlierberghe P,Ambesi-Impiombato A,Perez-Garcia A,et al. ETV6 mutations in early immature human T cell leukemias. J Exp Med,2011,208:2571-2579

[25] Yan L,Ping N,Zhu M,et al. Clinical,immunophenotypic,cytogenetic, and molecular genetic features in 117 adult patients with mixed-phenotype acute leukemia defined by WHO-2008 classification. Haematologica,2012,97:1708-1712

[26] Eckstein OS,Wang L,Punia JN,et al. Mixed Phenotype Acute Leukemia (MPAL)Has a High Frequency of Mutations in Epigenetic Regulatory Genes: Results from Whole Exome Sequencing. Blood,2014,124:3560

第二章 婴儿白血病

婴儿白血病是指出生后 12 个月内诊断的白血病,通常包括婴儿急性淋巴细胞白血病(acute lymphoblastic leukemia, ALL)和婴儿急性髓细胞白血病(acute myeloblastic leukemia, AML)。发病率约为 $41/10^6$,其中婴儿 ALL 与青少年 ALL 的发病率相似,仅占儿童 ALL 的 2.5% ~5%,明显低于 1 ~ 14 岁组儿童;相反,婴儿 AML 的发病率是儿童和青少年 AML 的 2 倍。与 1 岁以后女孩罹患白血病风险低于男孩不同,女孩较男孩更易发生婴儿白血病。与大年龄儿童相比,婴儿白血病起病凶险,常表现为外周血白细胞明显增高,肝脾大,中枢神经系统受累和白血病皮肤浸润。这使得最初的临床处理十分困难,而且由于婴儿对白血病治疗的耐受性很差,致使治疗相关死亡率很高。即使少数存活者,也会因为高强度的治疗罹患各种远期后遗症而严重影响生存质量。故婴儿白血病(特别是婴儿 ALL),是儿童白血病领域最棘手的临床难题。

一、生物学和预后特征

婴儿白血病的一个重要特征是遗传学常伴有累及染色体 11q23 的 mixed lineage leukemia(MLL)基因的平衡染色体易位(balanced chromosomal translocation)。总体上,MLL 重排(MLL rearrangement)仅占儿童 ALL 的 5%,却占婴儿 ALL 的 70% ~80%。对于儿童 AML, MLL 重排相对多见,约占 15% ~ 20%,而在婴儿 AML 中阳性率可达 50%。MLL 重排是由 MLL 基因的 N-末端与伙伴基因(partner gene)的 C-末端融合而成,目前已经发现 79 个 MLL 基因的伙伴基因。婴儿 ALL 中,AF4(49%)、ENL(22%)、AF9(17%)和 AF10(5%)4 种伙伴基因最为常见,占所有阳性病例的 93%。而在婴儿 AML 中,AF9(22%)、AF10(27%)和 ELL(17%)3 种伙伴基因最为常见,占所有阳性病例的 66%。通常认

为,MLL 重排的获得发生在胎儿时期的造血前体细胞,一旦获得足以进展为白血病。

MLL 重排对于婴儿 ALL 和 AML 的临床意义并不相同。对于婴儿 ALL, MLL 重排阳性病例的白血病细胞的免疫表型多为 CD10 阴性的 B 系前体细胞(pro-B ALL, 早前 B)且共表达髓系抗原,说明这些白血病细胞来源于非常早期的未成熟淋系前体细胞。且具有 MLL 重排阳性的婴儿 ALL 的预后较差。研究显示,MLL 重排阳性的婴儿 ALL 病人的 3 ~6 年无事件生存率(event free survival, EFS)仅 5% ~28%,而无 MLL 重排组的 EFS 可达 46% ~95.5%。但目前尚无研究显示,与 MLL 基因发生融合的伙伴基因的类型会对预后产生影响。而在婴儿 AML, MLL 重排阳性更多与单核细胞分化有关,但对预后没有影响。在 AML-BFM-98 和 AML-BFM-2004 的联合研究中(BFM 协作组包括德国、奥地利、瑞士和捷克),具有 MLL 重排的婴儿 AML 病人和无 MLL 重排组的 5 年 EFS 分别为 43% 和 52%($P=0.59$)。

对于婴儿 ALL,除 MLL 重排以外,还有一些其他与预后相关的独立预后因子:①起病时外周血白细胞计数:与大年龄儿童 ALL 一样,起病时白细胞计数越高,预后越差。既往研究中,由于白细胞计数划分标准不同,而无法得出统一结论。而且,白细胞数值的预后价值常在多因素回归模型中被其他因素所抵消。但是,全球最大的婴儿 ALL 多中心(Interfant-99 治疗方案)研究显示,白细胞 $\geqslant 300 \times 10^9/L$ 是婴儿 ALL 的独立预后因子。②泼尼松诱导试验结果:在目前规模最大的关于婴儿 ALL 的多中心随机对照 Interfant-99 研究中[由 22 个国家(17 个研究组)共同参与),泼尼松治疗反应好者(prednisone-good responders)4 年 EFS 可达 56.4%,而泼尼松治疗反应差(prednisone-poor responders)者仅 29.8%。根据婴儿 ALL 发生泼尼松治疗反应差较大年龄儿童更为常见,有推测,婴儿 ALL 疗效差

与其白血病细胞更耐药有关。事实上,体外研究确实发现,MLL 重排的婴儿 ALL 细胞对糖皮质激素和门冬酰胺酶耐药性很高。相反,在婴儿 AML 的研究中,未能证实 MLL 重排的 AML 细胞更耐药的特征。

二、治疗方案

儿童 ALL 的长期 EFS 已达 85%,但这些治疗方案用于婴儿 ALL 时,疗效并不令人满意(表 7-2-1)。Interfant-99 研究,共招募 482 名患者,方案在以往 ALL 治疗方案中"杂合"(hybrid)了 AML 的治疗方案,即在巩固治疗阶段使用大剂量甲氨蝶呤(HD MTX 5g/m^2,per 24 hour)的同时,使用了大剂量阿糖胞苷(HD Ara-C 3g/m^2,per 12 hour for 4 days),获得了不错的治疗效果,而且并未增加病人治疗相关并发症。在婴儿 ALL 方案中加入 HD Ara-C 的理论基础是在肿瘤细胞体外药敏研究中发现,婴儿 ALL 细胞对 Ara-C 敏感性高。但是,如果将 HD MTX 联合 HD Ara-C 放在晚期强化阶段,却不能提高长期生存率,而仅增加病人感染和黏膜炎的发生。原因是婴儿 ALL 的复发多发生在诊断后 1~2 年内,即在晚期强化前已经复发。由于样本量大,Interfant-99 研究进一步细分病人并证实,无 MLL 重排婴儿 ALL 病人

的预后显著优于有重排病人。前者 4 年 EFS 为 74.1%,而后者仅 36.9%(P = 0.0001)。所以,即使是婴儿 ALL,今后也需要细分病人,对没有 MLL/11q23 基因重排、CD10 阳性且诱导早期治疗反应好的病人(约占婴儿 ALL 的 1/6)仅需采用标准前体 B 细胞 ALL 方案,以期通过减少这部分病人的治疗强度以减少相应的治疗相关死亡,从而提高生存率。Interfant-99 方案见表 7-2-2。

表 7-2-1　国外不同治疗方案在婴儿急性淋巴细胞白血病治疗结果

研究名称 (研究时间跨度)	EFS 率	募集病例数
Interfant-99(2000~2005)	4 年 47%	482
AIEOP-91/95(1991~2000)	5 年 45%	52
BFM 90(1990~1995)	6 年 51%	59
CCG 1953(1996~2000)	5 年 42%	115
MLL 96/98(1995~2001)	5 年 50.9%	102
UK-ALL-92(1992~1999)	4 年 33%	86

注:EFS,无事生存;Interfant-99,全球 22 个国家;AIEOP,Associazione Italian EmatologiaOncologiaPediatrica(意大利);BFM,Berlin-Frankfurt-Münster(奥地利,德国,瑞士);CCG,Children's Cancer Group(美国);MLL 96/98,Japan Infant Leukemia Study Group(日本);UK-ALL-92,英国

表 7-2-2　Interfant-99 方案

	给药途径	剂量	给药时间
诱导方案(5 周)			
泼尼松	静脉或口服	60mg/(m^2·d)	1~7
地塞米松	静脉或口服	6mg/(m^2·d)	8~28,然后减量
长春新碱	静脉	1.5mg/m^2	8,15,22,29
阿糖胞苷	静脉	75mg/(m^2·d),30 分钟	8~21
柔红霉素	静脉	30mg/m^2,60 分钟	8,9
门冬酰胺酶	静脉或肌注	5000IU/m^2	15,18,22,25,29,33
甲氨蝶呤	鞘内注射	+	1
甲氨蝶呤+泼尼松龙	鞘内注射	+	29
阿糖胞苷+泼尼松龙	鞘内注射	+	15
巩固方案(4 周)			
巯基嘌呤	口服	25mg/(m^2·d)	1~14
甲氨蝶呤	静脉	5000mg/m^2,24 小时	1,8
亚叶酸钙	口服或静脉	15mg/m^2,甲氨蝶呤开始后 36、42、48 小时	
甲氨蝶呤+泼尼松龙	鞘内注射	+,甲氨蝶呤 24 小时滴注结束时	2,9
阿糖胞苷	静脉	3000mg/m^2,3 小时,每天 2 剂,间隔 12 小时	15,16,22,23
门冬酰胺酶	静脉或肌注	5000IU/m^2,阿糖胞苷结束后 3 小时	16,23

续表

	给药途径	剂量	给药时间
再诱导方案(7周)			
地塞米松	口服	$6mg/(m^2 \cdot d)$	1~14,然后减量
硫鸟嘌呤	口服	$60mg/(m^2 \cdot d)$	1~28,36~49
长春新碱	静脉	$1.5mg/m^2$	1,8,15,22
柔红霉素	静脉	$30mg/m^2$,60分钟	1,8,15,22
阿糖胞苷	静脉	$75mg/(m^2 \cdot d)$	2~5,9~12,16~19, 23~26
阿糖胞苷+泼尼松龙	鞘内注射	+	1,15
阿糖胞苷	静脉	$75mg/(m^2 \cdot d)$	37~40,45~48
环磷酰胺	静脉	$500mg/m^2$,1小时	36,49
强化方案(4周)			
巩固方案药物			
长春新碱	静脉	$1.5mg/m^2$	181522
维持IA阶段(14周/循环,3个循环)			
巯基嘌呤	口服	$50mg/(m^2 \cdot d)$	
甲氨蝶呤	口服	$20mg/m^2$,每周1剂	
地塞米松	口服	$6mg/(m^2 \cdot d)$	第1、2周
长春新碱	静脉	$1.5mg/m^2$	第1天(第1、2周)
甲氨蝶呤+泼尼松龙	鞘内注射	+	第1天(第1、3循环)
阿糖胞苷	鞘内注射	+	第1天(第2循环)
维持IB阶段,(高危组,14周/循环,3个循环)			
维持IA阶段药物			
依托泊苷	静脉	$120mg/m^2$,2小时	第1天(第8、9周)
阿糖胞苷	静脉	$1g/m^2$,1小时	第1天(第8、9周)
维持2阶段(至诊断后104周结束)			
巯基嘌呤	口服	$50mg/(m^2 \cdot d)$,14周	
甲氨蝶呤	口服	$20mg/m^2$,每周1剂,14周	

注:+,鞘内注射药物剂量:泼尼松,1岁以下6mg,1岁以上8mg;甲氨蝶呤,1岁以下6mg,1岁以上8mg;阿糖胞苷,1岁以下15mg,1岁以上20mg

与婴儿ALL不同,婴儿AML的疗效与儿童AML相似(表7-2-3)。正因为此,婴儿AML采用与儿童AML相同的治疗方案。通常,AML的治疗方案包括强烈的诱导缓解疗程、巩固治疗疗程和其他化疗疗程(对于有预后良好特征的病人)或造血干细胞移植(对于有不良预后特征的病人)。婴儿AML病例,通常既不具备预后良好特征,也不具备预后不良特征,所以多属于中间遗传学危险度组(intermediate cytogenetic/molecular risk group)。对于此部分病人,根据诱导结束时,微小残留病变结果以确定其是否需要接受造血干细胞是目前常用的治疗策略。

表7-2-3　国外不同治疗方案在婴儿急性髓系白血病治疗结果

研究名称(研究时间跨度)	EFS率	募集病例数
BFM-98/2004 (1998~2010)	5年44% in BFM98; 5年51% in BFM2004	125
ANLL 91* (1995~1998)	3年72%	35
AML 10/12# (1988~2000)	5年59%	86

注:EFS,无事生存;BFM,Berlin-Frankfurt-Münster(奥地利,德国,瑞士);*,Japan Infant Leukemia Study Group;#,Medical Research Council(英国)

对白血病治疗的并发症和毒性作用特别易感是婴儿白血病治疗当中的一个难题。出生后第一年是机体各种生理过程迅速变化的时期,但却少有研究针对这一时期的机体组成(body composition)、药物血浆蛋白的结合能力、细胞色素 P450 的活性、肾脏功能以及免疫功能等以指导临床用药。这使得很多婴儿白血病的临床研究都有很高的治疗相关死亡率。美国儿童肿瘤协作组(Children's Oncology Group,COG)的婴儿 ALL P9407 研究中,最先入组的68 个病人,前 90 天的治疗相关死亡率达到 25%(大部分与感染相关)。在婴儿 AML 的研究中,情况也很类似。英国 MRC(Medical Research Council)AML10 和 AML12 的研究中,诱导期婴儿的死亡率高达 12%,而大年龄儿童仅 3%。如果接受颅脑放疗或造血干细胞移植,婴儿白血病的存活者的远期后遗症发生率非常高。但值得注意的是,在一些根据体重(千克)来计算化疗药物剂量(每平方米体表面积药物剂量÷30=每千克体重药物剂量)的婴儿白血病研究中,治疗相关死亡率并没有增加。其实,在早年的研究中就已经发现,使用体表面积计算化疗药物剂量,婴儿或体表面积 0.5m² 以下的小年龄儿童易出现严重的长春新碱(VCR)相关神经毒性。而采用体重来计算化疗药物剂量后,相对减少了病人的化疗剂量,使得这一情况得以改善。

三、造血干细胞移植

早年针对婴儿 ALL 的研究报告中,曾认为造血干细胞移植(hematopoietic stem cell transplantation,HSCT)会降低病人的生存率。但近期 Interfant-99 方案的第二个总结报告中,给出了不同的提示。研究者比较了 MLL 重排阳性病人在第一次完全缓解时(CR1),仅接受化疗及仅接受移植两组病人的疗效。MLL 基因重排阳性的 277 个病人中,接受 HSCT 病人的无病生存率(disease free survival,DFS)和总生存率(overall survival,OS)均优于化疗组病人(60.1% vs. 46.8P = 0.03;65.6% vs. 48.6% P = 0.02)。进一步分析显示,并不是所有 MLL 基因重排阳性的婴儿 ALL 病人都受益于移植,仅其中诊断时年龄<6 个月且泼尼松治疗反应差者或初诊时白细胞≥300×10⁹/L 的高危组病人,HSCT 的疗效较化疗好(DFS 59.0% vs.22.2% P = 0.01;OS 66% vs.19.3% P=0.001)。这种优越性在诊断 1 年以后变得更为显著。具有此种临床特点的高危组病人约

占 MLL 基因重排阳性婴儿 ALL 的 30%。但是,美国 CCG1953 和 POG9407 的平行研究中,移植组病人和化疗组病人的 EFS 相近(48.8% vs.48.7% P = 0.60)。虽然没有得到 HSCT 优于化疗的结论,但是 COG 研究者讨论时认为,由于婴儿 ALL 的发病率不高,病人异质性大,以往研究样本量均较小且大都在 20 世纪(化疗方案和移植水平已经有很大进步),所以不能简单地认为 HSCT 不能提高婴儿 ALL 的疗效。相反,像 Interfant-99 方案那样,细分病人,重新评估、比较移植和化疗在婴儿 ALL 治疗中的价值是很有必要,而且很有可能会得出有意义的结果。

近年,关于婴儿 AML 移植疗效的研究主要来自 BFM 协作组。AML-BFM-98 和 AML-BFM-2004 的联合研究(仅高危 AML 在 CR1 有 HSCT 指征),共募集了 125 例婴儿 AML(研究时间 1998~2010 年,中位随访时间 5.1 年),14 例在 CR1 期接受 HSCT 的病人(其中 56% 的病例 MLL 重排阳性),13 例存活。高危组婴儿 AML 与其他年龄组高危 AML(包括 1~2 岁组及≥2 岁组)的 5 年 EFS 没有差异(分别为 47%、45% 和 45%)。

但是,总体而言,HSCT 是否能够提高婴儿白血病的生存率,目前尚无定论。其主要原因与婴儿白血病发病率低,无法进行大样本的随机对照有关。而且,由于各个临床研究中,前期化疗方案的强度不同,造血干细胞的来源不同,从疾病诊断到移植的时间不同以及移植技术本身的发展等原因使得相互之间的比较存在困难。

四、未来发展方向

现有婴儿白血病化疗方案的强度可能已经到达了人体能够耐受的极限,进一步增加化疗强度未必能够增加病人长期生存的机会。如前所述,Interfant-99 研究中,无 MLL 重排婴儿 ALL 病人的预后显著优于有重排病人,但仍较年长儿 ALL 预后要差。这种差别主要是由强化疗所产生的毒副作用造成。不同临床研究中,婴儿 ALL 治疗相关死亡率一般在 5%~20%,明显高于大年龄儿童 ALL(一般在3% 以下)。除了婴儿本身特别容易感染以外,比如婴儿对卡氏肺囊虫肺炎(pneumocystis carinii pneumonitis)极其易感,不断强化的治疗方案也是重要的原因。随着生物学技术的发展,对婴儿白血病生物学特征的了解也不断深入,新发现的生物学特征逐渐成为治疗新靶点。其中,针对 FLT3 的"靶向"治

疗目前已经进入临床研究。FLT3 是一种在细胞增殖和转化过程中起到重要作用的酪氨酸激酶受体。FLT3 过度表达的 *MLL* 重排阳性婴儿 ALL 预后尤其差。对 *MLL* 重排阳性细胞株体外研究已证实，先使用化疗药物，再使用 FLT3 抑制剂可以对白血病细胞产生协同细胞毒作用；但如果先使用 FLT3 抑制剂，后用化疗药物则两者会发生拮抗作用。正在进行的美国 COG 临床研究（AALL0631）就已将 FLT3 抑制剂纳入其中。

对于发病率很低的婴儿白血病，因为没有足够的病人，使得设计实施随机对照临床研究十分困难。长期以来，由于缺乏科学的临床研究，严重阻碍了医学正确认识这种疾病。但全球合作可以克服这一局限，Interfant-99 研究为这种全球合作研究提供了很好的榜样。Interfant-99 所获得的关于婴儿 ALL 的生物学特征、预后因素以及治疗早期、晚期并发症方面的知识被认为是现代婴儿 ALL 研究的"脊骨"（backbone）。目前全球有 3 个针对婴儿 ALL 研究的协作组：Interfant-06、AALL0631（美国 COG）和 MLL-10（日本，Japan Infant Leukemia Study Group）都采用了 Interfant-99 方案相同的诱导策略。在未来，这 3 个协作组还将进一步合作，互享数据，实现真正意义上的全球合作，并最终使病人获益。

（高怡瑾）

参 考 文 献

[1] Creutzig U, Zimmermann M, Bourquin JP, et al. Favorable outcome in infants with AML after intensive first-and second-line treatment: an AML-BFM study group report. Leukemia, 2012, 26:654-661

[2] Hilden JM, Dinndorf PA, Meerbaum SO, et al. Analysis of prognostic factors of acute lymphoblastic leukemia in infants: report on CCG 1953 from the Children's Oncology Group. Blood, 2006, 108:441-451

[3] Behm FG, Raimondi SC, Frestedt JL, et al. Rearrangement of the MLL gene confers a poor prognosis in childhood acute lymphoblastic leukemia, regardless of presenting age. Blood, 1996, 87:2870-2877

[4] Pieters R, Schrappe M, De Lorenzo P, et al. A treatment protocol for infants younger than 1 year with acute lymphoblastic leukemia (Interfant-99): an observational study and a multicentre randomised trial. Lancet, 2007, 370:240-250

[5] Harrison CJ, Hills RK, Moorman AV, et al. Cytogenetics of childhood acute myeloid leukemia: United Kingdom Medical Research Council Treatment trials AML 10 and 12. J Clin Oncol, 2010, 28:2674-2681

[6] Meyer C, Hofmann J, Burmeister T, et al. The MLL recombinome of acute leukemias in 2013. Leukemia, 2013, 27:2165-2176

[7] Nagayama J, Tomizawa D, Koh K, et al. Infants with acute lymphoblastic leukemia and a germline MLL gene are highly curable with use of chemotherapy alone: results from the Japan Infant Leumemia Study group. Blood, 2006, 107:4663-4665

[8] Pui CH, Carroll WL, Meshinchi S, et al. Biology, risk stratification, and therapy of pediatric acute leukemias: an update. J Clin Oncol, 2011, 29:551-565

[9] Biondi A, Rizzari C, Valsecchi MG, et al. Role of treatment intensification in infants with acute lymphoblastic leukemia: results of two consecutive AIEOP studies. Haematologica, 2006, 91:534-537

[10] Schrappe M, Reiter A, Ludwig WD, et al. Improved outcome in childhood acute lymphoblastic leukemia despite reduced use of anthracyclines and cranial radio-therapy: results of trial ALL-BFM 90. German-Austrian-Swiss ALL-BFM Study Group. Blood, 2000, 95:3310-3322

[11] Tomizawa D, Koh K, Sato T, et al. Outcome of risk-based therapy for infant acute lymphoblastic leukemia with or without an MLL gene rearrangement, with emphasis on late effects: a final report of two consecutive studies, MLL96 and MLL98, of the Japan Infant Leukemia Study Group. Leukemia, 2007, 21:2258-2263

[12] Chessells JM, Harrison CJ, Watson SL, et al. Treatment of infants with lymphoblastic leukemia: Results of the UK Infant Protocols 1987-1999. Br J Haematol, 2002, 117:306-314

[13] Ramakersvan Woerden NL, Beverloo HB, et al. In vitro drug-resistance profile in infant acute lymphoblastic leukemia in relation to age, MLL rearrangements and immunophenotype. Leukemia, 2004, 18:521-529

[14] Salzer WL, Jones TL, Devidas M, et al. Modifications to induction therapy decrease risk of early death in infants with acute lymphoblastic leukemia treated on Children's Oncology Group P9407. Pediatr Blood Cancer, 2012, 59:834-839

[15] Gibson BE, Wheatley K, Hann IM, et al. Treatment strategy and long-term results in paediatric patients treated in consecutive UK AML trials. Leukemia, 2005, 19:2130-2138

[16] Leung W, Hudson M, Zhu Y, et al. Late effects in survivors of infant leukemia. Leukemia, 2000, 14:1185-1190

[17] Biondi A, Cimino G, Pieters R, et al. Biological and therapeutic aspects of infant leukemia. Blood, 2000, 96:24-33

[18] Pui CH, Gaynon PS, Boyett JM, et al. Outcome of treatment

in childhood acute lymphoblastic leukemia with rearrangements of the 11q23 chromosomal region. Leumemia,2002, 359:1909-1915

[19] Mann G,Attarbaschi A,Schrappe M,et al. Improved outcome with hematopoietic stem cell transplantation in a poor prognostic subgroup of infants with mixed-lineage-leukemia (MLL)-rearranged acute lymphoblastic leukemia:results from the Interfant-99 Study. Blood, 2010, 116:2644-2650

[20] Dreyer ZE,Dinndorf PA,Camitta B,et al. Analysis of the role of hematopoietic stem-cell transplantation in infants with acute lymphoblastic leukemia in first remission and *MLL* gene rearrangements:a report from the Children's Oncology Group. J Clin Oncol,2011,29:214-222

[21] Chillon MC,Gomez-Casares MT,Lopez-Jorge CE, et al. Prognostic significance of FLT3 mutational status and expression levels in MLL-AF4 + and MLL-germline acute lymphoblastic leukemia. Leukemia,2012,26:2360-2366

[22] Stam RW,Schneider P,de Lorenzo P,et al. Prognostic significance of high-level FLT3 expression in MLL-rearranged infant acute lymphoblastic leukemia. Blood,2007, 110:2774-2775

[23] Brown P,Levis M,McIntyre E,et al. Combinations of the FLT3 inhibitor CEP-701 and chemotherapy synergistically kill infant and childhood MLL-rearranged ALL cells in a sequence-dependent manner. Leukemia, 2006, 20:1368-1376

[24] Kawasaki H,Isoyama K,Eguchi M,et al. Superior outcome of infant acute myeloid leukemia with intensive chemotherapy:results of the japan infant leukemia study group. Blood,2001,98:3589-3594

[25] Webb DK,Harrison G,Stevens R,et al. Relationship between age at diagnosis, clinical features, and outcome of therapy in children treated in the medical research council AML 10 and 12 trials for acute myeloid leukemia. Blood, 2001,98:1714-1720

第三章　幼年性粒单核细胞性白血病

幼年性粒单核细胞性白血病（juvenile myelomonocytic leukemia，JMML）是一种儿童罕见的恶性克隆性造血干细胞增生异常性疾病，多发生于婴幼儿，以粒细胞及单核细胞增殖为主要特征，可表现为脾脏、肺脏和胃肠道的浸润。它占儿童白血病的2%～3%，发病率约10万分之0.6～1.2。由于JMML同时具有骨髓发育不良及增殖的特点，WHO将其归为骨髓增生异常综合征（myelodysplastic disorders，MD）/骨髓增殖性疾病（myeloproliferative disorders，MPD）。

多发性神经纤维瘤1型（neurofibromatosis type 1，NF-1）的患儿发生JMML的几率是正常人的200～500倍，15% JMML患儿可并发NF-1，一般诊断年龄大于5岁。

努南综合征（Noonan syndrome，NS）也与JMML相关。约10% NS患儿新生儿期或婴儿早期会并发NS相关的骨髓增殖性疾病（NS-related myeloproliferative disorder，NS/MPD），表现为短暂的骨髓增殖紊乱，通常会自我缓解。但仍有部分NS/MPD会伴有心脏畸形、白细胞增高和组织浸润引起的致死性综合征，需要小剂量的6-巯嘌呤化疗。NS/MPD未检测到体细胞突变，主要表现为 *PTPN11* 生殖细胞突变，也有少数为 *RAS* 的生殖细胞突变。

尽管这些疾病与JMML之间的关系尚未明了，但国际JMML工作组及EWOG-MDS（the European Working Group of Myelodysplasia）都推荐把它们作为相同的疾病处理对待。

JMML起源于多能造血干细胞，故可造成红系增生障碍，粒系、单核细胞、巨核细胞异常甚至可能淋巴细胞功能异常，临床表现为贫血、白细胞增多、血小板减少、外周血出现幼稚细胞。

一、临床表现及实验室检查

（一）临床表现

95%的患儿在诊断时年龄小于4岁，其中60%发生在2岁以前，仅4%发生在5岁以后。男性多于女性，男：女为1.4～2.5：1。

临床可表现为发热、不适、食欲缺乏、发育停滞、苍白、出血，体格检查多数患儿脾脏肿大，部分患儿肝脏和淋巴结肿大。

皮肤损害是常见且重要的特征，见于半数以上的患儿，表现为斑丘疹或湿疹样皮疹（常见于面部）、黄色瘤、牛奶咖啡斑等。

呼吸道浸润时可出现呼吸急促、干咳，胃肠道浸润可表现为分泌性或血性腹泻。

少数染色体-7的JMML患儿可表现为尿崩症就诊。

（二）实验室检查

1. **血象**　外周血白细胞计数增高，30%的患儿计数>50×10^9/L，7% >100×10^9/L。单核细胞绝对值增高，计数>1×10^9/L。

2. **细胞形态**　外周血在诊断中具有重要地位，多表现白细胞增多，可见不成熟细胞，如早幼粒细胞、中幼粒细胞，单核细胞增多，原始细胞（包括幼稚单核细胞）易见，但<20%，伴血小板减少及贫血，少数病例嗜酸性粒细胞和嗜碱性粒细胞增多，常见有核红细胞。骨髓可表现为粒系增生为主，单核细胞增多常不如外周血明显，通常占骨髓细胞的5%～10%，原始细胞（包括幼稚单核细胞）占骨髓细胞比例<20%，无Auer小体。有时可出现各系的病态造血。

3. **生化、免疫学**　红系造血表现出胎儿期造血特点，半数患儿胎儿血红蛋白（fetal hemoglobin，HbF）增高，HbF c链表现为胎儿型的甘氨酸/丙氨酸比例。免疫学异常包括高丙种球蛋白血症、抗核抗原的增高。

4. **细胞培养**　体外培养髓系原始细胞对粒细胞-巨噬细胞集落刺激因子（granulocytemac-rophage colony-stimulating factor，GM-CSF）高度敏感。

5. **染色体检查** JMML 患儿缺乏 Ph 染色体，65% 染色体核型正常，25% 表现为 -7、-7q，4% 患儿表现为 +8，还可出现其他畸形 -5q、t(1;5)、t(3;12) 等。相较其他 JMML，-7 患儿通常有一些特殊的血液学变化，外周血白细胞计数较低、单核细胞比例较高、平均红细胞体积(mean corpuscular volume, MCV)较高、骨髓粒红比例降低，正常或轻度升高的 HbF。

6. **分子遗传学检查** 可检测到相关基因的改变(详见后)。

(三) 其他辅助检查

B 超可见肝、脾大；胸片可见支气管或肺部炎症阴影。

二、JMML 的分子机制

NF1 和 NS 这些遗传综合征的研究使我们对骨髓增殖和分化路径有了更深刻的认识，现在的共识认为 JMML 是由于 Ras 通路的过度活化所致，90% 的患儿中可检测到 Ras 通路中 *NF1*、*NRS*、*KRAS*、*PTPN11*、*CBL* 基因的体细胞突变(部分为生殖细胞突变)。多数的这些突变在同一患儿中是不共存的，说明这些蛋白作为驱动者参与造血干细胞(hematopoietic stem cell, HSC)的增殖、分化、存活、更新的庞大网络(图 7-3-1)。

Ras 蛋白是细胞增殖、分化、存活的关键调控器，对许多胞外的刺激有反应，包括 GM-CSF 和其他一些造血生长因子。与生长因子配体结合后，GM-CSF 受体(granulocyte macrophage colony-stimulating factor receptor, GMR)活化非受体酪氨酸激酶 JAK2(Janus kinase 2)和 Src 家族激酶 Src、Lyn 后，使其自身 β 亚单位磷酸化。活化的 GMR 与接头蛋白 SHp2(protein tyrosine phosphatase-2)结合，活化下游的 Ras 信号通路。

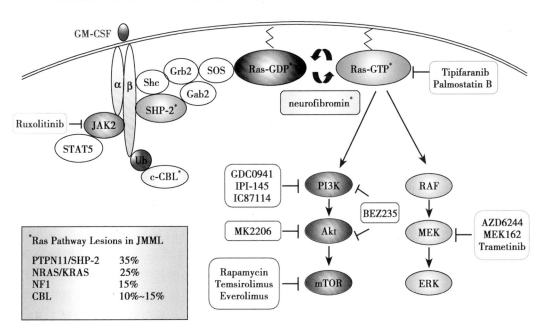

图 7-3-1 JMML 中 Ras 信号通路及其靶向治疗

作为整个通路的调节开关，Ras 蛋白有活化的 Ras-GTP 和失活的 Ras-GDP 两种形式，两种形式间的转化由相互抑制的鸟苷酸交换因子和 GTP 酶活化蛋白(GTPase activating proteins, GAPs)所调节。鸟苷酸交换因子，能使 Ras 蛋白活化，转化成 Ras-GTP，与效应分子 RAF、PI3K、Ral-GDS 等结合后活化下游丝裂素活化蛋白激酶(mitogen-activated protein kinase, MAPK)通路。GAPs，例如 p120GAP、神经纤维瘤蛋白，使 Ras-GTP 转化为 Ras-GDP，终止下游效应途径。

(一) *NF1*

NF1 基因是肿瘤抑制基因，位于 17 号染色体长臂 17q11.2，编码胞质神经纤维素蛋白(neurofibromin, NF-1)，该蛋白含有一个 GAP 相关区域，能增加 Ras-GTP 内源性 GTP 酶的活性，使无活性的 Ras-GDP 增多，负向调控 *Ras* 原癌基因。11% 的 JMML 患儿具有 *NF1* 体细胞突变。基因分析发现，JMML 细胞有丝分裂重组形成 17q 获得性单亲二倍体，双亲的正常等位

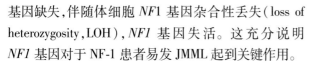

基因缺失,伴随体细胞 NF1 基因杂合性丢失(loss of heterozygosity,LOH),NF1 基因失活。这充分说明 NF1 基因对于 NF-1 患者易发 JMML 起到关键作用。

(二) PTPN11

约50%的 NS 患儿可检测到 PTPN11 生殖细胞突变。和 NF-1 一样,NS 可以表现出包括 JMML 或者类似 JMML 的短暂性骨髓增生障碍。35%的非综合征型 JMML 患儿可检测到 PTPN11 体细胞突变。PTPN11 体细胞突变提示预后不良,也是移植后复发的唯一不良因素。

PTPN11 基因位于 12 号染色体长臂 12q24,编码蛋白SHP-2。SHP-2 主要对 Ras 通路起正向调节作用,尽管也有报道认为它与 JAK/Stat、磷脂酰肌醇3-激酶/蛋白激酶 B (phosphoinositide3-kinases/protein kinase B,PI3K/Akt)、黏附斑激酶路径相关。SHP-2 是一个非受体蛋白酪氨酸磷酸酶,在氨基端含有 2 个 Src 同源的结构域(N-SH2 和 C-SH2),羧基端有一个磷酸酶结构域。基础状态下,N-SH2 结构域通过与磷酸酶结构域的氢键结合,阻断了磷酸酶催化部位,形成分子内的相互抑制,使磷酸酶处于钝化状态失活。PTPN11 突变干扰了 N-SH2 和磷酸酶结构域之间的氢键结合,分子构象改变,磷酸酶结构域暴露,SHP-2 自我抑制功能丧失,SHP-2 活化,Ras 通路活化。而且,PTPN11 突变增加了 SHP-2 和通路中其他分子的结合性能。近来的研究显示 PTPN11 突变导致造血干细胞对细胞因子的高度敏感性,在小鼠体内产生类似 JMML 的表现,说明 PTPN11 突变在 JMML 发病中的重要作用。

不伴有 JMML 的 NS 患儿、NS/MPD、非 NS 的 JMML 患儿中,PTPN11 突变主要集中在 3、4、13 号外显子,但三者密码子的变异谱不同。JMML 中的 PTPN11 突变产生活化功能最强的 SHP-2;不伴有 JMML 的 NS 最弱;NS/MPD 介于中间。因此研究人员猜想,NS 中突变的转化能力较弱,所以能作为生殖细胞突变被个体接受,患儿的骨髓增生障碍表现为短暂性、自限性。而 JMML 中最常见的 PTPN11 体细胞突变类型为 c.226G>A,产生 E76K 蛋白,从未在 NS 患儿中作为生殖细胞损伤检测到。

(三) RAS

RAS 基因家族包括三个成员:HRAS、KRAS 和 NRAS。25%的 JMML 患儿在 12、13 和 61 号密码子检测到 KRAS 和 NRAS 点突变。RAS 基因主要为体细胞突变,少数可检测到生殖细胞突变。RAS 基因突变后,由于内源性 GTP 酶缺陷以及对 GAP 的抵抗作用,Ras-GTP 累积,导致 Ras 通路的持续激活。

有研究报道,JMML 患儿检测到 NRAS G12D 和 G12S 体细胞突变的嵌合现象,骨髓和其他体细胞组织(口腔黏膜、毛发、指甲)中,基因突变频率从 3% ~50% 不等。KRAS G13D 突变也发现嵌合现象。尽管患儿的临床表现较轻,无需移植即可缓解,但长期预后并不理想。这种嵌合现象对预后的长期影响仍有待确定。

值得注意的是,一类新的淋巴组织增生性疾病——Ras 相关的淋巴组织增生症中,也检测到 RAS 基因的体细胞突变。患者同时具备 JMML 和自身免疫性淋巴组织增生综合征的特点,表现为血细胞减少、淋巴结病和脾大。尚不能确定 Ras 相关的淋巴组织增生症与 JMML 是否本质相同,两者临床表型的区别主要取决于突变起源的细胞种类、其他突变的协同作用、修饰基因的存在和突变的生化活性程度。

(四) CBL

10% ~ 15% 的 JMML 可以检测到 CBL(Casitas B-lineage lymphoma)纯合子突变。最常见的突变是 c.1111T>C,导致 Cbl 蛋白连接区 371 号密码子关键的酪氨酸替换为组氨酸。这个突变在成人 MDS/MPN 中也可检测到。和 NF-1、NS 一样,CBL 初始损伤是一个生殖细胞损伤,或者遗传于常染色体显性模式,或者自发产生。生殖细胞的损伤是第一次打击,体细胞的杂合性丢失(loss of heterozygosity,LOH)则是引起发病的二次打击。几乎所有的 CBL 突变的等位基因都是通过获得性的单亲二倍体复制,这导致野生型的抑癌等位基因的丢失以及致癌基因的获得。所有的具有 CBL 突变的 JMML 患者都可以检测到白血病细胞一个等位基因的生殖细胞错义突变和另一个等位基因的获得性 LOH。

Cbl 是一个 E3 泛素连接酶,不仅具有连接体功能,而且能修饰活化受体、非受体酪氨酸激酶和其他一些蛋白使之泛素化降解。E3 连接酶活性的缺失是由野生型蛋白缺失的同时伴有 Y371H、Y371S 位点特异性的置换所产生的,这种纯合的变异同时能导致不依赖细胞因子的细胞增殖。突变的 CBL 一方面使 Cbl 蛋白功能受损失活,一方面使活化的受体、非受体酪氨酸激酶去泛素化,从而驱动肿瘤的发生。

对 CBL 在 GM-CSF 通路中作用的研究发现,细胞因子刺激后,CBL 突变导致 GM-CSF 磷酸化程度增高,伴随 JAK2、LYN 表达增高,存活期延长。对

Src 或 JAK2 的抑制说明近端的 GM-CSF 路径主要受 JAK2 和 LYN 调控,这为我们研究 JMML 的发病机制开辟了新的途径,提供了可能的靶向治疗。

纯合子 CBL 突变引起的 JMML 自发缓解几率很高,但容易罹患严重的血管病变,如视神经萎缩、高血压、心肌病、动脉炎。尽管多数 CBL 突变为纯合的,但部分可检测到 CBL 杂合性突变,这种突变包含剪接位点的突变和缺失,可以伴随 Ras 路径的其他损伤。这说明 CBL 突变可能在 JMML 中继发出现。与 CBL 野生型相比,CBL 突变可能预后更佳,尽管会伴随严重的血管病。

（五）JMML 其他表观遗传学损伤

与成人 MPN 不同,JMML 尚未检测到 JAK2、RUNX1、TET2 突变。JMML 中其他一些低频突变包括 ASXL1、FLT3 和剪接体突变 SRSF2。

全外显子测序在 17% 的 JMML 中检测到 SETBP1 和 JAK3 的继发性突变,提示预后不佳。由于这些突变主要出现在白血病亚克隆,对疾病的进展起作用,与疾病的发生无关。但是,近来也有 JMML 诊断初期就检测到这些亚克隆突变。

1. **SETBP1** SETBP1 可在 15%~25% 的非典型成人慢性粒细胞白血病(chronic myelogenous leukemia,CML)、慢性粒单核细胞白血病(chronic myelomonocytic leukemia,CMML)、继发性急性髓细胞性白血病(acute myeloid leukemia,AML)、归类不明的 MDS/MPD 中检测到。SETBP1 生殖细胞突变 p. Gly870Ser 最早是在非典型的 CML 中检测到,后来发现该突变与常染色体隐性遗传的 Schinzel-Giedion 综合征相关。该综合征发病率低,但症状严重,主要表现为面中部眼球退缩综合征、心脏、肾脏和骨骼畸形等一系列神经变性紊乱。如果患者过了婴儿期仍能存活,具有发生神经上皮肿瘤的倾向,而不是髓细胞性肿瘤。

SETBP1 是原癌基因,过度表达会导致髓系前提细胞自我更新增强。SETBP1 与核原癌蛋白 SET 结合,对肿瘤抑制因子蛋白磷酸酶 2a 起抑制作用。SETBP1 也可以直接参与髓系早期细胞 HOXA9、HOXA10 基因的转录激活。尽管 SETBP1 在白血病发生中的作用机制还不清楚,但可以判定它是一个不良预后因子。

2. **微 RNA** 微 RNA(microRNA,miRNA)表达的改变与肿瘤的发生、进展、转移相关,特异 miRNA 的生殖细胞变异与遗传性肿瘤相关。

Let-7 miRNA 家族介导 Ras 基因调控。K-RAS 3'端未翻译区域中 let-7 结合部位的单核苷酸多态性(single nucleotide polymorphism,SNP)导致 KRAS 过度表达,非小细胞肺癌易感性增高。尽管目前在 JMML 中没有确切检测到 let-7 或者 let-7 靶向 mRNA 结合位点的突变,但不能排除 let-7 家族其他 miRNA 或者其他结合 NRAS、KRAS 非翻译区 miRNA 的作用。

新近的研究在 JMML 中检测到 mIR-183 的过度表达。85% 以上的 JMML 可检测到参与 GM-CSF 信号通路和单核细胞分化的环磷酸腺苷反应原件蛋白和早期生长反应基因-1(early growth response gene 1,Egr-1)表达显著降低。Egr-1 蛋白由抑癌基因 EGR1 编码,mIR-183 能降低肿瘤细胞蛋白酪氨酸磷酸酶基因(phosphatase and tensin homolog deleted on chromosome ten,PTEN)和 Egr-1 的表达,导致 JMML 中单核细胞过度增殖。PTEN 是一种抑癌基因,编码蛋白是 PI3K/Akt 传导通路中的调节蛋白,通过对 PIP3 的去磷酸化作用对抗 PI3K 的功能,从而对 Akt 的功能起到抑制作用,而后者正是对细胞的增殖、分化、凋亡等起正向作用。67% 的患儿存在 PTEN 蛋白减低的情况。

三、JMML 的病理生理

JMML 主要病理生理特征是髓系早期细胞对 GM-CSF 高度敏感及 RAS-RAF-MAPK 信号通路的高度活化。

体外培养,JMML 细胞对 GM-CSF、肿瘤坏死因子-α(tumor necrosis factor-α,TNF-α)、白介素-1b(interleukin-1b,IL-1b)高度敏感,但对其他生长因子如 IL-3、粒细胞集落刺激因子(granulocyte colony-stimulating factor,G-CSF),未观察到此现象。不需加入外源性细胞因子,JMML 的粒单系祖细胞可大量自发生长,这种自发生长不是由于 GM-CSF 浓度增加所致,而是由于祖细胞对低浓度 GM-CSF 的敏感性增加所致。这种自发克隆生长很少见于其他 MPD 及正常人。因此,体外培养单核-巨噬细胞克隆自发生长对 JMML 诊断起重要作用,多年来一直被用于诊断检验。但是,有报道认为,人疱疹病毒 6 型(human herpesvirus-6,HHV-6)和巨细胞病毒感染也会产生对 GM-CSF 的高度敏感,而且该方法在不同实验室间也无法标准化操作。

近来,通过磷酸化流式细胞仪检测 CD33$^+$/CD34$^+$或 CD33$^+$CD14$^+$CD38^{low}细胞中 STAT5 的高度

磷酸化有助于诊断；JMML、NS/MPD、CMML、AML 中 STAT5 对 GM-CSF 的反应是不同的。

四、诊断

由于 JMML 临床症状的非特异性，感染（人疱疹病毒、巨细胞病毒、EB 病毒）、遗传代谢疾病、白细胞黏附缺陷、婴儿恶性骨硬化病、嗜血细胞性组织细胞增多症、免疫缺陷 Wiskott-Aldrich 综合征均可引起类似症状，JMML 的诊断具有一定的困难。对于无特征性的 JMML，随访是一个重要的诊断过程。近期，由于 90% 的患儿具有 Ras 信号通路相关基因的异常，最新的诊断标准纳入了大量分子诊断学标准（表 7-3-1）。

表 7-3-1　JMML 诊断标准的更新

Ⅰ.临床表现及血液学检查（所有 4 项必须都包括）
- 外周血单核细胞计数>1×10⁹/L
- 外周血及骨髓原始细胞<20%
- 脾大
- Ph 染色体(-)，BCR/ABL 融合基因(-)

Ⅱ.基因研究（除外Ⅰ中的指标，至少应具备下列中的 1 项）
- PTPN11*、K-RAS* 或 N-RAS* 体细胞突变
- NF-1 的临床诊断或 NF1 生殖系突变
- CBL 生殖系突变和 CBL 杂合子丢失

Ⅲ.10% 缺乏基因异常的患儿，除外Ⅰ中的指标，至少应具备下列中的 2 项
- -7 或者其他染色体异常
- 外周血 HbF 高于同年龄正常值
- 外周血涂片可见髓系原始细胞
- 体外培养髓系原始细胞对 GM-CSF 高度敏感
- STAT5 高度磷酸化

注：* 需排除生殖细胞突变（指 NS）

当患儿满足Ⅰ中的所有标准和Ⅱ中的 1 项标准时，即可作出 JMML 的诊断。如果不满足Ⅱ中的标准，则还需满足Ⅲ中的 2 项标准。对于 7% ~10% 不伴有脾大的患儿，必须满足Ⅰ中的其他所有标准和Ⅱ中的 1 项标准或者Ⅲ中的 2 项标准。

五、鉴别诊断

（一）朗格汉斯组织细胞增生症

可表现为白细胞增多，单核细胞增多，肝脾大，皮肤损害。与 JMML 特征性的鉴别是绝大多数患儿有骨骼的损伤，并在骨髓、脾、皮肤等组织中发现 S-100 的朗格汉斯细胞。

（二）婴幼儿期类白血病反应

可有肝脾大，血小板减少，末梢血象中偶见中晚幼粒及有核红细胞，但往往存在慢性感染灶，无单核细胞增高及 HbF 明显升高。

（三）病毒感染

可有发热，肝脾淋巴结肿大，白细胞增多，血小板减少，但骨髓常呈增生低下，巨核细胞不减少，无明显单核细胞增高。病毒学检查为阳性。抗病毒治疗后临床症状可消除。

（四）慢性粒细胞白血病

可具有 JMML 的临床表现，但细胞遗传学检查为 t(9;22)(q34;q11) 或 BCR/ABL 融合基因阳性。

六、预后

多数 JMML 预后差，未接受造血干细胞移植（hematopoietic stem cell transplantation，HSCT）的患儿生存期通常为 10 ~ 12 个月。但其病程存在异质性，约 1/3 患儿不管是否治疗，均表现为进展迅速、脏器肿大、恶病质、骨髓衰竭而在数月内死亡；1/3 患儿不经治疗可获得临床部分改善，甚至细胞计数完全正常，生存期达 2 年以上。多数未经治疗的患儿主要死于白血病细胞浸润造成的器官衰竭，如肺部浸润后呼吸衰竭。

JMML 转变为急性白血病少见，仅出现在 15% 的患儿内，通常发生在诊断后 2 年内。和成人 CML 一样，JMML 的肿瘤细胞是多能的，能转化为 T 细胞、B 细胞、干细胞。JMML 可以进展为红白血病，表现为贫血、红细胞生成增多、骨髓巨幼红细胞增多。

预后不良的因素主要有：①诊断时年龄>2 岁者；②HbF≥10%；③Plt<33×10⁹/L。多参数分析提示血小板计数降低是最强的不良预后因子。Plt<33×10⁹/L 的患儿未接受 HSCT 后一年内基本死亡。

尽管 Ras 通路的改变对 JMML 诊断很有帮助，但基因突变与预后的关系尚未完全清楚。有报道认为，根据基因表达谱可以将 JMML 分为表达 AML 型基因谱和非 AML 型基因谱两种类型，AML 型基因表达谱的 JMML 患者 10 年无事件生存率（event-free survival，EFS）明显低于非 AML 型基因表达谱（6% vs. 63%）。巧合的是，AML 型基因表达谱与诊断年龄大、低血小板计数、HbF 高表达相关，与基因型无关。DNA 异常甲基化（如：CpG 岛、RASA4 亚型-2 启动子）提示预后不良，移植后易复发。

七、治疗

（一）HSCT

对多数 JMML 患儿，唯一的治愈方法是 HSCT，5 年 EFS 能达到 52%，长期存活率（overall survival，OS）达到 64%。移植相关死亡率（transplantation-ralated mortality，TRM）为 11% ~ 13%。治疗失败主要表现为疾病复发（35%），转变为 AML 较少。一般移植后 4~6 个月复发，很少发生在 1 年以后。

1. 是否需要立即移植？究竟哪些患儿需要立刻行 HSCT，哪些少数患儿可以随访观察，仍然存在很大争议。一般认为，诊断时年龄>2 岁；HbF≥40%；Plt<33×10⁹/L；原始细胞增高>20%；染色体-7；PTPN11 体细胞突变；NF1 突变；大多数的 K-RAS 和 SN-RAS 体细胞突变，提示需要尽快移植（表 7-3-2）。

表 7-3-2　JMML 基因对 HSCT 的参考意义

	PTPN11	RAS	NF1	CBL
生殖细胞突变	±LOH	NS/MPD	NS/MPD	NF-1
	随访	随访	HSCT	随访
	轻微化疗	轻微化疗	轻微化疗	疾病进展，则 HSCT
体细胞突变	HSCT	多数 HSCT	–	–

由于 PTPN-11 和 RAS 的点突变可以导致体细胞或者生殖细胞突变，因此建议行白血病细胞基因筛查时，可同时进行非造血组织（成纤维细胞、毛发、指甲）的筛查。这主要是考虑到除了 NS 和 PTPN-11 生殖细胞突变外，少数携带 RAS 生殖细胞突变的患儿预后良好，无需 HSCT。PTPN11 体细胞突变常出现在 2 岁以上患儿，诊断时 HbF>10%，OS 低，而且提示移植后复发可能性高。多数 NS/MPD 和 PTPN11 生殖细胞突变患儿，在出生一年内会自发缓解，发展为髓系恶性肿瘤的可能性并不大。只有少数的 NS/MPD 患儿需要小~中剂量的化疗来改善脾大和白细胞计数增高。

CBL 生殖细胞突变，不管是否伴有造血细胞的 LOH，多数是可自愈的，因此推荐密切随访，不需要立即移植，除非出现染色体异常或者疾病进展。部分 HbF 表达低、血小板计数高的 N-RAS（例如 NRAS^{G12S}）和 K-RAS（KRAS^{G12V}）体细胞突变的 JMML 不移植也能较长期存活。

2. HSCT　尽管一直认为，人类白细胞抗原（human leukocyte antigen，HLA）相合的无关供体（unrelated donor，UD）或者不相合的亲属供体的 TRM 比 HLA 相合/1 抗原不相合的亲属供体要大，但近来临床结果提示，无关供体并没有显著差异。由于 JMML 患儿体重轻，寻找 UD 用时短，缺乏 HLA 相合的亲属供体时，非亲属脐带血移植（unrelated cord blood transplant，UCBT）也是合适的选择。95% 的患儿在诊断时年龄小于 4 岁，受体每公斤体重植入的脐带血细胞越多，TRM 就越小。UCBT 的无病生存率（disease free survival，DFS）能达到 44% ±5%，和 HLA 相合的骨髓或外周血植入相比，Ⅱ~Ⅳ级急性和慢性移植物抗宿主病（graft versus host disease，GVHD）并不增多。复发是 UCBT 失败的主要原因。与供体 HLA 仅有 0~1 个位点不相合时，预后比那些不相合位点更多的供体好，所以最好选择 HLA 相合供体。因此推荐，JMML 患儿缺乏相合的同胞时，应该立即寻找与受体 HLA 相合位点较多的 UD 或者合适的脐血；而且，脐血至少满足每公斤受体体重（3~3.5×10⁷）有核细胞。

HLA 半相合的亲属供体仅适用于少数急需移植，又缺乏 HLA 相合的同胞、UD 以及缺乏理想脐血供体时（图 7-3-2）。

相比其他白血病，JMML 由于年龄小，急性和慢性 GVHD 都较少，不是主要的 TRM。因为移植物抗白血病（graft-versus-leukemia，GVL）效应能直接对抗 JMML 细胞，GVHD 与移植后复发呈负相关，推荐 NF-1、PTPN-11 体细胞突变、N-RAS 突变、诊断年龄>4 岁、HSCT 时原始细胞>20% 的患儿，接受低强度的 GVHD 预防。K-RAS 突变复发较少，可以行高强度的 GVHD 预防。

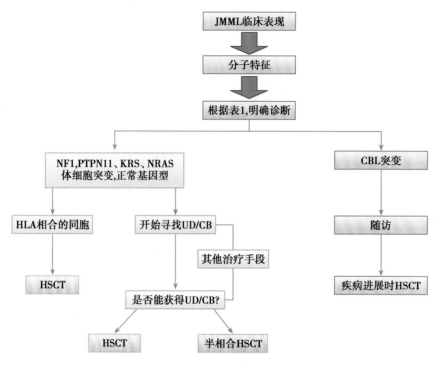

图7-3-2 JMML患儿根据不同的基因突变选择HSCT方式

3. 移植前化疗 因为增加了TRM,对长期缓解又无实质性的提高,JMML中一般不采用高强度化疗方案。尽管13-异维A酸能抑制JMML早期细胞的自我增殖,改善器官肿大,降低白细胞计数,<10%的患儿能取得较长时间的缓解,但由于对JMML没有治愈作用,因此只用于移植前或移植后处理。移植前化疗并不能显著改善JMML的EFS和OS。6-巯嘌呤、依托泊苷、阿糖胞苷这些单药对白细胞增高及脾大治疗作用较好,在观察随访期间可用于症状明显的JMML患者。

4. 移植前预处理 目前常用的预处理方案为白舒菲/环磷酰胺/马法兰联用或者大剂量阿糖胞苷/白舒菲/氟达拉滨/马法兰联用。考虑到对患儿的长期影响,一般不采用全身放疗。

JMML的治愈主要依赖GVL效应,因此为了移植物成功植入,减少TRM,毒性较小的药物可能也能够达到相同的存活率,比如白消安/氟达拉滨/美法仑。因此,COG(Children's Oncology Group)正在对比相较于经典的白舒菲/环磷酰胺/马法兰联用方案,白舒菲/氟达拉滨联用是否能降低了TRM的同时能达到相同的疗效。

由于并不增加复发率,而且能减少GVHD相关的严重并发症,推荐在JMML患儿行UD HSCT或者UCBT时,推荐使用抗胸腺细胞球蛋白(antithymocyte globulin,ATG)。

5. 脾切除 HSCT前脾切除与HSCT后疾病的预后无关,只有在脾大明显伴有脾功能亢进或血小板输注抵抗时可以考虑脾切术。

6. 移植后管理 移植物一旦植入,GVL效应可以通过免疫抑制剂的快速撤退或者供体淋巴细胞输注得到加强。种系特异性的嵌合检测和JMML特异性突变基因的MRD监测可以指导免疫调节的策略。

对于HSCT后复发的患儿,50%以上可以使用初始供体或者换一供体行第二次HSCT达到缓解。

(二)分子靶向治疗

除了HSCT外,其他治疗方法作用有限,但由于HSCT存在显著TRM以及长期后遗症,人们正致力于更有效、毒性更小的治疗方法。

JMML中Ras途径失调,不仅表现为基因型改变,还包括表观遗传的变化。多数阻断Ras通路的药物主要集中在RAF-MEK-ERK和PI3/Akt通路中(见图7-3-1)。

1. RAF-MEK-ERK通路抑制剂

(1) RAF1抑制剂:RAF1与Ras-GTP结合,RAF-1被激活后,继续激活其下游的丝裂素活化蛋白激酶(MEK)和MAPK,最终通过对转录调节因子表达的影响而将细胞增殖信号传递到细胞核内。RAF1抑制剂BAY 43-9006能抑制*KRAS*突变模型中肿瘤的生长,Ⅱ期临床试验正在进行。

(2) 法尼基转移酶抑制剂(farnesyltransferase

inhibitor,FTI）：Ras 蛋白需经翻译后的法尼基化修饰，才能结合于细胞膜并发挥其信号转导的作用。法尼基化修饰就是在法尼基转移酶的作用下，把法尼基基团加到蛋白质分子上。所以法尼基转移酶的竞争性抑制剂常用于抗肿瘤治疗。L-744832 就是这样一个抑制剂，它能抑制 HRas 的法尼基化修饰，但对 NRas 或 KRas 无效，可能是因为 NRas 或 KRas 的法尼基化修饰阻断后它们可以通过脂质修饰。L-744832 在体外实验中显现出生长抑制效应。但是FTI 作为单药在临床试验中有效性很低，可能需要和其他一些抑制剂，比如 Akt 抑制剂合用。

（3）MEK 抑制剂：MEK 抑制剂 PD0325901 在 *KRAS* 和 *NF1* 突变的小鼠中能纠正骨髓前体细胞的异常增殖和分化，快速持久地降低白细胞，增加红系造血，延长存活期。

2. PI3/Akt 通路抑制剂 PI3/Akt 通路在 *PT-PN11* 和 *CBL* 突变的 JMML 中起着重要作用。

（1）PI3K 抑制剂：PI3K 催化亚基 p110δ 的抑制剂 IC87114 或 GDC-0941 能减低 Akt 的高度磷酸化，降低 GM-CSF 的敏感性。PI3K 抑制剂 GDC0941 能改善 $KRAS^{G12D}$ 小鼠的贫血症状，但对 MPN 的改善不如 MEK 抑制剂。

（2）Src 家族激酶抑制剂：Src 家族激酶抑制剂，PP2 或达沙替尼能减弱 Cbl（Y371H）的高度磷酸化，减弱 PI3K 调节亚基 p85 的招募和其后的 Akt 磷酸化，逆转 Cbl（Y371H）变异的 JMML 细胞对 GM-CSF 的敏感性。Lyn-PI3K/Akt 通路抑制剂，而非Ras/MAPK 通路抑制剂，能显著增强 Cbl 变异的 JMML 细胞对化疗药物的敏感性。

（3）哺乳动物雷帕霉素靶向蛋白（mammalian target of rapamycin, mTOR）抑制剂：mTOR 是 Ras/PI3K/Akt 下游分子。雷帕霉素是 mTOR 抑制剂，在体外可以抑制某些 JMML 细胞的克隆形成，抑制作用与 PTEN 蛋白水平相关，有效者 JMML 细胞 PTEN蛋白水平很低，反之亦然。提示雷帕霉素可能会在部分 JMML 患儿有效。

3. JAK 抑制剂 部分 JMML 中检测到 JAK3 的突变，因此 JAK 抑制剂，鲁索替尼的 I 期试验正在进行。

4. DNA 甲基转移酶抑制剂 5-阿扎胞苷,尽管不能治愈 JMML,但能在 HSCT 前作为窗口治疗有效地减轻肿瘤负荷。EWOG/MDS 正在进行 Ⅱ 期多中心研究。

5. GM-CSF 拮抗剂 GM-CSF 能显著促进

JMML 细胞的增殖和存活,促进疾病的进展。E21R是 GM-CSF 类似物,人为地制造一个点突变,使谷氨酸替换成精氨酸,能有效地拮抗 GM-CSF,减少JMML 细胞的生长。由于 TNF-α 能增加 GM-CSF 的生成,E21R 可以协同抗 TNF-α 单克隆抗体 cA2 一起抑制白血病细胞生长。

八、小结

JMML 是一种儿童罕见的恶性克隆性造血干细胞增生异常性疾病,其基础是 Ras 通路功能亢进。JMML 的诊断一直是个难题,对疾病基因型的认识,使 90% 的患儿能够分子诊断,将来有可能实现基因突变特异性的危险度分级。HSCT 前的治疗主要还是对症处理。不管 HSCT 前预处理的强度如何,仍旧有部分 JMML 易复发。COG 正在开展的临床试验可能能判断出较小毒性的预处理是否同等有效,从而将重点转向移植后的免疫控制策略。我们对疾病分子机制认识的不断加深,使得 JMML 移植前或移植后的分子靶向治疗不断成熟,最终期冀改善疾病的预后。

（缪 艳）

参 考 文 献

［1］Freedman MH, Estrov Z, Chan HS. Juvenile chronic my-elogenous leukemia. Am J Pediatri Hematol Oncol, 1988, 10（3）:261-267

［2］Niemeyer CM, Arico M, Basso G, et al. Chronic myelomono-cytic leukemia in childhood: a retrospective analysis of 110 cases. European Working Group on Myelodysplastic Syn-dromes in Childhood（EWOG-DS）. Blood, 1997, 89（10）: 3534-3543

［3］Manabe A, Okamura J, Yumura-Yagi K, et al. Allogeneic hem-atopoietic stem cell transplantation for 27 children with juven-ile myelomonocytic leukemia diagnosed based on the criteria of the international JMML working group. Leukemia, 2002, 16（4）:645-649

［4］Passmore SJ, Chessells JM, Kempski H, et al. Paediatric myelodysplastic syndromes and juvenile myelomonocytic leukaemia in the UK: a population-based study of incidence and survival. Br J Haematol, 2003, 121（5）:758-767

［5］Castro-Malaspina H, Schaison G, Passe S, et al. Subacute and chronic myelomonocytic leukemia in children（juvenile CML）. Clinical and hematologic observations and identifi-cation of prognostic factors. Cancer, 1984, 54（4）:675-686

［6］Chan RJ, Cooper T, Kratz CP, et al. Juvenile myelomonocytic leukemia：a report from the 2nd International JMML Symposium. Leuk Res,2009,33(3)：355-362

[7] Emanuel PD. Juvenile myelomonocytic leukemia and chronic myelomonocytic leukemia. Leukemia, 2008, 22（7）：1335-1342

[8] Emanuel PD. Myelodysplasia and myeloproliferative disorders in childhood：an update. Br J Haematol, 1999, 105（4）：852-863

[9] Iversen PO, Lewis ID, Turczynowicz S, et al. Inhibition of granulocyte-macrophage colony-stimulating factor prevents dissemination and induces remission of juvenile myelomonocytic leukemia in engrafted immunodeficient mice. Blood,1997,90(12)：4910-4917

[10] Luna-Fineman S, Shannon KM, Atwater SK, et al, Myelodysplastic and myeloproliferative disorders of childhood：a study of 167 patients. Blood,1999,93(2)：459-466

[11] Meck JM, Otani-Rosa JA, Neuberg RW, ET AL. A rare finding of deletion 5q in a child with juvenile myelomonocytic leukemia. Cancer Genet Cytogenet, 2009, 195（2）：192-194

[12] Tosi S,Mosna G,Cazzaniga G,et al. Unbalanced t(3;12) in a case of juvenile myelomonocytic leukemia（JMML）results in partial trisomy of 3q as defined by FISH. Leukemia,1997,11(9)：1465-1468

[13] Flotho C, Steinemann D, Mulligan CG, et al. Genome-wide single-nucleotide polymorphism analysis in juvenile myelomonocytic leukemia identifies uniparental disomy surrounding the NF1 locus in cases associated with neurofibromatosis but not in cases with mutant RAS or PTPN11. Oncogene,2007,26(39)：5816-5821

[14] Shannon KM, O'Connell P, Martin GA, et al. Loss of the normal NF1 allele from the bone marrow of children with type 1 neurofibromatosis and malignant myeloid disorders. N Engl J Med,1994,330(9)：597-601

[15] Miles DK, Freedman MH, Stephens K, et al. Patterns of hematopoietic lineage involvement in children with neurofibromatosis type 1 and malignant myeloid disorders. Blood,1996,88(11)：4314-4320

[16] Tartaglia M,Niemeyer CM,Fragale A,et al. Somatic mutations in PTPN11 in juvenile myelomonocytic leukemia, myelodysplastic syndromes and acute myeloid leukemia. Nat Genet,2003,34(2)：148-150

[17] Loh ML,Reynolds MG,Vattikuti S,et al. PTPN11 mutations in pediatric patients with acute myeloid leukemia：results from the Children's Cancer Group. Leukemia,2004,18(11)：1831-1834

[18] Yoshida N,Yagasaki H,Xu Y,et al. Correlation of clinical features with the mutational status of GM-CSF signaling pathway-related genes in juvenile myelomonocytic leukemia. Pediatr Res,2009,65(3)：334-340

[19] Chan RJ, Leedy MB, Munugalavadla V, et al. Human somatic PTPN11 mutations induce hematopoietic-cell hypersensitivity to granulocyte-macrophage colony-stimulating factor. Blood,2005,105(9)：3737-3742

[20] Yu WM,HDaino,Chen J,et al. Effects of a leukemia-associated gain-of-function mutation of SHP-2 phosphatase on interleukin-3 signaling. J Bio Chem,2006,281(9)：5426-5434

[21] Schubbert S,Lieuw K,Rowe SL,et al. Functional analysis of leukemia-associated PTPN11 mutations in primary hematopoietic cells. Blood,2005,106(1)：311-317

[22] Mohi MG,Williams IR,Dearolf CR,et al. Prognostic,therapeutic,and mechanistic implications of a mouse model of leukemia evoked by Shp2（PTPN11）mutations. Cancer Cell,2005,7(2)：179-191

[23] Doisaki S,Muramatsu H,Shimada A,et al. Somatic mosaicism for oncogenic NRAS mutations in juvenile myelomonocytic leukemia. Blood,2012,120(7)：1485-1488

[24] Kato M,Yasui N,Seki M,et al. Aggressive transformation of juvenile myelomonocytic leukemia associated with duplication of oncogenic KRAS due to acquired uniparental disomy. J Pediatr,2013,162(6)：1285-1288

[25] Takagi M,Shinoda K,Piao J,et al. Autoimmune lymphoproliferative syndrome-like disease with somatic KRAS mutation. Blood,2011,117(10)：2887-2890

[26] Niemela JE,Lu L,Fleisher TA,et al. Somatic KRAS mutations associated with a human nonmalignant syndrome of autoimmunity and abnormal leukocyte homeostasis. Blood, 2011,117(10)：2883-2886

[27] Oliveira JB,Bid`ere N,Niemela JE,et al. NRAS mutation causes a human autoimmune lymphoproliferative syndrome. Proc Natl Acad Sci USA, 2007, 104（21）：8953-8958

[28] Loh ML,Sakai DS,Flotho C,et al. Mutations in CBL occur frequently in juvenile myelomonocytic leukemia. Blood, 2009,114(9)：1859-1863

[29] Niemeyer CM, Kang MW, Shin DH, et al. Germline CBL mutations cause developmental abnormalities and predispose to juvenile myelomonocytic leukemia. Nat Genet, 2010,42(9)：794-800

[30] P erez B, Mechinaud F, CGalambrun C, et al. Germline mutations of the CBL gene define a new genetic syndrome with predisposition to juvenile myelomonocytic leukaemia. J Med Genet,2010,47(10)：686-691

[31] Sanada M,Suzuki T,Shih LY,et al. Gain-of-function of mutated C-CBL tumour suppressor in myeloid neoplasms.

Nature,2009,460(7257):904-908

[32] Nadeau S,An W,Palermo N,et al. Oncogenic signaling by leukemia-associated mutant Cbl proteins. Biochem Anal Biochem,2012,Suppl 6(1):7921

[33] Javadi M,Richmond TD,Huang K,etal. CBL linker region and RING finger mutations lead to enhanced granulocyte-macrophage colony-stimulating factor (GM-CSF) signaling via elevated levels of JAK2 and LYN. J Biol Chem,2013, 288(27):19459-19470

[34] Strullu M,Caye A,Cassinat B,et al. In hematopoietic cells with a germline mutation of CBL loss of heterozygosity is not a signature of juvenile myelomonocytic leukemia. Leukemia,2013,27(12):2404-2407

[35] Muramatsu H,Sakaguchi H,Wang X,et al. Clinical and genetic characterization of patients with C-CBL mutated juvenile myelomonocytic leukemia by whole-exome/deep sequencing [abstract]. Blood, 2013, 122 (21). Abstract 1565

[36] Sakaguchi H,Okuno Y,Muramatsu H,et al. Exome sequencing identifies secondary mutations of SETBP1 and JAK3 in juvenile myelomonocytic leukemia. Nat Genet, 2013,45(8):937-941

[37] Stieglitz E,Troup CB,Gelston LC,et al. Subclonal mutations in SETBP1 confer a poor prognosis injuvenile myelomonocytic leukemia. Blood,2015,125(3):516-524

[38] Hoischen A,van Bon BWM,Gilissen C,et al. De novo mutations of SETBP1 cause Schinzel-Giedion syndrome. Nat Genet,2010,42(6):483-485

[39] Steinemann D,Tauscher M,Praulich I,et al. Mutations in the let-7 binding site -a mechanism of RAS activation in juvenile myelomonocytic leukemia? Haematologica,2010, 95(9):1616

[40] Liu YL,Lensing SY,Yan Y,et al. Deficiency of CREB and over expression of miR-183 in juvenile myelomonocytic leukemia. Leukemia,2013,27(7):1585-1588

[41] Liu YL,Castleberry RP,Emanuel PD. PTEN deficiency is a common defect in juvenile myelomonocytic leukemia. Leukemia Res,2009,33(5):671-677

[42] Hasegawa D,Bugarin C,Giordan M,et al. Validation of flow cytometric phospho-STAT5 as a diagnostic tool for juvenile myelomonocytic Leukemia. Blood Cancer J,2013, 3:e160

[43] Kotecha N,Flores NJ,Irish JM,et al. Single-cell profiling identifies aberrant STAT5 activation in myeloid malignancies with specific clinical and biologic correlates. Cancer Cell,2008,14(4):335-343

[44] Passmore SJ,Hann IM,Stiller CA,et al. Pediatric myelodysplasia:a study of 68 children and a new prognostic scoring system. Blood,1995,85(7):1742-1750

[45] Bresolin S,Zecca M,Flotho C,et al. Gene expression-based classification as an independent predictor of clinical outcome in juvenile myelomonocytic leukemia. J Clin Oncol,2010,28(11):1919-1927

[46] Olk-Batz C,Poetsch AR,Nollke P,et al. European Working Group of Myelodysplastic Syndromes in Childhood (EWOG-MDS). Aberrant DNA methylation characterizes juvenile myelomonocytic leukemia with poor outcome. Blood,2011,117(18):4871-4880

[47] De Filippi P,Zecca M,Lisini D,et al. Germ-line mutation of the NRAS gene may be responsible for the development of juvenile myelomonocytic leukaemia. Br J Haematol, 2009,147(5):706-709

[48] Park H-D,Lee SH,Sung KW,et al. Gene mutations in the Ras pathway and the prognostic implication in Korean patients with juvenile myelomonocytic leukemia. Ann Hematol,2012,91(4):511-517

[49] Matsuda K,Shimada A,Yoshida N,et al. Spontaneous improvement of hematologic abnormalities in patients having juvenile myelomonocytic leukemia with specific RAS mutations. Blood,2007,109(12):5477-5480

[50] Matsuda K,Yoshida N,Miura S,et al. Long-term haematological improvement after non-intensive or no chemotherapy in juvenile myelomonocytic leukaemia and poor correlation with adult myelodysplasia spliceosome-related mutations. Br J Haematol,2012,157(5):647-650

[51] Imamura M,Imai C,Takachi T,et al. Juvenile myelomonocytic leukemia with less aggressive clinical course and KRAS mutation. Pediatr Blood Cancer,2008,51(4):569

[52] Eapen M,Klein JP,Ruggeri A,et al. Center for International Blood and Marrow Transplant Research, Netcord, Eurocord,and the European Group for Blood and Marrow Transplantation. Impact of allele-level HLA matching on outcomes after myeloablative single unit umbilical cord blood transplantation for hematologic malignancy. Blood, 2014,123(1):133-140

[53] Locatelli F,Crotta A,Ruggeri A,et al. Analysis of risk factors influencing outcomes after cord blood transplantation in children with juvenile myelomonocytic leukemia:a EUROCORD, EBMT, EWOG-MDS, CIBMTR study. Blood, 2013,122(12):2135-2141

[54] Locatelli F. Improving cord blood transplantation in children. Br J Haematol,2009,147(2):217-226

[55] Archambeault S,Flores NJ,Yoshimi A,et al. Development of an allele-specific minimal residual disease assay for patients with juvenile myelomonocytic leukemia. Blood, 2008,111(3):1124-1127

［56］ Inagaki J, Fukano R, Nishikawa T, et al. Outcomes of immunological interventions for mixed chimerism following allogeneic stem cell transplantation in children with juvenile myelomonocytic leukemia. Pediatr Blood Cancer, 2013, 60(1):116-120

［57］ Yoshimi A, Mohamed M, Bierings M, et al. Second allogeneic hematopoietic stem cell transplantation (HSCT) results in outcome similar to that of first HSCT for patients with juvenile myelomonocytic leukemia. Leukemia, 2007, 21(3):556-560

［58］ Balasis ME, Forinash KD, Chen YA, et al. Combination of farnesyltransferase and Akt inhibitors is synergistic in breast cancer cells and causes significant breast tumor regression in ErbB2 transgenic mice. Clin Cancer Res, 2011,17(9):2852-2862

［59］ Lancet JE, Duong VH, Winton EF, et al. A phase I clinical-pharmacodynamic study of the farnesyltransferase inhibitor tipifarnib in combination with the proteasome Inhibitor bortezomib in advanced acute leukemias. Clin Cancer Res,2011,17(5):1140-1146

［60］ Lyubynska N, Gorman MF, Lauchle JO, et al. A MEK inhibitor abrogates myeloproliferative disease in Kras mutant mice. Sci Transl Med,2011,3(76):76ra27

［61］ Chang T, Krisman K, Theobald EH, et al. Sustained MEK inhibition abrogates myeloproliferative disease in Nf1 mutant mice. J Clin Invest,2013,123(1):335-339

［62］ Goodwin CB, Yang Z, Yin F, et al. Genetic disruption of the PI3K regulatory Subunits, p85a, p55a, and p50a, normalizes mutant PTPN11-induced hypersensitivity to GM-CSF. Haematologica,2012,97(7):1042-1047

［63］ Bunda S, Kang MW, Sybingco SS, et al. Inhibition of SRC corrects GM-CSFhypersensitivity that underlies juvenile myelomonocytic leukemia. Cancer Res, 2013, 73 (8): 2540-2550

［64］ Bunda S, Qin K, Kommaraju K, et al. Juvenile myelomonocytic leukaemia-associatedmutation in Cbl promotes resistance to apoptosis via the Lyn-PI3K/AKT pathway. Oncogene,2015,34(6):789-797

第四章 唐氏综合征相关白血病

唐氏综合征(Down syndrome,DS)儿童罹患白血病的风险是正常儿童的10~20倍,对于5岁以前的儿童,更是高达50倍。其所患白血病的类型分为髓系疾病(myeloid disease)和急性淋巴细胞白血病(acute lymphoblastic leukemia,ALL),但这两种类型白血病在DS患儿呈现不同的临床表现、生物学特征和预后。

一、唐氏综合征相关髓系疾病

唐氏综合征相关髓系疾病包括暂时性骨髓增生病(transient myeloproliferative disease,TMD)、骨髓增生异常综合征(myelodysplasia syndrome,MDS)和急性髓系白血病(acute myeloid leukemia,AML)。TMD又称为暂时性异常骨髓增生(transient abnormal myelopoiesis,TAM)。如不治疗,MDS的DS患儿都会进展为AML。与其他儿童发生的MDS和AML不同,DS患儿的MDS和AML属于一种特殊类型(MDS不是一种独立的疾病,而是DS-AML的开始),WHO将其命名为唐氏综合征髓系白血病(myeloid leukemia of Down syndrome,ML-DS)。

暂时性骨髓增生病的确切发生率并不清楚,一般估计会累及10%~20%的DS患儿。临床症状多在DS新生儿出生后1~2周发生,除肝脾大和白细胞异常增高,可没有其他症状。黄疸、出血倾向、呼吸困难、腹水、胸腔积液、心力衰竭和皮肤浸润并不十分常见。偶有TMD致胎儿水肿而引起宫内死亡。伴外周血随白细胞和幼稚细胞增高,贫血和血小板减少或血小板增多也可以出现。骨髓检查可以发现3系均有幼稚细胞比例增加。但骨髓幼稚细胞比例增高不如外周血明显。此类幼稚细胞都可检测到GATA1基因突变。GATA1基因突变与TMD的发生密切相关。故也可用于DS-TMD与DS早产儿感染或窒息时继发的类白血病反应的鉴别诊断。一般认

为,TMD是DS患儿的特有表现。所以,外貌正常的新生儿出现典型TMD表现并伴有GATA1基因突变,需进行细胞遗传学检查以除外嵌合体21-三体综合征。大多数DS-TMD预后良好,仅需要支持治疗,临床表现和实验室检查在3个月内会恢复正常。但DS-TMD并不完全都是自限性病程,据报道,有15%~20%的病例会发生死亡。早产儿、白细胞数>100×10^9/L、肝衰竭表现(黄疸和出血倾向进行性加重)以及3个月内没有自行缓解都提示预后不佳。这部分病人需要小剂量阿糖胞苷治疗[1mg/(kg·d),7天]。值得注意的是,即使痊愈,约25%的DS-TMD患儿会在4岁以前发生ML-DS,所以需要定期随访。

唐氏髓系白血病的典型发病年龄是1~4岁(中位诊断年龄1.8岁)。5岁以前起病的DS-AML几乎无不例外具有GATA1基因突变(约占DS-AML的90%),采用减轻强度的化疗方案,预后非常好。但如DS患儿,5岁以后(第五个生日以后)发生AML,则意味着跟其他儿童的AML相同,不能称之为ML-DS。当然,更为确切的划分标准是检测GATA1基因是否存在突变。依据FAB分型(French-American-British classification),80%的ML-DS病例属于M7型(急性巨核细胞白血病),其他较为常见的还有M1型(急性粒细胞白血病未分化型)和M2型(急性粒细胞白血病部分分化型),但FAB亚型对预后并无意义。此外,ML-DS与非唐氏儿童AML呈现不同的遗传学改变。预后良好的t(15;17)、t(8;21)和16号染色体倒位极为罕见,非唐氏儿童AML M7型中较为多见的t(1;22)基本缺如。而且,一些预后不良的遗传学改变并不会影响ML-DS的良好预后,比如即使存在7号染色体单体(monosomy 7),预后也很好。通常,DS-AML在诊断之前都会经历MDS的阶段,表现为相当长一段时间血小板减少和贫血而中性粒细胞数正常。如果不治疗,DS-MDS都会进

展为 DS-AML,但对于病情平稳的 DS-MDS 并不需要马上开始治疗,即使推迟治疗也不会降低疗效。

20 世纪 70～80 年代,由于没有合适的治疗方案,ML-DS 预后极差。后来,逐渐认识到,对化疗极其敏感是 ML-DS 的最显著特征。病人死亡的原因不是复发,而是治疗相关并发症(黏膜炎和感染)。与其他儿童 AML 相比,DS-AML 具有很高的无事件生存率(event-free survival,EFS)和很低的复发率。对阿糖胞苷和柔红霉素异常敏感可能与这组病人预后良好有关。所以,与治疗其他儿童 AML 的方案相比,现代 DS-AML 治疗方案多仅含有相对较低剂量的阿糖胞苷和柔红霉素(表 7-4-1)。近年,国际 BFM 协作组和美国 COG 协作组还进一步进行前瞻性研究,希望在不增加复发率的基础上,继续减少化疗强度和(或)疗程。除了降低化疗方案强度以外,早期积极处理可能的感染,骨髓抑制期住院观察以及骨髓象完全恢复后再进行下一疗程化疗都是减少治疗相关死亡的有效措施。考虑到移植相关毒性作用大,而化疗又十分有效,造血干细胞移植(包括自身和异基因)不作为 ML-DS 的一线治疗。

表 7-4-1　唐氏综合征髓系白血病多中心研究结果

研究名称	病例数	蒽环类药物累积剂量(mg/m²)	阿糖胞苷累积剂量(g/m²)	复发率(%)	治疗相关死亡(%)	无事件生存率(%)
BFM 93	52	220～240	23～29	9	15	68
BFM 98	58	220～240	23～29	6	5	89
NOPHO		450	56.6	13	--	54
NOPHO	38	350	49	11	--	83
CCG 2861/2891 standard		350	31.5	8	9	74
CCG 2861/2891 intensive		350	31.5	8	32	52
AML 10*		550	9.6	0	44	56
AML 12		550	9.6	3	12	85
Japan	33	100～400	1.4～5.6	9	9	80

注:BFM,Berlin-Frankfurt-Munster group;NOPHO,Nordic Organization for Paediatric Haematology Oncology;CCG,Children's Cancer Study Group(美国);* MRC,Medical Research Council(英国)

二、唐氏综合征相关急性淋巴细胞白血病

唐氏综合征相关急性淋巴细胞白血病(DS-ALL)具有不同的流行病学、临床和生物学特征。DS-ALL 的高峰发病年龄比其他儿童 ALL 稍晚(婴儿 ALL 在 DS 患儿极其罕见),可以延伸至青春期和年轻成人期(young adulthood)。5 岁以前,DS 患儿发生 AML 的风险是 ALL 的 4 倍;但 5 岁之后,几乎均为 ALL。DS-ALL 多为前 B 细胞性免疫表型,几乎没有 T 细胞免疫表型。与 DS-AML 具有特征性 GATA1 基因突变不同,DS-ALL 异质性明显,缺乏特异性的遗传学改变。一些其他儿童 ALL 常见的遗传学改变在 DS-ALL 患儿少见,包括良好预后遗传学改变(ETV6-RUNX1 和高二倍体)和不良预后遗传学改变(BCR-ABL 和 AF4-MLL),故 40% 的 DS-ALL 为正常核型(仅见于 7% 的其他儿童 ALL)。但近年研究也发现,约 60% 的 DS-ALL 具有 cytokine receptor CRLF2 的异常表达(仅见于 5% 的其他儿童 ALL)。

与 ML-DS 极佳的预后不同,DS-ALL 的预后较其他儿童 ALL 差。前瞻性多中心研究(1995～2005 年)发现,DS-ALL 和其他儿童 ALL 的 10 年生存率分别为 70% 和 88%。容易复发和治疗相关的死亡率高是其治疗疗效不佳的主要原因。易复发与 DS-ALL 对治疗内源性耐药有关,也与为减轻化疗毒性而降低化疗强度有关。致命感染是 DS-ALL 治疗相关死亡的主要原因。对甲氨蝶呤耐受性差从而容易发生黏膜炎,常伴有免疫缺陷,多见的气道和心脏先天畸形等多种原因造成了 DS-ALL 容易发生感染。鉴于同时存在易复发和高治疗相关死亡率,目前国际上针对 DS-ALL 的治疗推荐如下:①采用公认有效的、和其他儿童 ALL 相同的化疗方案;②高危 DS-ALL,避免减轻化疗强度,应仍遵循高危组治疗方案;③对于预后良好的具有 ETV6-RUNX1 融合基因

或高二倍体的 DS-ALL,可以适当考虑减轻化疗强度;④更为积极的支持治疗措施。

(高怡瑾)

参 考 文 献

[1] Hasle H, Clemmensen IH, Mikkelsen M. Risks of leukaemia and solid tumours in individuals with Down's syndrome. Lancet, 2000, 355 : 165-169

[2] Massey GV, Zipursky A, Chang MN, et al. A prospective study of the natural history of transient leukemia (TL) in neonates with Down syndrome (DS) : Children's Oncology Group (COG) study POG-9481. Blood, 2006, 107 : 4606-4613

[3] Klusmann JH, Creutzig U, Zimmermann M, et al. Treatment and prognostic impact of transient leukemia in neonates with Down syndrome. Blood, 2008, 111 : 2991-2998

[4] Muramatsu H, Kato K, Watanabe N, et al. Risk factors for early death in neonates with Down syndrome and transient leukemia. Br J Haematol, 2008, 142 : 610-615

[5] Creutzig U, Reinhardt D, Diekamp S, et al. AML patients with Down syndrome have a high cure rate with AML-BFM therapy with reduced dose intensity. Leukemia, 2005, 19 : 1355-1360

[6] Webb DK, Harrison G, Stevens RF, et al. Relationships between age at diagnosis, clinical features, and outcome of therapy in children treated in the Medical Research Council AML 10 and 12 trials for acute myeloid leukemia. Blood, 2001, 98 : 1714-1720

[7] Zeller B, Gustafsson G, Forestier E, et al. Acute leukaemia in children with Down syndrome : a population-based Nordic study. Br J Haematol, 2005, 128 : 797-804

[8] Lange BJ, Kobrinsky N, Barnard DR, et al. Distinctive demography, biology, and outcome of acute myeloid leukemia and myelodysplastic syndrome in children with Down syndrome : Children's Cancer Group Studies 2861 and 2891. Blood, 1998, 91 : 608-615

[9] Craze JL, Harrison G, Wheatley K, et al. Improved outcome of acute myeloid leukaemia in Down's syndrome. Arch Disease in Child, 1999, 81 : 32-37

[10] Kojima S, Sako M, Kato K, et al. An effective chemotherapeutic regimen for acute myeloidleukemia and myelodysplastic syndrome in children with Down's syndrome. Leukemia, 2000, 14 : 786-791

[11] Buitenkamp T, Izraeli S, Zimmermann M, et al. Acute lymphoblastic leukemia in children with Down syndrome : a report from the Ponte Di Legno Study Group. Blood, 2014, 123 : 70-77

[12] Russell LJ, Capasso M, Vater I, et al. Deregulated expression of cytokine receptor gene, CRLF2, is involved in lymphoid transformation in B-cell precursor acute lymphoblastic leukemia. Blood, 2009, 114 : 2688-2698

[13] Hertzberg L, Vendramini E, Ganmore I, et al. Down syndrome acute lymphoblastic leukemia, a highly heterogeneous disease in which aberrant expression of CRLF2 is associated with mutated JAK2 : a report from the International BFM Study Group. Blood, 2010, 115 : 1006-1017

[14] Mullighan CG, Collins-Underwood JR, Phillips LA, et al. Rearrangement of CRLF2 in B-progenitor- and Down syndrome-associated acute lymphoblastic leukemia. Nat Genet, 2009, 41 : 1243-1246

[15] Yoda A, Yoda Y, Chiaretti S, et al. Functional screening identifies CRLF2 in precursor B-cell acute lymphoblastic leukemia. Proc Natl Acad Sci USA, 2010, 107 : 252-257

[16] Zwaan CM, Kaspers GJ, Pieters R, et al. Different drug sensitivity profiles of acute myeloid and lymphoblastic leukemia and normal peripheral blood mononuclear cells in children with and without Down syndrome. Blood, 2002, 99 : 245-251

第五章 继发性白血病

随着治疗水平的提高,越来越多儿童血液肿瘤患儿成为长期存活者。但随着生存期延长,他们又面临着另一种威胁——治疗相关肿瘤。治疗相关肿瘤,也称为继发性肿瘤。治疗相关(继发性)恶性血液系统疾病仅占其极小部分,但预后极差。根据美国 SEER(Surveillance, Epidemiology and End Result Registry)统计资料,34 867 位诊断于 1973 ~ 2005 年的儿童肿瘤长期存活者(诊断时年龄 0 ~ 20 岁),经过 0 ~ 17.4 年的随访(中位随访时间 10 年),有 111 位发生了继发性恶性血液系统疾病,其中以继发性急性髓系白血病(acute myeloid leukemia, AML)最常见。细胞毒性化疗药物、放疗和患者本身的遗传学因素都参与了继发性白血病的发生。根据药物作用机制不同,化疗药物相关的白血病可以分为两大类:烷化剂相关白血病和拓扑异构酶Ⅱ抑制剂相关白血病。虽然放疗本身主要引起实体瘤,但却可以提高化疗药物相关白血病发生风险。

烷化剂相关白血病的报道最早出现在 20 世纪 70 年代。后来,不同研究相继发现,接受 MOPP(氮芥、长春新碱、甲基苄肼和泼尼松)方案化疗或含其他烷化剂方案的霍奇金病(Hodgkin lymphoma, HL)儿童,治疗相关 AML 或骨髓增生异常综合征(MDS)发生率高。目前,针对长期存活者的调查证实,相对对照人群,16 岁以下接受烷化剂治疗的 HL 儿童,发生白血病的风险增加 80 倍,发生 AML 的风险增加 321.3 倍。所有烷化剂均有致白血病作用,其累积剂量是决定因素,但不同烷化剂的致白血病作用并不相同。如以环磷酰胺替代 MOPP 方案中的氮芥,发生治疗相关 AML 的风险相对于对照组增加 122 倍。除此以外,烷化剂相关 AML 的发生发展与宿主的遗传学因素也密切相关,抑癌基因突变(神经纤维瘤病Ⅰ型)、DNA 修复通路基因突变(范可尼贫血)和谷胱甘肽转移酶基因多态性(GSTT1 null genotype)均会增加病人的患烷化剂相关 MDS 或 AML 的易感性。烷化剂相关 AML 通常发生在治疗结束后的 5 ~ 7 年,并在之前多有一段 MDS 病程。诊断时遗传学检查常提示存在 5 号或 7 号染色体单体或部分缺失,FAB 分型(French-American-British classification)多为 M1(急性粒细胞白血病未分化型)或 M2 亚型(急性粒细胞白血病部分分化型)。

拓扑异构酶Ⅱ抑制剂相关白血病又分为两类,分别为表鬼臼毒类药物(epipodophyllotoxins)和蒽环/醌类药物相关白血病,同样以 AML 最常见。并以表鬼臼毒类药物相关 AML 最重要。临床上,此类继发性 AML FAB 分型多为 M4(急性粒单细胞白血病)或 M5 亚型(急性单核细胞白血病),潜伏期很短(通常治疗结束后 2 ~ 3 年发生),白血病前期(preleukemic phase)并不常见。诊断时遗传学存在累及染色体 11q23 的 mixed lineage leukemia (MLL)基因重排在表鬼臼毒类药物相关 AML 较为常见。诸多因素与表鬼臼毒类药物相关 AML 的发生有关,包括给药方式(schedule of administration)、共用化疗药物的使用、原发肿瘤类型以及宿主遗传学因素。但与烷化剂相关 AML 不同,表鬼臼毒类药物累积剂量与 AML 发生的相关性在不同研究中并未得出一致的结论。蒽环/醌类药物相关 AML 的危险因素包括药物累积剂量和同时使用烷化剂类化疗药物。表 7-5-1 列举了烷化剂和拓扑异构酶Ⅱ抑制剂相关的继发性 AML 特点及危险因素。

表 7-5-1　拓扑异构酶Ⅱ抑制剂和烷化剂相关的继发性 AML 特征及危险因素

特征	表鬼臼毒类药物	蒽环/醌类药物	烷化剂
遗传学异常	*MLL* 重排（常见）*AML-ETO*，*CBFβ-MYH11*，*PML-RARα*	*PML-RARα*，*AML-ETO*，*CBFβ-MYH11*，*MLL* 重排（罕见）	7 号或 5 号染色体单体（或部分丢失）
原发到继发性 AML 发生的平均时间（年）	2~3	2~3	5~7
常见表现	急性起病；AML M4，M5；APL	急性起病；AML M4，M5；APL	起病较慢，AML M1 或 M2，之前常有 MDS 的阶段
其他危险因素	给药方式，*CYP3A*、*GST1*、*TPMT* 基因多态性	药物累积剂量大，同时使用烷化剂	药物累积剂量大，年龄小（young age），同时使用表鬼臼毒类药物

注：AML，急性髓细胞白血病；MDS，骨髓增生异常综合征；M4，急性粒单细胞白血病；M5，急性单核细胞白血病；APL，急性早幼粒细胞白血病

美国 SEER 的数据（疾病诊断时间 1995~2003 年），20 岁以下儿童继发性 AML 和初治 AML 的 5 年 EFS 分别为 23.7% 和 53.2%。可见继发性 AML 预后明显差于初治 AML。通常认为，继发性 AML 预后差与其对再次化疗极为耐药且化疗耐受性差有关。但是，目前关于继发性 AML 的临床研究，样本量均较小，而且受到原发肿瘤、病人年龄等多种因素影响，使得对于继发性 AML 的预后较为难以评估。成人继发性 AML 的处理流程提出，根据病人的一般情况（年龄、合并症、原发疾病的状态和原发肿瘤治疗时的并发症情况）和核型进行综合判断。病人诊断继发性 AML 时如一般情况好，应按照初治 AML 的治疗方式处理，即如病人有预后良好的核型［如 t(15;17)、t(8;21) 和 inv(16)］则仅需接受化疗，对不具有良好核型的病人则需采用强化疗和造血干细胞移植，对具有不良预后核型的病人，则可以试用其他研究型的治疗手段。但是，此处理流程是否适用于儿童，还需要更多临床研究加以证实。

治疗相关白血病的研究中，以继发性 AML 最多，而对治疗相关（继发性）急性淋巴细胞白血病（acute lymphoblastic leukemia，ALL）了解甚少。以往认为，继发性 ALL 仅占所有继发性肿瘤的 5%~10%。主要原因与继发性 ALL 的诊断困难有关，可能会使一部分病人被误诊为复发病例。美国 St. Jude 儿童研究院在过去 30 年的临床研究中，2304 位原发 ALL 病人，仅 2 位被诊断为继发性 ALL。借助新技术，通过检测恶性细胞的克隆来源（免疫球蛋白和 T-细胞受体的分子重排），约 0.5%~1.5% 的复发实际为继发 ALL。这些继发性 ALL 病例，接受再治疗后，预后明显优于复发病例。表 7-5-2 列举了继发性 ALL 的推荐诊断标准。

表 7-5-2　继发性急性淋巴细胞白血病诊断标准（Zuna 2007）

A. 必要指标*
初诊及再次诊断时，幼稚细胞克隆没有相关性（指免疫球蛋白/T-细胞受体基因重排，融合基因和各种细胞遗传学标记）

B. 其他指标
1）重要的免疫表型改变
2）重要的细胞遗传学改变
3）获得或丢失融合基因

注：* 除 A 以外，至少加上 1 点 B，才能诊断继发性急性淋巴细胞白血病

（高怡瑾）

参 考 文 献

［1］ Rihani R，Bazzeh F，Faqih N，et al. Secondary hematopoietic malignancies in survivors of childhood cancer：an analysis of 111 cases from the Surveillance, Epidemiology, and End Result-9 registry. Cancer，2010，116：4385-4394

［2］ Kyle RA，Pierre RV，Bayrd ED. Multiple myeloma and acute myelomonocytic leukemia：report of four cases possibly related to melphalan. N Engl J Med，1970，283：1121-1125

［3］ Kushner BH，Zauber A，Tan CT. Second malignancies after childhood Hodgkin's disease. The Memorial Sloan-Kettering Cancer Center experience. Cancer，1988，62：1364-1370

［4］ Meadows AT，Baum E，Fossati-Bellani F，et al. Second malignantneoplasms in children：an update from the Late Effects Study Group. J Clin Oncol，1985，3：532-538

［5］ Meadows AT，Obringer AC，Marrero O，et al. Second malignantneoplasms following childhood Hodgkin's disease：

treatment and splenectomy as risk factors. Med Pediatr Oncol,1989,17:477-484

[6] Bhatia S,Robison LL,Oberlin O,et al. Breast cancer and other second neoplasms after childhood Hodgkin's disease. N Engl J Med,1996,334:745-751

[7] Schellong G,Riepenhausen M,Creutzig U,et al. Low risk of secondary leukemias after chemotherapy without mechlorethamine in childhood Hodgkin's disease. German-Aus- trian Pediatric Hodgkin's Disease Group. J Clin Oncol,1997, 15:2247-2253

[8] Larson RA. Etiology and management of therapy-related myeloid leukemia. Hematol Am Soc Hematol Educ Pro-gram,2007,2007:453-459

[9] Hunger SP,Sklar J,Link MP. Acute lymphoblastic leukemia occurring as a second malignant neoplasm in childhood:report of 3 cases and review of the literature. J Clin Oncol, 1992,10:156-163

[10] Hijiya N,Hudson MM,Lensing S,et al. Cumulative incidence of secondary neoplasms as a first event after childhood acute lymphoblastic leukemia. JAMA, 2007, 297: 1207-1215

[11] Zuna J,Cave H,Eckert C,et al. Childhood secondary ALL after ALL treatment. Leukemia,2007,21:1431-1435

第八篇
儿童骨髓增生异常综合征

一、儿童骨髓增生异常综合征的分类

（一）混乱的分类和术语

急性髓系白血病（AML）、骨髓增生性疾病（MPD）和骨髓增生异常综合征（MDS）这三组血液病的分类和术语，在过去导致了很多混乱。在一般情况下，白血病被定义为因克隆性异常而影响造血细胞的分化和增殖，它可以被分类为淋巴系（如急性淋巴细胞白血病）或髓系（如急性髓细胞性白血病）。基于同样的原则，骨髓增生性疾病可被定义为因克隆性异常而影响造血细胞的增殖，骨髓增生异常综合征则被定义为因克隆性异常而影响造血细胞的分化（图8-1）。在理论上，骨髓增生性疾病和骨

髓增生异常综合征都可以被视为"预白血病"或"白血病前期"，因为两者皆具有构成白血病进程的一部分，并且特别是在成人中，大部分患者临床过程相对缓慢。然而，这样的区分是不确切的，相当多的临床性质重叠存在。例如，白血病的名称也在骨髓增生性疾病出现，如慢性髓细胞性白血病（CML），以及在骨髓增生异常综合征使用，如慢性骨髓性白血病（CMML）。其他有更多误导的名称，如急性髓系白血病的法美英（FAB）分类包括急性红细胞性白血病（AML-M6）和急性巨核细胞白血病（AML-M7），两者都被分类为髓系白血病，但实际上它们都不是真正起源于髓系，因此，有些专家主张使用急性非淋巴性白血病（ANLL）的名称，而不使用急性髓系白血病，但这提议没有得到太多的关注和支持。

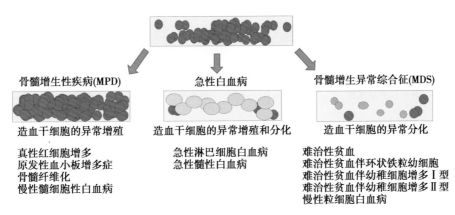

图 8-1　白血病、MPD 和 MDS 的基本特征

（二）儿童骨髓增生异常综合征的形态分类

在当今分子诊断方法发展之前，急性髓系白血病和骨髓增生异常综合征之间的区别主要是基于形态学的差异来作分类，诊断经常遇到困难。一般来说，骨髓增生异常综合征的诊断必须有至少以下不同特征中的两项。它包括：①持续原因不明的血细胞减少，如中性粒细胞减少、血小板减少或贫血；②至少两系细胞有形态学发育不良的特征；③有造血细胞的克隆性遗传学异常；④白血病原始细胞的增加。

细胞形态学发育不良的特征包括有大红细胞母细胞，红细胞和红细胞之间的细胞核或胞质产生桥接，不寻常的巨核细胞例如特大的巨核细胞和细小的巨核细胞，形态奇怪的球形细胞核等，颗粒减少的早幼粒细胞和髓细胞，细胞核分叶增加的粒细胞等。但是，这些发育不良变化特征没有一个是有特异性和仅适用于 MDS 的，有些变化也可以在维生素 B_{12} 或叶酸缺乏患者找到。另一重要发现是，尽管 MDS

总体的血细胞减少，但患者的骨髓有核细胞数量可以是正常、低增生或高增生的。一些经典发育异常特征如图 8-2 所示。

在一些情况下，骨髓增生异常综合征亚型内的童年难治性血细胞减少，可能难以和继发性的严重再生障碍性贫血或遗传骨髓衰竭疾病区别。对于遗传性骨髓衰竭失调症，它们通常可以通过不同的临床特征和（或）潜在的遗传变异诊断，但严重的再生障碍性贫血和儿童的低增生难治性血细胞减少的形态差异一直存在争议。童年难治性血细胞减少的组织病理学表现模式是有不成熟的红细胞前体，伴随着零星分布的粒细胞岛屿作为基础，并且包含有巨核细胞的显著消退或缺失，在很少情况下，免疫组化检测有微型和小型巨核细胞存在。因为造血区域之间的脂肪组织可以类似严重再生障碍性贫血的表现，一些专家建议用两次骨髓活检以方便检测典型的骨髓空间增加现象。由于这三个病症的治疗方法不同，仔细划分确切的诊断是必要的。

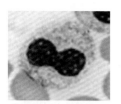
中性粒细胞分叶减少

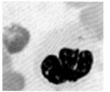
中性粒细胞颗粒减少

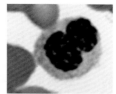
假性分叶减少异常

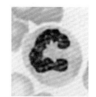
正常中性粒细胞

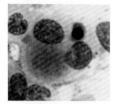
小巨核细胞伴核分叶减少或核分隔

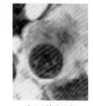
小巨核细胞

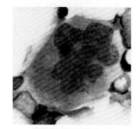
多分叶核巨核细胞

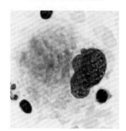
正常巨核细胞

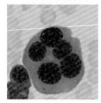
巨大多核红系幼稚细胞

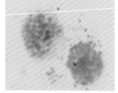
环状铁粒幼细胞

核发育不良

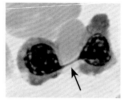
胞核桥

胞浆桥

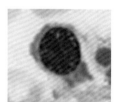
正常红系幼稚细胞

图8-2 经典发育异常特征

（三）儿童骨髓增生异常综合征的分类演化

MDS 的传统分类方法是基于 1982 年的法美英（FAB）分类。MDS 可以分为五个亚组，AML 和 MDS 亚组之间的不同差异是基于骨髓和外周血"原始细胞"的数目（图 8-3）。摘要来说，如果在骨髓"原始细胞"的数目大于 30%，则被定义为 AML。如果骨髓原粒细胞是在 20% 和 30% 两者之间，或外周血具有原始细胞大于 5%，或外周血细胞显示有 Auer 小体，则它可以被分类为难治性贫血伴转化原始细胞过多（RAEB-t）。如果骨髓原粒细胞是大于 5% 但少于 20%，或外周血具有原始细胞大于 1% 但少于 5%，它可以被分类为难治性贫血伴原始细胞过多（RAEB）。然而，如果骨髓环形铁粒细胞是大于 15%，它可以被分类为难治性贫血伴环形铁粒（RARS）。有关慢性骨髓性白血病（CMML）的诊断，部分是基于外周血单核细胞的数目是否大于 $1×10^9/L$。

我们是指出这些方法存在问题的最早一群专家之一。使用 30% 的阈值作为区分 AML 和 MDS 之间的唯一标准是错误的。一些 AML 如 t（8;21）可以有持久低数目的原始细胞，甚至是以单一实体瘤来作为开始表现，如粒细胞肉瘤，并不总是有骨髓或外周血异常存在。除此之外，患有唐氏综合征开发 AML

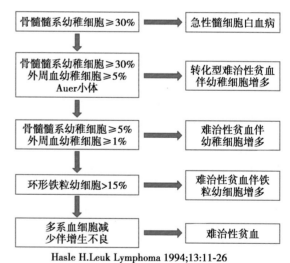

Hasle H.Leuk Lymphoma 1994;13:11-26

图8-3 MDS 的 FAB 简化分离方法

的儿童，往往最初会以一个伴有血小板减少和低原始细胞数目的缓慢临床过程开始。这两种情况下，因为他们本质上是 AML，表现和治疗预后与 MDS 非常不同，不应被视为 MDS。

在 2000 年，世界卫生组织（WHO）提出的 MDS 分类的修订版（表 8-1），这次分类修订是结合了有关形态和细胞遗传学的资料，它降低了诊断 AML 的原始细胞阈值从 30% 至 20%。RAEB-t 和 RAEB 被更换为

RAEB-Ⅱ和RAEB-Ⅰ,相应的原始细胞阈值也向下调整。细胞发育不良也被包括在诊断标准。另外,难治性贫血的类别被进一步重新定义成4个亚组,染色体5q缺失(5q-)和治疗引起的继发性MDS都被视为一种完全不同的疾病实体,CMML和JMML也被分离出MDS集群,因为它们代表了一类非常不同的疾病。

尽管共同努力改善,新的分类主要限制仍然是在集中描述成人形式的MDS,它并没有考虑MDS在儿童和成人之间的差异。例如,无论是5q-综合征或RARS在童年期间都非常罕见,另一方面,在儿童进一步划分难治性贫血为四个亚类的预后,包括难治性贫血伴多系发育异常等的价值仍不清楚。

表8-1　世界卫生组织(WHO)MDS分类和标准

MDS 亚型	血　象	骨　髓　象
难治性贫血 Refractory anemia(RA)	贫血	仅红系病态造血,幼稚细胞<5% 环状铁粒细胞<15%
难治性贫血伴环形铁粒幼细胞增多 Refractory anemia with ringed sideroblasts(RARS)	贫血 无幼稚细胞	仅红系病态造血,幼稚细胞<5% 环状铁粒细胞>15%
难治性贫血伴多系增生异常 Refractory cytopenia with Multilineage dysplasia(RCMD)	二系或全血血细胞减少 无或罕见幼稚细胞 无欧氏小体 <1×10⁹/L 单核细胞	≥二系髓细胞系列有≥10% 病态造血,幼稚细胞<5%,无 欧氏小体,环状铁粒细胞<15%
难治性贫血伴多系增生异常和环形铁粒幼细胞增多 Refractory cytopenia with Multilineage dysplasia and Ringed sideroblasts(RCMD-RS)	二系血细胞减少 无或罕见幼稚细胞 无欧氏小体 <1×10⁹/L 单核细胞	≥二系髓细胞系列有≥10% 病态造血,≥15% 环状铁粒细胞 <5% 幼稚细胞,无欧氏小体
难治性贫血伴幼稚细胞增多Ⅰ型 Refractory anemia with excess Blasts-1(RAEB-Ⅰ)	血细胞减少 <5% 幼稚细胞,无欧氏小体 <1×10⁹/L 单核细胞	非系列或多系列病态造血, 5% to 9%幼稚细胞 无欧氏小体
难治性贫血伴幼稚细胞增多Ⅱ型 Refractory anemia with excess Blasts-2(RAEB-Ⅱ)	血细胞减少,<5% to 19%幼稚细胞欧氏小体,<1×10⁹/L 单核细胞	多系列病态造血, 10% to 19%幼稚细胞 欧氏小体±
未分型骨髓异常增生综合征 Myelodysplastic syndrome Unclassified(MDS-U)	血细胞减少,无或罕见幼稚细胞 无欧氏小体	粒系或巨核细胞非系列性病态造血 幼稚细胞<5%,无欧氏小体
骨髓增生异常综合征伴孤立5q染色体缺失 MDS associated with isolated(5q)	贫血 <5%幼稚细胞 血小板正常或增多	巨核细胞正常或增生核分叶减少 幼稚细胞<5%,无欧氏小体 孤立 5q 缺失

此后,欧洲的儿童骨髓增生异常综合征工作组(EWOG)提出了一种儿童的MDS分类(表8-2)。这种分类有以下几大类:①幼年型粒单细胞白血病(JMML),以前称为慢性骨髓性白血病(CMML)或幼年型慢性髓细胞性白血病(JCML);②唐氏综合征中粒细胞白血病,包括发生在唐氏综合征MDS和AML这两种情况;③治疗引起的继发性MDS或预先存在骨髓病症的MDS。MDS的主要亚型是难治性血细胞减少(RC)和难治性贫血伴过量的原始细胞(RAEB)。直到更多的数据可用,EWOG建议保留

了骨髓原始细胞有20% ~ 30%这种RAEB-t亚型。EWOG的儿科MDS分类实际上是遵循FAB使用的30%原始细胞阈值来辨别AML和MDS之间的差异。它保留了难治性贫血(RA),RAEB和RAEB-t类别的旧条款。FAB同样的骨髓和外周血的诊断标准获得采用。然后,加入两个不同的组:如①骨髓增生异常/骨髓增生性疾病,其中包括JMML、CMML或无费城染色体CML;②唐氏综合征无论是短暂的异常骨髓增生(TAM)或RAEB-t/AML综合征。这个分类因为对儿童MDS相对容易使用,后来在2008

年被采用在世界卫生组织 MDS 和 AML 的分类的新版本中。

表 8-2　欧洲儿童骨髓增生异常综合征工作组（EWOG）儿童 MDS 分类

儿童 MDS 分类
● 骨髓增生异常/骨髓增生性疾病（MD/MPD）
–幼年型粒单核细胞白血病　JMML
–慢性粒单核细胞白血病　CMML
–费城染色体阴性慢性髓细胞白血病　Ph-ve CML
● 唐氏综合征
–暂时性异常骨髓增生（TAM）
–难治性贫血伴幼稚细胞增多 II 型/急性髓细胞白血病 RAEBT-II/AML
● 骨髓增生异常综合征（MDS）
–难治性贫血（RA/RC）
–难治性贫血伴幼稚细胞增多（RAEB）
–转化型难治性贫血伴幼稚细胞增多（RAEB-t）

注：Hasle H，Niemeyer CMC，hessells JM，et al. pediatricapproach WHO-classification myeloproliferative disease.. Leukaemia，2003，17：277-282

2008 年 MDS 的分类仍是基于法、美、英（FAB）和世界卫生组织两个组织提出的组织形态学标准来设定。然而，由于早幼粒细胞的不精确形态标准和定义，运用胚细胞的数目来决定分类是非常困难的。一个由国际 MDS 领域内包括血液学家和病理学家组成的专家工作组（IWGM-MDS），审查了所有 MDS 的骨髓形态亚型特征，并商定了一系列建议。该建议如下：①定义出无颗粒或粒状母细胞并取代以前的原始细胞 I、II 和 III 型；②把不典型增生的早幼粒细胞从细胞学正常的早幼粒细胞和粒状胚细胞区分来；③特别是因为阈值是用于诊断或预后，需要获得足够的细胞数量，才可以精确地计算出原始细胞百分比；④难治性贫血伴环形铁被定义为在红母细胞中，其中至少需有 5 个环形铁颗粒，覆盖所述核圆周的至少 1/3。明确的定义和足够的细胞数量可提高 MDS 诊断和分类的精确度。

此外，2009 年新的世界卫生组织（WHO）AML 分类（图 8-4），还包括有与 MDS 变化相关的 AML 和治疗相关髓系肿瘤等，MDS 变化相关的 AML 是由细胞遗传学或分子遗传研究结果来作定义（图 8-5）。此外，像小儿 MDS 分类，唐氏综合征连带的 AML 被分离归类。此新分类的关键信息是要强调在任何一个骨髓或外周血原始细胞阈值的百分比评估，是要通过显微镜下目测检查来确定，而不是取决于流式细胞仪的结果。这个分类不建议使用流式细胞仪评估 CD34⁺ 细胞作为替代目视检查。流式细胞系谱评估必须使用至少有三种颜色多参数操作的流式细胞仪进行。

反复遗传异常
- AML 的诊断不管原始细胞计数：t(8;21),t(15;17),t(16;16),inv16,t(6;9),t(1;22),inv(3)
- MLL 重排中只包括 t(9;11)，其它 11q23 重排不涉及
- NPM1,CEBPA,Flt-3

急性髓细胞白血病伴 MDS 改变
- MDS 病史
- 50% 或 >2 髓系细胞增生异常
- 母细胞性浆细胞样树突细胞肿瘤
- 以往 CD4⁺/CD56⁺ 血液皮肤肿瘤

急性髓细胞白血病伴重现性细胞遗传学异常
- 伴有 t(8;21)(q22;q22) 易位，形成 RUNX1-RUNX1T1 融合基因产物，也被称为 AML1/ETO
- inv(16)(p13q22) 倒位或 t(16;16)(p13;q22) 易位，产生 CBFbeta-MYH11（也称为 PEBP2 beta-MYH11）融合基因
- 伴有 t(15;17)(q22;q12) 易位，形成 PML-RARA 融合基因产物
- 伴有 t(9;11)(p22;q23)，并表达 MLLT3-MLL 融合基因产物
- 伴 t(6;9)(p23;q34) 易位和 DEK-NUP214 融合基因产物
- 伴 inv(3) 或 t(3;3)(q21;q26.2) 和 RPN1-EV11 融合基因产物
- 伴 t(1;22)(p13;q13) 和 RBM15-MKL1 融合基因产物
- 伴有 NPM1 基因突变的 AML 暂归入单独的一类
- 伴有 CEBPA 基因突变的 AML 暂归入单独的一类

急性髓细胞白血病伴骨髓发育不良相关改变
治疗相关性髓细胞肿瘤
急性髓细胞白血病无其他特征性改变
- 急性髓细胞白血病微分化型
- 急性粒细胞白血病未分化型
- 急性粒细胞白血病部分分化型
- 急性粒-单核细胞白血病
- 急性成单核细胞白血病（M5a）和单核细胞白血病（M5b）
- 急性红白血病（M6a）和纯红系白血病（M6b）
- 急性巨核细胞白血病
- 急性嗜碱细胞性白血病
- 急性全髓增殖性疾病伴骨髓纤维化

髓样肉瘤
唐氏综合征相关骨髓增生
母细胞性浆细胞样树突状细胞肿瘤

图 8-4　2009 年新的世界卫生组织（WHO）AML 分类

当外周血或 骨髓幼稚细胞 >20%,以下细胞遗传异常满足
急性髓细胞 白血病伴骨髓增生异常改变的诊断

复杂核型*

非平衡性异常	平衡性异常
−7或者del(7q)	t(11;16)(q23;p13.3) ←
−5	t(3;21)(q26.2;q22.1) ←
i(17q)或t(17p)	t(1;3)(p36.3;q21.1)
−13或del(13q)	t(2;11)(p21;q23) ←
del(11q)	t(5;12)(q33;p12)
del(12p)或t(12p)	t(5;7)(q33;q11.2)
del(9q)	t(5;17)(q33;p13)
idic(X)(q13)	t(5;10)(q33;q21)
	t(3;5)(q25;q34)

*治疗相关的急性髓细胞白血病或有先前化疗,应予排除

图 8-5　MDS 变化相关的 AML:细胞遗传学或分子遗传研究结果

二、儿童骨髓增生异常综合征发病机制、流行病学和预后

(一) 儿童骨髓增生异常综合征的发病机制

儿童 MDS 如何演变原因仍然不明。在成人 MDS 中,其中具有涉及肿瘤抑制基因 TET2 和 TP53 突变的分别各占 20% 和 30% ,但是这两者在儿科患者都不常见。据估计,高达 30% 的儿童 MDS 患者同时患有遗传性疾病。这种遗传性疾病可能会增加这些患者产生继发性的基因变化,已知的突变有致癌基因例如 RAS 和 WT1 及肿瘤抑制基因 TP53 等。表观遗传学中的甲基化增加是成人 MDS 常见的现象,儿童 MDS 被发现有类似的增加比例,当中包括 CDKNB2(p15) 和 CALCA 的甲基化。但甲基化增加在儿童 MDS 患者的含义仍有待确定。

(二) 儿童骨髓增生异常综合征的流行病学

基于在丹麦和英国的人口研究,童年 MDS 的估计发病率约为 1.8/百万儿童<15 岁/年,此发病率大约占每年白血病病例总量的 4% 。而日本的发病率似乎较高,但他们的调查包括了治疗相关 MDS 的发病率在内。在中国香港,从香港儿童血液肿瘤学会(HKPHOSG)分别在 2003 年和 2013 年得出的数据(表 8-3、陈志峰等,香港儿童血液肿瘤学会-2013 年度科学研讨会),我们估计的 MDS 发病率约为 3.18/百万儿童<15 岁/年(不包括唐氏综合征和治疗相关 MDS)。如何解释我们相比海外高得多的 MDS 发病率,需在今后的研究中得到验证。在我们 42 个儿童 MDS 的孩子中,JMML 是主要群体(52%, n = 22)。RA、RAEB 及 RAEB-t 约占 45% 左右(表 8-3)。如果我们使用欧洲或香港的发病率来推断童年 MDS 可能在中国每年的新发病例有多少,基于 2013 年的人口调查估计,中国每年小于 15 岁的孩子大约有 2 亿~2.3 亿,我们推测每年约有 414 ~ 731 左右的新病例。

表 8-3　骨髓发育不良综合征(HKPHOSG Jan 1993 ~ Dec 2012)

幼年型粒单核细胞白血病	JMML	22
难治性贫血伴环形铁粒幼细胞增多	RA/RC	6
难治性贫血伴幼稚细胞增多	RAEB	5
转化型难治性贫血伴幼稚细胞增多	RAEB-t	8
唐氏综合征	Down's RAEB-t	7
增生性骨髓增生异常综合征	Non-CML MPD	1

−12 年 49 例患者

−发病率:3.7/百万儿童

注:Chan GCF,HKPHOSG Annual Workshop 2013

童年 MDS 似乎没有任何明显的性别倾向,它影响幼儿为主(年龄中位数 6.8 岁)。在长期跟进某些遗传性骨髓衰竭综合征中,无论有没有采用粒细胞集落刺激因子(G-CSF),都可能有较高的 MDS 发病率,范可尼贫血、先天性角化不良和严重的先天性中性粒细胞减少这三种情况,它们可发展成 MDS 甚至急性骨髓性白血病。即使对于特发性或获得性再生障碍性贫血,据估计在那些没有接受造血干细胞移植的病童,约有 10% ~ 15% 最终将发展成 MDS 甚至急性髓系白血病,他们可能代表一少部分童年 MDS,最初以单纯血细胞减少和类似再生障碍性贫血呈现。其他也有家族性 MDS 病例,他们通常与 7 号染色体损失有关。

(三) 儿童骨髓增生异常综合征的预后

1. **国际预后评估系统(IPSS)**　有关儿童骨髓增生异常综合征的预后,已经发现在小儿 MDS 和 JMML 这两个亚型,国际预后评估系统(IPSS)的价值有限。该 IPSS 评分最近已被修改,并保持其在成人 MDS 预测系统的"金标准"地位。IPSS 是基于骨髓母细胞的百分比、血细胞减少的状况和细胞遗传学的表现将患者分为四个预后组。由 IPSS 评分考虑的标准,只有骨髓原始细胞<5% 和血小板>100×10^9/L 者与 MDS 的相对较好生存显著有关。但在 JMML,相对较好生存与血小板>40×10^9/L 相关,但不与其他 IPSS 因素(包括细胞遗传学)有任何关系。我们必

须重视儿童和成人在骨髓增生异常和骨髓增生性疾病之间的差异,直接采用成人的研究结果于儿童可能不合适。

2. 细胞遗传学的预后因素 另一方面,基于EWOG 的数据基础所述,发现细胞遗传学危险因素能够预测儿童高危骨髓增生异常综合征的结果。约有 55% 的原发性儿童 MDS 和 76% 的继发性儿童MDS 发现有细胞遗传学异常。在这些细胞遗传学异常中,单体性 7 或 7 号染色体异常大约占 25%,其次是 8 号染色体三体和 21 号染色体三体。单体性 7的预后意义仍存在争议。有人曾建议,只是同时具有结构畸变相关的单体性 7 才会预后不良。一切预后相对较好的细胞遗传学变化,如 5q-、20q-和-Y等,在儿童 MDS 都属罕见。

结构复杂的染色体变化定义是包括有多于或等于 3 个染色体畸变,其中至少需要伴有一个复杂的结构畸变,不论其中是否包含单体性在内,都有较差

预后(风险比=4.6)。值得注意的是,无单体性但结构复杂的染色体变化,2 年总生存儿率仅为很短低的 14%(风险比 = 14.5),比具有单体性更差。因此,在儿童晚期骨髓增生异常综合征,结构复杂的染色体变化是一个强有力的独立预后标志,能准确预测预后不良。

三、儿童 MDS 的亚群分组

(一)幼年性粒单核细胞白血病(JMML)

以前被称为幼年型慢性粒细胞白血病(JCML),基本特征之一是在没有感染的情况下,有持久的单核细胞增多($>1\times10^9/L$)。他们可能有一些额外的特征,如高的胎儿血红蛋白(HbF)、克隆细胞遗传学异常。对于这种疾病,我们将在另一个单独的章节讨论。JMML 可以发生在婴儿,它们通常与如下描述的几个遗传综合征相关联(图 8-6)。

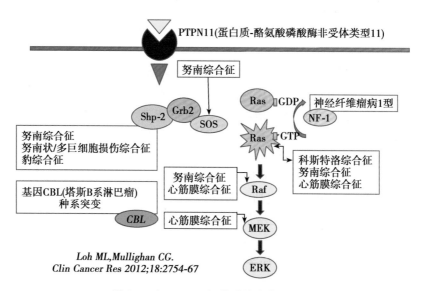

图 8-6 与 JMML 相关联的遗传综合征

1. 努南综合征(Noonan syndrome, NS) 受影响的基因在染色体 12q24.1,大约 50% NS 患者携带突变 *PTNP-11* 基因,其编码蛋白酪氨酸 SHP-2 受到影响。这种蛋白质是作为参与胚胎发育的几个细胞内信号转导通路主要成分,它调节细胞分裂、分化和迁移。它调节表皮生长因子受体的下游信号,分担到心脏瓣膜的发展。努南综合征等遗传缺陷,在少数情况下包括 *K-RAS*、*SOS1* 和 *RAF1* 基因的突变。努南综合征的临床特征包括先天性心脏缺损,特别是肺动脉瓣狭窄,但也可以有心房间隔缺损或肥厚型心肌病的形式。受影响的病人往往身材矮小,有

漏斗胸、颈蹼和低平鼻梁,在这一群孩子,学习障碍也是常见的。

3% ~5% 的努南综合征婴儿易患 JMML,风险不能完全由 *PTPN11* 突变预测。尽管努南综合征患者的 JMML 往往被认为是良性及会自发缓解的,但可能由于缺乏确定诊断被忽略,60% 患者在出生后一个月内死亡,JMML 代表 *PTPN11* 相关努南综合征患者的第一个死亡原因。

2. 努南状/多巨细胞损伤综合征(Noonan-like/multiple giant cell lesion syndromeNS/MGCLS)虽然一度被认为是一个单独的综合征,目前已知是

努南综合征频谱的一部分。它伴随着有巨细胞病变以良性瘤为表现,最经常发生在下腭,还可能影响其他骨骼或软组织,类似天使病症(cherubism)。这是努南状征一种形式与 *PTPN11* 和 *SOS1* 基因突变相关联,然而,在这些基因突变不一定引起巨细胞病变,这表明其他遗传因素可能参与,导致巨细胞发展。巨细胞病变在青春期可能会自发消退,面部结构可能会部分恢复正常。

3. **豹综合征(Leopard syndrome,Noonan syndrome with multiple lentigines or NSML)**　也被称为努南综合多痣综合征,它是常染色体显性遗传疾病,特征是由于其在遍布全身的皮肤有大量圆形和棕色的痣或雀斑。它的遗传缺陷是由于和努南综合征 *PTNP-11* 同一基因所产生的不同错义突变而形成。这种疾病是由复杂的特征组成,多累及皮肤、骨骼和心血管系统,这些器官的缺陷不须存在于所有患者。

4. **科斯特洛综合征(Costello syndrome)或面部皮肤骨骼综合征(Facio-Cutaneous-Skeletalsyndrome,FCS 综合征)**　患儿常表现为胎龄偏大,但身体与智力生长速度却慢于同龄。随着年龄的增长,由于低增长的激素水平,他们最终将变成身材矮小。他们大多有智力低下及鲜明的面部特征,也有过度柔软的关节,额外的皮肤在他们的手和脚形成宽松的褶皱。当他们接近幼儿阶段,便开始有乳头状瘤围绕他们的鼻子、嘴和肛门。这些儿童易发生癌症,通常与横纹肌肉瘤、神经母细胞瘤和过渡肾细胞癌有关。有病人出现广泛的硬结、紫癜性病变,与淋巴细胞性血管炎和角化不全相关联,最后演变成急性髓细胞性白血病。遗传突变是由于 5 个不同的突变,发生在第 11 对染色体上,结果导致产生控制细胞生长的 H-Ras 蛋白有永久的活性,过度活跃的蛋白质促使细胞生长和分裂不断。用法尼基转移酶抑制剂(FTI)、洛伐他汀(抗脂质与蛋白酶抑制剂)、MEK 抑制剂等临床试验正在进行中。

5. **心筋膜综合征(Cardio-Facial-Cutaneous syndrome,CFC 综合征)**　类似的 FCS 综合征,他们有异形的大头畸形,前额突出,并且双颞侧收缩的形式。其他异常包括:上翘的鼻孔与低鼻梁;大落后旋转耳;向下倾斜的眼睑褶皱;广泛间隔的眼睛;下垂的上眼睑;向内眼睛偏差;没有眉毛和睫毛。突变基因被发现在 *KRAS*、*BRAF*、*MEK1* 和 *MEK2*。

6. **基因 *CBL*(卡塔斯 B 系淋巴瘤)种系突变(Casitas B-Lineage lymphoma germline syndrome)**　已被确定它与 *CBL*(卡塔斯 B 系淋巴瘤,Casitas B-lineage lymphoma)基因突变相关联,由于涉及 RAS-MAPK 信号通路,被认为是神经心面部皮肤综合征的一种罕见病因。它与骨髓增殖性疾病特别是 JMML 有关。病人可以有努南样表型包含双侧上眼睑下垂、下肢淋巴水肿和中度智障。它可以发展成生殖细胞肿瘤特别是畸胎瘤,常见影响的器官包括肝脏、大网膜、卵巢等。

7. **神经纤维瘤病 1 型(neurofibromatosis Type I,NF-1)**　原名冯·雷克林豪森病(von Recklinghausen disease)是最常见的单基因遗传疾病之一,通常是常染色体显性遗传。它涉及在 17 号染色体的神经纤维瘤蛋白(neurofibromin)基因突变,这基因是 RAS 途径中的肿瘤抑制基因。NF-1 有不同的外显率和多变现力,让携带这种基因患者可能完全没有症状或显示多种表现形式。它的诊断是基于一组临床特征,如牛奶咖啡斑和腋窝雀斑、丛状神经瘤和皮肤神经纤维瘤。有些病人也可有骨骼异常如骨发育不良和脊柱侧弯。其对神经方面的影响可有很大的不同,其范围从正常到学习障碍甚至癫痫和智力低下。他们很容易开发出多种肿瘤病症,如视束神经胶质瘤、白血病尤其是 JMML 和各种外设固体和神经源性肿瘤等。

(二)费城染色体阴性的慢性粒细胞白血病(Philadelphia chromosome negative chronic myeloid leukemia)

慢性粒细胞白血病(CML)是一种造血干细胞紊乱,几乎总是存在费城染色体的特征。它是由于 t(9;22)(q34;q11)或它的变体中形成的 *BCR/ABL1* 融合基因而激活酪氨酸激酶引致。围绕 CML 的患者中 1% 具有费城染色体阴性型,临床过程往往是和 CML 患者或多或少相同,但其实患者携带隐蔽 *BCR/ABL1* 融合基因,可以通过定位荧光原位杂交(FISH)查出在染色体 22q11 或 9q34 易位,另一小部分患者如果是真的无 *BCR/ABL1* 的融合分子证据,可能更好分类为具有未分化的骨髓增生异常或骨髓增殖性疾病,这种患者的临床过程往往是和 CML 患者不同,它们对伊马替尼靶向治疗等反应并不理想。

(三)唐氏综合征伴骨髓增生异常综合征

1. **唐氏综合征伴瞬态异常髓综合征(TAM)**　这种情况大多数是在患有唐氏综合征的婴儿发现,发病初期通常在新生儿。最显著的特征是外周血白细胞数的快速增加和血小板减少,在外周血也偶尔可发现原始细胞。即使在未经治疗处理的条件下,

TAM 通常在出生后第一年内便逐渐消失。然而，一些 TAM 孩子因为原始细胞的快速增加可能会损害肝脏或引起血管梗阻，需要短疗程的低剂量化疗，如低剂量阿糖胞苷。病情缓解后，血小板减少可能会持续一段时间，其中大约 25% 的患儿在未来几年的生活中，可能发展成通常属于 FAB-M0 或 M7 的 RAEB-t/AML。

2. 唐氏综合征伴 RAEB-t 综合征　偶然发现有低血小板是年幼患有唐氏综合征孩子的一个比较常见的情况。骨髓检查表现常为相对较低的幼稚细胞，开始时无法满足 AML 的诊断阈值。这一群孩子通常 4 岁前呈现血小板减少，其中 25% 的人有 TAM 的病史，他们的急性髓性白血病最常见与巨核细胞谱系相关。我们是否应该考虑在唐氏综合征儿童中，低原始细胞数目怎么才能算作是白血病或 MDS？事实上，这是没有预后或治疗的参考价值的，现在这种情况已经归类为一个单独的疾病分组。那么，另外一个问题是，我们是否应该开始化疗或应等到原始细胞数提高到多于 20% 然后才启动治疗？大部分比较先进的中心都不会等待，而尽快开始使用低强度化疗治疗，这是因为患有唐氏综合征的孩子，对高剂量阿糖胞苷和甲氨蝶呤敏感，因此降低治疗强度会减低治疗相关的并发症，但同时维持疗效。唐氏综合征伴 RAEB-t 综合征预后非常好，而不是像其他的童年 MDS。大于 4 岁的唐氏综合征孩子如果他们有 RAEB-t 或 AML，需要检查 GATA-1 基因突变，只有那些具有 GATA-1 突变的病童才能拥有良好的预后，并且可以使用降低强度疗法进行治疗。

（四）儿童难治性贫血

1. 儿童难治性贫血（RA/RC）　在童年 MDS，童年的难治性血细胞减少（RC）是最常见的亚型。因为多数儿童难治性血细胞减少具有正常核型和低增生骨髓，可能很困难从严重再生障碍性贫血区分出来。骨髓流式细胞免疫系谱评估可以看出儿童难治性血细胞减少亚型的髓系祖细胞显著减少，但相比之下，没有儿童再生障碍性贫血那么严重。此外，儿童难治性血细胞减少的流式细胞评估异常细胞数目（60% 有两个或以上的异常表达，如 CD31 或 CD76 在红系细胞的异常表达），是显著高于再生障碍性贫血，但却没有后期 MDS 那么明显。

2. 儿童难治性贫血伴环形铁粒幼细胞（RARS）　童年难治性贫血伴环形铁粒幼细胞（RARS）在儿童是罕见的，而成人的经典 5q-综合征是更为罕见的。童年的 RARS 有 2 组，一组属于传统的 MDS 谱系。

这一群孩子往往有细胞遗传学异常，环形铁粒幼细胞和细胞发育不良的特征更为突出，他们后来可能进展为 AML。

另一组是与遗传的线粒体细胞病有关，这一群孩子往往没有细胞遗传学异常。其中有些人可能有经典型的皮尔逊综合征内分泌功能障碍和胰腺功能不全，但有些人可能只有单纯血细胞减少，并没有其他的表现。巨细胞贫血可以是相当严重的，需要频繁输血。这组儿童有大量的线粒体 DNA 缺失。骨髓中的环形铁只有微量常常不到 15%，一些红细胞可找到胞质空泡。另外，在外周血淋巴细胞也可能显示胞质空泡。血清的乳酸水平也有升高。有趣的是，他们的血细胞减少尤其是贫血通常会自发回归到正常，时间可能持续数月至数年。对于那些没有内分泌功能失调的孩子，他们大部分在他们的童年内维持没有内分泌障碍。基于目前的信息，这类患者在童年和青春期的生活，似乎没有特别问题，但对他们成年后的影响则仍有待观察。

3. 后期 MDS 儿童难治性贫血（RAEB/RAEB-t/MDS-AML）　在一般情况下，RAEB/RAEB-t 被认为是晚期 MDS，按照时间过去最终将进展到 AML，运用常规疗法往往带来不良预后。然而，个别报告显示在很少情况下，有的 RA 和 RAEB 可能自发地复原，确切的作用机制及如何预测目前尚不清楚。寻找潜在的染色体和基因异常，对于 RAEB 和 RAEB-t 是必需及强制性的，因为它可能代表一些低原始细胞数的原发性 AML（de novo AML）。而反之亦然，一些具有发育异常特征的 AML 实际上可能由 MDS 演变，它必须谨慎解读。在最新的 WHO-AML-2009 年 AML 分类，相关信息已明确表示，分别代表原发性 AML 或 MDS 的染色体结构异常已经确定。

四、儿童 MDS 治疗

MDS 是一个早期干细胞克隆性疾患，只有极少的残留正常造血干细胞，因此造血干细胞移植替代异常干细胞是唯一的合理治疗。不同的治疗尝试，如使用低剂量阿糖胞苷、顺维 A 酸、生长因子等都可能只是在个别情况下，降低病人的输血需求和略为延长寿命，但在更大的临床试验和实践疗效都不理想。

由于儿童 MDS 缺乏规律性的分子异常，分子靶向治疗将是难以发展的。然而，儿童 MDS 的表观遗传改变类似成人，因此，DNA 甲基转移酶抑制剂，例如阿扎胞苷和地西他滨可能是一个合理的选择。它们在一些成人 MDS 患者已被证明能够延长寿命。但是,我们是否可以把这个信息直接转移给儿童 MDS 还有待验证,尤其是当我们正处理寿命应该是更长的儿童。由于在各专业中心儿童 MDS 患者都是一群非常少的病人,这使临床试验极其难以进行,因此我们需要有多中心的协同努力才能回答这个问题。

不涉及造血干细胞移植的 AML 化疗模式,是不可能全然消除 MDS 病人体内的不正常干细胞。大多数研究显示,使用 AML 诱导化疗会导致长时间的血细胞减少,同时只有约<60% 的患者达到缓解,结果往往是化疗一个疗程后,造成显著的复发率和死亡率。唯一的儿童 MDS 亚群分组可能受益于化疗,是 RAEB-t 或 MDS 转化的 AML 患者,因为化疗可以作为减少不正常细胞数的一种形式,有利于此后的造血干细胞移植。因此,如果有过多的异常细胞存在,AML 诱导化疗可作为一种造血干细胞移植的预处理过程,提供一些治疗优势。

对于治疗相关的继发性 MDS,治疗方法是类似于原发性 MDS,但往往预后较差。AML 化疗模式可能只帮助已经演变为 RAEB-t 或 AML,异体造血干细胞移植是治愈的唯一机会。即使异体造血干细胞移植,生存率仍然很差,通常是只有<30%。

(一) 儿童-5/5q

儿童-5/5q-是罕见的,占儿童 MDS/AML 的 1.2% 左右。它们往往是年龄较大(>11 岁)和有 M0 的表型。在儿童中,比较那些没有 5/5q-的 MDS,它有更差的预后,5 年无事件存活率大约只有 27% 左右(其他 MDS 大致为 50%)。经典的"5q-综合征"主要存在于成人,在童年极为罕见,他们有大红细胞、祖红细胞减小,轻度白细胞减少,多张核巨核胞,并没有增加原始细胞等特点,他们很少进展为 AML(<10%),并有良好的预后。在 67% 成人中,来那度胺可以使患者平均持续免输液期时间延长至 2.2 年。但是,我们是否可以应用这种成人结果于童年 5q-仍有待验证。

在另一项研究中,发现了 p15(INK4B)和 p16(INK4A)的基因甲基化与 AML 转化有关。这表明,儿童患者还可能从脱甲基化剂中获益。一项研究发现,骨髓恶性肿瘤相关基因的突变发生率,儿童患者要比成人患者低得多,但异常甲基化的发生率,儿童和成人之间是非常相似的。基因启动子区的异常甲基化造成不适当的基因抑制,并且和肿瘤

的起始及进展相关。在 21 例儿童 MDS 患者(RAEB 或 RAEB-t 亚型)初诊中,两个基因 CALCA(85.7%,18/21)和 CDKN2B(50%,6/12)的启动子经常被甲基化。在另一项研究中,发现了 p15(INK4B)和 p16(INK4A)的基因甲基化与 AML 转化有关。这表明,儿童患者可能从新一代的脱甲基化剂中获益。

(二) 儿童 RA/RAEB/RAEB-t/MDS-AML

在治疗儿童 RA/RAEB 时,不应该在异基因造血干细胞移植(HSCT)前给高强度化疗。以往的经验表明,它可能会导致长期的血细胞减少,促使感染性并发症和死亡。直接进行异基因造血干细胞移植可以达到接近 60% 的长期无事件生存率。高强度化疗可能有助于为 MDS-AML 在造血干细胞移植之前作为减少细胞处理,但也应预计在治疗后可诱发长时间血细胞减少,充足的血液制品和抗感染控制是必需的。在一般情况下,即使进行造血干细胞移植,MDS-AML 仍具有较差的结果,估计大约只有 30%~40% 的长期无事件生存率,大多数失败是由于复发。

(三) 造血干细胞移植

据估计,高达 70% 的儿童急性髓性白血病的病例具有白血病前期阶段。治疗儿童的目标是消灭白血病前期的恶性克隆细胞和正常的造血细胞重建,因此,异基因造血干细胞移植(HSCT)是目前唯一可用的选项。自从 20 世纪 90 年代开始,洛卡特利(Locatelli et al)所提出的预处理方案使用白消安、环磷酰胺和马法兰已成为最流行的方法。这预处理方案的耐受性良好,大多数捐赠者的造血细胞植入患者。然而,在许多其他中心稍后均不能复制这个结果,特别是对 JMML 患者,复发仍然是一个比较大的问题。如果有几种类型单染色体核型的存在,结果尤为明显而令人沮丧。单染色体核型 MDS 与较高的疾病复发、较高的治疗相关死亡率和更糟的生存率有关。特别是 7 号染色体异常(del7/7q)尤其如此。不管使用清髓性或强度降低的预处理方案,在所有年龄组中单染色体核型 MDS 髓系恶性血液病的强烈负面影响都可以观察到。儿科 MDS 需要寻找另类方法包括第二次移植,以减轻疾病复发的机会。

关于供体干细胞来源,目前的证据仍然建议使用骨髓或外周血干细胞。这是因为异体脐带血与造血干细胞植入延迟而引起的高治疗死亡率相关,也与有高复发率及感染有关。对于造血干细胞移植的

时机,建议以要较早的时间点和除预处理方案外,使用最少量的化疗作为目标。改进的无病生存相关因素,包含没有接受化疗和相对较短从诊断到移植的时间间隔(<140 天)。Smith 等人的研究中,那些 HSCT 前没有接受化疗和移植前病程较短的患者,三年无病生存率接近 80%,但在其他患者,长期整体和无事件生存率只有 53% 和 45%。

(陈志锋)

参 考 文 献

[1] Niemeyer CM, Baumann I. Classification of childhood aplastic anemia and myelodysplastic syndrome. Hematology Am Soc Hematol Educ Program,2011,2011:84-89

[2] Bennett JM, Catovsky D, Daniel MT, et al. Proposals for the classification of the myelodysplastic syndromes. Br J Haematol,1982,51(2):189-199

[3] Chan GC, Wang WC, Raimondi SC, et al. Myelodysplastic syndrome in children: differentiation from acute myeloid leukemia with a low blast count. Leukemia,1997,11(2): 206-211

[4] Ma SK, Ha SY, Chan GC, et al. Cytogenetic abnormalities in pediatric myelodysplastic syndrome: a report of three cases. Cancer Genet Cytogenet,1997,93(2):172-176

[5] Bennett JM. World Health Organization classification of the acute leukemias and myelodysplastic syndrome. Int J Hematol,2000,72(2):131-133

[6] Hasle H, Niemeyer CM, Chessells JM, et al. A pediatric approach to the WHO classification of myelodysplastic and myeloproliferative diseases. Leukemia, 2003, 17(2):277-282

[7] Germing U, Aul C, Niemeyer CM, et al. Epidemiology, classification and prognosis of adults and children with myelodysplastic syndromes. Ann Hematol,2008,87(9):691-699

[8] Mufti GJ, Bennett JM, Goasguen J, et al. Diagnosis and classification of myelodysplastic syndrome: International Working Group on Morphology of myelodysplastic syndrome (IWGM-MDS) consensus proposals for the definition and enumeration of myeloblasts and ring sideroblasts. Haematologica,2008,93(11):1712-1717

[9] Vardiman JW. The World Health Organization (WHO) classification of tumors of the hematopoietic and lymphoid tissues: an overview with emphasis on the myeloid neoplasms. Chem Biol Interact,2010,184(1-2):16-20

[10] Santini V, Melnick A, Maciejewski JP, et al. Epigenetics in focus: pathogenesis of myelodysplastic syndromes and the role of hypomethylating agents. Crit Rev OncolHematol, 2013,88(2):231-245

[11] Flotho C. Is childhood MDS an epigenetic disease? Leuk Res,2007,31(6):743

[12] Passmore SJ, Chessells JM, Kempski H, et al. Paediatric myelodysplastic syndromes and juvenile myelomonocytic leukaemia in the UK: a population-based study of incidence and survival. Br J Haematol,2003,121(5):758-767

[13] Chan GCF. Experience on MDS and JMML from China / Hong Kong//Lopes LF, Hasle H (ed). Myelodysplastic and Myeloproliferative Disorders in Children. Brazil: Lemar-Livaria&Tecmedd,2003:271-276

[14] Leguit RJ, van den Tweel JG. The pathology of bone marrow failure. Histopathology,2010,57(5):655-670

[15] Babushok DV, Bessler M. Genetic predisposition syndromes: when should they be considered in the work-up of MDS? Best Pract Res Clin Haematol,2015,28(1):55-68

[16] Greenberg P, Cox C, LeBeau MM, et al. International scoring system for evaluating prognosis in myelodysplastic syndromes. Blood,1997,89(6):2079-2088

[17] Hasle H, Baumann I, Bergstrasser E, et al. The International Prognostic Scoring System (IPSS) for childhood myelodysplastic syndrome (MDS) and juvenile myelomonocytic leukemia (JMML). Leukemia, 2004, 18 (12):2008-2014

[18] Kantarjian H, O'Brien S, Ravandi F, et al. Proposal for a new risk model in myelodysplastic syndrome that accounts for events not considered in the original International Prognostic Scoring System. Cancer,2008,113(6):1351-1361

[19] Gohring G, Michalova K, Beverloo HB, et al. Complex karyotype newly defined: the strongest prognostic factor in advanced childhood myelodysplastic syndrome. Blood,2010, 116(19):3766-3769

[20] Loh ML. Recent advances in the pathogenesis and treatment of juvenile myelomonocytic leukaemia. Br J Haematol,2011,152(6):677-687

[21] Strullu M, Caye A, Lachenaud J, et al. Juvenile myelomonocytic leukaemia and Noonan syndrome. J Med Genet,2014,51(10):689-697

[22] Hanna N, Parfait B, Talaat IM, et al. SOS1: a new player in the Noonan-like/multiple giant cell lesion syndrome. Clin Genet,2009,75(6):568-571

[23] Tartaglia M, Gelb BD. Noonan syndrome and related disorders: genetics and pathogenesis. Annu Rev Genomics Hum Genet,2005,6:45-68

[24] Kratz CP, Rapisuwon S, Reed H, et al. Cancer in Noonan, Costello, cardiofaciocutaneous and LEOPARD syndromes. Am J Med Genet C Semin Med Genet,2011,157C(2): 83-89

［25］Farrell AM，Gooptu C，Woodrow D，et al. Cutaneous lymphocytic vasculitis in acute myeloid leukaemia. Br J Dermatol，1996，135（3）：471-474

［26］Denayer E，Legius E. What's new in the neuro-cardio-facial-cutaneous syndromes？ Eur J Pediatr，2007，166（11）：1091-1098

［27］Martinelli S，Stellacci E，Pannone L，et al. Molecular Diversity and Associated Phenotypic Spectrum of Germline CBL Mutations. Hum Mutat，2015，36（8）：787-796

［28］Niemeyer CM. RAS diseases in children. Haematologica，2014，99（11）：1653-1662

［29］Cheuk DK，Chiang AK，Ha SY，et al. Malignancies in Chinese patients with neurofibromatosis type 1. Hong Kong Med J，2013，19（1）：42-49

［30］Chan GC，Nicholls JM，Lee AC，et al. Malignant peripheral neuroectodermal tumor in an infant with neurofibromatosis type 1. Med Pediatr Oncol，1996，26（3）：215-219

［31］Surapolchai P，Ha SY，Chan GC，et al. Central diabetes insipidus：an unusual complication in a child with juvenile myelomonocytic leukemia and monosomy 7. J Pediatr Hematol Oncol，2013，35（2）：e84-87

［32］Bennour A，Bellaaj H，Ben Youssef Y，et al. Molecular cytogenetic characterization of Philadelphia-negative rearrangements in chronic myeloid leukemia patients. J Cancer Res Clin Oncol，2011，137（9）：1329-1336

［33］Roy A，Roberts I，Vyas P. Biology and management of transient abnormal myelopoiesis（TAM）in children with Down syndrome. Semin Fetal Neonatal Med，2012，17（4）：196-201

［34］Ogawa M，Hosoya N，Sato A，et al. Is the degree of fetal hepatosplenomegaly with transient abnormal myelopoiesis closely related to the postnatal severity of hematological abnormalities in Down syndrome？ Ultrasound ObstetGynecol，2004，24（1）：83-85

［35］Dormann S，Kruger M，Hentschel R，et al. Life-threatening complications of transient abnormal myelopoiesis in neonates with Down syndrome. Eur J Pediatr，2004，163（7）：374-377

［36］Creutzig U，Ritter J，Vormoor J，et al. Myelodysplasia and acute myelogenous leukemia in Down's syndrome. A report of 40 children of the AML-BFM Study Group. Leukemia，1996，10（11）：1677-1686

［37］Blatt J，Albo V，Prin W，et al. Excessive chemotherapy-related myelotoxicity in children with Down syndrome and acute lymphoblastic leukaemia. Lancet，1986，2（8512）：914

［38］Sorrell AD，Alonzo TA，Hilden JM，et al. Favorable survival maintained in children who have myeloid leukemia associated with Down syndrome using reduced-dose chemotherapy on Children's Oncology Group trial A2971：a report from the Children's Oncology Group. Cancer，2012，118（19）：4806-4814

［39］Aalbers AM，van den Heuvel-Eibrink MM，Baumann I，et al. Bone marrow immunophenotyping by flow cytometry in refractory cytopenia of childhood. Haematologica，2015，100（3）：315-323

［40］Chan GC，Head DR，Wang WC. Refractory anemia with ringed sideroblasts in children：two diseases with a similar phenotype？ J Pediatr Hematol Oncol，1999，21（5）：418-423

［41］Bader-Meunier B，Rotig A，Mielot F，et al. Refractory anaemia and mitochondrial cytopathy in childhood. Br J Haematol，1994，87（2）：381-385

［42］Hasle H，Niemeyer CM. Advances in the prognostication and management of advanced MDS in children. Br J Haematol，2011，154（2）：185-195

［43］Bahakim HM. Juvenile chronic myelogenous leukaemia：report of a case with an unusually long period of survival. Ann Trop Paediatr，1987，7（4）：255-258

［44］Nair R，Saikia TK，Gopal R，et al. Low dose cytosine arabinoside in the treatment of myelodysplastic syndrome. J Assoc Physicians India，1996，44（3）：181-183

［45］Castleberry RP，Emanuel PD，Zuckerman KS，et al. A pilot study of isotretinoin in the treatment of juvenile chronic myelogenous leukemia. N Engl J Med，1994，331（25）：1680-1684

［46］Hasle H，Kerndrup G，Yssing M，et al. Intensive chemotherapy in childhood myelodysplastic syndrome. A comparison with results in acute myeloid leukemia. Leukemia，1996，10（8）：1269-1273

［47］Tsurusawa M，Manabe A，Hayashi Y，et al. Therapy-related myelodysplastic syndrome in childhood：a retrospective study of 36 patients in Japan. Leuk Res，2005，29（6）：625-632

［48］Shikano T，Ishikawa Y，Anakura M. Myelodysplastic syndrome with partial deletion of the long arm of chromosome 5：first report of a case in a child. Acta Paediatr Jpn，1992，34（5）：539-542

［49］Zeidan AM，Gore SD，McNally DL，et al. Lenalidomide performance in the real world：patterns of use and effectiveness in a Medicare population with myelodysplastic syndromes. Cancer，119（21）：3870-3878

［50］Ren YY，Zhu XF. Research progress in molecular biology of pediatric myelodysplastic syndrome. Zhongguo Dang Dai Er Ke Za Zhi，2014，16（9）：957-961

［51］Vidal DO，Paixao VA，Brait M，et al. Aberrant methylation

in pediatric myelodysplastic syndrome. Leuk Res,2007,31
(2):175-181

[52] Rodrigues EF, Santos-Reboucas CB, Goncalves Pimentel
MM, et al. Epigenetic alterations of p15(INK4B) and p16
(INK4A) genes in pediatric primary myelodysplastic syn-
drome. Leuk Lymphoma,2010,51(10):1887-1894

[53] Locatelli F, Pession A, Bonetti F, et al. Busulfan, cyclo-
phosphamide and melphalan as conditioning regimen for
bone marrow transplantation in children with myelodys-
plastic syndromes. Leukemia,1994,8(5):844-849

[54] Strahm B, Nollke P, Zecca M, et al. Hematopoietic stem cell
transplantation for advanced myelodysplastic syndrome in
children:results of the EWOG-MDS 98 study. Leukemia,
2011,25(3):455-462

[55] Pasquini MC, Zhang MJ, Medeiros BC, et al. Hematopoiet-
ic Cell Transplantation Outcomes in Monosomal Karyotype
Myeloid Malignancies. Biol Blood Marrow Transplant,2015

[56] Kato M, Yoshida N, Inagaki J, et al. Salvage allogeneic
stem cell transplantation in patients with pediatric myelo-
dysplastic syndrome and myeloproliferative neoplasms. Pe-
diatr Blood Cancer,2014,61(10):1860-1866

[57] Locatelli F, Crotta A, Ruggeri A, et al. Analysis of risk fac-
tors influencing outcomes after cord blood transplantation
in children with juvenile myelomonocytic leukemia:a EU-
ROCORD, EBMT, EWOG-MDS, CIBMTR study. Blood,
2013,122(12):2135-2141

[58] Smith AR, Christiansen EC, Wagner JE, et al. Early hema-
topoietic stem cell transplant is associated with favorable
outcomes in children with MDS. Pediatr Blood Cancer,
2013,60(4):705-710

第九篇
儿童白血病复发的防治

第一章 白血病耐药复发机制

一、白血病复发的概念和种类

确诊为白血病后,经过治疗后出现:①骨髓原粒细胞 I 型 + II 型(原单 + 幼单或原淋 + 幼淋)的比例大于5%且小于20%,再经过有效的抗白血病治疗一个疗程仍未达骨髓完全缓解者;②骨髓原粒细胞 I 型 + II 型(原单 + 幼单或原淋 + 幼淋)的比例大于20%者;③骨髓外白血病细胞浸润者。有这三者之一者均称为复发。

儿童白血病(childhood leukemia)复发的原因复杂多样,其中包括患者自身的免疫系统发育不完全,容易发生反复的病毒、细菌、真菌等感染造成复发;治疗药物不能通过血-脑屏障,使得留存在中枢神经系统中的白血病细胞规避了化疗药物,造成骨髓完全缓解后发生脑膜白血病等髓外复发现象。但是,总的来说,耐药引起复发是治疗白血病过程中复发的重要原因。白血病耐药是指白血病细胞对化疗药物产生耐药性,致使化疗效果不佳的一种临床现象,是困扰白血病治疗效果的一个难点。它既可以天然存在(内源性耐药),也可以由抗癌药物诱发(获得性耐药)。

目前,白血病的化疗已成为当今治疗最有效、最具潜力的方法之一,也是临床上常用的主要治疗手段。化疗药物包括如6-巯基嘌呤(6-MP)、甲氨蝶呤(MTX)、阿糖胞苷(Ara-C)等针对肿瘤细胞快速增殖的化疗药物,治疗上通常会将几种不同作用机制的药物联合使用(联合用药),以提高化疗的效果。然而,在临床上却发现多药耐药(multidrug resistance,MDR),也就是白血病细胞接触一种抗癌药物后产生的对多种结构和功能迥异的抗癌药物的耐药性。白血病细胞 MDR 是目前白血病治疗中的一大难题。其结果是多因

素、多种机制共同作用产生的,目前提出的 MDR 发生机制与多药耐药相关蛋白、Ras 蛋白、谷胱甘肽-S-转移酶、拓扑异构酶 II、蛋白激酶 C、细胞核因子 κB(NF-κB)、缺氧诱导因子-1(HIF-1)、细胞凋亡、微环境耐药等多种机制密切相关。白血病细胞对药物的耐受性严重地影响着药物的临床化疗效果。据美国癌症协会估计,90%以上的肿瘤患者死于不同程度的肿瘤细胞耐药性。因此,逆转肿瘤细胞的耐药性,提高化疗药物的敏感性对癌症的治疗具有积极意义。

近年来,针对如 BCR/ABL 等白血病典型融合基因的靶向治疗药物正处于从实验室向临床迈进的阶段,因其具有特异性、敏感性以及明确的作用机制等诸多优点,使其在逆转肿瘤耐药性方面发挥着越来越重要的作用。靶向药物之所以被称为"靶向",是因为它是通过与癌症发生、肿瘤生长所必需的特定分子"靶点"来阻止癌细胞的生长。传统的化疗药物就像大规模杀伤性武器,在打击病变细胞的同时,也会杀伤正常细胞。而靶向治疗技术就是利用药物成为精确制导炸弹,只对病变细胞或病原体进行定向打击,可减少药物用量、提高药效并避免对于正常细胞的毒副作用。但是,由于白血病细胞基因组的不稳定,一旦靶向位点及相关通路发生变异,就会出现较为严重的靶向治疗耐药性的产生。

二、白血病耐药复发的机制

白血病细胞可通过多种机制形成耐药性,其中直接的耐药机制包括:首先,细胞膜上过表达药物泵(包括增加药物外排、降低药物摄取、脱毒作用等),通过泵机制把药物从胞内排到胞外;其次,细胞自身的遗传特性发生改变,药物代谢功能受损以及药物

靶蛋白含量或活性的改变,例如蛋白激酶 C 活性的改变和抑制剂结合等;最后,DNA 修复能力增强,抗凋亡因子上调引起肿瘤细胞的过度修复,减少白血病细胞的死亡等机制。

随着白血病研究技术的改进以及对耐药复发的深入研究,研究人员发现白血病中存在一类特殊的肿瘤细胞亚群体——白血病干细胞(leukemia stem cell LSCs)。伴随着病程发展以及治疗的进行,白血病干细胞发生克隆演变(clonal evolution),形成耐药性强的耐药克隆群,导致化疗失败,病情进一步恶化,成为疾病复发及难以根治的主要原因。

(一) 白血病干细胞与耐药复发

为了找到白血病细胞耐药复发更为明确的答案,20 世纪 90 年代加拿大多伦多大学的 John Dick 教授通过实验发现,具有 CD34$^+$CD38$^-$ 表型特征的细胞能够在免疫缺陷小鼠体内建立人急性髓系白血病(acute myelocytic leukemia, AML)模型,而 CD34$^-$ 和 CD34$^+$CD38$^+$ 细胞则不能。随后,他又发现 AML 细胞有着与正常造血细胞类似的等级组织结构。于是,白血病干细胞的概念逐渐为人们所接受并进一步扩大到实体瘤领域。白血病干细胞是白血病细胞中极少数可以在体外广泛增殖的一群细胞,具有自我更新和定向分化的能力,不但有正常干细胞的特征,而且存在异质性。有学者推测,LSC 是造血干细胞(hematopoietic stem cell, HSC)累积突变的产物。LSC 有可能源于最原始的造血干细胞,它更易于恶性生长、自我更新和无限增殖。但也有学者发现,LSC 是由定向祖细胞转化而来。从慢性髓系白血病(chronic myelocytic leukemia, CML)急变患者分离纯化的粒/巨噬祖细胞(GMP)体外具有自我更新能力。同样的,利用小鼠 AML 模型中用于编码 MLL 易位的反转录病毒载体转化分离纯化的普通骨髓祖细胞(CMP)或者 GMP 而引起 AML。上述两组研究均提示那些短寿的祖细胞在突变后可重新获得自我更新的潜能,转化为 LSC。再者,成熟白血病细胞去分化也会是 LSC 的来源,这种假说认为相对分化成熟的白血病细胞可以去分化,重新获得 LSC 的能力。总之,LSC 是造血细胞获得了某些基因突变,具备了异常增生的能力,从而诱导白血病的发生。进而在白血病的发生发展,甚至是耐药复发中起着至关重要的作用。

1. LSC 的静息期　通常认为白血病干细胞是一群具有异质性的细胞群,其中包括一小部分未进入细胞周期的处于静止状态的细胞。通过对细胞周期的研究发现 AML 和 CML 的干细胞都包含静止期的细胞群且大多数处于 G0 期;体内功能测定结果显示,约 96% 的白血病患者白血病干细胞处于 G0 期。细胞周期(时相)特异性药物(cell cycle specific agents, CCSA)是仅对增殖周期的某个时相敏感而对 G0 期细胞不敏感的药物,如抗代谢类药物氟尿嘧啶,作用于 S 期的阿糖胞苷(Ara-C)、羟基脲(hydroxycarbamide),作用于 M 期的长春新碱(vincristineoncovin, VCR)。这可能是白血病对临床常规细胞周期特异性化疗药物不敏感而耐药和复发的主要原因。

此外,LSC 还可以表达 ATP 结合盒蛋白(ATP-binding cassette protein, ABC protein),它是一种药物泵,可以通过水解 ATP 获得能量,逆浓度梯度将化疗药物运出肿瘤细胞外。在小鼠模型中敲除 ABC 编码的基因 *ABCBl*、*ABCCl* 和 *ABCG2*,结果发现化疗药物的敏感性增加。再者,抗凋亡基因 *BCL-X*(L)和 *BCL-2* 在处于静止期的 CD34$^+$CD38$^-$ 的白血病细胞中过度表达,降低白血病细胞 BCL-2 和 BCL-XL 的表达可以增加这群细胞对阿糖胞苷的敏感性。这些实验提示,LSC 表达了较高水平的抗凋亡因子,具有较强的 DNA 修复功能,可耐受凋亡刺激。

2. LSC 的 DNA 修复能力增强　DNA 是很多抗癌药物和放疗的靶点,如烷化剂和铂类化合物。当白血病细胞 DNA 受损时,直接影响其复制和转录功能,严重时引起细胞死亡。但 LSC 内存在上调 DNA 损伤修复机制,主要由核酸内切酶、DNA 聚合酶、DNA 连接酶等参与完成。当 LSC 中这些酶蛋白合成和活性增加时,DNA 修复机制加强。LSC 高效率的 DNA 修复是化疗和放疗抵抗的重要机制。目前已发现与人类 DNA 修复有关的基因多达 130 个。因此,DNA 修复有关的酶活性增高,DNA 损伤修复能力的增强[11],可能也是肿瘤干细胞对化疗药物和放疗射线产生抗性的一个重要原因。

3. LSC 与骨髓微环境　近几年,骨髓作为造血发生的主要场所和血液系统肿瘤的重要依存环境,对白血病的发生、发展所起的作用逐渐引起注意。在骨髓微环境(bone marrow microenvironment)中,生长因子、细胞激酶、间充质细胞构成动力学网络,为肿瘤发生发展提供支持环境。骨髓间充质细胞和白血病细胞均分泌大量的生物活性物质,如血管内皮细胞生长因子、基质成纤维细胞生长因子和血管生成素等,促使血管生成增加,保证白血病细胞获得充足的养分。同时,间充质细胞、细胞外基质与白血病细胞的相互作用可以产生抗凋亡信号,促进白血病进展和耐药白血病细胞的持续性存在。

干细胞巢-壁龛(stem cell niche)是一个特殊的微环境,提供干细胞生长、转化及维持自身稳定的所有信号。LSC 通常定位于低氧龛环境中,而周围则是分化的白血病细胞、肌成纤维细胞、内皮祖细胞、细胞外基质等构成的微环境。三维的龛结构及发育良好的细胞外基质,可以起到屏障作用保护肿瘤干细胞,使它们不容易接触到化疗药,从而提高它们的逃逸。此外,射线引起的 DNA 损伤需要氧气才能造成 DNA 有效损伤,因此定位于低氧龛的休眠白血病干细胞,在放疗中也不受影响。大量的体外实验均表明,在缺氧条件下,肿瘤细胞可通过上调多药耐药基因 1(*MDR1*,一种药物泵)、端粒酶及趋化因子受体 CXCR4(C-X-C chemokine receptor type 4)的表达使肿瘤的耐药性、侵袭性增加,凋亡减少,促使肿瘤发生及发展。

4. 耐药复发—白血病干细胞的克隆演化学说
白血病耐药性是白血病治疗中遇到的主要障碍和治疗失败的主要原因,白血病细胞由于基因突变的差异造成肿瘤细胞的异质性,使得获得不同基因突变的白血病细胞亚克隆的出现,在化疗药物处理时,一些亚克隆或大部分克隆被杀死,但另一些亚克隆不具备靶向药物的靶点或对传统化疗药不敏感而不能被杀死存活下来,从而引起肿瘤的耐药和复发(图9-1-1)。在白血病中,有些白血病干细胞(LSC)亚克隆处于 G0 期静止状态,而大部分化疗药物是针对分裂期的细胞,因此不被化疗药物杀死,形成耐药性克隆;另外,LSC 对 DNA 的损伤有增强修复能力或者 LSC 的细胞信号转导通路异常(PI3 激酶和 NF-κB 通路构成性活化)、基因突变(如发生 *FLT3* 基因的突变)、不易凋亡(抗凋亡因子上调)和表达 ABC 转运蛋白(药物泵)等均可使 LSC 对化疗产生克隆选择性耐药。药物诱导是指在药物处理时,化疗药物会引起细胞基因组不稳定或由于本身基因组不稳定性诱发随机突变,一些突变可能改变白血病细胞

的表面标记和基因表达,但保留其白血病细胞的致癌特性,从而使某些白血病细胞不受药物的杀伤,并扩增出现复发,如果这群细胞较少,可能会出现先缓解和后复发的现象。体外药物诱导实验充分证明了这一理论的存在:当将白血病细胞长期暴露于一定剂量的化疗药物中,细胞出现耐受,增加药物浓度,细胞也会很快适应,等药物浓度达到一定剂量时,细胞较耐受前增加了一定量的突变。这充分证明了化疗药物诱导耐药的存在。另外,LSC 在化疗后增殖,重新形成含有耐药 LSC 的复发病灶也是其继发耐药的重要原因。研究人员对 8 例 AML 患者的初始标本和复发标本进行了测序比较。结果发现,除了新的变异基因外,复发时有两类主要的克隆性演化方式:原始标本中形成的原始克隆(founding clone)出现变异,演化成复发克隆;或者原始克隆在初始化疗残存的亚克隆发生变异扩增而复发。而在 AML 疾病中,经常出现细胞遗传学改变的亚克隆,中期核型检测出的克隆性异质性可作为 AML 预后不良的指标。骨髓增生异常综合征(myelodysplastic syndrome, MDS)往往发展成继发性 AML,其遗传学变化和进展机制尚不清楚。在利用全基因组测序比较了 7 例 MDS 继发性 AML 患者的骨髓和皮肤标本后。骨髓中恶性原始细胞的比例在两者难以区别。通过对同一病例的 MDS 阶段和继发性 AML 的标本比较,可以比较它们的克隆结构和基因变化。结果表明继发性 AML 不是单克隆的,而是若干基因组突变的嵌合式进化,导致克隆多样性。近年来对急性 B 淋巴细胞白血病(B-ALL)的研究也发现分枝状的细胞遗传学的演化,很少有简单的线性演化。

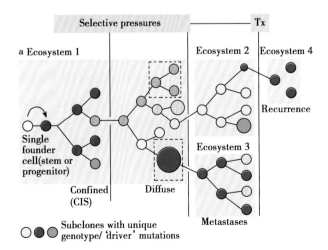

图 9-1-1　肿瘤亚克隆演化和耐药复发模型

不论是肿瘤干细胞克隆演化,选择性耐药还是药物诱导耐药,最终都是在复发样本中出现不同的耐药亚克隆群。通过研究复发样本中的不同耐药亚克隆的耐药机制,可以初步了解耐药复发的原因和机制。

（二）特异基因突变与耐药复发的关系

随着高通量检测技术,如单核苷酸多态性(single nucleotide polymorphisms,SNP)芯片、微阵列比较基因组杂交(array comparative genomic hybridization,array CGH)、第二代测序技术等的应用,多种与白血病相关的基因异常被相继发现,涉及淋系分化调控、肿瘤抑制因子、凋亡调节因子、致癌基因、肿瘤和药物代谢等重要细胞途径。目前证实数种基因异常与白血病复发明显相关。

1. PRPS1 等嘌呤合成酶突变 在利用二代测序技术对耐药复发的白血病患者的样本进行检测的研究中,发现复发的 ALL 细胞中的 5'-核苷酸酶Ⅱ(NT5C2)基因存在突变,该基因负责编码与核苷酸及核苷酸类似药物 6-巯基嘌呤(6-MP)和 6-巯鸟嘌呤(6-TG)的代谢有关的酶,在 ALL 耐药复发中的突变比例约为 10%。值得一提的是,上海交通大学附属上海儿童医学中心领衔的研究团队通过全外显子组测序技术,对 16 组儿童 ALL 的初发、缓解和复发样本测序,发现嘌呤合成限速酶 PRPS1(phosphoribosyl pyrophosphate synthase Ⅰ)基因存在多个位点的复发特异性突变,在初发与缓解样本中均为野生型。通过对 144 例复发样本进行了 PRPS1 测序,又发现 16 例复发样本中出现了 *PRPS1* 基因的突变,突变频率为 13%(18/138)。德国的夏里特医学院(Charité-Universitätsmedizin Berlin)儿童血液肿瘤中心在德国儿童 ALL 中也证实了 PRPS1 存在复发特异性突变,突变比例为 2.7%(6/220)。这些 PRPS1 突变都发生在早期复发病人中(中国病人,$P<0.001$;德国病人,$P<0.001$),预示具有缓解期诊断复发意义。临床结果与功能分析结合表明 *PRPS1* 基因突变在儿童 ALL 耐药复发过程中具有重要的驱动作用。其突变的耐药机制主要是变构调节的失控,如 D183H、A190V 和 D52H 等均是逃逸了 ADP/GDP 的反馈抑制;在肿瘤中,PRPS1 的突变是第一次发现,这预示着嘌呤代谢在肿瘤发生发展中具有重要作用。更进一步,研究人员利用代谢组学的方法,发现 *PRPS1*

基因突变后,细胞内嘌呤代谢通路活性升高,代谢产物次黄嘌呤异常积累(见图 4-1-6),通过竞争性抑制的机制影响了化疗药物 6-MP 的活化,最终导致了疾病的耐药复发。

2. IKZF1 基因缺失 在对 221 例儿童高危前体 B-ALL 进行了基因组分析后,发现 50 多种重现性 DNA 拷贝数异常(涉及 66.8% 的病例),最常涉及的是编码 B 细胞生长调节因子的 *PAX5* 及 *IKZF1* 基因。*IKZF1* 基因的缺失或者突变与高复发率和高水平的微小残留病(minimal residualdisease,MRD)明显相关,为独立预后因素。值得一提的是,*IKZF1* 基因缺失在 BCR-ABL$^+$ALL 初诊样本中十分常见,*IKZF1* 基因缺失或突变病例的基因表达谱与 BCR-ABL$^+$ ALL 患者相似。这提示在 BCR-ABL$^-$ 且 *IKZF1* 缺失阳性的病例中,可能存在其他突变导致酪氨酸激酶信号途径持续激活。多项研究同样发现,*IKZF1* 基因缺失与儿童 B-ALL 的不良预后相关,并且与 MRD 相结合能够更准确地预测复发。总结来说,*IKZF1* 基因很可能作为重要的肿瘤抑制因子在 ALL 的发生发展或复发中发挥重要作用。

3. JAK 基因突变 在研究 187 例 BCR-ABL$^-$ 的高危儿童 B-ALL 中,10.7% 的患者存在编码胞质酪氨酸激酶的 JAK 基因(包括 Jak1、Jak2、Jak3)突变,并且 70% 的 JAK 突变阳性病例存在 *IKZF1* 缺失。*JAK* 突变病例的基因表达谱类似 BCR-ABL$^+$ 儿童 ALL,并且预后较差。*JAK* 和 *IKZF1* 突变双阳性的病例 4 年累积复发率为 76.6%；*IKZF1* 或 *JAK* 突变单阳性的病例 4 年累积复发率分别为 53.6% 和 33.3%,2 种突变均阴性的病例 4 年累积复发率仅为 23.2%。可见 *JAK* 突变导致的酪氨酸激酶持续性激活是儿童 B-ALL 的重要复发影响因素。有意义的是,不同的 *JAK* 突变对白血病细胞的耐药性影响不同,表达 Jak1 突变(Jak1^{A6340})的 ALL 细胞对Ⅰ型干扰素极为敏感,而发生在 Jak1 的第 958 位、第 960 位,Jak2 的第 931 位的突变则导致白血病细胞对 JAK 激酶抑制剂耐受。

4. CRLF2 基因过表达 有报道认为,在 7% 的儿童和 15% 的成人 B-ALL 中存在 CRLF2 基因的过表达,其原因可以是 X、Y 染色体的部分缺失或与 14 号染色体免疫球蛋白重链 H(IgH)基因位点的易位。*CRLF2* 基因过表达与 *Jak1*、*Jak2* 及 *IKZF1* 突变密切相关。且其过表达与儿童 B-ALL 的不良预后相关。上述 3 种遗传学异常相互之间存在很强的关联性，它们导致的 JAK-STAT 通路的活化很可能是 ALL 复发的重要原因。

5. **CREBBP 基因突变**　对 23 例复发儿童 ALL 进行初诊-复发成对标本的 300 个基因的 DNA 测序。在 32 个基因中发现了 52 个非同义突变，其中多个突变都是新发现的，包括转录共激活因子（CREBBP、NCORI）、转录因子（ERG、SPII、TCF4、TCF7L2）、Ras 信号通路成员、组蛋白基因、组蛋白修饰相关基因（CREBBP、CTCF）等。在分析了另外 48 例复发和 270 例持续完全缓解患儿后发现，复发病例中 18.3% 携带 CREBBP 基因突变，2.8% 携带局灶性缺失，而在缓解患儿中仅 0.7% 检出突变，1.1% 检出局灶性缺失。而且，有些突变只出现于复发时，有些复发时出现的突变在初诊时存在于亚克隆之中。这些都显示 CREBBP 基因突变很可能与 ALL 复发相关，有望成为判断分型和 MRD 检测的标志物。

另外，在 T-ALL 中已经证明与耐药相关的突变基因主要有：Notch，PTEN，WT1，IL7R，JAK1，PHF6 以及 FBXW7。其中 FBXW7 突变通过影响该酶对 c-myc 和 Notch 基因的降解能力从而诱导耐药的产生。

6. **靶向药物的靶点基因突变**　FLT3 过去一直被认为是急性髓细胞白血病（AML）的有效治疗靶标，可患者接受靶向 FLT3 新药治疗后，若耐药会产生复发，来自加州大学旧金山分校，Pacific Biosciences 公司等处的研究人员用单分子测序分析耐药性患者基因，意外发现耐药性与 FLT3 基因下游出现的稀有新突变有关，证明了 FLT3 基因的这一突变是其耐药的重要原因。在对 8 位白血病患者进行了分析，这些患者都接受了 AC220 化合物（首个 FLT3 临床活性抑制剂，也可以抑制 KIT、PDGFRA、PDGFRB 和 RET 的作用）的治疗，结果发现这些患者都再度疾病复发，这种复发表明患者出现了耐药性，而耐药性产生的原因——FLT3-ITD 激酶结构域中三个残基上出现的点突变。c-Met 扩增是已发现的吉非替尼等药物的第二种获得性耐药机制，EGFR 突变型癌细胞依赖于其自身激活的、通过 ErbB3 介导的 P13K/Akt 信号通路而增殖。MET 扩增导致的吉非替尼耐药通过以 ErbB3 介导的 P13K 的持续激活，从而绕过了吉非替尼作用的靶点——EGFR。研究发现，18 例吉非替尼/厄洛替尼获得性耐药患者的肿瘤标本中有 22% 的患者检测出 MET 的扩增，而获取服药前后配对肿瘤标本的 8 个病人中，2 例患者的 MET 扩增在治疗前是不存在的，而出现在吉非替尼/厄洛替尼获得性耐药之后。因此，某些 TKI 获得性耐药患者治疗时需要 MET 激酶抑制剂和不可逆转 TKI 联合用药以覆盖两种耐药机制。imatinib 作用靶点是 BCR-ABL 蛋白酪氨酸蛋白激酶活性，从而抑制肿瘤细胞的生长。而 BCR-ABL 蛋白的第 315 位的苏氨酸突变为异亮氨酸，就会阻遏 imatinib 和 BCR-Abl 的结合从而丧失抑制肿瘤生长的活性。

虽然白血病的耐药形式多样，原因不同且机制复杂，但是，如果从药物的角度方面来看，药物在细胞内的积累量下降是细胞耐药的共性特征。一般认为，白血病细胞对药物产生耐受性主要有两种途径：一种是细胞变异导致细胞自身的遗传特性发生改变，通过抑制凋亡和减少 DNA 损伤使白血病细胞存活；另一种是影响药物的有效发挥，细胞传递药物的功能（包括增加药物外排、降低药物摄取、脱毒作用等）受损。药物的传递又包括两种：一种是当药物从胞外进入胞内时，通过一系列自身调节使药物不能到达靶部位；另外一种是将进入胞质的药物直接泵到细胞外而使细胞内有效的药物浓度降低。这两种途径均可以造成药物的吸收减少以及药物代谢及排泄速度加快。

当白血病细胞对某种药物产生耐药性时，也会对一系列作用机制相似的药物产生耐药性，继而对其他结构、细胞靶点和机制迥然不同的化疗药物产生交叉耐药性，即多药耐药性（multiple drug resistance，MDR）。总之，随着白血病的耐药复发不断深入研究，白血病的治疗手段优化，进而诱导新的耐药机制的形成，又会促进治疗技术的进一步优化，使治疗效果不断提高。耐药机制将会更加清晰和系统。

（李彦欣　唐超　周斌兵）

参 考 文 献

[1] Dick JE. Future prospects for animal models created by transplanting human haematopoietic cells into immune-deficient mice. Res Immunol,1994,145(5):380-384

［2］ Dick JE,et al. Assay of human stem cells by repopulation of NOD/SCID mice. Stem Cells,1997,15（Suppl 1）:199-203; discussion 204-207

［3］ Hong D,et al. Initiating and cancer-propagating cells in TEL-AML1-associated childhood leukemia. Science,2008,319（5861）:336-339

［4］ Zhou B.-B. S.,et al. Tumour-initiating cells:challenges and opportunities for anticancer drug discovery. Nature Reviews Drug Discovery,2009,8（10）:806-823

［5］ Passegue E,Jamieson CH,Ailles LE,et al. Normal and leukemic hematopoiesis:are leukemia a stem cell disorder or a reacquisition of stem cell characteristics. Proc Natl Acad Sci USA,2003,100（1）:1 1842-1849

［6］ Guzman ML,Neering SJ,Upchurch D,et al. Nuclear factor kappaB is constitutively activated in primitive human acute myelogenous leukemia cells. Blood,2001,98（8）:2301-2307

［7］ Guzman ML,Upchurch D,Grimes B,et al. Expression of tumor-suppressor genes interferon regulatory factor 1 and deathelogenous leukemia cells usAy. Nature Reviews Drug Discovery,2009,8（10）,B100d,2001,97（7）:2177-2179

［8］ Holyoake TL,Jiang X,Drummond MW,et al. Elucidating critical mechanisms of deregulated stem cell turnover in the chronic phase of chronic myeloid leukemia. Leukemia,2002,16（4）:549-558

［9］ Zhou S,Zong Y,Lu T,et al. Hematopoietic cells from mice that are deficient in both Bcrp/Abcg2 and Mdrla/lb develop nomally but are sensitized to mitoxantrone. Biotechniques,2003,35（6）:1248-1252

［10］ Konopleva M,Zhao S,Hu W,et al. The anti-apoptotic genes Bcl-X（L）and Bcl-2 are over-expressed and contribute to chemoresistance of non-proliferating leukaemic CD34+ cells. Br J Haematol,2002,118（2）:521-534

［11］ Bao S,Wu Q,McLendon RE,et al. Glioma stem cells promote radioresistance by preferential activation of the DNA damage response. Nature,2006,444（7120）:756-760

［12］ Li L,Neaves WB. Normal stem cells and cancer stem cells:the niche matters. Cancer Res,2006,66（9）:4553-4557

［13］ Duan CW,et al. Leukemia Propagating Cells Rebuild an Evolving Niche in Response to Therapy. Cancer Cell,2014,25（6）:778-793

［14］ Yatabe N,Kyo S,Maida Y,et al. HIF-1-mediated activation of telomerase in cervical cancer cells. Oncogene,2004,23（20）:3708-3715

［15］ Staller P,Sulitkova J,Lisztwan J,et al. Chemokine receptor CXCR4 down regulated by von Hippel-Lindau tumour suppressor pVHL. Nature,2003,425（6955）:307-311

［16］ Nowell PC. The clonal evolution of tumor cell populations. Science,1976,194（4260）:23-28

［17］ Guzman ML,Neering SJ,Upchurch D,et al. Nuclear factor-kappa B is constitutively activated in primitive human acute myelogenous leukemia cells. Blood,2001,98（8）:2301-2307

［18］ Xu Q,Simpson SE,Scialla TJ,et al. Survival of acute myeloid leukemia cells requires PI3 kinase activation. Blood,2003,102（3）:972-980

［19］ Reya T,Morrison SJ,Clarke MF,et al. Stem cells,cancer,and cancer stem cells. Nature,2001,414（6859）:105-111

［20］ Levis M,Murphy KM,Pham R,et al. Internal tandem duplications of the FLT3 gene are present in leukemia stem cells. Blood,2005,106（2）:673-680

［21］ Ding L,Ley TJ,Larson DE,et al. Clonal evolution in relapsed acute myeloid leukaemia revealed by whole-genome sequencing. Nature,2012,481（7832）:506-510

［22］ Bochtler T,Stlzel F,Heilig CE,et al. Clonal heterogeneity as detected by metaphase karyotyping is an indicator of poor prognosis in acute myeloid leukemia. J Clin Oncol,2013,31（31）:3898-3905

［23］ Walter MJ,Shen D,Ding L,et al. Clonal architecture of secondary acute myeloid leukemia. New Engl J Med,2012,366（12）:1090-1098

［24］ Greaves M,CCMaley. Clonal evolution in cancer. Nature,2012,481（7381）:306-313

［25］ Meyer JA,et al. Relapse-specific mutations in NT5C2 in childhood acute lymphoblastic leukemia. Nature genetics,2013,45:290-294

［26］ Tzoneva G,et al. Activating mutations in the NT5C2 nucleotidase gene drive chemotherapy resistance in relapsed ALL. Nature medicine,2013,19:368-371

［27］ Meyer JA,Carroll WL,Bhatla T. Screening for gene mutations:will identification of NT5C2 mutations help predict the chance of relapse in acute lymphoblastic leukemia? Expert review of hematology,2013,6:223-224

［28］ Tong X,Zhao F,Thompson CB. The molecular determinants of de novo nucleotide biosynthesis in cancer cells. Current opinion in genetics & development,2009,19:32-

37

[29] Li B, Li H, Bai Y, et al. Negative feedback-defective PRPS1 mutants drive thiopurine resistance in relapsed childhood ALL. Nat Med,2015,21(6):563-571

[30] Mullighan CG,Su XP,zhang JH,et al. Deletion of IKZF1 and prognosis in acute lymphoblastic leukemia. N Engl J Med,2009,360(5):470-475

[31] Den Boer ML,van Slegtenhorst M,De Menezes Rx,et al. A subtype of childhood acute lymphoblastic leukaemia with poor treatment outcome:a genome-wide classification study. Lancet Oncol,2009,10(2):125-134

[32] Waanders E,van der Velden VHJ,van der School CE,et al. Integrated use of minimal residual disease classification and IKZF1 alteration status accurately predicts 79% of relapses in pediatric acute lymphoblastic leukemia. Leukemia,2011,25(2):254-258

[33] Yang YL,Hung CC,Chen JS,et al. IKZF1 deletions predict a poor prognosis in children with B-cell progenitor acute lymphoblastic leukemia:a multicenter analysis in Taiwan. Cancer Sci, 2011, 102 (10): 1874-1881

[34] Mullighan CG,Harvey J,Collins-Underwood RC,et al. JAK mutations in high-risk childhood acute lymphoblastic leukemia. Proc Natl Acad Sci USA,2009,106(23):9414-9418

[35] Homakova T,Chiaretti S,Lemaire MM,et al. All-associated JAK1 mutations confer hypersensitivity to the antiproliferative effect of type I interferon. Blood, 2010, 115 (16):3287-3295

[36] Homakova T, Springuel L, Devreux J, et al. Oncogenic JAKl and JAK2-activating mutations resistant to ATP-competitive inhibitors. Haematologica,2011,96(6):845-853

[37] Mullighan CG, Collins-Undenwood JR, Phillips LAA, et al. Rearrangement acute lymphoblastic leukaemia. Nature Genet,2009,41(11):1243-1246

[38] Yoda A, Yoda Y, Chiaretti S, et al. Functional screening identifies CRLF2 in precursor B-cell acute lymphoblastic leukemia. PNAS,2010,107(1):252-257

[39] Harvey RC,Mullighan CG,Chen IM,et al. Rearrangement of CRLF2 is associated with mutation of JAK kinases. alteration of IKZH1, Hispanic/Latino ethnicity, and a poor outcome in pediatric B-progenitor acute lymphoblastic leukemia. Blood, 2010, 115 (26): 5312-5321

[40] Cario G, Zimmermann M, Romey R, et al. Presence of the P2RY8-CRLF2 rearrangement is associated with a poor prognosis in children treated according to the All-BFM 2000 protocol. Blood 2010, 115 (26): 5393-5397

[41] Mullighan CG,Zhang J,Kasper LH,et al. CREBBP mutations in relapsed acute lymphoblastic leukaemia. Nature, 2011,471(7337):235-239

[42] Linsey Reavie, Shannon M Buckley, EvangeliaLoizou, et al. Regulation of c-mycubiquitination controls chronic myelogenous leukemia initiation and progression. Cancer Cell,2013,23:362-375

[43] Jennifer O Neil, Jonathan Grim, Peter Strack, et al. FBW7 mutations in leukemic cells mediate Notch pathway activation and resistance to Y-secretase inhibitors. The Journal of experimental Medicine,2007,204(8): 1813-1824

[44] Bryan King, Thomas Trimarchi, Linsey Reavie, et al. The ubiquitin ligase FBXW7 modulates leukemia-initiating cell activity by regulating MYC stability. Cell, 2013, 153: 1552-1566

[45] ShoichiroTakeishi, Akinobu Matsumoto, Ichiro Onoyama, et al. Ablation of Fbxw7 eliminates leukemia-initiating cells by preventing quiescence. Cancer Cell,2013, 23:347-361

[46] Thiede C,Steudel C,Mohr B,et al. Analysis of FLT3-activating mutations in 979 patients with acute myelogenous leukemia:association with FAB subtypes and identification of subgroups with poor prognosis. Blood,2002,99(12): 4326-4335

[47] Shih LY,Huang CF,Wu JH,et al. Internal tandem duplication of FLT3 in relapsed acute myeloid leukemia:a comparative analysis of bone marrow samples from 108 adult patients at diagnosis and relapse. Blood,2002,100(7): 2387-2392

[48] Engelman JA,Zejnullahu K,Mitsudomi T,et al. Met amplification leads to gefitinib resistance in lung cancer by activating ERBB3 signalling. Science,2007,316(5827): 1039-1043

[49] Pao W, Miller VA, Politi K, et al. Acquired resistance of lung adenocarcinomas to gefitinib or erlotinib is associated with a second mutation in the EFGR kinase domain. PloS Med,2005,2(3):e73

[50] Branford S, Rudzki Z, Walsh S, et al. Detection of BCR-ABL mutations in patients with CML treated with imatinib is virtually always accompanied by clinical resistance and mutations in the ATP phosphate-binding loop(P-loop)are

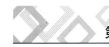
associated with a poor prognosis. Blood,2003,102:276-283

［51］SCAGL IOTT I G V,NOVELLO S,SELVAGG I G. Multidrug resistance in non small cell lung cancer aquaticus.

Ann Oncol,1999,10(5):83-86

［52］GOTTESMAN MM,FOJO T,BATES SE. Multi-drug resistance in cancer:role of ATP dependent transporters. Cancer,2002,2(1):48-58

第二章　复发性急性淋巴细胞白血病

急性淋巴细胞白血病(ALL)复发指白血病完全缓解后,白血病细胞重新出现在骨髓、外周血、脑脊液,或者是身体其他部位。最近二三十年来,随着分子基因诊断技术的进步,化疗治疗方案的进步和完善,尤其是采用危险度分级治疗后,新诊断的儿童ALL的治愈率明显提高。目前在先进的欧美国家儿童ALL的治愈率已经达到90%左右,中国发达地区也能够达到80%以上。因此复发的儿童ALL病人越来越少。尽管如此,仍然有10%~15%的儿童白血病患者会发生复发。由于ALL是儿童最常见的恶性肿瘤,每年在欧美国家,复发的儿童ALL病人的人数相当于新诊断的急性非淋巴细胞白血病或者是霍奇金淋巴瘤的人数,在中国也仅次于淋巴瘤的初发病例数。所以,复发的ALL仍然是儿童癌症患者死亡的最常见的原因。

治疗复发ALL成功与否取决于多种因素。一般说来,复发的白血病细胞对于化疗敏感性降低,复发病人对于化疗的耐受能力不如新诊断的病人,而且由于原来治疗过程当中病人有可能已经接受了大剂量化疗、放疗,因此复发时能采用的治疗方案可能会受到限制。因此,对于复发ALL病人治疗,我们需要根据每个病人的病情,采取最适合的治疗方案。总的来说,虽然通过治疗,绝大部分的复发ALL病人能达到第二次完全缓解,但是,因为大部分的病人会再次复发,因此治愈率仍然不理想。目前,在欧美国家,儿童复发ALL的治愈率大约是40%左右。根据美国儿童肿瘤协作组(COG)和德国BFM协作组的数据,复发的儿童急性淋巴细胞白血病的治愈率在过去几十年并没有提高。

本章节将主要讨论ALL复发时的诊断、危险程度分型、常用的治疗方案、骨髓移植在治疗中的作用和国外目前新的临床进展。

一、儿童急性淋巴细胞白血病复发时的诊断

当我们怀疑白血病复发时,对于复发与否以及复发的部位,一定要有明确的诊断。骨髓是最常见的ALL复发部位,约占大约70%。根据复发部位,ALL复发主要包括以下几种:

1. **单纯骨髓复发**　病人骨髓的幼稚淋巴细胞≥25%,但其他部位没有白血病浸润证据。

2. **单纯髓外复发**　有证据表明髓外组织有白血病细胞浸润,同时骨髓的幼稚淋巴细胞<5%。

3. **联合复发**　有证据表明髓外组织有白血病细胞浸润,同时骨髓的幼稚淋巴细胞≥5%。

髓外白血病最常见的复发部位是中枢神经系统和睾丸。中枢神经系统白血病一般没有症状。诊断标准是:脑脊液至少每微升有5个白细胞,而且通过脑脊液沉淀的离心涂片发现了幼稚淋巴细胞。如果病人脑脊液中只有白细胞增多,但是没有明确的白血病细胞,不能诊断为中枢神经系统白血病。应该1~2周后重新作腰穿确诊。极个别的病人可以通过MRI发现中枢神经系统白血病的浸润。另外一个常见的髓外白血病复发部位是睾丸。睾丸复发一般是单侧,但是也可以是双侧。睾丸复发的临床表现一般为无痛性的睾丸增大,需要通过活检来确诊。另外一些不常见的髓外白血病复发部位包括眼睛、纵隔、皮肤、骨头,或者体内脏器。对于这类有髓外白血病症状的病人,即使病人血象正常,也一定要做骨髓穿刺检查。

对于怀疑复发的病人,要做的检查和新诊断的病人一样。这些检查包括:骨髓穿刺,脑脊液检查,并对骨髓细胞进行形态学、免疫表型、细胞遗传学和分子遗传学检查。另外,如果怀疑髓外白血病,不仅仅是放射学的检查,病灶一般需要活检确诊。对于

髓外白血病复发的病人,如有可能尽量进行微小残留病(MRD)检测。这类病人虽然显微镜下骨髓形态学检查并未发现幼稚淋巴细胞增多,但是 MRD 检查时会发现阳性。

二、复发儿童急性淋巴细胞白血病的危险程度分型

当 ALL 复发时,基本上以前所有的预后相关因素的意义都不大了,而是要考虑其他的重要预后因素。只有充分了解了复发时的预后因素,才能选择最合适方案治疗。这些预后因素包括:

1. 第一次完全缓解(CR1)的时间长短　复发儿童 ALL 最重要的危险因素是 CR1 的时间长短。复发时间越早,CR1 的时间越短,治疗效果越差。在

欧美国家的各个肿瘤协作组对于骨髓复发时间的早晚定义稍微有不同,因此在阅读文献时需要注意。常见的儿童肿瘤协作组对于骨髓复发时间的早晚定义如下:

(1) BFM:

1) 超早期复发:从诊断到复发<18 个月。

2) 早期复发:介于超早期复发和晚期复发之间。

3) 晚期复发:治疗结束>6 个月后复发。

(2) COG:

4) 早期复发:从诊断到复发≤36 个月。

5) 晚期复发:从诊断到复发>36 个月。

通过这样的分类,我们可以把病人根据复发时间长短分成几类。需要注意的是,尽管各个协作组关于复发时间定义不同,化疗方案稍微不同,但是治疗的结果大同小异(表 9-2-1)。

表 9-2-1　ALL 复发后 5 年的存活率(引自 Nguyen et al 2008)

第一次缓解时间	单纯骨髓复发		联合复发		中枢神经系统复发		睾丸复发	
	总数	存活率(s. e.)	总数	存活率(s. e.)	总数	存活率(s. e.)	总数	存活率
<18 个月	412	11% (1.91)	86	12% (4.89)	175	44%	15	14%
18~36 个月	324	18% (3.09)	54	40% (9.31)	180	68%	35	52%
>36 个月	387	43% (3.23)	124	60% (8.29)	54	78%	54	60%
合计	1123	24% (2.1)	264	39% (5)	409	54%	104	58%

注:s. e. =标准误

2. 复发的部位　除了复发时间的长短之外,复发部位对于治疗的效果也有非常大的影响。一般来说,骨髓复发的病人治疗效果比髓外白血病复发病人要差。对于联合复发病人来说,治疗效果比单纯骨髓复发要好(见表 9-2-1)。造成这种差别的原因到目前为止还不太清楚。有人认为因为在单纯髓外复发病人当中,复发的 ALL 细胞通常存在于庇护所(中枢神经系统或者是睾丸)。由于人体本身的保护机制,化疗药物不容易到达这些地方。因此复发的细胞有可能仍然对化疗药物敏感,而导致治愈率比较高。需要注意的是,尽管在单纯髓外复发病人当中,骨骼形态学检查没有找到白血病细胞,但是,如果用敏感的细胞生物学检查方法,我们可以发现有相当一部分的单纯髓外复发病人会有骨髓的白血病细胞。因此,对于单纯髓外复发病人,我们仍然

把这个当成一个全身疾病需要全身化疗加上局部治疗来达到控制疾病的目的。

3. 免疫分型　一般来说,绝大部分的 T 细胞急性淋巴细胞白血病病人复发时间很早,晚期复发病人非常少。而且和 B 细胞相比,T 细胞 ALL 复发后对化疗不太敏感。因此 T 细胞 ALL 复发的病人一般预后较差。

4. 重新诱导后的微小残留病(MRD)　和新诊断的病人一样,对于复发 ALL 病人来说,复发后对治疗的反应,包括 MRD,是决定复发后存活率的一个非常重要的因素。Coustan-Smith 等报告了 35 名儿童 ALL 复发的病人,2 年肿瘤再次复发率在 MRD 阳性的病人中高达 70.2%±12.3%(n=19),而在 MRD 阴性的病人中,肿瘤再次复发率只有 27.9%±12.4%(n=16,P=0.008)。同样的结果在其他的研究中也得到了证实(表 9-2-2)。

表 9-2-2 MRD 对儿童复发急性淋巴细胞白血病预后的影响

	Ecker et al 2001		Raetz et al 2008	
	N	6 年 EFS*	N	1 年 EFS*
MRD 阴性	10[①]	86%±9%	30[②]	80%±7%
MRD 阳性	16	0	49	58%±7%

注:* EFS:event free survival
[①]PCR 方法检测,≥0.1% 为阳性;[②]流式细胞仪检测,≥0.01% 为阳性

5. **小结** 对于复发 ALL 来说,CR1 的长短、复发的部位、免疫分型和重新诱导化疗后的 MRD 都是决定是否再次复发以及生存率的重要的独立预后因素。把这些因素考虑在一起,COG 认为任何复发的 T 细胞 ALL,不管 CR1 的长短,都属于高危。对复发的 B 细胞 ALL,在 COG 最新的复发 ALL 的临床试验中,按表 9-2-3 区分低、中、高危。

表 9-2-3 儿童复发 B 细胞急性淋巴细胞白血病的危险度分型

危险程度分期	复发部位	CR1 时间	重新诱导后 MRD
低危	骨髓或联合复发	≥36 个月	<0.1%
	单纯髓外复发	≥18 个月	<0.1%（或者未知）
中危	骨髓或联合复发	≥36 个月	≥0.1%
	单纯髓外复发	≥18 个月	≥0.1%
高危	骨髓或联合复发	<36 个月	任何 MRD
	单纯髓外复发	<18 个月	任何 MRD

三、复发儿童急性淋巴细胞白血病的治疗

对 ALL 复发的病人,一般治疗方案是通过诱导缓解化疗以达到第二次完全缓解(CR2)的目的,然后给予巩固化疗或者是 Allo-HSCT,以达到治愈的目的。如前所说,绝大部分的复发急性淋巴细胞白血病的病人通过诱导缓解化疗能达到 CR2,但是大部分的病人会再次复发。因此治愈效果仍然不理想。根据 COG 的数据复发的儿童急性淋巴细胞白血病的治愈率在过去几十年并没有提高。

(一)诱导缓解化疗

只有通过化疗,才能达到 CR2。一般来说,大多数复发的病人通过化疗能达到 CR2。由于欧美国家各个肿瘤协作组对于复发的危险分类定义不一样,采用的诱导缓解化疗也有不同,因此,在比较各个肿瘤协作组的试验结果时会有一定难度。但是,一般说来,晚期骨髓复发的病人,通过化疗,大约 96% 可以达到第二次完全缓解。相反,对早期骨髓复发的病人,CR2 的可能性比晚期复发病人小很多。Raetz 等报道,通过化疗,只有 70% 左右的早期复发的病人能够达到第二次完全缓解。复发时间越早,达到 CR2 的可能性越小。如果病人在 18 个月内复发,只有 46% 左右的病人能够再次完全缓解。

一般来说,对复发病例的诱导缓解化疗中所用的药物和一线治疗是非常相似的。一般包括传统的四个药物化疗或者是其他联合化疗。表 9-2-4 包括了最近的临床试验中采用的化疗药物。

表 9-2-4 儿童复发急性淋巴细胞白血病主要临床试验诱导缓解化疗方案

COG AALL01P2	BFM ALL-REZ P95/96/2002	MRC ALL R3 米托蒽醌组
鞘内化疗,第 1、8、29 天[①]	鞘内化疗,第 1、19 天[②]	鞘内化疗,第 1、8 天[③]
长春新碱 1.5mg/m² 静注,第 1、8、15、22 天	长春新碱,1.5mg/m² 静注,第 1、6、15 天	长春新碱 1.5mg/m² 静注,第 3、10、17、24 天
泼尼松,口服,40mg/(m²·d),第 1~29 天	地塞米松,口服,6mg/(m²·d),第-4~0 天 地塞米松 20mg/(m²·d),口服,第 1~5,15~19 天	地塞米松 20mg/(m²·d),口服,第 1~5 和 15~19 天
培门冬酶,2500U/m²,肌注,第 2、9、16、23 天	培门冬酶 1000 U/m²,静注,第 4、18 天	培门冬酶,1000 U/m²,肌注,第 3 18 天
阿霉素,60mg/m² 静注,第 1 天		米托蒽醌静注 10mg/m²,第 1、2 天
	甲氨蝶呤 1g/m²,静注 36h,第 1 天	
	阿糖胞苷 3g/(m²·次),静注,2 次/天,第 15、16 天	

注:[①]第 1 天:阿糖胞苷;第 8、29 天:甲氨蝶呤,根据年龄调整剂量。[②]阿糖胞苷、甲氨蝶呤、泼尼松龙根据年龄调整剂量。[③]甲氨蝶呤:根据年龄调整剂量

Parker et al 最近报道了 MRC ALL R3 临床试验结果（表 9-2-5）。R3 是一个复发急性淋巴细胞白血病的多中心前瞻性临床试验。诱导缓解化疗方案采用四药联合。一共有 216 名病人参与了这个试验，所有符合标准的病例均进行了随机分组：在第一疗程中分别采用去甲氧柔红霉素或米托蒽醌。尽管在一个疗程后，CR2 和 MRD 阴性的病人在两组中没有区别，但是在米托蒽醌组病人的 3 年无进展生存率（PFS）和总存活率（OS）明显高于甲氧柔红霉素组（表 9-2-5）。R3 是目前为止报道治疗复发 ALL 效果最好的一个临床试验结果。因此，自从这个结果报道后，在欧美国家，很多儿童肿瘤中心都采用了 UK ALL R3 mitoxatrone group 的方案来治疗 ALL 复发的病人。

表 9-2-5　MRC ALL R3 临床试验结果

分组	3 年 PFS			3 年 OS		
	%	95% CI	*P* value	%	95% CI	*P* value
米托蒽醌（n = 105）	64.6	54.2 ~ 73.2	0.0004	69	58.5 ~ 77.3	0.04
I 甲氧柔红霉素（n = 111）	35.9	25.9 ~ 45.9		45.2	34.5 ~ 55.3	
合计（n = 216）	50.3	42.9 ~ 57.3	N. A.	57.1	49.5 ~ 63.9	N. A.

（二）缓解后巩固治疗

当病人达到第二次完全缓解之后，需要继续使用巩固治疗来预防再次复发。目前巩固治疗一般包括只做化疗或者异体造血干细胞移植（Allo-HSCT）。自体骨髓移植已经被临床试验证明没有优势，所以目前临床上一般不再采用。哪些病人需要异体 HSCT 呢？一般来说，和化疗相比，Allo-HSCT 可以更好地控制白血病，降低再次复发机会。而且移植后，移植物抗白血病作用（GVL）可以加强白血病控制作用。可是，尽管目前移植相关死亡率已经明显下降，但是感染、器官毒性，移植后有可能产生的移植物抗宿主反应而引起的对体内器官的长期副作用，而且移植的长期效应仍然影响了移植后病人的生存率和生存质量。因此，近年来，随着化疗方案的进步，我们对于复发 ALL 病人的移植指征也有了改变。

目前，任何复发的 T 细胞 ALL，或者是早期 B 细胞 ALL 骨髓复发的病人，如果通过化疗后能达到完全缓解，我们主张做 Allo-HSCT。对于晚期 B 细胞骨髓复发的病人，如果一个疗程化疗后病人无法达到完全缓解，我们会改变化疗方案，争取达到 CR2，然后做 HSCT。绝大多数晚期 B 细胞 ALL 骨髓复发的病人一个疗程化疗后可以达到完全缓解，对于这类病人，移植与否，我们一般会根据 MRD 的结果来作决定。和新诊断的病人一样，复发病人一个疗程化疗之后的 MRD 是一个非常重要的预后因素。在 BFM ALL-REZ 95/96 的临床试验中，晚期 B 细胞 ALL 骨髓复发的病人，如果一个疗程后 MRD 仍然阳性（$\geq 10^{-3}$），和 MRD 阴性的病人相比，这些病人的预后明显比较差（表 9-2-6）。因此，在 ALL-REZ 2002 临床试验中，对于这类病人，如果 MRD $\geq 10^{-3}$，应该推荐 Allo-HSCT。相反，如果病人 MRD $< 10^{-3}$，这些病人可继续化疗。通过 HSCT，MRD 阳性的病人的生存率有了很大的提高（表 9-2-6）。

表 9-2-6　对于中危复发 ALL Allo-HSCT 可以改善诱导结束时 MRD 阳性患儿的预后

MRD（N）	无事件生存/标准误（%）	复发率/标准误（%）
REZ95/96[①]　阳性（n = 34）	18/7	61/9
阴性（n = 46）	76/6	21/6
P	<0.001	<0.001
REZ2002[②]　阳性（n = 81）	64/5	27/5
阴性（n = 109）	70/5	27/5
P	0.292	0.85

注：[①] In REZ95/96，不论 MRD 阴性与否，绝大部分病人都没有接受 Allo-HSCT。
[②] In REZ 2002 79% MRD 阴性的病人继续化疗，没有接受 Allo-HSCT。83% MRD 阳性的病人接受了 Allo-HSCT。

因此，对于第一次复发的 ALL 病人，目前骨髓移植的指征一般是：

1. 任何 T 细胞骨髓复发后达到 CR2。

2. 早期 B 细胞骨髓复发后达到 CR2。

3. 晚期 B 细胞骨髓复发后一个化疗疗程无法达到完全缓解，但是经过第二个或更多的化疗疗程后达到了完全缓解。

4. 晚期 B 细胞骨髓复发后一个化疗疗程达到了完全缓解，但是 MRD 仍然是阳性（≥0.1%）。

对于 B 细胞第一次晚期骨髓复发后通过一个化疗疗程达到了完全缓解而且 MRD 阴性的病人，我们一般主张继续化疗。对于单纯髓外复发，目前骨髓移植是否比化疗有优势还不清楚。对于多次复发的病人，在达到完全缓解后应立即骨髓移植。

（三）骨髓移植前 MRD 的重要性

对于需要骨髓移植的病人，在达到了第二次缓解后，在准备骨髓移植的过程中，我们一般会继续化疗 2~3 个疗程，以达到进一步减轻白血病细胞负荷的目的。目前越来越多的证据表明，骨髓移植之前的 MRD 与移植之后的生存率也有非常重要的关系（表9-2-7）。骨髓移植前如果 MRD 仍然阳性，移植后的生存率会比移植前 MRD 阴性的病人预后明显要差。

表 9-2-7　移植前 MRD 对 CR2 病人造血干
细胞移植后预后的影响

移植前 MRD	EFS（Bader et al,2007）	EFS（Elorza et al,2010）
≥0.01%	0.27	0.2
≤0.01%	0.6	0.74
P	0.004	0.004

（四）髓外复发的治疗

1. **中枢神经系统复发**　随着对新诊断病人治疗方案的进步，中枢神经系统白血病复发变得越来越少。如前所述，中枢神经系统复发的 ALL 病人，治疗应包括全身化疗和头颅放疗。化疗方案应包括血-脑屏障透过性较好的化疗药物（如大剂量甲氨蝶呤）。目前的治疗方案一般不需要脊柱放疗。可是头颅放疗和大剂量化疗一起使用可致远期神经毒性增加，如脑白质病。因此，尤其重要的是，头颅放疗后，应避免鞘内化疗和大剂量甲氨蝶呤以减低中枢神经系统（CNS）的毒性。因此，绝大部分临床试验都将放疗延迟到大剂量全身化疗完成后才进行。

一般来说，晚期单纯 CNS 复发的病人可以采用骨髓复发的全身化疗方案加上颅脑放疗。Barredo 等报道采用这种策略，颅脑放疗 18Gy，治疗晚期单纯 CNS 复发的病人（CR1>18 个月），可以获得 78% 的 EFS。但对于早期单纯 CNS 复发的病人（CR1≤18 个月），EFS 只有 52%。Ritchey 等报道的结果也差不多。所以，总的来说，晚期单纯 CNS 复发的病人预后还是比较好的。但对于早期单纯 CNS 复发的病例疗效有待进一步提高。由于单纯 CNS 复发的病人治疗以后的二次复发 1/2 以上是全身性复发，所以，HSCT 可能有用。但至今 HSCT 治疗 CNS 复发的价值仍然没有确定。Eapen 等报道了一组相似的复发病例，通过年龄和 CR1 时间校正后，化疗加放疗和化疗加移植的 8 年无病生存率分别是 66% 和 58%，其他相似的研究也同样未能显示 HSCT 的优越性。

2. **睾丸复发**　和 CNS 复发一样，睾丸白血病复发的发生率也越来越少。大多数睾丸复发发生较迟，常常是发生在维持治疗结束时。所以，睾丸白血病复发的预后通常较好。和 CNS 复发一样，睾丸白血病复发也需要全身化疗。

问题是局部治疗是否必要，如果需要那么应该选择什么样的局部治疗。一直以来，睾丸放疗被用于治疗睾丸白血病复发。早期，美国的很多临床研究采用双侧睾丸放疗，而且常常推荐放射剂量在 22Gy 以上，但仍然有睾丸白血病的二次复发。而且一旦剂量超过 24Gy，睾丸的生殖功能将不能保证，常常发生不育和激素分泌不足。在 BFM 睾丸白血病复发后建议切除患侧睾丸而仅对临床表现正常的睾丸进行活检，假如活检提示有白血病细胞浸润再放疗 15Gy。在这样的放疗剂量下睾丸间质细胞的功能能够保留，并可以使患者进入青春期。对于双侧睾丸白血病复发 BFM 建议睾丸切除或放疗 24Gy。尽管 BFM 仍然推荐睾丸放疗，但并没有研究证实睾丸放疗对睾丸白血病复发肯定有必要。荷兰儿童肿瘤协作组通过试验证明对于单纯睾丸白血病复发可以不必加用睾丸放疗而达到治愈的目的。目前，在 COG，无论是初发时的睾丸白血病，还是睾丸白血病复发，睾丸放疗的使用也越来越少。因为睾丸白血病复发的病人常常可以在骨髓里检测到白血病细胞或者最终会发生骨髓复发，所以，控制睾丸白血病复发是一个全身问题而非单纯的局部问题。现在，在 COG 中对于

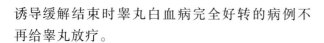

诱导缓解结束时睾丸白血病完全好转的病例不再给睾丸放疗。

四、复发性 ALL 的新药

对于复发 ALL,目前研究的一个重点是如何应用新的药物来提高治疗效果,尤其是提高那些早期骨髓复发病人和 T 细胞 ALL 复发病人的治愈率。单一药物往往对复发白血病效果不佳。因此,任何新药一般都是结合传统的化疗药一起进行。因为化疗药本身的副作用,因此在新药的临床试验中,我们会非常注意药物的毒性。

(一)核苷酸拟似物

1. **克罗拉滨(clofarabine)**　是第二代核苷酸拟似物。它对多次复发和耐药 ALL 有 30% 左右的治疗反应。2004 年,欧洲和美国已经批准将克罗拉滨用于儿童复发 ALL 和两个疗程仍然未能缓解的耐药 ALL。最近,有临床试验把克罗拉滨和可能与它会有协同作用的化疗药联合化疗,如:环磷酰胺和 VP-16。其中克罗拉滨的用法是:$40mg/(m^2 \cdot d)$,连用 5 天。以克罗拉滨为主的化疗方案的主要副作用有:严重的骨髓抑制、严重感染和肝静脉阻塞(VOD),后者特别多见于有移植史的病人。

2. **奈拉滨(nelarabine)**　是一种嘌呤核苷磷酸化酶抑制剂。一期临床试验中奈拉滨就显示对 T 细胞 ALL 有高达 54% 的总有效率(Kurtzberg et al)。Berg SL 报道的一个二期临床试验显示在复发的 T-ALL 病人中,奈拉滨 $1200mg/m^2$ 连用 5 天可以达到 35% 的完全缓解率。2005 年美国已经批准奈拉滨作为第三线药物治疗 T 细胞 ALL 和 T 细胞淋巴瘤。最近 COG 正在进行用奈拉滨作为一线药物治疗 T 细胞 ALL 的临床试验。

(二)蛋白酶体抑制剂

硼替唑米(bortezomib)是一种选择性 26s 蛋白酶体抑制剂,它的作用是稳定一些细胞周期调节蛋白从而使肿瘤细胞更加容易凋亡。硼替唑米已经在美国被批准用于治疗成人多发性骨髓瘤。最近,在儿童白血病和淋巴瘤治疗发展组(TACL)主导的 1/2 期临床试验中,硼替唑米和 VPLD 化疗方案联合重新诱导治疗复发 ALL 获得了可喜的疗效。COG 正

在对这一药物进行联合化疗治疗复发性 B-ALL 和初发 T-ALL 的临床研究。

(三)单克隆抗体

Blinatumomab 是一种全新类型的免疫药物,它是一个双特异性 T 细胞连接器,可以同时识别 CD19 分子和 CD3 分子。Blinatumomab 把表达有 CD3 分子的细胞毒性 T 细胞和表达有 CD19 分子的白血病细胞连接在一起,从而增强细胞毒性 T 细胞对表达 CD19 分子的白血病细胞的杀伤作用。在成人的一个 2 期临床试验中,blinatumomab 被用于治疗 B-ALL 复发后 MRD 持续阳性的病人。用法是:$15\mu g/(m^2 \cdot d)$ 连续静脉滴注 28 天,然后休息 2 周。16/21(76%)的病人 MRD 转阴。在这 16 个病人中,有 12 个病人用化疗无法达到 MRD 阴性(molecular refractory)。在另外两个复发或耐药成人 B-ALL 的临床试验中,完全缓解率(包括骨髓缓解而血象未完全恢复的病例,CRh)达到了 69%。2014 年的美国血液学年会中报道了 blinatumomab 治疗儿童白血病的 2 期临床试验的初步结果。在 39 例已经反复治疗的病人中,31% 达到了完全缓解。报告中提到的主要副作用有细胞因子释放综合征和 CNS 毒性(如脑病)。前者可以通过糖皮质激素治疗,后者往往是自限性的。Blinatumomab 在 2014 年被美国 FDA 批准用于治疗复发和耐药 B-ALL。目前,blinatumomab 正在 COG 最新的复发 B-ALL 的临床试验中使用。

伊诺妥珠澳加米星(inotuzumabozogamicin,INO)是一类和药物结合的抗体。它是人源化的抗 CD22 单抗和卡奇霉素的结合物。卡奇霉素是具有细胞毒性的抗生素。当伊诺妥珠结合 CD22 分子后,它很快就内化到细胞内并将卡奇霉素释放到细胞内从而杀死肿瘤细胞。在成人 ALL 的 2 期临床试验中,伊诺妥珠澳加米星可以达到 57% CR 和 CRh。DeAngelo 等在 2015 欧洲血液学年会中报道了成人复发 ALL 的 3 期临床试验,随机对照 INO 和常用成人化疗方案的疗效。其中 INO 具有更好的缓解率(80.7% 比 33.3% P<0.0001)。持续缓解时间的中位数也是 INO 组更长一些。INO 的主要副作用是肝胆异常,包括 VOD。2015 年 INO 被美国 FDA 作为突破性的治疗新药批准在临床使用。现在,INO 治疗儿童白血病的国际性临床研究正在酝酿中。

（四）CD19 嵌合抗原受体 T 细胞（CAR-T）

CD19 CAR-T 细胞治疗是通过基因工程将针对 CD19 的人工组装的嵌合抗原受体转导到病人自体的 T 细胞中，使后者能够识别并攻击表达 CD19 的 B-ALL 细胞。这种人工修饰的 T 细胞进入人体后，可以通过嵌合受体中的抗 CD19 抗体的特异性片段识别 CD19$^+$细胞表面的 CD19 分子并激活 T 细胞信号通路。这些信号通路的活化可以促使 CAR-T 细胞成指数方式增殖、诱导对肿瘤细胞的杀伤。费城儿童医院报道了用在慢病毒载体转导的 CD19 CAR-T 细胞治疗 30 个多次复发或耐药病人的一期临床试验，CR 率高达 90%。值得注意的是大部分病人在 CAR-T 输注后未行 HSCT，到 CAR-T 输注后 6 个月仍然还有惊人的 78%（95% 可信区间，65% ~ 95%）的 OS 和 67%（可信区间，51% ~ 88%）的 EFS。同样，Lee 等报道了采用反转录病毒载体转导的 CD19 CAR-T 细胞的一期临床试验中，输注 28 天后的 CR 率也达到 67%（14/21）。和费城儿童医院不同的是，这 14 个病人中有 10 个病人后来进行了 HSCT，在 CD19 CAR-T 细胞治疗后的一年仍然是 MRD 阴性。其他几个研究组的报道也有相似的结果。CD19 CAR-T 细胞治疗的主要毒副作用有细胞因子释放综合征、脑病以及 B 细胞增生障碍。现在，国内外 CD19 CAR-T 细胞治疗的 2 期临床试验正在进行中。

五、小结和展望

随着 ALL 一线治疗的进展，复发病例越来越少。但是，由于儿童 ALL 的发病率较高，复发仍然是造成死亡的重要原因。在现有的治疗手段下，ALL 复发后的治愈率在 40% ~ 50% 左右。但对高危病人来说缓解率仍然不理想。通过复发机制的认识将有助于确定关键的治疗靶点发明新的药物。候选的药物和疗法有小分子药物、新的化疗药物以及免疫治疗。如何使用这些新的治疗方法，包括如何确定这些新疗法适合的病人、用药的恰当时间和合适的剂量需要通过临床试验。所以，为了更好认识 ALL 复发的生物学机制并利用这些新知识为将来的病人服务还需要广泛、深入的研究。

（Sun Weili　沈树红）

参 考 文 献

[1] Hunger SP, Lu X, Devidas M, et al. Improved survival for children and adolescents with acute lymphoblastic leukemia between 1990 and 2005：a report from the children's oncology group. J Clin Oncol,2012,30：1663-1669

[2] Gaynon PS. Childhood acute lymphoblastic leukaemia and relapse. Br J Haematol,2005,131：579-587

[3] Locatelli F, Schrappe M, Bernardo ME, et al. How I treat relapsed childhood acute lymphoblastic leukemia. Blood, 2012,120：2807-2816

[4] Henze G. Childhood acute lymphoblastic leukaemia. European Journal of Cancer,1997,33：8-9

[5] Roy A, Cargill A, Love S, et al. Outcome after first relapse in childhood acute lymphoblastic leukaemia - lessons from the United Kingdom R2 trial. Br J Haematol,2005,130：67-75

[6] Nguyen K, Devidas M, Cheng SC, et al. Factors influencing survival after relapse from acute lymphoblastic leukemia：a Children's Oncology Group study. Leukemia, 2008, 22：2142-2150

[7] Gaynon PS, Qu RP, Chappell RJ, et al. Survival after relapse in childhood acute lymphoblastic leukemia：impact of site and time to first relapse--the Children's Cancer Group Experience. Cancer,1998,82：1387-1395

[8] Tallen G, Ratei R, Mann G, et al. Long-term outcome in children with relapsed acute lymphoblastic leukemia after time-point and site-of-relapse stratification and intensified short-course multidrug chemotherapy：results of trial ALL-REZ BFM 90. J Clin Oncol,2010,28：2339-2347

[9] Freyer DR, Devidas M, La M, et al. Postrelapse survival in childhood acute lymphoblastic leukemia is independent of initial treatment intensity：a report from the Children's Oncology Group. Blood,2011,117：3010-3015

[10] Jahnukainen K, Salmi TT, Kristinsson J, et al. The clinical indications for identical pathogenesis of isolated and non-isolated testicular relapses in acute lymphoblastic leukaemia. Acta paediatrica,1998,87：638-643.

[11] Uckun FM, Gaynon PS, Stram DO, et al. Paucity of leukemic progenitor cells in the bone marrow of pediatric B-lineage acute lymphoblastic leukemia patients with an isolated extramedullary first relapse. Clin Cancer Res,1999,5：2415-2420

[12] Hagedorn N, Acquaviva C, Fronkova E, et al. Submicroscopic bone marrow involvement in isolated extramedullary relapses in childhood acute lymphoblastic leukemia：a

more precise definition of "isolated" and its possible clinical implications, a collaborative study of the Resistant Disease Committee of the International BFM study group. Blood,2007,110:4022-4029

[13] Buchanan GR, Boyett JM, Pollock BH, et al. Improved treatment results in boys with overt testicular relapse during or shortly after initial therapy for acute lymphoblastic leukemia. A Pediatric Oncology group study. Cancer, 1991,68:48-55

[14] Ribeiro RC, Rivera GK, Hudson M, et al. An intensive re-treatment protocol for children with an isolated CNS relapse of acute lymphoblastic leukemia. J Clin Oncol, 1995,13:333-338

[15] Coustan-Smith E, Sancho J, Hancock ML, et al. Clinical importance of minimal residual disease in childhood acute lymphoblastic leukemia. Blood,2000,96:2691-2696

[16] Eckert C, Biondi A, Seeger K, et al. Prognostic value of minimal residual disease in relapsed childhood acute lymphoblastic leukaemia. Lancet,2001,358:1239-1241

[17] Raetz EA, Borowitz MJ, Devidas M, et al. Reinduction platform for children with first marrow relapse of acute lymphoblastic Leukemia: A Children's Oncology Group Study[corrected]. J Clin Oncol,2008,26:3971-3978

[18] Einsiedel HG, von Stackelberg A, Hartmann R, et al. Long-term outcome in children with relapsed ALL by risk-stratified salvage therapy: results of trial acute lymphoblastic leukemia-relapse study of the Berlin-Frankfurt-Munster Group 87. J Clin Oncol,2005,23:7942-7950

[19] von Stackelberg A, Hartmann R, Buhrer C, et al. High-dose compared with intermediate-dose methotrexate in children with a first relapse of acute lymphoblastic leukemia. Blood,2008,111:2573-2580

[20] Eckert C, von Stackelberg A, Seeger K, et al. Minimal residual disease after induction is the strongest predictor of prognosis in intermediate risk relapsed acute lymphoblastic leukaemia - long-term results of trial ALL-REZ BFM P95/96. European Journal of Cancer,2013,49:1346-1355

[21] Parker C, Waters R, Leighton C, et al. Effect of mitoxantrone on outcome of children with first relapse of acute lymphoblastic leukaemia(ALL R3): an open-label randomised trial. Lancet,376:2009-2017

[22] Eckert C, Henze G, Seeger K, et al. Use of allogeneic hematopoietic stem-cell transplantation based on minimal residual disease response improves outcomes for children with relapsed acute lymphoblastic leukemia in the intermediate-risk group. J Clin Oncol,2013,31:2736-2742

[23] Bader P, Kreyenberg H, Henze GH, et al. Prognostic value of minimal residual disease quantification before allogeneic stem-cell transplantation in relapsed childhood acute lymphoblastic leukemia: the ALL-REZ BFM Study Group. J Clin Oncol,2009,27:377-384

[24] Sramkova L, Muzikova K, Fronkova E, et al. Detectable minimal residual disease before allogeneic hematopoietic stem cell transplantation predicts extremely poor prognosis in children with acute lymphoblastic leukemia. Pediatr Blood Cancer,2007,48:93-100

[25] Barredo JC, Devidas M, Lauer SJ, et al. Isolated CNS relapse of acute lymphoblastic leukemia treated with intensive systemic chemotherapy and delayed CNS radiation: a pediatric oncology group study. J Clin Oncol, 2006, 24:3142-3149

[26] Winick NJ, Smith SD, Shuster J, et al. Treatment of CNS relapse in children with acute lymphoblastic leukemia: A Pediatric Oncology Group study. J Clin Oncol, 1993, 11:271-278

[27] Ritchey AK, Pollock BH, Lauer SJ, et al. Improved survival of children with isolated CNS relapse of acute lymphoblastic leukemia: a pediatric oncology group study. J Clin Oncol,1999,17:3745-3752

[28] Eapen M, Zhang MJ, Devidas M, et al. Outcomes after HLA-matched sibling transplantation or chemotherapy in children with acute lymphoblastic leukemia in a second remission after an isolated central nervous system relapse: a collaborative study of the Children's Oncology Group and the Center for International Blood and Marrow Transplant Research. Leukemia,2008,22:281-286

[29] Domenech C, Mercier M, Plouvier E, et al. First isolated extramedullary relapse in children with B-cell precursor acute lymphoblastic leukaemia: results of the Cooprall-97 study. European Journal of Cancer,2008,44:2461-2469

[30] Tsurusawa M, Yumura-Yagi K, Ohara A, et al. Survival outcome after the first central nervous system relapse in children with acute lymphoblastic leukemia: a retrospective analysis of 79 patients in a joint program involving the experience of three Japanese study groups. International Journal of Hematology,2007,85:36-40

[31] Nachman J, Palmer NF, Sather HN, et al. Open-wedge testicular biopsy in childhood acute lymphoblastic leukemia after two years of maintenance therapy: diagnostic accuracy and influence on outcome-a report from Children's Cancer Study Group. Blood,1990,75:1051-1055

[32] Grundy RG, Leiper AD, Stanhope R, et al. Survival and

endocrine outcome after testicular relapse in acute lymphoblastic leukaemia. Archives of disease in childhood,1997, 76:190-196

[33] Wofford MM,Smith SD,Shuster JJ,et al. Treatment of occult or late overt testicular relapse in children with acute lymphoblastic leukemia:a Pediatric Oncology Group study. J Clin Oncol,1992,10:624-630

[34] Leiper AD,Grant DB,Chessells JM. Gonadal function after testicular radiation for acute lymphoblastic leukaemia. Archives of disease in childhood,1986,61:53-56

[35] Castillo LA,Craft AW,Kernahan J,et al. Gonadal function after 12-Gy testicular irradiation in childhood acute lymphoblastic leukaemia. Medical and pediatric oncology, 1990,18:185-189

[36] van den Berg H,Langeveld NE,Veenhof CH,et al. Treatment of isolated testicular recurrence of acute lymphoblastic leukemia without radiotherapy. Report from the Dutch Late Effects Study Group. Cancer,1997,79:2257-2262

[37] Hijiya N,Gajjar A,Zhang Z,et al. Low-dose oral etoposide-based induction regimen for children with acute lymphoblastic leukemia in first bone marrow relapse. Leukemia,2004,18:1581-1586

[38] Panetta JC,Gajjar A,Hijiya N,et al. Comparison of native E. coli and PEG asparaginase pharmacokinetics and pharmacodynamics in pediatric acute lymphoblastic leukemia. Clinical pharmacology and therapeutics,2009,86:651-658

[39] Hijiya N,Thomson B,Isakoff MS,et al. Phase 2 trial of clofarabine in combination with etoposide and cyclophosphamide in pediatric patients with refractory or relapsed acute lymphoblastic leukemia. Blood, 2011, 118: 6043-6049

[40] O'Connor D,Sibson K,Caswell M,et al. Early UK experience in the use of clofarabine in the treatment of relapsed and refractory paediatric acute lymphoblastic leukaemia. Br J Haematol 2011,154:482-485

[41] Horton TM,Gannavarapu A,Blaney SM,et al. Bortezomib interactions with chemotherapy agents in acute leukemia in vitro. Cancer Chemother Pharmacol,2006,58:13-23

[42] Messinger Y,Gaynon P,Raetz E,et al. Phase I study of bortezomib combined with chemotherapy in children with relapsed childhood acute lymphoblastic leukemia(ALL):a report from the therapeutic advances in childhood leukemia (TACL) consortium. Pediatr Blood Cancer 2010,55:254-259

[43] Messinger YH,Gaynon PS,Sposto R,et al. Bortezomib with chemotherapy is highly active in advanced B-precur-

sor acute lymphoblastic leukemia:Therapeutic Advances in Childhood Leukemia & Lymphoma (TACL) Study. Blood,2012,120:285-290

[44] Loffler A,Kufer P,Lutterbuse R,et al. A recombinant bispecific single-chain antibody,CD19 x CD3,induces rapid and high lymphoma-directed cytotoxicity by unstimulated T lymphocytes. Blood,2000,95:2098-2103

[45] Mack M,Riethmuller G,Kufer P. A small bispecific antibody construct expressed as a functional single-chain molecule with high tumor cell cytotoxicity. Proceedings of the National Academy of Sciences of the United States of America,1995,92:7021-7025

[46] Topp MS,Kufer P,Gokbuget N,et al. Targeted therapy with the T-cell-engaging antibody blinatumomab of chemotherapy-refractory minimal residual disease in B-lineage acute lymphoblastic leukemia patients results in high response rate and prolonged leukemia-free survival. J Clin Oncol,2011,29:2493-2498

[47] Topp MS,Gokbuget N,Zugmaier G,et al. Phase II trial of the anti-CD19 bispecific T cell-engagerblinatumomab shows hematologic and molecular remissions in patients with relapsed or refractory B-precursor acute lymphoblastic leukemia. J Clin Oncol,2014,32:4134-4140

[48] Hoffman LM,Gore L. Blinatumomab,a Bi-Specific Anti-CD19/CD3 BiTE(I) Antibody for the Treatment of Acute Lymphoblastic Leukemia:Perspectives and Current Pediatric Applications. Frontiers in Oncology,2014,4:63

[49] DiJoseph JF,Dougher MM,Kalyandrug LB,et al. Antitumor efficacy of a combination of CMC-544(inotuzumabozogamicin) ,a CD22-targeted cytotoxic immunoconjugate of calicheamicin,and rituximab against non-Hodgkin's B-cell lymphoma. Clin Cancer Res,2006,12:242-249

[50] Kantarjian H,Thomas D,Jorgensen J,et al. Inotuzumabozogamicin,an anti-CD22-calecheamicin conjugate,for refractory and relapsed acute lymphocytic leukaemia:a phase 2 study. The Lancet Oncology,2012,13:403-411

[51] Nellan A,Lee DW. Paving the road ahead for CD19 CAR T-cell therapy. Current opinion in hematology,2015,22: 516-520

[52] Grupp SA,Kalos M,Barrett D,et al. Chimeric antigen receptor-modified T cells for acute lymphoid leukemia. The New England journal of medicine,2013,368:1509-1518

[53] Maude SL,Frey N,Shaw PA,et al. Chimeric antigen receptor T cells for sustained remissions in leukemia. The New England Journal of Medicine,2014,371:1507-1517

[54] Lee DW,Kochenderfer JN,Stetler-Stevenson M,et al. T

cells expressing CD19 chimeric antigen receptors for acute lymphoblastic leukaemia in children and young adults: a phase 1 dose-escalation trial. Lancet,2015,385:517-528

[55] Brentjens RJ,Riviere I,Park JH,et al. Safety and persistence of adoptively transferred autologous CD19-targeted T cells in patients with relapsed or chemotherapy refractory B-cell leukemias. Blood,2011,118:4817-4828

[56] Brentjens RJ,Davila ML,Riviere I,et al. CD19-targeted T cells rapidly induce molecular remissions in adults with chemotherapy-refractory acute lymphoblastic leukemia. Science Translational Medicine,2013,5:177ra38

第三章　复发性急性髓细胞白血病

根据美国 2010 年的流行病学监测数据,每年的急性髓细胞白血病(acute myeloid leukemia,AML)初发病例超过 1.2 万例,而 15 岁以下儿童的 AML 发病率约为百万分之七。目前,在高收入国家,由于大剂量化疗和有效的支持治疗,AML 的长期存活率已经高达 70%。而随着近年分子遗传学和病理学等方面的进展,WHO 对 AML 的分型也进行了补充,儿童 AML 和成人 AML 在分子遗传学方面存在一些明显差异,目前仍无国际公认的专门关于儿童 AML 的分型和诊治指南,儿童 AML 的诊治方案和评估标准目前仍主要借鉴自成人 AML。

目前 85% 以上的儿童 AML 在接受诱导化疗后能获得骨髓缓解,但在随后的治疗和随访中,超过 30% 的患儿会出现复发。NCCN-2011 将白血病复发定义为完全缓解后外周血重新出现白血病细胞或骨髓原始细胞>5%(除外其他原因如巩固化疗后骨髓重建等),或髓外出现白血病细胞浸润。骨髓是最常见的复发部位,而约 10% 患儿出现中枢神经系统的浸润(其中包括骨髓和中枢神经系统同时复发)。复发的患儿中,约 50% 患儿属于早期复发,即在诊断后 1 年内出现复发。总的来说,儿童 AML 复发后的预后较差。

一、AML 的复发机制

由于急性髓系白血病是具有高度异质性的恶性血液病,发病机制复杂,除急性早幼粒细胞白血病(APL)等少数类型急性髓系白血病的发病机制清楚外,大部分目前尚不清楚。因此开发新的治疗手段非常困难。随着二代基因组测序技术的出现,研究白血病基因组的异常改变从而成为可能,研究者在近年通过二代测序发现一些与急性髓系白血病复发可能密切相关的基因突变,包括 *IDH1*、*SETD2* 和 *DNMT3A* 基因突变等。

Ley 和同事在 2008 年首次报道了一例 AML-M1 患者的原癌基因图谱,随后越来越多的 AML 肿瘤基因图谱得到报道,其中包括一些复发的和治疗相关的 AML 患者,并有部分 M5 的外显子序列得到明确。这些研究使人们对 AML 有了一些新的认识,首先在 AML 细胞中往往只存在少数获得性的核苷酸点突变,在编码区域这种突变数量从 6～26 不等,平均为 14 个,这说明 AML 的发病并不是因为基因组的不稳定所致,更可能和部分肿瘤基因的突变所驱使;其次,发现的这些突变基本都是个体性的,说明大多数突变可能只是随机发生。

因此,目前的最大挑战是能否发现一些在 AML 基因组中和白血病发病相关的基因突变。通过寻找那些在多数 AML 病例中共同存在的基因突变可能是一个可行的办法。Welch 等人通过分析 108 例 AML 基因组,结果发现有 24 个基因突变至少出现在 3 个以上 AML 病例中,其中有一些是新发现的基因,包括 *STAG2*、*SMC3* 和 *SMC1A* 等。随着研究的深入,一些和 AML 发病相关的基因将得到发现,这对于今后阐明 AML 复发的机制将是非常重要的。

2009 年,国外有研究者在儿童 AML 中发现了新的融合基因类型 *MLL-NRIP3*,随后我国学者应用二代基因组测序技术在一对急性髓系白血病同卵双胞胎患者进行分析,结果在双胞胎患儿中发现存在 *MLL-NRIP3* 和 *NF1-AARSD1* 两个融合基因,而在健康妹妹中未检测出融合基因。实验室将 *MLL-NRIP3* 融合基因转导到小鼠造血细胞中后能够诱导相同类型的髓系白血病发生。但在白血病的发病过程中,除了 MLL-NRIP3 打击,肯定还有其他诱发因素的存在值得我们深入研究。

有学者应用二代基因组测序对儿童急性髓系白血病患者进行分析,发现了许多发生在成人急性髓系白血病中的复发性突变,如 *FLT3*、*CEBPA*、*KIT*、*CBL*、*NRAS*、*WT1*、*MLL3*、*BCOR*、*BCORL1*、*EZH2* 等。

另外还发现了一些新的基因突变,如 *BRAF*、*CUL2* 和 *COL4A5*,这些基因与急性髓系白血病的发病密切相关。但也有研究者发现,对相同的样品用不同的生物信息学方法分析可能有不同结果。

当然,二代测序用于肿瘤细胞的分析目前也存在一些欠缺,最重要的是二代测序技术不能提供表观遗传学改变的一些信息,也不能提供基因表达的变化。因此,为了充分地了解 AML 患者中获得的基因组学改变,必须同时另外来检测 RNA 的表达和表观遗传学的改变。现在,二代测序仍然较为昂贵,在技术上有 SomaticSniper 和 MuTect 等不同生物技术方法,后期需要大量的时间用于分析,这些都阻碍了其在 AML 的广泛开展分析。

目前认为,白血病一般从一个白血病干细胞的克隆在各种因素作用下进展为白血病细胞。白血病干细胞往往比一般的白血病细胞对化疗药物更有耐药性,在治疗过程中更容易逃避治疗而存活,此外,由于白血病干细胞存在于骨髓造血干细胞微环境中而对白血病的复发起着主要的作用。国外有研究者通过对 3 例儿童 AML 患者中单个骨髓细胞的分选得到 $CD34^+CD38^-$ 的白血病造血干细胞,通过随后的基因扩增和二代基因组测序,并与其他大量抽取的骨髓白血病细胞比较,在 *NPM1* 和 *FLT3* 等基因突变类型均相同。该研究对于今后进一步分析儿童 AML 的发病和复发机制将产生巨大的帮助。

二、AML 复发的预后因素

虽然 AML 是一个高度异质性的恶性血液系统疾病,但研究者仍然发现一些与预后相关的因素。资料显示,复发出现在第一次骨髓缓解后 1 年以上的患者更可能获得二次缓解,这些患者的 CR2 达 60% 以上;而对于那些持续缓解时间少于 6 个月即出现复发的患者,CR2 的比例不到 20%。近年研究发现一些与预后相关的因素,包括年龄、复发距离骨髓缓解的时间、初次诊断时的分子遗传学类型和复发前是否进行过干细胞移植等,而发现分子遗传学类型和复发距离骨髓缓解的时间是与复发后预后相关的重要因子。对于复发的 AML 患者,有学者发现伴有 FLT3-ITD 突变的患者预后极差,而即使是初诊患者,FLT3-ITD 突变也是一个不利的预后因素。

目前国内外医疗机构已经广泛使用 MRD 监测来用于评价 ALL 的预后和疗效,对 ALL 的诊治产生巨大的影响,但由于 AML 的高度异质性,MRD 目前在 AML 诊治中的作用尚处于探索阶段,国内外研究者和临床工作者仍在不懈努力寻找 AML 诊治中稳定的 MRD 指标。由于相当一部分 AML 没有分子标志物,或即使有分子标志物也表达不稳定,MRD 检测还没有常规地被用于 AML 的预后和疗效评价。但随着二代基因组测序技术的应用,发现了越来越多的基因突变等改变,使 MRD 今后有可能成为 AML 预后和疗效评价的有效指标。

目前已有多种分子标志被用于 MRD 水平检测,和 ALL 类似也可以通过流式细胞仪监测 AML 的 MRD,该技术已在成人和儿童 AML 中得到应用,与 ALL 的 0.01% 监测阈值不同,目前普遍认为 AML 中 MRD 的监测阈值为 1%。有学者发现 MRD 监测在 CR1 患者和 CR2 患者中均有意义,MRD 阴性患者在 CR1 或 CR2 后接受清髓性造血干细胞移植均有较好的疗效,而 MRD 阳性的患者预后往往不佳,而且 MRD 的数值越高,患者的疗效也越差。

另有学者发现 AML 中 *RUNX1* 基因突变可以用于 MRD 检测。Alexander K 等(Blood Nov 2012 120:657)通过二代基因组测序,在 375 例女性和 439 例男性 AML 患者中,50.5% 患者具有正常核型,而 25.9% 患者具有 *RUNX1* 突变,根据 *RUNX1* 基因突变水平,将低于 3.92% 的 MRD 设定为一组(78 例),高于 3.92% 的 MRD 设定为另一组(25 例),两组无事件生存率和总存活率均存在显著差异。而初诊时 *RUNX1* 基因突变阳性的患者,大多数在复发时仍可被检测到 *RUNX1* 基因突变,只有 2 例(3.5%)患者在复发时没有被检测到突变,而另有 7 例(12.3%)患者中检测到与初诊时不同的新的 *RUNX1* 突变。

此外,目前在国内外研究中发现 *MMRN1*、*TET2*、*MLL-AF9*、*CBA2T3-GLIS2*、*NUP98-NSD1*、*WT1* 和 *NPM1* 等基因突变对儿童 AML 预后的影响也得到报道。Schuback 等对 1042 例来自 COG 的儿童 AML 进行回顾性分析,发现 4.3% 的患儿存在 *CBA2T3-GLIS2* 融合基因,具有该融合基因的患儿年龄较轻(在 2 岁以下年龄组的阳性比例达 10.6%),而在随机选择的成人 AML 患者中甚至没有发现此融合基因。*CBA2T3-GLIS2* 融合基因主要出现于 M5 和 M7 的患儿,而且容易伴有 MLL 基因的重排,但很少出现 *FLT3-ITD* 和 *WT1* 等基因突变。虽然对形态学上的 CR1 影响没有显著性差异,但融合基因阳性组的流式细胞仪监测发现 MRD 阳性比例明显较高(50% 比 28.9%),缓解后的复发率也明显较高(58% 比 35%),在统计学上均存在显著性差异。

另一项针对 2486 例儿童 AML 患者的研究发现,*NUP98-NSD1* 融合基因也较为常见地出现于儿童 AML,而且 *NUP98-NSD1* 融合基因阳性的患儿常伴有 *FLT3-ITD* 或 *WT1* 突变,该组患儿也往往年龄较轻,发病时骨髓幼稚细胞比例较高,外周血的白细胞和血小板计数明显升高,很少有患儿出现 *NPM1* 和 *CEBPA* 的突变。在所有存在 *FLT3-ITD* 突变的患儿中,*NUP98-NSD1* 融合基因阳性的患儿预后明显较差,*NUP98-NSD1* 融合基因阳性和阴性两组的 CR 率分别为 28% 和 69%,3 年总存活率(32% 比 55%)和无事件生存率(16% 比 38%)明显较差,这两组的 MRD 阳性率为 76% 比 36.5%。即使通过多变量分析,*NUP98-NSD1* 融合基因仍然是一个重要预后因素。该研究认为同时伴有 *FLT3-ITD* 和 *NUP98-NSD1* 基因突变的患儿预后极差,这部分患儿在白血病发生中可能存在特殊的遗传学改变机制,只有通过今后特殊的靶向治疗才可能治愈。

随着二代基因组测序的广泛开展,近年越来越多的和 AML 预后相关的基因突变被发现,COG 开展的针对 505 份配对的 AML 研究发现,28% 的体细胞突变位于 13 号染色体,23% 位于 11p,11% 位于 1p,另有 8%、6% 和 6% 分别位于 9p、7q 和 19q。目前已知的常见基因突变主要位于 CNA 区域,如 17q24(*TK1)、1q32、3q28、11q23(*MLL)、6q27(*DLL1)、2q32.1 和 4q35.2;基因缺失则主要位于 7q36.1(*MLL3、*EZH2)、16p13.11(*MYH11)、9q21.32、11p13(*WT1)、2q37.1(*IDH1,*DNMT3A)、10p12.31(*MLLT10)、11q23.3(*MLL)、16q22.1(*CBFB)和 1p36.3(*RUNX3)等。而有体细胞拷贝数异常组的 3 年无事件生存率较低(34% 比 51%)。

最新的二代测序技术发现 AML 的克隆异质性的数量是极其惊人的,由于此技术能够准确地定量基因突变和肿瘤细胞克隆的数量,能够提供给研究者巨量的数据。Ding 等对 8 例复发的 AML 患者检测了初发和复发时的基因组,结果大多数患者均在诊断时存在基因克隆的异质性,克隆数量从 1~5 个不等,而部分发病时不占优势的克隆在复发时却可以成为主要的克隆,这提示目前我们用于预测 AML 患者预后的分子标记可能还不够覆盖一些发病时不占优势的克隆,但这些克隆对复发是重要的;靶向治疗不但要针对发病时主要的基因突变,还需要对一些数量不多的突变克隆有针对性的治疗。

三、AML 复发后的治疗

(一)AML 复发治疗概论

现在有各种不同的方案用于复发的儿童 AML 以获得再次缓解,但主要还是由抗代谢药物(阿糖胞苷和氟达拉滨等)与蒽环类药物配伍。对于复发的儿童 AML,只要患儿能耐受,如果为了治愈白血病则必须进行再诱导。通常对于第一次缓解后超过一年复发的 AML 患者,推荐再次使用原先的诱导缓解方案进行治疗。但再次诱导缓解的持续时间基本都比第一次缓解时间短,如果不进行异基因造血干细胞移植,最终结果往往仍然是死亡。有些患者在再次缓解后会第三次或更多次的复发,而且每次复发的缓解期会比上一次缩短,有时只有几周而已。中华医学会血液分会在 2011 年针对复发难治性 AML 制定了一个中国诊疗指南,分析了复发性 AML 诊断标准和治疗策略,儿童复发性 AML 也可以据此进行借鉴,见表 9-3-1。

表 9-3-1　国内常用儿童复发 AML 治疗方案

方案	药物	剂量
DAE	Ara-C	100mg/m² q12h,d1~7
	IDA	10mg/m² d1~3(DNR 或 Mitox)
	VP-16	100mg/m² d5~7
HDAra-C	Ara-C	2~3g/m² q12h,d1、3、5、7 或 d1~6
	IDA	10mg/m² d2、4、6(DNR、Mitox 或 VP-16)
FLAG	Flu	30mg/m² d1~5
	Ara-C	1~2g/m² d1~5,Flu 用后 4 小时使用
	G-CSF	200μg/m² d0~5
HAD	HHT	2mg/m² d1~7
	Ara-C	100~200mg/m² d1~7
	DNR	40mg/m² d1~3
ME	Mitox	10mg/m² d1~5
	VP-16	100mg/m² d1~5

随着接受正规治疗的 AML 患者的增加,目前如何面对 AML 复发后的治疗成为困扰临床工作者的一个难点,在 20 世纪 80~90 年代,研究者主要通过改善化疗方法来改善复发 AML 患者的疗效,而最近

十年,研究者的主要精力更多地用于靶向治疗的研究,通过抗体介导或分子基因为基础进行针对性的治疗。

目前常用的临床复发 AML 治疗方案主要还是以阿糖胞苷为基础,可以与氟达拉滨和粒细胞集落刺激因子联合应用组成 FLAG 方案,是目前疗效和耐受性较好的方案;阿糖胞苷和蒽环类药物的联合方案目前广泛应用;而阿糖胞苷、米托蒽醌和依托泊苷的联合使用也广为接受;近年以高三尖杉酯碱为主要成分进行诱导化疗的方案也在国内急性髓系白血病患者的治疗中广泛应用,获得较好的有效性与安全性,值得国内同行借鉴与推广。

国外针对复发儿童 AML 患者的随机研究发现,氟达拉滨+阿糖胞苷+G-CSF 与选择性地加用柔红霉素脂质体,分别能获得 59% 和 69% 的再次骨髓缓解,38% 的患儿能获得长期存活。与一线治疗一样,复发的儿童 AML 也需要常规进行三联鞘注,在剂量选择上和常规化疗一致。

在最近十年,克罗拉滨(clofarabine)是一个新的专门用于复发难治性 AML 的药物,克罗拉滨是一种新型的嘌呤核苷类抗癌药物,结合了氟达拉滨和克拉屈滨的优点,既抑制 DNA 聚合酶,又能抑制核糖核酸还原酶,能提高正常或异常的人体淋巴细胞中脱氧胞苷激酶的活性,因此能增加抗肿瘤疗效,对多种肿瘤细胞株和肿瘤动物模型都表现出了很强的抗肿瘤活性。早期的研究表明,克罗拉滨在 μmol 浓度以下就能有效地抑制人体中枢神经肿瘤、肺癌、肾癌、白血病细胞和黑色素瘤细胞系的增殖,体内和体外实验表明,克罗拉滨对白血病细胞有诱导凋亡作用,能通过下调 BCL-2 族蛋白 BCL-X 和 MCL-1,以及 AKT 去磷酸化作用而实现。克罗拉滨对人体白血病细胞 K-562 的抑制作用比氟达拉滨和克拉屈滨更强。

MD Anderson 肿瘤中心在临床试验性治疗中发现,在第一次复发和多次复发的 AML 患者中,克罗拉滨 $40mg/m^2$ 连续给药 5 天能获得较好的骨髓缓解率,常见副作用为肝功能损害,偶见皮炎等。而 Becker 等发现克罗拉滨与大剂量阿糖胞苷和 G-CSF 联合化疗用于治疗复发难治性 AML,可以达到 64% 的缓解率。法国的 Chevallier 和芝加哥大学等的研究发现克罗拉滨可以和异基因造血干细胞移植联合治疗复发 AML、ALL 和 MDS,在 CloB2A2 方案中克罗拉滨 $30mg/m^2$ 连续给药 4 天,与马法兰和抗胸腺细胞球蛋白联合应用于移植前,结果在复发 AML 患者获得 75% 和 69% 的 1 年总生存率和无事件生存率。近年,国际上也有克罗拉滨用于儿童复发 AML 患者的报道,对 AML 细胞株和原代儿童 AML 细胞进行体外实验发现,克罗拉滨和丙戊酸合用能协同抑制白血病细胞;Miano 等发现克罗拉滨 $40mg/m^2$ 连续给药 5 天,与环磷酰胺和 VP-16 联合化疗应用于复发 AML 和 ALL 患儿,对于有效果的患儿后续进行异基因造血干细胞移植,对该方案诱导化疗有反应的患儿,其 2 年总生存率达 59%,临床使用中未见严重的毒副作用。

目前尚有其他几种新型的化疗药物已经应用在复发 AML 患者。曲沙他滨(troxacitabine)是一种阿糖胞苷的异构体,国外的 I 期或 II 期临床试验发现通过单药或联合化疗,对于髓外浸润的 AML 有显著抗白血病作用。Cloretazine 是一种新型的磺酰肼类烷化剂,多中心的 III 期临床试验发现单药静脉给药对于首次复发的 AML 患者是有效的,临床上未见严重的毒副作用。

而靶向治疗可以单药用于治疗,也可以和传统的化疗方案联合进行。比如目前得到广泛应用的吉姆单抗(gemtuzumabozogamicin,GO),可以对复发的 AML 患儿进行 GO 单药治疗,也可以和其他药物联合化疗。

无论选择相关供体或无关供体,对于所有获得骨髓缓解的复发儿童 AML 建议进行异基因造血干细胞移植。而在等待移植期间可以进行巩固化疗以保持病情的缓解。考虑到移植相关的死亡率和单纯化疗后晚期复发患儿的预后,在选择进行单倍体或风险较高的异基因造血干细胞移植需要慎重考虑。同胞供体移植比 HLA 相合的非亲缘移植的复发率更高。有报道,具有组织相容性供体的患者在复发早期进行干细胞移植可与在第二次缓解期内进行移植具有类似的成功率。

如果患者在干细胞移植后出现复发,则预后极差,目前已知的化疗、供者白细胞输注和二次移植等方法均未取得较好的再次缓解率。如果是自体干细胞移植后复发的患者,可考虑进行异基因干细胞移植,但移植后的死亡率极高。

对于复发后进行再次诱导化疗后治疗反应极差的、无法获得二次缓解的和第二次复发的 AML 患儿,可以选择进行临床试验治疗或者姑息治疗。目前尚无对于骨髓未完全缓解的 AML 患者进行带瘤移植的详细数据报道,但生存率是极差的。

（二）AML 复发的新治疗方法

传统化疗药物虽然一定程度上改善了复发 AML 的疗效，但带来的副作用也越来越得到大家关注。近年的趋势，对于复发 AML 患者，国际上更倾向于使用在蒽环类和阿糖胞苷的基础上加用一些新的靶向治疗药物。例如，由于研究发现 AML 原代细胞的 mTOR 旁路激活，而 mTOR 抑制剂雷帕霉素能够抑制 AML 细胞，宾夕法尼亚大学在 2009 年将 mTOR 抑制剂雷帕霉素与米托蒽醌、依托泊苷和阿糖胞苷联合应用于复发 AML 患者，取得较好的临床效果。而在 ECOG 进行的 II 期临床试验中，通过随机分组，对夫拉平度、米托蒽醌、依托泊苷、阿糖胞苷和雷帕霉素进行了不同分组的联合应用，对于复发 AML 患者的治疗亦取得一定的缓解率，而含有夫拉平度组的 FLAM 方案效果更为明显。

近几年，针对各种靶点的靶向治疗可能是今后既能改善疗效，同时又具有较轻副作用的复发 AML 的理想治疗方法。针对 AML 患者的药物主要包括抗体介导的药物、酪氨酸激酶抑制剂和表观遗传学修饰等药物。

1. 抗体介导的药物　目前在复发 AML 患者中获得应用的主要是吉姆单抗（gemtuzumab ozogamicin，GO）。90% 以上的 AML 原始细胞上均存在 CD33 抗原的表达，这成为研究者针对 AML 细胞的靶向治疗的目标。吉姆单抗是人源化的结合了细胞毒素的抗 CD33 抗体，结合的抗体能够使白血病细胞凋亡，在儿童 AML 患者中的应用已经取得令人鼓舞的疗效。在一组平均年龄 6.7 岁的复发 AML 患者中，其中包括干细胞移植后复发的患儿，治疗方案包括吉姆单抗和阿糖胞苷，吉姆单抗可以 $3mg/m^2$ 单次给药，也可以 $9mg/m^2$ 分次给药（第 1、4 和 7 天），还有部分患儿与氟达拉滨和柔红霉素脂质体联合应用（吉姆单抗在第 6 天应用，$4.5mg/m^2$），48% 的患儿在治疗第 32 天获得 CR，并随后进行巩固治疗等，1 年的总生存率达 26%，而那些复发的患儿保持 CR 的时间为 6～9 个月。所有患儿在治疗中均出现了 3～4 级的血液学副作用，包括严重的血小板减少和败血症等，有 1 例患儿出现肝窦阻塞综合征，但通过糖皮质激素治疗可以减轻。如果随后进行异基因造血干细胞移植，吉姆单抗的应用可能会增加静脉阻塞疾病的风险。

COG 的临床研究项目 AAML03P1 和 AAML0531 也对吉姆单抗和传统化疗的联合应用进行了分析。由于 FLT3-ITD 阳性的 AML 细胞往往伴有高度表达的 CD33，而该组患儿用常规化疗的效果较差，因此研究者对总数 1214 例的该项目中 183 例 FLT3-ITD 阳性的患儿进行分析。结果发现是否加入吉姆单抗对患儿的骨髓缓解率和 5 年总生存率没有影响，但 5 年的复发率存在显著性差异（两组分别为 37% 和 59%），但加用吉姆单抗组的治疗相关死亡率明显高于另一组，这也是导致两组最后总生存率类似的原因。而对于那些接受异基因造血干细胞移植的 FLT3-ITD 阳性的 AML 患儿，是否加用吉姆单抗对于复发率的影响更加明显。加用吉姆单抗后主要的致死原因为肝窦阻塞综合征。

2. 酪氨酸激酶抑制剂　在部分 AML 患者中存在持续激活的酪氨酸激酶活性，主要来源于 *FLT3* 和 *KIT* 突变，目前这两个基因突变已成为公认的影响 AML 预后不良的指标，所以也成为研究者进行靶向治疗的热点。有一些靶向 FLT3 的酪氨酸激酶抑制剂已经用于复发 AML 患儿的临床试验，包括索拉非尼（sorafenib）、CEP701、PKC412 和 AC220 等。最近美国 St. Jude 儿童研究医院的研究表明索拉非尼和传统化疗联用对 FLT3-ITD 阳性的 AML 患儿治疗是有效的。而 Inaba 等人发现，给予复发的 AML 患儿索拉非尼+阿糖胞苷的方案治疗，索拉非尼在第 1～7 天使用（$200mg/m^2$），临床上未见严重的毒副作用，部分可见皮肤反应，使用后白血病细胞的 AKT、S6 核糖体蛋白和 4E-BP1 磷酸化被抑制，化疗第 8 天时发现 10/12 的患儿的幼稚细胞明显减少，大部分患儿获得了骨髓缓解。

对于存在 *KIT* 基因突变的患儿，白血病细胞的酪氨酸激酶活性也增加，此类患儿的外周血白细胞常常明显升高，具有较高的复发率和较短的无事件生存时间，对于这类患儿 1J373 和甲磺酸伊马替尼等能起到一定的治疗作用，体外实验显示 1J373 能有效地抑制 KIT 激活的白血病细胞的生长和诱导凋亡。

此外，还有一些针对酪氨酸激酶活化抑制剂已被研究来用于 AML 的治疗，包括上述的 mTOR 抑制剂雷帕霉素，还有 AKT 抑制剂哌立夫辛和 MEK 抑制剂等，这些药物一般单用时无显著疗效，而需要和传统化疗药物联用。

3. 表观遗传学修饰　DNA 的甲基化可以导致基因转录失活或染色体不稳定，在 AML 患者中存在部分的异常甲基化现象，能导致表观遗传性基因沉默，这是去甲基化药物，如地西他滨治疗的可能靶标。去甲基化药物和组蛋白去乙酰化酶抑制剂的联合治疗 AML 已有报道,而在儿童 AML 患者中,地西他滨也已有应用。辛辛那提儿童医学中心对于复发的 AML 患儿进行了平均 3 个周期的小剂量地西他滨治疗,每个周期给予 10 天的 20mg/(m² · d)的静脉用药,对于这些多次复发或移植后复发的患儿,有38% 病例获得 CR。临床中除了粒细胞减少未见其他严重的毒副作用。

除了以上常见的靶向治疗方法,国外尚有许多针对复发难治性 AML 患者治疗措施,包括针对白血病细胞信号转导途径与凋亡途径抑制物,如 BCL-2 的 mRNA 反义药物;抗血管生成药物,如氨磷汀和雷那度胺等;通过树突状细胞表型和功能的 AML 原始细胞进行免疫靶向治疗等。

(叶启东　顾龙君)

参 考 文 献

[1] Ursula C,Marry M,Heuvel E,et al. Diagnosis and management of acute myeloid leukemia in children and adolescents:recommendations from an international expert panel. Blood,2012,120(16):3187-3205

[2] Kaspers GJ,Creutzig U. Pediatric acute myeloid leukemia: international progress and future directions. Leukemia, 2005,19(12):2025-2029

[3] Margaret RO,Camille NA,Jessica A,et al. Acute myeloid leukemia. J Natl ComprCancNetw,2011,9:280-317

[4] Link DC. Molecular genetics of AML. Best Pract Res Clin Haematol,2012,25(4):409-414

[5] Patel KP,Ravandi F,Ma D,et al. Acute myeloid leukemia with IDH1 or IDH2 mutation:frequency and clinicopathologic features. Am J Clin Pathol,2011,135(1):35-45

[6] Shah MY,Licht JD. DNMT3A mutations in acute myeloid leukemia. Nat Genet,2011,29,43(4):289-290

[7] Balgobind BV,Zwaan CM,Meyer C,et al. NRIP3:a novel translocation partner of MLL detected in a pediatric acute myeloid leukemia with complex chromosome 11 rearrangements. Haematologica,2009,94(7):1033

[8] Margherita B,Chiara R,Luciano G,et al. The hidden genomic landscape of acute myeloid leukemia:subclonal structure revealed by undetected mutations. Blood, 2015, 125(4):600-605

[9] Christiane W,Winfried H,Katarina R,et al. Single cell whole exome sequencing in NPM1/Flt3 positive pediatric acute myeloid leukemia. Blood,2014,124(21):1043-1043

[10] Heather LS,Todd A,Robert B,et al. CBFA2T3-GLIS2 Fusion Is Prevalent in Younger Patients with Acute Myeloid Leukemia and Associated with High-Risk of Relapse and Poor Outcome:A Children's Oncology Group Report. Blood,2014,124(21):13-13

[11] Fabiana O,Megan O,Robert BG,et al. NUP98/NSD1 Translocation Further Risk-Stratifies Patients With FLT3/ ITD In Acute Myeloid Leukemia:A Report From Children's Oncology Group and SWOG. Blood, 2014, 122 (21):488-488

[12] 中华医学会血液学分会. 急性髓系白血病(复发难治性)中国诊疗指南(2011 年版). 中华血液学杂志, 2011,32(12):887-888

[13] Martin ST,Gary G,Jacob MR. Drug therapy for acute myeloid leukemia. Blood,2005,106(4):1154-1163

[14] Yoshida N,Sakaguchi H,Matsumoto K,et al. Successful treatment with low-dose gemtuzumabozogamicin in combination chemotherapy followed by stem cell transplantation for children with refractory acute myeloid leukaemia. Br J Haematol,2012,158(5):666-668

[15] Getz KD,Li Y,Alonzo TA,et al. Comparison of in-patient costs for children treated on the AAML0531 clinical trial: A report from the Children's Oncology Group. Pediatr Blood Cancer. 2015,62(10):1775-1781

[16] Baker SD,Zimmerman EI,Wang YD,et al. Emergence of polyclonal FLT3 tyrosine kinase domain mutations during sequential therapy with sorafenib and sunitinib in FLT3-ITD-positive acute myeloid leukemia. Clin Cancer Res, 2013,19(20):5758-5768

[17] Phillips CL,Davies SM,McMasters R,et al. Low dose decitabine in very high risk relapsed or refractory acute myeloid leukaemia in children and young adults. Br J Haematol,2013,161(3):406-410

第十篇
儿童白血病诊治的营养护理和社会关怀

第一章 儿童白血病的营养评估和营养治疗

营养不良在血液肿瘤患儿中为常见问题,疾病及治疗过程中的并发症可影响患儿的营养状况。儿童血液肿瘤的预后不仅仅取决于其本身特性,还与患儿的营养状况密切相关。营养支持是现代医学研究的重大进展之一,在儿童血液肿瘤综合治疗过程中起重要作用。

一、白血病患儿营养状况

肿瘤是引起 1~14 岁儿童死亡的常见疾病。据估计,每 475 名儿童中有 1 名可在 15 岁前发生肿瘤,美国 0~19 岁人群中每年约有 13 000 例新发肿瘤患者。因儿童时期生长发育及肿瘤代谢应激等原因,肿瘤患儿发生进行性体重下降和营养消耗情况非常常见。6%~50% 的肿瘤患儿初诊时即可表现出急性营养不良,8%~32% 的患儿则在长期治疗过程中发生营养不良。同时,白血病患儿在整个治疗过程中人体成分可发生改变,笔者团队采用人体组成分析仪,前瞻性观察了处于诱导缓解、巩固强化和维持治疗 3 种不同时期的急性白血病患儿人体成分的变化,结果发现白血病患儿人体成分百分比均明显小于正常对照组。其中诱导缓解期患儿表现为体重下降,细胞内液、蛋白质、体细胞群和活动细胞群的减少;进入巩固强化期后进一步出现细胞外液、无机盐、体脂肪、去脂体重、骨骼肌重量的下降;而在维持治疗期患儿则以骨骼肌比重减少为主。

除疾病本身外,各种抗肿瘤治疗也可造成和加重营养不良。严重的营养不良常导致并发症和死亡率上升、治疗副作用增加、住院天数延长、生活质量下降,甚至生存期缩短。厌食、体重下降、组织消耗,直至死亡,是癌性恶液质的特点,老人及儿童尤为常见,且随病情发展更为突出。恶液质的发生率在进行性和转移性肿瘤患儿中高达 40%,占直接死亡原因的 20%。营养支持是近代医学领域重大进展之

一,肿瘤患者给予营养支持的目的并非是为了根治肿瘤,而是治疗营养不良,为机体提供对手术、放化疗的耐受基础,提高治疗成功率,减少并发症和降低死亡率;对于肿瘤患儿而言,还应进一步关注其正常生长发育的需求。

目前,儿童急性淋巴细胞白血病治愈率接近90%。儿童白血病早期发现、增强治疗(包括使用多种治疗方案)、感染控制以及优化的营养支持治疗都使得白血病患儿的生存率得到进一步提高。儿童肿瘤治疗的实质性进展却带来了一系列药物的副作用,从而增加了评估营养状况和营养需求的难度。这些副作用会在早期或晚期发生,其中最常见的营养相关副作用便是抗氧化剂消耗,这对处于药物预处理期的患者影响很大,因为药物预处理是短期内给予患者高剂量化疗药以便疾病得到缓解,而同时机体正常免疫系统受到摧毁,这使得患者处于较危险的状态。许多化疗药物会释放氧自由基,从而中和并清除患者体内的抗氧化物质储备。另外,患者在此时会感到身体不适,较难耐受或(和)摄入适量的营养物质,这也就无法补充体内的抗氧化物质。其他治疗药物副作用包括营养不良、体质指数增加或肥胖(常见于接受头颅放疗的女性 ALL 患者)、蛋白质转化效率增加(见于接受高剂量甲氨蝶呤和糖皮质静注治疗的患儿)。据统计,4 岁前诊断出 ALL 的患者在治愈后会呈现 BMI 增加($\geq 25 kg/m^2$)的症状。其他副作用包括:内分泌失调,甲状腺功能减退,生长发育紊乱,心血管疾病,呼吸系统疾病,神经和感知功能紊乱,骨坏死,疲乏和慢性疼痛等。应在诊断、治疗、短期及长期随访中均重视对白血病儿童的营养评估和营养治疗,进一步改善其生存和生活质量。

二、白血病患儿营养代谢特点

白血病患儿能量、碳水化合物、脂肪及蛋白质代

谢均有很大程度改变,对营养供给不足的反应表现为能量消耗、蛋白质分解、糖异生增加的急性代谢应激特点。能量消耗增加和低效利用常被认为是荷瘤机体营养不良的原因。

因胰岛被白血病细胞浸润、药源性(如糖皮质激素、左旋门冬酰胺酶)可致胰岛功能损害及机体对胰岛素敏感性下降,白血病患儿葡萄糖耐受性可下降,糖代谢异常。Surapolchai 等测定了 131 例存活的淋巴细胞白血病患儿糖耐量和胰岛素抵抗情况,结果发现 7.6% 的患儿发生了糖耐量受损,30.5% 的患儿存在胰岛素抵抗。非肿瘤患者在肌糖原和肝糖原消耗后,脂肪代谢逐渐代替肌肉蛋白分解,而节省肌肉蛋白。肿瘤患者因丧失了应激状态下保存体内蛋白的正常机制而致葡萄糖产生及蛋白质分解均增加,而相应的合成减少,大量氨基酸包括支链氨基酸(branched amino acid,BCAA)被用来进行糖原异生,血清氨基酸谱异常;对于那些自身不能合成的氨基酸,如谷氨酰胺(glutamine,Gln)、门冬酰胺,肿瘤细胞则大量摄取。Gln 不仅是肿瘤细胞生长所必需的,也是迅速生长的正常细胞如骨髓细胞、胃肠道黏膜细胞消耗的主要氨基酸之一,这些迅速生长的正常细胞对化疗十分敏感,再次修复时也需大量 Gln。

体内许多抗肿瘤反应的细胞因子,如肿瘤坏死因子-α(TNF-α)、白介素-1α(IL-1α)、IL-1β,能增加脂肪分解。白血病患儿体内脂蛋白脂肪酶(lipoprotein lipase,LPL)活性低,脂蛋白中甘油三酯(triglyceride,TG)分解减少,血清 TG 升高。白血病细胞为合成细胞膜增加了胆固醇的利用,使血清总胆固醇(total cholesterol,TCH)下降。童宇红等发现,急性白血病患儿化疗后血清 TG 和 TCH 明显下降。这是因为大量肿瘤细胞被杀伤、宿主肿瘤负荷减少,血清 TG 下降,同时化疗的副作用导致机体营养素摄入、吸收和利用均减少,最终出现 TCH 下降。对于白血病患儿,一方面脂肪分解增加、储存减少,需补充外源性脂肪;另一方面体内 LPL 活性下降、脂蛋白及 TG 分解减少,对外源性脂肪利用能力下降,易引起高甘油三酯血症。这些均给白血病患儿摄入脂肪和使用脂肪乳剂造成困难。

白血病患儿营养不良的病理生理过程会导致其生长发育异常和营养不良。此过程包括炎症、骨骼肌破坏、体内蛋白质丢失和脂肪氧化。较为激进的多重抗肿瘤治疗药物及其诱导产生的毒物会改变消化系统正常消化、吸收、利用的功能,从而改变机体对激素的反应和代谢需求。疼痛(例如:黏膜炎)和

食欲紊乱、味觉紊乱和口干症则会增加营养摄入量异常的风险从而增加营养不良的风险。人体成分的改变也会影响抗肿瘤药物的吸收、分布、代谢和清除。阿片类药物(例如:吗啡)会导致恶心、便秘和厌食,从而导致进食减少。

其他的药物副作用包括药物和营养素之间的相互作用。例如:甲氨蝶呤抑制叶酸代谢;环孢素影响钾和镁的浓度;糖皮质激素诱发的高血糖、体液潴留、体重增加,进一步改变机体成分比例,导致电解质水平异常,钙、锌、维生素 D 和维生素 C 需求增加。接受糖皮质激素联合甲氨蝶呤长期治疗的白血病患儿被证实会出现体脂含量增加的症状。

很大一部分接受化疗或放疗的患儿都会患口腔黏膜炎,这是一种由电离射线或化疗药物所致的黏膜炎症。口腔黏膜炎病灶会增加全身感染、疼痛和口腔出血的风险,也会导致患儿进食减少从而增加营养不良的风险。所以,在抗肿瘤治疗的同时,经常进行口腔护理也是至关重要的。Palifermin(Kepivance)已被 FDA 批准用于一小部分成人患者,这是一种重组人角化细胞生长因子,用于治疗或预防成人血液病高剂量化疗、放疗或造血干细胞移植后带来的口炎。

肝静脉阻塞综合征是某些化疗药或造血干细胞移植后所发生的肝窦状隙阻塞综合征,肝内血管及附近由门静脉供血的器官血供都发生阻塞。由于氧化应激导致肝及附近器官血管内皮受损,从而产生静脉阻塞。谷胱甘肽(glutathione,GSH)缺乏与这种副作用相关,饮食中增加 GSH、适量蛋白质和能量成分可以减少肝静脉阻塞综合征的发生率。

三、白血病患儿营养支持治疗

患儿被确诊为白血病时的营养状况与其治疗结果有关。进行合理的营养支持,首先需正确评定白血病患儿的个体营养状况,以便早期发现、及时治疗。营养支持的方式包括肠内营养和肠外营养,或联合使用。若患儿胃肠道功能存在并治疗许可,应首选肠内营养;若因局部病变或治疗限制而不能利用胃肠道营养,可考虑肠外营养。营养支持的有效性往往与实施对象的选择、支持是否及时等诸多因素有关。

(一)营养评估

营养评估应在疾病确诊时即开始,一直持续进行至整个治疗过程中,同时需及时调整治疗方案。

Jaime-Perez 等对墨西哥北部 102 例急性淋巴细胞性白血病患儿进行了为期 5 年的营养评估、干预和追踪,结果证实尽早的营养评估和干预能改善白血病患儿营养状况。营养评估分两个步骤:首先进行营养筛查,其后进行综合评定。前者是为了发现已发生营养不良或存在营养风险的患儿,就诊时即应完成,通常由护理人员执行;后者需在任何需要的时候对营养状态评估的多项指标进行综合评定,以便发现营养不良引起的并发症、估计营养需要量、制订营养支持计划、评估营养支持疗效,通常由营养支持小组人员完成。

营养风险筛查方法着重强调了简便、快捷、可操作性和高灵敏度。近年来,世界范围内已逐步推广了一些适用于成人营养风险筛查的工具,如营养风险筛查(nutrition risk screening 2002,NRS 2002)评分系统,并已被广泛验证。然而,由于儿童生长发育的特殊需要,至今仍无适用于儿童营养风险筛查的工具。2008 年欧洲制定了一种筛查儿科患者营养不良的系统(screening tool for the assessment of malnutrition in paediatrics,STAMP),并于 2010 年进一步完善,该系统通过综合分析患儿疾病严重程度、营养摄入情况和身高体重变化来筛查患儿的营养风险。经过筛查后,存在营养风险的患儿还需进一步进行营养综合评估(表 10-1-1),包括病史、体格检查、实验室检查、机体测量等多项指标综合判断。在病史指标中应做膳食调查,患儿或家属应将患儿每天的食物摄入情况做好记录,必须包括的内容有:全部肠内外营养液、其他静脉补液和经口摄入食物,膳食调查能为合理的营养支持提供可靠依据。2 岁以下儿童的体格检查还应测量头围。评价肿瘤患儿营养状况的标准往往与成人不同。糖皮质激素引起的水肿可能掩盖患儿的营养消退状况,化疗带来的脱水也可能改变体重,因此不能用体重作为营养状态的精确评价指标。同时,体重不能作为衡量长期体细胞质量的标准,因为在瘦体重降低时体重不一定减轻。另外,肌肉质量减低不代表脂肪质量的降低。肌肉质量的减轻与免疫系统和肺功能下降有关,从而增加了其致残率和致死率。因此,利用生物电阻抗(bioelectrical impedance,BIA)技术测定人体体成分变化,将更能精确检测白血病患儿营养状态。因身高别体重的百分位与皮褶厚度和中臂围值有直接联系,对不能测得体重或者体重不能代表精确营养状态的情况下,可以测量(尤其是系列测量)中上臂围和三头肌皮褶厚度,也能较简便可靠地反映肿瘤儿

童营养状况。

表 10-1-1　白细胞患儿营养评估

医疗史	诊断时所处阶段和诊断日期
	既往病史
	用药史
	预期治疗方案
人体测量	体重随时间的变化曲线
	年龄的 BMI
	年龄的身高
	近来的生长趋势
	理想体重百分位数
	目前体重百分位数
	诊断体重百分位数
	中上臂围
	(肱)三头肌皮褶厚度
	人体成分测定
饮食摄入评估	目前摄入(内容,量,进食频次)
	通常摄入量
	摄食行为
	限制经口进食
	管饲
	肠外营养
	维生素/矿物质的补充
胃肠道症状/不良反应	恶心,呕吐,便秘,腹泻
	口干,口味变化
	口腔溃疡
	吞咽困难
	过早饱腹感
实验室评估	电解质
	血糖
	血清蛋白
	中性粒细胞绝对计数
	全血细胞计数
	肝功能
生活质量	活动度
	家庭支撑体系
	抑郁/焦虑
	疼痛
	治疗方案
	资产

血清蛋白标志物,如血清白蛋白、前白蛋白、运铁蛋白及视黄醇结合蛋白等的变化虽能反映出机体的营养状况,但因为其受肝脏合成、清除速率和循环系统漏出速率的影响,感染、肝功能受损及某些化疗药物也可改变其浓度,因此,仍需结合患儿本身情况进行营养评估。炎症急性期,肝脏加速合成铜蓝蛋白,C 反应蛋白和铁蛋白,而阴性急性期蛋白质(例如白蛋白、前白蛋白、视黄醇结合蛋白和转铁蛋白)由于受到应激反应的影响,合成速率有所下降。另

外,化疗药物和反复感染以及败血症会更进一步加重体内营养物质的消耗(尤其是锌的消耗),这对于患儿生长发育是非常不利的。微量营养素的减少可能是由于进食减少、胃肠道丢失过多或机体对营养物质需求增加,这也使肿瘤患者营养不良的评估变得更为复杂。全面监测及评价白血病患儿电解质及维生素、微量元素的变化,并进行相应营养补充也是至关重要的。

(二)肠内营养支持

血液肿瘤患儿饮食的总体原则是高蛋白、高热量,并辅以适当的维生素和矿物质。个体病例应根据实际情况灵活掌握。对患儿而言,营养补充的最大限制是患儿的接受及耐受能力,虽然医护人员为患儿提供了各种营养物质,但往往因为各种原因患儿无法完成营养物质的摄取。当肿瘤患儿存在营养不良、经口摄食少于需求量的80%时,应考虑进行肠内营养(enteral nutrition,EN)支持。

肠内营养是通过经口或管饲的方法将特殊营养配方直接注入胃、十二指肠或空肠。一般而言,肠内营养主要用于经口进食不能满足能量和营养需求而又保留一定胃肠道功能的患儿。与肠外营养相比,肠内营养有众多优点,如保持胃肠道功能、花费低、易于管理和安全性高等。对于行骨髓移植的患儿,肠内营养能改善其早期预后。不同肠内营养配方的原料、营养成分、能量密度、渗透压和价格各不相同。

常用的肠内营养配方的原料有碳水化合物、麦芽糊精、水解淀粉或玉米糖浆、蛋白成分[大部分来源于牛奶(酪蛋白或乳清蛋白)或大豆]、脂类[主要是长链甘油三酯(long chain triglycerideLCTs),含或不含中链甘油三酯(medium chain triglyceride,MCTs)]。与LCTs相比,MCTs的优势为水解速度更快,且可被直接吸收进入外周循环,即便在胰酶和胆汁酸浓度较低时;但其不足为能量密度较低、渗透压较高、不含人体必需脂肪酸。儿童肠内营养配方有3种:多聚体配方提供完整蛋白质;半要素配方或低聚体配方以短肽类为主;单聚体或要素配方的蛋白质成分为氨基酸。

对于血液肿瘤患儿而言,选择肠内营养配方时应考虑以下因素:①营养素和能量的需要量,并根据患儿年龄和身体状况进行调整;②有无食物不耐受或过敏史;③肠道功能,尤其是在放化疗和骨髓移植之后的肠功能情况;④配方给予途径和方式:短期可通过鼻饲进行,长期则推荐采用经胃或肠造口管饲,可采用间断喂养、持续喂养,或两者相结合的方式进

行;⑤配方本身特点:如渗透压、黏滞度、营养密度;⑥口味偏好;⑦价格。对于大多数患儿而言,标准多聚体配方已足够,且其有较好的耐受性和性价比。接受肠内营养的患儿应定期监测生长发育、液体量、营养素摄入情况和治疗效果。肠内营养可能会出现技术层面、代谢、胃肠道、感染及心理上的并发症,因此,需跨学科的营养支持团队(nutrition support team,NST)严密监测。

(三)肠外营养支持

肠外营养(parenteral nutrition,PN)液的成分包括葡萄糖、脂肪乳剂、氨基酸、维生素、微量元素和电解质。近50年的应用与研究,人们对肠外营养的认识得到了飞速发展,其应用技术也日趋完善。对于经口进食和肠内营养不足及因放化疗致严重胃肠道并发症的肿瘤患儿应进行肠外营养,此举非常必要且证明有效,不仅能提高肿瘤患儿对治疗的耐受性,还能加速骨髓功能的恢复。

葡萄糖是肠外营养液中的主要功能物质之一,是最易获得且经济有效的营养物质。因肿瘤患儿常使用一些影响糖代谢的药物(如激素、FK506),尤其是进行骨髓移植的患儿,因此常发生糖耐量受损和胰岛素抵抗,对其葡萄糖摄入量需做相应调整,避免过量。脂肪乳剂作为肠外营养的另一功能物质,也起到非常重要的作用。肿瘤患儿在疾病治疗前后可存在脂代谢紊乱,加上疾病本身和放、化疗致血液系统三系降低、肝功能和凝血功能受损,导致此类患儿脂肪乳剂应用受限。应在密切监测血脂、肝功能和凝血功能状况的情况下,慎用脂肪乳剂。值得庆幸的是,从最早的以大豆油为主的脂肪乳剂、中长链脂肪乳剂,到现在的结构脂肪乳剂、橄榄油脂肪乳剂、鱼油脂肪乳剂,脂肪乳剂的发展已经过了几代的革新。新型的脂肪乳剂具有氧化更快、不易发生高脂血症、增强氮储留、减少炎症反应和血小板活化的特点,可防止肿瘤生长、提高免疫功能,在肿瘤患儿使用脂肪乳剂时增加了更多选择。氨基酸方面,因疾病专用氨基酸配方在创伤、肝病、肾病等领域的肠外营养应用中取得了满意的临床疗效,将其应用于抑制肿瘤生长方面也逐渐被人们重视;但至今仍未见肿瘤专用氨基酸商品问世,仅个别氨基酸如Gln受到重视和强调,尤其是应用在进行骨髓移植患者中。Lakshminarayanan等对188例因血液肿瘤进行骨髓移植的患儿实施静脉注射肝素、口服Gln和熊去氧胆酸的联合治疗,结果发现此组患儿肝静脉闭塞综合征发生率较低。也有报道发现,进行骨髓移植的

患者口服 Gln 可减少黏膜炎症的发生和抗宿主反应；不进行骨髓移植、仅接受放化疗的患者除减少黏膜炎症发生外，无其他临床症状改变。尽管目前已知 Gln 的众多有利作用，但因缺乏高质量的临床研究，其在传统肿瘤治疗和骨髓移植中的应用仍需进一步细致地研究。

（洪　莉）

参 考 文 献

［1］　National Cancer Institute, Surveillance Epidemiology and End Results. SEER Cancer Statistics Review, 1975-2006. (2009-12-03)

［2］　Donaldson SS, Wesley MN, DeWys WD, et al. A study of the nutritional status of pediatric cancer patients. Am J Dis Child, 1981, 135: 1107-1112

［3］　Cady J. Nutritional support during radiotherapy for head and neck cancer: the role of prophylactic feeding tube placement. Clin J Oncol Nurs, 2007, 11(6): 875-880

［4］　Han-Markey T. Nutritional considerations in pediatric oncology. Semin Oncol, Nurs, 2000, 16(2): 146-151

［5］　冯一, 俞晓艳, 连靖超, 等. 急性白血病患儿治疗期人体组成成分的变化. 中华临床营养杂志, 2011, 19(2): 88-92

［6］　Mejia-Arangure JM, Fajardo-Gutierrez A, Reyes-Ruiz NI, et al. Malnutrition in childhood lymphoblastic leukemia: a predictor of early mortality during the induction-to-remission phase of the treatment. Arch Med Res, 1999, 30(2): 150-153

［7］　Sala A, Pencharz P, Barr RD. Childen, cancer, and nutrition: a dynamic triangle in review. Cancer, 2004, 100: 677-687

［8］　Bernstein IL, Sigmundi RA. Tumor anorexia: a learned food aversion. Science, 1980, 209(4454): 416-418

［9］　Pui CH, Mullighan CG, Evans WE, et al. Pediatric acute lymphoblastic leukemia: Where are we going and how do we get there? Blood, 2012, 120: 1165-1174

［10］　Bauer J, Jurgens H, Fruhwald MC. Important aspects of nutrition in children with cancer. AdvNutr, 2011, 2: 67-77

［11］　Diller L, Chow EJ, Gurney JG, et al. Chronic disease in the childhood cancer survivor study cohort: A review of published findings. J ClinOncol, 2009, 27: 2339-2355

［12］　Ness KK, Armenian SH, Kadan-Lottick N, et al. Adverse eff-ects of treatment in childhood acute lymphoblastic leukemia: General overview and implications for long-term cardiac health. Expert Rev Hematol, 2011, 4: 185-197

［13］　Surapolchai P, Hongeng S, Mathachoklertwattana P, et al. Impaired glucose tolerance and insulin resistance in survivors of childhood acute lymphoblastic leukemia: prevalence and risk factors. J Pediatr Hematol Oncol, 2010, 32(5): 383-389

［14］　Kelly KM. Bringing evidence to complementary and alternative medicine in children with cancer: Focus on nutrition-related therapies. Pediatr Blood Cancer, 2008, 50(S2): 490-493

［15］　童宇红, 顾龙君, 蔡威. 急性白血病儿童血脂、蛋白质和氨基酸代谢变化. 肠外与肠内营养, 1999, 6(2): 69-72

［16］　Heuberger RA. Diseases of the Hematological System// Nutrition Therapy and Pathophysiology. Nahikian-Nelms M, Sucher KP, Lacey K, Long Roth S, Ed. Wadsworth, Cengage Learning: Belmont, CA, USA, 2011: 562-608

［17］　Pronsky AM, Crowe JP. Food Medication Interactions. 17ᵗʰ ed. Food Medication Interactions: Birchrunville PA, USA, 2012

［18］　Kelly KM. Bringing evidence to complementary and alternative medicine in children with cancer: Focus on nutrition-related therapies. Pediatr. Blood Cancer, 2008, 50: 490-493

［19］　Srinivasan A, Kasow KA, Cross S, et al. Phase I study of the tolerability and pharmacokinetics of palifermin in children undergoing allogeneic hematopoietic stem cell transplantation. Biol Blood Marrow Transplant, 2012, 18: 1309-1314

［20］　ASPEN guidelines: Standards for Nutrition Support: Pediatric Hospitalized Patients. Nutr Clin Pract, 2013, 28: 263-276

［21］　Jaime-Perez JC, Gonzalez-Llano O, Herrera-Garza JL, et al. Assessment of nutritional status in children with acute lymphoblastic leukemia in northern Mexico: a 5-year experience. Pediatr Blood Cancer, 2008, 50: 506-508

［22］　洪莉. 住院患儿营养风险筛查工具介绍. 中国小儿急救医学, 2015, 22(2): 77-81

［23］　McCarthy H, McNulty H, Dixon M, et al. Screening for nutrition risk in children: the validation of a new tool. J Hum Nutr Diet, 2008, 21: 395-396

［24］　Ballal SA, Bechard LJ, Jaksic T. Nutritional Supportive Care// Principles and Practice of Pediatric Oncology. Pizzo PA, Poplack DG, Eds. Wolters Kluwer Health/Lippincott Williams & Wilkins: Philadelphia, PA, USA, 2011: 1243-1255

［25］　朱晨临, 楼建华, 张冰花, 等. 造血干细胞移植患儿急性期人体组分改变及其相关因素. 解放军护理杂志, 2013, 30(6): 5-9

［26］　Chandwani KD, Ryan JL, Peppone LJ, et al. Cancer-related stress and complementary and alternative medicine: A review. Evid Based ComplementAltern Med, 2012, 2012:

979213

[27] Margolin JE, Rabin KR. Acute Lymphoblastic Leukemia// Principles and Practice of Pediatric Oncology. 6th ed. Pizzo PA, Poplack DG, Eds. Wolters Kluwer Health/Lippincott Williams & Wilkins: Philadelphia PA, USA, 2011:515-561

[28] 费俊,潘莉雅,朱晨临,等.骨髓移植患儿移植前后饮食摄入的改变.中华临床营养杂志,2014,22(2):67-73

[29] Seguy D, Berthon C, Micol JB, et al. Enteral feeding and early outcomes of patients undergoing allogeneic stem cell transplantation following myeloablative conditioning. Trans-plantation,2006,82(6):835-839

[30] Koletzko B.临床儿科营养.王卫平,译.北京:人民卫生出版社,2009:138-142

[31] Corkins MR. The ASPEN pediatric nutrition support core curriculum. USA, Silver Spring,2010:433-447

[32] Barzaghi A, Rovelli A, Piroddi A, et al. Six year's experience of parenteral nutrition in children with hematological malignancies at a single center: management, efficacy, and complications. Pediatr Hematol Oncol,1996,13(4):349-358

[33] Mertes N, Grimm H, Furst P, et al. Safety and efficacy of a new parenteral lipid emulsion (SMOFlipid) in surgical patients: a randomized, double-blind, multicenter study. Ann Nutr Metab,2006,50(3):253-259

[34] Lakshminarayanan S, Sahdev I, Goyal M, et al. Low incidence of hepatic veno-occlusive disease in pediatric patients undergoing hematopoietic stem cell transplantation attributed to a combination of intravenous heparin, oral glutamine, and ursodiol at a single transplant institution. Pediatr Transplant,2010,14(5):618-621

[35] Crowther M. Hot topics in parenteral nutrition. A review of the use of glutamine supplementation in the nutritional support of patients undergoing bone-marrow transplantation and traditional cancer therapy. Proc Nutr Soc,2009,68(3):269-273

第二章 儿童白血病的心理学及其干预

我国白血病的自然发病率约为 3/10 万,呈逐年上升趋势。在每年新增的 4 万余名白血病患者中,超过半数是儿童。在儿童所有恶性肿瘤中,白血病的发病率最高,约占 35%。20 世纪 60～90 年代,儿童癌症的治愈率由 25% 上升到 75% 以上。儿童急性淋巴细胞白血病(acute lymphoblastic leukemia,ALL)在几十年前还完全是一种致命性疾病,但目前在发达国家的治愈率高达 80%,国内也已达到 75%。白血病虽已不再是"不治之症",但其治疗是一个漫长而艰苦的过程。以儿童急性淋巴细胞白血病为例,疗程通常包括 2～3 年的化学治疗,6 个月高强度的缓解诱导和巩固治疗(intensive remission induction and consolidation therapies),以及后续长期的低强度维持治疗。在诊疗的最初 6 个月内,白血病患儿需要经常住院治疗;在后续治疗阶段,患儿基本上可以维持日常的生活和学习。

随着诊疗技术的不断发展,儿童血液肿瘤疾病的治愈率大幅度上升,患儿的存活时间也显著延长。但是,患儿及家长在疾病诊治和长期存活的过程中,往往面临着巨大的压力和挑战,易出现各种心理适应问题,甚至心理障碍,需要心理干预。同时,现代生物-社会-心理医学模式不仅关注躯体疾病的治愈,也愈加重视身心健康、生活质量和社会功能。

本章共分为三节。第一节通过介绍心理社会肿瘤学(Psychosocial-Oncology)来说明儿童白血病的心理学,内容包括国内外心理社会肿瘤学的发展状况,以及儿童心理社会肿瘤学领域相关的标准(standards)、指南(guideline)和共识(consensus)。第二节阐述白血病患儿和家长在诊疗不同阶段的心理特征和常见心理问题。第三节介绍白血病患儿心理干预的若干方法。

第一节 儿童白血病的心理学

儿童白血病是一种恶性肿瘤,因此所谓"儿童白血病的心理学"必然从属于儿童心理社会肿瘤学(Pediatric Psychosocial-Oncology)。心理社会肿瘤学是在过去四十余年间逐渐发展起来的一门新兴学科。因此,本节将通过介绍国内外心理-社会肿瘤学的发展状况,以及儿童心理社会肿瘤学领域的相关标准、指南和共识,来说明儿童白血病的心理学。

一、心理社会肿瘤学及发展状况

心理社会肿瘤学(Psychosocial-Oncology)始于20 世纪 70 年代中期,是一门新兴的交叉学科,主要研究恶性肿瘤患者及其家属在疾病发展的不同阶段所承受的压力和心理反应,以及心理、行为因素在恶性肿瘤发生、发展及转归中的作用。心理社会肿瘤学的研究内容涉及肿瘤学、心理学、社会学以及伦理学等多学科领域。参考已有资料,在此概要介绍国内外心理社会肿瘤学的发展状况。

(一)国外心理-社会肿瘤学的发展

在 19 世纪,恶性肿瘤的诊断就等于给患者的死刑判决书,向患者隐瞒诊断是被大众所理解和普遍接受的沟通方式。20 世纪初,医学和诊疗技术的飞速发展让更多的肿瘤患者看到了生存的希望。到了20 世纪 70 年代中期,西方学者提出:肿瘤患者应当在第一时间获知诊断并宣泄情绪。同时期的相关法律规定也开始明确,恶性肿瘤患者拥有知情权,医师要告诉患者诊断和治疗方案。1975 年,美国首届心理肿瘤学研究会议确定了阻碍心理肿瘤学发展的一个重要原因:缺乏主观症状(例如痛苦、焦虑和抑郁)和生活质量方面的研究工具。当时,美国癌症协会(American Cancer Society, ACS)十分支持心理社会肿瘤学的发展,积极资助学术会议,组建了心理社会肿瘤学同行评审委员会,推进了这一领域高质量研究工具的发展。

1976年,心理社会肿瘤学先锋人物——Jimmie C. Holland在纪念斯隆-凯瑟琳癌症中心(Memorial Sloan Kettering Cancer Center)组建了一个精神病学委员会,专门研究癌症患者的生活质量。一年后,Holland在该院创建了精神科,以满足癌症患者精神和社会方面需要,并开始对恶性肿瘤患者的心理、行为问题和精神并发症进行观察、调查和干预。该中心曾组织来自13个国家的人员协同开展"提高患者生活质量"为宗旨的课题研究,并于1984年在日本东京召开的研讨会上将生活质量列为核心议题进行讨论。

1984年,国际心理肿瘤学会(International Psycho-Oncology Society, IPOS)成立。同年,日本心理肿瘤学会成立(Japan Psycho-Oncology Society, JPOS)。首届JPOS大会聚焦如何满足癌症患者的身心健康需求,提高生活质量,如何应用多学科研究成果,开展教育和培训,为癌症患者提供全方位的关怀。

1986年,美国心理肿瘤学会在纪念斯隆-凯瑟琳癌症中心举行。随后,欧洲心理肿瘤学会(European Psycho-Oncology Society)倡议将社会学内容纳入其中,故易名为欧洲心理社会肿瘤学会(European Psycho-social Oncology Society, EPOS)。1992年,首届国际心理肿瘤学会会议在法国召开。Holland在会议上论述了心理社会肿瘤学概况、发展障碍以及机遇。Holland指出,心理社会肿瘤学是肿瘤学的一个新分支,主要研究社会心理因素在癌症发生、发展和转归过程中作用的一门学科,包括癌症相关的两个研究方向:①癌症患者及其亲属在疾病全过程中的情感变化;②心理、社会以及行为因素对癌症发生率和死亡率的影响。

20世纪70年代起,心理社会肿瘤学的发展非常迅速,各种学术团体组织和研究机构不断涌现。除了国际心理肿瘤学会、日本心理肿瘤学会和欧洲心理社会肿瘤学会外,比较有影响力的还包括美国社会心理肿瘤学协会(American Society of Psycho-Oncology, ASPO)和英国社会心理肿瘤学组(British Psychosocial Oncology Group, BPOG)。与此同时,越来越多的专家学者投身心理社会肿瘤学的临床研究和实践。针对恶性肿瘤患者的心理社会疗护和临床实践也趋于标准化。1997年,美国国立综合癌症网

(National Comprehensive Cancer Network, NCCN)制定了第一部恶性肿瘤患者心理社会护理和临床实践标准化指南。在国际心理肿瘤学会提出的癌症护理标准中,也明确将心理社会护理纳入常规工作。2014年是国际心理肿瘤学会成立30周年。截至目前,该学会已召开了16届世界心理社会肿瘤学学术会议,成立了专门网站(www. ipos-society. org),并出版了专门的学会刊物。

(二) 我国心理社会肿瘤学的发展

我国心理社会肿瘤学起步较晚。20世纪80年代末,国内开始出现相对零星几篇有关肿瘤患者心身特点的文献。例如,诸英(1985)的研究论述了住院白血病患儿的心理特点,以及如何开展适合儿童的活动。20世纪90年代,罗健介绍了心理社会肿瘤学的历史与概念,提出心理社会肿瘤学的作用是"在肿瘤诊治的全过程中,通过专业或非专业人员,为患者及家属提供身心及社会学范围的帮助"。1990年8月,我国抗癌协会成立了中国癌症康复会二级学会,以"让社会知道恶性肿瘤不等于死亡,恶性肿瘤患者需要康复治疗"为宗旨,贯彻生物-心理-社会医学模式,提倡患者积极参与治疗。随后,学会在各大、中城市组织恶性肿瘤患者成立康复会、抗癌乐园、康复俱乐部等团体,建立了一个较为理想的社会支持系统。

20世纪90年代初,张宗卫教授等在北京肿瘤医院首先成立了康复科,主要从事肿瘤心理问题的临床和研究工作,标志着我国肿瘤领域形成了心理社会肿瘤学。同科室的唐丽丽医师于2005~2006年被派出到纪念斯隆-凯瑟琳癌症中心和加拿大的汤姆贝克肿瘤中心学习。随后在她的积极组织及协调下,北京肿瘤医院完成了10门国际心理肿瘤学会网络在线继续教育心理社会肿瘤学课程的引入工作,对心理社会肿瘤学在我国的发展起到了很好的推动作用。2006年,中国抗癌协会肿瘤专业委员会(CPOS)成立,随后省级肿瘤心理学专业委员会纷纷成立。目前,国内少数综合性儿童医院的血液肿瘤科也引入了心理社会服务。例如,上海儿童医学中心较早成立了社会工作部,由社工为白血病患儿及家庭提供社会救助和心理健康服务。近期,该中心还引进了心理学专业人才,扩充了白血病心理社会服务的力量,提高了相关工作的专业性和规范性。

20世纪90年代,国内儿童白血病心理有关的研究不过十余篇,但内容已涵盖了患儿心理卫生状

况、相关因素、智力发育、心理护理以及心理干预措施等。例如，孟馥等（1999）发现，白血病患儿在疾病诊疗的不同阶段，因环境改变、疾病本身、治疗方法、家庭以及社会等方面的因素均可能表现出心理问题，呼吁儿科医护人员应当重视患儿的心理问题，必要时给予干预，通过改善治疗环境、调整治疗方法、提供支持性心理治疗、认知治疗和必要的药物干预，采用身心结合的综合治疗方案，提高疗效。21世纪以来，对于癌症患者心理社会方面的研究越来越多，包括患者和照顾者的研究、测量工具的研究以及干预性研究。在过去十余年间，白血病患儿心理相关的研究涵盖并扩展了这些主题，文献的数量也接近百篇。

我国心理社会肿瘤学已取得了长足进展，但在以下四个方面仍有提升空间：第一，应当把人文关怀上升到与临床治疗同样重要的位置，推广融合心理社会干预的综合治疗方案，同时广泛进行科普教育，提高大众认知水平。第二，鼓励开展临床研究，促进科研成果的临床转化应用。研究人员与临床医生应当密切合作，共同商讨研究和治疗方案，强调心理社会因素的重要性。第三，应当不断完善教学体系和人才培养机制，发展壮大学科队伍，开展心理社会肿瘤学专业和课程。第四，应当加大资金投入，大力支持心理社会肿瘤学的临床实践和研究。

二、儿童心理社会肿瘤学及发展

Lori Wiener 等（2015）采用文献综述的方法整理了儿童心理社会肿瘤学领域的相关标准、指南和共识。透过这些标准、指南与共识的制定和更新完善，我们得以了解儿童心理社会肿瘤学和儿童白血病心理学的蓬勃发展。

（一）标准

1. 1996年，美国儿童血液/肿瘤学会（American Society of Pediatric Hematology/Oncology, ASPH/O）医疗改革和公共问题委员会制定了血液病和癌症儿童与青少年优质护理标准，论述了在疾病不同阶段开展儿童血液/肿瘤综合项目的原理和建议，强调提供心理社会服务的重要性。

2. 2002年，国际儿科肿瘤学会（International Society of Pediatric Oncology, SIOP）制定了癌症患儿护理标准，以实现癌症患儿优质护理的目标。

3. 2008年，美国医学会（Institute of Medicine,

IOM）出版了"全病人癌症护理：满足心理社会健康需求"，描绘了不同年龄癌症患者的心理社会需求和未达成这些需求所产生的后果，并阐述了提供癌症心理社会护理的模式和执行建议（图10-2-1和表10-2-1）。

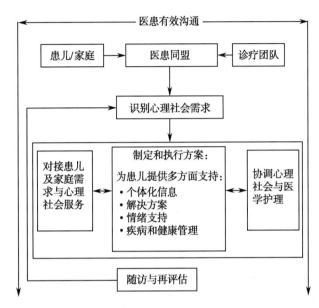

图10-2-1 癌症心理社会健康服务提供模型

表10-2-1 癌症治疗推荐标准

所有机构确立和使用的优质癌症治疗标准应按如下进行：
所有癌症医疗机构应通过以下方面确保提供适当的心理社会健康服务：
促进医患有效沟通
识别患者的心理社会健康需求
设计和实施方案，以便：
将患者需求和心理社会健康服务对接
协调生物医学治疗和心理社会治疗
支持患者参与疾病和健康管理
系统追踪，重新评估，调整计划

注："患者"是儿童时包括患儿及其家庭

4. 1999年，加拿大心理社会肿瘤学会（Canadian Association of Psychosocial Oncology, CAPO）启动了癌症患者标准制定程序。2010年，该组织颁布了最新的标准，为成人和儿童癌症护理提供了重要参考。心理社会健康服务（psychosocial health services）是指心理、社会和精神方面的护理与干预，目标是优化生理健康护理，管理疾病的心理/行为、社会和精神方面及其后果，从而增进健康。根据提供服务的方式，心理社会服务分为两类，即心理社会肿瘤学（Psychosocial Oncology, PSO）和支持护理（Supportive Care）。

心理社会肿瘤学可以看做是癌症护理的一个分支,关注如何理解和干预癌症的社会、心理、情绪、精神、生命质量和功能等不同方面,贯穿癌症预防到哀伤处理的不同阶段。心理社会肿瘤学强调癌症护理的全人取向,致力于满足个体的多层次需要,重视如何应对癌症护理相关的情绪压力,特别是压力评估与干预,以及其他复杂问题。心理社会肿瘤学强调专业人士(如心理学家、社工、精神护工、精神病学家、精神或心理健康高级临床护士)应通过规范性的评估、干预和随访,为在应对疾病、情绪压力、关系改变以及人生规划方面存在特定需求的癌症患者提供持续的心理社会服务。

支持护理涉及多学科领域,如护理学、医学、营养学和康复服务。支持护理服务主要是为了满足患者在症状管理和特定阶段、特定功能相关问题上的信息咨询需求。心理社会肿瘤学与支持护理具有重合的部分,均致力于癌症的全人护理(图10-2-2)。

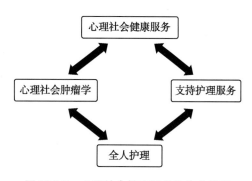

图 10-2-2　心理社会健康服务和全人护理

5. 2013 年,欧洲儿童肿瘤学会(European Society of Paediatric Oncology,SIOPE)制定了癌症患儿护理标准,在国家层面推广执行,强调改善癌症患儿生命质量,增加存活率。

(二) 指南

1. 自 1993 年至 2002 年,国际儿科肿瘤学会制定了一系列指南,论述了肿瘤患儿、家庭及医护人员所面临的巨大挑战。指南提出了多方面建议,内容包括:①心理社会干预策略和社会经济结构;②治疗期的学校教育;③长期幸存者的护理;④诊断交流;⑤建立家庭成员和医疗团队同盟,促进开放沟通;⑥帮助癌症患儿从治愈治疗过渡到缓和治疗;⑦专业人员职业倦怠预防和干预;⑧癌症患儿的治疗阻抗、非依从性和中断。

2. 2000 年,波恩大学的研究者出版了心理社会护理手册,提供了癌症患儿在不同医疗阶段的指南。手册阐述了如何开展心理社会服务,强调多学科团队的重要性和心理社会专业人员的角色。近期,英国心理学会颁布了系列循证指南,以管理儿童侵入性或压力性医疗程序。指南还描述了癌症治疗不同阶段的程序和心理社会服务。

3. 2012 年,美国国立综合癌症网出版了青少年和成人癌症患者及家庭支持指南。指南提供了大量建议,内容涉及诊断评估、家庭动力和关系评估、心理社会支持、转介和多学科合作。指南以循证为基础,为制定其他心理社会标准提供了参考。

(三) 共识

1. 1998 年,美国临床肿瘤学会联盟(American Federation of Clinical Oncologic Societies,AFCOS)达成了一项共识,倡导提供优质癌症护理。这项共识围绕医学治疗和干预,但推荐支持小组、咨询服务、专业的心理治疗服务,强调心理社会服务的需求。该共识并非专门针对儿童群体。

2. 2004 年,美国国立综合癌症网络针对白血病患儿及家庭的护理和支持需求达成了一项有循证支持的共识,强调在疾病不同阶段为患儿提供年龄相适应的信息,为所有家庭成员提供服务。该共识论述了癌症患儿未被满足的心理社会需求,但没明确如何实现这些需求。

3. 2009 年,LIVESTRONG 青年联盟推出了青少年和青年癌症优质护理建议,明确了优质护理的 4 项核心要素,其中包括获得具备癌症患者生理和心理社会需求知识的专业人员服务。其他三项也涉及可能的心理社会方法和可测量结果。

第二节　白血病患儿及家长的心理特征

在白血病诊疗的不同阶段,患儿及家长因面临的问题不同,其心理特征也表现出阶段性。因此,本节将介绍不同诊疗阶段,白血病患儿及家长的心理特征。

(一) 确诊心理

白血病确诊初期,患儿及其父母最易产生心理问题。研究显示,约30%的父母表现出中～高水平的心理压力,这将直接损害患儿的心理健康,使其产生固执、缺乏耐心、恐惧、害怕、异化、焦虑、孤僻等心理问题。在白血病治疗初期，患儿因药物副作用而出现身体不适，如恶心、呕吐、口腔炎、疲劳、出血和感染等，也会增加其行为和情绪问题的产生。家长面对孩子白血病的诊断往往会出现急性应激反应，产生抑郁、焦虑和不安情绪，加之患儿的身体不适以及对陌生医疗环境的适应不良，会对儿童产生强烈的冲击，引起儿童悲伤、愤怒、哭闹、烦恼、冲动和攻击等心理行为问题。

白血病的诊断对所有儿童都是巨大的创伤，但其对疾病的体验受其年龄和发展水平的显著影响。婴幼儿因白血病引起的负担几乎全部落在家长和照顾者肩上。同时，婴幼儿正常的生长和发育轨迹也会因白血病而显著改变。因此，应从不同层面指导家长如何与患儿互动。这种指导必须是全面而具体，涉及洗澡、喂养、刺激和触摸等各个方面。

患白血病的幼儿往往会担心住院、与父母分离，害怕各种医疗程序。学步和学前儿童对分离和环境改变会异常敏感。他们可能会把住院和生活改变理解为一种惩罚。这种错误的感知又会被后续疼痛的、侵入性的治疗进一步强化。因此，家长需要向住院患儿反复确认，不会将她抛弃，住院和治疗也不是某种形式的惩罚。幼儿对于疾病和医疗程序的任何担心都应得到充分的关注和耐心解释，使幼儿能够理解为何要进行治疗，如何进行治疗，以及伴随的疼痛度和持续时间。需要注意的是，在给幼儿进行解释和描述时，应采用一些能够减轻焦虑和压力的行为干预方法。

积极强化和转移注意力可帮助儿童有效应对诊疗引起的疼痛和恐惧，提高接受治疗的动机和依从性。转移注意力可通过多种方式实现，如讲故事、幻想游戏、绘画、智力题和电子游戏等。如果孩子的恐惧并不直接与诊疗有关，则可采用系统脱敏训练或情绪想象技术。当要进行手术时，可让儿童进行一些特别准备，如参观手术室和康复室，熟悉手术人员和手术服。

白血病可能会使患儿出现退行行为。对于年幼的孩子，退行行为既可表现为新习得技能（如如厕、语言和自己吃饭）的丧失，也可表现为原来已丢弃行为（如吃手指和黏人）重新出现。幼儿还可能经常出现噩梦和夜间恐惧。这些行为表现都是儿童努力应对白血病的方式，家长应避免指责，并运用忽视的行为技术。适应性的退行行为通常出现在白血病的急性发病期。但是，退行行为有可能会持续下来，变成非适应行为。

白血病的诊断和初始治疗同样会让学龄儿童感到恐惧。他们往往担心分离，不愿面对陌生人和不熟悉的环境，害怕被抛弃和受惩罚。学龄儿童应对疾病的方式多种多样。他们可能会做出延迟反应，但也可能出现急性焦虑。其他常见反应还包括身心症状、梦魇和情绪波动，但也可能表现出冷静地接受。

学龄儿童往往非常关心自己的疾病，要求了解疾病和诊疗细节。他们可能经常提出一些与疾病相关，但令人难以回答的问题。从一开始，这些问题应当给予简明而直接的回答。多数家长并不习惯与儿童沟通这些压力性信息，需要获得具体的语言指导。但是，家长应当了解，如果家庭内部避免讨论白血病有关的主题，则儿童可能会觉得提问会让家长不舒服，内心压力随之增加。在与患儿建立了良好关系的基础上，医师可与患儿进行单独的会谈，澄清相关的错误认知，提供更多信息。需要注意的是，提供的信息具体到何种程度应与儿童的年龄、可接受度和成熟度相匹配。这种方式有助于在医师和患儿之间建立温暖的关系，提高诊疗的依从性。

白血病会引发青少年独立、体相、性发育和未来规划等相关问题。青少年要求自主和自我决定的强烈愿望会受到白血病强制性诊疗程序的威胁。多数青少年具有体相和性发育的自我意识，这会使疾病相关的青春期发育延迟、头发脱落和体重改变等问题变得突出。这些躯体相关的问题还会干扰青少年正常的人际交往。青少年因患病而学业中断或受损，因孤独感和体相变化引起的尴尬而难以重新适应学校生活。此外，职业和家庭方面的长期规划不得不根据身体状况、学业困难和生育问题而重新考虑。

青少年在诊疗不同阶段出现的心理和行为问题都需要得到个体化的评估和干预。应当允许和鼓励青少年参与医疗决定，安排治疗时间，查看诊疗报告和化验结果，讨论替代性治疗方案。确保青少年能够获得团体支持和个体咨询。此外，应当关注家长如何鼓励孩子积极维持日常活动，如学校和课外活动。

孩子患白血病对父母来说是一次重大的危机事件。父母最初得知子女患有白血病时的情绪反应和心理危机最为强烈，多表现为怀疑与否认、恐惧与害怕、悲伤无助、无法面对、无能为力、内疚自责、精神崩溃和绝望。父母得知诊断时第一个念头常常是"被误诊"，怀疑医师的诊断，以否认的防御机制压抑自己对疾病诊断的强烈情感反应。在这种心理的驱使下，父母可能会寻求其他建议，查阅相关资料，但选择性地只接受与孩子"被误诊"方面的信息。父母接受了子女白血病的诊断后，愤怒和内疚情绪会变得十分强烈。这类情绪具有多种指向性，可能指向医师和其他医护人员。父母可能会陷入内疚之中，反思为何白血病会发生在自己孩子身上，把孩子患病归咎自己，如没有照顾好孩子，没能发现白血病的先兆。父母会感到恐慌和悲伤，担心疾病突然夺走了孩子的生命，悲痛欲绝。父母也会因为缺乏相关信息，对未来不确定，感觉无能为力。

在这个阶段，肿瘤医护人员应以共情的态度认真倾听患儿父母的心声，提供充分的情感和信息支持，引导他们合理表达情绪，鼓励他们能够积极配合，尽快启动治疗程序。此外，父母往往困惑的一个问题是，不知道如何与儿童交流病情。理想的情况下，父母可以根据孩子的年龄和发育水平，开诚布公、客观冷静地与孩子交流疾病的性质，以及后续在体相、活动和精力方面产生的变化，避免信息扭曲和不可兑现的承诺。

（二）治疗心理

白血病的治疗过程漫长而痛苦，父母可能会过分照顾和保护患儿，使其产生不良的心理和行为，如娇气、任性、情绪不定以及攻击等。另一方面，治疗过程中的打针、吃药和骨穿等，也会让患儿感到恐惧，没有安全感。不同年龄患儿的心理问题有所不同。例如，婴幼儿多表现为哭闹和烦躁，而大年龄儿童多表现为对医院厌恶、缺乏安全感，对父母的依恋情感增强。白血病治疗会伴有多种不良反应，包括疲劳、脱发、恶心、食欲下降和疼痛等。血液肿瘤患儿常要使用激素和化疗药物，不可避免引发生理改变，使患儿不配合治疗，感到羞怯，缺乏或丧失自信，出现自卑、焦虑、抑郁等消极心理，社会适应能力下降。此外，因接受治疗而经常缺课，不仅会让患儿产生上述心理问题，或使症状加重，还会导致学业受损。

在白血病漫长而痛苦的治疗过程中，父母会体验到无以复加的压力。这些压力具有多元性，可能来自疾病本身、治疗的费用、日常生活，以及家庭结构和社会空间的改变等。

（三）预后心理

血液肿瘤疾病的治愈率大幅提升，复原儿童也越来越多，但心理问题非常普遍，以担心肿瘤复发和再发、认知功能损伤、抑郁和焦虑为主。儿童虽已摆脱了疾病，但由于习惯了长期作为病人的角色，难以适应新的、正常的生活和学习，表现出犹豫、焦虑、刻板、胆怯、回避和应激等。大约20%的癌症复原青少年存在创伤后压力综合征，表现出侵犯和回避行为。急性淋巴细胞白血病和淋巴瘤复原患儿往往有更多行为问题、学校表现欠佳和同伴交往问题。但是，患癌经历也可能对儿童产生两方面的积极影响。其一，复原儿童能够改变他们原有的不良生活态度，试图与同伴发展更亲密的关系，提升社交能力；其二，复原儿童具有较少的侵犯行为、反社会行为和滥用物质行为。

（四）复发心理

尽管很多患儿能够从白血病中康复，但仍有部分患儿会经历复发。在某种程度上白血病复发产生的危机比首次确诊更具有灾难性。复发患儿通常会出现异常心理反应，多表现为悲观厌世，自认为无可救药或疼痛难忍，对治疗失去信心，对生活失去热情。部分复发患儿具有明显的神经质倾向，常表现为情绪不稳定、敏感、易焦虑、易紧张烦恼，对外界刺激反应强烈，对治疗态度消极。个别患儿性情大变，由温和变得任性、暴躁、易怒，对家人不满，对饮食挑剔，不配合护理，拒绝治疗。同时，随着经济费用的增加，年长患儿多出现恐惧、敏感、多疑、焦虑和抑郁心理的消极。

儿童白血病复发通常是父母经历的最难熬时刻，尤其是在治疗效果渐好，没有明显的症状存在，病情缓解了较长一段时间后出现疾病复发。父母对孩子白血病的否认和治愈的幻想变得难以维持。在确定孩子疾病复发后，父母常会感到惊恐、焦虑、怀疑、害怕、内疚、生气和悲伤。家庭不得不面对重新治疗，且治愈率很小的残酷现实。首次确诊时的危机和压力被重新激活，死亡的威胁再度袭来，家庭需要进行新的调整和适应。

这个阶段，患儿和父母都迫切需要获得社会心理支持。尽管十分困难，但医疗团队应当设法鼓励家庭再次以积极的态度对待治疗，如让患儿和家长了解未来可以采取哪些具体的方法对抗疾病。患儿、家长和医疗团队因白血病复发而引发的挫折感、内疚感和误解应当得到及时处理。医师和白血病患儿家庭保持开放、诚实的沟通将有效促进医患关系，重建治疗联盟。此外，医护人员需要关注患儿和家庭在白血病复发阶段的关系模式、情感表达、身份认同以及应对方式（包括拒绝治疗），提供相应的支持和指导。

（五）临终心理

多数患儿对死亡的认识尚不成熟，易出现焦虑情绪，又会因为对自己和未来缺乏控制而感到悲伤。尽管不同年龄儿童对死亡的认识差异很大，但他们的焦虑和悲伤情绪都将广泛、持续存在。年幼儿童会因失去伙伴或住院等原因而感到悲伤，而年长儿童或青少年的悲伤情绪可能会持续更久。很多患儿临终阶段经历了巨大的痛苦，出现疲乏、疼痛、呼吸困难、食欲减退、抑郁和焦虑、恶心、呕吐和便秘等症状，却难以解决。由于临终阶段的种种躯体症状，幼儿会表现为情绪烦躁或哭闹不安，年长儿童表现为行为退化、依赖、焦虑和抑郁等。极度悲伤的父母可能感到生活失去意义，绝望无助，这些又会影响患儿的心理健康。许多患儿由于没有机会与家人或医师讨论他们对死亡的恐惧，变得孤僻和焦虑。因此，应当采用与患儿智力相当和情感成熟度一致的方式告知实际情况，使他们能够正确认识疾病和死亡，同时

提供临终关怀护理，帮助他们度过生命的最后时光。

一旦家长认识到治疗不再有显著效果，他们就不得不接受患儿终将死亡的事实。家长可能会体验到提前的哀伤，把注意力转移到如何作好患儿死亡准备上，但同时仍对治愈抱有幻想。家长也会因想到患儿的死亡而感到内疚和无助。医护人员应当适时与家长详细讨论后续的治疗方案以及患儿对治疗的可能反应，理解并尊重家长选择维持治疗、终止治疗、保守治疗或临终关怀的决定，提供充分的信息和情感支持，指导家长与患儿沟通死亡，应对分离焦虑和哀伤。

总之，由于儿童的发育水平、认知能力及生活经历具有不完善性和变动性，白血病患儿存在着许多心理问题，这不仅严重影响了患儿的生活质量，也给家庭及社会带来了沉重的负担。关注并重视白血病患儿和家庭在疾病各阶段所产生的心理问题，采用适当的测量工具进行专业评估，有助于临床医师在治疗患儿躯体疾病的同时采取适当的措施提供心理干预。这些都对患儿生活质量的提高，身心健康的改善，家庭功能的正常运转，有着重要的促进作用和积极意义。

第三节　白血病患儿的心理治疗

随着生物-心理-社会综合医学模式的发展，对白血病患儿及父母的心理干预或治疗受到广泛关注。国内外大量研究证实了心理干预的效果。根据治疗不同形式，心理疗法可分为：个体治疗、团体治疗和家庭治疗。在临床实践中，为了切实帮助患儿及家庭取得最佳疗效，通常会综合采用多种心理干预形式。本节将介绍常见的心理治疗方法。

一、个体心理治疗

（一）认知行为治疗

白血病患儿对自身症状的关注程度和情绪行为反应，很大程度上受其认知影响。针对患儿进行的认知行为治疗（cognitive-behavioral therapy，CBT）重点应关注以下几个方面：生理状况、疲劳有关的认知、睡眠节律、病情与疗效、人际互动模式和未来规划。认知行为治疗的技术包括：行为问题管理、转移注意力、系统脱敏疗法、情绪想象技术、放松训练、认知重构和模仿等。根据儿童的发展特征进行适当调整后，这些技术可帮助患儿应对情绪行为问题，提高

身心健康水平。以下简要介绍这些技术：

1. **行为管理**　以桑代克的效果律为基础，使用奖励来提高患儿对治疗的依从性。比如，孩子在治疗中表现良好，父母就用五角星来奖励患儿，积攒一定数量的五角星之后就给他们买想要的玩具。除了物质奖励外，社会性奖励如父母的赞赏和鼓励是更为有效而持久的强化物。

2. **转移注意力**　用于控制患儿的失眠、急性疼痛和抑郁等。例如，在患儿接受穿刺时，让他们进行感兴趣的活动（听故事、看电影、玩玩具等），以转移注意力。这种方法的缺点是只能短时奏效，一旦患儿的注意焦点回复，症状会再次占据主导。

3. **系统脱敏疗法**　用于治疗患儿对相关刺激的厌恶和恐惧反应。设定一套不同等级的恐惧刺激或事件，先设法让患儿暴露在轻度刺激下达到放松，然后逐渐提高刺激程度，直到对恐惧刺激或事件能够进行有效地自我调控。这种暴露方法是个体化的，重点是治疗师在呈现现实或想象刺激的过程中，引导患儿学会放松。随着厌恶刺激不断重现和强度加大，患儿的恐惧感逐渐

下降,乃至消失。

4. 情绪想象技术　为每个患儿设计故事主题,让患儿围绕故事展开想象。治疗师与患儿建立良好关系后,从患儿最喜欢的故事中挑选一个英雄人物,描述一系列患儿与英雄之间的故事情节,让患儿相信自己能够得到英雄的帮助。每一个相关的故事情节都将患儿慢慢带入他原本恐惧的情境之中,使他意识到,英雄和自己有能力控制局面。家长最好也参与其中,并在诊疗的过程中复述故事。

5. 放松训练　包括呼吸放松、肌肉渐进放松、冥想放松、音乐放松、语言引导放松等,目的是教会患儿从外周到中枢的深度放松,减轻病痛和焦虑。放松训练可以提高精力,降低自主神经系统的兴奋程度,提高免疫力,减少失眠,改善营养状况。放松指导语应适合孩子的年龄,激发孩子的学习兴趣,提高使用的机会。以呼吸放松为例,可以让患儿舒适地平躺着进行练习,并在其腹部倒扣一个纸杯,这样患儿能够观察到随着深慢的呼吸,纸杯会上下浮动。此外,也可以让患儿通过吹风车的游戏练习呼吸放松。患儿深吸气后,慢慢地呼气,吹动风车慢慢转动。练习肌肉渐进放松时,可以让患儿想象手里握着一个柠檬,要求他用力把柠檬的汁水挤出来,达到放松手部肌肉的能力;还可以让患儿想象小猫伸懒腰和小乌龟把脑袋缩进房子里的样子进行练习,从而放松肩部和颈部的肌肉。治疗师和家长应当鼓励患儿发挥自己的想象力和创造性,设计更多放松其他部分肌肉的方法。

6. 认知重构　用于改变引起患儿不良情绪和行为的信念和态度。鼓励患儿重新认识生活中的压力事件,减小其威胁性,也就是重构他们的想法和信念,将事件置于其掌控之中。治疗师与患儿将聚焦治疗过程中的想法、感觉和信念,以此为基础对恐惧事件再分析。这种方法可以提升需要腰椎穿刺的患儿的自信心,有效减少痛苦感。

7. 模仿　通过实例或录像带呈现治疗成功案例,以榜样的力量让患儿学会有效的应对策略。该方法可有效减少患儿及其家长的情绪问题和精神症状,使患儿能够更好地配合治疗。这种方法还可改善患儿及家长的睡眠,减轻疲劳感,修复认知神经损伤,提高免疫力。

（二）艺术治疗

针对白血病患儿的年龄特点和认知发展水平,采用艺术性心理治疗可以取得良好的效果。艺术性心理治疗包括多种类型,如游戏治疗、音乐治疗和戏剧治疗等。

1. 游戏治疗　游戏是最能引起儿童的兴趣,而且他们似乎天生具备游戏的能力,可以通过非语言交流达到游戏治疗的目的。根据理论基础或取向不同,游戏治疗可以分为:精神分析游戏治疗、儿童中心游戏治疗、亲子游戏治疗、认知行为游戏治疗、格式塔游戏治疗和集体游戏治疗。不同取向的游戏治疗目的和侧重点会有所不同。

（1）精神分析游戏治疗是为了让患儿在游戏中,将内心潜藏的情感充分发泄出来,减少焦虑和抑郁情绪,发展自我的力量,补偿现实中无法满足的欲望和需求,获得身心平衡。在游戏中,治疗师与患儿建立关系,洞察患儿的内心世界并进行分析,达到心理冲突的修通和领悟。

（2）儿童中心游戏治疗的本质是相信每个儿童都有发展自我的力量,强调治疗师无条件地接纳患儿,积极的温暖共情,并由儿童主导治疗方向。

（3）亲子游戏疗法主要针对家庭系统功能失调引发的心理障碍或行为异常。在遭受白血病的打击后,孩子学业中断,父母的日常工作与生活也都脱离了正轨,家庭丧失了以往的知识和娱乐功能,彼此缺乏内心交流,关系也会受到影响。在亲子游戏治疗中,治疗师指导和帮助父母为孩子营造出一种接纳、安全、温暖的环境,使儿童能充分表达内心的感受并建立起对自己和父母的信心。治疗师鼓励父母和儿童在家中进行反复练习。

（4）认知行为游戏治疗强调儿童主动参与治疗,并为改变自己的行为负责,适合年龄较大的患儿。治疗师可以结合布偶、绘画、橡皮泥和消毒沙土等媒介,让儿童通过角色扮演和假装游戏学习应对技能。

（5）格式塔游戏治疗采用投射技术,让儿童能够自由表达内心深处的情感体验。通过绘画、捏黏土、拼图、木偶剧、讲故事和沙盘游戏等方式,架起通向儿童内在自我的桥梁。该方法重视良好的治疗关系,阻抗处理,扩展儿童的不同体验,促进自我发展,这对处理儿童的丧失或哀伤特别有效。

2. 音乐治疗　该疗法主要是通过中枢神经系统的影响对机体进行调节,满足自我表达的需要,改善情绪。音乐疗法可有效减少恶心、呕吐等化疗引起的副作用。白血病患儿在接受化疗的同时,聆听优美、愉悦的音乐,可以达到调节患儿情绪,松弛交感神经紧张状态,减轻化疗不良反应的目的。

交互式音乐治疗可以促进患儿的情绪表达,改善焦虑症状,提高患儿的生活质量。当然,音乐疗法对调节家长的负面情绪、缓解应激也具有良好的效果。

3. 戏剧疗法(drama therapy)　该疗法利用戏剧表达形式达到治疗目的。心理剧疗法的创始人Moreno认为心理剧乃是人类社会的缩影。Dayton(1994)将心理剧定义为"一种治疗的方式,让个体不断深入自己的内在现实,并描述出来,表演出来。通过心理剧的表演,个体将长期压抑的经验外化,释放情绪压力。个体通过分享、支持和可控的环境,让心灵的自然疗愈力量与情绪自我持续运作。"换言之,戏剧疗法就是借助指导性的戏剧情节,辅以表演和角色扮演,促进个体对问题的洞察,对自我以及现实的理解,促使新技能的习得,强化积极情绪。戏剧疗法常用的技术多达十二种,分别是角色互换(role reversal)、替身(doubling)、中断(cutting the action)、重演(replay)、旁白(asides)、雕塑(sculpting)、镜观(mirror)、空椅子(empty chair)、多重自我(multiple parts of self)、独白(soliloquy)、角色训练(role training)和超现实场景(surplus reality scenes)。与其他艺术治疗相似,心理剧通过安全距离、想象场景和人物,让患儿接近真实的生活问题和潜在的情绪主题。此外,戏剧形式、非言语表达和弱化的自我控制,能够让患儿更充分、自由地展现自我。心理剧最独特的一点是表演和想象,能让患儿在一个安全的设置下,以一种自发而有创造性的方式表演。表演作品既是一种想象的创造性表达,也是对现实的一种演绎。

戏剧疗法又被称为行为预演(behavioral rehearsal),通过让儿童轮流扮演患儿、护士和医师的角色,熟悉各种诊疗程序。戏剧疗法允许儿童反复演练未来之事,减少害怕和紧张,常用于帮助儿童作好诊疗准备。在进行这种预演时,采用真实的道具,如手套和注射器,会非常有帮助。同一个表演可进行多次,以便让儿童熟悉环境,减少对未知的恐惧,强化控制感。戏剧疗法能有效改善儿童的情绪,使儿童更愿意配合治疗。

为了满足儿童的特殊需求,医院可采用一种特殊形式的戏剧疗法,即戏剧化游戏疗法(dramatic play therapy)。它融合了戏剧和游戏的优势,需要患儿、戏剧治疗师、其他成员、玩偶或各种玩具。戏剧表演可以采用事前准备好的剧本,也可以现场创作。表演过程通常会进行角色互换。戏剧化游戏疗法对住院患儿尤其重要,因为住院对很多患儿而言是一种创伤体验。戏剧化游戏疗法的优势在于:通过反复表演熟悉的活动,减少新环境带来的陌生感和威胁感;让患儿学会重新安排自己的生活,加深对现实处境的理解;在心理剧中扮演积极的角色,重获因疾病和住院失去的控制感;在可控的条件下表达愤怒,摆脱持续的沮丧;通过投射表达自己的梦想、需要和感情。

二、团体心理治疗

(一)支持性团体治疗

支持性团体治疗旨在为患儿创造一种相互支持、交流体验的氛围,共同应对疾病造成的丧失和人际问题,增强面对死亡的勇气,提高生活质量。研究证明,支持性团体治疗可以缓解患儿的焦虑和抑郁,提高生活质量,增强免疫力,并能推广到患儿家属当中。相对于旁观者的劝说,患儿或家属更可能受到有共同经历群体的影响,彼此支持,共渡难关。

支持性团体治疗主要包括准备阶段和治疗阶段。在准备阶段,治疗师会与患儿或家属进行1次1.5~2小时的个别访谈,了解患儿的身心状况,激发参与动机,增强治疗的依从性。在治疗阶段,治疗师可针对不同主题开展多次团体治疗活动,如表10-2-2所示。

(二)认知行为团体治疗

认知行为团体治疗是以Beck的研究以及Cohen与Fried的认知干预模型作为理论基础。每个疗程都会运用认知行为策略,这与个体的认知行为治疗类似。认知策略聚焦如何消除负性思维模式,识别并调整自动思维与信念,建立新的适应模式,学会减压策略。认知行为团体治疗主要关注两个方面:①教会患者识别并调整消极的自动化思维,建立适应性的信念;②采用转移注意力、认知重构、问题解决以及决策等行为技术。

(三)综合性团体治疗

在团体心理治疗的临床实践中,通常会综合运用多种心理治疗的理论和技术。例如,孙玉倩等(2014)以认知行为治疗的理论和技术为基础,设计出游戏与分享阅读的团体心理治疗方案,对恶性肿瘤患儿的心理行为问题进行干预,取得了显著疗效。整个团体方案包括了12次不同主题的活动,每周进行1次,每次60分钟。

表 10-2-2　支持性团体治疗的过程与内容示例

次数	主题或目的	内　容
1~4次	破冰	团体成员相互熟悉,建立信任关系;引导成员谈论内心最大的困惑与真实感受,澄清团体目标和性质
5~8次	直面白血病	鼓励成员坦诚相待,充分共情并彼此支持;引导成员谈论在白血病治疗过程中自己的改变及内心体验;讨论非理性认知
9~12次	直面死亡	引导团体成员讨论死亡,鼓励他们真实地表达感受;现实评估未来,积极适应调整,提高生活质量
13~16次	自我成长	引导成员回顾患病后的情绪变化和躯体症状;鼓励他们将表达感受的行为泛化至团体之外,由此寻求更多的社会支持

三、家庭心理治疗

儿童被确诊为白血病将打破家庭原有的平衡,使家庭角色出现混乱。家庭心理治疗的目标就是帮助家庭找到适当的应对方式,重塑家庭功能,调整家庭角色,重建平衡。家庭心理治疗重视家庭角色调整,整个过程分为6步:①确认照料者的角色要求;②进行角色定位;③识别现任角色的资源与阻碍;④协商角色分工;⑤角色协商;⑥角色的再度协商。角色调整的重点在于建立家庭成员的相互支持,促使主要抚养者担负起相应责任,满足父母在孩子患病后所面临的多重角色要求。从理论上来讲,治疗师可以提供相对平衡的支持性应对方式,从而使整个家庭更加了解孩子的需求,帮助他们满足这些需求,增加家庭资源,为父母提供支持并且促发角色调整。角色调整的最终目标在于发展平衡性的应对策略,满足患儿的生理和情感需求;使父母保持身心健康;帮助父母满足角色要求。

家庭心理治疗的方式需要根据患儿病情做相应调整。在确诊初期,家庭往往会面临多重压力(疾病诊断、治疗效果欠佳、病情反复以及并发症等),应为家庭提供必要的信息与情感支持。家庭在面对儿童的癌症诊断时,多采取隔离和沉默的应对方式,彼此缺少支持,心理健康水平下降,情感阻滞,矛盾增加。治疗师可以帮助家庭讨论,交流对疾病的看法和内心感受,找寻危难的积极意义,正常化家庭的负面情绪。在疾病中期,患儿的病情相对稳定,求生欲望增加,对学习、游戏、伙伴等各方面的需求不断增加;家长可能身心俱疲、不堪重负、对治疗的不确定感增加。治疗师可以通过多个方面积极开展家庭治疗:①充分考虑家庭的心理需求,理解患儿的情绪和行为,鼓励患儿的积极、勇敢行为;②理清家庭成员的角色作用及在治疗中的变化,让每位成员感受到彼此共同的信念和支持对治疗的重要性,学会调整和照顾自己,缓解负面情绪,增加正面情感,建立对医务人员及治疗方案的信心,积极配合治疗;③帮助家长学会识别孩子的情绪变化,并有效管理孩子的不良情绪;④重新分配家庭任务,强调父母的分工合作,鼓励家庭恢复过去常做却因疾病停止的活动,帮助家庭制定共同的生活目标和未来计划。在疾病晚期,患儿和家庭成员的情绪更为复杂,充斥着疼痛带来的痛苦、离别的焦虑和死亡的恐惧等。家庭治疗师的工作是帮助家庭建立合理认知和期望,促进家庭的沟通,尽可能满足孩子的心愿。治疗师鼓励家庭成员交换期望,分享对死亡的感受,提高成员间的情感支持,共同渡过痛苦和哀伤。

四、白血病患儿心理干预的效果

白血病患儿及家庭心理干预的效果,体现在以下几个方面:

1. 有助于提高白血病患儿的身体免疫功能。白血病患儿的本身疾病、长时间化疗、反复有创检查以及家庭社会支持等因素均可成为患儿的应激源,引起病理性神经-内分泌-免疫变化,通过应激反应影响人体的免疫功能。心理干预可以缓解应激源对患儿身体免疫功能带来的负面影响。

2. 有助于提高白血病患儿和家庭对治疗的依从性。例如,系统脱敏用于干预患儿对化疗等相关刺激的厌恶反应,通过逐级进行反复的刺激暴露和不断适应,增强自我控制感,降低患儿对疾病和治疗的恐惧,以良好的心态应对疾病。

3. 有助于促进患儿及其家长的身心健康。白血病患儿及家长持续受疾病的困扰,心理和经济负担重,特别是心理健康受损,甚至出现心理障碍。心理干预可减少白血病患儿和家长的不良情绪,缓冲应激反应,增加治疗的依从性,促进心身健康,提高治疗效果。

4. 有助于提高白血病患儿的生存质量。白血病患儿生存质量需从生理健康、心理健康、适应能力、社会关系及环境关系等多方面进行综合评定。心理干预可以帮助白血病患儿和家长正确对待疾病,接受现实并避免消极应对观念,坚定战胜疾病的信心,消除恐惧,降低不适体验,主动配合治疗,从而改善患儿的生存质量。

随着综合生物-社会-心理医学模式的发展,心理干预呈现整合趋势,取得了显著疗效。为了改善白血病患儿及家长的身心健康,临床心理治疗师、家庭心理治疗师、心理咨询师、医疗社工等相关领域的专业人员都在为白血病患儿的治疗和康复不断努力。相信未来将会有越来越多的心理学相关专业人员加入到白血病患儿的诊疗队伍中,与临床医师进行广泛合作,创造更好的医疗条件及心理环境,改善白血病患儿及家庭的生活状态。

(王广海　江帆)

参 考 文 献

[1] 韩静,刘均娥,肖倩.学龄期白血病患儿的心理行为状况及其护理干预现状.中华护理教育,2009,5:219-221

[2] 郑胡镛.儿童急性淋巴细胞白血病治疗进展.实用儿科临床杂志,2007,3:167-169

[3] 罗世香,汪艳,唐丽丽,等.心理社会肿瘤学的专业发展进展.中国护理管理,2015,1:17-19

[4] 诸英.了解爱护尊重——掌握患儿心理特点,配合医疗工作.中国实用护理杂志,1985,9:28

[5] 罗健,蔡锐刚.癌症与社会心理肿瘤学.中国肿瘤,1999,11:515-517

[6] 孟馥,吴文源,谢晓恬.学龄儿童白血病治疗中的心理问题与干预.上海铁道大学学报(医学辑),1999,09:45-47

[7] Wiener L,Viola A,Koretski J,et al. Pediatric psycho-oncology care:standards,guidelinesand consensus reports. Psychooncology,2015,24(2):204-211

[8] Patistea E,Makrodimitri P,Panteli V. Greek parents' reactions,difficulties and resources in childhood leukaemia at the time of diagnosis. Eur J Cancer Care (Engl),2000,9(2):86-96

[9] Ruland CM,Hamilton GA,Schjodt-Osmo B. The complexity of symptoms and problems experienced in children with cancer:a review of the literature. J Pain Symptom Manage,2009,37(3):403-418

[10] Eiser C,Eiser JR,Stride CB. Quality of life in children newly diagnosed with cancer and their mothers. Health Qual Life Outcomes,2005,3:29

[11] Philip A. Pizzo D G P E. Principles and Practice of Pediatric Oncology 4th Edition (November 2001). Lippincott Williams & Wilkins Publishers,2001

[12] 刘卓,朱妍妍,李小寒.白血病患儿父母心路历程的现象学研究.中国实用护理杂志,2014,30(9):41-45

[13] 吴心怡,郑胡镛.白血病患儿母亲心理历程的质性研究.中华护理杂志,2005,10:734-738

[14] 孙玉倩,孙秉赋,赵佳,等.游戏并分享阅读团体辅导对恶性肿瘤患儿心理行为问题的干预效果.中国康复医学杂志,2014,6:560-562

第三章　儿童白血病的舒缓疗护及临终关怀

一、儿童舒缓疗护（palliative care for children）

"医师说我孩子的病治不好了，所以希望我们把孩子带回去……我感觉好像被抛弃了……""我们明白孩子的病不可能治好了……只希望他走的时候没有痛苦……""医师，我睡不着……我害怕闭上眼睛……因为闭上眼睛之后也许就再也睁不开了……"这是我在舒缓门诊最常听到的 3 句话，它们深深地触动我，不断地提醒我们即使治愈疾病的治疗已不可能，患者仍需要我们哪怕一点点的关心和照顾。正如一句古老的谚语"To Cure Sometimes To Relieve Often To Comfort Always（有时治愈，常常缓解，总是安慰）"。舒缓疗护是一门帮助减轻患者痛苦的医学专科，推荐所有的儿童肿瘤医务工作者了解并应用。

（一）舒缓疗护定义（WHO）

指通过早期识别、全面评估、控制疼痛和治疗其他痛苦症状，包括躯体的、社会心理的和灵性的困扰，来预防和缓解身心痛苦，从而改善面临威胁生命疾病的病人和他们亲人的生活质量。其要素包括：

1. 缓解疼痛和其他令人痛苦的症状。
2. 尊重生命，将濒死视为一个正常的过程。
3. 不刻意加速死亡，也不拖延死亡。
4. 整合对患者心理和精神层面的照顾。
5. 提供系统的支持帮助患者尽可能积极地生活直至死亡。
6. 为患者的家庭提供系统的支持帮助其度过患者生病的期间和居丧的期间。
7. 应用团队工作的方法满足患者和亲人的整体需求，如果有必要，包括哀伤辅导。
8. 将提升生存质量，可能也会对疾病本身有一些积极的影响。

9. 应用于疾病早期，与其他以延长生命为目标的治疗如化疗、放疗等联合应用，也包括相关检查以便更好地了解和治疗那些令人痛苦的临床症状。

（二）儿童舒缓疗护定义（WHO）

儿童舒缓疗护与成人舒缓疗护相似但又有不同之处。不但照顾患童，也照顾患童的家庭；除了照顾患有威胁生命疾病的儿童，舒缓疗护的原则同样也适用于患有慢性疾病的儿童。其要素包括：

1. 是对孩子生理、心理社会及精神积极整体的照顾，同时也包括对家庭的照顾。
2. 从疾病诊断时即开始，无论是否进行原发疾病的治疗，舒缓疗护都继续。
3. 健康服务人员必须评估和减轻孩子生理、心理及社会功能方面的痛苦。
4. 有效的舒缓疗护依赖广泛的多学科合作，同时也包括家庭及可获得的社区资源，即使在资源有限的情况下，仍可以进行舒缓疗护。
5. 可以在三级医院内或社区卫生中心进行，也可以在孩子的家中进行。

二、儿童癌性疼痛

疼痛是患有恶性肿瘤儿童的第一大症状，常常困扰孩子和他们的家庭。世界卫生组织（WHO）和国际疼痛学会（IASP）将疼痛定义为组织损伤或潜在组织损伤所引起的不愉快感觉和情感体验。疼痛会给人带来许多影响，如生理、心理和社会功能的改变，严重疼痛更是给患儿和家庭带来巨大痛苦，因此，WHO 提出在全世界范围内"使癌症病人无痛"的目标，IASP 则将疼痛视为继血压、体温、呼吸、脉搏后第五大生命体征予以监测，以使患者的疼痛能够得到及时的处理。

（一）疼痛的原因

儿童癌性疼痛的原因可归结为肿瘤浸润、抗肿瘤治疗(如黏膜炎)、医疗操作(如骨、腰穿)及合并疾病。在发达地区,疼痛的主要原因是诊断和治疗性操作,而在发展中地区,疼痛大多与肿瘤本身有关。

(二)疼痛评估

有效地镇痛依据全面正确的评估。因此,疼痛处理的第一步是对疼痛作评估,应将疼痛的部位、严重度、性质及持续时间视作重要的临床症状。完整的疼痛评估还应包含可能的原因、对其他方面的影响(如睡眠、情绪、社会功能)、可能加重或减轻的因素、疼痛应对技巧以及既往的疼痛治疗史及其疗效等。体格检查应包括对所有可能有疼痛的部位的全身综合检查,体格检查时患儿的反应——痛苦面容、退缩、强直等可能提示疼痛。在治疗过程中应有规律地评价疼痛干预措施的有效性,必要时修改治疗计划,直至患儿疼痛缓解或至最轻程度。

儿童疼痛程度评估工具:

1. 数字分级法(图 10-3-1)　此法适用于 8 岁以上年长儿童。

用 0~10 的数字代表不同程度的疼痛,0 为无

痛,10 为最剧烈疼痛,让患者自己圈出一个最能代表其疼痛程度的数字。

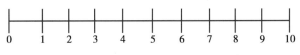

图 10-3-1　数字分级法(NRS)评分表

2. 脸谱法(图 10-3-2)　此法适用于 3 岁以上人群。

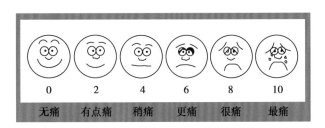

图 10-3-2　脸谱法

3. FLACC(表 10-3-1)　此法用于 3 岁以下以及不能自我描述的患者。

由父母或照顾者根据患儿的表现为患儿打分,将分数相加,得到总的疼痛分数。

表 10-3-1　FLACC 疼痛程度评分表

	0	1	2
Face(脸)	表情自然或微笑	偶尔扮鬼脸,表情淡漠	下颌颤动、咬紧牙关
Legs(腿)	自然体位,放松	不安地、不停地动	踢腿或腿部蜷曲
Activity(活动)	体位自然,活动自如	扭动,局促不安,紧张	呈弓形,僵硬或痉挛
Cry(哭)	不哭(清醒或睡眠)	呻吟或呜咽,偶尔抱怨	连续哭吵,经常抱怨
Consolability(安慰)	满意,放松	拥抱、谈话可安慰	很难被安慰

4. 工具使用注意事项

(1) 如果可能,在儿童未发生疼痛时介绍量表,因为疼痛会使儿童不易集中注意力。

(2) 告知儿童量表是用来评估他疼痛的严重程度,而不是疼痛所带来的不安或恐惧等情绪。

(3) 给儿童提供一个假设的场景分别为无痛、轻度疼痛、重度疼痛,让孩子练习使用量表。

(4) 始终采用同一疼痛程度量表。

(5) 避免询问孩子很久以前的疼痛评分,因为那可能不准确。

(6) 评分不能代替孩子的叙述,孩子的叙述总是需要被记录。

(7) 家长、孩子及临床医师疼痛评分的不一致

常常可以通过讨论解决。

(三)药物性癌痛治疗

儿童癌痛治疗的目标与成人类似。推荐的疼痛控制标准为同时满足以下 3 条:疼痛强度<3 或达到 0;24 小时内突发性疼痛(突然加剧的疼痛)次数<3 次;24 小时内需要解救药(由突发性疼痛而需给的镇痛药)的次数<3 次。但也可与儿童讨论自己希望达到的镇痛标准并以此作为目标。

治疗策略也与成人相似,采用多种形式的综合治疗,包括原发病治疗如手术、放疗、化疗及合并症治疗等;药物镇痛为主;非药物治疗为辅,如心理治疗、物理治疗、神经阻滞疗法及神经外科治疗等。

与成人相似但不完全相同,WHO 儿童癌症疼痛

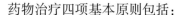

药物治疗四项基本原则包括：

1. 二阶梯药物治疗

（1）第一阶梯（轻度疼痛：疼痛程度为 1~3 分）：选用非阿片类药物。儿童推荐使用的非阿片类药物为对乙酰氨基酚和布洛芬。

（2）第二阶梯（中重度疼痛：疼痛程度为 4~10 分）：选用强阿片类药物。可用于儿童的强阿片类药物为吗啡、芬太尼、氢吗啡酮、羟考酮和美沙酮。

不同于成人，儿童药物镇痛方案由三阶梯更改为二阶梯，原因主要为 CYP2D6 在儿童中的多样性使得弱阿片类药物可待因在人群中的疗效不一，权衡可待因和曲马多疗效的不确定性及强阿片类药物的副作用，认为选用强阿片类药物更合适，故推荐中度疼痛选用低剂量的强阿片类药物。

2. 按时给药　除非疼痛发作真的是短暂且无法预期的，否则采用定时给药的方式。

3. 选用合适的给药途径　口服为首选的给药途径。皮下的途径可能是一个极有价值的途径。尽量避免肌注。静脉、皮下、肛塞、透皮为其他可选的给药途径。注意肛塞的生物利用度不稳定（不管是对乙酰氨基酚还是吗啡）。鼻内给药对突发性疼痛可以快速起效，但是，其安全性仍有待考察。另外，PCA（患者自控镇痛）可通过静脉、皮下以及硬膜外等途径给予，改变患者被动承受痛苦为主动按需要使用镇痛药物，也是理想的给药方式。

4. 个体化治疗　缓解中重度疼痛需强效阿片类镇痛剂，这些药物使用简便，多数患儿能得到有效的疼痛控制。根据疼痛原因，它们可单独应用或（和）非阿片类镇痛剂和（或）辅助性药物联合应用。强效阿片类药物无镇痛剂"天花板"效应，因此无固定上限剂量，达到满意的疼痛缓解且副作用轻微的剂量就是正确剂量。在疾病进展或药物耐受增加时常需要增加剂量才能维持满意的疼痛控制效果。在考虑药物耐受之前应仔细地评估疾病的进展情况。WHO 推荐儿童首选的强阿片类药物为吗啡。哌替啶的毒性代谢产物会在体内积蓄导致中枢神经系统中毒，同时肌注带来许多不良后果故建议不再使用。

（1）吗啡在儿童中的初始剂量（表 10-3-2）：

表 10-3-2　吗啡初始剂量

初始剂量（未使用阿片类药物）		
口服（即释）		
1~12 个月	80~200μg/kg	q4h
1~2 岁	200~400μg/kg	q4h
2~12 岁	200~500μg/kg	q4h　　　最大 5mg/次
口服（缓释）		
1~12 岁	200~800μg/kg	q12h
皮下注射		
新生儿	25~50μg/kg	q6h
1~6 个月	100μg/kg	q6h
6 个月~2 岁	100μg/kg	q4h
2~12 岁	100~200μg/kg	q4h　　　最大 2.5mg/次
静脉推注（大于 5 分钟）		
新生儿	25~50μg/kg	q6h
1~6 个月	100μg/kg	q6h
6 个月~12 岁	100μg/kg	q4h　　　最大 2.5mg/次
持续静脉滴注		
新生儿	5~10μg/(kg·h)	之前静脉推注 1 次
1~6 个月	10~30μg/(kg·h)	之前静脉推注 1 次
6 个月~12 岁	20~30μg/(kg·h)	之前静脉推注 1 次
持续皮下注射		
1~3 个月	10μg/(kg·h)	
3 个月~12 岁	20μg/(kg·h)	

（2）吗啡滴定方案：阿片类药物由小剂量开始，并逐渐增加至最合适剂量的过程称为滴定。静脉注射吗啡和口服吗啡第一天的滴定方案见图10-3-3和10-3-4。计算前日吗啡总量，即前日总固定量（每4小时给予的固定剂量之和）+前日总解救量（因突发性疼痛或疼痛未缓解而额外增加的解救剂量之和），将该总量平均分为6份，每4小时给予1份，该剂量即是第2天每4小时的吗啡固定量。以后几天以此类推。当药物剂量稳定时，考虑将短效阿片类更换为缓释阿片类，控释片不可碾碎应用，解救量为当天总固定量的5%～10%。

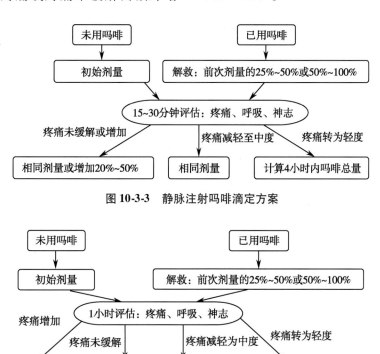

图10-3-3 静脉注射吗啡滴定方案

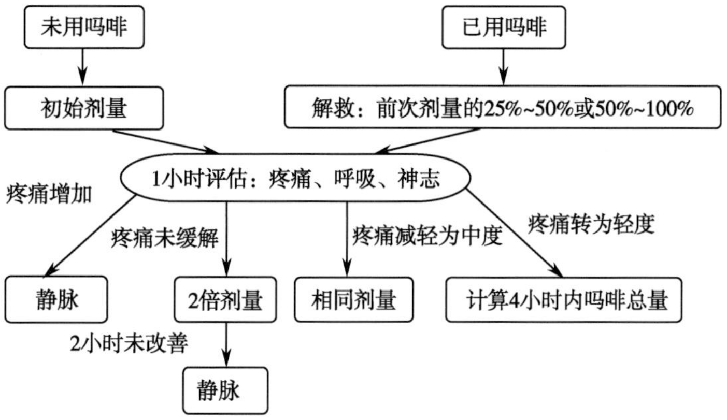

图10-3-4 口服吗啡滴定方案

1）缓释吗啡滴定方案：先给予缓释吗啡初始剂量，次日疼痛若无缓解或很少缓解，则依首次总量的30%～50%逐渐增加剂量，直到疼痛消失或降到3分以下。同时可用即释吗啡解救突发性疼痛。

2）PCA滴定方案：给予持续静脉或皮下注射初始剂量，追加剂量为每小时剂量的50%～200%，每15分钟可以重复1次追加剂量。若患者未曾应用阿片类药物，则持续给药前需先给予一剂负荷剂量，即1次静脉推注或皮下注射剂量。

（3）阿片类药物使用注意事项：阿片类药物没有最高剂量，门诊病人最大每天增加剂量为原剂量的50%，如果能很好地监护患者，则每天增加剂量最多为原剂量的100%。<1岁或10kg小婴儿，剂量应从计算总量的1/4～1/2开始，患儿重度营养不良、肝肾功能不全或多脏器衰竭，或已用镇静剂，其阿片类药物起始剂量应减低。呼吸抑制、颅高压、支气管哮喘、肺源性心脏病、排尿困难、炎性肠梗、肝肾功能不全、休克尚未纠正控制前等病人慎用。如果出现不可控制的不良反应如便秘，疼痛强度<4，考虑将剂量下调25%；严重不良反应（呼吸抑制），应暂停1次，并在正常情况下将下次剂量减半。

（4）吗啡减量：应用阿片类药物超过7天会引起躯体依赖，停药时需逐渐减量，以避免戒断症状。推荐的减量方案为：对于应用时间在7～14天内的患儿，每8小时减量10%～20%，并逐渐延长间隔时间；在长期治疗的患儿中，则至少要每周减量10%～20%，并根据戒断的症状做调整。

（5）其他阿片类药物：阿片类药物具有不完全性交叉耐受性，即一种阿片类药物无效，可更改为另一种阿片类药物，但由于原药可能已产生耐药性，而另一种药尚未产生耐药性，故应用原药的50%剂量。除吗啡外，芬太尼和美沙酮也是儿童癌性疼痛比较常用的强阿片类药物。

芬太尼是一种合成阿片类药物，单剂静脉注射时作用时间比吗啡短。它可应用于简短的有创性操作引起的重度疼痛，持续疼痛时可滴注。对于简短的操作术，术前 5 分钟静脉注射 1～2μg/kg。相对于吗啡而言，芬太尼较少引起组胺释放，因此它也可用于伴有抗组胺治疗无效的严重瘙痒症的疼痛患儿。快速给药 3μg/kg 可引起胸壁强直和严重的换气困难。阿片类拮抗剂纳洛酮可逆转这一合并症。芬太尼还有经皮吸收的药帖，这种帖剂不宜用于急性疼痛。也不宜用于无阿片类药物用药史或还在调整剂量的病人。药物作用达高峰时间约为 12～16

小时，清除半衰期为 21 小时。口服肝脏的首过效应太明显，因此不适合。

美沙酮对神经痛效果较好；半衰期长（12～50 小时），且个体差异大，故易蓄积中毒，需从小剂量给药，虽患儿在开始几天对美沙酮耐受很好，但药物缓慢地积蓄，以致在以后几天内可能出现过量症状，需严密监护，美沙酮是唯一一种按需给药的阿片类药物，直至血药浓度稳定后再按时给药。若发生昏睡或呼吸变浅，应停用美沙酮直至患儿清醒、呼吸正常，然后将原美沙酮剂量减少 50% 后重新开始或延长给药间期。

芬太尼、氢吗啡酮、羟考酮、美沙酮的初始剂量及与吗啡剂量换算表见表 10-3-3 和表 10-3-4。

表 10-3-3　儿童其他主要阿片类药物的初始剂量表

药物	途径	初始剂量
新生儿		
芬太尼	静推（3～5 分钟）	1～2μg/kg q2～4h
	静注	1～2μg/kg 静推后 0.5～1μg/(kg·h)
婴儿（1 个月～1 岁）		
芬太尼	静推（3～5 分钟）	1～2μg/kg q2～4h
	静注	1～2μg/kg 静推后 0.5～1μg/(kg·h)
羟考酮	口服（即释）	0.05～0.125mg/kg q4h
儿童（1～12 岁）		
芬太尼	静推（3～5 分钟）	1～2μg/kg q1～2h
	静注	1～2μg/kg 静推后 1μg/(kg·h)
氢吗啡酮	口服（即释）	0.03～0.08mg/kg（最大 2mg）q3～4h
	静推（2～3min）或皮下	15μg/kg q3～6h
美沙酮	口服（即释）	0.1～0.2mg/kg（最大 5mg）q4h（最初的 2～3 剂），然后 q6～12h
	静脉（3～5min）或皮下	剂量同上
羟考酮	口服（即释）	0.125～0.2mg/kg（最大 5mg）q4h
	口服（缓释）	5mg q12h

表 10-3-4　阿片类药物剂量换算表

药物	非胃肠道给药	口　服	等效剂量
吗啡	10mg	30mg	1:3
氢吗啡酮	1.5mg	7.5mg	1:5 吗啡:氢吗啡酮（口服）1:0.25
羟考酮		15～30mg	吗啡:羟1:0.5
芬太尼	25μg/h 透皮		μg/h=1/2 口服吗啡 mg/d
美沙酮	10mg	20mg	1:2

（6）阿片类药物的不良反应：与成人类似，便秘会长期存在，需早期积极预防，其他症状一般在 1 周后缓解，如恶心呕吐、嗜睡及过度镇静、尿潴留、瘙痒、眩晕、精神错乱及中枢神经毒性反应等。

呼吸抑制在过量、肾功能不全或婴儿中易发生，临床表现可伴有针尖样瞳孔、昏迷。解救方法为开放气道、供氧;暂停用药 1 次，并在正常情况下将下次剂量减半;对于长期应用阿片类药物的患儿，为防止疼痛危象，纳洛酮 $1\mu g/(kg\cdot 次)$ 开始滴定，每 3 分钟静脉推注，直至症状缓解;而对于初次使用阿片类药物的患儿，给予纳洛酮 $0.01mg/(kg\cdot 次)$，无效则 $0.1mg/(kg\cdot 次)$（复苏剂量），最大不超过 2mg/次，推注时间大于 30 秒，可在 2~3 分钟重复给药。需注意纳洛酮半衰期 60 分钟，多短于阿片类，故用药后需严密监护，以防再次发生呼吸抑制，也可后续保持低剂量的纳洛酮滴注，5~

$20\mu g/(kg\cdot h)$ 维持。

（7）儿童常用非阿片类药物:非阿片类镇痛剂包含非甾体抗炎药（NSAID）和对乙酰氨基酚，用于缓解轻度的疼痛，和阿片类药物合用可缓解中重度疼痛。它们均有镇痛、退热、抗炎作用。对乙酰氨基酚对儿童疗效较好，无胃肠道和血液学方面的副作用，与 REYE 综合征亦无关，新生儿和小婴儿也能很好地耐受，推荐用于 3 个月以下儿童;3 个月以上儿童推荐选用对乙酰氨基酚或布洛芬。非阿片类镇痛剂超出推荐剂量时产生"天花板"效应，此时镇痛效应不再增加，但毒副作用却明显加大。非阿片类药物剂量见表 10-3-5。

表 10-3-5　非阿片类药物剂量表（口服）

药物	新生儿	30 天~3 个月	3 个月~12 岁	最大剂量
对乙酰氨基酚	5~10mg/kg q6~8h	10mg/kg q4~6h	10~15mg/kg（最大 1g）q4~6h	4 次/天
布洛芬			5~10mg/kg q6~8h	40mg/kg/d

（8）儿童常用辅助药物:辅助药物可与阿片类或非阿片类联合使用以增强镇痛作用。

1）抗抑郁药:三环类抗抑郁药（以阿米替林为代表）对神经病理性疼痛治疗有效，儿童初始口服剂量为 0.2~0.5mg/kg（最大 25mg），睡前服用，每 2~3 天可增加 25% 的剂量，最大剂量不超过 300mg/d。阿米替林除镇痛之外，亦有改善睡眠的作用，通常睡眠改善立即发生，而镇痛的疗效则要 3~5 天后才开始显现。主要副作用为抗胆碱作用（口干、视力模糊等），但可以通过滴定的方法减少其发生率，另外，儿童患者中需特别注意其对心脏功能的影响。

2）抗惊厥药:如卡马西平、加巴喷丁等，对神经病理性疼痛有一定疗效，但由于其不良反应更大，因此通常用于抗抑郁药物治疗无法缓解疼痛时。卡马西平的儿童初始剂量为 2mg/(kg·次)，q12h，最大 100mg/次，口服，逐渐增加 10mg/(kg·d)（最大 1200mg/d），全血细胞减少是卡马西平的一个主要副作用，限制了其在骨髓抑制儿童中的应用，其他副作用包括肝脏损害、过敏、镇静、定向障碍、共济失调、恶心等。镇痛所需剂量一般高于预防惊厥所用量，1~2 周后起效，需定期监测血药浓度。加巴喷丁其不良反应以及与其他药物的相互作用比其他抗惊厥药物少，故较卡马西平应用广泛，>3 岁患儿，10mg/(kg·d)（最大 300mg），分次口服，逐渐增加剂量，最大 60mg/(kg·d)（3.6g/d），肾衰患儿慎用。

3）镇静催眠药（抗焦虑药安定类）:由于苯二氮䓬类药物的潜在药物依赖性，因此不宜常规使用。以下情况可考虑使用:焦虑、肌痉挛及失眠可短期应用地西泮，儿童推荐剂量:地西泮:初始 0.05~0.1mg/(kg·次)（最大 5mg/次）口服，2~4 次/天，以后可根据需要逐渐增加剂量，最大不超过 10mg/次，长期使用有耐受性，需要增加剂量，另具潜在依赖性，需要逐渐减量。咪唑安定:0.05mg/(kg·次)，于手术前 5 分钟推注，术中可重复 1 次，药效维持 2 小时。也可将针剂与糖浆混合制成口服溶液，0.3~0.5mg/(kg·次)（最大 15mg）术前 30~45 分钟服用。需严密监护呼吸，解救药:氟马西林，剂量为 0.2mg/次，若无效，1 分钟后可重复，重复不超过 4 次。

4）阿托品、山莨菪碱:改善肠道痉挛所致的腹部疼痛。

5）钙剂:缓解因缺钙所致的骨痛。

6）糖皮质激素:糖皮质激素有减轻炎症和肿瘤外周水肿等作用，可应用于骨转移、颅高压引起的头痛以及神经受压引起的疼痛等。由于其具有较多的副作用，包括增加感染、高血压、消化道出血、水钠潴留等，因此应用时需谨慎权衡利弊，剂量根据不同的情况给予，并注意在停药时逐渐减停。

（四）非药物性方法治疗儿童癌性疼痛

非药物性疗法作为补充而不是替代适当的药物治疗;可分为支持性、认知性、行为性和物理性。支持疗法以家庭为中心,基于家庭及儿童的需要,提供与他们文化程度相适应的信息,教会他们如何协助医护人员处理患儿的疼痛和焦虑等技巧。医护人员同时需要了解疼痛可能不单单由生理因素引起,善于识别可能的社会心理因素如情绪不佳、适应障碍、过于关注躯体疾病、可能的继发性获益以及家庭与社会支持系统的功能失调对疼痛的影响将有助于帮助患儿更好地缓解疼痛。认知疗法通过了解与改善患儿对疼痛在认识上的偏差,从而促进患儿更加积极地面对,同时发展应对疼痛的技巧如分散注意力等。行为疗法中深呼吸是帮助患儿减轻疼痛和自我控制疼痛的一个简单办法,它使注意力集中于深呼吸、减低肌肉紧张度、放松膈肌、增加全身供氧。这种技术最好从教患儿从呼气开始,随着每次呼吸,紧张和恐惧感逐渐消失。儿童常常通过吹肥皂泡或纸卷喇叭学习深呼吸。年长儿可采用更复杂的呼吸技术,如每次呼气、吸气数 3 个数。躺下后渐进性、顺序性收缩和放松肌群是对青少年有用的技术。结合暗示和深呼吸,能减轻可以预见到的焦虑,辅助减轻恶心、呕吐。物理疗法包括按摩、抚触等,抚触必须合适于患儿的需要,包括抚摸、拥抱、轻摇、关怀、按摩手、背、脚、头和腹部。当患儿还不能完全对话时,各种抚触是交流的最好方法。冷疗和热疗也有一定疗效,冰枕可减轻癌性疼痛和炎性疼痛,也可减轻肌注等操作性疼痛。热敷对肌肉疼痛也有用。无论是冷疗还是热疗对婴儿均不合适,因有损伤的危险。

综上所述,我们可以:

1. 告知疼痛是一个需要被处理并且可以改善的症状。

2. 倾听孩子对疼痛的感受,了解孩子或其家属对药物的看法及因药物引起的不适反应。

3. 表达对患儿的理解和关心以及鼓励。

4. 告知父母是最好的支持者。

5. 告知患者及其家属疼痛所带来的一些情绪反应是正常的,必要时可通过治疗使其缓解。

6. 以适合患儿及其家属的方式解释处理措施及可能的结果,帮助患儿进入治疗。

7. 让孩子可以有一些自主权。

8. 积极主动的活动(游戏、听故事、聊天、听音乐、幽默的电影等)、深呼吸以分散注意力和放松。

三、白血病患儿临终照顾

当治愈不再可能时,对患儿和他(她)家人及时

提供安宁疗护有重要意义,舒缓疗护中对临终患者的照顾称为安宁疗护。安宁疗护可以缓解患儿的疼痛、焦虑和其他痛苦症状,使患儿能够积极地生活到最后,同样,对家人而言也是莫大的支持,以帮助他们应对可能出现的难以应付的状况,缓解他们的焦虑。良好的安宁疗护还包括对未患病孩子的照顾和对失去孩子的家庭进行长期的照顾。

儿童白血病的预后相对较好,因此,不论对于医师还是患儿的家长,作出姑息性治疗的决策是困难的。研究表明,医务人员往往偏向积极的实验性治疗。临床医师应该意识到当治愈肿瘤的希望极其渺茫时,患儿的生命已经开始走向终点,这时忽略患儿的生活质量、家人的精神状态而单纯追求生存时间变得毫无意义,应该开诚布公地与患儿家人甚至本人讨论治疗方案,确定切实的治疗目标。对于患儿的家庭,失去小孩可能是一种难以承受的打击,往往需要医护人员反复多次的解释,只有通过反复细致的解释工作才能让家长明白他们孩子病情的严重程度,作出最有利于患儿的决定。

生命垂危的儿童最好生活在家庭或家庭式的环境中,重新接触家庭成员和原来生活中熟悉的人员。但在孩子濒临死亡的最后几天,有些家长发现自己照顾孩子是困难的,可再次回到医院。

生命最后的最佳关怀方案包括:评估当前所应用的药物,并停用不必要的药物;处理疼痛及其他令人痛苦的症状;停止不恰当的临床干预,包括血液学检查、静脉输液等;给家属和照护者恰当的书面信息的通知;确认患者、家属和照护者对患者状况的了解;尊重患者、家属和照护者宗教和文化的需求;以及对患者、家属和照护者解释关怀计划,并与其讨论包括不进行复苏抢救等在内的治疗计划。表 10-3-6 列出儿科安宁疗护中常用的药物剂量。

除外症状控制,一些可行的支持治疗同样可以帮助我们陪伴孩子一起度过最后这段艰难的时光,它们包括:

1. 给患儿提供舒适、宁静的环境。

2. 保持患儿身体整齐清洁,如洗头、洗澡,定时为患儿翻身,保持床单位平整、干燥、无碎屑,保持皮肤清洁干燥,保持口腔清洁湿润。

3. 合理饮食,临终患儿可能因身体器官功能日渐衰竭,造成食量少,无食欲,照顾者应尊重患儿的选择,有食欲时对饮食不需过多限制,无食欲时也无需强迫患儿进食,可少食多餐。

4. 允许患儿尽可能作出选择。

表 10-3-6 儿童常用的安宁疗护疗药物剂量

药物名称	口服给药	静脉给药	备注
沙丁胺醇(salbutamol)			6 个月 ~ 5 岁 2.5mg prn 或 q4h 5~12 岁 5mg prn 或 q4h 喷雾,支气管扩张
异丙托胺(ipratropium)			1~5 岁 125μg prn 或 3~4 次 5~12 岁 250μg prn 或 3~4 次 12 岁以上 500μg prn 或 3~4 次 喷雾,支气管扩张,<1 岁疗效优于沙丁胺醇
氟哌啶醇(haloperidol)	2~12 岁 10~25μg/kg bid 最大 10mg/d 12 岁以上 0.25~5mg bid 最大 30mg/d	2~12 岁 10~25μg/kg bid 最大 10mg/d 12 岁以上 0.25~5mg bid 最大 30mg/d 静脉或皮下	改善谵妄、止吐
水合氯醛(chloral hy-drate)	新生儿 30~45mg/kg 1 个月~1 岁 30~50mg/kg(最大 1g) 12~18 岁 0.5~1g(最大 2g) 口服或灌肠		催眠
咪达唑仑(midazolam)		0.05mg/(kg·次)或 1~2μg/(kg·min)维持,调整剂量至 0.4~6μg/(kg·min)	镇静、止痉、抗焦虑
地西泮(diazepam)	1 个月~12 岁 0.05~0.1mg/kg,2~4 次 12 岁以上 2.5~5mg,2~4 次	0.1~0.3mg/kg 极量:<5 岁,5mg/次	催眠、止痉、抗焦虑
苯巴比妥(phenobarbital)	5~10mg/kg 以后 3~5mg/(kg·d)	5~10mg/kg 以后 3~5mg/(kg·d)	止痉
阿托品(atropine)	0.01mg/(kg·次)tid	0.01mg/(kg·次)tid	减少气道分泌物
山莨菪碱(anisodamine)	0.1~0.2mg/(kg·次),q8h	0.1~0.2mg/(kg·次),q12h~24h	同阿托品
甲氧氯普胺(metoclopra-mide)	0.1~0.2mg/kg q6h,饭前口服	0.1~0.2mg/kg q6h	止吐。儿童可发生锥体外系反应,苯海拉明可减轻此副作用
多潘立酮(domperidone)	0.25~0.5mg/kg tid		止吐,禁用于小于 1 个月儿童
昂丹司琼(ondansetron)	0.1~0.2mg/kg q8h 极量 8mg	0.1~0.2mg/kg q8h 极量 8mg	止吐,1 岁以下儿童慎用
氯丙嗪(chlorpromazine,冬眠灵)	1~6 岁 0.5mg/kg q4~6h(最大 40mg/d) 6~12 岁 0.5mg/kg q4~6h(最大 75mg/d) 12~18 岁 10~25mg q4~6h	1~6 岁 0.5mg/kg q6~8h(最大 40mg/d) 6~12 岁 0.5mg/kg q6~8h(最大 75mg/d) 12~18 岁 25~50mg q3~4h	止吐
雷尼替丁(ranitidine)	2~4mg/kg bid		制酸

药物名称	口服给药	静脉给药	备注
盐酸苯海拉明（diphen-hydramine hydrochloride）	0.5～1mg/（kg·次）或 5mg/（kg·d）分次口服		禁用于新生儿
多库酯钠（docsate sodi-um）	6 个月～3 岁 10～40mg/d bid 3～6 岁 20～60mg/d bid 6～12 岁 40～120mg/d bid		缓泻剂
比沙可定（bisacodyl，便塞停）	1～10 岁，5mg，qn >10 岁，10mg，qn（最高增加到 20mg）		缓泻剂，整片吞服，服药前后 2 小时不得服牛奶及抗酸剂，急腹症忌用
番泻叶片剂	2～6 岁，1/2～1 片/次 bid 6～12 岁，1～2 片/次 bid		缓泻剂
乳果糖（lactμlose）	1 个月～1 岁 2.5ml/次 bid 1～5 岁 5ml/次 bid 5～10 岁 10ml/次 bid 10～18 岁 15ml/次 bid		缓泻剂
酚酞（phenolphthalein）	1～2mg/（kg·次），睡前服		缓泻剂，婴儿禁用
开塞露	每支 10～20ml 小儿适量，一般 5～10ml 直肠用药		缓泻剂
氨甲环酸	25mg/kg tid～qid	10～20mg/kg bid～tid	止血，用于 1 个月以上儿童，血尿忌用，肾功能不全者减少剂量，可直接涂在出血处或 1：1 稀释漱口

5. 情绪稳定，多加陪伴。儿童对非语言交流非常敏感，父母保持情绪稳定，多一些关爱陪伴、多一些拥抱爱抚，对孩子非常重要。

6. 倾听。确定什么是患儿想知道的；尽量鼓励患儿表达情感，害怕、愤怒、悲伤等都是正常的情感。

7. 尽可能坦诚的交流。敏锐地觉察孩子的心思反应，了解孩子何时需要独处，何时需要分享。用适合患儿发育和认知力的、简单的语言来解释事物，尽量不要用太多不确定的信息增加患儿的负担。

8. 较小的孩子可以利用游戏、绘画、音乐、故事等表达他们的感受、想法及需要。

9. 在可能的范围内给患儿活动的空间，无法下床活动的患儿可扶患儿下床做一些床边活动，或用轮椅推患儿到户外活动。

10. 让孩子怀有希望。保持希望是舒缓治疗的重要组成部分。对于逼近死亡的病人，希望趋于集中在：①改善现实的生活质量，而不是获得治愈疾病的成就；②与他人的关系；③与自然的关系以及对生命本质的思考。对孩子而言，尽量让孩子有正常的生活、交际和朋友。随时制造欢乐的时光，让孩子对于生活有所期望。可让患儿的朋友来访，如果不行，

鼓励以书信、图片、电子邮件、视频等形式交往，防止与社会隔绝但也要有私人时间。不要将注意力放在疾病造成的缺陷上，应该专注在孩子仍保留的能力上，让孩子持续地学习与成长。帮助孩子找到"生命意义"及"被爱的感觉"，使他们了解到自己的生命对于他的家人、朋友和社会很重要。帮助完成未了的心愿。

11. 识别出焦虑和抑郁情绪较严重的，有持续而强烈的反常情绪、行为表现的，提供心理咨询与治疗或转介给相关专业机构。

12. 关怀家庭中的每一个人。

最后，死亡过程实际上是身体功能发生一系列有序的、渐进的变化，对父母而言，最难以接受的可能是孩子在濒死前所呈现的一系列痛苦的症状，事先让父母了解这些变化是临终过程的一部分是重要的。

临终患儿常常伴有意识的改变，通常此时患儿睡眠时间会大量增加，部分原因是由于疾病进展和身体代谢改变，但也可能由于贫血加重或因疼痛服用阿片类药物引起的镇静副作用。直到死亡前，一些患儿依然清醒并对事物有反应，另一些患儿则出

现意识模糊、轻度昏迷或意识丧失,这种情况可能持续数天。烦躁和易激惹在终末期也并不少见,可能由疼痛加剧、乏氧、恶心、恐惧和焦虑造成。平和安静的环境和父母的态度有助于患儿缓解焦虑。语言可能逐渐变得难懂,甚至词不达意,即使患儿不能交流,他们也知道其周围的人是谁。听力可能是最后丧失的感觉,鼓励家长与临终患儿交谈,他们可以弹奏孩子喜欢的音乐、讲故事或坐下来抚摸孩子,这样使孩子知道他们并不孤独。如果躁动持续存在,应增加药物剂量。阿片类药物和咪唑安定对控制疼痛、激惹和烦躁不安有效。偶尔咪唑安定无效时,可应用氟哌啶醇 0.2 ～ 0.4mg/(kg·d),分 2 ～ 3 次口服,或 0.1 ～ 0.15mg/(kg·次)肌注或缓慢滴注,1 ～ 2 次/天。

濒死期脑干以上各神经中枢处于深度抑制状态,机体各系统功能发生严重障碍,使体温调节中枢功能紊乱,或由于继发感染,患者出现高热或体温降低。由于心肌收缩无力,心搏出量减少,心音低弱,脉搏比平常微弱而不规则,四肢血液循环减少,患儿手、足变冷、苍白及发绀,可出现大汗,触摸感到潮湿,父母希望给孩子更换衣服,并用毯子为其保暖。大量分泌物或咽分泌物清除困难可导致哮鸣音,与意识状态降低相关。将头偏向一侧或稍低位可使分泌物随体位引流。抗胆碱药可减少分泌物的产生,如阿托品,儿童剂量 0.01mg/(kg·次),静脉推注,东莨菪碱同样可应用于此种情况。另外,孩子的呼吸可能加快、变浅及不规则,随后变慢,出现周期性呼吸暂停。对于目睹这种呼吸方式的父母和同胞来说是痛苦的,需要向他们说明这是死亡过程的一种表现,临终的孩子并不痛苦。

胃肠道和尿道肌肉松弛导致尿便失禁。可选用尿垫或一次性衬垫来维护孩子的尊严。要告诉父母,孩子死亡时可能再次出现尿便失禁,也可能从口、鼻渗出分泌物,尤其是在为孩子脱衣服及擦洗而转动孩子时。事先无准备的父母在出现这种情况后会感到很苦恼。

在生命的最后几天,大多数患者停止喝水,这属于正常濒死过程的一部分。口渴和口干的症状可以通过良好的口腔护理得以缓解,使用海绵小棒或棉签蘸水和清洗口腔,以保持口腔清洁和湿润。在濒死阶段采用输液是徒劳的,输液可能引起四肢末梢水肿。应该进行解释液体经口摄入减少是一个正常的濒死过程。

濒死患儿的瞳孔固定并散大,眼睛可深陷或突出并呆滞。用温暖的湿布擦去眼睛分泌物,神经母细胞瘤的患儿眼睛是突出的,应该保护并湿润角膜。

(王坚敏)

参 考 文 献

[1] Global Atlas of Palliative Care at the End of Life. WHO, 2014

[2] WHO, cancer pain relief and palliative care in children. Geneva: World Health Organization, 1998

[3] NCCN Clinical Practice Guidelines in Oncology, Pediatric Cancer Pain, V. 1. 2007

[4] WHO guidelines on the pharmacological treatment of persisting pain in children with medical illnesses. Geneva: WHO Press, 2012

[5] Masera G, Spinetta JJ, Jankovic M, et al. Guidelines for assistance to terminally ill children with cancer: a report of the SIOP Working Committee on psychosocial issues in pediatric oncology. Med Pediatr Oncol, 1999, 32(1): 44-48

[6] QUEBEC Standards of Practice for Pediatric Palliative Care. Canadian Hospice Palliative Care Association, 2006

[7] Hospice and palliative care training for physicians: a self-study program. 3rd Edition. American Academy of Hospice and Palliative Medicine, 2010

[8] Basic symptom control in paediatric palliative care-Eighth edition, 2011, The Rainbows Children's Hospice Guidelines

[9] Children's palliative care handbook for GPs. ACT (Association for Children's Palliative Care) March, 2011

[10] 汤静燕, 李志光. 儿童肿瘤诊断治疗学. 北京: 人民军医出版社, 2011

[11] 人间有情: 全国宁养医疗服务计划办公室. 舒缓医学. 北京: 高等教育出版社, 2014

第四章 儿童白血病的静脉输注的处置及管理

随着化疗、放疗、造血干细胞移植等各项治疗技术进展，儿童白血病的治愈率不断攀升，为无数患儿和家庭带来了希望。由于白血病儿童化疗方案复杂、治疗周期长、并发症多，需要频繁的静脉输液以确保治疗及时有效。安全且通畅的静脉导管不仅能保证治疗顺利完成，也能最大限度地降低患儿的痛苦，避免静脉输液相关的并发症。然而，作为一项侵入性治疗措施，静脉输注不可避免地伴有各种并发症的发生，包括渗漏/外渗、静脉炎、感染、血栓、导管破裂或移位等。因此，儿童白血病治疗期间静脉输注的处置和管理成为专科护理中的一个重要问题。

第一节 儿童白血病静脉输注的常见药物

一、儿童白血病主要静脉药物分类

儿童白血病常见的静脉用药包括化疗性药物、抗生素类药物及营养支持药物（表 10-4-1）。不同药物对静脉刺激性不同，其中刺激性药物的渗漏可引起注射部位或沿静脉炎性反应、刺激性肿胀或静脉炎，但不造成组织破坏；而腐蚀性药物的渗漏可引起严重的持续性组织损伤或坏死。腐蚀性药物外渗发生率为 0.1% ~ 6%，而在儿童可达11%，其组织损伤程度取决于药物种类、浓度及渗漏剂量。

表 10-4-1 儿童白血病治疗的常用静脉药物分类

	无刺激性药物	刺激性药物	腐蚀性药物
化疗药物	甲氨蝶呤	依托泊苷、替尼泊苷 环磷酰胺、异环磷酰胺	生物碱类（长春新碱、长春地辛） 蒽环类（柔红霉素、阿霉素、表阿霉素、去甲氧柔红霉素）
抗生素类药物		两性霉素 B 阿昔洛韦、更昔洛韦	
营养支持药物		钾制剂 血制品/TPN	钙制剂 10%、20%、50% 葡萄糖制剂

（一）化疗药物

化疗在儿童白血病治疗中起着举足轻重的作用，不仅可以杀伤局部肿瘤，更能清除全身残留病灶，防止远端转移，提高长期生存率。化疗有多种给药途径，其中静脉给药在临床最为常见。

1. 化疗药物分类 儿童白血病常见的静脉化疗药物包括以下四类：

（1）蒽环类药物（如柔红霉素 daunorubicin DNR，阿霉素 adriamycin ADR，米托蒽醌 mitoxantrone NVT）：属于细胞周期非特异性药物，可嵌入 DNA 碱基之间形成稳定复合物，抑制 DNA 复制，阻碍快速生长的肿瘤细胞分裂，同时抑制拓扑异构酶 II，影响 DNA 超螺旋，阻碍 DNA 复制与转录。常经静脉推注或滴注用药，用药时需避光。由于蒽环类属于 DNA 结合药物，会产生自由基与 DNA 紧密结合，可使正常细胞吸收药物，因此会产生持续性损伤，并迁延数天或数周。蒽环类药物是最强的腐蚀性药物，导致最严重的损伤，皮肤可出现红肿、水疱或脱皮，进而局部破溃、毛发脱落、深部筋腱反射消失。稀释药物和冷敷可将损伤局限。由于蒽环类药物有较强心脏毒性，建议用药前测定心脏功能（如心电图或超声心动图），最好能监测心室喷射指数。

（2）生物碱类（如：长春新碱，vincristine，VCR；长春地辛，vindesine，VDS）：属于细胞周期特异性药物，可引起 DNA 键断裂，中止 DNA 复制和转录，而对肿瘤细胞产生细胞毒作用。生物碱类化疗药是腐蚀性药物，仅供静脉推注，严禁鞘内注射。由于生物碱类是 DNA 非结合药物，与 DNA 结合药物相比损伤较小，药物在外渗时直接作用于外渗部位组织，较少后续损伤。一旦外渗，可使用热敷及解毒剂以消散药物并降低损伤。无论患儿年龄或体表面积，长春新碱每周最多使用剂量为 2mg。用药前需避光冷藏。用药后应监测患儿有无便秘，以给予相应处理。

（3）环磷酰胺（cyclophosphamide，CTX）或异环磷酰胺（ifosfamide，IFO）：是最常见的烷化剂类抗肿瘤药物，在体内肝微粒体酶催化下分解释放出烷化作用很强的氯乙基磷酰胺，而对肿瘤细胞产生细胞毒作用。常经静脉或口服用药，属于静脉刺激性药物，稀释药物及缓慢静滴可降低静脉刺激性。由于其易引发出血性膀胱炎，护理人员需保证足量的静脉输液水化及相应拮抗剂（如美安或美司钠）后再用药，同时监测患儿出入量及电解质，定期评估有无血尿。建议上午给药，以降低夜晚毒性代谢产物在膀胱内的聚集效应。

（4）依托泊苷（vepeside，VP-16）或替尼泊苷（teniposide，VM-26）：是细胞周期非特异性药物，可与拓扑异构酶 II 及 DNA 之间形成稳定的可裂性复合物，使肿瘤细胞的 DNA 损伤后难以重新修复。常由静脉滴注，属于静脉刺激性药物，稀释药物及缓慢静滴可降低静脉刺激性。给药时需避免含 PVC 的输液袋或静脉导管。快速输注会引起低血压，因此护理人员要确保静脉输注至少 60 分钟，定期检测血压，并指导患儿不能快速改变体位（卧位突然变为坐位或站位时会发生体位性低血压）。

（5）甲氨蝶呤（methotrexate，MTX）：是抗代谢药物，可抑制二氢叶酸还原酶而使二氢叶酸不能还原成有生理活性的四氢叶酸，导致 DNA 的生物合成受到抑制。该药可口服、肌注、静脉或鞘注，对静脉无刺激性。常用的静脉用药方法是大剂量 MTX 静脉滴注，护理人员应注意定期检测血清 MTX 浓度和尿液酸碱度，以便及时调整亚叶酸钙的剂量进行解救，既能确保 MTX 发挥最大疗效，又避免产生严

重毒性而危及生命；同时进行充分的水化碱化，鼓励患儿饮水，以促进 MTX 迅速经肾脏排出。另外，护理人员应切记亚叶酸钙需准时推注，并指导患儿和家属停止常规的预防性服用 SMZ。

2. 细胞毒性药物经静脉给药的安全防护 部分化疗药物被称为细胞毒性药物，即具有致癌、致畸、生殖毒性，低剂量即可致系列器官损伤的药物。由于细胞毒性药物在杀灭肿瘤细胞的同时对正常细胞也具有杀伤作用，它可能造成以下一种或几种潜在健康问题：急性症状如恶心、头晕、头痛，以及皮肤、眼睛和咽喉刺激症状，慢性问题如致癌性、致畸性、基因毒性、生殖毒性及器官毒性。在静脉药物的制备和运送时、排气时、给药时或换药时、医疗废弃物、细胞毒性药物外溢物、病人分泌物或排泄物的处理时，细胞毒性药物可释放到环境中，影响医护人员、患儿和家长。可能暴露于细胞毒性药物的途径包括配制或给药时经皮肤或黏膜直接吸收，或由呼吸道吸入，直接吞食或因食品或饮料污染经口摄入。其中若腐蚀性药物（如柔红霉素、长春新碱）直接喷溅至眼部黏膜或错误地注射至静脉之外的组织，将引起严重烧伤。

美国医院药师协会（ASHP）及美国国家职业安全卫生研究所（NIOSH）均建议，在使用细胞毒性药物的任何场所遵从安全防护相关指南，尽量减少不必要的化疗药物的接触机会，尽量减少医院环境被化疗药物污染的可能性，以保护医护人员、患儿及家长以及环境。

（1）医护人员的安全防护：美国职业安全与健康法案（OSHA）制定了防止细胞毒性药物侵害的工作指南，包括以下内容：使用生物安全柜（图 10-4-1）配制细胞毒性药物；在配制、给药和清理过程中使用个人防护装备（包括手套、白大褂、口罩、面罩或护目镜等）；提供安全用药、贮存、运输及处理细胞毒性药物的必备器材；监测物体表面（如药柜、患者床旁桌）的细胞毒性药物残留；明确细胞毒性药物暴露预防的方法，如禁止在细胞毒性药物制备和给药的地方进食、饮水、储存食物或使用化妆品；对计划妊娠、正在妊娠或哺乳的医护人员采取特殊保护，如提供不照护化疗患儿或不暴露于细胞毒性药物的岗位；建立制度，包括细胞毒性药物外溢处理流程，强制训练所有相关医护人员掌握处理细胞毒性药物的方法；监控医护人员的长期职业暴露及对该工作指南的依从性。

医护人员在经静脉给予细胞毒性药物时尤其要

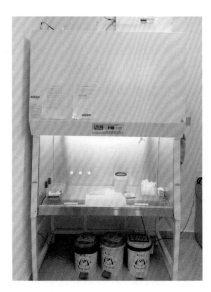

图 10-4-1　生物安全柜

注意:严禁在环境中直接排气或直接排出多余细胞毒性药物;所有静脉管道或针筒需配备 Luer-lock 螺旋接口;在眼部水平线以下操作,如更换输液袋时需从输液架上取下再更换;将装有细胞毒性药物的输液袋或针筒连接至患儿的静脉导管时,使用背部防水的吸水性衬垫,以吸收可能外溢的药物;将接触过细胞毒性药物的废物(包括输液袋、输液皮条、针筒等)丢弃于专门的细胞毒性药物废品箱内;针筒和针头应完整地丢弃于专门的防漏、防刺容器内;任何多余的细胞毒性药品(如药物泄漏)须丢弃于密封袋内,再置于硬质容器内(该硬质容器应与其他细胞毒性废物一起处理);若细胞毒性药物接触到医护人员的皮肤或衣物,应立即脱掉被污染的衣服,用皂液和水彻底清洗被污染的皮肤 15 分钟,最好能洗澡;所有被污染的衣物应丢弃于细胞毒性药物废品箱内;若细胞毒性药物接触到医护人员的眼睛,应立即用洗眼器清洗眼睛,或者使用等渗溶液洗眼,至少 15 分钟;若佩戴了隐形眼镜,应于清洗之前取出。

(2)患儿和家属的安全防护:细胞毒性药物可能于化疗后的几天内,尤其是 48 小时内,出现在患儿的尿液、粪便、呕吐物、分泌物及其他体液中。因此对接受细胞毒性药物静脉给药的患儿和家属进行指导:一旦观察到化疗静脉通路接口松动、脱落或渗漏,立即关上开关,并报告护士;处理纸尿裤、尿壶、便盆、痰盂或其他任何污染的物品时戴上手套;将污染的物品放入封口袋中;将污染的布制品(如床单、枕套、衣物等)预先特殊处理后再进行常规洗涤;每天用皂液和水清洗反复利用的物品(如呕吐盆、便盆

等),清洗时戴手套;使用塑料罩覆盖床垫和枕头;计划妊娠、正在妊娠或哺乳的家属应避免照顾化疗及化疗后 48 小时内的患儿。

3. 化疗药物经静脉给药的注意事项　化疗药物可直接静脉注射、间歇输注或持续输注(表 10-4-2)。无论何种输注方式,需注意以下要点:①操作资质:只能由接受过化疗培训的医护人员给药;②导管选择:最好经中心静脉导管给予腐蚀性药物,但由于导管移位、断裂、针头脱落等原因,中心静脉导管仍有可能产生化疗药物外渗。经外周静脉导管给予腐蚀性药物时,选择合适的穿刺点(血流通畅,新的置管并妥善固定)。③敷料:在穿刺处建议使用透明敷料,以确保给药时可密切观察穿刺点。④冲管:经静脉输注化疗药物前,需首先经外周静脉导管或中心静脉导管建立静脉通道,冲管并检查回血以确认管道通畅。⑤预防外渗或外漏:可使用侧支技术或双注射器技术预防腐蚀性药物外渗。使用 Luer-lock 螺旋接口确保静脉通路安全密闭。给药前后可以将纱布和(或)防水衬垫置于静脉通路连接处,以尽可能地减少化疗药物液滴污染皮肤或周围组织。⑥评估和观察:需加强观察和监护的特殊患儿:不能交流的、神志不清的、镇静的。评估患儿是否有迟发性外渗症状,如水疱、红肿、溃疡或脱皮。⑦个人防护:遵照医疗机构的职业安全与健康标准,在给药及处理化疗废弃物时使用个人保护装置。⑧健康教育:指导患儿和家属,使用腐蚀性药物时避免剧烈活动。给药中或给药后一旦出现疼痛、灼烧感或其他不适,立即报告。⑨记录:给药前后要记录药物、静脉通路、患儿反应等相关信息。

(二)抗生素类药物

白血病患儿由于疾病和治疗原因,中性粒细胞降低或缺无,机体免疫功能减弱,极易发生感染。感染常见于皮肤、黏膜、软组织、呼吸道、消化道和泌尿生殖系统等,是导致白血病患儿死亡的一项重要原因。为了治疗和预防感染,抗生素类药物是儿童白血病患儿治疗中主要药物之一。常见的抗生素类药物包括:

1. 青霉素类　青霉素类包括青霉素钠、苯唑西林、阿莫西林、氨苄西林等,是一类重要的 β-内酰胺类抗生素。它的分子结构中含有 β-内酰胺环,通过干扰细菌细胞壁的合成而产生抗菌作用,具有作用强、毒性低的特点。由于青霉素会引起过敏反应,护理人员应在使用之前询问患儿和家长有无青霉素过敏史,在 3 天内未用过青霉素者均应进行青霉素皮

表 10-4-2 腐蚀性药物经静脉给药的方法

	直接注射	间歇输注*	持续输注*
输注时间	<5 分钟	15～90 分钟	数小时至数天
给药前	若经外周静脉给药,应建立新的静脉通路,给药前应检查回血,并用生理盐水冲洗。若冲洗通畅但无回血,不能经此通路给予腐蚀性药物		
给药中	每 2～5ml 检查一次回血 评估患儿有无静脉穿刺点疼痛	每小时评估一次静脉穿刺点确认回血 定期评估患儿有无静脉穿刺点疼痛	每小时评估一次静脉穿刺点确认回血 定期评估患儿有无静脉穿刺点疼痛
给药后	检查回血并记录 使用生理盐水冲洗外周或中心静脉导管,并再次评估外周或中心静脉导管周围组织,检查有无外渗症状和体征		

注:* 不推荐经外周静脉通路使用腐蚀性药物

试。需要特别重视的是,极少数的高敏患儿可能会在皮试后数秒或数分钟内发生过敏性休克;皮试液应按照药物说明书准确配制,且在冰箱内保存不能超过 24 小时;由于青霉素类不同品种之间可能存在交叉过敏,因此更换同类药物或不同批号药物,必须重新进行皮试。为了达到最佳治疗效果,青霉素类药物应在 15～60 分钟内滴注完毕。

2. **头孢菌素类** 头孢菌素类抗生素包括头孢唑啉、头孢呋辛、头孢唑肟及头孢吡肟等。它的抗菌机制与青霉素类相同,均为增殖期杀菌剂,对 β-内酰胺酶稳定性高。按照发现时间和抗菌性分为四代,其中四代头孢抗菌谱更广、抗菌活性更强、对细菌产生的 β-内酰胺酶更稳定。此类药物也会引起过敏反应,因此护理人员在用药前也要详细询问患儿和家长过敏史,且必须进行皮试。

3. **氨基糖苷类** 氨基糖苷类抗生素包括庆大霉素、阿米卡星等。它通过作用于细菌蛋白质合成的多个重要环节,而对增殖静止期细菌具有较强的杀灭作用,且在碱性条件下杀菌作用更强。这类抗生素均有不同程度的耳、肾毒性和神经-肌肉阻滞等毒性作用,因此儿童需谨慎使用。使用时应缓慢静脉滴注,时间为 30～60 分钟。如果患儿同时使用青霉素类或头孢类药物,护理人员应妥善安排输液顺序,使两者使用时间至少间隔 60 分钟。

4. **大环内酯类** 大环内酯类药物包括红霉素、阿奇霉素等。通过抑制细菌蛋白质合成发挥抗菌作用,不良反应主要由恶心、呕吐等消化道反应,过敏反应表现为药物热、药疹等,静脉给药时可发生耳鸣和听觉障碍,停药或减量后可恢复。临床常用的大环内酯类药物大部分经口服,仅阿奇霉素经静脉用药。护理人员应适当调整静滴速度,确保时间不可少于 1 小时。

5. **碳青霉烯类** 碳青霉烯类药物包括亚胺培南、美罗培南等,是抗菌谱最广、抗菌活性最强的非典型 β-内酰胺抗生素。细菌对该类药物不存在交叉耐药性,对革兰阳性菌、阴性菌及厌氧菌都有强大的抗菌活性,因此已经成为临床最主要的抗菌药物之一,常用于重症感染、多重耐药菌感染等。使用时,护理人员应注意若亚胺培南剂量≤500mg,静脉滴注时间为 15～30 分钟;若>500mg,静脉滴注时间为 40～60 分钟。另外,美罗培南的静脉滴注时间应为 15～30 分钟。

6. **多肽类** 多肽类药物包括万古霉素、去甲万古霉素等,是具有多肽结构特征的一类抗生素,其中多黏菌素类可破坏细菌的外膜以引起细胞功能障碍,杆菌肽及短杆菌肽可抑制细胞壁合成、改变胞质膜的渗透性,万古霉素可阻断细胞壁蛋白质合成。其中万古霉素及去甲万古霉素仅用于严重的 G⁺ 细菌感染,是治疗 MRSA 的首选药物。用药时应注意,万古霉素和去甲万古霉素可引起耳鸣、听力减退及肾功能损害。护理人员应合理调节静脉滴注速度,确保滴注时间>60 分钟。

7. **抗真菌药物** 常用两性霉素 B、两性霉素 B 脂质体(锋克松)、氟康唑、伏立康唑、米卡芬净等。两性霉素 B 对大部分深部真菌感染都很有效,部分曲霉菌和皮肤癣菌耐药,几乎所有患儿均可出现肾功能损害;两性霉素 B 脂质体的抗菌谱同两性霉素 B,但耐受性较好。这两种药物都有静脉刺激性,外周静脉滴注浓度应<0.1mg/ml,中央静脉滴注浓度应<0.5mg/ml,滴注时间应为1~6小时。氟康唑主要用于念珠菌和隐球菌病,能通过血-脑屏障,可以治疗中枢真菌感染,注意其滴注速度应<200mg/h。伏立康唑是广谱抗真菌药物,适用于传统抗真菌药物难以控制或无法耐受的病人,不可静脉推注,静滴速度应<3mg/(kg·h)。米卡芬净也是广谱抗菌药物,主要用于严重的念珠菌感染以及难治性或不能耐受其他抗真菌治疗的侵袭性曲霉病。

8. 抗病毒药物　包括利巴韦林、阿昔洛韦、更昔洛韦、膦甲酸钠(可耐)等。利巴韦林对流感病毒、腺病毒肺炎、甲型肝炎等有防治作用,每次滴注应在20分钟以上。阿昔洛韦对单纯疱疹病毒Ⅰ型作用较强,对单纯疱疹病毒Ⅱ型、水痘、带状疱疹病毒、EB病毒也有抑制作用,更昔洛韦抗病毒机制同阿昔洛韦,但效力更强。需要关注的是,阿昔洛韦和更昔洛韦都是静脉刺激性药物,因此应缓慢静滴,时间>1小时。膦甲酸钠可用于治疗免疫缺陷者严重的或危及生命的巨细胞病毒感染,若经中心静脉导管输注不需要稀释直接使用(24mg/ml),若经外周静脉输注必须用5%葡萄糖或生理盐水稀释至12mg/ml,不可静脉推注,静滴速度应<1mg/(kg·min)。

9. 林可霉素类　包括林可霉素和克林霉素,它对阳性菌的作用类似于大环内酯类药物。其中克林霉素不建议新生儿使用,且静脉滴注时浓度不应超过18mg/ml,且滴注速度必须低于30mg/min。

10. 喹诺酮类　常用环丙沙星,具有广谱抗菌活性。护理人员应注意静脉滴注浓度不应超过2mg/ml,缓慢滴注,时间应>60分钟。

11. 硝咪唑类　常用甲硝唑,适用于各种厌氧菌感染和原虫感染。

12. 其他常用抗生素　利奈唑胺:是细菌蛋白质合成抑制剂,用于治疗 G⁺ 球菌引起的感染,可用于耐万古霉素屎肠球菌所致感染的治疗。由于它作用部位和方式独特,不易与其他抑制蛋白质合成的抗菌药物产生交叉耐药。应使用2mg/ml的溶液静滴,无需进一步稀释。护理人员应注意滴注时间为30~120分钟。

抗菌药物经静脉给药时应注意以下事项:①静脉途径的选择:综合考虑药物特性、治疗时间及频率、患儿自身血管情况、患儿及家长的偏好和治疗费用等因素合理选择输液途径;联合应用抗菌药物时,应首先检查有无配伍禁忌,并采用分次、分别给药,以免药物混合降低疗效。②溶媒的选择:熟悉并遵

从某些药物的特殊要求,如 β-内酰胺环在酸性的葡萄糖溶液易分解,因此青霉素类药物应加入0.9%氯化钠溶液稀释;而两性霉素 B 与0.9%氯化钠溶液混合会产生沉淀,因此两性霉素 B 应先以灭菌注射用水配制,再用5%葡萄糖溶液稀释。③浓度与速度的控制:根据药物的药代动力学特征选择合适的药物浓度与速度,以更有效地发挥杀菌/抑菌作用,如青霉素类药物对热、酸碱等不稳定,应现配现用,并采用间歇给药、高浓度、快速静滴的给药方法;而氨基糖苷类药物的杀菌作用依赖于其血药浓度,具有不同程度的耳、肾和神经-肌肉阻滞等毒性作用,因此应选择每天单次应用,缓慢静滴。

(三) 营养支持药物

约46%的白血病患儿在治疗过程中会发生营养不良,进而引起免疫功能低下、药物代谢改变,导致药物毒性增加、恢复时间延长。因此,儿童白血病常需要额外的营养支持,帮助其度过危险的病程。常用的营养支持药物包括:

1. 全静脉营养制剂(total parenteral nutrition,TPN)　全静脉营养制剂是将机体所需要的营养素按照一定的比例和速度以静脉滴注方式直接输入体内的注射剂,使患儿在不能进食或高代谢的情况下,获得人体或修复组织所需的氨基酸、脂肪酸及维生素等物质,维持良好的营养状况,增进自身免疫能力,帮助机体恢复。由于全静脉营养制剂是多种营养物质的混合液,也是微生物的良好营养剂,因此静脉输注时应注意以下事项:

(1) 无菌操作。

(2) 最好现配现用,应于24小时内输完。使用前应观察营养液外观是否正常,有无渗漏、异物、变色、沉淀等。

(3) 为了确保营养液的安全性和有效性,不建议添加任何其他药物,也不宜在营养液输注的静脉通路中加入其他药物或经该通路抽血。

(4) 因外周静脉导管不耐受高渗液体,经外周静脉进行肠外营养常引起局部疼痛、不适甚至静脉炎。因此建议选择中心静脉导管输注全营养静脉制剂。

(5) 严格控制输液速度,按计划恒速输注有助于营养成分的吸收和利用,速度过快易产生高血糖、高血脂、渗透性利尿或脱水。

2. 血液制品　血液制品指各种人血浆蛋白制品。白血病患儿常因疾病或治疗原因发生某个血液成分破坏过多或生成过少,因此在整个治疗过程中

需要输注一种或多种血制品。输注血制品可帮助患儿纠正贫血、血小板减少或低蛋白血症,补充抗体或凝血因子。儿童白血病常用血液制品的用法请见表10-4-3。

表10-4-3 儿童白血病常用血液制品及用法

分类	适应证	使用剂量	交叉配血	输注时间	备注
全血	大量失血	20ml/kg	ABO 相符 Rh 相容		临床较少使用
浓缩红细胞	血红蛋白<60g/L	10ml/kg 的浓缩红细胞可增加血红蛋白 3g/dl,一次输血最大剂量不超过 15ml/kg	ABO 相符 Rh 相容	输注1U 浓缩红细胞需耗时 1~2 小时。严重贫血患儿应减慢输注速度,以免心脏负荷过重	输入浓缩红细胞发生过敏反应的患儿和骨髓移植后患儿可输注洗涤红细胞 洗涤红细胞应于制备后 4 小时内输注
血小板	血小板计数<20×10⁹/L DIC 活动性出血	1U/10kg 血小板可增加外周血小板 10 000/mm³	不需要	患儿可以耐受的情况下,输注速度越快越好	输注过程中建议每30分钟轻轻摇动血袋,以防血小板凝结或黏附于血袋或输液管道上
粒细胞	严重的低白细胞血症(<500×10⁹/L)并发感染	每天1U	ABO 相符 Rh 相容	2~4 小时内输注完毕	临床较少使用 常见发热或过敏反应 建议与抗菌药物的输注间隔开
新鲜冰冻血浆	多种凝血因子缺乏或弥散性血管内凝血	10~30ml/kg	仅需 ABO 相符	2~4 小时内输注完毕	制备后6小时内使用 输注前后监测患儿 PT 和 PTT 结果
白蛋白(5%或25%)	低蛋白血症	10ml/kg 的 5% 白蛋白或者 4ml/kg 的 25%白蛋白	不需要	5% 白蛋白 60~120ml/h 25% 白蛋白 12~24ml/h	对于低血压患儿需慢速
冷沉淀	因缺乏凝血因子Ⅷ、ⅩⅢ或纤维蛋白原导致的出血 DIC	根据患儿病情调整	不需要,但最好 ABO 相符	1~2 小时内输注完毕	临床较少使用 制备后6小时内使用
免疫球蛋白 IgG	抗体缺失、免疫缺陷	每3~4 周使用200~400mg/kg	不需要	刚开始 15~30 分钟慢速,后在患儿耐受范围内逐渐加速	观察有无输注反应(心动过快、发红、发热、寒战等)

为了确保临床输血的质量和安全,应注意以下事项:

(1)凡输注全血、各类红细胞制剂、浓缩白细胞等患者,输血前应采集血样以备交叉配血。交叉配血试验的血标本必须是输血前3天以内的。机器单采浓缩血小板应 ABO 血型同型输注。

(2)配血合格后,护士或医师应与检验科人员两人进行"三查十二对"。"三查"包括血的有效期、质量、输血装置是否完好;"十二对"包括受血者床号、姓名、性别、诊断、门诊或科别、住院号、血型、交配试验结果、血袋编号、采血时间、血量和种类。

(3)取回的血应尽快输注,病区不能自行储血。输注前将血袋缓慢混匀,避免剧烈震荡。血液内不能加入其他药物。

(4)输血前应由两位护士再次进行"三查十二对",准确无误方可输血。

(5)输血前后用生理盐水冲洗静脉管道。连续输注不同供血者的血液时,前一袋血输尽后,应用生理盐水冲洗输血器,再接下一袋血继续输注,以避免产生免疫反应。

（6）输血前、输血后 15 分钟及输血完毕时监测患儿生命体征。

（7）输血时应先慢后快，最初 10～15 分钟不超过 20 滴/分，并严密观察。若患儿无输血不良反应则根据病情和年龄调整输注速度。

（8）输血过程中应密切观察生命体征的变化，

若有疑似输血引起的不良反应，应立即停止输血，更换输血器，以生理盐水维持静脉通路，并通知医师和血库。核对用血申请单、血袋标签、交配试验记录，并保留输血装置和血袋。

（9）输血完毕后，护士应记录，将输血记录单贴在病历中，并将废血袋丢弃于病区专用塑料袋中，集中送回血库至少保存 24 小时。

第二节　儿童白血病静脉输注的实施和管理

一、评估

为了选择合适的静脉通路，建议患儿接受治疗前先完成以下评估表（10-4-4）：

表 10-4-4　静脉输注前的评估内容

项　目	内　　容
1. 输液特性	静脉液体 pH 值（是否<5 或>9） 静脉液体渗透压（是否 > 600mOsm/L） 起泡性或刺激性
2. 治疗计划	短期（小时/天）：周围静脉导管 中期（6 天～6 个月）：PICC、 Port-A 或 Hickman 长期（1 个月～1 年以上）： PICC、Port-A 或 Hickman
3. 患儿身体评估	周围循环、凝血功能、血管状态、 心理状态、皮肤完整性、日常活 动状态、肥胖、病史
4. 家庭支持及患儿自 护能力	主要照护者、患儿或家长进行日 常导管维护的能力、经济水平
5. 患儿和家长意愿	患儿和家长的选择

（一）确认静脉输液的特性

若静脉输液的 pH 及渗透压和血液不同，容易刺激血管内皮细胞而造成损伤，进而形成化学性血栓。血管越粗，输液被血液越大程度地稀释，对血管内皮的刺激性就相对降低。因此，当输液的渗透压超过 600mOsm/L 或 pH 大于 9 或者小于 5 时，应该经由中心静脉导管输注。除此之外，对静脉有刺激性的药物应选择中心静脉导管输注，尤其是腐蚀性药物。

（二）确认治疗计划

治疗计划包括治疗时间长短和频率。若患儿接

受短期治疗、输液的 pH 和渗透压适当，且患儿周围血管情况良好，可以选择周围静脉导管。若患儿需要接受长期持续性或间歇性的输液治疗，即使可以经周围静脉导管输注，考虑到患儿的舒适性和周围血管的保护，仍建议建立中心静脉导管。

（三）患儿身体评估

1. 周围循环　是否感觉异常或肢体肿胀。
2. 凝血功能　是否正常。
3. 血管状态　合适的静脉。
4. 心理状态　患儿是否配合、精神状态如何。
5. 皮肤完整性　是否有现存的伤口、感染、手术部位等。
6. 日常活动状态。
7. 肥胖　是否难以辨认或触摸静脉。
8. 病史　评估过去静脉穿刺的病史。

（四）评估患儿及家庭

评估患儿及家长的意愿、自我照护能力、社会支持系统、经济水平等，以帮助患儿和家属选择最适当的静脉通路。

二、选择合适导管

白血病患儿常用静脉导管包括外周静脉留置针、中心静脉导管（CVC）、经外周置入中心静脉导管（PICC）及植入式静脉输液港（Port-A）。护理人员需充分了解白血病患儿常用静脉通路的特性、适应性及相关注意事项，才能给予患儿和家长优质的护理，并提供充分的信息。

（一）各种导管及其适应证与禁忌证

1. **外周静脉留置针**　外周静脉留置针通过穿刺使导管进入静脉，可用于临床静脉输液、输血等治疗。既可以保护血管，减轻患儿反复穿刺的痛苦，又可随时保持静脉通道的通畅，方便用药及抢救。它可适用于血管完整性好、无刺激性药物输注>4 小时

且<7 天者。最好用于简单及一次性静脉治疗,如一次性静脉输注腐蚀性或非腐蚀性化疗药物,因为仅一次性穿刺,给药结束后立即终止。若时间过长,会发生静脉硬化。不适于持续输注腐蚀性的、pH<5 或>9 或渗透压>600mOsm/L 的药物。

2. 中心静脉导管　中心静脉导管(非隧道式)(non-tunnel central venous catheter,CVC)是通过皮肤穿刺进入上下腔静脉并保留的静脉导管,一般可使用数天至数周。它可适用于 TPN、高渗、刺激性液体的输注及中心静脉压监测,禁用于局部皮肤破损或感染及出血倾向的患儿。

3. 经外周置入中心静脉导管　经外周置入中心静脉导管(peripherally inserted central catheter,PICC)是经外周静脉(贵要静脉、肘正中静脉和头静脉)穿刺置入的中心静脉导管,其导管最佳的尖端位置应在上腔静脉中下 1/3。PICC 应用于化疗患儿的优越性尤为突出,具有穿刺成功率高、节省人力及时间、操作简单安全、留置时间长、避免反复穿刺等特点。它适用于缺乏外周静脉通道的患儿、锁骨下或颈内静脉插管禁忌的患儿,需要输注 pH>9 或 pH<5、渗透压>600mOsm/L 的药物、TPN、反复采血或输注血制品,需要长期静脉治疗的患儿以及家庭病床的患儿。禁用于预插管处有感染源、外伤史、血管外科手术史、静脉血栓形成史、放疗史、动静脉瘘、肢体肿胀者,严重出血性疾病、严重凝血功能障碍者(血小板<2×10^{10}/L),穿刺侧有其他导管者。

4. 植入式静脉输液港　植入式静脉输液港(port-A)是一种完全置入皮下供长期留置在体内的静脉输液装置,由供穿刺的注射港体及静脉导管两部分组成,导管末端位于上腔静脉(图 10-4-2)。一般置入时间为 5 年左右。它可适用于需要长期或反复静脉输注药物进行治疗的患儿,反复进行输血、抽血、TPN、化疗药物输注的患儿。禁用于确诊或疑似感染、菌血症或败血症者,体形与输液港尺寸不匹配者,以及对输液港材质过敏者。

(二) 各导管的优缺点

儿童白血病常用血管通路的优点和缺点见表 10-4-5。

三、处置与护理

静脉导管的处置与护理包括规范的导管置入、固定、敷料选择、附加装置、抽血、冲封管及导管移除、导管相关并发症的预防和处理以及患儿和家属的健康教育。

(一) 导管置入

静脉导管的穿刺方法视特定导管而定。置入中央血管通路装置,应使用以循证为基础的集束化护理干预措施,以减少中心静脉导管相关的血管感染的风险。其基本原则包括:①遵循无菌操作原则;②置入外周静脉导管时宜使用清洁手套,置入 PICC 时宜遵守最大无菌屏障原则;③穿刺及维护时合格的皮肤消毒剂,宜选用 2% 葡萄糖酸氯己定溶液(年龄<2 个月的婴儿慎用)、有效碘浓度不低于 0.5%的碘伏或 2% 碘酊溶液和 75% 酒精;④选择最佳穿刺位置;⑤每天评估静脉导管;⑥不需要时移除静脉导管。

1. 外周静脉留置针穿刺　执行者:应由具有注册护士资格的护士执行。进修护士的操作能力需得到带教认可后方可执行,非注册护士及实习生需在

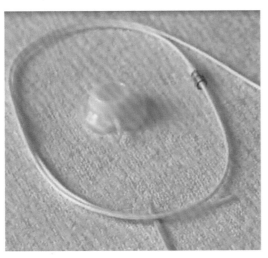
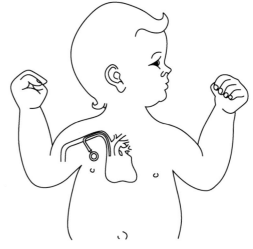

图 10-4-2　输液港

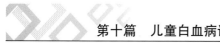

表 10-4-5　儿童白血病常用血管通路的优点和缺点

通路类型	优　点	缺　点
外周静脉留置针	穿刺过程简单且易于维护 可快速、简捷地建立静脉系统 较其他静脉穿刺费用低	使用时间较短(72～96 小时以内) 婴幼儿穿刺困难,且不易维护 需每天护理和维护,且频繁更换穿刺部位对外周血管损伤较大 较不适用于腐蚀类药物(如化疗药物、葡萄糖酸钙)和血管收缩药物的输注
中心静脉导管(CVC)	可用于所有静脉治疗及抽血 确保无菌环境下,可在床旁或手术室置入 双腔或三腔 CVC 可同时输注多种或存在配伍禁忌的药物	装置本身无隧道,且有外露部分,易发生感染 需严格无菌技术以预防感染,保持管路通畅 置入后需拍摄 X 线胸片确认位置方可使用 不适用于长期静脉输液
经外周置入中心静脉导管(PICC)	置入步骤相对简单,可在患儿床旁或门诊进行 相比其他静脉通路并发症的发生率低 急危重症和需高强度静脉输注患儿持续性静脉输液的首选静脉通路 减少静脉穿刺次数 费用较静脉输液港低	若导管置入部位为肘窝,可能限制患儿上肢活动 若导管口径小,则不能用于抽血 相比外周静脉置管价格昂贵
植入式静脉输液港(Port-A)	理想的间歇性静脉通道 较外置导管感染发生率低 维护简单,治疗间期每 4 周维护一次 导管移位可能性较小 对身体形象影响较小 使用期限长	置入过程需遵循外科手术程序,拆除需要再进行一次手术 费用较 CVC、PICC 高 需要专用针头才能接上通路,每次穿刺时患儿有轻微的疼痛 静脉输液港功能发生异常时纠正手段更复杂、困难

注册护士监督下执行。

(1) 静脉的选择:基于输注液体类型、速度和持续时间,尽可能避免影响患儿的舒适度和活动。尽可能选择血管末端的位置,避开关节或韧带处,以及坏死、萎缩、血栓或瘢痕组织处的血管。婴幼儿的穿刺部位可选择头皮和脚,再大一些的儿童能在手部或上肢进行穿刺。输注腐蚀性药物时,由于可能发生静脉外渗引起瘢痕组织或肌肉挛缩,因此建议护理人员避开头皮静脉或关节韧带处静脉穿刺。

(2) 导管的选择:根据预期目的、预期完成治疗时间、液体黏度、液体成分和静脉状况,在能够以需要的速率完成治疗的情况下选择最小规格、最短长度的导管。22～24GA、3/4 英寸长的导管适合儿童,短、小规格,刺激小,并可达到较高的血流速度。肥胖患儿的皮下组织中静脉位置较深,可选择略长的外周静脉导管,或建议考虑做 PICC 导管。

(3) 置管技术:为提高穿刺成功率,可考虑以下措施:①置管前干热敷被证明比湿热敷更有助于静脉穿刺成功。②局部麻醉(如乳膏制剂、片剂、凝胶和喷雾)、注射和非药物技术可减少静脉穿刺的疼痛。③静脉穿刺提示装置(VEID)、超声引导已成功用于因血管细小而穿刺困难的婴幼儿和儿童的外周静脉穿刺。④若穿刺区域有大量毛发,应剪掉而非剃刮毛发,以免增加刺激和感染的风险。⑤置入导管且固定后,首先冲洗导管内血液。若产生水肿、疼痛或不适提示外渗或血管破裂,应立即拔除导管,在其他部位再行穿刺。⑥给予腐蚀性药物时,穿刺失败后尽量选择另一侧肢体进行穿刺。⑦一位护士为一位患儿尝试穿刺的次数不应超过 2 次,以免带来不必要的创伤。

2. 中心静脉导管穿刺　执行者:由麻醉师、医师进行操作,注册护士仅进行置管的配合。进修护士的操作能力需得到带教认可后方可执行,非注册护士及实习生需在注册护士监督下执行。由于血管解剖位置及结构处于生长发育过程中,儿童进行中心静脉导管穿刺更易产生并发症。

(1) 静脉的选择:首选右颈内静脉,若不可行,可选择左颈内静脉、颈外静脉或锁骨下静脉。可选择股静脉置管,但有较高的感染和血栓并发症的风险。

（2）导管的选择：根据患儿静脉的粗细和治疗的需要，尽量选择最小的尺码和最少的管腔，以减少感染和血栓的发生率。

（3）置管技术：为了提高成功率，可采取以下建议：①体位：一般采取15°～25°垂头仰卧位使目标静脉充盈，并降低空气栓塞的危险。②疼痛：应用局麻以减少置管的不适。③超声引导下置管已被证明能减少并发症、穿刺失败的次数和置管所用时间。④虽然放置中心静脉导管时并发症发生率较低，但需要在静脉治疗前做影像学检查，以确定导管末端是否位于上腔静脉末端的下1/3处以及是否有气胸。一旦确认导管末端位置合适，且无置管相关并发症，导管可立即用于输注药物。

3. 经外周置入中心静脉导管（PICC）　执行者：由经过卫生行政部门认可机构的PICC置管培训、考核合格并取得证书的注册护士进行操作。

（1）静脉的选择：3月龄的婴儿可选择颞浅静脉、耳后静脉、大隐静脉或肘正中静脉；4月龄至能走的儿童可选择大隐静脉、头静脉、贵要静脉或肘正中静脉；能走的年龄或以上的儿童可选择贵要静脉、头静脉、肱静脉或肘正中静脉。

（2）导管的选择：儿童常用的导管尺码为1.9F、3F、4F。建议使用最小直径且可满足治疗需要的导管，以降低血栓性静脉炎的发生率。

（3）置管技术：置管时应注意：①放置导管前应先测量所需置入导管的长度，根据导管生产商的建议修剪导管。三向阀式导管应于导管近段而非远端作修剪。②使用局部麻醉剂（外涂膏剂或皮内注射）可减轻置管相关疼痛。③改良式的赛丁格技术（Modified Seldinger Technique，MST）可消除损伤导管的风险。④超声导引下PICC置管（图10-4-3）可减少徒手盲插的相关风险，并提高穿刺成功率。⑤为了确保导管末端到达上腔静脉末端的1/3处，需做X线检查导管位置。

4. 植入式静脉输液港（Port-A）　执行者：儿童植入式静脉输液港可选择在局麻加镇静或全身麻醉下进行，主要由外科医师或麻醉医师在手术室或导管室按外科手术要求放置（图10-4-4），注册护士仅进行置管的配合及静脉输液港针的连接。进修护士的操作能力需得到带教认可后方可执行，非注册护士及实习生需在注册护士监督下执行。

（1）静脉的选择：多选用左侧或右侧的颈内静脉或锁骨下静脉。Port-A导管末端位于上腔静脉末端1/3处，输液港座应放置于肋骨上，以便固定。对

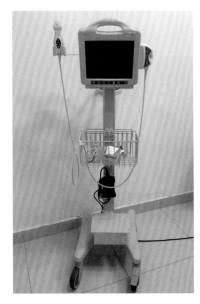

图10-4-3　超声导引

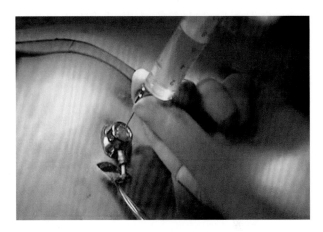

图10-4-4　输液港置入

于肥胖患儿，可将输液港放置于胸骨上，以便定位和接通。

（2）导管的选择：根据患儿身高体重和治疗的需要选择合适的导管和输液港座。必须使用静脉输液港针（即Huber针，图10-4-5）来接通输液港。静脉输液港针的针尖经特殊设计，能刺穿输液港的硅胶隔膜，但不造成"取芯"现象，以减轻硅胶隔膜的破损。直针可用于冲管，之后马上拔除，90°弯针可用于间歇或持续输液。

（3）置管技术：外科医师或麻醉医师可使用切开术或经皮方法放置输液港。待切口缝合后，使用静脉输液港针穿刺来接通输液港冲管，以确认装置通畅和有回血。输液港置入完成后，护理人员应注意：①经X线检查以确认输液港导管末端位置正常且排除气胸。②3天内易发生肿胀、渗血和疼痛，需加强观察。③连接静脉输液港针时可遵医嘱使用表

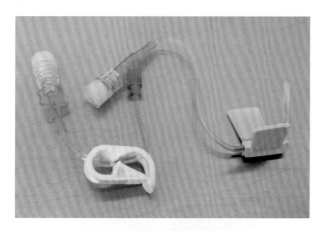

图 10-4-5　输液港针

面麻醉,以减轻穿刺时患儿的不适。④静脉输液港针应插入输液港隔膜直至到达输液港底部。⑤连接静脉输液港针后应抽回血以确认通畅。见回血时,应丢弃陈旧血 1~3ml(年龄<1 岁,丢弃 1ml;年龄>1 岁,丢弃 2~3ml)。⑥静脉输液港针每周更换。为了帮助穿刺处伤口愈合,一般建议拔针后间隔 12 小时再行穿刺。

（二）导管固定和敷料

所有置入体内的导管均需做好固定。固定装置应保持无菌,且不能影响导管的评估与监测,不影响血液循环及液体的输入。选择敷料时应考虑敷料种类、更换频率和患儿及家长的选择、耐受及生活方式。更换敷料主要包括以下步骤:移除旧敷料,以适当的溶液消毒导管、皮肤及交界处,若有使用固定装置需重新更换,使用新的无菌敷料。更换敷料时应遵守非接触无菌技术。应定期或在更换敷料前评估导管穿刺处变化。可在完整的敷料上触诊,若有明显的压痛、伴随无明确来源的发热,疑似局部血液感染的情况,应立即去除敷料进行完整的检查。更换敷料后应记录,静脉导管的一般维护程序见表 10-4-6。

1. 外周静脉留置针　可用胶布或固定装置固定,然后用密闭的敷料覆盖穿刺点。不要直接将胶布贴于穿刺点上。与纱布敷料相比,透明、半渗透性的敷料可以显著减少导管滑脱的发生,并减少静脉炎和渗液的发生。建议每隔 3~4 天更换一次敷料,或随导管一起更换。

2. CVC、PICC 及 Port-A　除 CVC 外,不用缝线而使用胶布、Steri-Strips 或固定装置固定导管,并以密闭敷料覆盖穿刺点及导管外露部分至其末端接头。如有内固定,必须使用无菌胶带。新穿刺的中

心静脉导管应于穿刺后 24 小时进行换药。之后纱布敷料每 48 小时更换一次,透明敷料每 5~7 天更换一次,或有潮湿、污染、松脱情况时及时更换。

（1）CVC 应以缝线固定导管,直至伤口愈合或导管拔除。

（2）PICC 穿刺成功后应首先以无菌纱布覆盖穿刺点,再于穿刺后 24 小时更换敷料,并贴上透明敷料(图 10-4-6)。

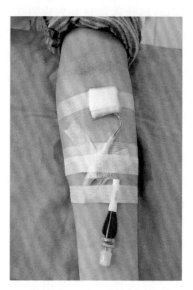

图 10-4-6　PICC 换膜

（3）Port-A 不使用且未连接静脉输液港针时,可无敷料覆盖。静脉输液港针留用时,应使用胶布、无菌胶带和固定装置将静脉输液港针固定在输液港隔膜上,再以密闭敷料覆盖。

（三）附加装置

附加装置包括三通、延长管、肝素帽、无针接头、过滤器、输液器等。附加装置有潜在的污染和松脱风险,因此最好选择已附有附加装置的原装设计,并尽量减少中心静脉导管外接装置,以降低感染和滑脱风险。虽然无针接头可防止针刺伤,但导管翼和无针接头却是造成导管内腔污染的主要来源,以适当的消毒剂定期更换附加装置能降低导管相关的血流感染。

使用附加装置时,护理人员应注意:①标记:所有附加装置都应标记日期和时间,以便提醒更换。②无菌及消毒:使用附加装置时,应遵照无菌技术,使用适当的消毒剂用力擦拭以消毒导管接口的横截面及外围。如果使用聚维酮碘,至少待干 2 分钟。③装置之间的连接:建议所有的附加装置选择 Luer-lock 螺旋接口以确保连接稳固安全。确定所有的附加装置连接完全密合无缝隙,以尽量降低渗漏和破

裂风险。④更换:当附件装置被污染或完整性被破坏,应立即更换。外周静脉留置针附加的肝素帽或无针接头宜随外周静脉留置针一起更换;PICC、CVC、PORT附加的肝素帽或无针接头应至少每7天更换1次;肝素帽或无针接头内有血液残留、完整性受损或取下后,应立即更换。输液器应每24小时更换一次。⑤特殊附加装置:使用输血器时,输血前后应使用无菌生理盐水冲洗管道;血制品输注专用的输液管应只限于输注血制品,并应4小时更换。输注药物说明书所规定的避光药物时,应使用避光输液器。输注脂肪乳剂、化疗药物及中药制剂时应使用精密过滤输液器。

(四)抽血

从中心静脉导管中抽血时,应注意以下事项:

1. 若无静脉输液,应先弃去肝素帽,用适当的消毒剂用力擦拭接口,检查回血后弃掉一定量血液(年龄<1岁,丢弃1ml;年龄>1岁,丢弃2~3ml)。抽取所需血量后,先消毒接口并用生理盐水以脉冲法冲洗10ml,再消毒接口并接上预先充满生理盐水的新肝素帽。完成后,PICC应该用脉冲法冲洗10ml并正压封管,CVC和Port-A应该用淡肝素溶液冲封管(详见本节"冲管和封管"部分)。

2. 若患儿正在静脉输液,应先停止静脉输液,再弃去肝素帽。余下步骤与无静脉输液步骤相同。换好新的肝素帽后连接静脉输液即可。

3. 使用10ml或10ml以上的针筒抽血。勿使用真空负压采血管。

4. 特殊血标本的抽取。抽取血培养时建议不弃血以提高阳性率,也不冲洗以避免病原菌侵入血流。抽取药物浓度、凝血功能或电解质时建议先更换肝素帽再行抽血,其余血标本等抽血完成后更换肝素帽,以避免影响检验结果。

5. 抽血后使用20ml生理盐水冲洗导管,确保无血液残留。

(五)冲管和封管

冲管可以预防血液凝集和药物在管腔中沉淀,从而保持管路通畅;虽然冲管可以预防纤维蛋白聚集,但所有静脉导管管腔内层仍会出现某种程度的纤维蛋白膜沉积。冲洗时机包括采血后、连续输注之间、给药前后、输血前后、间歇输液前后及导管使用完毕后。生理盐水的冲洗量至少是2倍的管腔容量加上延长管的排气容量。所有的静脉导管都应用生理盐水采用脉冲式方法充分冲管(推-停动作),并在冲管结束时维持管内正压,以防止血液反流。冲

管时不能暴力强力推注。重力静脉滴注不能代替冲管。

1. 外周静脉留置针

(1)冲管频率:使用后或者导管不用时每8、12或24小时用生理盐水1~3ml冲管。

(2)注射器:严禁使用<3ml的注射器,以减少对导管的压力。

2. CVC

(1)冲管频率:建议使用10~100IU/ml肝素液在使用后或每天每腔2~3ml进行冲洗。

(2)注射器:严禁使用<10ml的注射器。

(3)冲管溶液:输液间歇应用生理盐水冲洗,再用肝素液封管。输注血制品或TPN、抽血后及时用至少20ml生理盐水冲洗导管。使用不同药物之间应用至少10ml生理盐水冲洗导管。

3. PICC及Port-A

(1)冲管频率:PICC应每周或每次使用后冲管,Port-A应每个月或每次使用后冲管。24小时连续使用时,应每12小时冲管一次。

(2)注射器:严禁使用<10ml的注射器,以免导管/隔膜破裂或分离。

(3)冲封管方法:静脉给药前后应遵照SASH冲洗模式(生理盐水-给药-生理盐水-肝素液)。其中三向阀式PICC导管仅需生理盐水冲管。若导管使用频繁或使用高浓度肝素封管,应在推注药物前先回抽肝素以避免给予患儿治疗剂量的肝素。

(4)冲管溶液:肝素液浓度为10~100IU/ml。每月冲洗或每天冲洗一次时,若患儿<2岁,则选择100IU/ml肝素液冲洗3ml;若患儿>2岁,则选择100IU/ml肝素液冲洗5ml。由于肝素的最大使用剂量不能超过每天40IU/kg,若每天冲洗超过一次,则选择10IU/ml肝素液冲洗10ml。若患儿肝功能异常或有出血倾向,请示医师或静脉护士后再使用肝素液。输注血制品或TPN、抽血后及时用至少20ml生理盐水冲洗导管。使用不同药物之间应用至少10ml生理盐水冲洗导管。静脉导管的一般维护程序见表10-4-6。

(六)导管的拔除

定期监测静脉导管穿刺部位,并根据患者病情、导管类型、留置时间、并发症等因素进行评估,尽早拔除,拔管应由培训合格的医护人员操作。当疑似污染、出现未能解决的并发症、终止治疗或者确实不需要时,应尽早拔除静脉导管。在紧急情况下放置的血管通路装置若不能确保置入过程的无菌技术,

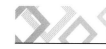

表 10-4-6　静脉导管的一般维护程序

静脉导管	敷料	冲管	更换肝素帽	弃血
中心静脉导管（CVC）	导管置入后 24 小时内更换 1 次敷料。透明敷料每 5～7 天更换一次，纱布敷料每隔一天更换一次，或于敷料污湿松脱时随时更换	每天用浓度 10～100IU/ml 的肝素液 2～3ml 冲洗每个管腔	每周或随导管更换	2～3ml
经外周置入中心静脉导管（PICC）	导管置入后 24 小时内更换 1 次敷料。透明敷料每 5～7 天更换一次，纱布敷料每隔一天更换一次，或于敷料污湿松脱时随时更换	每周或每次使用后用浓度 10～100IU/ml 的肝素液 3ml 冲洗 1 次 三向阀式 PICC 可用生理盐水冲洗	每周更换一次	2～3ml
植入式输液港	连续使用时，静脉输液港针和透明敷料每周更换或松脱时随身更换。纱布敷料每隔一天更换一次，或于敷料污湿松脱时随时更换	每月或每次使用后用浓度 10～100IU/ml 的肝素液 3ml 冲洗 1 次	连续使用时每周更换一次	2～3ml

应在 48 小时内尽早替换。静脉导管拔除后应检查导管的完整性，若尖端有缺口、边缘参差不齐，则提示损坏，通知医师。若感染是拔除导管的原因，遵医嘱送导管尖端进行培养。拔除导管后持续压迫穿刺部位直至出血停止，对于凝血机制异常或应用抗凝剂的患儿，压迫时间应更长。拔管完成后应记录。

1. **外周静脉留置针**　我国静脉输液护理技术操作规范规定每 72～96 小时更换一次外周静脉留置针，但现有证据显示与 72～96 小时更换留置针相比，出现临床指征时更换留置针的静脉炎、导管相关性血流感染发生率无显著差异，且降低了穿刺次数，节省了费用。出现临床指征是指穿刺部位发生以下情况的任何一种：①滴速减慢或不滴；②局部有渗出；③穿刺点周围发红、有压痛；④患者主诉穿刺部位明显不适。故当静脉穿刺部位出现临床指征时，应尽早拔除导管。

2. **CVC**　CVC 使用时间不超过 6 周。在撤除 CVC 时，应戴手套，拆除缝线后拔管。嘱可以配合的患儿做 Valsalva 动作（用力呼气并屏住呼吸），可减少导管拔除时空气栓塞的风险。待导管完全拔出后，按压止血并贴上密闭式敷料。24 小时后更换敷料并观察局部情况。

3. **PICC**　根据医疗卫生机构的要求，应由有资质的人员进行拔除。可以先于穿刺部位捏紧 PICC 导管外露部分，平行于皮肤缓慢外拔约 1 英寸，再从穿刺部位捏紧 PICC 导管，一小段一小段地拔出 PICC 导管。待 PICC 导管完全拔出后，应测量导管长度，并与置管时长度记录进行比较，以及时发现导管断裂等状况。护理人员应按压止血，贴上密闭式敷料，并于 24 小时后更换敷料并观察局部情况。

拔管时可能遇到的问题包括：

（1）静脉痉挛：改变上肢位置、热敷 15～20 分钟，或者盖上纱布敷料并固定后 12～24 小时后再尝试拔除。

（2）血栓形成：可先尝试静脉痉挛的方法，如果都失败了，通知医师，因为可能需要 X 线检查以排除血栓的可能。

（3）导管断裂：若导管外露部分还有足够长度可将导管拔除，则夹紧导管并拔除；若导管于穿刺点断裂，应用钳夹夹闭导管，并在上肢系止血带以防断管移位，通知医师施行静脉切开术以取出导管；若导管于穿刺点以上的静脉内完全断裂，立即在上臂最高部位结扎止血带，置患儿于头高脚低位，立即联系医师，由介入放射科、胸外科或血管外科医师取出。

4. **Port-A**　静脉输液港针的拔除可由注册护士操作。操作过程中应使用冲管的方法保持其内部正压，拔除后应覆盖胶布或敷料。

输液港的拔除可在手术室由医师操作，常使用切开术将输液港从"皮下袋"中取出，再用缝线或无菌胶布重新闭合"皮下袋"的切口。

（七）静脉导管相关并发症

置管后静脉导管的并发症包括静脉炎、外渗、感染、导管栓塞及中心静脉导管移位。

1. 静脉炎　由于静脉输入刺激性、高浓度药物、导管对静脉内皮细胞的机械性刺激或消毒液未待干便置管的化学刺激,引起静脉壁的炎症反应,是静脉导管最常见的并发症。其症状体征包括:疼痛、压痛、红斑、发热、肿胀、硬结、化脓或沿静脉走向可触及的索状硬条或串珠状硬结。一般情况下全身反应不明显。现有的静脉炎评价标准很多,但均缺乏临床信效度评价。目前我国常用的静脉炎分级标准见表10-4-7。

表 10-4-7　静脉炎分级标准

级别	临　床　标　准
0	无症状
1	穿刺部位发红,伴随或不伴随疼痛
2	穿刺部位出现疼痛伴有发红和(或)水肿
3	穿刺部位出现疼痛伴有发红;条索状物形成;可摸到条索状的静脉
4	穿刺部位疼痛伴有发红疼痛;条索状物形成;可触摸到条索状的静脉,其长度>1英寸(约2.54cm);脓液流出

(1) 预防:对于外周静脉留置针,建议穿刺时选择足够粗的静脉及合适的导管,尽量减少创伤,并输注无刺激性的溶液。

对于中心静脉导管,建议以下做法:选择合适型号的导管;选择肘上血管穿刺;提高穿刺技巧;减缓送管速度;保持最大无菌屏障并使用无粉无菌手套以减少微粒。

(2) 处理:护理人员根据分级标准评估静脉炎的严重程度。若是外周留置针,可直接拔除。若是经外周置入的中心静脉导管(PICC),经评估引起静脉炎的可能病因(化学、机械、细菌因素或输液后感染)后,可采取相应措施:休息并抬高患肢、湿热敷或频谱仪照射、局部适当使用药物、鼓励患儿轻微活动(握拳松拳、抬高手臂动作),直至症状消失。严重的静脉炎需拔除导管。

2. 静脉渗漏与静脉外渗　静脉渗漏指由于各种原因使非腐蚀性药物渗漏到静脉周围组织。静脉外渗指腐蚀性药物渗漏到静脉周围组织(图10-4-7)。静脉渗漏和静脉外渗会发生在所有类型的外周和中心静脉导管,应以预防为主。临床应用的外渗分级请见表10-4-8。患儿在接受输液治疗期间,护理人员应持续观察是否有以下症状:①药液聚集到皮下组织,输液速度变慢;②皮温降低、水肿、疼痛、

穿刺点感觉不适、液体外流或无回血。静脉外渗分级标准见表10-4-8。

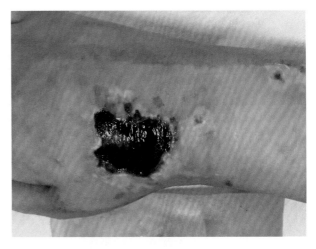

图 10-4-7　腐蚀性药物外渗

表 10-4-8　静脉外渗分级标准

级别	临　床　标　准
0	无任何临床症状
1	皮肤苍白,水肿小于2.5cm,皮肤触冷,伴或不伴疼痛
2	含第一阶段,水肿在2.5~15cm
3	含第二阶段,水肿大于15cm,轻度~中度疼痛,可能伴麻木感觉;任何刺激性药物或血制品的外渗
4	含第三阶段,皮肤紧绷,渗漏,变色,瘀斑,或肿胀,较深的凹陷性水肿,循环受损,中度~重度疼痛;任何腐蚀性药物的外渗

(1) 预防:早期发现渗漏/外渗是关键,可以限制药物进入周围组织的量,并降低潜在的周围组织伤害。因此,注射过程中护理人员严密监测静脉导管,并鼓励患儿和家长说出任何穿刺处或周围部位、导管头或整个静脉导管通路的疼痛感、烧灼感或针刺感。

护理人员应合理安排输液顺序(如先输注腐蚀性药物)。输注腐蚀性药物时应选用中心静脉导管或新留置的周围静脉,不可使用局麻药,不可使用电子输液泵的"泵入"(pump)模式。不能依赖电子输液泵的报警装置来发现渗漏/外渗。电子输液泵虽不引起渗漏/外渗,但由于持续泵入药液有可能使问题加剧,静脉给予腐蚀性药物或刺激性药物前后均需常规冲洗导管。

(2) 处理:总的处理原则为:停止输液,尽量回抽药物后拔针,抬高患肢,评估并通知医师,使

用冷/热敷、局部封闭或解毒剂,并跟踪、评估及记录。

若发生化疗药物外渗,立即停止给药,但不能拔除针头或导管;尽量抽出 3~5ml 的血/药液,以减少外渗药物;用 25/26 号针头连接 1ml 针筒抽吸外渗周围组织中的残余药物;在未拔管之前,评估是否需要缓慢灌注相应解毒剂。不同化疗药物选择的冷热敷及解毒剂见表 10-4-9。

表 10-4-9　腐蚀性/刺激性化疗药物的外渗处理

药　物	冷/热敷	干预措施
柔红霉素、多柔比星	冷敷:渗出后立即冷敷 30~60 分钟,24 小时内每小时冷敷 15 分钟	右丙亚胺
长春新碱、长春地辛	热敷:渗出后立即热敷 30~60 分钟,24 小时内每小时热敷 15 分钟	透明质酸酶
依托泊苷	热敷:渗出后立即热敷 30~60 分钟,24 小时内每小时热敷 15 分钟	足够稀释药物、减缓输液速度可降低刺激性药物引起的疼痛
异环磷酰胺	冷敷:渗出后立即冷敷 30~60 分钟,24 小时内每小时冷敷 15 分钟	足够稀释药物、减缓输液速度可降低刺激性药物引起的疼痛

若发生非化疗性药物(如高张性 TPN、造影剂等)外渗,抽吸外渗周围组织中的残余药物后,用 0.1ml 透明质酸酶加灭菌注射用水稀释至 1ml,在外渗部位采用放射性五方向各注射 0.2ml,并于 24 小时内冷敷,24 小时后热敷。

初步处理完成后,护理人员应监测与渗漏/外渗相关的临床转归,评估处是否有其他并发症,包括神经损伤和筋膜间隙综合征,并记录。

3. 感染　静脉导管性相关感染包括出口部位感染(exit-site infection)、隧道感染(tunnel infection)、皮下囊感染(pocket infection)和中心导管相关血流感染(central line-associated blood stream infection, CLABSI)。其中中心导管相关血流感染指患者在留置中心导管期间或拔出中心导管 48 小时内发生的原发性、与其他部位存在的感染无关的血流感染。美国疾病预防控制中心调查结果显示中心导管相关血流感染是最常见的院内感染。近年来因加强培训、普及中央静脉导管的集束化干预措施,儿童中心导管相关血流感染率已明显降低。

(1) 预防:美国医疗改进中心(Institute for Health-care Improvement, IHI)提出的中央静脉导管集束化干预策略主要包括 5 项措施,即手卫生、置管时最大无菌屏障、氯己定消毒皮肤、选择最理想的置管位置及每天检查患者是否需要保留导管。

标准化和规范化的操作、严格管理和预防措施体系的建立对于降低导管性相关感染率很重要,因此护理管理者应重视导管性相关感染的教育和培训,定期检测感染率。护理人员应每天评估静脉导管并记录,包括局部和触诊导管出口处、隧道、输液港处皮肤,并应用相关知识指导患儿和家长。出院患儿的低白细胞血症、隧道式中心静脉导管是导管相关性血流感染的危险因素,护理人员应对这部分人群加强指导和监测。

(2) 处理:若怀疑局部感染,从导管出口处取渗液做培养;若怀疑中心导管相关血流感染,建议同时从导管和经外周静脉穿刺抽血进行血培养。对于可能是中心导管相关血流感染源的中心导管,应在移除后对导管尖端进行细菌培养。对于怀疑存在中心导管相关血流感染而移除的植入式输液港,除导管头外,输液港储液器也应送检进行培养。有研究显示穿刺点和导管接头培养可在不拔除导管的前提下,有效诊断是否发生导管相关性血流感染,但这一结果需要更多研究验证。

护理人员应确保所有血培养标本是在抗生素使用之前采集的,以免抗生素的使用影响了血培养结果的准确性。根据血培养结果,医师将选择后续治疗的抗生素。如果确诊局部感染,外周静脉留置针可直接拔除;中心静脉导管可使用无菌纱布换药,热敷,遵医嘱给予口服或静脉抗生素 10~14 天,若 48~74 小时后症状不缓解,则拔除导管。如果确认全身感染,可给予静脉注射抗生素,确保抗生素注入导管所有管腔。

值得关注的是,抗生素锁技术在中心导管相关血流感染中的应用尚存争议。常用封管药物及用法见表 10-4-10。但该技术仍存在一些问题,如管壁对药物的吸附作用无法辨别、可能加速病原菌耐药性、可能与肝素存在配伍禁忌及抽取不当可能加重系统感染。

表 10-4-10　抗生素锁技术的常用药物

病原菌	抗生素	常用浓度（mg/ml）	与肝素的相容性
革兰阳性菌	万古霉素	2~5	是
	氨比西林	10	是
	头孢唑啉	5~10	是
	达托霉素	1~2	是
	利奈唑胺	2	否
革兰阴性菌	庆大霉素	1~2	否
	头孢他啶	0.5~10	是
	阿米卡星	1~2	否
真菌	两性霉素 B	1~2.5	否
多种病原菌	乙醇	50%~70%	否
	环丙沙星	0.2~5	否

另外，如果存在血栓相关性感染，则在抗生素治疗的同时，考虑进行溶栓或抗凝治疗，以预防血栓进一步凝集。残留的凝块可能保护微生物，导致复发。

以下情况必须拔除导管：①抗生素治疗 3~4 周后，持续或反复隧道感染；②抗生素治疗后持续感染症状和体征；③确诊为导管相关败血症。

（3）免疫抑制患儿静脉导管感染的预防和处理：白血病疾病本身和治疗都可能引起患儿免疫抑制或者中性粒细胞减少症。相对于非免疫抑制患儿，这类患儿的静脉导管更易发生感染。由于这类患儿自身的免疫功能可能不足以预防感染，更要确保执行中央静脉导管集束化干预策略（同前），还可以应用抗菌剂/抗生素浸润的敷料、抗生素/抗菌剂涂层的导管或全身性的预防性抗生素治疗。

4. 导管阻塞　导管阻塞可能原因包括：①管腔内血液/纤维蛋白凝集；②不相容药物作用造成沉淀或脂质沉积，或冲管不够充分造成药物结晶；③导管尖端和外壁形成纤维蛋白尾和纤维蛋白鞘；④导管表面纤维蛋白与血管损伤处的纤维蛋白结合形成附壁血栓；⑤插入输液港的静脉输液港针位置不准确。导管部分阻塞可表现为无法抽回血但可注药，或者抽回血和注药都困难。完全阻塞表现为不能抽回血或注药。出现静脉血栓时可表现颈部或上肢疼痛、水肿。PICC 和上腔静脉综合征患儿可能出现穿刺点以下水肿。

（1）预防：合理地置入和固定导管对于预防导管阻塞很重要。有效的冲封管也能确保导管的通畅，如根据导管要求，在导管使用后和定期冲管时使用生理盐水和肝素液给予脉冲式冲管及正压封管；输注 TPN、血制品或其他黏滞性液体及抽取血标本后用至少 20ml 生理盐水脉冲式冲管；24 小时持续输液时每班冲洗导管。由于导管所在肢体的受压可能阻塞导管和血管，护理人员应避免在装有导管的手臂使用血压袖带或止血带。另外，要注意药物配伍禁忌，以免沉积的药物引起导管阻塞。预防导管相关性感染也可以在一定程度上预防导管阻塞。研究显示 PICC 产生深静脉血栓的风险比 CVC 高，尤其是对于肿瘤患者，因此更要加强临床观察。

（2）治疗：护理人员可以根据患儿治疗方案评估可能引起阻塞的原因，再遵医嘱选用相应的解除栓塞措施（表 10-4-11）。解除栓塞的非药理学方法包括：缓慢抽推生理盐水以冲洗导管、改变患儿体位、嘱患儿咳嗽和深呼吸。但切记不可用强力、导丝或强力冲洗的方法清除阻塞物。

表 10-4-11　导管阻塞的处理

阻塞物	处理
血液/纤维蛋白	输注组织纤维酶原激活物（tPA）2mg/ml 无菌注射用水，30~120 分钟后抽出。若不成功，可反复使用。若仍不能解除栓塞，则拔除导管
矿物质沉淀	输注 0.1mol/L 的相当于导管内容积的盐酸，20 分钟后取出。若不成功，可反复使用。若仍不能解除栓塞，则拔除导管
药物沉淀	输注 1mEq/ml 的相当于导管内容积的碳酸氢钠溶液，20 分钟后取出。若不成功，可反复使用。若仍不能解除栓塞，则拔除导管
油脂	1）输注 70% 的相当于导管内容积的乙醇，等待 1~2 小时。若不成功，可反复使用。若仍不能解除栓塞，则拔除导管 2）按 1ml/h 的速度注入 0.1mol/L 的氢氧化钠溶液 10ml，然后用 20ml 生理盐水快速冲洗。若不成功，可反复使用。若仍不能解除栓塞，则拔除导管
静脉血栓	肝素、低分子肝素抗凝治疗，或者输注纤维蛋白溶解剂

5. 导管移位　由于咳嗽、打喷嚏等原因导致胸腔内压力过大、暴力冲管、剧烈上肢运动、患儿或照护者不慎牵拉导管,致使导管自发移出上腔静脉(图10-4-8)。症状主要包括注药和抽回血受阻、导管外露长度增加、患儿主诉刺痛或颈部有气过水声、上臂或肩部疼痛等。研究表明导管尖端移位是PICC相关并发症的独立危险因素。

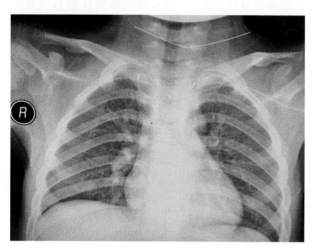

图10-4-8　导管异位

(1) 预防:妥善固定导管对预防导管移位非常重要。另外,护理人员应评估患儿相关症状和体征,并定期测量导管外露长度并与原始记录的长度作比较。

(2) 处理:如果怀疑导管移位,护理人员应遵医嘱行X线或导管造影进行诊断检查。一旦发现导管移位,可利用患儿体位来调整导管位置,或者在透视引导下调整导管位置。但如果是输液港在皮下组织中翻转,只能通过手术进行复位。

(八) 患儿及家长的健康教育

有效的健康教育对静脉输液治疗的安全实施及降低输液相关并发症非常关键。应根据患儿和照护者的年龄、发育及认知水平、文化素养选择合适的教育方法和途径(如口头解释、示教、重复示教、书面说明、视频、网络等)。静脉导管相关的健康教育应至少包括如何适当维护导管、如何预防感染及其他并发症、需要报告的症状与体征。

1. 外周静脉留置针　护理人员应指导患儿和家长保持穿刺局部的清洁和干燥,不能随意打开肝素帽接头或延长管的开关,防止留置针外露部分导管打折,同时鼓励患儿和家长说出输液期间和留置针留置期间的不适。另外要避免局部受压,留置侧的肢体不可用力过度,避免出血。避免在留置侧肢体测量血压及扎止血带。对于不配合的患儿或留置在关节周围的留置针,护理人员应加强固定以防导管滑出。

2. 中心静脉导管　护理人员应指导患儿和家长在导管放置期间避免淋浴,以防水渗入敷料引起感染。在患儿翻身或活动时,注意保护,以防导管滑出。如果发现穿刺点有疼痛、发痒等不适,应及时报告医护人员。

3. 经外周置入中心静脉导管　置管后应告知患儿和家长24小时内穿刺点会发生少量出血,护理人员将于穿刺后24小时更换敷料,贴上透明敷料,并指导患儿和家长保持穿刺处局部皮肤的清洁干燥,观察伤口是否红肿热痛,同时检测外露长度或臂围的改变或任何异常的体征和症状,如手臂、肩膀、胸部或颈部的肿胀。护理人员应告知患儿和家长PICC的维护要点,如定时每周到医院进行1次冲管、换贴膜、换肝素帽等专业维护,不能擅自在家自己维护;若无菌透明敷料有卷边、脱落或敷料因有汗液而松动时,应及时更换敷料;置管侧手臂日常生活及活动不受影响,但不宜做肩关节大幅度甩手运动、引体向上或其他持重剧烈的锻炼。另外,如果使用PICC时输注速度突然无原因变慢,要及时告知护士。根据导管耐压性能,指导患儿和家长知晓该导管是否可使用高压注射泵推注造影剂。

4. 植入式静脉输液港　置管当天护理人员可以遵医嘱使用止痛药物,指导患儿和家长观察伤口是否有出血、红肿或感染的征象,在手术伤口尚未愈合和缝线尚未移除时避免伤口碰水。另外,要指导患儿和家长在静脉输液港针插针前,清洗输液港置入处及周围皮肤。

(陆红　何梦雪)

参 考 文 献

[1] Kline NE. Essentials of Pediatric Hematology/Oncology Nursing A Core Curriculum. Glenview Illinois:APHON,2008

[2] 黎贵,张淑香,徐波. 化疗药物静脉外渗的循证管理. 中国护理管理,2013,13(3):12-15

[3] 龚秀群,沈南平,陆红. 肿瘤患儿静脉药物外渗的调查分析. 上海护理,2007,7(4):30-32

[4] Kline NE. The Pediatric Chemotherapy and Biotherapy Cur-

riculum 3rd ed. Glenview Illinois：APHON，2011

[5] 汤静燕，李志光.儿童肿瘤诊断治疗学.北京：人民军医出版社，2011

[6] Baggott CR，Kelly KP，Fochtman D，et al. Nursing Care of Children and Adolescents with Cancer 3rd ed.［M］. Glenview Illinois：APHON，2007

[7] Easty AC，Coakley N，Cheng R，et al. Safe handling of cytotoxics：guideline recommendations. Curr Oncol，2015，22：e27-e37

[8] 傅宏义.2012 版国家基本药物手册.北京：中国医药科技出版社，2012

[9] Taketomo CK，Hodding JH，Kraus DM. Pediatric Dosage Handbook 14th ed［M］. Macedonia：Lexi-Comp，2007

[10] Owens JL，Hanson SJ，Mcarthur JA，et al. The need for evidence-based nutritional guidelines for pediatric acute lymphoblastic leukemia patients：acute and long-term following treatment［J］. Nutrients，2013，5：4333-4346

[11] 楼建华.儿科护理操作指南.上海：上海科学技术出版社，2012

[12] Rnao. Assessment and Device Selection for Vascular Access：Summary of Recommendations［EB/OL］

[13] Camp-Sorrell Dawn.肿瘤治疗通路工具指南：护理实践与教育.北京：北京大学医学出版社，2013

[14] 中华人民共和国卫生部.静脉输液护理技术操作规范.北京，2013

[15] Center C C H M. Use of ultrasound guidance for peripheral intravenous access in the pediatric population. 2012

[16] Costello JM，Clapper TC，Wypij D. Minimizing complications associated with percutaneous central venous catheter placement in children：recent advances. Pediatric Critical Care Medicine，2013，14（3）：273-283

[17] 李海洋，黄金，高竹林.完全植入式静脉输液港应用及护理进展.中华护理杂志，2012，47（10）：953-956

[18] Rnao. Care and Maintenance to Reduce Vascular Access Complications：Summary of Recommendations［EB/OL］

[19] 张黎露，张静文，周文珊，等.癌症病人常用中心静脉导管临床照护指引，第 2 版.肿瘤护理杂志，2013，13（增刊）：15-37

[20] Niel-Weise B，Daha T，Van den Broek P. Is there evidence for recommending needleless closed catheter access systems in guidelines：a systematic review of randomized controlled trials. Journal of Hospital Infection，2006，62（4）：406-413

[21] Richard CM，Webster J，Wallis MC，et al. Routine versus clinically indicated replacement of peripheral intravenous catheters：a randomised controlled equivalence trial. Lan-

cet，2012，380（9847）：1066-1074

[22] 徐波，耿翠芝.肿瘤治疗血管通道安全指南.北京：中国协和医科大学出版社，2015

[23] G R. Infusion phlebitis assessment measures：a systematic review. Journal of Evaluation in Clinical Practice，2014，20（2）：191-202

[24] Schears G. Summary of product trials for 10，164 patients：comparing an intravenous stabilizing device to tape. Journal of Infusion Nursing，2006，29（4）：225-231

[25] Niel-Weise B，Stijnen T，Van Den Broek P. Should in-line filters be used in peripheral intravenous catheters to prevent infusion-related phlebitis? A systematic review of randomized controlled trials. Anesthesia And Analgesia，2010，110（6）：1624-1629

[26] Zheng GH，Yang L，Chen HY，et al. Aloe vera for prevention and treament of infusion phlebitis. Cochrane Database Syst Rev，2014，4（6）：542

[27] Allen-Bridson K. NHSN Central Line-associated Bloodstream Infection Surveillance in 2014［EB/OL］

[28] Editorial. Health-care associated infection：USA on the right track. The Lancet Infectious Diseases，2013，13：377

[29] Ihi. How-to Guide：Prevent Central Line-Associated Bloodstream Infections（CLABSI）. IHI，2012

[30] 中华医学会重症医学分会.血管内导管相关感染的预防与治理指南（2007）.中国实用外科杂志，2008，28（6）：413-421

[31] Kelly MS，Conway M，Wirth KE，et al. Microbiology and risk factors for central line-associated bloodstream infections among pediatric oncology outpatients：a single institution experience of 41 cases. J Pediatr Hematol Oncol，2013，35（2）：e71-e76

[32] Sayakkara S，Jbi. Peripherally inserted central catheter（PICC）：Dressing and Flushing［EB/OL］. 7-9

[33] Guembe M，Martin-Rabadan P，Echenagusia A，et al. Value of superficial cultures for prediction of catheter-related bloodstream infection in long-term catheters：a prospective study. J Clin Microbiol，2013，51（9）：3025-3030

[34] Toltzis P. Antibiotic Lock Technique to Reduce Central Venous Catheter-related Bacteremia. Pediatric Infectious Disease Journal，2006，25（5）：449-450

[35] Denaburg M，Patel S. Salvage Antibiotic-Lock Therapy in Critically Ill Pediatric Patients：A Pharmacological Review for Pediatric Intensive Care Unit Nurses. AACN Advanced Critical Care，2013，24（3）：233-238

[36] Baskin JL，Pui C，Reiss U，et al. Management of occlusion and thrombosis associated with long-term indwelling cen-

tral venous catheters. Lancet,2012,374(9684):159-169

［37］ Chopra V,Anand S,Hickner A,et al. Risk of venous thromboembolism associated with peripherally inserted central catheters:a systematic review and meta-analysis.

Lancet,2013,382(9889):311-325

［38］ Jumani K,Advani S,Reich NG,et al. Risk factors for peripherally inserted central venous catheter complications in children. JAMA Pediatr,2013,167(5):429-435

第五章 儿童白血病的社会经济保障和社会关怀

一、儿童白血病的社会经济保障

儿童白血病是儿童中最常见的恶性疾病,治疗时间长,医疗成本高,危及生命,严重影响儿童及其家庭的生活质量。治疗儿童白血病,是个漫长而艰巨的过程,要提高生存率和生存质量,不仅需要先进的医疗、护理、物理治疗和心理支持等技术,更重要的是一个完善的支撑孩子和家庭走过漫长之路的医疗保障体系。

(一) 儿童白血病带来的经济压力和保障需求

随着医疗技术突飞猛进的发展,儿童白血病的治愈率和生存率在不断提高。然而,治疗白血病不仅造成很高的直接医疗费用,同时也给患儿家庭造成很多间接费用,例如,由于要照顾患儿,许多患儿父母不得不放弃工作,从而切断了家庭的主要经济来源,致使很多家庭因病致贫、因病返贫,有的家庭甚至因支付不起高昂的费用被迫放弃治疗。

1. 直接医疗费用 从医院的角度来看,疾病的经济负担包括在医院里发生的一切医疗相关费用,如挂号费、住院费、护理费、检查诊断费和药费等。

2. 间接费用 从家庭的角度来看,经济负担包括医药费、膳食营养费、购买康复仪器和由于治疗白血病而造成的患儿父母的经济损失,主要包括由于父母一方或双方的辞职、请假等工作受影响或者请看护人员所带来的经济压力。

3. 社会成本 从社会的角度来看,儿童健康关乎未来,社会必须为之提供良好生存环境,包括必需的心理和精神的社会交往需求、特殊教育需求和其他社会服务。

(二) 上海市儿童医疗保险体系简介

在我国没有统一的儿童医疗保障体系,每个省市按照各自社会发展的情况,建立符合自身经济水平的医疗保障制度。下文以最早建立儿童医疗保障制度的上海市为例,介绍儿童白血病在上海的医疗保障情况。现行上海儿童医疗保险体系主要包括以下两大体系:一是从 1996 年起实行的《上海市中小学生、婴幼儿住院医疗互助基金》;二是 2008 年起实施的《上海市城镇居民基本医疗保险试行办法》。两大类保险共同支撑起上海的儿童医疗保障,具体情况如下:

1. 少儿住院基金 上海市儿童医疗保险从 1991 年开始起步,由市保险公司和红十字会发布《上海市中小学生和幼儿园儿童住院医疗保险办法(试行)》,对住院医疗费用和特殊门诊大病医疗费用予以分级补偿。1996 年起,与保险公司脱离,改为"上海市中小学生、婴幼儿住院医疗互助基金"(简称"少儿住院基金")。该基金是由市红十字会、市教育委员会、市卫计委(卫生局)联合举办的一项非盈利性的互助共济的社会公益事业。它有如下特点:不以盈利为目的的社会公益事业、收费低、保障程度高、结算手续方便、已经患病的孩子也能参加、大病专科门诊也可由基金按规定支付费用。

(1) 参加对象:

1) 凡中小学校(含中专、技校、职校、特殊学校)在册的学生。

2) 具有本市常住户口(含有效期一年以上的居住证)的学龄前儿童(0~5 周岁)。

3) 具有本市常住户口持有残疾人证的 18 周岁以下未入学少年儿童。

4) 符合条件的"外来媳妇"学龄前儿童。

5) 经区教育行政部门认可的进城务工就业农民子女为主学校的学生。

(2) 收费标准:少儿住院基金是参加者按学年收费(当年 9 月 1 日至次年 8 月 31 日),具体标准如下:

1) 0~5 周岁 60 元/学年。

2) 6~18周岁50元/学年。

3) 未入学残疾少儿60元/学年。

（3）办理手续：少儿住院基金参加手续分好几种方式，具体如下：

1) 中小学生、幼儿园儿童每年9月份由学校统一办理。

2) 0~5周岁学龄前儿童于每年9月份到所属街道、镇医院办理。

3) 18周岁以下的未入学残疾少年儿童于每年9月份到所属街道、镇医院办理。

4) 新生儿满月后30天内到所属街道、镇医院办理。

（4）基金支付政策：

1) 按少儿住院基金政策，参加者一旦因病、伤住院，凭相关证件可在入院时免交50%住院预付金。每次住院所发生的超过起付标准部分医疗费用，由少儿住院基金支付50%。

2) 基金的起付线是根据医院的等级而来的，其标准为：一级医疗机构50元，二级医疗机构100元，三级医疗机构300元。起付标准以下（含起付标准）的费用基金不予支付。

3) 除了报销患病儿童的住院医疗费用外，对白血病、血友病、再生障碍性贫血、恶性肿瘤等患儿出院后的专科门诊治疗费用，以及接受肾移植前的透析费用和手术后的抗排斥药物费用，也予以报销50%，且不设起付标准，但必须办理大病"门诊就医记录册"，专科门诊应在原住院医院治疗，并限于一所医院。

4) 每人每学年最高累计支付金额为10万元。

（5）不予报销范围：少儿住院基金由于具有互助性质，其经费都来自于自筹，故划分较大部分种类的费用不列入支付范围，具体如下：

1) 挂号、伙食、陪客和观察室、家庭病床、联合病房、特需病房、康复病房和社会办医的费用。

2) 未在规定的划区定点医疗单位住院医疗的费用。

3) 市卫生局、市医疗保险局和市少儿住院基金规定应当自理的费用。

4) 自杀、自残、斗殴、吸毒、医疗事故或者交通事故所发生的费用。

5) 因参与违法活动造成伤残所发生的治疗费用。

（6）其他政策：

1) 划区定点：参加者因病、伤住院须遵守划区

定点医疗的规定。即必须在患儿户籍所在地或入托、入园、入学所在地的市、区（县）级医院及乡镇卫生院住院治疗。不在规定的医疗单位住院的费用，少儿住院基金不予支付。急诊可在全市定点医院范围内就近住院。

2) 转诊规定：参加者因病、伤情需转上海市三级医院住院治疗（转入的医院必须是少儿住院基金定点医院），需由本区二级医院出具经医院医务科（医保办）盖章的转院证。上述2项政策，比目前实施的任何医疗保险政策都严厉，目的也是为了能够限制医疗费用，保证基金能够正常运行。

2. 上海市城镇居民基本医疗保险　与红十字会发起的民间角色不同，政府是于2007年底发布的《上海市城镇居民基本医疗保险试行办法》（以下简称"居保"），将上海户籍儿童全部纳入保障范围。

（1）参加对象：凡未参加本市城镇职工基本医疗保险、小城镇医疗保险和新型农村合作医疗，且符合以下条件之一的人员，可以参加居保。具体如下：

1) 具有本市城镇户籍，年龄超过18周岁的人员。

2) 具有本市户籍的中小学生和婴幼儿。

3) 根据实际情况，可以参照适用本办法的其他人员。

（2）收费标准：每人每年缴纳260年保险费，其中个人家庭缴纳60元，其余的200元由政府财政资金等支付。在2011年最新的居保标准中，每人每年缴费从260元调整为590元，其中个人缴费从60元调整为80元。

（3）办理手续：居民医保的登记缴费期为每年10月1日~12月20日（每年可能有微调），参保人员按照年度缴费，次年1月1日~12月31日享受相应居民医保待遇。登记缴费期内，在校学生、在园（所）幼儿的登记、缴费手续由所在学校和托幼机构统一办理。其他人员持本人身份证、户口簿等相关证件，到户籍所在地的经办机构办理登记缴费手续。

（4）基金支付政策：

1) 门诊起付线300元，年度累计超过300元以上的部分，报销比例为一级医院65%、二级医院55%、三级医院50%。住院报销比例为50%。

2) 住院报销入院时可免交50%的住院预付金。

3) 出院时可免于缴纳由少儿住院基金扣除起付线以外50%的医疗费用。

（5）不予报销范围：

1）在国外或者境外发生的医疗费用。

2）在本市非定点医疗机构发生的医疗费用。

3）不符合医保诊疗项目、医疗服务设施和用药范围、支付标准规定的医疗费用。

4）因自杀、自残、斗殴、吸毒、医疗事故、交通事故所发生的医疗费用，以及依法应当由第三方承担的医疗费用。

5）本市规定的其他情形。

（6）其他政策：

1）参保人员中享受本市城镇居民最低生活保障的家庭成员等，个人缴费部分可以适当减免。

2）参保人员中享受本市城镇居民最低生活保障的家庭成员，门急诊起付标准可以适当减免；参保人员中的城镇重残人员，门急诊起付标准予以全额补贴。

（三）上海市儿童医疗保险体系的保障范围和水平

1. 上海儿童医疗保险体系的保障范围　2007年底，随着《上海市城镇居民基本医疗保险试行办法》正式发布，上海户籍儿童全部纳入医疗保障范围，形成上海目前的"双保险"：少儿住院基金和居保，儿童医疗保障体系初步建成。具有上海市户籍的中小学生和婴幼儿均可参加居保。少儿住院基金的参保对象包括上海所有中小学校（含中专、职校、技校、特殊学校）在册的学生（包括外省市借读生）以及具有本市常住户口学龄前儿童。因此，除外省市在沪的学前儿童未纳入医保以外，上海"双保险"基本上将在上海生活的儿童完全纳入医疗保障范围之内，覆盖面较广。上海市政府还对于低保低收入家庭在参保费用上予以一定减免，以确保低保家庭儿童能进入上海儿童医疗保障体系内。

2. 上海儿童医疗保险体系对白血病患儿的保障水平　按照上海的儿童医疗保障体系的设计，儿童普通疾病门诊就诊其费用由居保报销，住院费用可以参加"双保险"即少儿住院基金和居保，各报销50%，在起付线以上部分理论报销比例100%。对儿童白血病这个重大疾病而言，门诊除了居保报销外，还能按照少儿住院基金的大病报销标准，报销剩下门诊费用。所以，从理论上来说，白血病患儿只需支付起付线以下的费用，其他费用均无需承担。但实际情况并非如此，由于少儿住院基金和居保均有不可报销的项目，所以少儿住院基金和居保并不能完全覆盖发生的医疗费用，患者仍需自己负担相当一部分费用。从2011年的上海市调查数据的确如此，表10-5-1可见当时调查的白血病患儿的均次医疗费用、少儿住院基金报销费用、居保报销费用和自付费用。

表10-5-1　白血病患者的均次住院疾病经济负担（元）

病种	平均总费用（中位数）	少儿基金报销费用均数（中位数）	居民医保报销费用均数（中位数）	自付医疗费用平均（中位数）
急性淋巴性白血病	11 756.33（6103.62）	3496.01（1961.61）	3688.92（2148.76）	4801.55（1979.46）
急性非淋巴性白血病	18 745.81（12 830.53）	6241.95（4215.61）	6333.71（3797.28）	6932.54（2781.08）

实际报销比例均低于100%，见表10-5-2。

表10-5-2　不同保险类型之间的报销比例（%）

病种	少儿基金报销比例	居民医保报销比例
急性淋巴性白血病	31.41	34.95
急性非淋巴性白血病	34.22	36.34

3. 上海儿童医疗保险体系保障水平相对较高　由于国内各直辖市的经济水平相对较高，所以他们的儿童保障水平也相对在国内也属于较高水平，根据2011年一项儿童医疗保障水平研究，根据当时各直辖市之间儿童医疗保险政策比较，上海的儿童医疗保险筹资水平高于北京、天津和重庆，个人缴费水平也是最高的。从保障水平而言，上海居保住院报销50%、少儿住院基金报销50%，使得保障水平也高于北京、天津和重庆，门诊费用上海报销待遇优于北京、天津、重庆。另外，北京、天津、重庆都设有封顶线，而上海居保则没有设置封顶线。综合以上因素，上海儿童医疗保险的综合保障水平相对较高。

（四）国际上儿童白血病的社会经济保障状况

国际上对于儿童白血病的医疗经济保障制度根据国家经济条件的不同有不同的办法，对于发达国家，比较常见的一种分法是分为四类：国家医疗保险制度、社会医疗保险制度、市场医疗保险制度和储蓄型医疗保险制度。

1. 国家医疗保险制度　以英国为例，英国是实行国家医疗保险的创始国,其医疗保险基金主要由政府通过税收方式筹集,通过财政预算支付卫生服务消耗。在英国虽然没有专门的儿童医疗保险,但儿童看病个人和家庭基本不花钱,成人看病买药所需的自负部分,儿童也都可以免去。儿童作为特殊人群的一类,可以免交处方费,牙科治疗和配眼镜可以免费。总体而言,国家完全承担起了对儿童的医疗保障责任。对于特殊需求还有医疗援助计划、妇女婴儿和儿童特殊补充食品计划。

2. **社会医疗保险制度** 　以德国、日本为例,他们都是利用政府权威进行全国性资源再分配。社会医疗保险主要通过立法形式强制规定雇主和雇员按一定的比例缴纳保险费,建立社会保险基金,用于雇员及其家属看病就医。缴费者的子女多采用家庭联保形式,统一纳入社会保障体系,由国家财政或医疗保险基金承担医疗费用。目前,采用这种方式的国家有德国、日本、匈牙利等。在儿童的医疗保障问题上,德国的法定医疗保险和日本的雇员健康保险计划均规定保险范围覆盖参保人的被抚养人,缴纳保费后其未成年子女可自动成为被保险人,不需要另外缴纳保险费即可享受同等的医疗保险服务待遇。目前,德国随父母医保而免费的儿童医疗保险已逐步由国家税收支付。

3. **市场医疗保险制度** 　以美国为例,美国儿童医疗保障制度一是通过职工单位和家庭医疗计划把大部分儿童纳入医疗保障制度;二是通过贫困人口医疗救助计划(Medicaid)和国家儿童健康保险计划(State Children's Health Insurance Program, SCHIP)来解决低收入家庭儿童的医疗保险问题,其筹资依靠国家财政收入,个人只需缴纳很少的费用或者不缴费。这样为儿童专设的保险结构有力地保证了贫困人群的儿童不会因病弃医,保障了每一个孩子的健康权利。

4. **储蓄型医疗保险制度** 　以新加坡为例,储蓄医疗保险是一种将个人储蓄保险与社会保险相结合的模式,这种保险的代表国家是新加坡,以个人责任为基础,政府分担部分费用,通过保健储蓄计划(Medisave)、健保双全计划(Medisheild)和保健基金(Medifund)等多层政策保护保证了贫困家庭的基本医疗需求也能够得以满足。儿童通过家庭联保制度使用父母的保健储蓄账户支付医疗费用,在储蓄账户用完以后也得以通过国家的托底政策来支付医疗费用。

5. **儿童医疗保险制度共同特点** 　包括:第一,

筹资方式上,儿童基本不用单独缴费,而是由政府出资或者随其父母保险账户进行家庭联保;第二,覆盖范围上,不论是否为单独的儿童医保或是家庭联保,基本都是法定的、强制的,都能实现最大程度的广覆盖;第三,保障水平上,基本比成人保障水平高,体现在较低的保费缴纳或者较宽的报销范围上,从而更好地保障了儿童的健康权。

(五) 上海儿童医疗保障体系存在的不足与希望

1. **报销限制过多导致保障水平有限** 　在2011年最新的城镇居民基本医疗保险标准中,门诊起付线300元,门诊报销比例为一级医院65%、二级医院55%、三级医院50%。儿童医疗保险的起付标准是为上一年度上海市职工年平均工资的10%,未设定最高支付限额;住院报销比例为50%。从报销细则来看,对医疗服务项目选择和儿童就医时间都有一定的限制,少儿住院基金对住院费用的报销范围比居民保险更加有限,这些限制导致报销的额度与实际的支出相差甚远,对于普通疾病的影响尚可以接受,但是,对于大病重病的患儿或者是经济极为贫困的家庭,便埋下了因病致贫、因贫弃医的隐患,并容易导致社会问题的产生。

2. **与其他国家相比,保障力度仍不足** 　前文中介绍了一些发达国家在儿童医疗保障中的情况,以中国目前的状况,的确有所差距,需要改进。但要值得关注的是,在部分发展中国家,对于儿童的保险政策也相比一般群体有所倾斜:马来西亚、印度、古巴、泰国均对儿童实行免费医疗,费用由财政税收承担。越南6岁以下的儿童享受免费医疗服务,由公共财政收入负担费用,对6岁及其以上学校儿童,由原卫生部下属保险公司推行学校医疗保险。相比之下,上海市经济水平明显高出这些国家,尽管近年来少年儿童医疗保障的程度正在逐步增加,但覆盖对象是未参加上海市城镇职工基本医疗保险、小城镇医疗保险和新型农村合作医疗的中小学生和婴幼儿,与其父母参加的医疗保险没有联系,儿童没有作为重点群体给予重视,未享受到政策的优惠,导致了保障力度不足。

3. **其他社会力量参与儿童医疗保障的希望与不足** 　第三部门(主要包括社会团体、基金会、民办非企业单位以及未注册的草根组织)的兴起、快速发展。它们不仅已成为同政府、企业一起参与社会治理的重要力量,而且也是更好完善儿童医疗保障的希望。不少此类非营利机构,尤其是基金会都关注到患重病儿童的医疗救助需求,并与政府的医疗保障形成互补。重大疾病包括先天性心脏病等各类治愈率高的先天性出生缺陷,急性淋巴细胞性白血病,救助对象包含来自贫困家庭、各类福利机构的孤残儿童。但也有所不足,比如各家基金会所设的救助条件不同,筛选儿童及其家庭是否属于救助范围并没有统一指标,有些基金会是依靠志愿者实地调查或致电到本地村委会,从而进行主观判断,可能会与实际情况不一致,这还需要民政部门能提供相关证明,如贫困证明、低保证明等,使这些医疗救助基金的发放更加合理。我们相信,随着医疗救助项目层出不穷,某些易操作、可复制的慈善项目已经达到广泛覆盖面,不少基金会将跟随品牌项目择优选择定点医疗机构作为长期合作伙伴,通过医疗机构的专科医师、社会工作者筛选、管理救助对象,合理、高效地运作医疗救助项目,以达成良好救助效果的目标。

(六) 未来发展方向

1. 建立统一的少儿社会保障体系 我国多数地区少儿医疗保障处于缺失状态,建立健全我国少儿医疗保障成为亟待解决的重要问题。近些年来,随着我国经济水平和社会制度的不断发展和完善,社会保障问题也日益突出,而政府也不遗余力地对我国社会保障制度进行改革,旨在建设一个符合中国特色社会主义的社保制度。但我国少儿社会保障现状不容乐观,比起一些西方发达国家,我国的少年儿童并未享受完善而有系统的社会保障,甚至在一些贫困落后地区,少年儿童无法受到较好的社会保障。

2. 拓展社会救助渠道 社会救助在医疗费用上也给予一定的补偿,但是由于救助的比例有限,所以对真正患重大疾病的儿童也只是杯水车薪。更多时候,儿童发生了灾难性医疗支出后,除了家庭苦苦支撑外,更多的是向社会慈善机构求助。因此,要在拓展社会救助渠道的同时,借鉴发达国家的相关做法,发挥政府的主导作用,进一步完善儿童医疗救助制度,考虑为贫困家庭儿童设立专门的重大疾病救援基金,建立儿童健康保障的坚固防线。

医疗保障是国家福利制度的重要组成部分,儿童白血病的经济保障既关乎儿童的生命挽救,也为家庭撑起了保护之伞。虽然我国儿童医疗保障制度还有很长的路要走,但政府和社会各界已经开始认识到这种疾病给患者及其家庭所带来的巨大冲击,并出台了一系列的政策。关心、关爱白血病患儿现已成为整个社会的共识。

二、儿童白血病的社会心理支持

确诊白血病,对于每一个孩子以及他们的家庭而言都是一大危机。疾病打乱了家庭原有的生活方式和节奏,并且迫使患病儿童与家庭需要对疾病带来的生理、心理、社会环境的改变做出应对。此时,若患儿与家人拥有足以应对此危机的家庭资源,则他们能够较好地做出调试。但每个家庭所拥有的资源以及整合资源的能力不同,适时必要的社会心理支持能够帮助患儿和家庭更好地适应因确诊白血病造成的家庭危机。

(一) 患儿的社会心理适应与支持

1. 常见的社会心理反应 因确诊白血病对患儿的影响不仅仅包括直接的生理不适,也包括情绪、心理、行为的改变。由于正常发育、社会交往以及日常活动能力与范围的受限,患儿常常出现不同的情绪行为反应。例如,由于无法正常就学,与原有的同伴长时间分离,患儿可能感到孤独和沮丧。患儿不同的年龄、发展阶段及人格特质可能影响他们的心理与行为反应。

(1) 各年龄段的心理行为反应:每个患儿都是独特的个体,在面对白血病时,会有以下可能的反应(American Cancer Society, 2011)。

1) 婴幼儿:害怕与父母分离;医疗操作引起的恐惧和不安;大哭大闹,脾气暴躁,医疗依从性差,或是逃避退缩;比患病前更加依赖父母;变得易怒,好胜心强;由于游戏或活动范围受限感到沮丧。

2) 学龄期儿童:为中断的学习生活而感到不安;想念同学和朋友;因为自己失去了健康的身体、正常的学习生活而感到愤怒和难过;希望得到家人和朋友更多的情感支持。

3) 青少年期:为中断的学习生活、社会交往而感到不安;担心疾病会对他们的自主独立生活造成影响;可能产生激烈的情绪反应;需要朋友、学校以及其他对他们来说很重要的人的支持;思考人生的意义,以及白血病会对他们的自我认知产生的影响;可能会自我调侃,试图分散注意力,或努力更积极地面对疾病;冒险做一些事情;违抗父母、医师的建议,不配合治疗。

总而言之,儿童青少年在面对白血病时,可能产生各种各样的心理行为反应,这是一个正常的过程。

(2) 常见情绪心理反应:罹患白血病对任何年龄的患儿来讲,面对正常生活秩序打乱以及疾病和治疗带来的痛苦。他们最常见的情绪心理反应包括（American Cancer Society，2011）：

1）恐惧与焦虑：一系列的操作与检查，陌生的人和环境常常使得患儿陷入恐惧和焦虑中。对于年幼的他们而言，生一场重病就像是一个全新的生命体验，无论是感到害怕或是焦虑都是再正常不过的。活检、骨髓穿刺、腰椎穿刺、磁共振或其他检查，都反复困扰着每一个接受治疗的患儿以及他们的家人。当想到治疗可能会对自己的身体和外观带来改变，还可能造成疼痛，甚至病魔会使他们丧命，患儿就可能会陷入无法避免的担心和焦虑中。

2）愤怒和自责：愤怒和自责也是白血病患儿的正常情绪反应。他们可能抱怨命运的不公，愤懑疾病为何降临到自己头上。愤怒的情绪可能使他们不愿意配合吃药、打针、输液，医疗依从性也可能因此受到影响。年龄较大的患儿还可能抱怨自由受限制，隐私受侵犯。患儿也可能担心是否因为曾经做错事情导致自己患病，例如说谎、吸烟甚至只是因为一些坏的念头。他们可能为此感到懊悔，并且为自己导致的家庭变故，造成家人的负担感到十分自责。尤其，当患儿觉得父母的整日的争吵甚至离异是由于自己造成的，他们更会觉得自责不已。

3）难过和沮丧：当患儿感到长期的住院治疗使得他们已无法像同龄人一样玩耍或做他们喜欢的事情时，他们便会感到难过和无助。疾病和治疗将长时间地影响患儿的生活，也可能影响朋友对他们的看法，治疗也可能收效甚微，患儿往往因此感到沮丧，甚至绝望。

以上所讨论的情绪心理都是患儿在经历患病与长期治疗时可能经历的正常体验。但是，由于患儿年龄、认知发展阶段、应对方式的不同，有些患儿未能意识到自身存在的情绪心理困扰，或表达情绪的能力有限，他们更多地将表现为行为上的适应不良，例如拒绝配合治疗、不停哭闹、烦躁易怒等。未能及时解决的情绪心理困扰和行为上的适应不良都将间接影响患儿的正常治疗。

2. 社会心理支持　尽早发现患儿的心理行为不适，及时为患儿提供心理社会支持，将有利于疾病的治疗。

（1）当患儿出现以下情绪/行为症状时应及时寻求临床社工师或临床咨询师的帮助：

1）长时间且无法控制的伤心难过。

2）任何方法都无法安抚他/她。

3）出现伤害自己或自杀的想法。

4）感到特别易怒，易激动。

5）情绪变化快，无端的生气。

6）不愿与人交流，逃避退缩。

7）行为方式与从前大相径庭。

8）非药物或治疗引起的胃口变化。

9）对从前喜欢的事物不感兴趣。

10）注意力无法集中。

11）常常哭泣。

12）睡眠质量差（入睡难、易惊醒、时间短等）。

（2）常用社会心理支持方法临床社工师或咨询师将通过专业的咨询（counseling/therapy）或提供信息支持、组织志愿服务为患儿提供心理社会的支持。

1）专业咨询：第一，一对一咨询。通过为患儿提供一对一的咨询服务（individual therapy），帮助患儿认识与表达自己的情绪心理，并习得自我调节的技巧，协助患儿更好地适应长期的住院生活，调节自我情绪心理；第二，团体咨询。通过团体咨询（group therapy），帮助形成医院内的朋辈群体，使得患儿的情绪得到普遍化（generalized）与同理（empathized）。在团体中，患儿从同龄人中获得支持，并习得应对策略（coping skills）。同时，朋辈团体为患儿提供了社会交往的场域，发展社交技能。

2）信息支持：通过多种形式的宣教资料，如手册（brochure）、视频（video）等帮助患儿了解不同的医疗操作以及治疗过程，以减轻患儿的焦虑与恐惧。

3）志愿服务：如游戏活动，通过组织志愿者队伍，为患儿提供"学习"、"郊游"、"心愿实现"等活动，使患儿能够保持一定的社会生活以及非医疗的活动范围，帮助他们在一定程度上保持原有的生活模式，像他们的同龄人一样拥有童年。

（二）家庭的社会心理适应与支持

1. 家庭的社会心理改变　对于患儿的家庭而言，白血病的确诊也意味着原有的家庭生活模式被迫改变，家庭成员的角色被迫调整，家庭的结构与功能也可能因此发生变化。例如，患儿的父亲辞去工作，同患儿的母亲一起承担"照顾者"的角色。或是患儿的祖父母参与到照顾患儿的角色中。因此，患儿的家庭可能面临的心理社会改变包括：

（1）心理情绪（American Cancer Society，2011）：对于家人而言，白血病在自己的孩子身上发生，他们将不可避免地感到震惊、难以置信、恐惧与焦虑、愤怒与自责或难过与沮丧。在患儿确诊的当下，家长可能感到脑子一片空白,甚至无法正常地思考或根本听不进医护人员对于疾病与治疗方案的解释。在一段时间内,他们可能会无法相信孩子确诊的事实,亦或是怀疑检查报告的真实性。他们也可能遍访名医,希望得到不同的结果(second opinion)。突如其来的打击,使得家庭成员产生一种无力感与失控感,他们开始担心治疗的有效性,为孩子生理状况的起伏感到焦虑不堪,也开始自责自己的照顾不周,或怀疑是否因为自己的过错导致孩子得病,并为这些过错感到懊悔不已。与此同时,他们也为孩子目前的健康状况感到深深的疼惜和沮丧。尤其是当患儿因为医疗操作或药物而产生疼痛、恶心、呕吐、发热、食欲缺乏、睡眠不佳的症状时,他们不仅会感到心疼和难过,也可能产生愤怒的情绪,对医疗团队与治疗产生抵触情绪。此外,患儿的一些情绪行为,也可能导致家人产生对自身照顾能力的怀疑,进而产生愤怒与自责的情绪。

(2)家庭经济:对于患儿家庭而言,医疗费用以及患病后生活成本的提高造成了家庭开支的增长。同时,当患儿需要长期住院治疗时,患儿父母可能需要辞去工作共同照顾患儿,而这将导致家庭收入的减少。面对开流节源的经济状况,一些家庭能够通过借贷或亲友的资助化解"经济危机",而也迫使一些社会资源有限的家庭陷入窘境。而这也可能加剧家庭成员的心理情绪负担。

(3)照顾技能:身患白血病的患儿对于家庭照顾与护理的要求相较于一般的同龄儿童有所不同。对于照顾者而言,他们可能需要重新学习或调整照顾孩子的方式。在此过程中,家庭成员之间也可能出现照护意见不合,或对自身照顾能力的否定。

(4)医疗信息:对于患儿的照顾者或家人而言,当孩子确诊白血病时,他们迫切希望了解疾病发生的原因、孩子目前的状况、可选的治疗方案、病程与预后等资讯。

2. 家庭干预的时机　心理社会的变化对于白血病患儿的家庭而言是普遍存在的,而当出现下列状况时,患儿的照顾者或家庭成员需要主动寻求专业的帮助,医护人员也可以将由下列状况的患儿家庭或照顾者转介给临床社工师或咨询师:

(1)当患儿的照顾者或家庭成员出现无法控制的焦虑,同时担心很多事情,睡眠和(或)食欲不佳或过度时;或是长时间的情绪低落,对任何事情都不感兴趣,注意力无法集中,感到绝望,出现自残或自杀的念头,睡眠和(或)食欲不佳时;亦或是照顾

者的情绪波动大、易怒等可能对患儿的正常治疗造成负面影响的情绪心理。

(2)当患儿家庭对医疗信息或照顾技能的学习和掌握出现困难时,例如,照顾者对于医护人员反复强调的注意事项仍不遵守或善忘的。

(3)当患儿的家庭成员因意见不合(医疗决策或照顾意见)对患儿的正常治疗造成负面影响时。

(4)当患儿的家庭经济无法支持其完成治疗时。

3. 常用干预方法　临床社工师将通过个案或团体咨询,家庭咨询,信息支持,慈善资助等方式为患儿家庭的情绪心理变化或困难提供支持。

(1)专业咨询:

1)个案/团体咨询:通过为患儿照顾者或家人提供个案或团体咨询服务(individual/group therapy),能够帮助他们习得情绪管理的技能,厘清非理性认知,以帮助家庭成员更好地适应照顾者的角色。在团体咨询中,帮助患儿的照顾者形成院内互助网络,普遍化照顾者的情绪体验,并协助照顾者分享照护经验。此外,医疗与照顾信息也能够通过教育性团体咨询更高效地传递给照顾者与家人。

2)家庭咨询:通过家庭咨询服务,协助家庭成员针对患儿照顾、教养、经济等与治疗相关的家庭任务的分工与合作的协商,促进亲子互动,恢复或激活家庭功能,帮助患儿的家人更好地整合与利用家庭资源,共同面对家庭"危机"。

(2)信息支持:通过宣教手册与影片的方式帮助照顾者获得医疗相关信息,以助于照顾者更好地协助患儿完成治疗过程。在学习医疗知识、照顾患儿的过程中,既是对照顾者的强化与肯定,也有利于实现照顾者的增能。

(3)慈善资助:通过社区与社会资源的整合,为有需要的家庭提供经济资助,以支持患儿及其家庭完成必要的治疗。

(季庆英　任益炯)

参 考 文 献

[1] 上海市人民政府.《上海市城镇职工基本医疗保险办法》(2000 年 10 月 20 日上海市人民政府令第 92 号发布,根据 2008 年 3 月 28 日上海市人民政府令第 1 号《关于修改〈上海市城镇职工基本医疗保险办法〉的决定》修正)

[2] 上海市红十字会.上海市中小学生和幼儿园儿童住院医疗保险办法(试行).1991

[3] 上海市红十字会.上海市中小学生、婴幼儿住院医疗互

助基金. http://www. redcross-sha. org/view. aspx? id =
103

［4］上海市人民政府.《上海市中小学生和婴幼儿住院、门
　　诊大病基本医疗保障试行办法》(沪府办发［2006］27
　　号). 2006

［5］上海市人民政府.《上海市城镇居民基本医疗保险试行
　　办法》(沪府发［2007］44 号). 2007

［6］上海市人民政府.《上海市人民政府办公厅关于做好
　　2011 年本市城镇居民基本医疗保险工作的通知》(沪府
　　办发［2011］2 号). 2011

［7］严运楼. 国外儿童青少年医疗保障的实践与借鉴. 中国
　　学校卫生,2008,28(5):471-473

［8］韩凤.《他山之石:世界各国医疗保障制度考察报告》.
　　中国劳动社会保障出版社,2007

［9］王丹. 联邦儿童医疗保险计划. 中国新医学,2006,22
　　(1):51-52

［10］新加坡的医药服务资助体系. http://www. moh. gov. sg/

［11］上海市人民政府关于印发上海市城镇居民基本医疗保
　　　险试行办法的通知. http://www. shanghai. gov. cn/
shanghai/node2314/node2319/node10800/node11407/
node16795/userobject26ai12856. html

［12］卫生部、民政部. 关于开展提高农村儿童重大疾病医疗
　　　保障水平试点工作的意见. (卫农卫发［2010］53 号).
　　　2010

［13］Chan CheeKhoon. 30 泰铢治疗所有疾病—泰国医疗保
　　　健制度的一种尝试. 医学与哲学(人文社会医学版),
　　　2007,10(342):7-8,13

［14］American Cancer Society (2011) Children diagnosed with
　　　cancer:Dealing with diagnosis. Retrieved 2015/1/20 from
　　　World Wide Web:www. cancer. org

［15］Li,X,M Gignac,AH Anis. The indirect costs of arthritis
　　　due to unemployment,reduced performance and occupa-
　　　tional changes while at work. Med Care,2006,44(4):
　　　304-310

［16］Li X,D Guh,D Lacaille,et al. The impact of cost sharing
　　　of prescription drug expenditures on health care utilization
　　　by the elderly:own and cross price elasticities. Health Pol-
　　　icy,2007,82(3):340-347